Thomas Fleischmann (Hrsg.)

**Fälle**

**Klinische Notfallmedizin**

**Die 120 wichtigsten Diagnosen**

Thomas Fleischmann (Hrsg.)

# Fälle Klinische Notfallmedizin

## Die 120 wichtigsten Diagnosen

2. Auflage

**Herausgegeben von:** Prof. Dr. med. Thomas Fleischmann, Hamburg

**Mit Beiträgen von:** Prof. Dr. med. Mark Dominik Alscher, Stuttgart; Tobias Becker, Jena; Dr. med. Isabelle Behrendt, Fulda; Dr. med. Richard Biedermann, Jena; Dr. med. Johannes Böer, Sindelfingen; Dr. med. Matthias Deininger, Aachen; Dr. med. univ. Martin Fandler, Bamberg; Dr. med. Andreas Fischbach, Schweinfurt; Prof. Dr. med. Thomas Fleischmann, Hamburg; Dr. med. Holger Gässler, Ulm; Dr. med. Philipp Gotthardt, Nürnberg; PD Dr. med. Dorothea Hempel, Hamburg; Dr. med. Steffen Herdtle, Hausham; PD Dr. med. Christian Hohenstein, Bad Berka; Oliver Horn, Offenbach; PD Dr. med. Björn Hossfeld, Ulm; Dr. med. Christoph Hüser, Köln; Dr. med. Wolfgang Jakob, Erfurt; Dr. med. Daniel Kiefl, Mühlheim; Prof. Dr. med. Martin Kimmel, Göppingen; Prof. Dr. med. Carsten Klingner, Jena; Dr. med. Alexander Krohn, Stuttgart; Dr. med. Lars Kummer, Saalfeld; Prof. Dr. med. Lorenz Lampl, Ulm; Dr. med. Natja Liebers, Jena; Dr. med. Isabel Lück, Itzehoe; Dr. med. Jochen Lührs, Ulm; Dr. med. Christian Pietsch, Offenbach; Dr. med. Kevin Pilarczyk, Arnsberg; Dr. med. Thomas Plappert, Fulda; Dr. med. Felix Rockmann, Regensburg; Dr. med. Sebastian Schaaf, Gummersbach; Prof. Dr. med. Robert Schwab, Koblenz; Prof. Dr. med. Alexander Strauss, Kiel; Dr. med. Marc-Michael Ventzke, Augsburg; Dr. med. Christoph Wasser, Stuttgart; PD Dr. med. Arnulf G. Willms, Hamburg

**Mit einem Geleitwort von:** Martin Pin, Düsseldorf

**Nach der 1. Auflage ausgeschiedene Autoren:** Dr. med. Ulrich Bonse-Geuking (Kap. 34, 35); Prof. Dr. med. Matthias Helm (Kap. 80, 81, 84, 85); Dr. med. Lars Lomberg (Kap. 96–100)

ELSEVIER

Elsevier GmbH, Bernhard-Wicki-Str. 5, 80636 München, Deutschland
Wir freuen uns über Ihr Feedback und Ihre Anregungen an kundendienst@elsevier.com

ISBN 978-3-437-23277-0
eISBN 978-3-437-05138-8



**Wichtiger Hinweis**
Die medizinischen Wissenschaften unterliegen einem sehr schnellen Wissenszuwachs. Der stetige Wandel von Methoden, Wirkstoffen und Erkenntnissen ist allen an diesem Werk Beteiligten bewusst. Sowohl der Verlag als auch die Autorinnen und Autoren und alle, die an der Entstehung dieses Werkes beteiligt waren, haben große Sorgfalt darauf verwandt, dass die Angaben zu Methoden, Anweisungen, Produkten, Anwendungen oder Konzepten dem aktuellen Wissensstand zum Zeitpunkt der Fertigstellung des Werkes entsprechen.
Der Verlag kann jedoch keine Gewähr für Angaben zu Dosierung und Applikationsformen übernehmen. Es sollte stets eine unabhängige und sorgfältige Überprüfung von Diagnosen und Arzneimitteldosierungen sowie möglicher Kontraindikationen erfolgen. Jede Dosierung oder Applikation liegt in der Verantwortung der Anwenderin oder des Anwenders. Die Elsevier GmbH, die Autorinnen und Autoren und alle, die an der Entstehung des Werkes mitgewirkt haben, können keinerlei Haftung in Bezug auf jegliche Verletzung und/oder Schäden an Personen oder Eigentum, im Rahmen von Produkthaftung, Fahrlässigkeit oder anderweitig übernehmen.

Obwohl alle Werbemittel mit ethischen (medizinischen) Standards übereinstimmen, stellt die Erwähnung in dieser Publikation keine Garantie oder Anerkennung der Qualität oder des Wertes dieses Produkts oder der Aussagen der Herstellerfirmen dar.

**Für die Vollständigkeit und Auswahl der aufgeführten Medikamente übernimmt der Verlag keine Gewähr.**
Geschützte Warennamen (Warenzeichen) werden in der Regel besonders kenntlich gemacht (®). Aus dem Fehlen eines solchen Hinweises kann jedoch nicht automatisch geschlossen werden, dass es sich um einen freien Warennamen handelt.

**Bibliografische Information der Deutschen Nationalbibliothek**
Die Deutsche Nationalbibliothek verzeichnet diese Publikation in der Deutschen Nationalbibliografie; detaillierte bibliografische Daten sind im Internet über https://www.dnb.de abrufbar.

25 26 27 28 5 4 3 2



In ihren Veröffentlichungen verfolgt die Elsevier GmbH das Ziel, genderneutrale Formulierungen für Personengruppen zu verwenden. Um jedoch den Textfluss nicht zu stören sowie die gestalterische Freiheit nicht einzuschränken, wurden bisweilen Kompromisse eingegangen. Selbstverständlich sind **immer alle Geschlechter** gemeint.

Planung: Dr. Barbara Schweighofer, München
Projektmanagement: Julia Stängle, München
Redaktion: Karin Beifuss, Ohmden
Bildredaktion: Katja Sieger-Schauer, München
Herstellung: Der Buchmacher, Arthur Lenner, Windach
Satz: Thomson Digital, Noida/Indien
Druck und Bindung: Drukarnia Dimograf Sp. z o. o., Bielsko-Biała/Polen
Umschlaggestaltung: SpieszDesign, Neu-Ulm
Titelfotografie: © iStockphoto.com

Aktuelle Informationen finden Sie im Internet unter **www.elsevier.de**

# Geleitwort

Im Mittelpunkt all unserer Bemühungen muss stets die qualitativ hochwertige Versorgung unserer Patienten stehen.

Hierbei stellt die klinische Notfallmedizin einen der komplexesten und anspruchsvollsten Bereiche dar. Die Notaufnahme ist ein ganz besonderer Arbeitsplatz. Unsere Patienten stellen sich nicht mit einer fertigen Diagnose vor. Sie schildern Beschwerden, haben Schmerzen. Sie wissen nicht, was sie erwartet, sind verunsichert.

In der klinischen Notfallmedizin müssen wir aber auch – oftmals unter Zeitdruck – wichtige Entscheidungen treffen, die für die Prognose und den weiteren Behandlungsverlauf unserer Patienten von essenzieller Bedeutung sind. Wir müssen den Hochrisikopatienten identifizieren und vom Niedrigrisikopatienten differenzieren.

Neben den hierfür notwendigen strukturell-organisationalen Voraussetzungen wie der Etablierung zentraler interdisziplinarer Notaufnahmen ist ein fundiertes, breites medizinisches Fachwissen des klinisch tätigen Notfallmediziners ebenso notwendig und unerlässlich. Die Etablierung einer eigenständigen Fachlichkeit der Akut- und Notfallmedizin ist die folgerichtige Konsequenz und Ausdruck dieser Notwendigkeit.

„Die 100 wichtigsten Falle in der Notaufnahme" ist ein Werk, das praktisch aus der Notaufnahme heraus geschrieben und in der Notaufnahme entstanden ist. Auf der Basis eines alltäglichen klinischen Falls tragt es dem Grundsatz „vom Symptom zur Diagnose" in exzellenter Weise Rechnung. Der stringente Aufbau der dargestellten Falle vom Eintreffen des Patienten über Ersteinschätzung, Anamnese, Untersuchung, Diagnostik und Therapie stellt eine Leitplanke dar, an der sich der Leser orientieren kann. Ausgehend vom klinischen Fall wird auf der Grundlage aktueller wissenschaftlicher Erkenntnisse und Leitlinien das medizinische Wissen vermittelt, das notwendig ist, um diesen Patienten auf der Basis evidenzbasierter Therapiestrategien adäquat und richtig zu behandeln. Das hervorragende didaktische Konzept und die Darstellung der Falle durch kompetente, langjährig erfahrene Notfallmediziner ermöglichen ein Lernen am Fall.

„Die 100 wichtigsten Falle in der Notaufnahme" ist somit Lehrbuch und Praxisleitfaden zugleich. Dieses praxisnahe Buch ist sowohl für Berufsanfänger als auch für erfahrene Notfallmediziner gleichermaßen wertvoll.

Ich beglückwünsche den Herausgeber und die Autoren zu diesem Werk und bin mir sicher, dass es einen wichtigen Beitrag zur qualitativ hochwertigen Versorgung unserer Notfallpatienten leisten wird.

*Düsseldorf, Dezember 2017*

Martin Pin, Chefarzt der Zentralen Interdisziplinaren Notaufnahme im Florence-Nightingale-Krankenhaus der Kaiserwetter Diakonie, Heinrich-Heine-Universitat Dusseldorf und Generalsekretar der Deutschen Gesellschaft interdisziplinare Notfall und Akutmedizin (DGINA)

# Vorwort der 1. Auflage

Als Ärztin oder Arzt in einer Notaufnahme zu arbeiten ist eine der schönsten, anstrengendsten, spannendsten und vielseitigsten Tätigkeiten, welche die Medizin zu bieten hat. Zu Schichtbeginn nie zu wissen, welchen Krankheiten, Verletzungen und Intoxikationen man in den nächsten Stunden begegnen wird, welches Wissen gefordert ist und welche Prozeduren durchgeführt werden müssen, verbunden mit den großen Möglichkeiten unmittelbar zu helfen, kann zutiefst befriedigend sein. Es ist aber auch sehr herausfordernd, denn die Bandbreite der Erkrankungen, Verletzungen und Intoxikationen in der Notaufnahme ist sehr groß.

Dies zeigte sich auch bei der Konzeption dieses Buches. So waren zu Anfang nur 50 Falle geplant; es erwies sich jedoch sehr schnell, dass damit nicht annähernd abgebildet werden kann, was man in der Notaufnahme alltäglich sieht. Dies korrespondiert mit Untersuchungen, die zeigen, dass selbst die häufigsten Diagnosen in der Notaufnahme die 4-Prozent-Marke des gesamten Notfallaufkommens kaum erreichen. So kam es zu den 100 wichtigsten Diagnosen in der Klinischen Notfallmedizin. Sie wurden nach zwei Kriterien ausgewählt: besondere Häufigkeit oder besondere Schwere. Dennoch kann selbst mit dieser Fallzahl keine Vollständigkeit erzielt werden. Dafür ist die Breite dessen, was Ärztinnen und Ärzte in den Notaufnahmen täglich sehen, viel zu groß. Und das ist auch gut so.

Die Darstellung der Falle und vor allem des Wissens, das man für ihre Behandlung braucht, folgt dabei dem Ablauf in der Notaufnahme: von der ersten Präsentation mit einem Symptom, über Anordnung und Auswertung von Untersuchungen, Therapie, bis zur Risikostratifizierung und der Entscheidung über Aufnahme oder Entlassung. Der Fall selbst ist dabei nur das Gerüst zur Vermittlung des erforderlichen Wissens – nicht er steht im Vordergrund, sondern was jetzt zu tun und zu bedenken ist. Dennoch sind die Falle aus dem Alltag gegriffen und zeigen das Vorgehen in der Notaufnahme.

Das Ziel dieses Buches war es, die Ärztinnen und Ärzte auf dem Weg der Behandlung ihrer Patienten durch die Notaufnahme zu begleiten. Und das höchste Ziel des Buches ist es, sie bei ihrer ausgesprochen verantwortungsvollen Tätigkeit zu unterstutzen. Was Sie in den Notaufnahmen jeden Tag tun, liebe Kolleginnen und Kollegen, ist wichtig. Danke für das, was Sie dort tun, jede Stunde, jeden Tag.

Dieses Buch ist meiner Frau Anke gewidmet, voller Dankbarkeit für ihre stete Liebe, Geduld und Nachsicht, sowie meinen Söhnen Maximilian und Florian, die mich so stolz und dankbar machen, wie ein Vater nur sein kann.

*Hamburg, Dezember 2017*
Dr. med. Thomas Fleischmann
EBCEM, FESEM, FRCEM, MHBA

# Vorwort zur 2. Auflage

Etwa 5 Jahre ist es her, dass die 1. Auflage des Buches *Klinische Notfallmedizin – Die 100 wichtigsten Diagnosen* erschien. Der Erfolg des Buches war von Anfang an enorm groß – und durchaus unerwartet, denn es gab kein Vorbild für dieses Buch, und es war unklar, ob es seine Leserschaft finden würde. Umso höher ist es dem Elsevier-Verlag anzurechnen, dass er das Wagnis unternahm, dieses Buch herauszubringen.

Die positive Aufnahme des Buches zeigte sich auf vielen Ebenen: in den Bewertungen der Leser*innen im Internet, in den Verkaufszahlen und insbesondere in den Rückmeldungen von Notfallmediziner*innen und Notfallpflegenden, die berichteten, dass dieses Buch sie nicht nur bei der Behandlung ihrer Patient*innen unterstütze, sondern sie auch erfolgreich auf ihre Prüfungen in der Klinischen Akut- und Notfallmedizin sowie der Notfallpflege vorbereite.

Dies alles erfüllt mich als Herausgeber mit sehr großer Dankbarkeit und Demut gegenüber den hervorragenden Autor*innen, die dieses Buch durch ihre Beiträge geprägt haben, und den wunderbaren Leser*innen, die diese Form der Darstellung unseres Fachgebietes angenommen haben.

Es ist wohl so, dass fallbasierte Präsentation und fallbasiertes Lernen besonders gut zur Klinischen Notfallmedizin passen. So spiegeln die Fälle des Buches unseren Alltag in den Notaufnahmen wider, wo wir jeden Tag und jede Nacht versuchen, das Bestmögliche für unsere Patient*innen zu erreichen, und uns zugleich bewusst darüber sind, dass wir mit jedem neuen Fall hinzulernen können.

Seit der 1. Auflage des Buches hat sich die Klinische Notfallmedizin stürmisch weiterentwickelt, medizinisch und organisatorisch, so wie wir das von unserem jungen Fachgebiet gewohnt sind. So war es an der Zeit, die vorhandenen Fälle fachlich zu aktualisieren und neue Fälle, z. B. zur ECLS, aufzunehmen, die zu Zeiten der 1. Auflage noch zu weit entfernt gewirkt hätten. Auch dies zeigt, wie rasch und wirkungsvoll sich die Klinische Akut- und Notfallmedizin entwickelt hat und ohne Frage auch noch weiter entwickeln wird. Auch die Hinzunahme von zehn pädiatrischen Fällen, die entweder häufiger in den Notaufnahmen zu sehen oder aber besonders herausfordernd sind, erweitert dieses Buch, in dem nun die 120 wichtigsten Fällen in der Klinischen Akut- und Notfallmedizin dargestellt werden.

Die 2. Auflage *Klinische Notfallmedizin – Die 120 wichtigsten Diagnosen* soll all jenen dienen, die in den Notaufnahmen tätig sind, jeden Tag und jede Nacht. Ihnen allen gebührt größte Anerkennung und größter Dank. Das Buch soll ihnen helfen, das Beste für unsere Patient*innen zu erreichen, das uns möglich ist.

Mein besonderer Dank geht an die stets klugen, hilfsbereiten und außerordentlich freundlichen Mitarbeitenden des Elsevier-Verlags, ohne deren Expertise und Unterstützung kaum ein Buch entstehen würde.

Auch dieses Buch widme ich meiner Frau Anke für ihre stete Liebe und Nachsicht mit mir, auch wenn Letztere durch meine Tätigkeit häufig strapaziert wird, sowie meinen beiden wunderbaren Söhnen Maximilian und Florian, die nicht großartiger sein könnten, und die mir jeden Tag zeigen, dass sich alles lohnt.

*Hamburg, im März 2023*
Prof. Dr. med. Thomas Fleischmann, EBCEM, FESEM, FRCEM, MHBA

# Adressen

**Prof. Dr. med. Mark Dominik Alscher**
Robert-Bosch-Krankenhaus
Auerbachstr. 110
70376 Stuttgart

**Tobias Becker**
Universitätsklinikum Jena
Klinik für Notfallmedizin
Am Klinikum 1
07747 Jena

**Dr. med. Isabelle Behrendt**
Fachärztin Innere Medizin – Hausärztliche Versorgung
Mierendorffstr. 7
36037 Fulda

**Dr. med. Richard Biedermann**
Universitätsklinikum Jena
Klinik für Kinder- und Jugendmedizin
Sektion Neonatologie und Pädiatrische Intensivmedizin
Am Klinikum 1
07747 Jena

**Dr. med. Johannes Böer**
Kreiskliniken Böblingen gGmbH
Zentrum für interdisziplinäre Notfall- und Akutmedizin
Arthur-Gruber-Str. 70
71065 Sindelfingen

**Dr. med. Matthias Deininger**
Uniklinik RWTH Aachen
Klinik für Anästhesiologie
Pauwelsstr. 30
52074 Aachen

**Dr. med. univ. Martin Fandler**
Klinikum Bamberg
Interdisziplinäre Notaufnahme
Buger Str. 80
96049 Bamberg

**Dr. med. Andreas Fischbach**
Leopoldina-Krankenhaus der Stadt Schweinfurt GmbH
Zentrale Notaufnahme
Gustav-Adolf-Str. 6–8
97422 Schweinfurt

**Prof. Dr. med. Thomas Fleischmann**
SRH Hochschule für Gesundheit
Campus Schleswig-Holstein
Bildungszentrum für Berufe im Gesundheitswesen
Esmarchstr. 50
25746 Heide

**Oberfeldarzt Dr. med. Holger Gässler**
Bundeswehrkrankenhaus Ulm
Klinik für Anästhesiologie, Intensivmedizin, Notfallmedizin und Schmerztherapie
Oberer Eselsberg 40
89081 Ulm

**Dr. med. Philipp Gotthardt**
Universitätsklinik der Paracelsus Medizinischen Privatuniversität
Klinikum Nürnberg
Klinik für Pneumologie – Internistische Intensivstation 10.2
Prof.-Ernst-Nathan-Str. 1
90419 Nürnberg

**PD Dr. med. Dorothea Hempel (jetzt: Sauer)**
Asklepios Klinik Wandsbek
Zentrale Notaufnahme
Alphonsstr. 14
22043 Hamburg

**Dr. med. Steffen Herdtle**
Krankenhaus Agatharied GmbH
Sitz Hausham
Zentrale Notaufnahme
Norbert-Kerkel-Platz
83734 Hausham

**PD Dr. med. Christian Hohenstein**
Zentralklinik Bad Berka GmbH
Interdisziplinäres Notfallzentrum
Robert-Koch-Allee 9
99437 Bad Berka

**Oliver Horn**
Sana Klinikum Offenbach
Klinik für Interdisziplinäre Notfallmedizin
Starkenburgring 66
63069 Offenbach

**Oberfeldarzt PD Dr. med. Björn Hossfeld**
Bundeswehrkrankenhaus Ulm
Klinik für Anästhesiologie, Intensivmedizin, Notfallmedizin und Schmerztherapie
Oberer Eselsberg 40
89081 Ulm

**Dr. med. Christoph Hüser**
Universität Köln
Innere Medizin II – Nephrologie, Rheumatologie, Diabetologie und Allgemeine Innere Medizin
Kerpener Str. 62
50937 Köln

**Dr. med. Wolfgang Jakob**
HELIOS Klinikum Erfurt
Klinik für interdisziplinäre Intensivmedizin und Intermediate Care
Nordhäuser Str. 74
99089 Erfurt

**Dr. med. Daniel Kiefl**
Praxis für Innere Medizin
Hausärztliche Versorgung
Mühlheimer Str. 17–19
63165 Mühlheim

**Prof. Dr. med. Martin Kimmel**
ALB Fils Kliniken GmbH
Klinik am Eichert Göppingen
Eichertstr. 3
73035 Göppingen

**Prof. Dr. med. Carsten Klingner**
Universitätsklinikum Jena
Klinik für Neurologie
Am Klinikum 1
07747 Jena

**Dr. med. Alexander Krohn**
Klinikum Stuttgart Katharinenhospital
Interdisziplinäre Notaufnahme
Kriegsbergstr. 60
70174 Stuttgart

**Dr. med. Lars Kummer**
Thüringen-Kliniken
ZB Klinische Akut- und Notfallmedizin
Rainweg 68
07318 Saalfeld

**Prof. Dr. med. Lorenz Lampl**
Ehem. Bundeswehrkrankenhaus Ulm
89081 Ulm

**Dr. med. Natja Liebers**
Universitätsklinikum Jena
Klinik für Kinder- und Jugendmedizin
Sektion Neonatologie und Pädiatrische Intensivmedizin
Am Klinikum 1
07747 Jena

**Dr. med. Isabel Lück**
Klinikum Itzehoe
Robert-Koch-Str. 2
25524 Itzehoe

**Oberfeldarzt Dr. med. Jochen Lührs**
Bundeswehrkrankenhaus Ulm
Zentrum für Notfall- und Rettungsmedizin
Oberer Eselsberg 40
89081 Ulm

**Dr. med. Christian Pietsch**
Sana Klinikum Offenbach
Klinik für Interdisziplinäre Notfallmedizin
Starkenburgring 66
63069 Offenbach am Main

**Dr. med. Kevin Pilarczyk, MHBA**
Klinik für Anästhesie und Intensivmedizin
Klinikum Hochsauerland GmbH
Nordring 37–41
59821 Arnsberg

**Dr. med. Thomas Plappert**
Stv. Ärztlicher Leiter Rettungsdienst
Landkreis Fulda
Fachdienst Gefahrenabwehr
O.-v.-Weißenburg Str. 3
36043 Fulda

**Dr. med. Felix Rockmann**
Krankenhaus Barmherzige Brüder
Notfallzentrum
Postfach 100635
93006 Regensburg

**Dr. med. Sebastian Schaaf**
KfH-Nierenzentrum
An der Burt 1
51643 Gummersbach

**Oberstarzt Prof. Dr. med. Robert Schwab**
Bundeswehrzentralkrankenhaus Koblenz
Klinik für Allgemein-, Viszeral- und Thoraxchirurgie
Rübenacher Str. 170
56072 Koblenz

**Prof. Dr. med. Alexander Strauss**
Christian-Albrechts-Universität zu Kiel
Klinik für Gynäkologie und Geburtshilfe
Christian-Albrechts-Platz 4
24118 Kiel

**Dr. med. Marc-Michael Ventzke**
Anästhesiologie und Operative Intensivmedizin
Medizinische Fakultät
Stenglinstr. 2
86156 Augsburg

**Dr. med. Christoph Wasser**
Robert-Bosch-Krankenhaus
Notaufnahmezentrum
Zentrum für Innere Medizin
Abteilung für Allgemeine Innere Medizin und Nephrologie
Auerbachstr. 110
70376 Stuttgart

**Flotillenarzt PD Dr. med. Arnulf G. Willms, MBA**
Bundeswehrzentralkrankenhaus Hamburg
Klinik für Allgemein- und Viszeralchirurgie
Lesserstr. 180
22049 Hamburg

# Abkürzungen

| | |
|---|---|
| → | siehe, Hinweis auf |
| 4KB | Vierkammerblick |
| A(a). | Arteria, -ae |
| a.-p. | anterior-posterior |
| ACC | Acetylcystein |
| ACE | angiotensin converting enzyme |
| ACI | Arteria carotis interna |
| ACLS | Advanced Cardiovascular Life Support |
| ACM | Arteria cerebri media |
| ACS | akutes Koronarsyndrom |
| AF | Atemfrequenz |
| AHF | acute heart failure |
| AIDS | acquired immunodeficiency syndrome |
| AIS | Abbreviated Injury Scale |
| AKI | aktute Nierenfunktionseinschränkung/Acute Kidney Injury |
| AL | Anionenlücke |
| ALAT | Alanin-Aminotransferase |
| ALL | akute lymphatische Leukämie |
| AML | akute myeloische Leukämie |
| AMV | Atemminutenvolumen |
| ANP | atriales natriuretisches Peptid |
| ANV | akutes Nierenversagen |
| AP | Angina pectoris; alkalische Phosphatase |
| ASAT | Aspartat-Aminotransferase |
| ASS | Acetylsalicylsäure |
| ATLS | Advanced Trauma Life Support |
| AVRT | atrioventrikuläre Reentry-Tachykardien |
| AZ | Allgemeinzustand |
| BB | Blutbild |
| bds. | beidseits |
| BE | Base Excess |
| BGA | Blutgasanalyse |
| BLS | Basic Life Support |
| BMI | Body-Mass-Index |
| BNP | brain-natriuretic peptide |
| BPH | benigne Prostatahyperplasie |
| BSG | Blutkörperchensenkungsgeschwindigkeit |
| BWS | Brustwirbelsäule |
| BZ | Blutzucker |
| Ca | Kalzium |
| cCT | kranielle Computertomografie |
| Ch. | Charrière |
| CHF | chronic heart failure |
| CK(-MB) | Kreatinkinase (muscle-brain type) |
| CKD | chronic kidney disease |
| CLL | chronische lymphatische Leukämie |
| CML | chronische myeloische Leukämie |
| cMRT | kranielle Magnetresonanztomografie |
| CO | Kohlenmonoxid |
| COHb | Carboxyhämoglobin |
| COPD | chronisch-obstruktive Lungenerkrankung |
| CPAP | continuous positive airway pressure |
| CPR | kardiopulmonale Reanimation |
| CPU | Chest Pain Unit |
| CRP | C-reaktives Protein |
| CT | Computertomografie/-gramm |
| CTA | computertomografische Angiografie |
| DCS | Damage Control Surgery |
| DD | Differenzialdiagnose |
| DHC | Ductus hepaticus communis |
| DIC | disseminierte intravasale Gerinnung |
| Diff-BB | Differenzialblutbild |
| DOAK | direkte orale Antikoagulanzien |
| DS | Druckschmerz |
| ECMO | extrakorporale Membranoxygenierung |
| EEG | Elektroenzephalografie/-gramm |
| EF | Ejektionsfraktion |
| eFAST | extended Focused Assessment Sonography for Trauma |
| EK | Erythrozytenkonzentrat |
| EKG | Elektrokardiografie/-gramm |
| ERBST | Erregungsrückbildungsstörungen |
| ERC | European Research Council |
| ERCP | endoskopische retrograde Cholangiopankreatikografie |
| ETC | European Trauma Course |
| EUG | extrauterine Gravidität |
| EZ | Ernährungszustand |
| EZR | extrazellulärer Raum |
| FAST | Focused Assessment Sonography for Trauma |
| FFP | Fresh Frozen Plasma |
| G | Gauge |
| γ-GT | Gamma-Glutamyltransferase |
| GBS | Guillain-Barré-Syndrom |

| | |
|---|---|
| **GCS** | Glasgow Coma Scale |
| **GFR** | glomeruläre Filtrationsrate |
| **ggf.** | gegebenenfalls |
| **GI** | gastrointestinal |
| **GPT** | Glutamat-Pyruvat-Transaminase |
| **Hb** | Hämoglobin |
| **HF** | Herzfrequenz |
| **HIT** | heparininduzierte Thrombozytopenie |
| **HIV** | humanes Immundefizienzvirus |
| **HKL** | Herzkatheterlabor |
| **Hkt** | Hämatokrit |
| **HL** | Hyperleukozytose |
| **HNO** | Hals-Nasen-Ohren |
| **HOCM** | hypertrophe Kardiomyopathie |
| **HPT** | primärer Hyperparathyreoidismus |
| **HT** | Herztöne |
| **HUS** | hämolytisch-urämisches Syndrom |
| **HWI** | Harnwegsinfekt |
| **HWK** | Halswirbelkörper |
| **HWS** | Halswirbelsäule |
| **i. m.** | intramuskulär |
| **i. v.** | intravenös |
| **ICB** | intrakranielle Blutung |
| **ICD** | implantierbarer Kardioverter-Defibrillator |
| **ICR** | Interkostalraum |
| **ICU** | Intensive Care Unit |
| **ID** | Innendurchmesser |
| **IE** | Internationale Einheiten |
| **IMC** | Intermediate Care |
| **INR** | International Normalized Ratio |
| **insb.** | insbesondere |
| **ISS** | Injury Severity Score |
| **IVIG** | intravenöse Immunglobuline |
| **IZR** | intrazellulärer Raum |
| **k. A.** | keine Angaben |
| **KG** | Körpergewicht |
| **KHK** | koronare Herzkrankheit |
| **KM** | Kontrastmittel |
| **KOF** | Körperoberfläche |
| **KTW** | Krankentransportwagen |
| **KUS** | Kompressionsultraschall |
| **LA** | linkes Atrium |
| **LDH** | Laktatdehydrogenase |
| **LE** | Lungenembolie |
| **LHK** | Linksherzkatheter |
| **li.** | links |
| **Lj.** | Lebensjahr |
| **LR** | Lichtreaktion |
| **LSB** | Linksschenkelblock |
| **LV** | linker Ventrikel |
| **LVEF** | linksventrikuläre Ejektionsfraktion |
| **LWS** | Lendenwirbelsäule |
| **MAO** | Monoaminoxidase |
| **MAP** | mean arterial pressure (mittlerer arterieller Druck) |
| **MER** | Muskeleigenreflexe |
| **MI** | Myokardinfarkt |
| **min** | Minute |
| **MOV** | Multiorganversagen |
| **MPI** | Mannheim Peritonitis Index |
| **MRA** | Magnetresonanzangiografie |
| **MRT** | Magnetresonanztomografie |
| **MTX** | Methotrexat |
| **mw** | mittelweit |
| **N.** | Nervus |
| **NIHSS** | National Institutes of Health Stroke Scale |
| **NIV** | noninvasive ventilation (nichtinvasive Beatmung) |
| **NMH** | niedermolekulares Heparin |
| **NSAR** | nichtsteroidale Antirheumatika |
| **NSTEMI** | Nicht-ST-Hebungs-Myokardinfarkt |
| **NTx** | Nierentransplantation |
| **NVL** | Nationale VersorgungsLeitlinie |
| **NW** | Normalwert |
| **o. g.** | oben genannt |
| **OAK** | orale Antikoagulanzien |
| **OL** | osmotische Lücke |
| **OP** | Operation |
| **OR** | Odds-Ratio |
| **p. o.** | per os |
| **p. m.** | Punctum maximum |
| **Pat.** | Patient |
| **pAVK** | periphere arterielle Verschlusskrankheit |
| **PCR** | polymerase chain reaction (Polymerasekettenreaktion) |
| **PCT** | Procalcitonin |
| **PEA** | pulslose elektrische Aktivität |
| **PEEP** | positive end-expiratory pressure |
| **PEP** | Postexpositionsprophylaxe |
| **PPI** | Protonenpumpen-Inhibitoren |
| **PPSB** | Prothrombinkomplexkonzentrat |
| **PsychK(H)G** | Psychisch-Kranken-(Hilfe-)Gesetz |
| **PTCA** | perkutane transluminale Koronarangioplastie |
| **PTH** | Parathormon |
| **PTT** | partielle Thromboplastinzeit |
| **re.** | rechts |

| | |
|---|---|
| **RG** | Rasselgeräusche |
| **RKI** | Robert Koch-Institut |
| **ROSC** | return of spontaneous circulation |
| **RR** | Blutdruck nach Riva-Rocci |
| **RSB** | Rechtsschenkelblock |
| **RSI** | rapid sequence induction |
| **rtPA** | rekombinanter Plasminogenaktivator |
| **RTW** | Rettungstransportwagen |
| **s. c.** | subkutan |
| **SAB** | Subarachnoidalblutung |
| **SHT** | Schädel-Hirn-Trauma |
| **SIADH** | Syndrom der inadäquaten ADH-Sekretion |
| **SIRS** | systemic inflammatory response syndrome |
| **SJS** | Stevens-Johnson-Syndrom |
| **SM** | Schrittmacher |
| **SNRI** | Serotonin-Noradrenalin-Wiederaufnahmehemmer |
| **SOFA** | Sepsis-related Organ Failure Assessment Score |
| **spp.** | Spezies |
| **SR** | Schockraum |
| **SSRI** | selektive Serotonin-Wiederaufnahmehemmer |
| **STEMI** | ST-Hebungs-Myokardinfarkt |
| **stgl.** | seitengleich |
| **SVES** | supraventrikuläre Extrasystolen |
| **Sx** | Schmerzscore |
| **T** | Temperatur |
| **TEE** | transösophageale Echokardiografie |
| **TEN** | toxische epidermale Nekrolyse |
| **TEP** | Totalendoprothese |
| **TGA** | transiente globale Amnesie |
| **TIA** | transitorische ischämische Attacke |
| **TK** | Thrombozytenkonzentrat |
| **TSH** | Thyreoidea-stimulierendes Hormon, Thyreotropin |
| **TTE** | transthorakale Echokardiografie |
| **TTP** | thrombotisch- thrombozytopenische Purpura |
| **TVT** | tiefe Venenthrombose |
| **TZA** | trizyklische Antidepressiva |
| **u. Ä.** | und Ähnliches |
| **u. U.** | unter Umständen |
| **u. v. m.** | und vieles mehr |
| **UFH** | unfraktioniertes Heparin |
| **USKG** | Ultraschallkardiogramm |
| **V(v).** | Vena, -ae |
| **V. a.** | Verdacht auf |
| **VAS** | visuelle Analogskala |
| **vBGA** | venöse Blutgasanalyse |
| **VES** | ventrikuläre Extrasystole |
| **VHF** | Vorhofflimmern |
| **VKA** | Vitamin-K-Antagonisten |
| **VKOF** | verbrannte Körperoberfläche |
| **VSD** | Ventrikelseptumdefekt |
| **VT** | ventrikuläre Tachykardie |
| **WPW** | Wolff-Parkinson-White Syndrom |
| **z. T.** | zum Teil |
| **z. B.** | zum Beispiel |
| **Z. n.** | Zustand nach |
| **ZNA** | Zentrale Notaufnahme |
| **ZNS** | zentrales Nervensystem |
| **ZVD** | zentraler Venendruck |
| **ZVK** | zentraler Venenkatheter |

# Abbildungsnachweis

Der Verweis auf die jeweilige Abbildungs- und Tabellenquelle befindet sich bei allen Abbildungen im Werk am Ende des Legendentextes in eckigen Klammern. Alle nicht besonders gekennzeichneten Grafiken und Abbildungen © Elsevier GmbH, München.

| | |
|---|---|
| **E470** | Bone LB. Emergency treatment of the injured patient. In: Browner B, Levine AM, Jupiter JB (eds.): Skeletal Trauma. 4th ed. Philadelphia: Saunders 2008 |
| **E521-002** | Urden LD, Stacy KM, Lough ME. Critical Care Nursing. 9th ed. Elsevier 2022 |
| **E606-007** | Heiner JD, et al. The combative and difficult patient. In: Rosen's Emergency Medicine: Concepts and Clinical Practice. 9th ed. Elsevier Books 2018 |
| **E1187** | Lacher M, Hoffmann F. Kinderchirurgie für Pädiater. Berlin, Heidelberg: Springer 2020 |
| **F201-052** | Klar E et al. Akute mesenteriale Ischämie – ein vaskulärer Notfall. Dtsch Arztebl Int 2012; 109(14): 249–256 |
| **F210-006** | Wells PS, et al. Value of assessment of pretest probability of deep-vein thrombosis in clinical management. Lancet 1997; 350(9094): 1795–1798. Elsevier |
| **F210-020** | Blatchford O, et al. A risk score to predict need for treatment for upper gastrointestinal haemorrhage. Lancet 2000; 356(9238): 1318–1321 |
| **F358-001** | Backus BE, et al. A prospective validation of the HEART score for chest pain patients at the emergency department. Int J Cardiology 2013; 168(3): 2153–2158. Elsevier |
| **F421-003** | Tenner S, et al. American College of Gastroenterology guideline: Management of acute pancreatitis. Am J Gastroenterol 2013; 108(9): 1400–1415 |
| **F422-001** | Novotny JR, Müller-Beißenhirtz H, Herget-Rosenthal S, Kribben A, Dührsen U. Grading of symptoms in hyperleukocytic leukaemia: A clinical model for the role of different blast types and promyelocytes in the development of leukostasis syndrome. Eur J Haematology 2005; 74: 501–510 |
| **F602-008** | Beyer G et al. S3-Leitlinie Pankreatitis – Leitlinie der Deutschen Gesellschaft für Gastroenterologie, Verdauungs- und Stoffwechselkrankheiten (DGVS) – September 2021 – AWMF Registernummer 021-003. Zschr Gastroenterol 2022; 60(03). Georg Thieme Verlag |
| **F689-008** | Klastersky J, et al. Management of febrile neutropenia: ESMO Clinical Practice Guidelines†. Ann Oncol 2016; 27: v111-v118. Elsevier |
| **F702-003** | Linder MM et al. Welche klinischen Faktoren beeinflussen die Letalität bei bakterieller Peritonitis? Mannheimer Peritonitis-Index (MPI). Langenbecks Arch Chir 1986; 369(1): 788–788 |
| **F703-002** | Greinacher A, Selleng K. Heparininduzierte Thrombozytopenie. Gefässchirurgie 2018; 23: 193–207; https://doi.org/10.1007/s00772-018-0374-z |
| **F759-004** | Lip GY, Nieuwlaat R, Pisters R Lane DA, Crijns HJ. Refining clinical risk stratification for predicting stroke and thromboembolism in atrial fibrillation using a novel risk factor-based approach: The Euro Heart Survey on atrial fibrillation. Chest 2010; 137(2): 263–272. doi: 10.1378/chest.09-1584. Epub 2009 Sep 17 |
| **F802-004** | Ring J et al. Leitlinie zu Akuttherapie und Management der Anaphylaxie – Update 2021. Allergo J Int 2021; 30: 1–25 |
| **F845-001** | Bastuji-Garin, S. et al. SCORTEN: A Severity-of-Illness Score for Toxic Epidermal Necrolysis. J Invest Dermatol 2000; 115(2): 149–153. Elsevier |
| **F857-005** | Alvarado A. A practical score for the early diagnosis of acute appendicitis. Ann Emerg Med 1986; 15: 557–564 |
| **F992-001** | Miura F, et al. Tokyo Guidelines 2018: Initial management of acute biliary infection and flowchart for acute cholangitis. J Hepatobiliary Pancreat Sci 2018; 25(1): 31–40 |
| **F1093-002** | Lyden PD, et al. A modified National Institutes of Health Stroke Scale for use in stroke clinical trials. Stroke 2001; 32(6). Wolters Kluwer Health, Inc. |
| **F1119-002** | KDIGO-Stadieneinteilung der AKI-Stadien. KDIGO-Leitlinien zum akuten Nierenversagen. Bayerisches Ärzteblatt 7–8/2015 |
| **G1234** | Renal Calculi: Emergency Department Diagnosis and Treatment. Emerg Med Pract 2011; 13(7): 1–20. © 2011 EB Medicine. www.ebmedicine.net |
| **L231** | Stefan Dangl, München |
| **L253** | Dr. Wolfgang Zettlmeier, Barbing |
| **L255** | Irina Kart, Berlin |
| **P440** | Prof. Dr. med. Carsten Klingner, Jena |
| **P441** | Prof. Dr. med. Mark Dominik Alscher, Stuttgart |

**P449** Dr. med. Philipp Gotthardt, Nürnberg
**P450** Prof. Dr. med. Martin Kimmel, Göppingen
**P451** Dr. med. univ. Martin Fandler, Bamberg
**P452** Dr. med. Holger Gässler, Ulm
**P453** Dr. med. Felix Rockmann, Regensburg
**P454** PD Dr. med. Björn Hossfeld, Ulm
**P461** Dr. med. Thomas Plappert, Fulda
**P462** PD Dr. med. Arnulf G. Willms, Hamburg
**P678** PD Dr. med. Dorothea Hempel (jetzt Sauer), Hamburg
**T106** Robert-Bosch-Krankenhaus GmbH, Stuttgart
**T180** Klinikum Aschaffenburg-Alzenau GmbH, Aschaffenburg
**T864** St. Jude Medical
**T950** Bundeswehrkrankenhaus Koblenz
**T951** Klinikum am Steinenberg, Reutlingen
**T952** Sana Klinikum, Offenbach
**T953** Helios Dr. Horst Schmidt Kliniken GmbH, Wiesbaden
**W798** World Health Organization (WHO), Genf
**W854-021** Deutsche Gesellschaft für Kardiologie – Herz- und Kreislaufforschung e. V. ESC Pocket Guidelines. Akutes Koronarsyndrom ohne ST-Strecken-Hebung (NSTE-ACS), Version 2020. Börm Bruckmeier Verlag GmbH, Grünwald. Kurzfassung der 2020 ESC Guidelines for the management of acute coronary syndromes in patients presenting without persistent ST-segment elevation (Eur Heart J 2021; doi: 10.1093/eurheartj/ehaa575)
**W867-005** © ÄZQ, BÄK, KBV und AWMF 2020 (Quelle: Nationale VersorgungsLeitlinie Asthma – Langfassung, 4. A. Version 1. 2020. AWMF-Register-Nr.: nvl-002). DOI: 10.6101/AZQ/000469 (letzter Zugriff: 15.03.2023)
**W888-004** Linnemann, B. et al.: Diagnostik und Therapie der tiefen Venenthrombose und Lungenembolie – AWMF-S2k-Leitlinie. Stand: 11.01.2023. Deutsche Gesellschaft für Angiologie – Gesellschaft für Gefäßmedizin e.V. (DGA); verfügbar unter: https://register.awmf.org/de/leitlinien/detail/065-002 (letzter Zugriff: 15.03.2023)
**W951-001** Deutsche AIDS-Gesellschaft (DAIG), Österreichische AIDS-Gesellschaft (ÖAIG). Deutsch-Österreichische S2k-Leitlinie zur medikamentösen Postexpositionsprophylaxe (PEP) nach HIV-Exposition, Version 2022. AWMF-Register Nr. 055-004 (letzter Zugriff: 15.03.2023)

# Fehler gefunden?

An unsere Inhalte haben wir sehr hohe Ansprüche. Trotz aller Sorgfalt kann es jedoch passieren, dass sich ein Fehler einschleicht oder fachlich-inhaltliche Aktualisierungen notwendig geworden sind.
Sobald ein relevanter Fehler entdeckt wird, stellen wir eine Korrektur zur Verfügung. Mit diesem QR-Code gelingt der schnelle Zugriff.
https://else4.de/978-3-437-23277-0

Wir sind dankbar für jeden Hinweis, der uns hilft, dieses Werk zu verbessern. Bitte richten Sie Ihre Anregungen, Lob und Kritik an folgende E-Mail-Adresse: kundendienst@elsevier.com

# Inhaltsverzeichnis

# I Häufige Notfallpräsentationen

KAPITEL

# 1

Thomas Fleischmann

# Plötzlich bewusstlos

## Fallbericht

### Eintreffen

Eine 46 Jahre alte Patientin wird vom Rettungsdienst in die Notaufnahme gebracht, da sie beim Einkaufen plötzlich bewusstlos geworden war. Zeug*innen berichteten, sie sei in sich zusammengesackt und einige Sekunden nicht ansprechbar gewesen. Beim Eintreffen des Rettungsdienstes war sie voll orientiert und beschwerdefrei. Alle Vitalwerte und Blutzucker waren unauffällig. Im EKG des RTW stets Sinusrhythmus.

### Ersteindruck

Patientin wach, voll orientiert, beschwerdefrei.

### Vitalwerte

GCS 15; $SaO_2$ 97 %; HF 88; RR 144/84; AF 14; T 36,8; Sx 0/10; BZ 89

### Triagekategorie

Gelb

### Anamnese

Die Patientin gibt an, ihr sei während des langen Wartens an der Supermarktkasse schwarz vor Augen geworden, zugleich habe sie alles wie aus der Ferne gehört. Das Nächste, was sie wisse, sei, dass sich der Kassierer über sie gebeugt habe. Schmerzen oder Atemnot habe sie nicht gehabt, auch jetzt sei sie beschwerdefrei. An Vorerkrankungen habe sie nur eine Hypertonie. Die einzige Medikation sei ein ACE-Hemmer.

✓ Fallbericht: Aus Anamnese und Fremdanamnese geht hervor, dass es sich um eine Synkope handelte.

## 1.1 Anamnese und Differenzialdiagnose

**DIAGNOSE**
Synkope

Eine **Synkope** ist definiert als kurzzeitige, sich selbst limitierende Bewusstlosigkeit. Die Dauer der Bewusstlosigkeit ist in der Regel sehr kurz, meist unter 1 min. Das Bewusstsein stellt sich selbst wieder her, ohne dass eine Intervention erforderlich ist.

Nach einer Synkope sind die Patienten sofort oder sehr schnell wieder voll orientiert. Dies unterscheidet sie von Patienten nach einem generalisierten **Krampfanfall**, die postiktal eine mehr oder weniger lange Reorientierungsstörung haben. Die Angaben dazu von Notfallzeug*innen können sehr hilfreich sein. Auch die Feststellung des Rettungsdienstes zur Orientierung nach dem Ereignis sind wertvoll, wenn die Eintreffzeit nicht zu lang war. Alternativ kann zur Abschätzung der Reorientierungsphase die Angabe helfen, woran sich die Patienten nach dem Aufwachen als Erstes erinnert haben.

Das Vorhandensein oder Fehlen von **Konvulsionen** unterscheidet nicht zwischen Synkope und Krampfanfall. Konvulsionen sind bei Synkopen häufig und lassen sich äußerlich nicht von Krampfanfällen unterscheiden. Umgekehrt schließt das Fehlen von Konvulsionen einen Krampfanfall nicht aus, da atonische Krampfanfälle möglich sind. Auch Zungenbiss, Einnässen oder ähnliche Zeichen kommen sowohl bei Krampfanfällen als auch bei Synkopen vor.

**KERNAUSSAGEN**

- Eine Synkope ist eine kurze Bewusstlosigkeit, die sich ohne medizinische Intervention selbst limitiert.
- Das einzig verlässliche klinische Unterscheidungsmerkmal zwischen Synkope und Krampfanfall ist das Fehlen oder das Vorhandensein einer Reorientierungsphase.

Bei Synkopen ist die Anamnese für das diagnostische Vorgehen, aber auch für die spätere Risikostratifikation und Disposition von großer Bedeutung. Wichtig sind dabei Altersgruppe, Vorerkrankungen und Begleitumstände der Synkope (➤ Tab. 1.1). Sie müssen gezielt erfragt und dokumentiert werden.

**RED FLAGS**

**Tab. 1.1** Begleitumstände, die das Auftreten von unerwünschten Ereignissen („adverse events") nach einer Synkope deutlich erhöhen (D'Ascenzo et al. 2013)

| | Odds-Ratio für unerwünschte Ereignisse |
|---|---|
| Palpitationen vor der Synkope | 65,0 |
| Synkope während körperlicher Belastung | 17,0 |
| Klinische Hinweise auf Blutung | 13,0 |
| Synkope im Liegen | 7,6 |
| Fehlen von Prodromi | 7,1 |

**CAVE**

Die hohe Bedeutung von Palpitationen vor einer Synkope ist darin zu sehen, dass diese Hinweise auf das Vorliegen von Herzrhythmusstörungen sein können.

Wichtige Aspekte bei der Anamnese nach einer Synkope sind insbesondere:

- Schmerzen, vor allem Kopf-, Brust- oder Bauchschmerzen
- Atemnot vor oder nach der Bewusstlosigkeit

**Schmerzen** oder **Atemnot** sind keine typischen Zeichen einer Synkope, sondern lenken den Verdacht auf eine Krankheit, die sich als erstes Zeichen mit einer Synkope manifestieren kann, z. B. Subarachnoidalblutung, Herzinfarkt, Aortendissektion, Lungenembolie oder Gastrointestinalblutung. Wichtig ist, dass Patienten mit einer Synkope infolge dieser Krankheiten nach der Synkope in aller Regel nicht beschwerdefrei sind. Von seltenen Ausnahmen abgesehen zeigen diese Erkrankungen nach der Synkope die bei ihnen bekannten Symptome, z. B. Kopfschmerzen bei einer Subarachnoidalblutung oder Thoraxschmerzen bei einer Aortendissektion.

**CAVE**

Beim Vorliegen von Schmerzen oder Atemnot im zeitlichen Zusammenhang mit einer Synkope müssen zwingend nicht nur die Synkopen selbst, sondern auch die bei dieser Symptomatik infrage kommenden Krankheiten abgeklärt werden.

**Synkopen während körperlicher Belastung** führen ebenfalls zum Anfangsverdacht einer kardiogenen Ursache, z. B. einer Aortenstenose. Synkopen mit Palpitationen oder während körperlicher Belastung sind immer **High-Risk-Synkopen** (→ Risikostratifikation). **Synkopen nach** sportlicher Belastung können nicht automatisch einer Risikoklasse zugeordnet werden.

Liegt bei Patienten mit Synkope anamnestisch eine kardiale Erkrankung vor, vor allem kongestive oder bestimmte valvuläre Herzerkrankungen, so fallen sie ebenfalls in eine höhere Risikoklasse. Die Odds-Ratio (OR) für unerwünschte Ereignisse liegt dann bei 14,0 (D'Ascenzo et al. 2013). Die Indikation zur stationären Aufnahme sollte dann niederschwellig gestellt werden.

**KERNAUSSAGEN**

Wichtige anamnestische Angaben nach einer Synkope:

- Prodromi?
- Palpitationen?
- Schmerzen oder Atemnot vor oder nach der Synkope?
- Synkope im Stehen, Sitzen oder Liegen?
- Synkope während körperlicher Belastung?
- Vorerkrankungen, vor allem kardiale Erkrankung?

**Fallbericht**

**Untersuchungsbefund**

Patientin wach, voll orientiert. Hautfarbe unauffällig. Herztöne rein. Bds. vesikuläres Atemgeräusch. Abdomen weich, kein Druckschmerz. Keine Unterschenkelödeme. Keine Verletzungszeichen an Kopf und Körper.

✓ Fallbericht: Bei der Untersuchung zeigten sich keine Auffälligkeiten.

## 1.2 Körperliche Untersuchung

Bei vielen Patienten findet sich nach einer Synkope ein unauffälliger körperlicher Befund. Bestehen aber

- Beschwerden (z. B. Brustschmerzen, Kopfschmerzen, Atemnot),

- abnorme Vitalwerte (z. B. Tachykardie, Hypotonie, erniedrigte Sättigung) oder
- auffällige Befunde (z. B. Nackensteife oder Druckschmerz am Abdomen),

dann muss die Abklärung der Synkope um die Untersuchung dieser Befunde erweitert werden. Der Abklärungsaufwand ist dann oft erheblich größer. Auch Verletzungen durch die Synkope (z. B. eine Kopfplatzwunde) versetzen Patienten in eine höhere Risikoklasse. Die OR für unerwünschte Ereignisse liegt bei 5,0, wenn ein Patient bei der Synkope eine Verletzung erleidet (D'Ascenzo et al. 2013).

**KERNAUSSAGEN**

Hinweise auf ein erhöhtes Risiko nach einer Synkope:
- Kopf-, Brust-, Bauchschmerzen, Atemnot
- Abnorme Vitalwerte
- Abnorme Untersuchungsbefunde
- Verletzungen

Diese Patienten müssen unter sorgfältiger Berücksichtigung der gefundenen Auffälligkeiten abgeklärt werden.

**Fallbericht**

**Erste Anordnungen und Diagnostik**

EKG, Monitor, Blutbild.

EKG

Normofrequenter Sinusrhythmus, Indifferenztyp, alle Zeiten im Limit, unauffällige ST-Strecken.

Labor

| Parameter | Laborwert Pat. | Referenzbereich | Einheit |
|---|---|---|---|
| Hämoglobin | 12,8 | 12–16 | g/dl |
| Hämatokrit | 42 | 35–45 | % |
| Erythrozyten | 4,5 | 3,6–5,5 | Mio./µl |
| Leukozyten | 7,1 | 4–10 | Tsd./µl |
| Thrombozyten | 327 | 140–440 | Tsd./µl |

Monitorüberwachung

Durchgehend normofrequenter Sinusrhythmus.

✓ Fallbericht: EKG, Monitor, Blutbild sind unauffällig.

## 1.3 Erste Anordnungen und Diagnostik

Patienten, die vor und nach der Synkope beschwerdefrei sind, keine der genannten Gefahrenzeichen oder Hinweise für eine höhere Risikoklasse zeigen und keine Verletzungen oder wesentlichen Vorerkrankungen aufweisen, benötigen in der Notaufnahme nur wenige Abklärungsuntersuchungen.

### 1.3.1 EKG

Die wichtigste Untersuchung nach einer Synkope ist das EKG. Es muss in der Notaufnahme stets durchgeführt werden, mit dem Ziel, eine rhythmogene oder andere kardiogene Ursache der Synkope zu erkennen. Das EKG sollte sehr sorgfältig ausgewertet und es sollte auch nach diskreten Zeichen für eine rhythmogene oder kardiogene Ursache der Synkope gesucht werden. Besonders geachtet werden sollte auf:
- **Ischämiezeichen:** → z. B. Herzinfarkt
- **Herzrhythmusstörung:** → z. B. Bradykardie, Tachykardie
- **Hypertrophie:** → z. B. Aortenstenose, HOCM
- **Abnorme PQ- oder QT-Zeiten:** → z. B. WPW, Long-QT-Syndrom
- **Brugada-Syndrom u. Ä.:** → z. B. Ionenkanalstörung

### 1.3.2 Monitor

Patienten mit einer Synkope sollten in der Notaufnahme mit einem Monitor überwacht werden. Eine Ausnahme sind nur beschwerdefreie Patienten ohne relevante Komorbiditäten und einer klaren Low-Risk-Synkope (➤ Kap. 1.5.2) mit einem gut feststellbaren Auslöser der Synkope (z. B. langes Stehen bei Hitze). Das EKG-Monitoring soll die Entdeckung eine der gefährlichsten Synkopen ermöglichen, der rhythmogenen Synkope. Wie lange das Monitoring erfolgen soll, ist allerdings unklar (➤ Kap. 1.5.6).

### 1.3.3 Labor

An Laborparametern sollte nur ein Blutbild veranlasst werden, mit dem Ziel, eine Blutung oder Anämie zu erkennen. Weitere Laborwerte haben bei beschwerdefreien Niedrigrisikopatienten nur geringen Wert und sollten nach einer Synkope nicht routinemäßig bestimmt werden; dies schließt auch z. B. Troponin oder D-Dimere ein. Vollkommen anders verhält es sich jedoch bei Patienten mit weiteren Symptomen oder Gefahrenzeichen wie z. B. Brustschmerzen oder Atemnot. In diesen Fällen ist die übliche Abklärung der Beschwerden unverzichtbar, je nach Beschwerdebild z. B. die Bestimmung von Troponin oder D-Dimeren.

### 1.3.4 Apparative Diagnostik

Zurückhaltung gilt auch für weitere apparative Abklärungen oder Konsile. So gehört eine kranielle Computertomografie (cCT) oder eine Karotis-Duplexsonografie nicht zur Routine der Synkopenabklärung. Sie sind nur dann erforderlich, wenn weitere Zeichen vorliegen, z. B. Kopfschmerzen, neurologische Defizite, Nackensteife oder eine signifikante Kopfverletzung.

**KERNAUSSAGEN**

- Das EKG ist die wichtigste apparative Untersuchung bei einer Synkope. Es sollte in der Notaufnahme immer durchgeführt werden.
- An Laborparametern sind niederschwellig nur Hämoglobin oder Hämatokrit erforderlich. Weitere Laborwerte sollten nur dann bestimmt werden, wenn entsprechende Hinweise vorliegen, z. B. Brustschmerzen oder Atemnot.
- Untersuchungen wie z. B. cCT, Karotis-Duplexsonografie oder ein neurologisches Konsil sind nur beim Vorliegen weiterer Zeichen wertvoll, z. B. bei akuten Kopfschmerzen oder neurologischen Auffälligkeiten.

**Fallbericht**

**Therapie**

Keine.

✓ Fallbericht: Die Patientin benötigt keine Therapie.

## 1.4 Therapie

Patienten, die nach einer Synkope beschwerdefrei sind und unauffällige Befunde aufweisen, bedürfen keiner Therapie. Liegen abnorme Befunde vor, dann bestimmen sie die Richtung der weiteren Behandlung.

**Fallbericht**

**Risikostratifikation**

- Einstufung nach High Risk – Moderate Risk – Low Risk
- Decision Instrument bei Moderate/Indeterminate Risk: San Francisco Syncope Rules

✓ Fallbericht: Bei der Patientin lag eine Low-Risk-Synkope vor. Die „**3 Ps**“ (**Position** mit Auftreten beim Stehen, **Provokation** durch langes Stehen, **Prodromi** vor der Synkope) waren bei der sonst gesunden und nach der Synkope stets beschwerdefreien Patientin gegeben.

## 1.5 Risikostratifikation

Die Risikostratifikation erfolgt auch bei Synkopen nach dem etablierten Vorgehen in der klinischen Notfallmedizin. Auch Synkopen werden eingeteilt in:

- High Risk
- Moderate Risk
- Low Risk

### 1.5.1 High-Risk-Synkopen

High-Risk-Synkopen lassen sich in drei Untergruppen einteilen (➤ Box 1.1):

- Rhythmogene Synkopen (Herzrhythmusstörungen und Ionenkanalstörungen)
- Kardiogene Synkopen
- „15 %“-Synkopen

**BOX 1.1**

**High-Risk-Synkopen (Auswahl)**

1. **Rhythmogene Synkopen:**
   - *Herzrhythmusstörungen:*
     - Bradykardie
     - Ventrikuläre Tachykardie
     - WPW-Syndrom
   - *Ionenkanalstörungen:*
     - Brugada-Syndrom
     - Kongenitales oder erworbenes Long-QT-Syndrom
     - Short-QT-Syndrom
2. **Kardiogene Synkopen:**
   - Aortenstenose
   - Hypertrophe Kardiomyopathie
   - Herzinfarkt
3. **„15 %"-Synkopen:**
   - Lungenembolie
   - Herzinfarkt
   - Aortendissektion
   - Subarachnoidalblutung
   - Intraabdominale Blutung

Die **„15 %"-Synkopen** werden von nordamerikanischen Notfallmediziner*innen umgangssprachlich so genannt, weil die genannten Krankheitsbilder sich in etwa 15 % der Fälle zu Beginn mit einer Synkope präsentieren können. Im Unterschied zu anderen Synkopen sind diese Patienten nach der Synkope nicht beschwerdefrei, sondern zeigen die Symptome der zugrunde liegenden Krankheit. Dann ist die Ursache dieser 15 %-Synkopen über die Begleitsymptomatik erkennbar, nicht durch die Synkope selbst. Es ist aber nicht gerechtfertigt, bei jeder Synkope jede mögliche „15 %"-Ursache auszuschließen, sondern nur dann, wenn im Zusammenhang mit der Synkope entsprechende Warnsymptome vorliegen.

**KERNAUSSAGEN**

- Synkopen mit rhythmogener oder nichtrhythmogener/kardiogener Ursache sind High-Risk-Synkopen.
- Synkopen mit Hinweisen auf Herzinfarkt, Lungenembolie, Aortendissektion, Subarachnoidalblutung, intraabdominale Blutung („15 %"-Synkopen) oder andere schwere Erkrankungen sind High-Risk-Synkopen.
- Klare PPP-Synkopen (Prodromi, Position, Provokation) bei sonst gesunden und beschwerdefreien Patienten sind in der Regel Low-Risk-Synkopen.
- Patienten mit High-Risk-Synkopen werden in der Regel stationär aufgenommen, solche mit Low-Risk-Synkopen meist entlassen.

### 1.5.2 Low-Risk-Synkopen

Low-Risk-Synkopen sind vor allem durch drei „Ps" gekennzeichnet:

- **P**osition: Synkope im Stehen oder Sitzen (Synkopen im Liegen sind immer High-Risk-Synkopen).
- **P**rovocation: eindeutiger Auslöser, z. B. langes Stehen, plötzlicher Schmerz (z. B. Blutentnahme), Anblick von Blut.
- **P**rodromi: Das Fehlen von Prodromi deutet auf ein sehr plötzliches Einsetzen hin.

Für die Beurteilung als Low-Risk-Synkope ist weiter erforderlich, dass die Betroffenen sonst gesund sein müssen; insbesondere dürfen keine kardialen Erkrankungen bekannt sein.

Kann eine **Synkope weder High-Risk noch Low-Risk** zugeordnet werden, dann muss eine weitere Risikostratifizierung erfolgen, z. B. mit den San Francisco Syncope Rules als Decision Instrument für eine stationäre Aufnahme oder Entlassung.

### 1.5.3 Moderate-/Indeterminate-Risk-Synkopen

Für die **Risikostratifizierung** bei **Moderate-/Indeterminate-Risk-Synkopen** werden das Alter und ein Decision Instrument herangezogen. Ab einem bestimmten Lebensalter steigt die Wahrscheinlichkeit erheblich an, dass der Synkope eine schwerwiegende Erkrankung zugrunde liegt. Bereits ab einem Lebensalter von 50 Jahren nimmt dieses Risiko zu und ist zumindest bei Patienten > 60 Jahren so hoch, dass eine stationäre Aufnahme großzügig erwogen werden sollte.

Bei älteren Patienten ist auch stets zu prüfen, ob sie unter einer Medikation stehen, welche die Gefahr einer Synkope erhöht. Beispiele sind Betablocker oder Kalziumantagonisten, aber auch Diuretika und eine Vielzahl anderer Medikamente. Da Patienten mit diesen Medikationen relevante Komorbiditäten haben, sind sie eher der High-Risk-Kategorie zuzuordnen.

Bei älteren Kindern und jüngeren Erwachsenen ist eine gefährliche Ursache der Synkope zwar selten, sie kann jedoch das erste Zeichen einer z. B. kongenitalen Herzerkrankung sein. Daher sollte zumindest die erste Synkope in diesem Lebensalter (in der Regel kardiologisch) abgeklärt werden. Dies ist wichtig, oft aber ambulant möglich. Bei einer ambulanten Abklärung der Synkope besteht bis zur ärztlichen Freigabe Sportverbot.

### 1.5.4 Synkopen-Scores

Es gibt kein unumstrittenes Decision Instrument zur Risikostratifizierung bei Synkopen. Verbreitet sind die **San Francisco Syncope Rules,** die High-Risk-Synkopen mit einiger Wahrscheinlichkeit, aber nicht mit Sicherheit erkennen können. Sie unterstützen daher in der Notaufnahme die Entscheidung über das weitere Vorgehen, vor allem über eine stationäre Aufnahme, können eine Einzelfallabwägung aber nicht ersetzen. Die San Francisco Syncope Rules bestehen aus dem Akronym CHESS (➤ Tab. 1.2).

Andere Scores zur Abschätzung des Risikos bei Synkopen wie z. B. der Canadian Syncope Risk Score oder der FAINT Score sind entweder nicht überzeugend oder nicht in gleichem Maße validiert wie die San Francisco Syncope Rules. Allen Scores ist gemeinsam, dass ihre Trennschärfe zwischen High-Risk- und Low-Risk-Synkopen nicht wesentlich besser ist als die klinische Beurteilung erfahrener Notfallmediziner*innen. Scores dürfen bei der Risikostratifizierung unklarer Fälle nur als Ergänzung der klinischen Einschätzung zur Anwendung kommen.

**Tab. 1.2** Decision Instrument: CHESS, San Francisco Syncope Rules (Quinn et al. 2004)

| | | |
|---|---|---|
| C | Congestive Heart Disease | Anamnese oder Vorliegen von Herzinsuffizienz |
| H | Hkt < 30 oder Hb < 10 | Hinweis auf Blutung |
| E | EKG-Veränderungen | Viele EKG-Veränderungen sind High-Risk-Hinweise |
| S | Systolischer Blutdruck < 90 | Einmalige Auffälligkeit genügt |
| S | Shortage of Breath (Kurzatmigkeit) | Im zeitlichen Zusammenhang mit der Synkope |

Liegt eines der CHESS-Zeichen vor, sollte eine weitere Abklärung erfolgen, die dann in der Regel stationär stattfindet.

**KERNAUSSAGEN**

- Bei Synkopen, die weder als High-Risk noch als Low-Risk eingestuft werden können, ist eine weitere Risikostratifizierung erforderlich, z. B. mithilfe der San Francisco Syncope Rules als Decision Instrument für eine stationäre Aufnahme.
- Zur Risikostratifizierung von Synkopen sind Scores immer nur eine zusätzliche Entscheidungsunterstützung und ersetzen nicht die klinische Beurteilung.
- Ab einem bestimmten Lebensalter steigt die Wahrscheinlichkeit erheblich an, dass der Synkope eine schwerwiegende Erkrankung zugrunde liegt. Der Grenzbereich liegt bereits bei 50–60 Lebensjahren.

**Fallbericht**

**Disposition/Empfehlung weiteres Vorgehen**

Entlassung, keine weiteren Maßnahmen.

✓ Fallbericht: Da die Patientin eine Low-Risk-Synkope hatte, erfolgt ihre Entlassung aus der Notaufnahme.

## 1.6 Disposition/Empfehlung für weiteres Vorgehen

Patienten mit Low-Risk-Synkopen können (wie im Fallbericht beschrieben) nach Hause entlassen werden. Bei klaren Low-Risk-Synkopen ist nach der Entlassung normalerweise keine weitere Abklärung erforderlich. Bei unklaren Fällen, in denen keine stationäre Aufnahme erfolgt, sind die wichtigsten Empfehlungen für die Abklärung im ambulanten Bereich vor allem Langzeit-EKG, Echokardiografie, evtl. Langzeit-Blutdruckmessung und bei wiederholten Synkopen u. U. die Implantation eines Event-Recorders.

Patienten mit Hinweisen auf eine High-Risk-Synkope sollten für die weitere Abklärung stationär aufgenommen werden. Zu erwägen ist die Aufnahme auf eine IMC-Station oder eine Telemetrie-Einheit unter der Vorstellung, dass die gefährlichsten Synkopen, nämlich rhythmogene Synkopen, sehr schwerwiegend sein und plötzlich auftreten können.

Patienten, die weder eindeutig der High-Risk- noch der Low-Risk-Kategorie zugeordnet werden können, sollten niederschwellig mit Monitoring in ein Beobachtungsbett der Notaufnahme aufgenommen werden. Auch hier spielt das Alter als einer der wichtigsten Risikoprädiktoren eine Rolle, sodass die Empfehlung zur Aufnahme auf eine Beobachtungsstation bereits ab einem Alter von 50 Jahren besteht. Die optimale Länge der Beobachtung und des Monitorings ist jedoch unklar.

### Was wäre, wenn …

- … die Patientin länger bewusstlos geblieben wäre?
  - Dann hätte es sich nicht um eine Synkope gehandelt, sondern um ein Koma, dessen Abklärung vollkommen anders abläuft.
- … die Patientin nach der Bewusstlosigkeit etwa 20 min verwirrt gewesen wäre?
  - Dann hätte sich der Anfangsverdacht auf das Vorliegen eines Krampfanfalls ergeben. Auch diese Abklärung erfolgt anders als bei einer Synkope.
- … die Patientin zwar wieder gleich bewusstseinsklar gewesen wäre, sich aber einen Zungenbiss zugezogen hätte?
  - Dies macht keinen Unterschied. Zungenbisse können sowohl bei Synkopen als auch bei Krampfanfällen auftreten.
- … die Patientin nach der Synkope eine Herzfrequenz von 40 gehabt hätte?
  - Dann hätte es sich mit hoher Wahrscheinlichkeit um eine rhythmogene Synkope gehandelt, die abgeklärt und in der Regel stationär aufgenommen werden muss.
- … die Patientin nach der Synkope starke Kopfschmerzen gehabt hätte?
  - Dann wäre eine Abklärung nicht nur der Synkope, sondern auch der Kopfschmerzen erforderlich gewesen, z. B. auf eine intrakranielle Blutung.
- … die Patientin nicht 46, sondern 56 Jahre alt gewesen wäre und keine klare Low-Risk-Synkope vorgelegen hätte?
  - Dann wäre eine Aufnahme mit Monitoring in die Beobachtungsstation der Notaufnahme sinnvoll gewesen.
- … die Patientin nicht 46, sondern 66 Jahre alt gewesen wäre und keine klare Low-Risk-Synkope vorgelegen hätte?
  - Dann wäre die Gefahr des Vorliegens einer mit einiger Wahrscheinlichkeit kardialen High Risk-Synkope so groß gewesen, dass eine stationäre Aufnahme mit Monitoring angebracht gewesen wäre.

### LITERATUR


Brignole M, et al. 2018 ESC Guidelines for the diagnosis and management of syncope. Eur Heart J 2018; 39(21): 1883–1948.

D'Ascenzo F, et al. Incidence, etiology and predictors of adverse outcomes in 43 315 patients presenting to the Emergency Department with syncope: an international meta-analysis. Int J Cardiol 2013; 15; 167(1): 57–62.

NICE – National Institute for Health and Care Excellence. Transient loss of consciousness („blackouts") in over 16 s; www.nice.org.uk/guidance/cg109 (letzter Zugriff: 6.1.2023).

Probst M. Syncope. In: Walls RM, et al. (eds.): Rosen's Emergency Medicine. Concepts and Clinical Practice. 10th ed. Philadelphia: Mosby Elsevier 2022; 109–116.

Probst MA, et al. Risk stratification of older adults who present to the emergency department with syncope: the FAINT score. Ann Emerg Med 2020; 75(2): 147–158.

Quinn JV, Stiell IG, McDermott DA, Sellers KL, Kohn MA, Wells GA. Derivation of the San Francisco Syncope Rule to predict patients with short-term serious outcomes, Ann Emerg Med 2004; 43(2): 224-232

Quinn J. Syncope. In: Tintinalli J, et al. (eds.): Tintinalli's Emergency Medicine. 9th ed. New York: McGraw-Hill 2020; 362–367.

Shen W-K, et al. 2017 ACC/AHA/HRS Guideline for the Evaluation and Management of Patients With Syncope: a report of the American College of Cardiology/American Heart Association Task Force on Clinical Practice Guidelines and the Heart Rhythm Society. J Am Coll Cardiol 2017; 70(5): e39–e110.

Solbiati M, et al. Predictive accuracy of electrocardiographic monitoring of patients with syncope in the emergency department: the SyMoNE multicenter study. Acad Emerg Med 2020; 27(1): 15–23.

Thiruganasambandamoorthy V, et al. Multicenter emergency department validation of the Canadian Syncope Risk Score. JAMA Intern Med 2020; 180(5): 737–744.

KAPITEL

# 2 Mein Kreuz tut weh

Thomas Fleischmann

**Fallbericht**

### Eintreffen

Ein 34 Jahre alter Mann wird vom Rettungsdienst von seiner Arbeitsstelle in die Notaufnahme gebracht, weil er seit dem Vortag starke Rückenschmerzen habe und nun nicht mehr arbeiten könne.

### Ersteindruck

Patient wach, voll orientiert, Schmerzen untere LWS.

### Vitalwerte

GCS 15; $SaO_2$ 97 %; HF 92; RR 128/81; AF 14; T 36,7; Sx 5/10

### Triagekategorie

Grün

### Anamnese

Der Patient berichtet, dass er seit dem Vortag starke Schmerzen im Bereich der unteren Lendenwirbelsäule (LWS) habe. Die Schmerzen nähmen beim Aufstehen zu, im Liegen seien sie besser. Bewegen könne er alles, und die Kontrolle über Blase und Darm sei in Ordnung. Eine Verletzung habe er nicht, und er sei sonst auch gesund. Am Vorabend habe er eine Schmerztablette genommen, heute noch nicht.

✓ Fallbericht: Nach dem Eindruck handelt es sich wahrscheinlich um ein LWS-Syndrom. Dennoch muss die Diagnose gesichert und vor allem müssen Gefahrenzeichen, Red Flags und potenziell gefährliche Differenzialdiagnosen gesucht oder ausgeschlossen werden.

## 2.1 Anamnese und Differenzialdiagnose

Schmerzen in der unteren LWS sind ein häufiger Grund, warum Patienten die Notaufnahme aufsuchen. In den weitaus meisten Fällen liegen unspezifische Schmerzen vor, die in der Notaufnahme keiner weiteren Abklärung und außer einer ausreichenden Analgesie keiner weiteren Therapie bedürfen.

Auch wenn schwere und gefährliche Ursachen bei unteren LWS-Schmerzen eher selten sind, darf dies auf keinen Fall dazu führen, dass gefährliche Schmerzursachen nicht bei jedem einzelnen Patienten sorgfältig gesucht oder ausgeschlossen werden. Dabei hilft ein klar strukturiertes und standardisiertes Vorgehen in der Notaufnahme, sowohl bei der Anamnese als auch bei der Untersuchung.

**KERNAUSSAGEN**

- Die große Mehrzahl der Patienten mit Schmerzen in der unteren LWS hat keine schwere Erkrankung oder Verletzung als Ursache der Beschwerden.
- Dennoch müssen gefährliche Erkrankungen oder Verletzungen in jedem Einzelfall sorgfältig und gezielt ausgeschlossen oder gefunden werden.
- Ein klar strukturiertes und standardisiertes Vorgehen in der Notaufnahme hat große Bedeutung für Patientensicherheit und Behandlungsqualität.

Bei den gefährlichen Ursachen von Schmerzen in der unteren LWS müssen extravertebrale von vertebralen Pathologien unterschieden werden.

**Extravertebrale Pathologien**, z. B. Urolithiasis oder Aortenaneurysma/-dissektion, lassen sich am besten durch anamnestische Angaben des Patienten identifizieren, die Hinweise darauf geben, dass es sich nicht um ein typisches LWS-Syndrom handelt.

Weitere wichtige Anhaltspunkte können Alter, Vorerkrankungen und die Untersuchungsbefunde geben.

Bei den beiden häufigsten und wichtigsten extravertebralen Ursachen vermeintlicher LWS-Schmerzen, Urolithiasis und Aortenaneurysma/-dissektion, kommt der Sonografie besondere Bedeutung zu. Sie ist bei LWS-Schmerzen nicht grundsätzlich erforderlich, sollte aber immer dann niederschwellig durchgeführt werden, wenn Anamnese, Alter, Vorerkrankungen oder Befunde Zweifel an der Diagnose LWS-Syndrom aufkommen lassen.

Neben Urolithiasis und Aortenaneurysma/-dissektion kommen noch weitere abdominale Erkrankungen in Betracht, z. B. Pankreatitis, Pyelonephritis oder Endometriose, die jedoch meist leichter von LWS-Beschwerden abzugrenzen sind.

**KERNAUSSAGEN**

- Bei jedem Patienten mit vermeintlich noch so eindeutigen LWS-Beschwerden müssen auch extravertebrale Schmerzursachen erwogen werden.
- Anamnese, Vorerkrankungen, Alter und Untersuchungsbefunde können Hinweise auf diese Erkrankungen liefern.
- Die beiden häufigsten und wichtigsten extravertebralen Schmerzursachen bei LWS-Schmerzen sind Urolithiasis und Aortenaneurysma/-dissektion. Bei ihrer Erkennung kommt der Sonografie eine besondere Bedeutung zu.

**Gefährliche vertebrale Ursachen** lassen sich durch die Red Flags identifizieren. Sie sind in der Nationalen VersorgungsLeitlinie (NVL) Nicht-spezifischer Kreuzschmerz beschrieben und lassen sich in fünf diagnostische Gruppen unterteilen (➤ Tab. 2.1).

**RED FLAGS**

**2.1** Red Flags beim Kreuzschmerz*

| Diagnostische Gruppe | Hinweise vor allem durch |
|---|---|
| Fraktur/Osteoporose | Anamnese |
| Infektion | Anamnese, evtl. Fieber |
| Tumor/Metastasen | Anamnese |
| Neuropathie/Radikulopathie | Anamnese, Untersuchung |
| Axiale Spondylarthritis | Anamnese |

* Nach NVL Nicht-spezifischer Kreuzschmerz (2017)

Die Aufzählung zeigt die hohe Bedeutung einer sorgfältigen und unvoreingenommenen **Anamnese** und der **Untersuchung**, um Red Flags zu erkennen.

Bei Frakturen im Bereich der Wirbelsäule muss bedacht werden, dass der größte Teil davon nicht durch ein schweres Trauma bedingt ist, sondern auf osteoporotische Frakturen entfällt. Bei osteoporotischen Frakturen kann es sein, dass ein Trauma gering ist, nicht erinnert wird oder fehlt. In diesen Fällen und Risikogruppen kommt dann nicht der Anamnese die größere Bedeutung zu, sondern der körperlichen Untersuchung.

Die NVL führt auch *Yellow Flags* (psychosoziale Risikofaktoren, besonders für eine Chronifizierung der Schmerzen) sowie *Blue Flags/Black Flags* als arbeitsplatzbezogene Risikofaktoren auf. Im Gegensatz zu den Red Flags spielen diese in der Notaufnahme aber kaum eine Rolle.

Das Konzept der Red Flags hat in der Notaufnahme vor allem die Konsequenz, dass die Abklärung bei einem typischen Kreuzschmerz rasch beendet werden kann, wenn alle Red Flags fehlen und keine Hinweise für extravertebrale Schmerzursachen vorliegen. Zeigen sich dagegen Red Flags, dann muss die Ursache der LWS-Schmerzen wesentlich intensiver abgeklärt werden, oft noch in der Notaufnahme.

**KERNAUSSAGEN**

- Gefährliche vertebrale Ursachen des Kreuzschmerzes lassen sich über die Red Flags erkennen.
- Besondere Bedeutung für die Erkennung von Gefahrenzeichen haben eine sorgfältige Anamnese und Untersuchung.
- Beim Fehlen aller Red Flags und Gefahrenzeichen kann die Abklärung in der Notaufnahme rasch beendet werden. Dann ist eine verlässliche Weiterversorgung durch niedergelassene Ärzt*innen erforderlich.

Bei der Anamnese von Rückenschmerzen haben folgende Angaben große Bedeutung:

- **Schmerzlokalisation:**
  - Schmerzen in der oberen LWS sind keine typischen LWS-Schmerzen mehr. Bei ihnen werden extravertebrale Ursachen wahrscheinlicher als in der unteren LWS. Sie müssen daher anders und intensiver abgeklärt werden.
  - Noch mehr gilt dies für Schmerzen in anderen Wirbelsäulenabschnitten. Schmerzen in der

HWS erfordern eher eine Abklärung auf vertebrale Schmerzen, wobei Radikulopathien und Myelopathien in diesem Bereich auf spezifische Schmerzursachen hinweisen.
  - Bei BWS-Schmerzen sollte jedoch anfangs nie primär die Wirbelsäule angeschuldigt werden; vielmehr sollten zunächst kardiale, pulmonale, vaskuläre und andere Schmerzursachen ausgeschlossen werden.
- **Bewegungsabhängigkeit:** Typische untere LWS-Schmerzen nehmen beim Aufstehen zu und bessern sich in Ruhe. Schmerzen, die in Ruhe stärker sind als beim Aufstehen, sind Hinweise auf gefährliche Pathologien.
- **Zeitpunkt der größten Schmerzen:** Liegt das Schmerzmaximum in der Nacht und im Liegen, so deutet auch dies auf möglicherweise gefährliche Schmerzursachen hin.
- **Urin- und Stuhl(in)kontinenz:** Diese sind zusammen mit LWS-Schmerzen und einer Reithosenhypästhesie deutliche Hinweise auf ein Kaudasyndrom, eine der gefährlichsten Erkrankungen bei LWS-Schmerzen. Die Frage nach Urin- und Stuhl(in)-kontinenz sollte bei Rückenschmerzen immer gestellt und die Antwort dokumentiert werden.

Ein Symptom, dessen Wertigkeit international unterschiedlich gesehen wird, ist die **Ausstrahlung der Schmerzen von der LWS in ein Bein**. Dies unterscheidet die Lumboischialgie vom LWS-Syndrom und ist eine Form der Radikulopathie. Die NVL führt die Radikulopathie als Red Flag auf, während Leitlinien in anderen Ländern die alleinige Ausstrahlung des Schmerzes nicht als Gefahrenzeichen ansehen, sofern weitere Symptome, vor allem eine Lähmung, fehlen. Daher ist bei der Ausstrahlung der Schmerzen in ein Bein die enge Abstimmung mit den Weiterbehandler*innen sinnvoll, je nach Region Neurochirurg*innen, Orthopäd*innen oder Neurolog*innen.

### Fallbericht

#### Anamnese

✓ Fallbericht: Bei diesem Patienten ergeben sich in der Anamnese keine Hinweise auf extravertebrale Ursachen der unteren LWS-Schmerzen und keine Red Flags.

#### Untersuchungsbefund

Patient wach, voll orientiert. Abdomen einschließlich Nierenlager unauffällig.

Fußpulse seitengleich tastbar. Keinerlei Paresen an beiden Beinen von Hüfte bis Großzehe. Keine Hypästhesie. Lasègue bds. negativ. Patellarsehnen- und Achillessehnenreflex seitengleich unauffällig. Babinski bds. nicht auslösbar. Aufstehen von der Trage schmerzhaft, Gangbild unauffällig. Zehen- und Fersenstand seitengleich möglich.

✓ Fallbericht: Bei der Untersuchung zeigen sich keine Warnhinweise.

**DIAGNOSE**
Unspezifischer Kreuzschmerz

## 2.2 Körperliche Untersuchung

Bei Patienten mit unteren LWS-Schmerzen sollte eine klinische Basisuntersuchung durchgeführt werden, die bei Bedarf erweitert und ergänzt wird (➤ Box 2.1).

**BOX 2.1**

**Basisuntersuchung bei unteren LWS-Schmerzen**

- Abdomen
- Inspektion und Palpation der Wirbelsäule
- Motorik beider Beine, von Hüfte bis Großzehen
- Sensibilität Becken und Beine
- Lasègue-Zeichen
- Patellarsehnen-, Achillessehnen-, Babinski-Reflex
- Fußpulse
- Aufstehen, Fersenstand, Zehenstand, Gangbild

Wegen der Häufigkeit von osteoporotischen Frakturen mit geringem, fehlendem oder nicht erinnertem Trauma sollte die Wirbelsäule bei Patienten mit bekannter oder signifikant vermuteter Osteoporose auch ohne entsprechende anamnestische Hinweise klinisch auf Frakturzeichen untersucht werden.

Sind Anamnese und körperlicher Befund unauffällig und fehlen Gefahrenzeichen, Red Flags oder andere Hinweise auf Erkrankungen und Verletzungen, dann kann die diagnostische Abklärung bei typischen unteren Kreuzschmerzen an dieser Stelle beendet werden. Die nächsten Schritte sind dann Analgesie, Aufklärungsgespräch mit dem Patienten und Entlassung in den ambulanten Bereich.

Finden sich jedoch Hinweise, die gegen einen unspezifischen Kreuzschmerz sprechen, dann muss diesen entsprechend nachgegangen werden.



**MERKE**

**Abklärung bei unspezifischem Kreuzschmerz**

Der unspezifische Kreuzschmerz ist eine klinische Diagnose, die sich auf eine sorgfältige Anamnese und Untersuchung stützt. Eine weitere Abklärung in der Notaufnahme ist dann nicht mehr erforderlich.
Finden sich bei Anamnese oder Untersuchung jedoch Red Flags oder andere Gefahrenzeichen, dann ist ein den Angaben und Befunden entsprechendes Vorgehen erforderlich.

**Fallbericht**

**Erste Anordnungen und Diagnostik**

Keine.

✓ Fallbericht: Da die Diagnose unspezifischer Kreuzschmerz klar ist, sind in der Notaufnahme keine weiteren Untersuchungen erforderlich.

## 2.3 Erste Anordnungen und Diagnostik

### 2.3.1 Bildgebung

Die Nationale VersorgungsLeitlinie NVL Nicht-spezifischer Kreuzschmerz stellt dazu klar:

„*Empfehlung/Statement 3–6*

*Bei akuten und rezidivierenden Kreuzschmerzen soll ohne relevanten Hinweis auf gefährliche Verläufe oder andere ernstzunehmende Pathologien in Anamnese und körperlicher Untersuchung keine bildgebende Diagnostik durchgeführt werden.*“

NVL Nicht-spezifischer Kreuzschmerz (2017: 25)

Dies ist vollkommen anders, wenn Red Flags oder andere Gefahrenzeichen vorliegen. Dann ist in der Regel eine Bildgebung erforderlich, je nach vorliegenden Hinweisen häufig ein CT, manchmal konventionelles Röntgen oder MRT und oft auch ein fachärztliches (z. B. neurochirurgisches) Konsil sowie eine stationäre Aufnahme.

Die aussagekräftigste Untersuchung ist das MRT, das jedoch meist nur begrenzt verfügbar ist. Wenn aber genügend Anhaltspunkte für ein dringliches MRT vorliegen (z. B. Verdacht auf epiduralen Abszess, Rückenmarkkompression durch Tumor oder Cauda-equina-Symptomatik), dann muss geprüft werden, ob der Patient nicht in ein Zentrum mit MRT- und Neurochirurgie-Verfügbarkeit verlegt werden muss.

**MERKE**

Finden sich Red Flags oder andere Gefahrenzeichen, so muss in der Regel noch in der Notaufnahme eine Bildgebung erfolgen.

### 2.3.2 Labor

Auch dazu äußert sich die NVL Nicht-spezifischer Kreuzschmerz klar:

„*Empfehlung/Statement 3–9*

*Bei akuten Kreuzschmerzen soll ohne relevanten Hinweis auf gefährliche Verläufe oder andere ernstzunehmende Pathologien keine routinemäßige Laboruntersuchung zum Ausschluss entzündlicher oder neoplastischer Ursachen durchgeführt werden.*“

NVL Nicht-spezifischer Kreuzschmerz (2017: 26)

**KERNAUSSAGEN**

- Bei einem typischen unspezifischen Kreuzschmerz ohne weitere Gefahrenzeichen sind in der Notaufnahme weder Bildgebung noch Laboruntersuchungen erforderlich.
- Liegen Gefahrenzeichen vor, dann muss je nach vorliegenden Hinweisen vorgegangen werden. Bei einer Bildgebung muss zwischen CT, konventionellem Röntgen oder MRT abgewogen werden.
- Besteht eine dringliche Indikation für ein MRT und ist dieses vor Ort nicht verfügbar, dann muss eine dringliche Verlegung in ein Zentrum mit MRT und Neurochirurgie geprüft werden.

**Fallbericht**

**Therapie**

Analgesie mit 600 mg Ibuprofen.

## 2.4 Therapie

Die NVL Nicht-spezifischer Kreuzschmerz betont den Wert der nichtmedikamentösen Therapieverfahren, die jedoch nicht in die Zuständigkeit der Notaufnahme fallen, sondern in die von niedergelassenen Ärzt*innen.

Zur Medikation stellt die Nationale Versorgungs-Leitlinie fest:

*„Die medikamentöse Therapie nicht-spezifischer Kreuzschmerzen ist eine rein symptomatische Behandlung. Sie unterstützt im akuten Stadium die nicht-medikamentösen Maßnahmen, damit die Betroffenen frühzeitig ihre üblichen Aktivitäten wieder aufnehmen können."*

NVL Nicht-spezifischer Kreuzschmerz (2017: 51)

Dies bedeutet, dass Patienten natürlich ausreichend analgesiert werden müssen und dass diese Medikation es ihnen ermöglichen soll, sich weiter körperlich bewegen zu können. Von Bettruhe wird ausdrücklich abgeraten:

*„Bettruhe soll zur Behandlung nicht-spezifischer Kreuzschmerzen nicht angewendet werden. Den Betroffenen soll von Bettruhe abgeraten werden.*

*Die Autoren der Leitlinie empfehlen bei nicht-spezifischen Kreuzschmerzen die möglichst weitgehende Beibehaltung oder baldige schrittweise Wiederaufnahme der täglichen körperlichen Aktivität anzustreben, da diese eine schnellere symptomatische Besserung fördert und zur Vermeidung einer Chronifizierung der Kreuzschmerzen beiträgt."*

NVL Nicht-spezifischer Kreuzschmerz (2017: 39)

Zur Analgesie empfiehlt die Leitlinie vorrangig NSAR, COX-2-Hemmer, Metamizol und unter bestimmten Umständen Opioide:

*„Opioide können zur Behandlung akuter nicht-spezifischer Kreuzschmerzen bei fehlendem Ansprechen oder Vorliegen von Kontraindikationen gegen nicht-opioide Analgetika angewendet werden.*

*Transdermale Opioide sollen nicht zur Behandlung akuter und subakuter nicht-spezifischer Kreuzschmerzen angewendet werden."*

NVL Nicht-spezifischer Kreuzschmerz (2017: 55 f.)

Nachdem in der Notaufnahme eine ausreichende Analgesie erreicht wurde, sollte vor der Entlassung ein ausführliches Aufklärungs- und Beratungsgespräch mit dem Patienten erfolgen. Dies muss insbesondere die Besprechung der Gefahrenzeichen beinhalten, bei denen sich der Patient sofort wieder in der Notaufnahme vorstellen soll (z. B. Paresen, Stuhl-/Urininkontinenz). In diesem Gespräch ist es aber auch wichtig, die Therapieziele (u. a. körperliche Aktivität) zu erörtern und die Erwartungen des Patienten auf ein realistisches Maß zu führen. So ist vollständige Schmerzfreiheit in kürzester Zeit in der Regel nicht erreichbar.

## 2.5 Risikostratifikation

Low- und High-Rückenschmerzen: ➤ Box 2.2.

**BOX 2.2**

**High-Risk-Rückenschmerzen (Auswahl)**

- Kaudasyndrom
- Spinale Infektion
- Raumforderung
- Fraktur
- Bandscheibenvorfall mit neurologischem Defizit
- Aortenaneurysma/-dissektion
- Urolithiasis

**Low-Risk-Rückenschmerzen**

- Nicht-spezifischer Kreuzschmerz

**Fallbericht**

**Disposition/Empfehlung weiteres Vorgehen**

Entlassung, keine weiteren Maßnahmen.

## 2.6 Disposition/Empfehlung weiteres Vorgehen

Die meisten Patienten mit unteren LWS-Schmerzen können aus der Notaufnahme in die hausärztliche Behandlung entlassen werden. Bei Schmerzen, die nicht ausreichend auf eine Analgesie ansprechen, kann eine kurze stationäre Aufnahme erforderlich sein, z. B. auch in der Beobachtungsstation der Notaufnahme.

2

Liegen Anhaltspunkte für spezifische LWS-Schmerzen vor, wie sie z. B. in der NVL aufgeführt sind, so sollten das weitere Vorgehen und die dann meist erforderliche stationäre Aufnahme mit den Weiterbehandlern der entsprechenden Fachgebiete besprochen werden.

2

## Was wäre, wenn ...

- ... der Patient eine Parese gehabt hätte?
  - Dann wären eine Bildgebung, am besten durch MRT, und eine neurochirurgische Konsultation erforderlich gewesen.
- ... es sich um eine betagte Patientin gehandelt hätte, die einige Tagen zuvor gestürzt ist?
  - Dann hätte eine konventionelle Röntgenaufnahme sinnvoll sein können, um z. B. eine Fraktur bei Osteoporose zu erkennen oder auszuschließen.
- ... ein Patient in höherem Lebensalter eine Schmerzzunahme über Wochen und manchmal eine Ausstrahlung in beide Beine berichtet?
  - Dann ist als Differenzialdiagnose auch eine Spinalkanalstenose in Betracht zu ziehen. Bildgebung der Wahl wäre dann ein CT, besser noch ein MRT.
- ... der Patient Urininkontinenz angegeben hätte?
  - Dann hätten dringlich eine Bildgebung (am besten ein MRT) und die dringliche Hinzuziehung neurochirurgischer Kolleg*innen erfolgen müssen. Eine sonografische Restharnbestimmung kann die Angabe bestätigen (ca. 200 ml oder mehr sind pathologisch).
- ... der Patient z. B. Schmerzen nachts in Ruhe angegeben hätte und i. v. drogenabhängig gewesen wäre?
  - Dies können Hinweise auf eine spinale Infektion sein, die ein MRT und eine neurochirurgische Konsultation erfordern. Unauffällige Laborwerte schließen eine spinale Infektion nicht sicher aus, fehlendes Fieber auch nicht.
- ... der Patient ein Prostatakarzinom gehabt und angegeben hätte, dass die Schmerzen im Liegen schlimmer seien als beim Aufstehen?
  - Dann kann eine Raumforderung im Bereich der Wirbelsäule vorliegen. In diesem Fall sollte eine Bildgebung, am besten ein MRT, nicht nur des schmerzenden Bereichs erfolgen, sondern auch deutlich darüber, am besten von der ganzen Wirbelsäule, denn in solchen Fällen besteht die Gefahr von mehr als einer Raumforderung.

### LITERATUR

Corwell BN, Davis N. Back Pain. In: Walls RM, et al. (eds.): Rosen's Emergency Medicine. Concepts and Clinical Practice. 10th ed. Philadelphia: Mosby Elsevier 2022; 268–278.

MacDonald D, Fleischmann T. Rückenschmerzen. In: Fleischmann T, Hohenstein C (Hrsg.): Klinische Notfallmedizin Bd. I Wissen. München: Elsevier Urban & Fischer 2020; 398–405.

Nationale VersorgungsLeitlinie Nicht-spezifischer Kreuzschmerz. 2. A. Stand: 2.3.2017, gültig bis 2.3.2022 (in Überarbeitung); https://www.leitlinien.de/themen/kreuzschmerz (letzter Zugriff: 22.1.2023).

NICE – National Institute for Health and Care Excellence. Low back pain and sciatica in over 16 s: assessment and management. NICE Guideline 2016, Update 2020; www.nice.org.uk/guidance/ng59/resources/low-back-pain-and-sciatica-in-over-16s-assessment-and-management-pdf-1837521693637 (letzter Zugriff: 22.1.2023).

Spiegl U, et al. Osteoporotische Frakturen der Brust- und Lendenwirbelkörper. Diagnostik und konservative Therapie. Dtsch Arztebl Int 2021; 118 (40): 670–677.

KAPITEL

# 3 Beinschwellung seit gestern

Thomas Fleischmann

**Fallbericht**

**Eintreffen**

Eine 72 Jahre alte Frau kommt mit einer hausärztlichen Einweisung „V. a. TVT“ zu Fuß in die Notaufnahme.

**Ersteindruck**

Patientin wach, voll orientiert, guter AZ, adipöser EZ.

**Vitalwerte**

GCS 15; $SaO_2$ 97 %; HF 76; RR 151/89; AF 12; T 36,1; Sx 3/10

**Triagekategorie**

Grün

**Anamnese**

Die Patientin berichtet, dass sie seit gestern eine Schwellung der linken Wade und dort auch etwas ziehende Schmerzen habe. Die Schmerzen seien ständig da, auch in Ruhe.

Weitere Beschwerden habe sie nicht, keine weiteren Schmerzen und auch keine Atemnot. Verletzt habe sie sich nicht. Vorerkrankungen: KHK, Hypertonie, Adipositas.
Medikamente: ASS 100, Ramipril.

✓ Fallbericht: Die Angaben der Patientin lassen zum jetzigen Zeitpunkt keine Diagnose zu, selbst eine diagnostische Richtung ist noch nicht erkennbar. Dies ist bei Beinschwellungen und -schmerzen häufig der Fall. Meist führen erst weitere Untersuchungen zu einer Diagnose.

## 3.1 Anamnese und Differenzialdiagnose

Akute Beinschwellungen und Beinschmerzen sind unspezifische Symptome, bei denen eine Vielzahl von Ursachen infrage kommt, die von Erkrankungen der Haut, vor allem Infektionen, muskuloskelettalen Ursachen, Gefäßerkrankungen bis zu Krankheiten reichen, die weit abseits des Beins liegen.

Akute Beinschwellungen können nach mehreren Kriterien voneinander abgegrenzt werden:

- Einseitig vs. beidseitig
- Schmerzhaft vs. schmerzlos
- Mit Fieber vs. ohne Fieber

Ein wichtiges Kriterium ist, ob nur ein Bein oder beide Beine betroffen sind. Sind beide Beine betroffen, dann ist die Wahrscheinlichkeit einer systemischen, nicht lokalen Ursache erhöht, z. B. einer Herz- oder Nierenerkrankung. Lokal begründete Erkrankungen, z. B. Beinvenenthrombosen oder Erysipele, treten dagegen meist nur einseitig auf. Diese Trennung ist aber nicht absolut zuverlässig.

**Beidseitige Beinschwellungen** entstehen selten akut, sondern entwickeln sich meist subakut oder langsam. Treten beidseitige Beinschwellungen akut auf, so sind die wahrscheinlichsten Ursachen eine sehr schnell progrediente Herzinsuffizienz oder eine Abflussbehinderung im Becken oder im Abdomen, z. B. ein Tumor oder ein Vena-cava-Syndrom. Beides sind dringliche, wenn auch sehr unterschiedlich abzuklärende Notfälle. Bei beidseitigen Beinödemen bei Frauen im letzten Schwangerschaftsdrittel oder kurz nach der Entbindung muss, besonders bei gleichzeitigem Hypertonus, eine Präemklampsie ausgeschlossen werden, auch dies ist dringlich.

**Einseitige Beinschwellungen**, denen meist eine lokale Ursache zugrunde liegt, entwickeln sich dagegen häufiger akut.

Leichte **Schmerzen** treten während der Entstehung oder Zunahme einer Beinschwellung häufig auf. Akute oder starke Schmerzen sind seltener. Akute Schmerzen weisen nicht auf eine Ursache, aber auf einen Abklärungsbedarf hin.

**Fieber** ist bei einer Beinschwellung oft ein Hinweis auf eine potenziell gefährliche Krankheitsursache, z. B. Erysipel, nekrotisierende Fasziitis oder andere Infektionen. Gleichzeitig auftretende Beinschwellung und Fieber müssen immer dringlich abgeklärt werden.

Akute arterielle Durchblutungsstörungen sind häufig sehr schmerzhaft, äußern sich aber eher mit Hautblässe und -kälte und weniger durch Schwellung.

**KERNAUSSAGEN**

- Akute Beinschwellungen und Beinschmerzen sind unspezifische Symptome, bei denen eine große Zahl sehr unterschiedlicher Ursachen infrage kommt.
- Die Anamnese allein lässt selten eine Diagnose zu, meist sind weitere klinische und apparative Untersuchungen erforderlich.
- Akute beidseitige Beinschwellungen und -schmerzen haben eher systemische Ursachen außerhalb der Beine selbst. Akut auftretende beidseitige Beinschwellungen sind ein dringlich abzuklärender Notfall, da ihnen schwere Erkrankungen zugrunde liegen können.
- Akute einseitige Beinschwellungen und -schmerzen sind eher durch lokale Prozesse bedingt. Auch sie müssen dringlich abgeklärt werden.
- Auch gleichzeitig auftretende Beinschwellung und Fieber müssen dringlich abgeklärt werden.

Zur ersten diagnostischen Annäherung ist ein Denken in Systemen und Leitungsbahnen sinnvoll (➤ Tab. 3.1).

Es ist nicht ungewöhnlich, dass bei einer Beinschwellung in der Notaufnahme keine oder noch keine Ursache festgestellt werden kann. Es muss jedoch immer eine entsprechende Abklärung durchgeführt werden, mit dem vorrangigen Ziel, gefährliche und akut behandlungsbedürftige Ursachen einer Beinschwellung zu erkennen oder auszuschließen.

**Tab. 3.1** Notfallmedizinisch relevante Ursachen von Beinschwellungen, Auswahl

| Einseitig | Beidseitig |
|---|---|
| Venöse Thrombose, Thrombophlebitis | Herzinsuffizienz |
| Erysipel | Nephrotisches Syndrom |
| Nekrotisierende Fasziitis | Hepatische Erkrankungen |
| Muskeleinriss, Muskelhämatom | Abdominales Abflusshindernis |
| Trauma, Kompartment-Syndrom | Präeklampsie |

**Fallbericht**

**Untersuchungsbefund**

Patientin wach, voll orientiert. Guter AZ, adipöser EZ. Uneingeschränkte Gehfähigkeit.

Mäßige Schwellung des linken Unterschenkels, Oberschenkel unauffällig. Kein eindrückbares Ödem. Leichter Druckschmerz an der Wade, sonst kein Druckschmerz. Hautfarbe unauffällig. Fußpulse bds. gut tastbar.

✓ Fallbericht: Aufgrund der klinischen Befunde sind viele Diagnosen unwahrscheinlich, z. B. Herzinsuffizienz, Erysipel, Trauma. Der Verdacht geht eher in Richtung Erkennung oder Ausschluss einer tiefen Beinvenenthrombose (TVT).

## 3.2 Körperliche Untersuchung

Manche Erkrankungen, die zu Schwellungen der Beine führen, lassen sich bei der klinischen Untersuchung gut feststellen, z. B. ein Erysipel. Eine der häufigsten und wichtigsten Ursachen von einseitigen Beinschwellungen, die tiefe Beinvenenthrombose, lässt sich durch die klinische Untersuchung weder belegen und noch ausschließen. Dazu werden weitere Untersuchungen benötigt, vor allem Labor und Sonografie. In der S2k-Leitlinie „Diagnostik und Therapie der Venenthrombose und der Lungenembolie" heißt es dazu:

*„Jeder klinische Verdacht auf Venenthrombose soll umgehend so weit abgeklärt werden, dass eine therapeutische Entscheidung erfolgen kann.*

*Anamnese und körperliche Untersuchung allein sind hierzu nicht ausreichend.“*

Deutsche Gesellschaft für Angiologie (2015: 8)

Zur Feststellung des Verdachts auf eine TVT empfiehlt die Leitlinie die Verwendung eines etablierten Scores. Häufig wird der Wells-Score in der dichotomisierten Version genutzt, die nur zwischen niedrigem und hohem Risiko unterscheidet.

Das Ergebnis des Scores bestimmt das weitere Vorgehen, z. B. den Einsatz von D-Dimeren oder Sonografie. Die Leitlinie sagt dazu:

*„Ein D-Dimer-Test soll nur nach vorheriger Einschätzung der klinischen Wahrscheinlichkeit durchgeführt werden.*

*Bei nicht hoher (niedriger/mittlerer) klinischer Wahrscheinlichkeit und normalen D-Dimeren ist keine weitere Thrombose-Diagnostik erforderlich.*

*Bei hoher klinischer Wahrscheinlichkeit soll kein D-Dimer-Test durchgeführt, sondern gleich weiter diagnostiziert werden.“*

Deutsche Gesellschaft für Angiologie (2015: 10)

**Tab. 3.2** Validierter klinischer Score zur Ermittlung der klinischen Wahrscheinlichkeit einer Venenthrombose: Wells-Score [F210-006]

| Klinische Charakteristik | Score |
|---|---|
| Aktive Tumorerkrankung | 1,0 |
| Lähmung oder kürzliche Immobilisation der Beine | 1,0 |
| Bettruhe (> 3 Tage); große Chirurgie (< 12 Wochen) | 1,0 |
| Schmerz/Verhärtung entlang der tiefen Venen | 1,0 |
| Schwellung ganzes Bein | 1,0 |
| Unterschenkelschwellung > 3 cm gegenüber Gegenseite | 1,0 |
| Eindrückbares Ödem am symptomatischen Bein | 1,0 |
| Kollateralvenen | 1,0 |
| Frühere dokumentierte TVT | 1,0 |
| Alternative Diagnose mindestens ebenso wahrscheinlich wie Venenthrombose | −2,0 |
| **Score ≥ 2,0:** Wahrscheinlichkeit für TVT hoch<br>**Score < 2,0:** Wahrscheinlichkeit für TVT nicht hoch | |

**KERNAUSSAGEN**

- Einige Ursachen von Beinschwellungen können durch klinische Befunde gut bestimmt werden.
- Eine der häufigsten Ursachen von Beinschwellungen, die tiefe Beinvenenthrombose, gehört nicht dazu. Sie kann nur durch weitere Untersuchungen, vor allem Labor und/oder Sonografie, gesichert oder ausgeschlossen werden.
- Die Schwelle zur Abklärung sollte niedrig sein. Zur Objektivierung des Vorgehens sollte ein etablierter Score verwendet werden, z. B. der Wells-Score für TVT.

**Fallbericht**

**Erste Anordnungen und Diagnostik**

Blutbild, CRP, D-Dimere

Labor

| Parameter | Laborwert Pat. | Referenzbereich | Einheit |
|---|---|---|---|
| Hämoglobin | 13,1 | 12–16 | g/dl |
| Hämatokrit | 42 | 35–45 | % |
| Erythrozyten | 4,8 | 3,6–5,5 | Mio./µl |
| Leukozyten | 8,6 | 4–10 | Tsd./µl |
| Thrombozyten | 402 | 140–440 | Tsd./µl |
| CRP | 4,4 | < 5 | mg/l |
| D-Dimere | 1,2 | < 0,5 | µg/ml |

✓ Fallbericht: Der Wells-Score zeigt bei der Patientin einen Wert von 1 (Umfangsvermehrung > 3 cm). Der nächste Schritt ist die Bestimmung der D-Dimere.

Bei dieser Patientin sind die D-Dimere erhöht, auch altersadaptiert erhöht.

## 3.3 Erste Anordnungen und Diagnostik

Bei niedriger Wahrscheinlichkeit (Wells-Score ≤ 1) und negativen D-Dimeren ist keine weitere Abklärung auf TVT erforderlich.

Wenn die Wahrscheinlichkeit niedrig ist (Wells-Score ≤ 1) und die D-Dimere erhöht sind, dann ist eine weitere Abklärung erforderlich, in aller Regel die Kompressionssonografie der Beinvenen. Alternativ kann gleich eine Kompressionssonografie der Beinvenen durchgeführt werden, auch ohne Bestimmung der D-Dimere. Oft ist dies das schnellste Vorgehen mit dem kürzesten Aufenthalt des Patienten in der Notaufnahme.

Bei einem Wells-Score ≥ 2 ist gemäß Leitlinie in jedem Fall eine weitere Abklärung erforderlich. Da der D-Dimer-Wert daran nichts ändert, muss er nicht mehr bestimmt werden. Der nächste Schritt zur Erkennung oder zum Ausschluss einer Beinvenenthrombose ist dann meist die Kompressionssonografie.

Die S2k-Leitlinie Diagnostik und Therapie der Venenthrombose und der Lungenembolie ist hier sehr klar:

*„Die einzig sinnvolle Verwendung des D-Dimer-Tests in der Abklärung einer TVT ist dessen Bestimmung nach vorheriger Schätzung der klinischen Wahrscheinlichkeit (KW) als* niedrig/mittel *bzw.* nicht hoch, *z. B. nach den im Wells-Score definierten Kriterien. Ein negativer Testausfall bedeutet dann, dass keine therapiebedürftige Beinvenenthrombose vorliegt und der Patient keine weitere diesbezügliche Diagnostik benötigt. […]*

*Bei hoher klinischer Wahrscheinlichkeit ist von vornherein ein bildgebendes Verfahren einzusetzen.*

Deutsche Gesellschaft für Angiologie (2015: 11)

### 3.3.1 Labor

**D-Dimere** haben eine hohe Sensitivität für thrombotische Ereignisse, aber eine niedrige Spezifität. Ihre Bedeutung zum Ausschluss einer Thrombose ist weit höher als zu deren Beweis.

Inzwischen kann der obere Grenzwert der D-Dimere altersadaptiert werden. Damit steigt der obere Grenzwert ab dem 50. Lj. bei der üblichen Obergrenze von 0,5 um 0,1 pro zusätzlichem Lebensjahrzehnt (Beispiel: 72 Lj. = 0,5 + 0,2 = 0,7).

Wenige und gezielte Laborwerte, vor allem Leukozytenzahl und CRP, können wertvoll sein, um die Wahrscheinlichkeit einer der häufigsten Differenzialdiagnosen, einer Infektion, zu senken oder zu erhöhen. Weitere Untersuchungen wie ungezielte Laborwerte oder EKG sind nicht erforderlich, außer es liegen Angaben oder Befunde vor, die in andere Richtungen weisen.

### 3.3.2 Sonografie

Bei einem Wells-Score ≥ 2 und bei erhöhten D-Dimeren ist der nächste Schritt in der Regel der Kompressionsultraschall (KUS) der Beinvenen von der Leiste bis zum Knie. Die Leitlinie legt dazu fest:

*„Der Kompressionsultraschall soll als primäre Bildgebung eingesetzt werden, um eine Venenthrombose festzustellen bzw. auszuschließen.*

*Für die Diagnostik von proximal des Leistenbandes gelegenen Thrombosen soll die Flussinformation hinzugezogen werden."*

Deutsche Gesellschaft für Angiologie (2015: 11)

Grundsätzlich sollte die gesamte venöse Strombahn des betroffenen Beins vom Leistenband bis zum Knöchel sonografisch untersucht werden. Dies ist jedoch mit einem hohen Zeitaufwand verbunden, der in der Notaufnahme unter den gegenwärtigen Arbeitsbedingungen oft nicht leistbar ist. Als akzeptable Alternative hat sich in vielen Notaufnahmen der **Zwei-Punkt-KUS** etabliert, bei dem nur die Komprimierbarkeit der Vene in der Leiste und der Kniekehle untersucht werden. Ist der Zwei-Punkt-KUS unauffällig, dann sollte innerhalb von 1 Woche bei einem niedergelassenen Arzt eine Kontrollsonografie durchgeführt werden. Die Leitlinie sagt zu diesem Vorgehen:

*„Eine alternative Vorgehensweise zur von vornherein kompletten KUS der proximalen und distalen Venen ist der alleinige KUS nur der proximalen Strombahn mit ggf. Wiederholungsuntersuchung dieser Region nach 4–7 Tagen bei initial negativem Ergebnis. Dieses Vorgehen ist im angelsächsischen Raum üblich […]. Auf diese Weise werden proximale Thrombosen erfasst bzw. ursprünglich distale Thrombosen, die im behandlungsfreien Intervall durch Apposition in die proximale Strombahn eingewachsen sind. Dieses Vorgehen erscheint zwar sicher, jedoch nicht kosteneffektiv, da etwa 80 % aller Patienten ein zweites Mal untersucht werden müssen […]."*

S2k-Leitlinie (2015: 12)

In den USA wird teilweise ein **Drei-Punkt-KUS** mit einer zusätzlichen Untersuchung der Komprimierbarkeit der V. femoralis in der Oberschenkelmitte befürwortet. Sensitivität und Spezifität für das Erkennen einer TVT werden mit jeweils 95 % angegeben (Kabrhel 2022).

Da es sich bei Beinvenenthrombosen um ein nahezu ausschließlich ambulantes Krankheitsbild handelt, das nur selten stationär behandelt werden muss und damit in den Bereich niedergelassener Ärzt*innen fällt, ist die Durchführung der Kontrollsonografie im ambulanten ärztlichen Bereich sinnvoll und zumutbar.

### 3.3.3 CT-Angiografie (CTA)

Bei Verdacht auf eine Beckenvenenthrombose ist eine CTA die Untersuchung der Wahl.

**KERNAUSSAGEN**

- Bei einem Wells-Score von ≤ 1 und negativen D-Dimeren ist keine weitere Abklärung auf TVT erforderlich.
- Die Verwendung von altersadaptierten D-Dimer-Grenzwerten ist sinnvoll.
- Bei einem Wells-Score ≥ 2 ist der nächste Schritt eine Kompressionssonografie der Venen des betroffenen Beins. Eine D-Dimer-Bestimmung ist dann nicht mehr erforderlich.
- Der Zwei-Punkt- oder Drei-Punkt-Kompressionsultraschall (KUS) in Leiste und Kniekehle (3. Punkt V. femoralis in Oberschenkelmitte) ist eine akzeptierte Alternative zur Kompressionssonografie von der Leiste bis zum Knöchel.
- Bei unauffälligem Befund des Zwei- oder Drei-Punkt-KUS soll nach 4–7 Tagen eine Kontrollsonografie im ambulanten ärztlichen Bereich erfolgen.

**Fallbericht**

**Untersuchungsbefund**

- Beim Drei-Punkt-KUS findet sich kein Hinweis auf eine TVT.
- Es besteht kein Hinweis auf ein Abflusshindernis oberhalb des Leistenbands.
- Es zeigen sich weder eine Ursache der Beinschwellung noch Gefahrenzeichen.

**DIAGNOSE**

Unspezifische Beinschwellung

## 3.4 Therapie

Bei einer TVT ist der sofortige Beginn einer Antikoagulation in therapeutischer Dosis erforderlich, in der Regel mit niedermolekularen Heparinen (NMH), gefolgt von einer Erhaltungstherapie über 3–6 Monate, meist mit Vitamin-K-Antagonisten oder direkten oralen Antikoagulanzien (DOAKs). In der Notaufnahme hat es sich bewährt, die Antikoagulation sofort mit NMH zu starten und die Wahl des zur Erhaltungstherapie eingesetzten Medikaments der Hausärztin oder dem Hausarzt zu überlassen.

## 3.5 Risikostratifikation

Zur Risikostratifikation des Verdachts auf eine Beinvenenthrombose ist der Wells-Score gut etabliert, der die weitere Abklärung bahnt.

Klassische Risikofaktoren für tiefe Beinvenenthrombosen sind z. B. Malignome, frühere TVT, Operationen in den letzten 4 Wochen, Trauma, Immobilisation oder Bettruhe über 3 Tage. Weitere Risikokonstellationen sind höheres Lebensalter, schwere Infektionen, COPD, Schwangerschaft und Geburt (insb. Sectio caesarea). Es ist jedoch wichtig zu wissen, dass mehr als die Hälfte der Patienten mit gesicherter TVT keine Risikofaktoren aufweist (Kabrhel 2022).

Schwere Thrombosen der Becken- und Beinvenen, die Phlegmasia coerula dolens oder die Phlegmasia alba dolens, bei der zusätzlich arterielle Spasmen auftreten, sind selten. In diesen Fällen ist die Mortalität mit 25–40 % sehr hoch (Flury 2020).

**Fallbericht**

**Disposition/Empfehlung weiteres Vorgehen**

Die Patientin wurde in die hausärztliche Behandlung entlassen. Eine Befundkontrolle durch die Hausärztin und eine symptomatische Therapie mit kurzfristiger Schonung, jedoch keiner Bettruhe und NSAR bei Bedarf wurden empfohlen. Die Kontrollsonografie des Beins soll nach 4–7 Tagen im ambulanten Bereich erfolgen.

## 3.6 Disposition/Empfehlung weiteres Vorgehen

Wird bei der Abklärung einer Beinschwellung in der Notaufnahme keine Beinvenenthrombose festgestellt und sind andere gefährliche Erkrankungen ausgeschlossen, dann ist eine Entlassung sinnvoll. Die Befundkontrolle und die Entscheidung über das weitere Vorgehen liegen dann in hausärztlicher Hand.

Wird eine Beinvenenthrombose festgestellt, so sollte die Antikoagulation noch in der Notaufnahme beginnen. Die weitere Behandlung und eine etwaige weitere Abklärung, z. B. in bestimmten Fällen auf Malignom oder Thrombophilie, erfolgen ambulant.

Eine stationäre Aufnahme ist nur in besonderen Fällen indiziert, z. B. bei starken Schmerzen, Beckenvenenthrombosen oder Phlegmasia coerula/alba dolens.

### Was wäre, wenn ...

- ... die Patientin eine isolierte Thrombose in einer Unterschenkelvene aufgewiesen hätte?
  - Für diese Diagnose ist die Evidenz für das beste Vorgehen nicht wirklich gut. Empfohlen wird meist eine Antikoagulation für 3 Monate.
- ... bei einer schwangeren Frau eine Beinvenenthrombose festgestellt würde?
  - Dann muss eine Antikoagulation mit NMH erfolgen. Vitamin-K-Antagonisten und DOAKs dürfen nicht in der Schwangerschaft gegeben werden.
- ... ein junger Mensch rezidivierende TVTs hätte?
  - Dann sollte eine ambulante Thrombophilie-Diagnostik empfohlen werden.
- ... ein älterer Mensch eine TVT entwickeln würde, ohne dass ein auslösender Faktor vorläge?
  - Dann kann eine Malignomsuche sinnvoll sein, die meist ambulant erfolgen kann.
- ... ein Patient eine Beinschwellung mit auffallend starken Schmerzen hätte, aber keine Beinvenenthrombose?
  - Dann müssten die anderen gefährliche Ursachen von Beinschmerzen in Betracht gezogen und abgeklärt werden, z. B. nekrotisierende Fasziitis oder – nach einem Trauma – ein Kompartmentsyndrom. Auch weitere seltene Erkrankungen kämen noch infrage, und der Abklärungsaufwand kann hoch werden.

#### LITERATUR

Flury G. Beinschmerzen. In: Fleischmann T, Hohenstein C (Hrsg.): Klinische Notfallmedizin. Band I: Wissen. München: Elsevier Urban & Fischer 2020; 472–478.

Kabrhel C. Pulmonary embolism and deep vein thrombosis. In: Walls RM, et al. (eds.): Rosen's Emergency Medicine. Concepts and Clinical Practice. 10th ed. Philadelphia: Mosby Elsevier 2022; 1022–1041.

S2k-Leitlinie Diagnostik und Therapie der Venenthrombose und der Lungenembolie. AWMF-Registernummer 065-002. Stand: 10.10.2015, gültig bis 9.10.2020 (in Überarbeitung); https://register.awmf.org/de/leitlinien/detail/065-002 (letzter Zugriff: 22.1.2023).

Stöberl C. Klinische Differentialdiagnose der Beinschwellung. Zeitschrift für Gefäßmedizin 2011; 8(1): 11–18.

KAPITEL

# 4

Thomas Fleischmann

# Ich weiß nicht, warum ich hier bin

## Fallbericht

### Eintreffen

Ein 78 Jahre alter Mann wird vom Rettungsdienst mit einer Einweisung des Ärztlichen Bereitschaftsdienstes wegen „AZ-Verschlechterung" in die Notaufnahme gebracht. Weitere Informationen hat der Rettungsdienst nicht, die Tochter des Patienten käme nach.

### Ersteindruck

Patient wach, deutlich verwirrt; zeitlich nicht orientiert, situativ orientiert.

### Vitalwerte

GCS 14; $SaO_2$ 94 %; HF 112; RR 108/71; AF 24; T 38,3; Sx 0/10; BZ 199

### Triagekategorie

Gelb

### Anamnese

Auf die Frage, warum er heute in der Notaufnahme sei, antwortet der Patient: „Ich weiß auch nicht, warum ich hier bin." Beschwerden habe er keine, auch keine Schmerzen oder Atemnot. Er habe Diabetes und Bluthochdruck, etwas mit der Prostata und eine künstliche Hüfte. Er hat einen handgeschriebenen Zettel mit 9 Medikamenten bei sich: SGLT2-Inhibitor, Metformin, Thiaziddiuretikum, ACE-Hemmer, ASS 100, Schilddrüsenhormon, Cholesterinsenker, urologischer Alpha-Rezeptorenblocker, NSAR und Schlaftablette zur Nacht. Seine Medikation summiert sich auf 14 Tabletten am Tag. Sein Hausarzt sage, er müsse das alles nehmen.

Der Patient ist verwirrt, aber sehr freundlich und sichtlich bemüht, die ihm gestellten Fragen zu beantworten. Er vermutet, dass er vielleicht wegen seines Rückens hier wäre, der täte ihm oft weh.

Später trifft die Tochter des Patienten ein und berichtet, dass er am Vortag noch geistig klar und körperlich selbstständig aktiv gewesen sei. Am Nachmittag habe er sich ins Bett gelegt und sei nicht mehr aufgestanden. Heute sei er verwirrt, und so kenne sie ihn gar nicht. Deswegen habe sie den Ärztlichen Bereitschaftsdienst gerufen.

✓ Fallbericht: Die vorliegenden Informationen lassen keine diagnostische Richtung erkennen. Bei diesem Patienten ist eine breit angelegte und unvoreingenommene Abklärung erforderlich.

## 4.1 Anamnese und Differenzialdiagnose

„AZ-Verschlechterung" ist eine der häufigsten Einweisungsgründe in der Notaufnahme, besonders im höheren Lebensalter. Etwa 20 % der Patienten der Notaufnahme, die das 75. Lj. überschritten haben, zeigen dieses zunächst unspezifische Krankheitsbild. In einer großen Studie lag das mittlere Alter dieser Patienten bei 82 Jahren. Die meisten Patienten mit diesem Einweisungsgrund kommen nicht aus eigenem Antrieb, sondern werden von ihren Hausärz*innen oder vom Ärztlichen Bereitschaftsdienst eingewiesen (etwa 75 %) oder auf Veranlassung von Angehörigen oder Pflegepersonen vom Rettungsdienst gebracht (ca. 25 %).

Eine Besonderheit bei diesem Krankheitsbild ist, dass anfangs häufig weder dem Patienten noch der Ärztin oder dem Arzt in der Notaufnahme klar ist, warum der Patient da ist. Fokale Beschwerden fehlen meist. Auch die Angaben der einweisenden Ärzt*innen oder des Rettungsdienstes führen oft nicht in

Richtung einer Diagnose. Bei AZ-Verschlechterung sind die Patienten häufig nicht nur körperlich, sondern auch mental beeinträchtigt und können Gründe konfabulieren, warum sie ins Krankenhaus gebracht wurden. Davon sollte man sich nicht in eine falsche Richtung lenken lassen.

Eine besondere Gefahr bei diesen Patienten besteht darin, sie vorschnell als dement zu betrachten und infolgedessen nicht weiter abzuklären. Eine weitere Fehleinschätzung kann sein, ihren Allgemeinzustand per se auf ihr Alter zu schieben und als „Frailty" (Gebrechlichkeit) einzustufen. Da die Untersucher die Patienten i. d. R. nicht kennen, sind diese Einschätzungen verständlich, aber dennoch häufig falsch. Im höheren Lebensalter, zumindest ab etwa 70–75 Jahren, reagiert der ältere Organismus auf eine Erkrankung in einem Organsystem häufig mit der Störung mehrerer, oft vieler weiterer Organsysteme. Eine dann häufig mitbetroffene Funktion ist die mentale Leistungsfähigkeit, deren Störung aber nur ein Begleitphänomen der Schädigung der anderen Organsysteme ist.



**MERKE**

Bei Patienten mit AZ-Verschlechterung ist die mentale Verschlechterung oft eine Begleiterscheinung der körperlichen Erkrankung.
Ohne Fremdanamnese ist die Unterscheidung zwischen akuter mentaler Verschlechterung durch eine Erkrankung oder z. B. einer länger bestehenden Demenz klinisch meist nicht möglich.

Ein wichtiger Unterschied zwischen Demenz und Frailty einerseits und AZ-Verschlechterung andererseits ist der zeitliche Verlauf. Die AZ-Verschlechterung bei Patienten im höheren Lebensalter, etwa ab 70 Jahren, entwickelt sich rasch, oft innerhalb weniger Stunden, manchmal etwa in einem Tag. Frailty und Demenz schreiten in der Regel wesentlich langsamer fort. Sehr wichtig und hilfreich zur Unterscheidung sind die Angaben von Angehörigen oder Pflegepersonen. Wenn der Patient am Tag zuvor noch geistig klar und körperlich leistungsfähiger war, dann sind Frailty oder Demenz unwahrscheinlich.

Diese Unterscheidung hat große Bedeutung für das weitere Vorgehen in der Notaufnahme, denn die somatischen und die mentalen Beeinträchtigungen bei einer AZ-Verschlechterung sind oft reversibel. Es ist manchmal beeindruckend zu sehen, wie rasch diese Patienten sich körperlich und mental verbessern, wenn die Ursache ihrer AZ-Verschlechterung gefunden und behandelt wird. Manchmal sieht man diese Verbesserungen noch in der Notaufnahme.

**KERNAUSSAGEN**

- AZ-Verschlechterung ist einer der häufigsten Einweisungsgründe in der Notaufnahme. Sie ist besonders häufig bei Patienten über 70–75 Jahren.
- In diesem Alter reagiert der Körper als Ganzes auf die Schädigung eines Organsystems, und die Schädigung eines Organs zieht rasch die Beeinträchtigung vieler Systeme nach sich.
- Häufig ist die Beeinträchtigung des Allgemeinzustands von einer Abnahme der mentalen Leistungsfähigkeit begleitet. Dies ist aber ein Epiphänomen der körperlichen Schädigung und reversibel, wenn die somatische Ursache gefunden und behandelt wird.
- AZ-Verschlechterungen entwickeln sich rasch, meist innerhalb weniger Stunden oder eines Tages. Frailty und Demenz entwickeln sich deutlich langsamer.
- Der mentale Vorbefund der Patienten ist von großer Bedeutung, kann aber nur von Angehörigen oder Pflegepersonen angegeben werden, nicht vom Patienten selbst.

Wichtig ist, dass viele ältere Patienten mit AZ-Verschlechterung schwer krank sind, obwohl sie häufig keine ausgeprägten Veränderungen der Vitalwerte und wenige oder gar keine fokalen Symptome zeigen. Etwa 60 % der älteren Patienten mit AZ-Verschlechterung haben akut behandlungsbedürftige Erkrankungen mit oft hoher notfallmedizinischer Bedeutung. Die Mortalität der AZ-Verschlechterung in dieser Altersgruppe liegt bei etwa 6–7,5 %. Die oft nur wenig veränderten Vitalparameter und das Fehlen oder die schwache Ausprägung lokaler Befunde können jedoch zu einer erheblichen Unterschätzung der zugrunde liegenden Erkrankungen führen.

**KERNAUSSAGEN**

- Viele ältere Patienten mit AZ-Verschlechterung sind schwer krank und haben akut behandlungsbedürftige Erkrankungen.
- Die Mortalität der AZ-Verschlechterung im höheren Lebensalter ist hoch, auch wenn die Patienten anfangs oft nicht so wirken.
- Die Vitalwerte sind häufig nur wenig verändert; fokale Symptome können fehlen oder nur schwach ausgeprägt sein.
- Daher ist die Gefahr der Unterschätzung dieses Krankheitsbildes hoch.

Die mit Abstand am häufigsten zu findenden Erkrankungen (ca. 60 %) bei AZ-Verschlechterungen im höheren Lebensalter sind schwere **Infektionen** und **Sepsis**. Es ist wichtig zu wissen, dass der Anstieg der Körpertemperatur in dieser Altersgruppe oft nur wenig beeindruckend ist, obwohl die Patienten bereits septisch sein können. Gleiches gilt für den Anstieg der Entzündungsparameter. Da die lokalen Symptome oft nur schwach sind, müssen Infektionen gezielt gesucht oder ausgeschlossen werden. Besonders häufig sind Pneumonie, Urosepsis, intraabdominale Infektionen (z. B. Appendizitis, Cholezystitis oder Divertikulitis) sowie Erysipele.

In der Häufigkeit absteigend folgen nach den Infektionen **metabolische Störungen** mit etwa 18 %, vor allem die Verschlechterung einer Niereninsuffizienz sowie Elektrolytstörungen. Besonders häufig sind **Hyponatriämien**, deren Auftreten durch die gleichzeitige Verordnung von zwei oder mehr Diuretikapräparaten oder ACE-Hemmern erheblich begünstigt wird.

AZ-Verschlechterungen durch **unerwünschte Arzneimittelwirkungen und Medikamenteninteraktionen** spielen im höheren Lebensalter eine große Rolle. Eine Studie fand in 12,2 % dieser Fälle eine Medikation oder Interaktionen als Ursache, die anfangs jedoch nur in 40 % der Fälle erkannt wurde. 83 % der medikationsbedingten AZ-Verschlechterungen waren aber schwer.

**MERKE**

Unerwünschte Arzneimittelwirkungen und Medikamenteninteraktionen sollte bei AZ-Verschlechterungen im höheren Lebensalter stets in die diagnostischen Überlegungen einbezogen werden.

Sie sind zwar wichtige Ursachen für oft schwere AZ-Verschlechterungen, sie können in der Notaufnahme aber nur vermutet werden, da es keinen spezifischen Test oder Laborwert für ihre Erkennung gibt. Wertvoll für die Verdachtschöpfung ist die PRISCUS-Liste (www.priscus2-0.de), die 83 für ältere Menschen potenziell inadäquate Medikamente (und Therapiealternativen) auflistet.

Eine seltene, aber besonders schwere, tückische und schwierig zu erkennende unerwünschte Arzneimittelwirkung ist die **metabolische Azidose**. Sie entsteht oft schnell, innerhalb weniger Stunden, und kann sich trotz unveränderter Medikation entwickeln, wenn weitere Faktoren hinzukommen, vor allem eine Niereninsuffizienz oder Exsikkose. Patienten mit metabolischer Azidose haben oft schwere bis sehr schwere AZ-Verschlechterungen, sind oft tachypnoisch, hypoton und häufig agitiert. Anamnestische, fokale oder spezifische Zeichen fehlen. Die einzige realistische Möglichkeit, diese metabolische Azidose zu erkennen, ist eine BGA, die bei AZ-Verschlechterungen im höheren Lebensalter früh und niederschwellig durchgeführt werden sollte. Bekannte Medikamente, die zu metabolischen Azidosen führen können, sind z. B. Metformin und ASS (das selbst bei unveränderter Dosis im Körper akkumulieren kann). Durch den zunehmenden Einsatz von SGLT2-Inhibitoren bei immer mehr Indikationen könnte es häufiger zu schweren euglykämischen metabolischen Azidosen kommen.

**MERKE**

**Häufige Ursachen einer AZ-Verschlechterung im höheren Lebensalter**

- Infektionen und Sepsis, vor allem:
  - Pneumonie
  - Urosepsis
  - Intraabdominale Infekte
  - Erysipel
- Akute Niereninsuffizienz
- Hyponatriämie
- Unerwünschte Arzneimittelwirkungen und Medikamenteninteraktionen

**Fallbericht**

Der Patient nimmt 9 Medikamente (insgesamt 14 Tabletten) am Tag ein.

✓ Fallbericht: Allein durch die Vielzahl der Medikamente ist eine unerwünschte Medikamenteninteraktion ein möglicher Grund für die AZ-Verschlechterung.

Bei der Mehrzahl der Patienten findet man mit diesem Vorgehen die Ursache der AZ-Verschlechterung. Sollte sich an dieser Stelle der Abklärung noch keine Diagnose ergeben haben, dann muss nach den empirisch nicht ganz so häufigen Ursachen gefahndet werden:

4

4

**MERKE**

**Weitere Ursachen einer AZ-Verschlechterung im höheren Lebensalter**

- Metabolische Azidose, oft durch Medikamente
- Hyperglykämie, vor allem hyperglykämisch-hyperosmolares Syndrom
- Schmerzloser oder schmerzarmer Herzinfarkt
- Subduralhämatom, insb. bei Antikoagulation
- Progress einer onkologischen Erkrankung

**Fallbericht**

**Untersuchungsbefund**

Patient wach, verwirrt, zeitlich nicht orientiert, in allen weiteren Qualitäten orientiert. Schleimhäute trocken. Herztöne rein. Tachypnoe 24/min. Bds. vesikuläres Atemgeräusch. Abdomen weich, kein Druckschmerz. Keine Ödeme. Nach Entkleiden fällt eine flammende Rötung des linken Unterschenkels auf, ausgehend vom Fuß, klinisch Erysipel. Mehrere Leistenlymphknoten links tastbar, rechte Leiste nicht.

✓ Fallbericht: Es fallen Verwirrtheit, Fieber, Tachypnoe und ein Erysipel am linken Unterschenkel auf. Zugleich zeigen sich klinische Zeichen einer Exsikkose.

Von den **qSOFA-Kriterien** für Sepsis erfüllt dieser Patient bereits zwei (Bewusstseinsstörung und Atemfrequenz > 22). Findet sich eine Infektion als Ursache der Veränderungen, dann liegt das Krankenhaus-Mortalitätsrisiko bei etwa 6 %. Wäre auch das dritte qSOFA-Kriterium ($RR_{syst}$ < 100 mmHg), dann läge die Mortalität bei über 20 %.

## 4.2 Körperliche Untersuchung

Bei älteren Menschen ist die Körpertemperatur selbst bei schweren Infektionen oft nur wenig erhöht, und auch die Herzfrequenz steigt nur geringfügig an. Ebenso sind fokale Symptome im höheren Lebensalter oft nur wenig ausgeprägt oder fehlen ganz, sogar bei schweren Erkrankungen. So können Bauchschmerzen auch bei ausgeprägten intraabdominalen Entzündungen, z. B. Appendizitis, wenig beeindruckend sein. Und bei etwa über 85 Jahre alten Patienten sind schmerzarme oder schmerzlose Herzinfarkte nicht die Ausnahme, sondern die Regel.

Aus diesen Erkenntnissen ergeben sich zwei Konsequenzen:

**KERNAUSSAGEN**

- Bei älteren Menschen mit AZ-Verschlechterung müssen körperliche Befunde, veränderte Vitalparameter und auffällige Laborwerte bereits bei geringeren Ausprägungen ernst genommen und abgeklärt werden als bei Jüngeren.
- Diese Patienten müssen umfassend untersucht und abgeklärt werden.

Um keine wichtigen Befunde zu übersehen, müssen ältere Patienten mit AZ-Verschlechterung angemessen entkleidet werden. Auch Thrombosestrümpfe oder andere Strümpfe müssen ausgezogen werden. Gerade Erysipele, die oft vom Fuß ausgehen, entgehen sonst der Erkennung.

**Fallbericht**

**Erste Anordnungen und Diagnostik**

Labor mit BGA, Blutbild, CRP, metabolisches Panel mit Kreatinin, Leberwerten, BZ, TSH. 2 × 2 Blutkulturen. Urinstatus und Urinkultur. EKG. Röntgen-Thorax. Abdomensonografie.

EKG

Normofrequenter Sinusrhythmus, Indifferenztyp, unauffällige ST-Strecken, alle Zeiten im Limit.

Labor

| Parameter | Laborwert Pat. | Referenzbereich | Einheit |
|---|---|---|---|
| Hämoglobin | 11,6 | 12–16 | g/dl |
| Hämatokrit | 34 | 35–45 | % |
| Erythrozyten | 3,5 | 3,6–5,5 | Mio./µl |
| Leukozyten | 17,9 | 4–10 | Tsd./µl |
| Thrombozyten | 118 | 140–440 | Tsd./µl |
| CRP | 25,4 | < 5,0 | mg/l |
| GPT | 22 | 18–24 | U/l |

| Parameter | Laborwert Pat. | Referenz-bereich | Einheit |
|---|---|---|---|
| Kreatinin | 1,5 | 0,7–1,2 | mg/dl |
| TSH | 2,8 | 0,4–3,5 | µIU/ml |
| BZ | 144 | 80–120 | |
| Laktat | 2,5 | < 2,0 | mg/dl |

#### Röntgen-Thorax

Kein Infiltrat, keine Stauungsanzeichen.

#### Abdomensonografie

Aorta 3,6 cm. Keine freie Flüssigkeit. Gallenblase und sonografisches Murphy-Zeichen unauffällig. Kein Nierenstau. Kein Hinweis auf Appendizitis oder Divertikulitis. IVC 2 cm, atemmoduliert.

✓ Fallbericht: Die Ursache der AZ-Verschlechterung ist eine Sepsis bei Erysipel am Unterschenkel.

**DIAGNOSE**

AZ-Verschlechterung durch Erysipel

## 4.3 Erste Anordnungen und Diagnostik

Patienten mit einer AZ-Verschlechterung im höheren Lebensalter sollten zunächst mit einem sinnvollen Abklärungsstandard untersucht werden (➤ Box 4.1).

**BOX 4.1**

**Initialer Abklärungsstandard für AZ-Verschlechterung im höheren Lebensalter**

- Umfassende körperliche Untersuchung
- Labor mit BGA, Blutbild, Entzündungswerte, metabolisches Panel, Urinstatus
- EKG
- Röntgen-Thorax
- Abdomensonografie
- Blutkulturen und Urinkultur bei V.a. Infektion

Weitere Untersuchungen wie z. B. CT oder Troponin sind kein Routinebestandteil des initialen Abklärungsstandards. Sie können aber sinnvoll sein, wenn weitere Verdachtsmomente vorliegen oder wenn der initiale Abklärungsstandard nicht zu einer Diagnose führt.

**Fallbericht**

#### Therapie

- Ringer-Lösung 1.000 ml in 60 min, weitere Angaben nach IVC und Ausscheidung
- Ampicillin/Sulbactam 2.000/1.000 mg Infusion

✓ Fallbericht: Der Patient benötigt aufgrund der Exsikkose und der klinischen Sepsis eine Volumentherapie, die seiner Herz- und Nierenleistung angepasst werden muss, sowie eine Breitspektrumantibiose.

## 4.4 Therapie

Die zugrunde liegende Erkrankung bestimmt die Therapie. Sie unterscheidet sich nicht grundsätzlich vom Vorgehen im jüngeren Lebensalter. Es gibt keine spezifische Therapie der AZ-Verschlechterung, sondern nur eine Therapie der Grundkrankheit.

**KERNAUSSAGEN**

- Die Therapie der AZ-Verschlechterung ist die Therapie der Grundkrankheit.
- Viele dieser Patienten sind exsikkiert und benötigen eine ihnen angepasste Volumentherapie.

Bei einer schweren Infektion mit Auswirkung auf den Gesamtorganismus, Sepsis oder septischem Schock sind die zwei großen Grundpfeiler der Notfalltherapie die rasche **Antibiose** und die angemessene **Volumentherapie**.

Die Antibiose mit einem Breitspektrumantibiotikum sollte bei begründetem Verdacht so schnell wie möglich erfolgen.

Bei einer sepsisinduzierten Hypoperfusion sollen die Patienten 30 ml/kg KG kristalline Volumenersatzlösung innerhalb von 3 h erhalten. Im höheren Lebensalter oder bei Herzinsuffizienz muss die Volumengabe evtl. angepasst und vor allem reevaluiert werden.

4

## 4.5 Risikostratifikation

Die Mortalität der AZ-Verschlechterung im höheren Lebensalter ist mit 6–7,5 % hoch, sodass die Betroffenen Hochrisikopatienten sind, auch wenn sie oft zunächst nicht danach aussehen.

**Fallbericht**

**Disposition/Empfehlung weiteres Vorgehen**

Aufnahme auf eine internistische Normalstation.

## 4.6 Disposition/Empfehlung weiteres Vorgehen

Da diese Patienten ein hohes Mortalitätsrisiko tragen, sollte die Schwelle zu einer stationären Aufnahme niedrig sein.



**Was wäre, wenn …**

- … der Patient eine Urosepsis gehabt hätte?
  - Dann hätte die Antibiose danach ausgerichtet werden müssen. An der Volumentherapie und der stationären Aufnahme hätte sich nichts geändert.
- … sich ein Nierenversagen als Ursache gezeigt hätte?
  - Dann wären die übliche Abklärung und Therapie nach der Einstufung als prärenales, renales oder postrenales Nierenversagen erfolgt.
- … eine Hyponatriämie vorgelegen hätte?
  - Dann wäre die Hyponatriämie langsam über mehrere bis viele Stunden ausgeglichen worden, meist nur mit Ringer-Lösung.
- … ein hyperosmolar-hyperglykämisches Syndrom entdeckt worden wäre?
  - Dann wäre eine Aufnahme auf die Intensivstation zu prüfen gewesen, da diese Patienten oft eine hohe Mortalität und Komorbidität haben.
- … der Patient einen Sturz in der Vorgeschichte, eine Antikoagulation in der Medikation und jetzt eine leichte Halbseitensymptomatik aufgewiesen hätte?
  - Dann wäre – unter dem Verdacht z. B. auf Subduralhämatom, aber auch Schlaganfall – ein rasches cCT erforderlich gewesen.

### LITERATUR


Anderson R, Hallen S. Generalized weakness in the geriatric emergency department patient: an approach to initial management. Clin Geriatr Med 2013; 29: 91–100.

Grossmann F, et al. A risk of undertriage? Testing the performance and accuracy of the emergency severity index in older emergency department patients. Ann Emerg Med 2012; 60: 317–327.

Malinovska A, Nickel C. Unspezifische Symptome. In: Fleischmann T, Hohenstein C (Hrsg.): Klinische Notfallmedizin. Band I: Wissen. München: Elsevier Urban & Fischer 2020; 538–541.

Malinovska A, Bingisser R, Nickel CH. Notfall-Präsentation von älteren Erwachsenen mit unerwünschten Arzneimittelwirkungen. Therapeutische Umschau 2015; 72(11–12): 673–677.

Nemec M, et al. Patients presenting to the emergency department with non-specific complaints: the Basel non-specific complaints (BANC) study. Acad Emerg Med 2010; 17: 284–292.

Nickel C, et al. Drug-related emergency department visits by elderly patients presenting with non-specific complaints. Scand J Trauma Resusc Emerg Med 2013; 21: 15–24.

S3-Leitlinie Sepsis – Prävention, Diagnose, Therapie und Nachsorge. AWMF-Registernummer 079–001. Stand: 31.12.2018 (in Überarbeitung); https://register.awmf.org/de/leitlinien/detail/079-001 (letzter Zugriff: 22.1.2023).

Safwenberg U, Terent A, Lind L. The emergency department presenting complaint as predictor of in-hospital fatality. Eur J Emerg Med 2007; 14: 324–331.

Universität Witten/Herdecke. Priscus 2.0.; www.priscus2-0.de/fileadmin/media/PRISCUS_1/PIM_final_gesamt_lang_040510.pdf (letzter Zugriff: 22.1.2023).

KAPITEL

# 5 Allgemein krank

Christian Hohenstein

## Fallbericht

### Eintreffen

Etwa 70-jährige Frau trifft mit dem Rettungsdienst ein, weil sie schon am Vortag etwas matt gewesen sei und heute vom kassenärztlichen Notdienst die Diagnose eines „schlechten Allgemeinzustands" (AZ) bekommen habe. Die Patientin habe subfebrile Temperaturen und sei exsikkiert. Eine stationäre Aufnahme zum „Aufpäppeln" sei angedacht.

### Ersteindruck

Patientin erweckbar, leicht müde, wirkt auf den ersten Blick schlapp und trocken, aber orientiert.

### Vitalwerte

GCS 14; $SaO_2$ 93 %; HF 95; RR 95/60; AF 24; T 38,4; Sx 2/10

### Triagekategorie

Gelb

### Anamnese

Die Patientin gibt an, dass sie sich seit 2–3 Tagen allgemein krank fühle und nicht so fit sei wie sonst. Heute Nacht habe sie wenig geschlafen, sie habe Gliederschmerzen, ein wenig Husten, das aber schon ein paar Tage, und sie habe seit gestern keinen richtigen Appetit mehr. Normalerweise sei sie noch recht aktiv, würde auch im Garten arbeiten, so auch die letzten Tage bei dem zunehmend guten und warmen Wetter.

✓ Fallbericht: Die Anamnese und der erste klinische Eindruck sind unspezifisch.

## 5.1 Anamnese und Differenzialdiagnose

Erfahrene Notfallmediziner*innen können sofort die wichtigste Differenzialdiagnose benennen: Bei Patienten, die unspezifisch krank sind oder „schlechter" werden, muss unverzüglich an eine **Sepsis** gedacht werden. Natürlich gibt es Differenzialdiagnosen, aber alles in allem ist die Sepsis ein sehr häufiges und vor allem auch noch häufig übersehenes und in seiner Gefährlichkeit unterschätztes Krankheitsbild – häufig übersehen deshalb, weil sich die Sepsis insbesondere bei älteren Patienten unspezifisch äußert. Die Patienten selbst bemerken dies oft gar nicht oder können es nicht richtig beschreiben. Übersehen wird die Sepsis anfangs deshalb, weil vor allem der ältere Patient geschwächt im Bett liegt, nicht offensichtlich krank erscheint und unklar ist, ob er nicht vielleicht ohnehin immer so im Bett liegt, wie es bei Eintreffen in der ZNA der Fall ist. Gerade in einer turbulenten Notaufnahme wendet man sich vielleicht eher anderen Patienten zu als gerade einem ruhigen älteren Patienten mit schlechtem AZ. Dass dieser Zustand insbesondere von Unerfahreneren nicht als rapid progredient mit hoher Letalität erkannt wird, ist keine Überraschung.

MERKE

**Definition und Epidemiologie der Sepsis**

- Eine Sepsis ist eine lebensbedrohliche Organdysfunktion im Rahmen einer dysregulierten Immunreaktion auf eine Infektion.
- Jahresinzidenz der Sepsis: ca. 350/100.000, Krankenhaussterblichkeit ca. 25 %.
- Jahresinzidenz der schweren Sepsis ca. 140/100.000, Krankenhaussterblichkeit ca. 45 %.

- Inzidenz und Mortalität steigen ab dem 50. Lj. deutlich an, insbesondere übrigens bei Männern.
- Die Häufigkeit der Sepsis nimmt zu. Ursächlich dafür sind das zunehmende Bewusstsein in der Ärzteschaft, die demografische Entwicklung und in Kombination damit die sich ausweitende Hochleistungsmedizin. Eine bessere Versorgung der extremen Altersgruppen produziert ironischerweise mehr Infektionen!

Differenzialdiagnostisch ist bei Zustandsverschlechterungen z. B. an eine neurologische Erkrankung, einen Schlaganfall oder eine sich demaskierende Demenz zu denken. Beispielsweise kann sich das Subduralhämatom, auch das chronische, nach einem schon länger zurückliegenden Sturz so demaskieren. Sämtliche metabolischen Entgleisungen und auch die Niereninsuffizienz können sich mit einer Verschlechterung des AZ präsentieren. Medikamentenwirkungen und -nebenwirkungen sind nicht selten ursächlich für diffuse Zustandsverschlechterungen. Und nicht zu vergessen ist der Myokardinfarkt, der insbesondere bei hochbetagten Patienten diffuse Symptome hervorrufen kann.

5

**KERNAUSSAGEN**

- Die Sepsis äußert sich klinisch oft durch eine diffuse und als „schlechter AZ" beschriebene Klinik.
- Insbesondere im Rentenalter steigen sowohl die Inzidenz als auch die Mortalität stark an.
- Die Sepsis ist häufiger als der Myokardinfarkt oder der Schlaganfall und zugleich gefährlicher.

**RED FLAGS**

**Bei Sepsis**

- Schlechter AZ
- Atemfrequenz ≥ 22/min (Teil des qSOFA)
- $RR_{syst}$ ≤ 100 mmHg (Teil des qSOFA)
- GCS < 15 (Teil des qSOFA)
- Fieber oder Temperatur ≥ 37,3 °C bei Patienten ab 75 Jahren

Der etablierte qSOFA-Score zeigt ein deutlich erhöhtes Sepsisrisiko an, wenn schon zwei von drei Punkten (s. o.) vorliegen. Dies allein entspricht rein statistisch einer Mortalitätswahrscheinlichkeit von 10 %.

**Fallbericht**

**Untersuchungsbefund**

Die Patientin ist erweckbar, unscharf zur Zeit, aber sonst voll orientiert. Kein Meningismus, leichte Rasselgeräusche basal rechts, sonst vesikuläres Atemgeräusch, Herztöne rein, Bauch weich, Haut unauffällig und tendenziell exsikkiert.

✓ Fallbericht: Bei der Untersuchung gibt es Hinweise auf eine Pneumonie rechts.

## 5.2 Körperliche Untersuchung

Beim Verdacht auf eine Sepsis kommt es bei der ersten körperlichen Untersuchung zu einer Fokussuche. Gibt die körperliche Untersuchung Hinweise auf einen Fokus, so kann weitere Diagnostik gezielt eingesetzt werden.

Häufige Ursachen sind Pneumonien, Harnwegsinfekte, Hautinfektionen und intraabdominale Infektionen. Prinzipiell kann aber in oder an jedem Organ ein Infektionsfokus für eine Sepsis entstehen, den es zu suchen gilt. Häufig leiten die Ärztin oder den Arzt die Schmerzangaben des Patienten. Gerade ältere Menschen mit multiplen Erkrankungen haben aber ohnehin Schmerzen, sind an Schmerzen gewöhnt oder verspüren Schmerzen, die schwierig zu lokalisieren sind. Hinzu kommt, dass im Rahmen einer Sepsis ein schweres Krankheitsgefühl mit einem Ganzkörperschmerz vorliegt, ähnlich wie bei grippalen Infekten.

**KERNAUSSAGEN**

Häufige Fokusse der Sepsis sind Lunge, Abdomen, Urogenitaltrakt und Weichteile einschließlich der Haut. Prinzipiell können alle Körperregionen Fokus einer Sepsis sein.

**Fallbericht**

**Erste Anordnungen und Diagnostik**

Labor, Urinstatus, EKG, Abdomensonografie, Röntgen-Thorax.

Labor und Urinstatus

| Parameter | Laborwert Pat. | Referenzwert | Einheit |
|---|---|---|---|
| Hämoglobin | 13,5 | 12–16 | g/dl |
| Hämatokrit | 39 | 35–45 | % |
| Erythrozyten | 4,1 | 3,6–5,5 | Mio./µl |
| Leukozyten | 14,7 | 4–10 | Tsd./µl |
| Thrombozyten | 186 | 140–440 | Tsd./µl |
| CRP | 280 | < 5,0 | mg/l |
| GPT | 25 | 18–24 | U/l |
| Kreatinin | 1,4 | 0,7–1,2 | mg/dl |
| TSH | 1,8 | 0,4–3,5 | mIU/l |
| BZ | 116 | 80–120 | mg/dl |
| Laktat | 2,2 | < 2,0 | mmol/l |
| Quick | 68 | 70–140 | % |
| PCT | 4,5 | < 0,25 | Ng/ml |

Der Urinstatus ist unauffällig.

EKG

Sinusrythmus, Linkstyp, unauffälliger Kurvenverlauf.

Sonografie Abdomen

Unauffällig.

Röntgen-Thorax

Infiltrat linker Unterlappen.

✓ Fallbericht: Es zeigt sich eine milde Leukozytose von 14,7 Tsd./µl, das CRP beträgt 280 mg/l. Weiterhin auffällig sind ein Quick von 68 % sowie ein Kreatinin von 1,4 mg/dl.

Das Infiltrat im linken Unterlappen bestätigt den klinischen Verdacht auf Sepsis infolge Pneumonie.

**DIAGNOSE**

Sepsis bei Pneumonie

## 5.3 Erste Anordnungen und Diagnostik

Im Rahmen einer ersten Fokussuche sind diese Untersuchungen neben der körperlichen Untersuchung Standard.

### 5.3.1 Labor und Urinstatus

Bei der Laborabnahme interessieren Hinweise auf eine bakterielle Infektion; hierzu benötigt man das Blutbild, den CRP- und nach Möglichkeit auch den PCT-Wert. PCT-Werte < 0,5 ng/ml machen eine Sepsis sehr unwahrscheinlich, Werte > 2 ng/ml dagegen stützen die Verdachtsdiagnose sehr. Das PCT ist der primäre Biomarker für die Diagnose oder den Ausschluss einer Sepsis.

Das Serumlaktat findet zunehmend Erwähnung in der Literatur zur Sepsis. Der Wert allein hilft letztlich in der Notaufnahme kaum weiter, außer dass Werte von > 2 mmol/l schon bedeuten, dass die Mortalität erhöht ist. Ein Serumlaktatwert von > 2 mmol/l in Kombination mit Vasopressorpflichtigkeit ohne Hypovolämie bedeutet ein sehr hohes klinisches Risiko für einen schweren Verlauf. Rein statistisch beträgt dann die Krankenhausmortalität 40 %. Der Laktatwert ist nur ein kleiner Baustein im Gesamtkontext. Bitte bedenken Sie, dass erhöhte Laktatwerte auch bei anderen Erkrankungen vorkommen können und normale Laktatwerte einen schweren Krankheitsverlauf nicht ausschließen.

Definitionsgemäß liegt bei einer Sepsis eine Organdysfunktion vor, von der grundsätzlich jedes Organ betroffen sein kann. Meist sind es aber Niere, Gerinnungssystem, blutbildendes System mit der Thrombozytenproduktion und die Leber. Diese Laborwerte müssen deshalb ebenfalls gezielt angesehen werden. Ferner ist der Blutzuckerwert wichtig, der im Falle einer Sepsis möglichst normal eingestellt werden sollte.

Ein Harnwegsinfekt ist ein weiterer häufiger Infektionsfokus; daher ist ein Urinstatus obligat.

**MERKE**

**Laborwerte bei der Sepsis**

- Der wichtigste Biomarker zur Bestätigung oder zum Ausschluss einer Sepsis ist das Procalcitonin (PCT).
- Erhöhte Laktatwerte gehen mit einem statistisch gesehen höheren Risiko für einen schweren Krankheitsverlauf einher, normale Werte schließen einen schweren Verlauf aber nicht aus. Erhöhte Werte können auch bei anderen Erkrankungen und bei milden Verläufen auftreten.

## 5.3.2 Blutkulturen

Mindestens zwei Paar Blutkulturen sind bei septischen Patienten Standard, wenn möglich vor Einleitung der Therapie. Der Abnahmeort sollte an zwei verschiedenen Stellen stattfinden, eine zeitliche Latenz ist nicht notwendig. Zulässig ist auch die Abnahme von Blutkulturen aus einem frisch gelegten ZVK; sie sollten aber, wenn möglich, nicht über den braunen Schenkel abgezogen werden, da dort besonders häufig Kontaminationen das Ergebnis verfälschen.



## 5.3.3 Monitoring

Patienten mit Sepsis können sich schnell verschlechtern und sind in der Notaufnahme als instabil oder potenziell instabil zu betrachten. Sie sollten daher sowohl ein klinisches als auch ein apparatives Monitoring erhalten.

## 5.3.4 Sonografie

Einfach und schnell verfügbar sowie ohne Nebenwirkungen ist die Sonografie. Bei Patienten mit einer Sepsis ist sie eine weitere Standarduntersuchung zur möglichen Fokussuche. Gibt das klinische Bild wie in diesem Fall Hinweise auf einen Fokus (Lunge) und sind Abdomensonografie und klinische Untersuchung unauffällig, so gilt ein abdominaler Fokus als ausgeschlossen.

## 5.3.5 Röntgen-Thorax

Die Pneumonie ist eine häufige Sepsisursache. Denken Sie daran, dass nicht bei allen Patienten mit einer Pneumonie im Röntgen-Thorax auch ein Infiltrat nachweisbar ist. Umgekehrt entspricht ein nachgewiesenes Infiltrat mit höchster Wahrscheinlichkeit einer Pneumonie (mäßige Sensitivität, hohe Spezifität). Das Röntgenbild tritt wegen einer verfügbaren Low-Dose-CT zunehmend in den Hintergrund.

## 5.3.6 Computertomografie

Findet sich kein eindeutiger Fokus, so ist eine Schnittbildgebung mittels CT indiziert, meist Thorax und Abdomen.

## 5.3.7 Lumbalpunktion

Im Rahmen einer Sepsis kann ein Patient verwirrt sein, was definitionsgemäß einer Organdysfunktion entspräche. Die große Frage ist häufig, ob eine ZNS-Infektion vorliegt und für eine Verwirrtheit ursächlich ist. Sofern es keinen anderen Fokus gibt, muss der Patient eine Lumbalpunktion erhalten.

**KERNAUSSAGEN**

- Zur Fokussuche gehört das Labor mit der Frage nach bakterieller Infektion und Hinweisen für eine Organdysfunktion.
- Weitere obligate Untersuchungen sind Urinstatus, Abdomensonografie und Röntgen-Thorax.
- Bei unklarem Fokus kommt die CT zur Fokussuche zum Einsatz.
- Verwirrte Patienten ohne Fokus werden lumbalpunktiert.

**MERKE**

**Labor**

Feine erste Hinweise für eine Infektion im Körper können allmählich steigende Kreatininwerte, fallende Thrombozytenwerte, hochnormale Leukozytenwerte und fallende Quick-Werte sein. Diese Laborparameter müssen immer mit begutachtet werden. Auch wenn sie noch im Normalbereich liegen, helfen erste Trends weiter.

Bei Patienten unter Antikoagulation ist ein deutlich vom Zielwert abweichender Quick- oder INR-Wert weniger die Folge einer Überdosierung, als vielmehr die Folge einer Organdysfunktion im Rahmen einer Sepsis bei einer Infektion.

**Lumbalpunktion**

Bei einer unklaren Bewusstseinsstörung oder Verwirrtheit gehört der Patient lumbalpunktiert. Gibt es keinen offensichtlichen Fokus bei einer Sepsis und ist der Patient verwirrt oder bewusstseinsgestört, so stellt die Lumbalpunktion eindeutig einen Baustein der Routinediagnostik dar.

**Fallbericht**

**Therapie**

An erster Stelle steht die Fokussanierung! Dazu muss eine sofortige Antibiotikatherapie in Kombination mit ausreichender Flüssigkeitsgabe eingeleitet werden.

Bei der Therapie muss prinzipiell unterschieden werden zwischen:

- kausaler Therapie → Fokussanierung und
- supportiver Therapie → Kreislaufstabilisierung, Sicherung der Oxygenierung.

✓ Fallbericht: Die Patientin erhält nach Diagnosestellung umgehend 2/1 g Ampicillin/Sulbactam i. v. und unter fortwährendem klinischem und apparativem Monitoring 2.000 ml Ringer-Lösung.

## 5.4 Therapie

Sowohl der kausalen als auch der supportiven Therapie kommt ein hoher Stellenwert zu. Die Versorgung sollte ähnlich schnell einsetzen wie bei Patienten mit Schlaganfall, multiplen Verletzungen oder Herzinfarkt.

Eckpfeiler der Therapie sind eine breite Antibiose, viel Flüssigkeit und ein MAP > 65 mmHg.

Die Antibiotikatherapie sollte möglichst zügig begonnen werden. In der Literatur ist häufig zu lassen, dass ein Therapiebeginn innerhalb der ersten Stunde notwendig ist. Therapieren Sie aber am besten **sofort** nach Diagnosestellung. Ist die Diagnose nur *möglich*, aber nicht sicher, so sollte die Therapie bei Vorliegen eines Schocks ebenfalls **sofort** eingeleitet werden, ohne Schock innerhalb von 3 h.

Im vorliegenden Fall einer ambulant erworbenen Pneumonie ohne Risikofaktoren besteht die antibiotische Therapie der Wahl aus Ampicillin/Sulbactam (2/1 g) oder Piperacillin/Tazobactam (4,5 g) in Kombination mit 500 mg Clarithromycin. Clarithromycin ist zur Abdeckung möglicher atypischer Erreger notwendig. Sicher ist, dass die Therapie im Zweifel initial eher zu breit sein soll – im Verlauf und nach Erhalt der mikrobiologischen Erregerbefunde kann angepasst oder deeskaliert werden.

Supportiv sollen bei klinischen Zeichen von Hypoperfusion oder manifestem Schock in den ersten 3 h 30 ml/kg KG Kristalloide infundiert werden; auch eine höhere Flüssigkeitsgabe kann erwogen werden (aber auf keinen Fall eine geringere).

Der mittlere arterielle Druck („mean arterial pressure“, MAP) sollte mindestens 65 mmHg betragen, das Katecholamin der ersten Wahl ist Noradrenalin, ggf. in Kombination mit Vasopressin.

**CAVE**

Die Sepsis ist ein absoluter Notfall, der häufig unterschätzt wird. Es bedarf einer **sofortigen** Therapie.

**Fallbericht**

**Disposition/Empfehlung weiteres Vorgehen**

Die Disposition der Patientin hängt davon ab, ob und wie schnell sich ihr Zustand in der Notaufnahme verbessert oder verschlechtert.

✓ Fallbericht: Die Patientin verbessert sich unter Therapie noch in der Notaufnahme und kann auf Normalstation verlegt werden.

## 5.5 Disposition/Empfehlung weiteres Vorgehen

Bezüglich der Disposition stellt sich die Frage, welche Patienten auf die Intensiv- oder die IMC-Station verlegt werden sollten. Beatmete oder katecholaminpflichtige Patienten gehören zweifelsohne auf die entsprechende Überwachungsstation. Schwieriger ist die Entscheidung bei Patienten mit einer Sepsis, die weder beatmet noch katecholaminpflichtig sind. Hier kann keine evidenzbasierte Empfehlung gegeben werden. Sepsispatienten können sich bei adäquater Therapie extrem schnell klinisch verbessern – dann können sie auf die Normalstation verlegt werden. Sie können sich aber auch trotz adäquater Therapie klinisch weiter verschlechtern. Ist zum Zeitpunkt der Verlegung unklar, in welche Richtung sich das Krankheitsbild entwickeln wird, so ist es gerade bei der Sepsis sicherer, den Patienten großzügig auf eine Überwachungsstation aufzunehmen. Insgesamt sind bei diesen Entscheidungen viele Faktoren zu bedenken (ärztliche Versorgung im Haus am Wochenende und in der Nacht, Verfügbarkeit von Intensivbetten etc.).

### Was wäre, wenn …

- … die Patientin einen frisch gelegten Port oder Schrittmacher gehabt hätte?
  - Da intravaskuläre Katheter an einer Sepsis häufig ursächlich beteiligt sind, müssten diese bei Grenzbefunden des Fokus entfernt und mikrobiologisch untersucht werden.
- … die Patientin hyperglykäm entgleist gewesen wäre?
  - Der Blutzucker sollte < 180 mg/dl bzw. < 10 mmol/l liegen, wegen Hypoglykämiegefahr aber nicht enger eingestellt werden.
- … die Patientin eine schwere metabolische Azidose mit einem pH von 7,05 aufgewiesen hätte?
  - Ab pH-Werten von < 7,15 kann man die Gabe von Bikarbonat erwägen.
- … die Patientin einen schlechten Venenstatus gehabt hätte, der zwar die Applikation von Medikamenten erlaubt, aber nicht die sofortige Abnahme von Blutkulturen?
  - Die sofortige Therapie mit Breitspektrumantibiotika ist außerordentlich wichtig und sollte – individuell abgewogen – Vorrang erhalten.
  - Zur schnellen Blutabnahme bietet sich auch die Leistenarterie an, wenn sie zu diesem Zweck ausreichend desinfiziert wird.



#### LITERATUR

Evans L, et al. Surviving Sepsis Campaign: international guidelines for management for sepsis and septic shock 2021. Crit Care Med; 49(11):1063–1143.

Kummer K. Infektiologische Notfälle. In: Fleischmann T, Hohenstein C (Hrsg.): FAQ Klinische Notfallmedizin. München: Elsevier Urban & Fischer 2017; 293–324.

Singer M, et al. The Third International Consensus Definitions for Sepsis and Septic Shock (Sepsis-3). JAMA 2016; 315: 801–810.

# II Reanimation

KAPITEL

# 6

Christian Hohenstein

# Reagiert nicht mehr

## Fallbericht

### Eintreffen

In der Notaufnahme fährt unangekündigt das Team eines KTW ein, weil ein Patient auf dem Weg in eine benachbarte Lungenklinik plötzlich „schlechter" geworden ist. Die letzten Vitalwerte zuvor seien in Ordnung gewesen. Er habe soeben gekrampft.

### Ersteindruck

Der Patient sitzt nicht ansprechbar und mit grauer Gesichtsfarbe im Tragestuhl und hat agonale, schnarchende Atemzüge. Die Augen sind geschlossen.

### Vitalwerte

Vitalwerte bei der sofortigen Umlagerung auf die Schockraumtrage: RR nicht sicher messbar, $SaO_2$ schlecht ableitbar, fraglich 70 % trotz sofort angeschlossenen Sauerstoffs, aber mit Fehlermeldungen. Die HF am EKG ist schwierig abzuleiten, da die zügig angebrachten Elektroden auf der behaarten Brust nicht richtig halten, aber es scheint eine Bradykardie bei Vorhofflimmern von etwa 35/min vorzuliegen.

### Triagekategorie

Rot

### Anamnese

Die KTW-Besatzung berichtet, der Patient habe eine COPD und sei Diabetiker mit vielen Grunderkrankungen, u. a. Niereninsuffizienz Grad III, arterielle Hypertonie, Vorhofflimmern mit Antikoagulation und Zwei-Gefäß-KHK mit Herzinsuffizienz (letzte gemessene EF 25 %). Seine Sprache sei vorher normal gewesen, und es hätten keine neurologischen Auffälligkeiten bestanden. Vor 1 Jahr habe er aber einen rechtsseitigen Mediainfarkt erlitten.

Der Patient sollte von einer Medizinischen Klinik zur weiteren Diagnostik und ggf. Einstellung einer Langzeitsauerstofftherapie mit nächtlichem NIV in eine Lungenklinik gebracht werden. Der Transport war zunächst unauffällig, bis der hinten sitzenden Mitarbeiterin auffiel, dass der Patient nicht mehr auf Ansprache reagierte und kurzzeitig krampfte. Da man noch auf dem Gelände der Klinik war, sei der KTW gleich in die nahegelegene Notaufnahme gefahren.

✓ Fallbericht: Die Anamnese des Patienten ist einfach und komplex zugleich. Auf der einen Seite liegen einige Vorerkrankungen vor, die den Zustand erklären können, auf der anderen Seite scheint er akut bewusstlos geworden zu sein und ist vital bedroht, sodass ein Vorgehen nach dem ABCDE-Schema geboten ist.

## 6.1 Anamnese und Differenzialdiagnose

Eine **akute Bewusstlosigkeit** ist immer dramatisch, wenn man unmittelbar dabei ist. Klinikärzt*innen sind bei Eintritt einer Bewusstlosigkeit selten anwesend. Häufiger werden die Patienten vom Rettungsdienst *unter Vorankündigung* in die Notaufnahme gebracht, wo sich ein (häufig interdisziplinäres) Team gemeinsam um den Patienten kümmert. Die Tatsache, dass der bewusstlose Patient, der in Notarztbegleitung kommt, schon eine ganze Weile bewusstlos (oder wieder erwacht) ist, macht den Ablauf wesentlich einfacher, da schon eine gewisse Zeitspanne vergangen ist und sich damit meist ein klareres Gesamtbild ergibt.

**Fallbericht**

**Anamnese**

Bei diesem Patienten stellt sich die Situation anders dar: Er kommt ohne Ankündigung in die Notaufnahme. Eine echte Anamneseerhebung oder Vorbereitung ist nicht möglich, und er ist akut bewusstlos geworden. Insofern handelt es sich um eine akute Bewusstlosigkeit unklarer Genese.

Die wichtigsten Differenzialdiagnosen sind: **Synkope**, **Krampfanfall**, **Schlaganfall**, **Hypoglykämie** und **Herz-Kreislauf-Stillstand**. Eine Hypoxie oder Hyperkapnie ist im Rahmen der COPD ebenfalls denkbar, auch ein Pneumothorax könnte vorliegen.

Direkt zu Beginn einer akuten Bewusstlosigkeit ist es (fast) unmöglich zu differenzieren, um welches Krankheitsbild es sich handelt. Alles wäre denkbar; ein ruhiges und gezieltes Vorgehen ist hier notwendig. Es kann sogar sein, dass der Patient nur schläft.



**KERNAUSSAGEN**

- Eine plötzliche Bewusstlosigkeit im Akutstadium kann verschiedene Ursachen haben.
- Sowohl bei einem Krampfanfall als auch bei der Synkope und dem plötzlichen Herz-Kreislauf-Stillstand kann es zu motorischen Entäußerungen kommen, die sich kaum voneinander unterscheiden lassen.
- Alle Krankheitsbilder können mit tiefen schnarchenden Atemzügen vergesellschaftet sein.

**RED FLAGS**

**Gegen einen Krampfanfall bei plötzlicher Bewusstlosigkeit spricht:**

- Fehlender sicherer Puls

**CAVE**

Bei der akuten Bewusstlosigkeit im Rahmen eines Herz-Kreislauf-Stillstands haben die Patienten meist noch eine tiefe und sogar regelmäßige Atmung, die häufig schnarchend ist und der Atmung im Krampfanfall ähnelt. Es kann sein, dass der Patient im Rahmen einer pulslosen elektrischen Aktivität einen Herz-Kreislauf-Stillstand erleidet, dann helfen noch vorherrschende EKG-Komplexe nur bedingt weiter.

Manchmal werden Patienten auch in der Notaufnahme plötzlich bewusstlos. Die Ursachen sind unterschiedlich. Unterschiedliche Patienten und Erkrankungen führen zu unterschiedlichen Formen von Bewusstseinsstörungen. Vorausschauendes Denken und Planen von (angeblich) Unvorhergesehenem ist eine große Kunst in der Notfallmedizin, die auf der einen Seite Erfahrung verlangt, auf der anderen Seite aber auch bewusstes Training, um diese Erfahrung proaktiv zu erwerben. Der Patient im Fallbeispiel ist insgesamt internistisch schwer krank; im Rahmen der Risikoabschätzung unterliegt er einem hohen Risiko für (auch akut) Unvorhergesehenes.

**MERKE**

**Differenzialdiagnosen der akuten Bewusstlosigkeit (Auswahl)**

- Herz-Kreislauf-Stillstand
- Synkope
- Krampfanfall
- Hyperkapnie
- Hypoglykämie
- Schlaganfall

**Fallbericht**

**Untersuchungsbefund**

Der Patient ist bewusstlos, die Bulbi der Augen sind nach oben rechts verdreht. Tiefe Atemzüge, schnarchend und mit geringer Frequenz. Auf Ansprache reagiert er nicht. Ein Karotispuls ist nicht zu tasten.

✓ Fallbericht: Eine weitere körperliche Untersuchung ist zu diesem Zeitpunkt nicht indiziert.

Es erfolgen sofort Reanimationsmaßnahmen nach dem ABCDE-Schema.

**DIAGNOSE**

Herz-Kreislauf-Stillstand

## 6.2 Körperliche Untersuchung

**Fallbericht**

**Formale Einstufung des Schweregrads**

In den USA werden den verschiedenen Krankheitsbildern unterschiedliche Codes zugeordnet. Der schlimmste Zustand eines Patienten ist der Mega-Code – und dies ist bei diesem Patienten hier der Fall. Es liegt der höchste Schweregrad vor, den die Medizin kennt.

**KERNAUSSAGEN**

Ein akuter Herz-Kreislauf-Stillstand äußert sich klinisch meist auf folgende Weise:

- Bewusstlosigkeit
- Fehlender Puls
- Tiefe, oft schnarchende Atemzüge mit geringer Frequenz, die im Laufe von Minuten seltener werden und schließlich sistieren
- Generalisierte Krampfanfälle (Konvulsionen), ähnlich wie bei einer Synkope

**Fallbericht**

**Erste Anordnungen – weiteres Vorgehen**

CPR

Durchführung der kardiopulmonalen Reanimation (CPR). Suche nach den reversiblen Ursachen. Therapie der reversiblen Ursachen. Prävention weiterer Komplikationen nach Herstellung eines ROSC.

✓ Fallbericht: CPR und Suche nach einem möglichen defibrillierbaren Rhythmus. Im EKG zeigte sich eine PEA, somit lag kein defibrillierbarer Rhythmus vor.

## 6.3 Erste Anordnungen und weiteres Vorgehen

An oberster Stelle und über allem anderen steht die hochqualitative Herzdruckmassage. Hierfür benötigt man ein Team – daher kommt es gleich zu Beginn zu einem lauten Hilferuf mit dem Hinweis auf eine laufende Reanimation.

### 6.3.1 CPR

Die sofortige CPR beginnt mit dem Durchführen von Thoraxkompressionen im Wechsel mit zwei Beatmungen (30 : 2). Die hochqualitative Herzdruckmassage hat oberste Priorität. Drei Punkte gilt es zu beachten:

- Pausenlose Kompression mit guter Drucktiefe
- Kompressionsrate von 100–120/min
- Komplette Thoraxentlastung zwischen den Kompressionen

Alles andere spielt vorerst eine untergeordnete Rolle und ist wenig evidenzbasiert. Die Leitlinien zur Reanimation sind in den letzten Jahren mehrfach überarbeitet worden, doch stellen diese drei Punkte, zusammen mit der Defibrillation bei einem defibrillierbaren Rhythmus, weiterhin die Eckpfeiler der erfolgreichen Reanimation dar.

### 6.3.2 Rhythmusanalyse

Während die CPR läuft, ist die nächste entscheidende Frage, welchen Rhythmus der Patient hat – flimmert er oder nicht? Ist eine Defibrillation erforderlich oder nicht? Entweder läuft die Rhythmusanalyse über das schon angeschlossene Monitoring, oder es erfolgt die Schnellableitung mit Softpads. Liegt ein defibrillierbarer Rhythmus vor, so wird ein Schock ausgelöst. Die Zeit zwischen der letzten Thoraxkompression und dem Schock sollte so kurz wie möglich sein: Jede Sekunde zählt!

Auch bei einer pulslosen ventrikulären Tachykardie wird defibrilliert!

**KERNAUSSAGEN**

- Ein Team zusammenstellen. Es können gar nicht genug Helfer*innen im Raum sein – sie müssen nur organisiert werden und sich an die Anweisungen halten.
- Die hochqualitative Herzdruckmassage hat höchste Priorität.
- Sofortige Suche nach dem möglichen defibrillierbaren Rhythmus.
- Sofortige Defibrillation bei defibrillationswürdigem Rhythmus.
- Zeit zwischen letzter Thoraxkompression und Auslösen des Schocks so kurz wie möglich halten.

**MERKE**

**Vorgehen bei beginnender Reanimation**

- **Hilferuf nach Teamarbeit:**
  - Teamleader, der sichtbar für alle die Organisation und Aufgabenverteilung übernimmt
  - Helfer*in, der die Herzdruckmassage – und nur diese – übernimmt, mit Wechsel alle 2 min
  - Helfer*in, der die Atemwege frei macht, freihält und sich um die Beatmung kümmert
  - Helfer*in, der den Herzrhythmus mithilfe eines Defibrillators (oder angeschlossenen EKG) analysiert und ggf. defibrilliert
  - Weitere Helfer*innen, die weitere (weniger dringliche) Aufgaben übernehmen können
- **Analyse des Herzrhythmus:** Kammerflimmern, Asystolie oder PEA?
- **Defibrillation:** Kammerflimmern und pulslose ventrikuläre Tachykardie werden defibrilliert.

6

**Fallbericht**

**Weiteres Vorgehen bei laufender Reanimation**

Durchführung der CPR. Suche nach reversiblen Ursachen. Therapie der reversiblen Ursachen. Prävention weiterer Komplikationen nach Herstellung eines ROSC.

### 6.3.3 Weiteres Vorgehen bei laufender Reanimation

Unabhängig davon, ob sich ein ROSC einstellt oder nicht, sollte die Ursache des Herz-Kreislauf-Stillstands so zügig wie möglich ermittelt werden.

#### 6 Hs und 6 Ts

Es bleibt schwierig: Das Aufzählen der möglichen Ursachen wird immer wieder Lücken hinterlassen. Versuchen Sie, die 12 Ursachen zu lernen und bei der nächsten Reanimation abzufragen. Es wird Ihnen nicht gelingen. Legen Sie sich eine Checkliste an, entweder in der Kitteltasche oder als Poster, z. B. im Schockraum (➤ Box 6.1).

**BOX 6.1**

**Die 6 Hs und 6 Ts**

- **H**ypoxie: Freimachen der Atemwege, Sauerstoffgabe, Blutgasanalyse mit Bestimmung von $pO_2$ und $pCO_2$
- **H**ypovolämie: Echokardiografie, Sonografie Abdomen, Thorax, BGA zur Hb-Bestimmung
- **H**yper-/**H**ypokaliämie: BGA mit Bestimmung der Kaliumwerte
- **H**ydrogenionen (Azidose): BGA mit Bestimmung des pH (**Cave:** Niedriger pH Ursache oder Folge der Reanimation?)
- **H**ypothermie: Temperaturmessung (**Cave:** Hypothermie Ursache oder Folge des Herz-Kreislauf-Stillstands?)
- **T**hrombose Herz: EKG, Echokardiografie
- **T**hrombose Lunge: Echokardiografie, Thorax-CT
- **T**amponade Herzbeutel: Echokardiografie
- **T**ension Pneumothorax: Thoraxsonografie
- **T**oxine: Toxinbestimmung im Blut und Urin
- **T**rauma: Anamnese, körperliche Untersuchung, Sonografie

#### Diagnostik zum Nachweis oder Ausschluss von Hs und Ts

Es gibt diagnostische Mittel, welche die Ursache entweder aufdecken oder ausschließen oder sie wahrscheinlich oder unwahrscheinlich werden lassen. Drei davon sind in diesem Zusammenhang relevant: Sonografie, Blutgasanalyse und körperliche Untersuchung. Die Sonografie gewinnt zweifelsohne zunehmend an Bedeutung – dennoch ist zum jetzigen Zeitpunkt nicht eindeutig belegt, dass sie die Mortalität durch eine frühzeitige richtige Diagnose senkt, denn sie kann durch Unterbrechung der Herzdruckmassage auch schaden. Daher: Die Zeit immer kurz halten, guten Moment abpassen und sich fragen, was genau man sehen möchte.

- **Sonografie:** Erkennen von Herzaktionen, Herzbeuteltamponade, Lungenembolie, Pneumothorax, Flüssigkeit im Thorax, Flüssigkeit im Abdomen, Aortendissektion u. a.
- **Blutgasanalyse:** Erkennen von Hypoxie, Hyperkapnie, Hypokapnie, Hypoglykämie, Hyperglykämie, Elektrolytstörungen, Azidose oder Alkalose, Carboxyhämoglobinämie u. a.
- **Körperliche Untersuchung:** z. B. Hinweise auf Trauma u. a.
- **EKG:** Hinweise auf Myokardinfarkt u. a.

#### Invasive Maßnahmen

Während der laufenden oder unmittelbar nach der erfolgreichen Reanimation sind folgende Maßnahmen indiziert:

- **Intraarterieller Zugang:** „Online-Messung" des Blutdrucks. Während der Reanimation kann so auf die Qualität der Thoraxkompressionen geachtet werden, der diastolische Blutdruck kann Aufschluss über den Erfolg der Reanimation geben (sollte dieser unter 20 mmHg liegen, ist die Erfolgswahrscheinlichkeit sehr gering). Nach der Reanimation ist der meist instabile Patient immer wieder in Gefahr, erneut reanimationspflichtig zu werden, und eine arterielle Blutdruckmessung hilft, dies rechtzeitig zu erkennen.
- **ZVK-Anlage:** Gabe der Katecholamine über einen zentralen Zugang, Messung der zentralvenösen Sättigung, die ZVK-Anlage muss von einem Erfahrenen durchgeführt werden – evidenz-

basiert ist es nicht, aber laut Leitlinie zu erwägen. Dass ein guter Zugang mit zentral applizierten Medikamenten sinnvoll ist, bleibt ohne Zweifel.

- **Intubation und Kapnografie:** Wenn möglich, erfolgt unter laufender Reanimation im Verlauf die endotracheale Intubation (➤ Box 6.2). Dann ist eine kontinuierliche Herzdruckmassage möglich. Ferner ist die endexspiratorische $CO_2$-Messung empfohlen. Erstens kann hier der ROSC (sprunghafter Anstieg des $pCO_2$) oder eine schlechte Prognose ($pCO_2 < 10$ mmHg) erkannt werden. Zweitens kann diese Messung auch Auskunft über die richtige Tubuslage geben. Initial ist eine Beatmung über ein supraglottisches Hilfsmittel ausreichend.

**BOX 6.2**

**Atemwegsmanagement und Beatmung bei der Reanimation**

- Atemwegsmanagement bei der Reanimation ist wichtig.
- Der optimale Zeitpunkt des Atemwegsmanagements bleibt unklar, zu Beginn der Reanimation ist dieses wahrscheinlich nicht so wichtig wie andere Maßnahmen.
- Die passive Sauerstoffinsufflation zu Beginn der Reanimation vor dem aktiven Atemwegsmanagement ist wahrscheinlich sinnvoll.
- Herzdruckmassage, Defibrillation und die Behebung der reversiblen Ursachen sind wichtiger als das Atemwegsmanagement.
- Die reine Maskenbeatmung führt häufiger zu Zwischenfällen (z. B. Aspiration).
- Für die Intubation konnte bisher kein eindeutiger Überlebensvorteil im Vergleich zum supraglottischen Atemweg bewiesen werden.
- Die Intubation führt zu längeren Unterbrechungen der Herzdruckmassage als die Anlage eines supraglottischen Atemwegs.
- Die Intubation mit dem Videolaryngoskop führt zu verbesserter kontinuierlicher Herzdruckmassage.
- Die Intubation mit einem „gum elastic bougie" erhöht den „first-pass success" (FPS).
- Ein erhöhter FPS bei der Intubation führt zu einem besseren Outcome.
- Die optimale Ventilationsrate und das Ventilationsvolumen bleiben weiter unklar.
- Die Kapnografie hat drei Ziele: Erkennen der richtigen Tubuslage, Erkennen von ROSC, Abschätzung der Prognose ($expCO_2 < 10$ mmHg ist mit schlechter Prognose vergesellschaftet).
- Bei Verwendung einer Atemwegshilfe soll eine Beatmung alle 6 s erfolgen. Eine Hyperventilation ist auf jeden Fall zu vermeiden.

## Medikamentöse Therapie

Abgesehen von der Therapie der Ursache (➤ Kap. 6.3.3) kommen bei einer Reanimation vor allem folgende Medikamente in Betracht:

- 1 mg Adrenalin i. v. alle 3–5 min
- 300 mg Amiodaron i. v. als Bolus bei persistierendem Kammerflimmern
- 50 ml Natriumbikarbonat i. v., wenn eine Azidose die Ursache für die Reanimation war (und nicht deren Folge) oder bei der Intoxikation mit trizyklischen Antidepressiva
- 100 mg Tenecteplase i. v. bei V. a. eine Lungenarterienembolie
- 10 ml Kalziumchlorid 10 % i. v. bei Hyperkaliämie

## ECMO

Erste Studien lassen gute Ergebnisse einer sofortigen ECMO-Anlage erhoffen, sofern das Klinikum rasch hierüber verfügt und eine sorgfältige Patientenauswahl erfolgt. In geeigneten Fällen, vor allem wenn der Patient per se eine gute Prognose hat (< 65 Jahre, keine maligne Grunderkrankung, zerebral gesund etc.) und eine potenziell reversible Ursache des Herzstillstands vorliegt, dann kann dies eine vielversprechende Option sein.

## Temperaturmanagement

Wenn durch die Reanimationsmaßnahmen eine Wiederherstellung des Kreislaufs gelingt, der Patient aber bewusstlos bleibt, kann eine Kühlung der Körperkerntemperatur auf 32–36 °C für mindestens 24 h erfolgen. Oft wird nur noch eine Körperkerntemperatur von 34–36 °C angestrebt. Die früher vorgenommene Unterscheidung zwischen zuvor defibrillierbarem Rhythmus (starke Empfehlung) und nicht defibrillierbarem Rhythmus (schwache Empfehlung) hat dabei an Bedeutung verloren.

Das Temperaturmanagement bei Koma nach Herzstillstand ist jedoch apparativ anspruchsvoll: Zum einen muss eine sichere und fortlaufende Feststellung der Körperkerntemperatur erfolgen; zum anderen kann die Kühlung nur mit hohem technischem Aufwand durchgeführt werden, da sie nicht mehr durch kalte Infusionslösungen erfolgen soll. Dies führt dazu, dass das Temperaturmanagement oft erst auf der Intensivstation durchgeführt wird.

Eine Kühlung während der Reanimation, also vor Wiedereinsetzen des Spontankreislaufs, ist nach jetzigem Kenntnisstand nicht sinnvoll.

## 6.4 Therapie

**Fallbericht**

**Disposition/Empfehlung weiteres Vorgehen**

Nach kurzer, intensiver CPR einschließlich Intubation und Beatmung stellte sich wieder ein Spontankreislauf ein. Der Patient blieb kardiopulmonal stabil.

✓Fallbericht: Der Patient erlitt eine pulslose elektrische Aktivität im Rahmen einer Hypoxie und/oder Hyperkapnie bei bekannter COPD. Durch die zügig durchgeführte CPR war es möglich, dass wieder oxygeniertes Blut im Körper zirkulierte und sich ein ROSC einstellte. Der Patient konnte nach der kurzen Reanimation voll versorgt (Intubation, ZVK, Arterie) und insoweit stabil auf die Intensivstation verlegt werden. Vor der Verlegung wurden noch ein CT des Kopfes zum Ausschluss eines Schlaganfalls sowie ein CT des Thorax zum Ausschluss z. B. einer Lungenembolie durchgeführt.

## 6.5 Disposition/Empfehlung weiteres Vorgehen

Patienten mit einem Herz-Kreislauf-Stillstand müssen nach dem Wiedereinsetzen des Kreislaufs auf einer Intensivstation weiterversorgt werden. Zum einen besteht oft die Gefahr eines erneuten Einsetzens des Herzstillstands. Zum zweiten hat die Post-Resuscitation Care in den letzten Jahren große Fortschritte gemacht und ist damit auch sehr viel aufwendiger und differenzierter geworden. Dies überschreitet in aller Regel die Aufgaben und Möglichkeiten der Notaufnahme.

Ist der Patient stabil genug, dann ist vor dem Verlegen auf die Intensivstation zu erwägen, ob nicht eine CT, meist von Schädel und Thorax, z. T. jedoch auch von anderen Regionen, sinnvoll ist. Damit lassen sich z. B. Ursachen des Stillstands, aber auch Reanimationsverletzungen, die oft nicht vermeidbar sind, erkennen. Nicht selten werden dabei Pathologien gefunden, mit denen man initial nicht gerechnet hätte.

**Was wäre, wenn …**

- … der Patient noch mit einem Puls und kurz vor dem Herz-Kreislauf-Stillstand in der Notaufnahme angekommen wäre?
  - Das wäre einer der Fälle, bei dem das ABCDE-Schema in Gänze anzuwenden ist: Kopf überstrecken, Atemwege freimachen, Sauerstoff applizieren, Beatmung und Narkose einleiten, wenn möglich parallel ZVK und Arterie für einen erwarteten RR-Abfall und während der Narkoseeinleitung schon Beginn von Katecholaminen (ideal: Noradrenalin 1 mg/50 ml mit Startdosis 20 ml/h), dann nach der Stabilisierung CT-Diagnostik zum Ausschluss zerebraler Ursachen der Bewusstlosigkeit.
- … der Patient einen Krampfanfall hätte und deshalb in die Hypoxie rutschen würde?
  - Diese Möglichkeit bleibt grundsätzlich bestehen und ist, je nach Gesamtkonstellation, eine zu beachtende Differenzialdiagnose, die es – sofern keine andere Ursache als weitestgehend sicher erachtet wird – abzuklären gilt. Häufiger ist aber, dass ein Herzstillstand oder eine Hypoxie auch einen Krampfanfall auslöst.
- … der Patient eine „silent lung“ im Rahmen der COPD gehabt hätte?
  - In einem solchen Fall ist immer zu bedenken, dass auch ein Pneumothorax vorliegen könnte: entweder als Ursache des Herzstillstands oder als Folge der Reanimationsmaßnahmen. Daher sollte früh und u. U. mehrmals nach dem Vorliegen eines Pneumothorax gefahndet werden. In dieser Situation ist die

Thoraxsonografie zur Erkennung eines Pneumothorax besonders gut geeignet. Im Zweifel sollte schnell entlastet werden.

- … der Patient ein bekannter Heroinkonsument wäre und zu Beginn der Reanimationsmaßnahmen sehr enge Pupillen gehabt hätte?
  - Dann hätte der Verdacht auf eine Opioidintoxikation bestanden. Dies ändert an den Standard-Reanimationsmaßnahmen zunächst nichts, denn auch dann muss eine qualitativ hochwertige CPR erfolgen. Zusätzlich zu den üblichen Maßnahmen würde Naloxon in einer Dosis von 0,5–2,0 mg i. v. gegeben, was alle 2–3 min wiederholt werden kann.
- … der Patient nach dem ROSC und vor der Intubation wieder wach werden würde?
  - Das wäre gut für den Patienten, denn dann ist die Prognose meist sehr viel günstiger als nach einer längeren Reanimation. Es entfiele u. a. auch die anschließende Kühlung. Auf die Intensivstation sollte der Patient dennoch verlegt werden.

**LITERATUR**

Benger JR, et al. Effect of a strategy of a supraglottic airway device vs tracheal intubation during out-of-hospital cardiac arrest on functional outcome: the AIRWAYS-2 randomized clinical trial. JAMA 2018; 320(8): 779–791.

Carlson J, et al. Prehospital cardiac arrest airway management: an NAEMSP position statement and resource document. Prehosp Emerg Care 2022; 26: 54–63.

Hohenstein C. Reanimation. In: Fleischmann T, Hohenstein C (Hrsg.): FAQ Klinische Notfallmedizin. München: Elsevier Urban & Fischer 2017; 59–74.

Lott C, et al. European Resuscitation Council Guidelines 2021: Cardiac arrest in special circumstances. Resuscitation 2021; 161: 152–219.

Soar J, et al. European Resuscitation Council Guidelines 2021: Adult advanced life support. Resuscitation 2021; 161: 115–151.

Wang HE, et al. Effect of a strategy of initial laryngeal tube insertion vs endotracheal intubation on 72-hour survival in adults with out-of-hospital cardiac arrest: a randomized clinical trial. JAMA 2018; 320(8): 769–778.

KAPITEL

# 7

Christian Hohenstein

# Stichverletzung im Thorax

## Fallbericht

### Eintreffen

Ein lebloser junger Mann mit blutigem Oberkörper wird von Angehörigen mit dem Auto in die Notaufnahme gebracht.

### Ersteindruck

Lebloser Patient.

### Vitalwerte

Keine Vitalwerte feststellbar.

### Triagekategorie

Rot

### Anamnese

Die Angehörigen berichten, dass der Patient gerade eben auf offener Straße nach einem Streit von einem Passanten einen Messerstich ins Herz erhalten habe. Er sei zusammengesackt, woraufhin sie sofort mit ihm in Richtung Notaufnahme gefahren seien. Während der Fahrt habe der Patient das Bewusstsein verloren.

✓ Fallbericht: Es handelt sich hier klar um einen Herz-Kreislauf-Stillstand im Rahmen eines perforierenden Thoraxtraumas.

## 7.1 Anamnese und Differenzialdiagnose

**DIAGNOSE**

Herzstillstand durch Trauma

Der Patient ist nach einem Messerstich zusammengesackt, war initial noch ansprechbar und wurde dann innerhalb weniger Minuten bewusstlos. Die Frage lautet, was genau zum Herz-Kreislauf-Stillstand geführt hat, denn eine sofortige Intervention kann möglicherweise Leben retten.
Vier Differenzialdiagnosen sind denkbar:

- Herzbeuteltamponade
- Pneumothorax
- Hypovolämie
- Hypoxie

Eine weitere, seltenere Möglichkeit wären noch isolierte oder kombinierte Verletzungen von Herzstrukturen, z. B. Durchtrennung einer Koronararterie mit konsekutivem Myokardinfarkt, Abtrennung des Papillarmuskels und akute Klappeninsuffizienz, Verletzung des Reizleitungssystems mit akuten Herzrhythmusstörungen jeglicher Art.

**KERNAUSSAGEN**

- Ein Herz-Kreislauf-Stillstand nach einer perforierenden Thoraxverletzung hängt mit hoher Wahrscheinlichkeit mit der Thoraxverletzung zusammen.
- Die wichtigsten reversiblen Ursachen sind die Herzbeuteltamponade, der Spannungspneumothorax, die Hypovolämie und die Hypoxie.

**RED FLAGS**

**Gegen die Thoraxperforation als Ursache des Stillstands könnte sprechen:**

- Zweifelhaft erscheinende Anamnese
- Weitere Verletzungen

**CAVE**

Prinzipiell glauben Ärzt*innen an die ihnen zugetragene Anamnese. Gerade bei Gewaltverbrechen kann diese allerdings entweder aufgrund des psychischen Stresses, unter dem die Beteiligten stehen, oder aber absichtlich unvollständig oder falsch sein angegeben werden.
Weiter ist zu bedenken: Niemals wegen einer offensichtlichen Verletzung andere, vielleicht sogar noch wichtigere Verletzungen übersehen.

Sonstige Faktoren, an die prinzipiell zu denken ist:
- Weitere nicht sofort sichtbare Stichwunden
- Weitere nicht sofort sichtbare stumpfe Verletzungen
- Intoxikationen, die zusätzlich eine Rolle spielen können
- Internistische Erkrankungen, die sich im Rahmen eines Gewaltverbrechens demaskieren oder dekompensieren, z. B. Herzinfarkt bei Schlägerei
- Internistische oder neurologische Erkrankungen, die gleichzeitig im Rahmen eines Gewaltverbrechens oder Traumas auftreten, z. B. Tako-Tsubo-Kardiomyopathie

**MERKE**

**Differenzialdiagnosen beim perforierenden Thoraxtrauma**
- Herzbeuteltamponade
- Spannungspneumothorax
- Hypovolämie
- Hypoxie
- Isolierte strukturelle Verletzungen des Herzens, wie z. B. der Koronarien

## 7.2 Körperliche Untersuchung

**Fallbericht**

**Untersuchungsbefund**

Der Patient ist bewusstlos, blass, hat Schnappatmung und keinen Puls. Es zeigt sich prima vista eine kleine Wunde unterhalb der linken Mamille. Die Pupillen sind mittelweit.

Eine weitere körperliche Untersuchung ist aktuell nachrangig; wichtig ist die Erfassung der Reanimationssituation mit Einleitung der entsprechenden Maßnahmen.

**Fallbericht**

**Formale Einstufung des Schweregrads**

Der Patient hat einen Herz-Kreislauf-Stillstand als Folge eines gerade eben stattgefundenen perforierenden Thoraxtraumas. Die Ursache hierfür kann reversibel sein; sofortiges zielgerichtetes Handeln ist notwendig. Es liegt der höchste Schweregrad vor.

## 7.3 Erste Anordnungen und weiteres Vorgehen

**Fallbericht**

**Erste Anordnungen – weiteres Vorgehen**

Durchführung der kardiopulmonalen Reanimation (CPR).

Die Herzdruckmassage steht an oberster Stelle. Diese muss an Ort und Stelle, also noch vor Erreichen des Schockraums, beginnen! Gleichzeitig gilt der Eigenschutz, z. B. Handschuhe anziehen (das Unerwartete ist bei der Notaufnahmetätigkeit immer zu erwarten!). Bei einem durch Trauma verursachten Stillstand ist jedoch zu bedenken, dass eine Herzdruckmassage, insbesondere bei Thoraxtrauma oder hämorrhagischen Verletzungen, womöglich nur eingeschränkt wirksam ist.

### 7.3.1 Transport in den Schockraum

Während der Patient unter laufender Reanimation in den Schockraum gebracht wird, muss dort alles Notwendige vorbereitet werden.

### 7.3.2 Vorbereitung des Schockraums, Zusammenstellung eines Teams

Eine unvorhergesehene Reanimation – dies passiert immer wieder und ist somit doch vorhersehbar – hat zwei Phasen: die chaotische und die geordnete Phase. Der wichtigste Schritt ist jetzt, die Chaosphase so kurz wie möglich zu halten. Das strukturierte Hochfahren des Schockraums mit einem Team hat die höchste Priorität, um die Chaosphase zügig zu beenden. Folgendes muss vorbereitet werden:

A) Guedel-Tubus, supraglottischer Atemweg, Intubation
B) Sauerstoff, Beatmungsbeutel, Kapnografie, Thoraxdrainage
C) Zugänge (peripher, zentral, intraarteriell), Flüssigkeit, Blutkonserven, Gerinnungsfaktoren, Sonografiegerät, mögliche Thorakotomie
D) Defibrillator

**KERNAUSSAGEN**

- Unverzüglicher Beginn der Reanimation vor Erreichen des Schockraums
- Vorrang des Eigenschutzes
- Sofortiger Transport in den Schockraum
- Zusammenstellung eines Teams
- Paralleles Organisieren des Schockraums nach ABCDE

## 7.4 Weiteres Vorgehen bei laufender Reanimation

**Fallbericht**

**Weiteres Vorgehen bei laufender Reanimation**

- Durchführung der kardiopulmonalen Reanimation
- Behebung der reversiblen Ursachen

Bei dem Patienten ist ein Herz-Kreislauf-Stillstand eingetreten; die Anamnese einer Messerstichverletzung passt zum klinischen Bild. Vier Hauptursachen (➤ Kap. 7.1) kommen als Ursache infrage, es besteht Zeitverzug. Unmittelbares Handeln kann Leben retten.

### 7.4.1 Behandlung der Hypoxie

Eine Hypoxie kann bei einer Thoraxverletzung zu einem Herz-Kreislauf-Stillstand führen oder dazu beitragen. Der Patient sollte daher zügig mit reinem Sauerstoff beatmet werden. Das klingt einfach, es ist jedoch zu bedenken, dass die Reanimation vor der Notaufnahme begonnen und nur mit einem Beatmungsbeutel ohne Sauerstoff durchgeführt wurde. In der Chaosphase kann man leicht vergessen, den Sauerstoff mit anzuschließen. Ferner sollte der Patient intubiert werden. Es ist denkbar, dass es zu einer schweren Einblutung in die Lunge gekommen ist, dass die Alveolen mit Blut gefüllt und Atelektasen vorhanden sind. Eine Intubation hat bei diesem Patienten hohe Priorität.

### 7.4.2 Behandlung des Pneumothorax

Ein Pneumothorax ist bei einer perforierenden Thoraxverletzung ebenfalls eine mögliche Ursache für einen Herz-Kreislauf-Stillstand oder kann mit dazu beitragen. Eine Auskultation kann Hinweise geben, wesentlich besser ist es aber, mit Ultraschall nach einem Pneumothorax zu suchen. Realistischerweise wird sich allerdings in der Chaosphase meist keine sichere Aussage treffen lassen. Daher muss so schnell wie möglich sowohl links als auch rechts (der genaue Stichkanal ist anfangs nicht erkennbar) eine Thoraxeröffnung erfolgen. Da zu dem Zeitpunkt der Reanimation eine Überdruckbeatmung entweder noch durch eine Beutel-Masken-Beatmung oder schon durch eine gesicherte Intubation durchgeführt wird, ist eine Thoraxdrainagenanlage nicht zwingend erforderlich. Wichtig ist das Ablassen von möglicher Luft beim Pneumothorax: Eine Minithorakotomie ist initial ausreichend und zielführend.

### 7.4.3 Behandlung der Perikardtamponade

Die aktuellen Leitlinien empfehlen die Entlastung einer etwaigen Perikardtamponade, deren Vorliegen sich aber nur mittels Echokardiografie feststellen lässt. Ist diese unmittelbar verfügbar und die Expertise dafür vorhanden (es ist allerdings auch eine sehr einfache Untersuchung für eine ganz spezielle Fragestellung), dann kann sie die Entscheidungshilfe gegen oder für die Thorakotomie sein.

Ansonsten ist die Thorakotomie auch ohne echokardiografischen Nachweis empfohlen, sofern vier Bedingungen erfüllt sind:

- Expertise
- Equipment
- Gesamtbedingungen
- Herz-Kreislauf-Stillstand < 15 min

Schwierig zu beantworten ist die Frage nach der Expertise, denn darüber wird in der Notaufnahme kaum jemand wirklich verfügen, zumindest nicht in den Augen anderer Fachabteilungen, die diesen Fall im Nachgang in einer M&M-Konferenz diskutieren – und dieser Fall wird diskutiert werden. Ähnlich wie bei der Reanimation einer Schwangeren, bei der das Kind in < 4 min per Kaiserschnitt entbunden werden sollte, stehen Notfallmediziner*innen hier vor einem Dilemma: Sollte die Thorakotomie durchgeführt werden, wenn nur ein Kurs hierüber absolviert wurde, oder nicht?

Sollten Sie jemals in diese Situation kommen – und so ganz unwahrscheinlich ist das nicht –, dann stellen Sie sich folgende Frage: „Was ist jetzt das Richtige?“ Dann wissen Sie, was Sie tun müssen.

### 7.4.4 Behandlung der Exsanguination

7

Bei einer Thoraxverletzung gehört die Hypovolämie im Rahmen einer Exsanguination zu den wahrscheinlichen Ursachen eines Herz-Kreislauf-Stillstands. Solange die Chaosphase andauert, ist sie aber nur zu vermuten und nicht sicher nachzuweisen. Daher wird sofort viel kristalloide Flüssigkeit über großlumige Zugänge infundiert; üblich ist häufig ein erster Bolus von 20 ml/kg. Wenn die personelle Kapazität es erlaubt, wird ein Shaldon-Katheter angelegt, ansonsten sind periphere großlumige Zugänge zu verwenden.

Bei der Frage nach der Gabe von Blut- und Gerinnungsprodukten geht es nicht mehr um den initialen Hb-Wert oder den Blutdruck, es ist auch nicht zu schätzen. Die aktuellen Empfehlungen orientieren sich rein am Base Exzess in der BGA. Ein Base Exzess < 6 mmol/l gilt als Hinweis für einen schweren Blutverlust und damit einen hypovolämischen Schock der Klasse III – ungekreuzte EKs und Fibrinogengabe sind erforderlich. Bei einem Base Exzess von < 10 mmol/l handelt es sich um einen Schock der Klasse IV; in diesem Fall sollte das Massentransfusionsprotokoll zum Einsatz kommen.

**Fallbericht**

**Zusätzliche Therapie**

Abgesehen von den o. g. Maßnahmen sind die üblichen Regeln der Reanimation anzuwenden:

- Suche nach einem defibrillationswürdigen Rhythmus, ggf. Defibrillation
- 1 mg Adrenalin i. v. alle 3–5 min
- 300 mg Amiodaron i. v. als Bolus bei persistierendem Kammerflimmern

✓ Fallbericht: Der Patient hatte eine Perikardtamponade, die sich durch eine Notfallpunktion entlasten ließ, anschließend stellte sich wieder ein Spontankreislauf ein. Da diese Maßnahme Patienten nur kurzfristig hilft, muss anschließend entweder ein Perikardpunktionsset oder nach der üblichen Methode ein ZVK in das Perikard gelegt werden, um das nachlaufende Blut dauerhaft zu drainieren.

## 7.5 Disposition/Empfehlung weiteres Vorgehen

**Fallbericht**

**Disposition/Empfehlung weiteres Vorgehen**

Verlegung in den OP.

Dem Patienten kann nur eine herzchirurgische OP helfen, daher wird er in den herzchirurgischen Operationssaal verlegt. In Abwesenheit herzchirurgischer Kolleg*innen muss zumindest ein Arzt oder eine Ärztin verfügbar sein, der bzw. die eine Thorakotomie durchführen kann; andernfalls muss der Patient verlegt werden, was seine Prognose deutlich verschlechtern würde.

## Was wäre, wenn …

- … bei dem Patienten schon mehrere Minuten vor Eintreffen in der Notaufnahme überhaupt keine Vitalzeichen mehr messbar gewesen wären?
  - Bei einem penetrierenden Thoraxtrauma ohne sofortige Reanimation und nicht beobachtetem Herz-Kreislauf-Stillstand sind die Chancen für eine erfolgreiche Reanimation sehr gering.
- … der Patient mit einem stumpfen Thoraxtrauma, z. B. nach einem Motorradunfall, vor die Notaufnahme gefahren worden wäre?
  - Selbst wenn der Patient noch Lebenszeichen gehabt hätte, so ist eine Reanimation bei einem stumpfen Thoraxtrauma wenig aussichtsreich. Dennoch würde jedes Notaufnahmeteam bei einem Patienten mit Schnappatmung natürlich eine Reanimation einleiten.
- … jemand aus dem Team im Schockraum eine Thorakotomie durchgeführt hätte?
  - Dies wäre laut Literatur das richtige Vorgehen gewesen – bei einem penetrierendem Thoraxtrauma mit beobachtetem Herz-Kreislauf-Stillstand hätte die Thorakotomie eine Überlebenschance geboten.

### LITERATUR

Hohenstein C. Reanimation. In: Fleischmann T, Hohenstein C (Hrsg.): FAQ Klinische Notfallmedizin. München: Elsevier Urban & Fischer 2017; 59–74.

Lott C, et al. European Resuscitation Council Guidelines 2021: Cardiac arrest in special circumstances. Resuscitation 2021; 161: 152–219.

Mutschler M, et al. Renaissance of base deficit for the initial assessment of trauma patients: a base deficit-based classification for hypovolemic shock developed on data from 16,305 patients derived from the Trauma Register DGU®: Crit Care Med 2013; 17(2): R42.

Soar J, et al. European Resuscitation Council Guidelines 2021: Adult advanced life support. Resuscitation 2021; 161: 115–151.

van Vledder MG, et al. Out of hospital thoracotomy for cardiac arrest after penetrating thoracic trauma. Injury 2017; 48(9): 1865–1869.

KAPITEL

# 8 Lebloses Kleinkind

Christian Hohenstein

**Fallbericht**

### Eintreffen

Nach vorheriger Ankündigung wird ein 3 Jahre alter Junge in Begleitung einer Notärztin unter laufender Reanimation mit dem Rettungshubschrauber in die Notaufnahme gebracht.

### Ersteindruck

Das Kind ist intubiert und beatmet. Es liegt ein intraossärer Zugang, und es läuft die manuelle einhändige Herzdruckmassage durch einen Notfallsanitäter.

### Vitalwerte

RR und Sättigung nicht messbar, endexspiratorisches $CO_2$ 12 mmHg, T 35,1

### Triagekategorie

Rot

### Anamnese

Der Junge sei die letzten Tage etwas erkältet gewesen. Die Hausärztin habe gestern einen grippalen Infekt diagnostiziert. Heute Nacht habe er viel gehustet, am Vormittag sei er schläfrig gewesen. Dies habe die Mutter auf den Infekt zurückgeführt. Fieber habe er nicht gehabt. Bei gurgelnden Atemgeräuschen und fehlender Reaktion auf Berührung und Ansprache wurde der Rettungsdienst alarmiert.

✓ Fallbericht: Nach Angaben der Notärztin hat es keine Laienreanimation gegeben. Der initiale Herzrhythmus war eine Asystolie, die niemals durchbrochen wurde. Weder Kammerkomplexe noch ein ROSC waren eingetreten.

## 8.1 Anamnese und Differenzialdiagnose

**DIAGNOSE**
Kindlicher Herzstillstand

**KERNAUSSAGEN**

- Die kindliche Reanimation ist selten und emotional belastend.
- Ein nüchtern-sachliches Vorgehen ist notwendig.
- Meist ist die Ursache eine Hypoxie, aber es sind auch andere Ursachen möglich.
- Während der Reanimation steht die Bekämpfung der Ursache mit im Vordergrund.

**CAVE**
Bei einer Kinderreanimation ist immer auch an Kindesmisshandlung zu denken.

**Fallbericht**

### Untersuchungsbefund

Der Patient ist bewusstlos, intubiert und beatmet, die Reanimation läuft (Tubusgröße 4,5 mm ID). Die Kapnografie zeigt Werte von 12 mmHg. Die Atemgeräusche sind bds. leicht rasselnd, aber seitengleich; der Thorax hebt sich. Es liegt eine intraossäre Nadel im rechten Unterschenkel mit einer kristalloiden Infusion, die langsam tropft. Die Pupillen sind weit und nicht lichtreagibel. Es zeigen sich keine auffälligen Verletzungszeichen.

✓ Fallbericht: Eine weitere körperliche Untersuchung ist zu diesem Zeitpunkt nicht indiziert.

## 8.2 Körperliche Untersuchung

**Fallbericht**

**Formale Einstufung des Schweregrads**

Es liegt der höchste Schweregrad vor, den die Medizin kennt.

**Erste Anordnungen und weiteres Vorgehen**

Weitere Durchführung der kardiopulmonalen Reanimation (CPR). Wegen der seit langer Zeit bestehenden Asystolie ohne ROSC muss auch die zügige Einstellung der Reanimation erwogen werden. Vorher bedarf es allerdings einer Bestätigung der beschriebenen Gesamtsituation.

✓ Fallbericht: CPR und Suche nach einem möglichen defibrillierbaren Rhythmus. Es liegt jedoch eine Asystolie vor.

## 8.3 Erste Anordnungen und weiteres Vorgehen

An oberster Stelle steht weiterhin die hochqualitative Herzdruckmassage. Die Vorankündigung verschaffte Zeit, um das Team den Aufgaben entsprechend einzuteilen. Üblicherweise stehen bei einer Kinderreanimation ausreichend Personen zur Verfügung. Gibt es vor Ort eine pädiatrische Klinik, so sind deren Ärzt*innen zu informieren und hinzuzuziehen. Notwendig sind:

- Helfer*in für die Thoraxkompressionen (oder zwei im Wechsel)
- Helfer*in für die weitere Sicherung der Atemwege und Beatmung
- Helfer*in für das Legen von weiteren Zugängen und/oder eines intraarteriellen Zugangs in der Leiste
- Helfer*in für das Bedienen des Defibrillators
- Teamleader*in

Der Teamleader bzw. die Teamleaderin muss vorher die Verteilung der Teammitglieder sicherstellen und darauf achten, dass die Positionen fachlich korrekt besetzt sind. Gerade bei Kindern ist es wichtig, für die Atemwegssicherung und das Punktieren von Gefäßen die erfahrensten Mitarbeiter*innen auszuwählen. Das Bedienen des Defibrillators und das Durchführen der Thoraxkompressionen sind wiederum relativ einfach.

### 8.3.1 CPR

Bei 3-Jährigen erfolgt die CPR grundsätzlich wie bei Erwachsenen:

- Pausenlose Kompression mit guter Drucktiefe
- Kompressionsrate von 100–120/min
- Komplette Thoraxentlastung

Die Thoraxkompressionen können ein- oder zweihändig durchgeführt werden.

Bei Kindern sind die empfohlenen Adrenalindosen gewichtsadaptiert. Sie liegen bei 0,01 mg/kg KG. Ein 3-jähriges Kind wiegt ca. 15 kg; somit beträgt die Adrenalindosis 0,15 mg i. v. alle 3–5 min.

### 8.3.2 Rhythmusanalyse

Während die CPR läuft, ist auch beim Kind die entscheidende Frage, welchen Rhythmus der Patient hat: Flimmert er oder nicht? Muss defibrilliert werden oder nicht? Wenn ein defibrillierbarer Rhythmus vorliegt, wird ein Schock ausgelöst. Die Zeit zwischen der letzten Thoraxkompression und dem Schock sollte auch beim Kind so kurz wie möglich sein.

Die Defibrillationsdosis richtet sich zum einen nach dem Gewicht des Kindes, aber auch nach der Anzahl der Defibrillationsversuche. Die erste Defibrillation wird mit 4 J/kg KG durchgeführt, die folgenden mit langsam eskalierenden Dosen. Laut aktuellen Empfehlungen des European Resuscitation Council können bei Kindern sogar bis zu 8 J/kg KG (maximal die Erwachsenendosis) appliziert werden.

Auch bei einer pulslosen ventrikulären Tachykardie wird defibrilliert.

**KERNAUSSAGEN**

- Grundsätzliches Vorgehen wie bei einer Erwachsenenreanimation
- Defibrillationsdosis gewichtsadaptiert
- Erste Defibrillation mit 2 J/kg KG, dann 4 J/kg KG
- Adrenalin gewichtsadaptiert: 0,01 mg/kg KG

**MERKE**

**Vorgehen bei einer Kinderreanimation**

**Wie bei der Erwachsenenreanimation gilt auch hier:**
- Vorbereitung der Teamarbeit.
- Analyse des Herzrhythmus.
- Defibrillation von Kammerflimmern und pulsloser ventrikulärer Tachykardie.
- Beim **Basic Life Support (BLS)** beträgt bis zum Verwenden einer Beatmungshilfe das Verhältnis Kompression zu Beatmung 15 : 2.
- **Defibrillation:** Kammerflimmern und pulslose ventrikuläre Tachykardie werden defibrilliert.

**Unterschiede zur Erwachsenenreanimation:**
- Die Ventilationsrate ist altersadaptiert: 25/min bei Säuglingen, 20/min bei 1- bis 8-Jährigen, 15/min bei 8- bis 12-Jährigen; danach (etwa beim Erreichen der Pubertät) wie bei Erwachsenen.
- Die Defibrillationsdosis ist gewichtsadaptiert mit initial 4 J/kg KG.
- Die Dosierung von Adrenalin erfolgt gewichtsadaptiert mit 0,01 mg/kg KG.
- Die Dosierung von Amiodaron erfolgt ebenfalls gewichtsadaptiert mit 5 mg/kg KG.

## 8.4 Weiteres Vorgehen bei laufender Reanimation

Unabhängig davon, ob sich ein ROSC einstellt oder nicht, sollte die Ursache des Herz-Kreislauf-Stillstands möglichst zügig ermittelt werden. Bei Kindern ist meist eine Hypoxie ursächlich.

### 6 Hs und 6 Ts

Wie auch bei Erwachsenen bleibt das grundsätzliche Vorgehen mit dem Abarbeiten der möglichen Ursachen gleich, auch wenn sich die Wahrscheinlichkeiten für die eine oder andere Genese des Herz-Kreislauf-Stillstands natürlich unterscheiden: Dass ein 3-Jähriger einen Myokardinfarkt oder eine Lungenembolie hat, ist ausgesprochen unwahrscheinlich – daher sind die Behebung der Hypoxie und die Suche nach den Ursachen am wichtigsten.

Dennoch: Grundsätzlich bleiben das Vorgehen und die Differenzialdiagnose gleich (vgl. die 6 Hs und Ts beim Erwachsenen, ➤ Kap. 6.3.3).

**Fallbericht**

**Weiteres Vorgehen**

Eine Therapie ist in diesem Fall nur sehr eingeschränkt möglich. Medikamentös bleibt lediglich die Gabe von Adrenalin 0,15 mg i. v. alle 3–5 min. Eine Defibrillation ist bei einer Asystolie nicht indiziert.

Es sollte eine zügige Blutgasanalyse erfolgen, um reversible Ursachen zu identifizieren und zu beheben.

Bei einer länger laufenden Reanimation eines Kindes mit Asystolie ohne jemals erlangten ROSC sollten die beteiligten Ärzt*innen gemeinsam über das Einstellen der Reanimation beraten.

Parallel sollte ein erfahrener Arzt oder eine erfahrene Ärztin mit den Eltern sprechen und sie auf eine schlechte Prognose vorbereiten.

✓ Fallbericht: Die Reanimationsbemühungen werden abgebrochen. Der nächste Schritt ist das persönliche Gespräch mit den Eltern.

## 8.5 Disposition/Empfehlung weiteres Vorgehen

Vom Tod des eigenen Kindes zu erfahren, ist für die meisten Eltern das schlimmstmögliche Trauma, von dem sich viele nie wieder vollständig erholen. Anders als bei tödlich verlaufenden malignen Erkrankungen können sich die Eltern auf einen Todesfall in der Notaufnahme in der Regel nicht einstellen. Der Tod ihres Kindes kommt für sie meist völlig überraschend und trifft sie absolut unvorbereitet. Die Reaktionen der Eltern sind sehr unterschiedlich. Häufig möchten sie bei der Reanimation anwesend sein, was die Helfer*innen nicht als störend empfinden sollten. Die Trauerverarbeitung gelingt den Eltern besser, wenn sie bei der Versorgung ihres Kindes anwesend oder sogar in sie eingebunden waren. Sofern ihre Anwesenheit den Ablauf nicht stört, sollte ihnen dieser Wunsch deshalb nicht verwehrt werden.

Der endgültige Abbruch einer Kinderreanimation ist emotional sehr belastend. Obwohl sich die Abbruchkriterien nicht wesentlich von denen der Erwachsenenreanimation unterscheiden, scheuen

8

sich viele vor dieser Entscheidung. Doch gerade bei Kindern ist die Prognose häufig sogar schlechter als bei Erwachsenen. Die Prognose eines Kindes mit einer Asystolie, die typischerweise im Rahmen einer Hypoxie aufgetreten ist und unter Reanimation länger als 20 min anhält, ist sehr ungünstig; falls das Kind überlebt, muss mit einem ethisch grenzwertigen neurologischen Ergebnis gerechnet werden.

## Was wäre, wenn …

- … das Kind 12 Wochen alt gewesen wäre?
  - Bei einem Gewicht von ca. 6 kg betrüge die Adrenalindosis – na, möchten Sie die Dosis ohne Stress mal selbst berechnen? Und dann stellen Sie sich die Rechnung unter Stress vor, wenn das Kind 9 Jahre alt ist … Sicherer sind unter diesen Bedingungen Tabellen oder spezielle Maßbänder, an denen die entsprechenden Dosierungen abgelesen werden können.
- … das Kind einen ROSC mit einer Herzfrequenz von 50/min gehabt hätte?
  - Kinder mit einer Herzfrequenz von < 60/min sollten reanimiert werden, auch mit Herzdruckmassage, sofern die Oxygenierung und Beatmung suffizient sind und das Kind klinisch eine schlechte Perfusion aufweist.
- … das Kind im persistierenden Kammerflimmern gewesen wäre?
  - Fortführung der Reanimation: Solange ein Herz flimmert, besteht die Chance auf das Wiedererlangen eines Rhythmus.
- … die Eltern noch nicht im Krankenhaus eingetroffen wären und sich von unterwegs nur telefonisch nach ihrem Kind erkundigen können?
  - Dann sollte den Eltern ruhig erklärt werden, dass sie unter Beachtung der Verkehrssicherheit in die Notaufnahme kommen sollen und dass sich ein Team von Ärzt*innen und Pflegekräften um ihr Kind kümmert. Man kann nie wissen, wie die Eltern auf einen solchen Anruf reagieren.
- … Sie der einzige Arzt bzw. die einzige Ärztin im Schockraum wären?
  - Dann teilen Sie ein: Eine Person führt die Thoraxkompressionen durch, eine beatmet das Kind; es folgt die Analyse des Herzrhythmus. Flimmert der Patient, wird defibrilliert. Die hochwertige Herzdruckmassage ist das Wichtigste, auf das es zu achten gilt. Sorgen Sie aber dafür, dass weitere Helfer*innen dazukommen.
- … das Kind unter Beutel-Masken-Beatmung in die Notaufnahme gekommen wäre?
  - Auch wenn die Beutel-Masken-Beatmung als First-Line-Methode empfohlen ist, wird irgendwann eine Atemwegssicherung notwendig. Intubieren Sie grundsätzlich im ersten Versuch mit dem Videolaryngoskop; meist ist die Intubation von Kindern einfach – häufiger ergeben sich Schwierigkeiten mit der Beatmung.
- … Ihnen die Intubation des Kindes nicht in den ersten zwei Versuchen gelänge?
  - Legen Sie eine supraglottische Atemwegshilfe (Larynxmaske oder Larynxtubus). Sollte diese nicht zum gewünschten Ventilationserfolg führen (was übrigens statistisch gesehen unwahrscheinlich ist), dann bleibt nur die Maskenbeatmung mit der Zwei-Helfer-Methode, bis das Expertenteam vor Ort ist – eine Koniotomie ist bei der kleinen Trachea eines Kindes nicht empfohlen.
- … Sie Beatmungsschwierigkeiten bekämen und an DOPES dächten?
  - **D**islokation des Tubus: bei Kindern wegen der kurzen Trachea schnell möglich
  - **O**bstruktion: wegen des kleinen Tubusdurchmessers schnell möglich
  - **P**neumothorax: wegen versehentlich zu hoher Beatmungsdrücke schnell möglich
  - **E**quipment-Ausfall: immer möglich
  - **S**tomach (Magen): Legen Sie immer großzügig eine Magensonde, bei Kindern führt eine Magenüberblähung sehr häufig zu Beatmungsschwierigkeiten, was von Nichtpädiatern sehr häufig nicht als Ursache erkannt wird.

### LITERATUR

van de Voorde P, et al. European Resuscitation Council Guidelines 2021: Paediatric Life Support. Resuscitation 2021; 161: 327–387.

8

# III Kardiologische Notfälle

KAPITEL

# 9

Daniel Kiefl

# Aus dem Takt geraten

**Fallbericht**

### Eintreffen

Eine 76 Jahre alte Patientin stellt sich zu Fuß in der Notaufnahme vor. Sie sei heute wegen des Gefühls von Herzstolpern und einer allgemeinen Leistungsminderung beim Hausarzt gewesen. Auch sei der Puls immer wieder so schnell.

### Ersteindruck

Patientin wach, voll orientiert, wirkt beschwerdefrei.

### Vitalwerte

GCS 15; $SaO_2$ 97 %; HF 125; RR 150/80; AF 14; T 36,5; Sx 0/10; BZ 115

### Triagekategorie

Gelb

### Anamnese

Die Patientin gibt an, dass sie seit ca. 1 Woche einen unregelmäßigen Herzschlag verspüre. Im Verlauf sei auch die Luft immer schlechter geworden, und sie könne sich nicht mehr richtig belasten. Anfänglich habe auch Schwindel bestanden. Sie müsse auch öfter auf die Toilette. Ein erhöhter Bluthochdruck sei bekannt, sie nehme einen ACE-Hemmer ein.

✓ Fallbericht: Aus der Anamnese geht hervor, dass es sich um eine Herzrhythmusstörung handelt.

## 9.1 Anamnese und Differenzialdiagnose

Bei Vorliegen einer Herzrhythmusstörung ist zunächst zu klären, ob es sich um eine stabile oder um eine instabile Rhythmusstörung handelt. Klinische **Instabilitätskriterien** sind Hypotonie ($RR_{syst}$ < 90 mmHg) in Kombination mit einer Vigilanzstörung, Brustschmerzen oder Zeichen der akuten Herzinsuffizienz (Luftnot, Stauungszeichen). Liegen klinische Symptome vor, die den Instabilitätskriterien entsprechen, muss eine schnelle und effektive Behandlung der Herzrhythmusstörung erfolgen – meist in Form einer Kardioversion/Defibrillation oder einer Schrittmachertherapie.

Neben der Einschätzung der klinischen Stabilität ist im nächsten Schritt die richtige **Klassifizierung der Rhythmusstörung** notwendig. Anhand von EKG-Befunden muss geklärt werden, ob es sich um eine supraventrikuläre oder um eine ventrikuläre Tachykardie handelt. Kriterien für eine **ventrikuläre Tachykardie** sind eine regelmäßige Breitkomplextachykardie mit Vektorwechsel im Lagetyp. Es kann nicht immer sicher zwischen einer supraventrikulären und einer ventrikulären Rhythmusstörung unterschieden werden. Im Zweifel ist dann wie beim Vorliegen einer ventrikulären Rhythmusstörung zu handeln.

**KERNAUSSAGEN**

- Bei Vorliegen einer Herzrhythmusstörung muss zunächst die klinische Stabilität eingeschätzt werden.
- Eine schnelle Klassifizierung (supraventrikuläre/ventrikuläre Tachykardie; höhergradige Bradykardie) ist vorzunehmen; hierfür ist ein EKG(-Monitoring) notwendig!
- Im Zweifel muss wie beim Vorliegen einer ventrikulären Tachykardie gehandelt werden.

**RED FLAGS**

Zeichen der klinischen Instabilität von Herzrhythmusstörungen sind:

- Hypotonie ($RR_{syst} < 90$ mmHg) in Kombination mit
  - Vigilanzstörungen
  - Brustschmerzen
  - akuter Herzinsuffizienz

**Supraventrikuläre Rhythmusstörungen** müssen in regelmäßige und unregelmäßige Rhythmusstörungen unterteilt werden. Bei arrhythmischen supraventrikulären Rhythmusstörungen ist das Vorhofflimmern die häufigste Diagnose. Es kann unterteilt werden in paroxysmales, persistierendes (reagiert auf elektrische oder medikamentöse Kardioversion) und permanentes Vorhofflimmern. Bei der Anamnese sind neben Zeitpunkt und Muster des Auftretens und der Symptome auch mögliche sekundäre Ursachen des Vorhofflimmers zu erfragen.

**MERKE**

**Sekundäre Ursachen von Vorhofflimmern**

- **Kardiale Ursachen:**
  - KHK, Myokardinfarkt
  - Herzinsuffizienz
  - Mitralvitien
  - Kardiomyopathie
  - Myokarditis/Perikarditis
  - Z. n. Herzoperationen
  - Sick-Sinus-Syndrom
- **Extrakardiale Ursachen:**
  - Sepsis
  - Arterielle Hypertonie
  - Lungenembolie
  - alkoholtoxisch („holiday heart syndrome")
  - Hyperthyreose
  - medikamenteninduziert
  - Trauma (mit Contusio cordis)

Die klinischen Symptome einer Vorhofflimmer-Episode sind unterschiedlich stark ausgeprägt. Insbesondere Patienten mit paroxysmalem oder erstmalig aufgetretenem Vorhofflimmern verspüren ihre Symptome meist deutlich stärker als Patienten mit chronischem/permanentem Vorhofflimmern. Die Schwere der klinischen Symptome wird von der European Heart Rhythm Association in den EHRA-Score zwischen 1 und 4 eingeteilt (s. ESC Guidelines Vorhofflimmern).

Herzklopfen und -stolpern sind klassische und unkritische Symptome, ebenso wie Schwindel. Kritischer ist das Auftreten einer **Synkope** zu werten. Diese kann z. B. aufgrund einer präautomatischen Pause auftreten.

Durch die Vorhofbelastung mit erhöhter Ausschüttung von ANP kommt es zu vermehrtem Harndrang. Daher ist die Frage nach einer neu aufgetretenen **Polyurie** hilfreich.

Gerade auch bei länger andauerndem, tachykard übergeleitetem Vorhofflimmern (Tachyarrhythmie) kommt es zu einem Absinken des Herzminutenvolumens mit der möglichen Folge einer Herzinsuffizienz mit progredienter Luftnot. Häufig finden sich dann auch Angstgefühle in der Anamnese.

**KERNAUSSAGEN**

Wichtige anamnestische Angaben bei Vorhofflimmern:

- Erstereignis? – Bekannte chronische Rhythmusstörung?
- Synkope?
- Luftnot?
- Pulsdefizit?

**Fallbericht**

**Untersuchungsbefund**

Die Patientin ist wach und voll orientiert. Hautfarbe unauffällig. Die Herztöne sind tachykard und arrhythmisch und weisen ein 3/6-Systolikum mit p. m. im 5. ICR links auf. Es existiert bds. ein vesikuläres Atemgeräusch mit basalen feinblasigen RGs bds. Abdomen weich, kein Druckschmerz. Unterschenkelödeme bds.

✓ Fallbericht: Bei der Untersuchung zeigen sich kardiale und pulmonale Auffälligkeiten.

## 9.2 Körperliche Untersuchung

Die festgestellte Arrhythmie ist der wegweisende körperliche Untersuchungsbefund für das Vorliegen einer absoluten Arrhythmie bei Vorhofflimmern. Die Herzfrequenz zeigt eine Tachyarrhythmie. Das Systolikum weist auf einen Herzklappenfehler hin. In diesem Fall ist eine Mitralklappeninsuffizienz wahrscheinlich. Diese kann eine sekundäre Ursache des Vorhofflimmerns sein. Die feinblasigen Rasselgeräusche bei der Lungenauskultation in Verbindung mit den Unterschenkelödemen weisen auf eine biventrikulär dekompensierte Herzinsuffizienz hin.

**KERNAUSSAGEN**

Bei fast allen Patienten finden sich bei Vorhofflimmern klinische Auffälligkeiten:
- Unregelmäßiger Puls, oft mit Tachyarrhythmie, seltener mit Bradyarrhythmie
- Pulsdefizit
- Zeichen der Herzinsuffizienz
- Zeichen der sekundären Ursache von Vorhofflimmern

**Fallbericht**

**Erste Anordnungen und Diagnostik**

EKG, Monitor, Labordiagnostik.

EKG

Absolute Arrhythmie bei Vorhofflimmern (➤ Abb. 9.1), QRS-Komplexe schmal, Indifferenztyp, keine Erregungsrückbildungsstörungen.

Labor

| Parameter | Laborwert Pat. | Referenzbereich | Einheit |
|---|---|---|---|
| Natrium | 138 | 135–145 | mmol/l |
| Kalium | 4,5 | 3,5–5,0 | mmol/l |
| Kalzium | 2,4 | 2,2–2,6 | mmol/l |
| Chlorid | 100 | 97–108 | mmol/l |
| Die weiteren Laborwerte inkl. Blutbild, metabolisches Grundprofil, Gerinnung, TSH sind unauffällig. | | | |

Monitorüberwachung

Durchgehend tachykard übergeleitetes Vorhofflimmern mit einer Herzfrequenz zwischen 100 und 125/min.

✓ Fallbericht: Labor ist unauffällig, EKG und Monitor zeigen das Vorhofflimmern.

**DIAGNOSE**

Vorhofflimmern mit tachykarder Überleitung

## 9.3 Erste Anordnungen und Diagnostik

Patienten mit erstmalig aufgetretenem Vorhofflimmern benötigen eine gewisse Abklärung zur Erforschung der Erkrankungsursachen. Einige dieser Untersuchungen können bereits in der Notaufnahme, andere im weiteren Verlauf auf Station erfolgen. Wichtig ist die initiale Beurteilung der Patienten mit der Maßgabe, die Indikatoren für eine stationäre Monitorüberwachung zu identifizieren. Auch die Initialtherapie richtet sich nach dem Monitorergebnis, aber auch nach der Ausprägung der klinischen Beeinträchtigung durch das Vorhofflimmern.

### 9.3.1 EKG

Die wichtigste Untersuchung ist das EKG (➤ Abb. 9.1). Es sollte in der Notaufnahme immer durchgeführt werden, mit dem Ziel, die Rhythmusstörung zu erkennen. Des Weiteren muss die elektrische Frequenz mit der mechanisch generierten Pulsfrequenz abgeglichen werden, um ein Pulsdefizit zu erkennen oder auszuschließen.

Es muss beschrieben werden, ob eine Tachyarrhythmie oder ein bradykard übergeleitetes Vorhofflimmern vorliegt.

Auch kardiale und extrakardiale Ursachen des Vorhofflimmerns lassen sich z. T. mittels EKG erkennen oder ausschließen. Besonders geachtet werden sollte auf:
- **Ischämiezeichen** → z. B. Herzinfarkt
- **Rechtsherzbelastungszeichen** → z. B. Lungenembolie
- **Herzfrequenz** → Tachykardie/Bradykardie

### 9.3.2 Monitor

Eine Monitorüberwachung in der Notaufnahme dient der Erkennung des Verlaufs einer Vorhofflim-

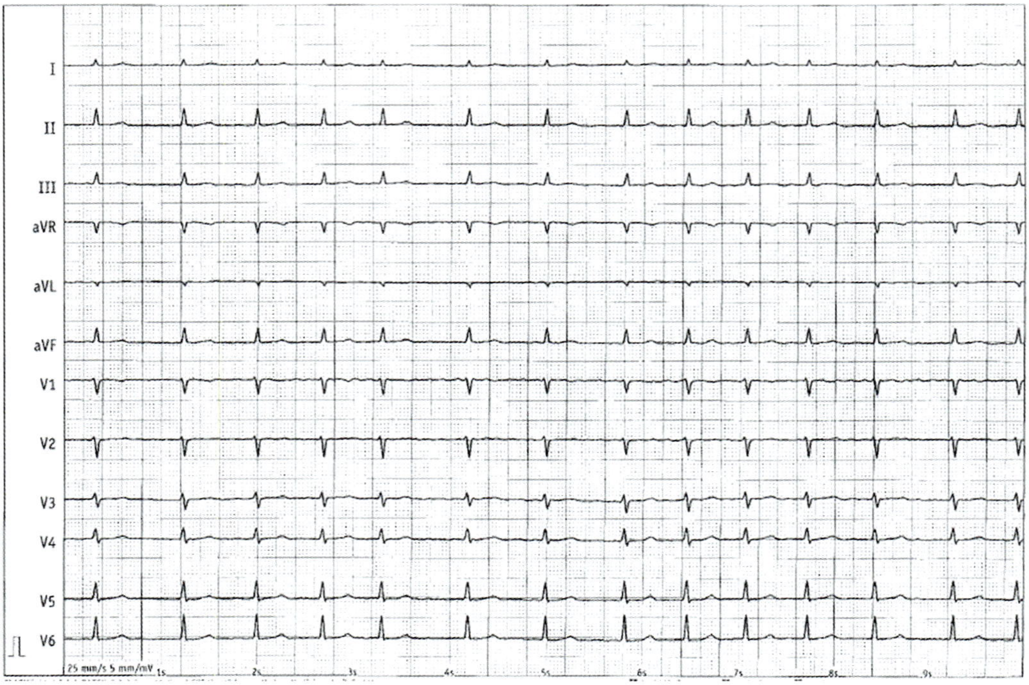


**Abb. 9.1** EKG mit Vorhofflimmern [T952]

mer-Episode und in manchen Fällen der Kontrolle des Therapieerfolgs. Bei Erstereignis, paroxysmalem Auftreten oder Frequenzentgleisung sollte eine Monitorüberwachung durchgeführt werden. Unverzichtbar ist diese, wenn Antiarrhythmika i. v. appliziert werden oder wenn eine elektrische Therapie durchgeführt wird. Wenn das Vorhofflimmern allerdings eine Begleiterkrankung ist und der Patient mit einem anderen, hiervon unabhängigen Beschwerdebild vorstellig wird, muss anhand des tatsächlichen Leitsymptoms über die Monitorüberwachung entschieden werden.



### 9.3.3 Labor

Laborparameter sollten zielführend und aufgrund der Anamnese und klinischen Präsentation veranlasst werden. Die ESC Guidelines Vorhofflimmern empfehlen als Basis die Bestimmung von Schilddrüsen- und Nierenfunktion, Elektrolyten und großem Blutbild.

Häufig begünstigen Elektrolytstörungen eine Herzrhythmusstörung. Eine Derangierung vor allem von Kalium auszugleichen kann stabilisierende Effekte auf den Rhythmus haben und sich günstig auf eine Konversion auswirken.

Liegt das klinische Bild einer akuten Herzinsuffizienz ggf. auch mit den Symptomen eines ACS vor, müssen die kardialen Marker Troponin und ggf. CK/CK-MB erhoben werden. Die Bestimmung des Blutbilds, der Nierenfunktion und der Gerinnungsparameter (INR, PTT) muss ebenfalls im Verlauf erfolgen, um die weitere Therapie entsprechend einleiten zu können. Auch extrakardiale Ursachen wie eine Hyperthyreose müssen mittels Laboruntersuchung (TSH, ggf. $fT_3$, $fT_4$) ausgeschlossen werden.

### 9.3.4 Apparative Diagnostik

An Zusatzdiagnostik ist in der Notaufnahme nur eine fokussierte Echokardiografie notwendig. Dabei können z. B. eine verminderte Pumpfunktion, eine Rechtsherzbelastung oder ein Perikarderguss erkannt oder ausgeschlossen werden, die auch Hinweis auf besondere Ursachen des Vorhofflimmerns sein können.

**KERNAUSSAGEN**

- Das EKG ist die wichtigste apparative Untersuchung bei Vorliegen von Vorhofflimmern.
- Ein Monitoring ist vor allem zur Therapieüberwachung essenziell.
- Laborparameter sind anhand der Anamnese zu bestimmen.
- An Zusatzdiagnostik wird meist nur eine fokussierte Echokardiografie benötigt.

**Fallbericht**

**Therapie**

Es erfolgt die Gabe von 5 mg Metoprolol i. v. fraktioniert.

✓ Fallbericht: Die Patientin erhält eine frequenzregulierende Therapie.

## 9.4 Therapie

Prinzipiell wird zwischen einer kausalen und einer symptomatischen Therapie unterschieden. Die Frequenzregulation ist eine symptomatische Therapie. Als Alternative steht die Rhythmuskontrolle zur Verfügung.

### 9.4.1 Frequenzregulation

Die Frequenzregulation kann medikamentös oder mittels elektrischer Therapie erfolgen. Vorzuziehen und in den meisten Fällen auch ausreichend ist primär die medikamentöse Therapie. Therapieziele bei der meist vorliegenden Tachyarrhythmie sind die Senkung der Herzfrequenz zunächst auf eine Frequenz von < 110/min und Symptomfreiheit oder -minderung beim Patienten. Diese Zielfrequenz lässt sich nicht immer in der Notaufnahme erreichen, sondern benötigt manchmal mehr Zeit, als der Aufenthalt dort dauert. Dann sollte das Vorgehen mit der weiterversorgenden Fachabteilung abgesprochen werden.

- Für die medikamentöse Frequenzsenkung stehen unterschiedliche Substanzen zur Verfügung:
  - *Metoprolol:* Betablocker empfehlen sich bei Patienten mit Herzinsuffizienz oder Hyperthyreose.
  - *Verapamil:* als Kalziumantagonist bei Patienten ohne Herzinsuffizienz einsetzbar.

**CAVE**

Verapamil und Metoprolol dürfen nicht gemeinsam i. v. appliziert werden. Es besteht die Gefahr einer AV-Blockade.

  - *Digitalis:* kann zur reinen Frequenzkontrolle in Kombination mit Metoprolol eingesetzt werden, wenn dieser Wirkstoff allein keine ausreichende Wirkung hat.
  - *Amiodaron* wird nicht als Erstlinientherapie eingesetzt, sondern in besonderen Fällen als Zweit- oder Drittlinientherapie, z. B. bei Therapieversagen und ausgeprägter Herzinsuffizienz. Die Dosierung liegt bei 5–7 mg/kg i. v. über 1–2 h, gefolgt von einer Dauerinfusion, deren Dosis mit der weiterversorgenden Fachabteilung abgesprochen werden sollte.
- Liegt eine **symptomatische Bradyarrhythmie** vor, werden potenziell verursachende Medikamente ausgeschlichen bzw. abgesetzt. Bei Weiterbestehen muss eine Schrittmachertherapie (VVI-[R]) durchgeführt werden.
- Als **elektrische Therapie zur Frequenzkontrolle** einer Tachyarrhythmia absoluta steht in besonderen Fällen die AV-Knoten-Ablation und konsekutive VVI-Schrittmacherversorgung zur Verfügung.

### 9.4.2 Rhythmuskontrolle

Auch hier kann zwischen einer medikamentösen und einer elektrischen Therapie zur Rhythmuskontrolle unterschieden werden. Ziel ist die Etablierung eines stabilen Sinusrhythmus. Mehrere Faktoren beeinflussen die Erfolgswahrscheinlichkeit. Diese Faktoren sollten erhoben werden, um eine sinnvolle Entscheidung für diesen Therapieweg fällen zu können.

**MERKE**

**Voraussetzungen für eine erfolgreiche Rhythmisierung**

**Prinzipielle Voraussetzungen:**
- Ursachen für Vorhofflimmern behoben
- Dauer < 12 Mon.

9

**Kardiale Voraussetzungen:**
- Linker Vorhof < 50 mm im Durchmesser
- Gute systolische Pumpfunktion
- Mitralvitium nicht Grad III
- Kein Sick-Sinus-Syndrom
- Zum Teil Ausschluss von intrakardialen Thromben mittels TEE

**Extrakardiale Voraussetzungen:**
- Kalium/Magnesium im hochnormalen Bereich
- Bei Dauer des Vorhofflimmerns > 48 h → ggf. ausreichende Antikoagulation

Die **medikamentöse Kardioversion** erfolgt durch die Einnahme von z. B. 200–300 mg *Flecainid* oder 450–600 mg *Propafenon* p. o. Nach erfolgreicher Anwendung unter stationärer Überwachung eignen sich diese Antiarrhythmika im Verlauf auch für die ambulante Anwendung durch den Patienten im Rahmen eines „Pill-in-the-pocket"-Konzepts.

Alternativ kann *Amiodaron* i. v. angewendet werden. Hierbei müssen die Kontraindikationen von Amiodaron entsprechend Berücksichtigung finden.

Die **elektrische Kardioversion** erfolgt EKG-getriggert in Kurznarkose unter Monitorüberwachung und Intubationsbereitschaft. Es empfehlen sich Klebeelektroden, da diese eine bessere Überleitung des applizierten Stroms ermöglichen und so eine höhere Erfolgswahrscheinlichkeit generieren.

**Fallbericht**

**Risikostratifikation und Thromboembolieprophylaxe**

Nach erfolgreicher Frequenzkontrolle muss über die Etablierung einer Thromboembolieprophylaxe entschieden werden.

## 9.5 Risikostratifikation

### 9.5.1 Schlaganfallprophylaxe

Die Risikostratifikation in Hinsicht auf das Auftreten eines Schlaganfalls erfolgt anhand des $CHA_2DS_2$-VASc-Scores (➤ Tab. 9.1).

**Tab. 9.1** Decision Instrument: $CHA_2DS_2$-VASc-Score [F759-004]

| | | |
|---|---|---|
| C | Congestive Heart Disease (1 P) | Anamnese oder Vorliegen von Herzinsuffizienz |
| H | Hypertension (1 P) | Vorliegen einer arteriellen Hypertonie |
| A | Age (2 P) | Alter > 75 Jahre |
| D | Diabetes mellitus (1 P) | Vorliegen eines Diabetes mellitus |
| S | Stroke (2 P) | Stattgehabte(r) TIA oder Apoplex |
| V | Vascular disease (1 P) | KHK, pAVK, Venenthrombose, Z. n. Myokardinfarkt |
| A | Age (1 P) | Alter 65–74 Jahre |
| Sc | Sex category (1 P) | Weibliches Geschlecht |
| Bei einem Score von ≥ 2 Punkten bei Männern und ≥ 3 Punkten bei Frauen wird eine orale Antikoagulation empfohlen. | | |

### 9.5.2 Vorhofflattern

Vorhofflattern ist eine Sonderform der supraventrikulären Tachykardie, die sich im EKG im Gegensatz zum Vorhofflimmern als ziemlich starrfrequente Schmalkomplextachykardie meist mit einer Frequenz im Bereich von etwa 140/min zeigt. Die typischen Sägezahnwellen als Zeichen einer hochfrequenten Vorhofaktion sind im 12-Kanal-EKG oft, aber nicht immer zu erkennen. In Zweifelsfällen lassen sich durch die Ableitung eines Lewis-EKG die Vorhofaktionen erkennen und beurteilen.

Vorhofflattern wird grundsätzlich wie Vorhofflimmern behandelt, die Erfolgsrate der medikamentösen Frequenzkontrolle ist aber deutlich niedriger als bei Vorhofflimmern. Symptomatische Patienten mit Vorhofflattern müssen gut engmaschig überwacht werden, um eine Verschlechterung frühzeitig zu erkennen und zu behandeln. In diesen Fällen kann eine Kardioversion erforderlich werden.

### 9.5.3 Sekundäres Vorhofflimmern

Sekundäres Vorhofflimmern wird nicht wie meist durch eine primär rhythmogene Störung ausgelöst, sondern ist die Folge einer anderen, oft extrakardialen Erkrankung, z. B. Vorhofflimmern ausgelöst durch Lungenembolie, Sepsis, Hypovolämie, Hyperthyreose oder Perikardtamponade. Das sehr frühzeitige Erkennen eines sekundären Vorhofflimmerns ist in der Notaufnahme von sehr großer Bedeutung, da in diesen Fällen die Behandlung der zugrunde liegenden Erkrankung im Vordergrund steht und nicht die Frequenzsenkung. Wenn bei sekundärem Vorhofflimmern eine Frequenzsenkung erfolgt und keine Behandlung der Grunderkrankung, dann kann die abfallende Herzfrequenz rasch zu einem Kreislaufversagen mit deletärem Verlauf führen.

**Fallbericht**

**Disposition/Empfehlung weiteres Vorgehen**

Nach der erfolgreichen Frequenzkontrolle mittels Betablockergabe wird eine orale Antikoagulation begonnen, da ein $CHA_2DS_2$-VASc-Score von 4 ermittelt wurde.

Eine stationäre Aufnahme zur Therapie der Herzinsuffizienzzeichen und zur Überwachung der Effektivität der Frequenzkontrolle mit zusätzlicher Ursachenforschung ist indiziert. Die Patientin kann auf Normalstation aufgenommen werden.

## 9.6 Disposition/Empfehlung weiteres Vorgehen

Erfolgt eine Frequenzkontrolle in den normofrequenten Bereich, ist ein längeres Monitoring nicht notwendig. Nur bei dauerhaft therapierefraktären (tachykarden und bradykarden!) Frequenzentgleisungen sowie einer entsprechenden Klinik, die für eine Instabilität der Rhythmusstörung spricht, ist eine stationäre Monitorüberwachung indiziert. Nach einer elektrischen Therapie ist für die nächsten Stunden eine Monitorüberwachung angezeigt.

Der Nutzen einer Thrombembolieprophylaxe sollte anhand des $CHA_2DS_2$-VASc-Scores abgeschätzt werden. Als Medikation stehen vor allem die direkten oralen Antikoagulanzien (DOAKs) zur Verfügung.

Patienten mit nicht ausreichender Frequenzkontrolle, Herzinsuffizienz oder Begleiterkrankungen sollten stationär aufgenommen werden. Bei Patienten dagegen, die in der Notaufnahme gut frequenzkontrolliert werden und die keine schwereren Begleiterkrankungen oder andere Risikozeichen aufweisen, kann eine Entlassung aus der Notaufnahme erwogen werden, sofern eine zeitnahe ambulante Weiterbehandlung gewährleistet ist.

**Was wäre, wenn …**

- … die Patientin synkopiert wäre und hiernach zusätzlich Luftnot gehabt hätte?
  - Dann hätte der Verdacht auf eine Lungenembolie vorgelegen, die zielgerichtet diagnostiziert werden muss.
- … die Symptome der Patientin glaubhaft unter 48 h bestanden hätten?
  - Dann hätte die Möglichkeit für eine direkte Kardioversion nach Ausschluss kardialer Thromben bestanden.
- … die Patientin mit einer Monotherapie nicht hätte frequenzkontrolliert werden können?
  - Dann hätte sich eine Kombinationstherapie unter Beachtung der Kontraindikationen empfohlen.
- … die Patientin eine Bradyarrhythmie mit einer Herzfrequenz von 35/min gehabt hätte?
  - Dann hätte eine elektrische Therapie mittels Schrittmacherimplantation durchgeführt werden müssen.
- … die Patientin z. B. 60 Jahre alt und bis auf ein bekanntes rezidivierend-paroxysmales Vorhofflimmern ansonsten gesund gewesen wäre und in der Notaufnahme eine gute Frequenzkontrolle erreicht worden wäre?
  - Dann hätte die Patientin aus der Notaufnahme entlassen werden können, sofern eine zeitnahe Weiterbehandlung im ambulanten Bereich gesichert gewesen wäre.

## LITERATUR

2020 ESC Guidelines for the diagnosis and management of atrial fibrillation developed in collaboration with the European Association for Cardio-Thoracic Surgery (EACTS): The Task Force for the diagnosis and management of atrial fibrillation of the European Society of Cardiology (ESC) Developed with the special contribution of the European Heart Rhythm Association (EHRA) of the ESC. Eur Heart J 2020; 42(5): 373–498.

van den Ham HA, et al. Comparative performance of ATRIA, $CHADS_2$, and $CHA_2DS_2$-VASc risk scores predicting stroke in patients with atrial fibrillation. J Am Coll Cardiol 2015; 66(17): 1851–1859.

Yealy DM, Kosowsky JM. Dysrhythmias. In: Walls R (ed.): Rosen's Emergency Medicine: Concepts and Clinical Practice. 10th ed. Elsevier Health Sciences 2023; 890–920.

KAPITEL

# 10 Herzrasen

Andreas Fischbach

Fallbericht

**Eintreffen**

50-jähriger Patient, mit dem Rettungsdienst zugewiesen, nachdem er zweimalig aus völligem Wohlbefinden im Sitzen bewusstlos geworden war. Nach Wiedererlangen des Bewusstseins (noch auf der Couch sitzend) war er sofort reorientiert, zum Vorstellungszeitpunkt ist er vollkommen beschwerdefrei. Thoraxschmerzen oder Dyspnoe seien zu keinem Zeitpunkt aufgetreten, unmittelbar vor dem Bewusstseinsverlust habe er jedoch Herzklopfen verspürt.

**Ersteindruck**

Patient wach, voll orientiert, wirkt nicht kritisch krank.

**Vitalwerte**

GCS 15; $SaO_2$ 96 %; HF 88; RR 115/80; AF 15; T 36,9; Sx 0/10; BZ 81

**Triagekategorie**

Gelb

**Anamnese**

Patient berichtet über eine reduzierte Belastbarkeit in den letzten Monaten. Ansonsten sei er nie ernsthaft krank gewesen, nehme keine Dauermedikation ein und sei frei von Allergien.

✓ Fallbericht: Die Anamnese eines plötzlichen Bewusstseinsverlusts mit rascher Reorientierung und fehlenden Hinweisen für einen zerebralen Krampfanfall wird als Synkope bezeichnet. Wenn vor der Synkope Palpitationen auftreten, so ist dies als Hinweis auf eine Arrhythmie als Ursache der Synkope zu betrachten.

## 10.1 Anamnese und Differenzialdiagnose

Fallbericht

**Untersuchungsbefund**

Patient initial wach, voll orientiert. Hautfarbe unauffällig. 3. Herzton, keine Geräusche. Bds. vesikuläres Atemgeräusch. Abdomen weich, Peristaltik unauffällig, kein Druckschmerz reizlos. Keine Unterschenkelödeme.

Zum Ende der körperlichen Untersuchung treten Palpitationen auf, und der Patient verliert erneut das Bewusstsein.

Im Monitor-EKG ist nach vier schmalen QRS-Komplexen eine schnelle Breitkomplextachykardie (Frequenz 250/min) mit verändertem QRS-Vektor zu erkennen (➤ Abb. 10.1).

✓ Fallbericht: Nach eingetretenem Bewusstseinsverlust ist kein Puls palpabel, sodass unmittelbar mit der Herzdruckmassage bis zur Verfügbarkeit des Defibrillators begonnen wird. Nach der zweiten Schockabgabe ist ein Sinusrhythmus nachweisbar, und der Patient erlangt rasch das Bewusstsein.

**DIAGNOSE**

Breitkomplextachykardie

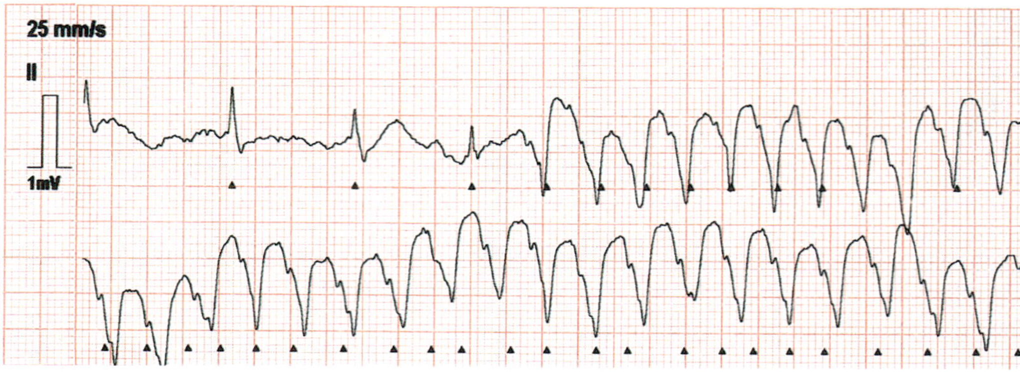


**Abb. 10.1** EKG: schnelle Breitkomplextachykardie [T953]

## Fallbericht

### Untersuchungsbefund

✓ Fallbericht: Bei der Untersuchung fällt lediglich ein 3. Herzton als Hinweis auf das Vorliegen einer Herzinsuffizienz auf. Der beobachtete Kreislaufstillstand ohne Puls erfordert die sofortige Einleitung von Reanimationsmaßnahmen. Da sich bereits bei der Aufnahmeuntersuchung das Ereignis wiederholt, bestätigt sich die Arbeitsdiagnose unmittelbar.

## 10.2 Körperliche Untersuchung und Notfallmaßnahmen

Bei einer hämodynamisch relevanten Breitkomplextachykardie stellt sich immer die Frage nach der zugrunde liegenden kardialen Erkrankung. Der auskultierbare 3. Herzton kann ein Hinweis für eine bisher bei diesem Patienten nicht diagnostizierte Herzinsuffizienz sein.

Eine (Breitkomplex-)Tachykardie **ohne** palpablen Puls wird nach den Reanimationsleitlinien wie ein Kreislaufstillstand behandelt.

Bei einer Tachykardie **mit** palpablem Puls stellt sich als erstes die Frage, ob der Patient hämodynamisch stabil oder instabil ist.

**MERKE**

**Zeichen der hämodynamischen Instabilität**

Hypotonie < 90 mmHg in Kombination mit:
- Vigilanzminderung
- Angina pectoris
- Zeichen der akuten Herzinsuffizienz (Kurzatmigkeit, Kaltschweißigkeit)

Bei hämodynamisch **instabilen** Patienten ist die elektrische Kardioversion in Kurznarkose eine geeignete Maßnahme zur raschen Beherrschung der Situation (zuvor an EKG-Dokumentation denken!). Der Antiarrhythmika-Einsatz garantiert in dieser Situation keinen Erfolg und ist potenziell von einer weiteren Verschlechterung der Hämodynamik begleitet.

**KERNAUSSAGE**

Die meisten Patienten mit einer Breitkomplextachykardie haben eine ventrikuläre Tachykardie (VT). Dies gilt umso mehr, wenn anamnestisch ein Myokardinfarkt oder eine Herzinsuffizienz vorliegt. Im Zweifel wird immer so behandelt, als läge eine prognostisch bedeutsamere VT vor. Die hämodynamische Instabilität erfordert eine elektrische Therapie (Defibrillation/Kardioversion); ein medikamentöser Therapieversuch sollte bei stabilen Patienten mit struktureller Herzerkrankung auch nur dann erfolgen, wenn das Risiko der Analgosedierung für die Kardioversion als hoch eingestuft wird. Auch in dieser Situation ist die Kardioversion eine Klasse I-Empfehlung.

**MERKE**

**Unterschied Defibrillation/Kardioversion**

Bei der **Defibrillation** erfolgt die Stromabgabe asynchron zur Terminierung von Kammerflattern, Kammerflimmern oder einer pulslosen Tachykardie.

Im Unterschied zur Defibrillation erfolgt die Stromabgabe bei der **Kardioversion** QRS-synchron durch R-Zacken-Triggerung, z. B. zur Konvertierung von Vorhofflimmern/-flattern oder einer ventrikulären Tachykardie, jedoch immer unter der Voraussetzung eines erhaltenen Pulses. Somit wird eine Stromabgabe in der vulnerablen Phase und dem damit verbundenen Risiko des Auslösens von Kammerflimmern vermieden. Dazu wählt man eine Ableitung, bei der die R-Welle deutlich größer ist als die T-Welle. Bei manchen Defibrillatoren muss man die Synchronisationstaste aktiv drücken. Anschließend wird überprüft, ob der EKG-Marker jede R-Zacke sicher erkennt. Eine Kardioversion erfordert eine Kurznarkose (Hypnotikum und Analgetikum).
Während der Defibrillation und der Kardioversion darf kein Sauerstoff über den Brustkorb des Patienten strömen (Brandgefahr!). In rechtsparasternaler und lateraler Position (alternativ: a.-p.) wird üblicherweise mit Klebeelektroden unter fortlaufendem Monitoring und Bereitstellung des Notfallwagens der Stromstoß ausgelöst, nachdem sichergestellt wurde, dass keiner der Mitarbeitenden mit dem Patienten in Kontakt ist.

**Fallbericht**

**Erste Anordnungen und Diagnostik**

Monitorüberwachung, BB, CRP, Troponin, Kreatinin, Elektrolyte, Leberenzyme, Röntgen-Thorax, Echokardiografie.

Monitorüberwachung

Durchgehend normofrequenter Sinusrhythmus, vereinzelt VES, keine erneute Rhythmusstörung.

Labor

| **Parameter** | **Laborwert Pat.** | **Referenzwert** | **Einheit** |
|---|---|---|---|
| Troponin T | 0,009 | < 0,014 | ng/ml |

Die weiteren Laborparameter sind unauffällig.

Röntgen-Thorax

Kardiomegalie, keine Dekompensationszeichen.

Echokardiografie

LA dilatiert (LA 35 $cm^2$ im apikalen 4KB, Norm < 20 $cm^2$), LV dilatiert (LVEDD 63 mm, Norm < 56 mm), rechte Herzhöhlen normal groß, normale linksventrikuläre Wandstärke, global schwer reduzierte systolische LV-Funktion bei schwerer diffuser Hypokinesie, leichte relative Mitralklappeninsuffizienz, $RVP_{syst}$ 30 mmHg plus ZVD (geschätzt 5 mmHg bei nicht dilatierter und atemsynchron kollabierender V. cava inferior), kein Perikarderguss, keine Pleuraergüsse.

✓ Fallbericht: Monitoring und Labor sind unauffällig; die radiologisch nachweisbare Kardiomegalie findet ihr Korrelat im Echokardiogramm.

## 10.3 Erste Anordnungen und Diagnostik

Die echokardiografisch nachgewiesene schwer reduzierte LV-Funktion wirft die Frage auf, ob sie primär koronaren (KHK) oder myokardialen (Kardiomyopathie) Ursprungs ist. Hierzu ist im Verlauf eine Koronarangiografie indiziert.

### 10.3.1 Monitorüberwachung

Man spricht von einer ventrikulären Tachykardie, wenn mindestens 3 ventrikuläre Schläge mit einer Frequenz von > 100/min aufeinanderfolgen. Dauert die Tachykardie kürzer als 30 s, spricht man von einer nicht anhaltenden, dauert sie länger als 30 s von einer anhaltenden ventrikulären Tachykardie. Unter einem „electrical storm" versteht man ≥ 3 anhaltende VTs oder Kammerflimmern innerhalb von 24 h. Monomorphe (konstante QRS-Morphologie) ventrikuläre Tachykardien entstehen meist über einen Reentry-Mechanismus um Narbengewebe bei struktureller Herzerkrankung.
Neben dem ventrikulären Ursprung können Breitkomplextachykardien unter folgenden Bedingungen auch supraventrikulären Ursprungs sein:
- Vorbestehender Schenkelblock
- Aberrante Leitung/frequenzabhängiger Schenkelblock

- Antidrome atrioventrikuläre Reentry-Tachykardie (WPW-Syndrom mit Ventrikelerregung über die akzessorische Leitungsbahn und antidromer Vorhoferregung über den AV-Knoten)

Wenn es der klinische Zustand des Patienten erlaubt, sollte ein 12-Kanal-EKG zur diagnostischen Klärung abgeleitet werden, da wichtige therapeutische Maßnahmen (z. B. ICD-Implantation, Katheterablation) damit verknüpft sind. Die elektrokardiografischen Kriterien (z. B. Brugada-Kriterien) zur Differenzierung des Ursprungs der Breitkomplextachykardie sind jedoch komplex und leider nicht sicher.

**MERKE**

**Brugada-Kriterien**

Jedes Kriterium spricht für eine VT:
- QS-Komplexe in allen Brustwandableitungen (negative Konkordanz)
- RS-Intervall > 100 ms in einer Brustwandableitung
- VA-Dissoziation (oder Capture Beats)
- Morphologiekriterien (➤ Tab. 10.1)

Tab. 10.1 Morphologiekriterien für eine VT

| | RSB-ähnlich (R in $V_1$ pos.) | LSB-ähnlich (R in $V_1$ neg.) |
|---|---|---|
| $V_1$ | Monophasisches R<br>Biphasisches qR oder Rs | R > 30 ms<br>Kerbung der S-Zacke<br>R-Spitze S > 60 ms |
| $V_6$ | R/S < 1<br>QS-Komplex | Q-Zacke |

**RED FLAGS**

Elektrokardiografische Kriterien und hämodynamische Stabilität sind keine verlässlichen Kriterien, um zwischen aberrant geleiteter supraventrikulärer Tachykardie und ventrikulärer Tachykardie zu unterscheiden.
Letztlich sind höheres Lebensalter und das Vorliegen einer organischen Herzerkrankung stärkere Prädiktoren für eine VT, was zu der Empfehlung führt, **im Zweifel immer wie bei einer prognostisch bedeutsameren VT zu behandeln.**

### 10.3.2 Labor

Laborchemisch muss ein Myokardinfarkt durch eine (ggf. serielle) Troponinbestimmung ausgeschlossen werden.

**MERKE**

Die Behandlung von Rhythmusstörungen im Rahmen eines akuten Koronarsyndroms (ACS) erfolgt durch die Beseitigung der zugrunde liegenden Ischämie.
Außerhalb eines ischämischen Ereignisses zielt die Therapie auf die Vermeidung/Behandlung eines Rezidivs und damit des plötzlichen Herztods.

### 10.3.3 Röntgen-Thorax

Die Röntgen-Thorax-Aufnahme wird mit der Frage nach kardialen Dekompensationszeichen und einer pulmonalen Pathologie angefertigt.

### 10.3.4 Echokardiografie

Die Echokardiografie wird zur Beurteilung der LV- und RV-Funktion und zum Nachweis einer strukturellen Herzerkrankung bei allen Risikopatienten für schwere ventrikuläre Arrhythmien oder einen plötzlichen Herztod empfohlen.

**Fallbericht**

**Therapie, Risikostratifizierung und Disposition**

Nach noch am Aufnahmetag durchgeführter unauffälliger Koronarangiografie wurde die Diagnose einer dilatativen Kardiomyopathie gestellt. Leitliniengerecht erfolgt nach überlebtem plötzlichem Herztod auf dem Boden einer ventrikulären Tachykardie und Einwilligung des Patienten die Implantation eines ICD. Bis zur ICD-Implantation erfolgt eine Monitorüberwachung auf der IMC-Station. Nach Ausschluss einer Nierenfunktionsstörung wird eine ACE-Hemmer-Therapie begonnen.

## 10.4 Therapie, Risikostratifizierung und Disposition

Eine wirksame Verhinderung des plötzlichen Herztods ist nur mittels ICD möglich (Empfehlungsgrad I, Evidenzgrad A). Eine medikamentöse antiarrhythmische Therapie kann neben der Akuttherapie in Notfallsituationen zur Vermeidung von rezidivierenden adäquaten Schocks erwogen werden.

Patienten mit vital bedrohlichen Rhythmusstörungen müssen lückenlos monitorüberwacht werden. Die organisatorischen Rahmenbedingungen hierzu variieren von Klinik zu Klinik. Die Identifizierung von behandelbaren Ursachen (z. B. Ischämie, Hypokaliämie) sollte parallel zur Notfallbehandlung erfolgen und auch bei stabilen Patienten die Bereitschaft zur elektrischen Therapie hergestellt werden.

Bei stabilen Patienten wird bei bekannter oder vermuteter struktureller Herzerkrankung primär eine elektrische Kardioversion empfohlen (Klasse-I-Empfehlung). Nur wenn das Anästhesierisiko zur Durchführung der elektrischen Kardioversion als hoch eingestuft wird, besteht die Indikation zur medikamentösen Therapie, wobei für Amiodaron lediglich eine Klasse-IIb-Empfehlung besteht. Für das hier nicht verfügbare Procainamid besteht eine Klasse-IIa-Empfehlung, alternativ ist der Einsatz von Ajmalin zu erwägen (➤ Box 10.1).

**BOX 10.1**

**Antiarrhythmische Therapie**

- **Ajmalin** ist ein Klasse-I-Antiarrhythmikum mit Wirkung auf kardiale Kalium-(IA) und Natriumkanäle (IC). Durch die Wirksamkeit bei supraventrikulären und ventrikulären Tachykardien ist es gerade bei Tachykardien unbekannten Ursprungs eine geeignete Substanz für die Notfallmedizin. Es wird parenteral in einer Dosis von max. 1 mg/kg KG langsam (d. h. nicht schneller als 10 mg alle 1–2 min) parenteral verabreicht und hat leitungsverzögernde und negativ inotrope Eigenschaften, was die Anwendung bei vorbestehenden Leitungsstörungen und linksventrikulärer Dysfunktion limitiert (nicht bei Patienten mit schwerer Herzinsuffizienz anwenden). Die Gabe sollte bei kontinuierlichem EKG-Monitoring unter Beobachtung der resultierenden QRS-Verbreiterung (die ihr Maximum erst einige Minuten nach der Injektion erreicht!) erfolgen. Unabhängig von der verabreichten Dosis wird die Injektion beendet, wenn die Tachykardie terminiert. Treten unter Injektion deutliche QRS-Verbreiterungen oder ein starkes Hitzegefühl auf, ist die Injektionsgeschwindigkeit zu schnell. Die Wirkdauer ist mit 10–15 min relativ kurz.
- **Amiodaron** ist ein Klasse-III-Antiarrhythmikum mit repolarisationsverlängernden Eigenschaften mit Wirkung auf supraventrikuläre und ventrikuläre Rhythmusstörungen. Es führt zu einer Abnahme der Sinusknotenfrequenz und einer Verlangsamung der AV-nodalen Leitung. Amiodaron wird bei der Tachykardie ohne hämodynamische Instabilität parenteral in einer Dosis von300 mg über einen Zeitraum von 20 min bis 2 h als Kurzinfusion in 5-prozentiger Glukoselösung verabreicht (beim schockrefraktären Kammerflimmern als 300 mg Bolus). Es hat eine nur gering ausgeprägte negativ inotrope Wirkung, was es für den Einsatz bei Patienten mit eingeschränkter linksventrikulärer Funktion qualifiziert. Die proarrhythmogenen Effekte sind gering und das ausgedehnte Nebenwirkungspotenzial erst bei der Dauertherapie relevant. Zu bedenken ist jedoch der sehr hohe Jodanteil, der eine Hyperthyreose induzieren kann.

Zur medikamentösen Behandlung der chronischen Herzinsuffizienz wird mit ACE-Hemmer oder Angiotensin-Rezeptor-Nerilysin-Inhibitor (ARNI), Betablocker, Mineralokortikoidrezeptor-Antagonist (MRA) und Sodium-Glucose-Cotransporter-2-Inhibitor (SGLT2-Inhibitor) therapiert. Bei Symptomen der Kongestion werden zusätzlich Diuretika verordnet.

**KERNAUSSAGEN**

- Bei Unsicherheit, ob eine Breitkomplextachykardie ventrikulären oder supraventrikulären Ursprungs ist, wird wie bei Vorliegen einer ventrikulären Tachykardie behandelt.
- Um relevante Bradykardien zu vermeiden, sollte man keine zwei Antiarrhythmika mit längerer Halbwertszeit kombinieren (ausgenommen Adenosin).
- Bei bekannter oder vermuteter struktureller Herzerkrankung besteht bei instabilen und stabilen Patienten eine Klasse-I-Empfehlung für die elektrische Kardioversion.

## Was wäre, wenn …

- … sich keine monomorphe VT, sondern eine polymorphe Tachykardie mit kontinuierlichem Amplitudenwechsel und Wechsel der Polarität um die Nulllinie gezeigt hätte?
  - Dann hätte eine Torsade-de-Pointes-Tachykardie (Spitzenumkehrtachykardie) vorgelegen, die durch angeborene (z. B. Long-QT-Syndrom) und erworbene Trigger (z. B. Hypokaliämie, Hypomagnesiämie, medikamentös induzierte QT-Verlängerung, Bradykardie) ausgelöst werden kann (torsades.org). Klinisch treten bei spontaner Limitierung Schwindel oder Synkopen auf, eine Degeneration in Kammerflimmern ist jederzeit möglich. Die Therapie richtet sich nach der zugrunde liegenden Störung. Akut wird mit Magnesiumsulfat i. v. (2 g als Kurzinfusion über 10 min) behandelt.
- … sich im ersten Notaufnahme-EKG ein Bild gefunden hätte, das an einen Rechtsschenkelblock erinnert, ohne dass breite S-Zacken in I und $V_6$ nachweisbar sind?
  - Dann hätte der Verdacht auf das Vorliegen eines Brugada-Syndroms bestanden. Dabei handelt es sich um eine genetische Erkrankung mit Funktionsverlust von Natriumionenkanälen. Die meist männlichen Patienten sind trotz strukturell unauffälligen Herzens (Echo) durch maligne Herzrhythmusstörungen (polymorphe VT, Kammerflimmern) vom plötzlichen Herztod bedroht. Die klinische Symptomatik tritt meist in Ruhephasen (Bradykardie) auf und kann medikamentös getriggert werden (brugadadrugs.org). Bei symptomatischen Patienten (überlebter plötzlicher Herztod, anhaltende VTs und Synkope) besteht die Indikation zu einer ICD-Implantation.
- … sich beim Auftreten der Palpitationen eine sog. FBI-Tachykardie (Fast-Broad-Irregular-Tachykardie) gezeigt hätte?
  - Dann hätte der Verdacht bestanden, dass es sich um Vorhofflimmern mit schneller Leitung über die akzessorische Leitungsbahn handelt. Die FBI-Tachykardie erkennt man an der schnellen, unregelmäßigen Abfolge von Kammerkomplexen unterschiedlicher Breite („fast – broad – irregular“). Das Auftreten von Kammerflimmern ist möglich, wenn der kürzeste Abstand von zwei QRS-Komplexen weniger als 250 ms beträgt. Das Gefährdungspotenzial (kurze Refraktärzeit) lässt sich am 12-Kanal-EKG im Sinusrhythmus *nicht* erkennen. Substanzen, welche die AV-Überleitung blockieren, sind in dieser Situation streng kontraindiziert, da die Leitung über die nun präferierte akzessorische Leitungsbahn die Kammerfrequenz beschleunigt. Falls die klinische Situation eine medikamentöse Therapie erlaubt, ist Ajmalin i. v. durch die Verlängerung der Leitungs- und Refraktärzeit der akzessorischen Bahn ein geeignetes Mittel; bei Instabilität sollte umgehend elektrisch kardiovertiert werden.
- … die Tachykardie schockrefraktär gewesen wäre?
  - Dann wäre Amiodaron neben der intensiven Suche nach korrigierbaren Ursachen (z. B. einer Hypokaliämie) indiziert gewesen.



### LITERATUR

2022 ESC Guidelines for the management of patients with ventricular arrhythmias and the prevention of sudden cardiac death. Eur Heart J 2022; 43(40): 3997–4126.

Battegay E. Differenzialdiagnose innerer Krankheiten. Stuttgart, New York: Thieme 2017.

Conover MB. Understanding Electrocardiography. 8th ed. St. Louis: Mosby 2003.

Fleischmann T, Hohenstein C. FAQ Klinische Notfallmedizin. München: Elsevier Urban & Fischer 2016.

Haverkamp W, Breithardt G. Moderne Herzrhythmustherapie. Stuttgart, New York: Thieme 2003.

Poon K, Mattu A. Never rely on the electrocardiogram or clinical information to distinguish between ventricular tachycardia with aberrant conduction. In: Mattu A, et al. (eds.): Avoiding Common Errors in the Emergency Department. 2nd ed. Philadelphia: Lippincott Williams & Wilkins 2010; 115–117.

KAPITEL

# 11

Daniel Kiefl und Thomas Fleischmann

# Ich komme nicht in Fahrt ...

**Fallbericht**

**Eintreffen**

75-jähriger Patient stellt sich mit einer Einweisung vom Hausarzt wegen „Schwäche, AZ-Reduktion" vor. Er wirkt im ersten Anblick nicht schwer erkrankt, keine Schmerzen, keine Luftnot, keine AP-Beschwerden.

**Ersteindruck**

Patient wirkt im ersten Anblick, auf dem Untersuchungsstuhl sitzend, nicht schwer krank.

**Vitalwerte**

GCS 15; $SaO_2$ 98 %; HF 35; RR 160/80; AF 12; T 36,5; Sx 0/10; BZ 78

**Triagekategorie**

Orange

**Anamnese**

Der Patient berichtet, dass er sich seit einigen Tagen nicht mehr im Alltag belasten könne. Beim Treppensteigen oder Fahrradfahren müsse er Pausen einlegen. Ihm sei öfter schwindelig und „komisch", und er sei auch schon einmal „umgefallen". Er fühle sich, als komme er nicht mehr richtig in Schwung. Für eine arterielle Hypertonie nehme er einen Betablocker ein.

✓ Fallbericht: Aus der Anamnese ist eine Herzinsuffizienz denkbar. Anhand der Vitalparameter lässt als Ursache der Symptomatik eine Bradykardie erkennen.

## 11.1 Anamnese und Differenzialdiagnose

Bradykardien können subjektive und objektive Symptome verursachen. Zu den **subjektiven Symptomen** gehört vor allem der Schwindel, aber auch Leistungsminderung, fehlende Belastbarkeit oder Palpitationen. **Objektive Symptome** sind im verringerten Herzminutenvolumen begründet und sind Zeichen einer Sauerstoffmangelversorgung. Darunter fallen vor allem zerebrale und kardiale Symptome, z. B. eine Synkope.

Besondere Bedeutung kann die Frage nach Brustschmerzen haben, da auch Herzinfarkte Ursache einer Bradykardie sein können und dann ein hohes Gefährdungspotenzial haben.

**MERKE**

- **Zerebrale Symptome** einer Bradykardie:
  - Schwindel
  - Benommenheit
  - Passagere neurologische Ausfälle
  - Epileptische Anfälle
  - Synkope
  - Stroke
- **Kardiale Symptome** einer Bradykardie
  - Herzinsuffizienz
  - Brustschmerzen
  - Chronotrope Inkompetenz (fehlender Frequenzanstieg bei Belastung)
  - Myokardinfarkt
  - Kardiogener Schock

**KERNAUSSAGEN**

Die klinischen Symptome einer bradykarden Herzrhythmusstörung können vielfältig und vor allem auch extrakardial gelagert sein.

Besonders häufig finden sich die Symptome Schwindel und fehlende Belastbarkeit. Synkopen können Ausdruck einer schwereren bradykarden Rhythmusstörung sein.

Wichtig ist auch das Erheben von Angaben zu Vorerkrankungen, vor allem kardialen Erkrankungen, und zur Medikation. Da auch Erkrankungen wie eine Lyme-Borreliose oder eine Sarkoidose zu Bradykardien führen können, sind auch diese Angaben wichtig.

**Fallbericht**

**Untersuchungsbefund**

Patient ist wach, wirkt orientiert, phasenweise wird er schläfrig. Hautfarbe unauffällig. Die Herztöne sind rein, bradykard mit einer HF um 35/min. Bds. vesikuläres Atemgeräusch ohne Rasselgeräusche. Abdomen weich, kein Druckschmerz. Keine prätibialen Ödeme.

✓ Fallbericht: Bei der Untersuchung des Patienten fallen eine Bradykardie und eine phasenweise auftretende Somnolenz auf. In diesen Phasen ist seine Herzfrequenz noch langsamer.

## 11.2 Körperliche Untersuchung

Eine gründliche körperliche Untersuchung ist wichtig, insbesondere zur Erkennung einer Schocksymptomatik oder Herzinsuffizienz. Die körperliche Untersuchung führt bei Bradykardien über die Feststellung der Rhythmusstörung hinaus allerdings häufig nicht zu weiteren wegweisenden Befunden. Von wesentlich größerer Bedeutung sind bei diesem Krankheitsbild die weiteren apparativen Untersuchungen, vor allem EKG und Monitoring.

**Fallbericht**

**Untersuchungsbefund**

Die Ursache der Beschwerden, die Bradykardie, fällt in der körperlichen Untersuchung auf. Der Patient wirkt phasenweise vollständig normal und phasenweise schläfrig und ist dadurch auch neurologisch auffällig, ohne dass ein fokales Defizit vorliegt. Der weitere körperliche Befund ist unauffällig.

## 11.3 Erste Anordnungen und Diagnostik

Möglichst frühzeitig sollte ein EKG abgeleitet werden, um die Bradykardie einordnen zu können und etwaige Risiken zu erkennen, z. B. durch Ischämiezeichen oder ein höheres Blockbild.

**Fallbericht**

**Erste Anordnungen und Diagnostik**

EKG (➤ Abb. 11.1), Monitor, BGA, Labordiagnostik.

Labor

| Parameter | Laborwert Pat. | Referenzbereich | Einheit |
|---|---|---|---|
| Troponin T | 0,012 | < 0,014 | µg/ml |
| Kreatinin | 1,0 | < 1,1 | mg/dl |
| Kalium | 4,8 | 3,5–5,0 | mmol/l |
| Digitoxin-Spiegel | 0 | 10–25 | µg/l |
| Digoxin-Spiegel | 0 | 0,5–0,8 | µg/l |

✓ Fallbericht: Die Laborwerte sind unauffällig, ebenso die weiteren Werte wie Blutbild und TSH.

Monitorüberwachung

In der Monitorüberwachung zeigt sich eine Bradykardie mit einer HF zwischen 30 und 38/min und als Grundrhythmus einen AV-Block II. Grades Typ Mobitz II. Fällt die HF unter 35/min, wird der Patient schläfrig und neurologisch auffällig.

**DIAGNOSE**

Bradykardie bei AV-Block II. Grades Typ Mobitz II

### 11.3.1 EKG und Monitoring

Das EKG und die Monitorüberwachung sind wegweisend für die Diagnosestellung einer Bradykardie. Eine Vielzahl von Störungen kann einer Bradykardie zugrunde liegen.

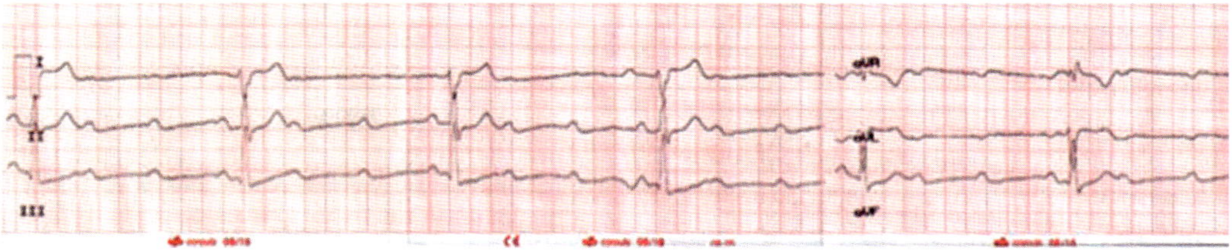

**Abb. 11.1** EKG mit AV-Block II. Grades Typ Mobitz II [T952]

**MERKE**

**Bradykarde Herzrhythmusstörungen**

- Sinusbradykardie
- Sinuatrialer (SA-)Block:
  - Grad 1: nicht im EKG erkennbar!
  - Grad 2: intermittierende Leitungsunterbrechung
  - Grad 3: vollständige Leitungsunterbrechung (DD Sinusarrest)
- Atrioventrikulärer (AV-) Block:
  - Grad 1: verzögerte Erregungsleitung ohne Ausfall bzw. Klinik
  - Grad 2: intermittierende Leitungsunterbrechung
  - Grad 3: vollständige Leitungsunterbrechung mit Ersatzrhythmus
- Sick-Sinus-Syndrom:
  - Sinusbradykardie mit klinischen Symptomen
  - Sinusarrest oder SA-Block
  - Tachykardie/Bradykardie-Syndrom
- Karotissinus-Syndrom

### 11.3.2 Labor

Die Labordiagnostik dient vor allem zur Feststellung spezifischer Ursachen der Bradykardie. So kann die Bestimmung des Troponins z. B. Hinweise auf einen NSTEMI oder eine Myokarditis geben oder diese ausschließen. Wichtig ist die Bestimmung des Kaliumwerts, da Hyperkaliämien schwere Bradykardien hervorrufen können, wobei die Hyperkaliämie als Ursache dieser Rhythmusstörung ohne Laborbestimmung nur schwer erkennbar ist. Gleiches gilt für Bradykardien durch erhöhte Digitalisspiegel, Azidosen oder Hyperkalzämie. Aus diesen Gründen ist bei schweren Bradykardien die schnelle Bestimmung einer venösen Blutgasanalyse sinnvoll.

### 11.3.3 Echokardiografie

In der Notaufnahme sollte eine fokussierte Echokardiografie durchgeführt werden. Damit lassen sich eine gestörte Pumpfunktion und andere strukturelle Herzerkrankungen erkennen.

### 11.3.4 Weiterführende Untersuchungen

Weiterführende Untersuchungen wie Langzeit-EKG, Belastungs-EKG und ggf. eine elektrophysiologische Untersuchung können auf Station erfolgen oder veranlasst werden. Im **Langzeit-EKG** geht es um das Verhalten der Herzfrequenz im Tag-Nacht-Rhythmus, um die Reaktion der Herzfrequenz auf Belastung und die Variabilität der Herzfrequenz. Durch die Ergometrie soll das Verhalten der Herzfrequenz auf einen Belastungsreiz geklärt werden. Es ist zu unterscheiden, ob der Patient auf die Belastung mit einem Herzfrequenzanstieg reagieren kann (chronotrop kompetent) oder nicht (chronotrop inkompetent).

**Fallbericht**

**Therapie**

Die Dosis des Betablockers, den der Patient schon lange und in gleichbleibender Dosis eingenommen hat, wird reduziert.

## 11.4 Therapie

Erster Schritt bei der Behandlung symptomatischer Bradykardien ist meist ein medikamentöser Therapieversuch mit **Atropin**. Die erste Dosis beträgt 0,5 mg, die schrittweise bis zu einem Maximum von 3 mg erhöht werden kann. Höhere Dosen als 3 mg sind nicht sinnvoll, niedrigere Dosen als 0,5 mg bei einem Erwachsenen können kontraproduktiv sein. Die Gabe von Atropin bei einem AV-Block II. Grades Mobitz II oder bei einem AV-Block III. Grades ist möglich, aber umstritten. In diesen Fällen ist eher einer Schrittmachertherapie der Vorzug zu geben.

Bei nicht ausreichender Wirkung oder Kontraindikationen gegen Atropin kann Adrenalin über Perfusor, beginnend mit einer niedrigen Dosis von 2–10 µg/min gegeben werden.

Eine Schrittmachertherapie kann je nach Ausprägung der Bradykardie, Art der Rhythmusstörung und der Begleiterkrankungen indiziert sein. Aufgrund der begrenzten Wirksamkeit und der für die Patienten sehr unangenehmen Nebenwirkungen sollte, wenn möglich, keine transkutane, sondern eine transvenöse Schrittmachertherapie erfolgen. Hier muss noch zwischen einer passageren Schrittmachertherapie in der Akutphase, z. B. auf einer ICU, und der permanenten Schrittmachertherapie unterschieden werden.

Bradykardisierende Medikamente müssen zumindest zunächst abgesetzt werden. Wird ein Digitalis-Präparat eingenommen, muss der Wirkspiegel kontrolliert werden. Bei Überschreiten der Spiegelobergrenze ist an eine Elimination z. B. mittels medizinischer Kohle (Unterbrechung des enterohepatischen Kreislaufs bei Digitoxin) oder die Gabe eines Antidots (Antitoxin) zu denken.

Andere Genesen der Bradykardie wie ein Myokardinfarkt oder eine Myokarditis müssen selbstverständlich ursächlich behandelt werden. Bei Bradykardie infolge eines Myokardinfarkts ist jederzeit das Eintreten einer weiteren Verschlechterung möglich, sodass schon in der Notaufnahme Schrittmacherbereitschaft bestehen sollte.

**Fallbericht**

**Disposition/Empfehlung weiteres Vorgehen**

Der Patient kommt für eine Monitorüberwachung auf eine ICU/IMC. Der Betablocker wird deutlich dosisreduziert und im Verlauf ausgeschlichen.

✓ Fallbericht: Aufgrund der intermittierenden neurologischen Auffälligkeiten bei weiterem bradykardem HF-Abfall ist von einer instabilen Rhythmusstörung auszugehen.

## 11.5 Risikostratifikation

Bradykardien durch bradykardisierende Medikamente, vor allem Betablocker, sind häufig und haben meist eine gute Prognose, wenn diese Medikamente zumindest zunächst abgesetzt werden.

Es gibt es jedoch eine Reihe von Bradykardie-Ursachen, die mit einem hohen oder sehr hohen Risiko verbunden sein können. Diese Ursachen müssen in der Notaufnahme erkannt und behandelt werden.

**CAVE**

**Bradykardien mit hohem Risiko (Auswahl):**

- Myokardinfarkt
- Höhere Blockbilder, z. B. AV-Block II° Mobitz und AV-Block III°
- Hyperkaliämie
- Betablocker-Intoxikation
- Kalziumantagonisten-Intoxikation
- Digitalis-Überdosierung
- Hypothermie
- Myokarditis

## 11.6 Disposition/Empfehlung weiteres Vorgehen

Patienten mit symptomatischer Bradykardie müssen i. d. R. stationär aufgenommen werden. Liegen Instabilitätskriterien vor, z. B. durch den Grad des Blocks oder die Ursache der Bradykardie, dann ist der Patient auf einer Intensivstation bzw. IMC/CCU zu überwachen. Neben den o. g. Instabilitätskriterien ist auch eine stattgehabte Synkope zu berücksichtigen.

Erfolgt nach Absetzen der bradykardisierenden Medikation kein adäquater Frequenzanstieg bzw. fehlt eine chronotrope Kompetenz in der Ergometrie, muss eine Schrittmachertherapie eingeleitet werden. Die Auswahl des Aggregats und der Funktionalität ist an die Begleitumstände und die ursächliche Rhythmusstörung gebunden.

## Was wäre, wenn …

- … der Patient eine Digitoxin-Überdosierung gehabt hätte?
  - Dann hätte das Digitalis-Präparat z. B. durch Aktivkohle eliminiert oder durch Antidot-Gabe antagonisiert werden müssen.
- … keine bradykardisierenden Medikamente ursächlich gewesen wären?
  - Dann hätte eine andere Ursache (Myokarditis, Infarkt, Zeckenbiss, Intoxikation etc.) gefunden und behandelt werden müssen.
- … keine ursächliche Erkrankung gefunden worden wäre?
  - Dann wäre eine symptomatische Therapie (medikamentös oder Schrittmachertherapie) erfolgt.
- … eine schwere Hyperkaliämie die Ursache der Bradykardie gewesen wäre?
  - Dann hätten sofort die Gabe von Kalzium i. v. und eine Insulin-/Glukose-Infusion erfolgen müssen. Eventuell wäre eine Dialyse erforderlich gewesen.
- … die Bradykardie durch eine schwere Hypothermie (z. B. 30 °C KKT) verursacht worden wäre?
  - Dann hätte der Patient vor allem erwärmt werden müssen. Bei tiefen Hypothermien und starker Kreislaufdepression kann eine ECMO lebensrettend sein.
- … prinzipiell keine Instabilitätskriterien (inkl. Synkope) vorgelegen hätten?
  - Dann hätte der Patient auf eine Normalstation aufgenommen und dort im Verlauf abgeklärt werden können, wenn der Grad der Rhythmusstörung dies zugelassen hätte.

**LITERATUR**


Glikson M, et al. 2021 ESC Guidelines on cardiac pacing and cardiac resynchronization therapy: Developed by the Task Force on cardiac pacing and cardiac resynchronization therapy of the European Society of Cardiology (ESC) with the special contribution of the European Heart Rhythm Association (EHRA). Eur Heart J 2021; 42(35): 3427–3520.

Soar J, et al. European Resuscitation Council Guidelines 2021: Adult advanced life support. Resuscitation 2021; 161: 115–151.

Yealy DM, Kosowsky JM. Dysrhythmias. In: Walls R (ed.): Rosen's Emergency Medicine: Concepts and Clinical Practice. 10th ed. Philadelphia: Elsevier Health Sciences 2022; 890–920.

KAPITEL

# 12 Es brennt in der Brust

Daniel Kiefl und Thomas Fleischmann

**Fallbericht**

**Eintreffen**

68-jähriger Patient mit retrosternalen Schmerzen, Luftnot und einem Angstgefühl wird vom Notarzt vorgestellt. Die Beschwerden bestünden seit ca. 45 min und hätten aus der Ruhe heraus angefangen. Nach Therapie durch den Notarzt ist der Patient nun beschwerdegemildert, aber nicht beschwerdefrei.

**Ersteindruck**

Patient wach, voll orientiert, wirkt leicht kompromittiert.

**Vitalwerte**

GCS 15; $SaO_2$ 97 %; HF 88; RR 130/80; AF 12; T 36,5; Sx 3/10

**Triagekategorie**

Orange

**Anamnese**

Der Patient gibt an, ähnliche Beschwerden in den letzten Tagen immer wieder bei leichter Belastung wie Treppensteigen verspürt zu haben, aber nicht so stark wie heute. Er sei an arterieller Hypertonie erkrankt (Dreifachtherapie mit Betablocker, ACE-Hemmer und Diuretikum). Sein Vater sei mit 70 Jahren an einem Herzinfarkt verstorben. Er selbst rauche seit über 40 Jahren.

✓ Fallbericht: Aus der Anamnese ergibt sich klinisch der Verdacht auf ein akutes Koronarsyndrom (ACS).

## 12.1 Anamnese und Differenzialdiagnose

Hauptsymptom des ACS ist ein ischämischer Brustschmerz, die Angina pectoris (AP). Hierbei handelt es sich meist, aber nicht immer, um einen dumpfen, schwer lokalisierbaren Schmerz, der oft retrosternal beginnt und in Schultern, Arme, Hals- und Unterkieferbereich oder Oberbauch ausstrahlt. Zwischen Schmerzstärke und Herzinfarkt gibt es kaum einen Zusammenhang. Zusätzlich können vegetative Begleitsymptome wie z. B. Übelkeit, Erbrechen, Schweißausbruch u. a. auftreten. Die Luftnot kann Zeichen eine akuten Linksherzinsuffizienz sein. Komplikativ können Herzrhythmusstörungen auftreten.

Frauen haben häufiger eine unspezifische Klinik, aber auch ältere Patienten und Diabetiker zeigen oft keine typische Schmerzsymptomatik. Oft werden dann nur unspezifische Oberbauchbeschwerden, Atemnot oder akutes Schwächegefühl beschrieben.

Unter dem Begriff **akutes Koronarsyndrom** (ACS) werden vor allem folgende Diagnosen zusammenfasst:

- Hebungs-Myokardinfarkt (STEMI)
- Nicht-Hebungs-Myokardinfarkt (NSTEMI)

Um diese voneinander zu unterscheiden, sind weiterführende Untersuchungen, vor allem EKG und Labor, hier insbesondere die Troponin-Bestimmung, notwendig. Die dritte, früher häufiger als jetzt diagnostizierte Entität des ACS, die instabile Angina pectoris (iAP), hat durch die Einführung der hochsensitiven Troponin-Assays deutlich an Bedeutung verloren, da durch die wesentlich erhöhte Sensitivität der neuen Troponin-Tests die Zahl der dadurch nun als NSTEMI eingestuften ACS-Fälle deutlich zunahm. Zugleich zeigte sich, dass die Prognose von Patienten, die klinisch als iAP eingeschätzt werden, aber keine Troponin-Erhöhung haben, deutlich besser ist als die der Patienten, die bei gleicher Symptomatik erhöhte Troponin-Werte aufweisen. Durch diese Veränderungen stieg zwar die Zahl der nun als NSTEMI eingestuften Fälle, gleichzeitig verbesserte sich die Prognose der Patienten mit klinischer iAP-Symptomatik, die keine Troponin-Erhöhung aufweisen.

**KERNAUSSAGEN**

- Brustschmerzen sind das typische Symptom eines ACS.
- Häufig können diese aber auch fehlen bzw. untypisch ausgeprägt sein.
- Zur Klassifikation des ACS sind weitere Untersuchungen (EKG, Labor, Echokardiografie) erforderlich.

**CAVE**

Bei Vorliegen eines ACS ist innerhalb der ersten 10 Minuten nach Ankunft in der Notaufnahme ein EKG zu schreiben und qualifiziert zu befunden.

**Fallbericht**

**Untersuchungsbefund**

Patient ist wach und voll orientiert. Hautfarbe unauffällig. Die Herztöne sind rein. Es existiert ein vesikuläres Atemgeräusch mit basalen feinblasigen RGs bds. Abdomen weich, kein Druckschmerz. Neurologie orientierend unauffällig.

Es werden noch leichte retrosternale Beschwerden angegeben.

✓ Fallbericht: Bei der Untersuchung zeigen sich wenige Auffälligkeiten.

## 12.2 Körperliche Untersuchung

In diesem Fall sind die feinblasigen Rasselgeräusche als Zeichen einer akuten Linksherzinsuffizienz zu werten. Die erfragten AP-Beschwerden bestehen in leichter Form noch fort.

Häufig können die Patienten sich nach der notärztlichen Therapie auch beschwerdearm oder beschwerdefrei präsentieren. Dann neigen sie manchmal dazu, ihr Krankheitsbild zu verharmlosen. Hierauf muss unbedingt geachtet und der Patient einfühlsam, aber bestimmt geführt werden, um eine zielführende Abklärung und ein kontinuierliches Monitoring zu ermöglichen.

Klinische Auffälligkeiten ergeben sich vor allem bei **Komplikationen** eines ACS:

- Symptome der akuten Linksherzinsuffizienz (Luftnot, Rasselgeräusche etc.)
- Herzrhythmusstörungen (Alle Arten einer Rhythmusstörung sind möglich!)
- Akute Rechtsherzinsuffizienz
- Blutdruckabfall mit zerebraler Symptomatik
- Strömungsgeräusche über den Herzklappen (z. B. Mitralinsuffizienz)
- Perikardreiben (Pericarditis epistenocardica)
- Kardiogener Schock

**Fallbericht**

**Erste Anordnungen und Diagnostik**

EKG (➤ Abb. 12.1), Monitor, Labordiagnostik.

Labor

| Parameter | Laborwert Pat. | Referenzwert | Einheit |
|---|---|---|---|
| Troponin T | 0,016 | < 0,014 | µg/ml |
| Kreatinin | 1,0 | < 1,1 | mg/dl |
| Das Troponin wird als Notfallwert prioritär im Labor angefordert und bestimmt.<br>Alle übrigen Laborwerte, z. B. Blutbild, Elektrolyte, metabolisches Panel, Gerinnungswerte, TSH sind unauffällig. | | | |

Monitorüberwachung

Durchgehender Sinusrhythmus mit multiplen ventrikulären Extrasystolen

✓ Fallbericht: Das EKG (➤ Abb. 12.1) zeigt einen STEMI: ausgedehnter anteriorer Hebungsinfarkt.

Die initialen Laborparameter sind noch nicht richtungweisend verändert.

**DIAGNOSE**

STEMI: ST-Hebungsinfarkt

## 12.3 Erste Anordnungen und Diagnostik

Patienten mit einem ACS müssen zeitkritisch abgeklärt werden. Das erste **EKG** muss innerhalb von 10 Minuten nach Ankunft in der ZNA geschrieben

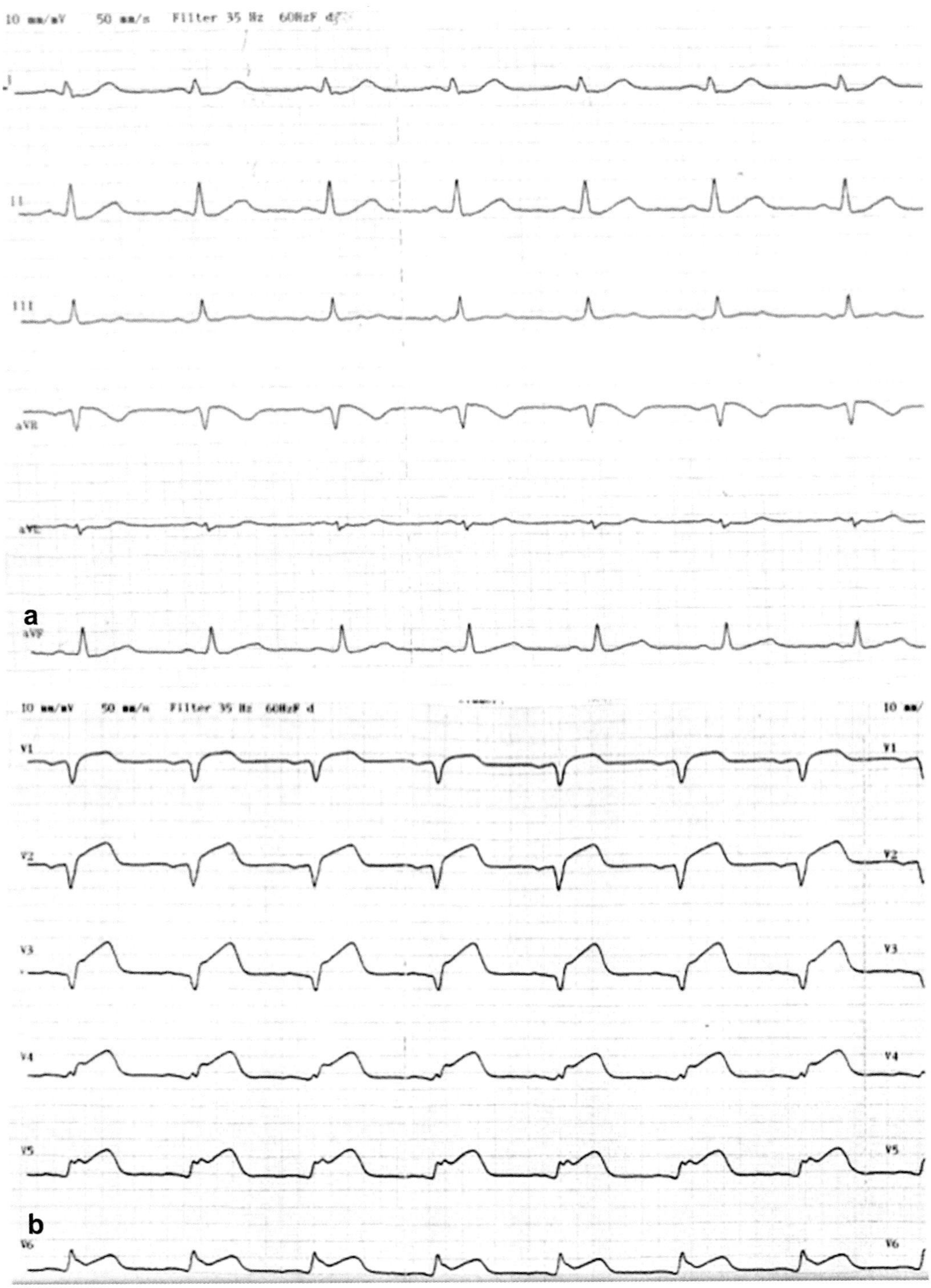


**Abb. 12.1** STEMI: anteriorer Hebungsinfarkt [T952]

und qualifiziert ausgewertet worden sein. Dieser erste EKG-Befund entscheidet maßgeblich über das weitere Prozedere. Können EKG-Veränderungen im Sinne eines STEMI nachgewiesen werden, muss sofort und konsequent gehandelt werden. Der weitere Algorithmus steht unter der zeitkritischen Vorgabe, dass die *Door-to-Ballon-Time* bei STEMI-Patienten < 60 Minuten betragen soll. Alle weiteren Maßnahmen haben in diesem Kontext zielgerichtet zu erfolgen. Diese umfassen dann auch nachfolgend die **Labordiagnostik**, vor allem den Troponinwert, inkl. Nierenretentionsparametern und Gerinnungsanalyse.

Bei einem NSTEMI oder einer iAP werden andere Pfade abgearbeitet.

### 12.3.1 EKG

Die wichtigste Untersuchung im Rahmen eines ACS ist die Elektrokardiografie. Die erste Fragestellung richtet sich auf den Nachweis von Erregungsrückbildungsstörungen im Sinne von direkten oder indirekten Infarktzeichen. Sind diese nachweisbar, können im Weiteren Alter, Größe und Lokalisation des Infarkts bestimmt werden.

Unter **direkten Infarktzeichen** versteht man EKG-Veränderungen, die dem Infarktareal direkt zugeordnet werden können. **Indirekte Infarktzeichen** sind spiegelbildliche Veränderungen im Oberflächen-EKG in Arealen, die dem Infarktareal gegenüberliegen (➤ Tab. 12.1).

### 12.3.2 Monitor und Defibrillationsbereitschaft

Eine Monitorüberwachung in der Notaufnahme dient der Erkennung von rhythmogenen Komplikationen des STEMI und ist Pflicht. Je nach Lokalisation können ventrikuläre Tachykardien, Kammerflimmern, aber auch AV-Blockierungen auftreten. Zugleich muss bei einem STEMI sofortige Defibrillationsbereitschaft hergestellt werden.

### 12.3.3 Labor

Laborparameter spielen in der Diagnostik eines STEMI nur eine nachgeordnete Rolle. Die Diagnose ergibt sich in fast allen Fällen aus Klinik + EKG-Veränderungen. Die Bestimmung des Troponins ändert das akute Vorgehen beim akuten Hebungsinfarkt i. d. R. nicht und dient in diesen Fällen vor allem zur Verlaufsbeurteilung. Andere Laborwerte wie z. B. CK/CK-MB haben durch Troponin ihre Bedeutung verloren.

### 12.3.4 Echokardiografie

An Zusatzdiagnostik sollte in der Notaufnahme eine fokussierte Echokardiografie durchgeführt werden, um regionale Wandbewegungsstörungen, die sehr früh auftreten, zu detektieren. Auch weitere Patho-

**Tab. 12.1** EKG-Veränderungen beim STEMI-Patienten

| | |
|---|---|
| **Direkte Ischämiezeichen** | • Erstickungs-T in der initialen Akutphase<br>• ST-Streckenhebungen: ≥ 0,1 mV in allen Ableitungen – abgesehen von Ableitungen $V_2$–$V_3$:<br>– bei Männern:<br>– < 40 Jahre: ≥ 0,25 mV<br>– ≥ 40 Jahre: ≥ 0,2 mV<br>– bei Frauen jeden Alters: ≥ 0,15 mV<br>Es müssen mindestens zwei zusammenhängende Extremitäten- oder Brustwandableitungen betroffen sein.<br>• Neuer Linksschenkelblock |
| **Indirekte Ischämiezeichen** | Spiegelbildliche ST-Strecken-Senkungen zu den oben beschriebenen Hebungen |
| **Infarktlokalisation** | • Anterolateral: I, aVL, $V_1$–$V_6$<br>• Inferior: II, III, aVF<br>• Posterior: $V_7$–$V_9$<br>• Rechtsherzinfarkt: $rV_3$ und $rV_4$ |

logien wie eine verminderte Pumpleistung oder ein Perikarderguss lassen sich so erkennen.

### 12.3.5 Kardiologe und Herzkatheter

Bei einem STEMI muss sofort eine Kardiologin/ein Kardiologe hinzugezogen werden, noch bevor Informationen wie z. B. der Troponinwert vorliegen. Auch wenn die Entscheidung über die Durchführung einer Herzkatheteruntersuchung den kardiologischen Kolleg*innen vorbehalten bleibt, so sollte der Patient dennoch bereits für das Herzkatheterlabor vorbereitet werden. Besteht bei einem akuten STEMI im Haus keine Möglichkeit, eine PCI durchzuführen, so sollte der Patient schnellstmöglich in eine geeignete Klinik verlegt werden, wenn dem Transport nicht wesentliche Gründe entgegenstehen.

**KERNAUSSAGEN**

- Das EKG ist die wichtigste apparative Untersuchung beim ACS.
- Anhand des EKG wird zwischen einem STEMI und NSTEMI unterschieden.
- Labor und Echokardiografie sind Begleitdiagnostik, deren Wertigkeit vom EKG-Befund abhängt.
- Bei einem STEMI sollen Labor-, Echokardiografie und andere Untersuchungen die sofortige Hinzuziehung einer Kardiologin/eines Kardiologen und die Vorbereitung des Herzkatheters nicht verzögern.

**Fallbericht**

**Therapie**

Es erfolgten eine medikamentöse Schmerztherapie mit Morphin und die Vorbereitung für die direkte Herzkatheterdiagnostik und Stent-PTCA.

## 12.4 Therapie

Der möglichst zeitnah durchgeführten PCI kommt bei der Behandlung eines akuten STEMI die weitaus größte Bedeutung und nach Stabilisierung der Vitalfunktionen die höchste Priorität zu. Daher sollte nach Feststellung des STEMI sofort eine Kardiologin bzw. ein Kardiologe hinzugezogen und der Patient für das Herzkatheterlabor vorbereitet werden.

#### Medikation und Sauerstoff

Im Hinblick auf Medikation muss darauf geachtet werden, welche Maßnahmen bereits präklinisch umgesetzt wurden. Häufig wird präklinisch bereits ASS i. v. zur Thrombozytenaggregationshemmung gegeben. Sofern dies nicht erfolgt ist, sollte der Patient 150–300 mg ASS als Kautablette erhalten. Die intravenöse Verabreichung von ASS hat gegenüber der oralen Gabe keine Vorteile und sollte nur bei Patienten durchgeführt werden, die nicht schlucken können.

Die Analgesie wird meist sorgfältig titriert mit Morphin intravenös durchgeführt, wobei Anwendung und Dosierung wegen der Nebenwirkungen und Interaktionen mit anderen Medikationen etwas zurückhaltender erfolgen sollten, als dies früher der Fall war.

Die Gabe weiterer Medikamente, z. B. von anderen Plättcheninhibitoren, Heparin oder Betablockern sollte gemäß lokalem Standard in Absprache mit den interventionellen Kardiolog*innen erfolgen.

Sauerstoff sollte bei einem STEMI nur bei einer Sauerstoffsättigung von < 90 % verabreicht werden, also z. B. bei akuter Lungenstauung mit Ausbildung eines Lungenödems.

**CAVE**

Für den Transport in das Herzkatheterlabor (HKL) muss der Patient an einen Monitor-Defibrillator angeschlossen sein. Ebenso muss das Basis-Equipment für eine Reanimation mitgeführt werden. Eine vital bedrohliche Rhythmusstörung kann jederzeit und sofort auftreten!

**Fallbericht**

**Disposition/Empfehlung weiteres Vorgehen**

Der Patient wurde in das HKL verbracht.
Der Verschluss des Ramus interventricularis anterior (RIA) konnte aufgedehnt und mit einem Stent versorgt werden. Die weitere Überwachung erfolgte auf der IMC.

## 12.5 Risikostratifikation

Ein STEMI ist stets eine Hochrisikosituation, in der zu jeder Zeit, auch nach einer Stabilitätsphase, eine lebensbedrohliche Komplikation auftreten kann. Der

Patient muss während des Aufenthalts in der Notaufnahme lückenlos monitorüberwacht werden. Defibrillations- und Reanimationsbereitschaft müssen zu jedem Zeitpunkt gewährleistet sein.

### 12.5.1 Kardiogener Schock

Die Prognose von Patienten mit STEMI und kardiogenem Schock ist schlecht. Sie benötigen von Anfang an eine sehr intensive Behandlung durch Notfallmediziner*innen, Kardiolog*innen, Intensivmediziner*innen und manchmal Kardiochirurg*innen. Es empfiehlt sich, die Vertreter*innen all dieser Fachgebiete sehr frühzeitig am Patienten in der Notaufnahme zu versammeln, das Vorgehen gemeinsam festzulegen und die weiteren Schritte gemeinsam durchzuführen.

### 12.5.2 Aortendissektion

Das frühzeitige Erkennen einer Aortendissektion ist von großer Bedeutung für die Prognose der Patienten, aber oft schwierig. Die meisten Patienten mit Aortendissektion haben keine ST-Hebungen; diese können aber auftreten, wenn die Dissektion in eine (meist die rechte) Koronarie fortschreitet. Die Prognose ist dann kritisch, weil ein kompletter Verschluss der Koronarie oder eine fulminante Perikardtamponade auftreten kann. Die Aortendissektion kann meist nur durch ein CT der gesamten Aorta gesichert werden. Manchmal wird sie erst bei der Herzkatheteruntersuchung und manchmal auch erst postmortal festgestellt.

### 12.5.3 Takotsubo-Kardiomyopathie

Die Takotsubo-Kardiomyopathie ist eine Sonderform des STEMI, der durch hohen emotionalen, seltener körperlichen Stress ausgelöst wird. Die Häufigkeit beträgt etwa 1–2 % der STEMI-Fälle und betrifft in 90 % postmenopausale Frauen. Wichtig sind zwei Erkenntnisse:

1. Die Mortalität der Takotsubo-Kardiomyopathie ist identisch mit der eines STEMI anderer Genese.
2. Gesichert werden kann diese Diagnose nahezu nur im Rahmen der PCI. Das Vorgehen in der Notaufnahme bleibt also gleich.

### 12.5.4 Spontaneous Coronary Artery Dissection (SCAD)

Die SCAD ist eine Sonderform des STEMI, die zu etwa 90 % Frauen im jüngeren und mittleren Lebensalter betrifft. In einer Schwangerschaft ist das Risiko erhöht. SCAD findet sich bei 2–4 % aller PCIs, die bei einem ACS durchgeführt werden; in der Subgruppe der Frauen unter 50 Jahren sind es jedoch 24–36 %. Die Besonderheit der SCAD ist, dass eine konservative Therapie bevorzugt wird und eine PCI vermieden werden sollte, da diese die Dissektion vergrößern kann. Die SCAD ist klinisch von einem STEMI anderer Genese nicht zu unterscheiden, sie kann nur über die Risikogruppe der Frauen mit ACS im jüngeren oder mittleren Lebensalter vermutet werden. Eine SCAD kann in der Notaufnahme nicht diagnostiziert werden. Das Wissen um diese Erkrankung ist jedoch wichtig, damit in der Risikogruppe daran gedacht und dies mit den kardiologischen Kolleg*innen besprochen werden kann.

## 12.6 Disposition/Empfehlung weiteres Vorgehen

Die zeitnahe Herzkatheteruntersuchung ist das diagnostische und therapeutische Mittel der Wahl. Ist dies nicht möglich, muss über eine Lysetherapie unter Abwägung der Kontraindikationen entschieden werden. Durch die Versorgungsdichte in Deutschland mit Notfallbereitschafts-HKL stellt sich diese Frage beim komplikationsfreien Patienten meist nicht. Kommt es komplikativ zu Kammerflimmern mit einer Reanimationssituation, ist an eine Rescue-Lyse zu denken.

Die Entscheidung über das weitere Vorgehen, z. B. Intensivstation, IMC, CCU oder Telemetrie, liegt bei einem STEMI in der Hand der kardiologischen Kolleg*innen, nachdem diese die PCI durchgeführt haben.

## Was wäre, wenn …

- … es keine Hebungen im EKG gegeben hätte?
  - Dann kann je nach Troponinwert ein NSTEMI oder eine Angina pectoris vorliegen. Das weitere Vorgehen ist hier differenzierter. Wichtig ist aber, dass dann auch andere Differenzialdiagnosen geprüft werden müssen, z. B. Aortendissektion oder Lungenembolie.
- … der Patient mit STEMI nach notärztlicher Anbehandlung komplett beschwerdefrei gewesen wäre?
  - Er hätte trotzdem schnellstmöglich der HKL-Untersuchung zugeführt werden müssen.
- … der Patient Thoraxschmerzen, inferiore ST-Hebungen und Bauchschmerzen gehabt hätte?
  - Dann wäre an eine Aortendissektion mit Dissektion in eine Baucharterie zu denken gewesen.
- … eine Patientin nach einem heftigen Familienstreit Thoraxschmerzen und ST-Hebungen entwickeln würde?
  - Dann müsste an eine Takotsubo-Kardiomyopathie gedacht werden. Das Vorgehen in der Notaufnahme entspricht aber dem bei einem STEMI, denn diese Diagnose kann kaum in der Notaufnahme, sondern nur im HKL gestellt werden.
- … ein junger, sonst gesunder Patient mit Thoraxschmerzen, ST-Hebungen, starkem Schweißausbruch und ausgeprägter Hypertonie und Tachykardie in die Notaufnahme käme?
  - Dann kommt auch ein kokaininduzierter Herzinfarkt in Betracht. Dies ist bei Menschen mit Infarkten im jüngeren Lebensalter nicht ganz selten. Das Vorgehen in der Notaufnahme ändert sich dadurch nicht. Aber nach der Behandlung sollte dies geklärt werden, um die Präventionschance zu nutzen.
- … der Thoraxschmerz sich über mehrere Stunden allmählich entwickelt hätte, lageabhängig gewesen wäre und sich die ST-Hebungen keiner Koronarie hätten zuordnen lassen?
  - Dann wäre differenzialdiagnostisch eine Perikarditis infrage gekommen. Auch hier ist die Bestimmung des Troponins wichtig, um z. B. einen Infarkt oder eine Perimyokarditis zu erkennen.

### LITERATUR


Aziz S. Spontaneous coronary artery dissection. E-Journal of Cardiology Practice 2017; 38; www.escardio.org/Journals/E-Journal-of-Cardiology-Practice/Volume-14/spontaneous-coronary-artery-dissection (letzter Zugriff: 22.1.2023).

Collet J-P, et al. 2020 ESC Guidelines for the management of acute coronary syndromes in patients presenting without persistent ST-segment elevation. Eur Heart J 2021; 42(14): 1289–1367.

Glass GF III, Brady WJ. Acute coronary syndromes. In: Walls R (ed.): Rosen's Emergency Medicine: Concepts and Clinical Practice. 10th ed. Philadelphia: Elsevier Health Sciences 2022; 849–889.

Gulati M, et al. 2021 AHA/ACC/ASE/CHEST/SAEM/SCCT/SCMR Guideline for the Evaluation and Diagnosis of Chest Pain: Executive Summary. J Am Coll Cardiol 2021; 78 (22): 2218–2261.

Ibanez B, et al. 2017 ESC Guidelines for the management of acute myocardial infarction in patients presenting with ST-segment elevation: The Task Force for the management of acute myocardial infarction in patients presenting with ST-segment elevation of the European Society of Cardiology (ESC). Eur Heart J 2018; 39(2): 119–177.

Thygesen K, et al. Fourth universal definition of myocardial infarction (2018). Eur Heart J 2019; 40(3): 237–269.

KAPITEL

# 13 Mir geht's nicht gut …

Daniel Kiefl und Thomas Fleischmann

**Fallbericht**

**Eintreffen**

Eine 70-jährige Patientin wird über den Rettungsdienst vorgestellt, da sie an einer akut aufgetretenen allgemeinen Schwäche, Unwohlsein mit Übelkeit und Luftnot leide. Die Beschwerden hätten sich rasch entwickelt und bestünden seit ca. 2 Stunden. Bei Ankunft in der ZNA bestehen die Beschwerden weiter.

**Ersteindruck**

Patientin wach, voll orientiert, wirkt deutlich beeinträchtigt.

**Vitalwerte**

GCS 15; $SaO_2$ 97 %; HF 100; RR 130/80; AF 14; T 36,5; Sx 0/10; BZ 225

**Triagekategorie**

Gelb

**Anamnese**

Die Patientin gibt eine allgemeine Schwäche in Verbindung mit Übelkeit und Luftnot an, die plötzlich begonnen habe. Klassische AP-Beschwerden werden nicht eindeutig bejaht, allenfalls ein leichtes Missempfinden in der Brust gibt die Patientin an. Sie leide an arterieller Hypertonie, Diabetes mellitus und leichter Adipositas. An Medikamenten nehme sie einen ACE-Hemmer und Metformin.

✓ Fallbericht: Aus der Anamnese lässt sich nicht sofort eine eindeutige Diagnose stellen. Differenzialdiagnostisch muss ein akutes Koronarsyndrom (ACS) in Betracht gezogen werden.

## 13.1 Anamnese und Differenzialdiagnose

Hauptsymptom des ACS ist der ischämische Brustschmerz, die Angina pectoris. Aber insbesondere Frauen, ältere Menschen und Diabetiker haben oft eine unspezifische Klinik mit nur leichten, atypischen oder gar keinen Schmerzen. Häufig werden bei einem ACS dann nur Atemnot, diffuse epigastrische Beschwerden, unspezifisches Druckgefühl im Thorax, vor allem aber auch allgemeines Unwohlsein, akut aufgetretenes Schwächegefühl oder Erschöpfung angegeben (ESC 2019; Gulati 2021). Häufig beginnen die Beschwerden akut, werden aber im Verlauf von Minuten intensiver (Gulati 2021).

Das häufigste Symptom eines schmerzlosen oder schmerzarmen ACS ist Atemnot (Glass 2023). Dabei müssen weder feuchte Rasselgeräusche noch eine signifikant erniedrigte Sauerstoffsättigung vorliegen.

Das am schwierigsten zu beurteilende Symptom eines schmerzlosen oder schmerzarmen ACS ist ein akutes Erschöpfungsgefühl, da eine Reihe von Ursachen für die Beschwerden infrage kommt. Die rasche Entwicklung des Erschöpfungsgefühls kann jedoch ein Hinweis auf ein ACS sein.

Besonders bei Frauen besteht eine signifikante Gefahr, dass ein ACS unterdiagnostiziert wird (Gulati 2021). Dies liegt u. a. an dem häufigeren Auftreten von atypischen Symptomen wie z. B. Atemnot oder akutem Erschöpfungsgefühl, dem seltenerem Auftreten von starken Schmerzen oder dem Fehlen von Schmerzen überhaupt.

13

**KERNAUSSAGEN**

Fehlt die Angina pectoris als typisches Symptom eines ACS, müssen mit großer Sorgfalt weitere Untersuchungen durchgeführt werden, vor allem EKG und Labor, manchmal Notfallechokardiografie und evtl. (Kardio-)CT.

**Fallbericht**

**Untersuchungsbefund**

Patientin ist wach und voll orientiert. Hautfarbe unauffällig. Die Herztöne sind rein. Bds. vesikuläres Atemgeräusch ohne Rasselgeräusche. Abdomen weich, kein Druckschmerz. Neurologie orientierend unauffällig, kein fokales Defizit.

✓ Fallbericht: Bei der Untersuchung zeigen sich keine Auffälligkeiten.

## 13.2 Körperliche Untersuchung

Im Fallbeispiel treten in der körperlichen Untersuchung keine fassbaren Auffälligkeiten auf. Dies ist bei der Verdachtsdiagnose ACS häufig. Dennoch muss auf klinische Zeichen wie Rhythmusstörungen oder Herzinsuffizienz ebenso geachtet werden wie auf die Symptome z. B. einer Aortenklappenstenose oder Lungenembolie.

Extrakardiale Ursachen einer allgemeinen Schwäche können z. B. Sepsis, Anämie, Hypotension, hypertensiver Notfall, hyperglykämisch-hyperosmolares Syndrom oder metabolische Azidosen sein. Differenzialdiagnostisch müssen auch endokrinologische Erkrankungen wie Hypothyreose oder Nebenniereninsuffizienz erwogen werden, die jedoch meist eher subakut und nicht perakut auftreten, abgesehen von einem durch eine andere Erkrankung ausgelösten Morbus Addison.

Von einer allgemeinen Schwäche muss sorgfältig eine fokale Schwäche, z. B. einer Extremität, abgegrenzt werden. Dies lenkt den Verdacht auf ein zerebrales Ereignis, das genauso dringlich erkannt werden muss wie ein STEMI.

Bei einigen der genannten Erkrankungen, die zu einer allgemeinen Schwäche führen, finden sich Hinweise bei der körperlichen Untersuchung. Oft sind aber weiterführende apparative Untersuchungen erforderlich, und bei einem Verdacht auf ACS ist dies regelhaft der Fall.

**Fallbericht**

**Erste Anordnungen und Diagnostik**

EKG, Monitor, Labordiagnostik einschließlich Troponin und BGA.

EKG

SR, IT, keine spezifischen Veränderungen der DT-Strecken.

Labor

| Parameter | Laborwert Pat. | Referenzwert | Einheit |
|---|---|---|---|
| Troponin T | 97 | Rule-out < 4 Rule-in > 64 | µg/ml |
| Kreatinin | 1,0 | < 1,1 | mg/dl |
| Alle weiteren Laborwerte (z. B. BGA, Blutbild, Elektrolyte, Nierenwerte, Leberwerte, Gerinnung, TSH) sind unauffällig. | | | |

Monitorüberwachung

Durchgehender Sinusrhythmus.

✓ Fallbericht: Das EKG weist keine spezifischen Veränderungen auf. ST-Hebungen liegen nicht vor. Wegweisend sind nun Klinik und Labor.

**DIAGNOSE**

NSTEMI

## 13.3 Erste Anordnungen und Diagnostik

Patienten mit klinischen Verdachtszeichen auf ein ACS müssen schnellstmöglich evaluiert werden.

### 13.3.1 EKG

Bei Verdacht auf ein ACS muss Innerhalb der ersten 10 Minuten nach Ankunft in der Notaufnahme ein

12-Kanal-EKG geschrieben und qualifiziert ausgewertet werden. Beim Vorliegen spezifischer ST-Hebungen und entsprechender Klinik ist ein STEMI anzunehmen und dementsprechend zu handeln. Der Troponinwert hat hier nur untergeordnete Bedeutung und sollte für das weitere Vorgehen, vor allem die Hinzuziehung einer Kollegin oder eines Kollegen aus der interventionellen Kardiologie und die Vorbereitung auf eine Herzkatheteruntersuchung, nicht abgewartet werden.

Fehlen signifikante ST-Hebungen, dann sollten bei entsprechender Klinik andere Ischämiezeichen im EKG gesucht werden, vor allem (nach ESC 2019):

- ST-Senkungen über ≥ 0,5 mm in zwei nebeneinanderliegenden Ableitungen
- Nicht persistierende oder nicht signifikante ST-Hebungen
- T-Negativierung ≥ 1 mm in zwei nebeneinanderliegenden Ableitungen

Die *Fourth Universal Definition of Myocardial Infarction* differenziert u. a. zwischen einem Myokardinfarkt Typ 1, typischerweise mit Plaqueruptur, und einem Myokardinfarkt Typ 2 ohne Plaqueruptur, aber einem Missverhältnis zwischen myokardialem Sauerstoffangebot und -bedarf. ST-Hebungen treten bei einem Myokardinfarkt Typ 2 nur in 3–24 % der Fälle auf, sodass in diesen Fällen weit überwiegend ein NSTEMI vorliegt (ESC 2019).

In ca. 30 % der NSTEMI-Fälle zeigt das EKG keine Auffälligkeiten. Bei Auftreten oder Zunahme von Thoraxschmerzen sollte erneut ein EKG geschrieben werden.

### 13.3.2 Troponin

Eine Troponin-Erhöhung lenkt den Verdacht auf ein ACS, je nach EKG-Veränderungen auf einen STEMI oder einen NSTEMI. Die *Fourth Universal Definition of Myocardial Infarction* definiert das gemeinsame Auftreten von klinischen ACS-Hinweisen und der Erhöhung zumindest eines Troponinwerts über die 99. Perzentile des oberen Referenzbereiche als elementare Kriterien für die Diagnose einer myokardialen Ischämie (ESC 2019). Als akut gilt die myokardiale Verletzung dann, wenn der Troponinwert steigt oder fällt (ESC 2019).

Es gilt jedoch zu bedenken, dass erhöhte Troponinwerte auch bei anderen Erkrankungen und Ursachen auftreten, bei denen dann aber die klinischen Zeichen für ein ACS fehlen und kein signifikanter Anstieg oder Abfall des Troponinwerts auftreten sollte (Merke-Kasten).

**MERKE**

**Mögliche Ursachen einer Troponin-Erhöhung ohne ACS (Auswahl)**

- Tachykarde Herzrhythmusstörung
- Herzinsuffizienz
- Sepsis
- Schock
- Lungenarterienembolie
- COPD, pulmonale Hypertension
- Myokarditis
- Niereninsuffizienz
- Hypertensiver Notfall
- Schlaganfall, SAB
- Invasive kardiale Intervention, Herz-OP, Kardioversion, Defibrillation
- Herzkontusion
- Schwere Anämie
- Starke körperliche Belastung

Für die Troponinbestimmung stehen Point-of-Care-Messsysteme und zentrale Laborsysteme zur Verfügung. Der Vorteil der Bedside-POCT-Messung liegt vor allem im schnelleren Vorliegen des Ergebnisses. Hier können je nach Logistiksituation deutliche Zeitvalenzen eingespart werden. Allerdings haben die POCT-Tests im Vergleich zu Labormessungen auch Nachteile (Vergleichbarkeit bei Divergenz der Grenzwerte/Einheiten, Sensitivität, Kosten), sodass keine generelle Empfehlung ausgesprochen werden kann (Collet 2021). Wird das Troponin bei entsprechendem klinischem Verdacht im Labor bestimmt, so sollte dies notfallmäßig sofort abgenommen und im Labor prioritär bestimmt werden, da das Ergebnis nach 45 bis 60 Minuten vorliegen sollte.

Durch die in Deutschland flächendeckend eingesetzten hochsensitiven Troponine wurde die Auswertung der Werte komplizierter. Während es bei Troponin-Assays mit niedrigerer Sensitivität nur zwei Bereiche für die Infarktdiagnostik gab (Rule-in oder Rule-out), so gibt es bei den hochsensitiven Troponinen mindestens drei Bereiche: Rule-in, Indeterminate und Rule-out. Es ist in der Notaufnahme wichtig, die Grenzen dieser Bereiche bei dem in der Klinik verwendeten Troponin-Assay genau zu kennen, da sie sich von Assay zu Assay unterscheiden.

Die hochsensitiven Troponine erkennen nicht nur mehr NSTEMIs, sondern haben zusätzlich auch das Potenzial, die Diagnostik deutlich zu beschleunigen. Unter bestimmten Bedingungen ist weder bei einem Wert im Rule-in- noch im Rule-out-Bereich eine weitere Troponinbestimmung erforderlich. Liegt z. B. der Beginn von Thoraxschmerzen länger als 3 Stunden zurück und befindet sich das hochsensitive Troponin klar im Rule-out-Bereich, so bedarf es keiner zweiten Troponinbestimmung mehr (Collet 2021; Gulati 2021).

Nur im Indeterminate-Bereich, also im Bereich zwischen Rule-out und Rule-in, ist zur Erkennung oder Ausschluss eines NSTEMI eine weitere Troponinbestimmung erforderlich. Viele Patienten mit chronischer Niereninsuffizienz z. B. liegen im Indeterminate-Bereich, sodass ein NSTEMI bei einem stets erhöhtem Troponin-Basisspiegel nur durch einen Troponin-Anstieg im Zeitverlauf erkannt werden kann.

Die bei niedrigsensitiven Troponin-Assays früher häufig nach 3 Stunden erfolgende Troponinkontrolle kann bei hochsensitiven Troponinbestimmungen meist wesentlich früher erfolgen, oft z. B. nach nur 1 Stunde, manchmal auch nach 2 Stunden (Collet 2021).

Das Vorgehen bei hochsensitiven Troponin-Assays mit ihren verschiedenen Bereichen und ihren unterschiedlichen Zeiten für eine manchmal erforderliche Zweitbestimmung ist kompliziert und zudem vom verwendeten Assay abhängig. Daher sollte für jede Notaufnahme in Zusammenarbeit mit den kardiologischen Kolleg*innen ein standardisiertes und differenziertes Protokoll für das Vorgehen festgelegt werden. Ein Beispiel dafür zeigt ➤ Abb. 13.1 (Thiele 2021).

### 13.3.3 Andere Laborwerte

Wegen ihrer niedrigeren Spezifität und Sensitivität spielen Laborwerte wie CK oder CK-MB in der Infarktdiagnostik nur noch eine geringe Rolle und müssen nicht mehr routinemäßig bestimmt werden (Collet 2021).

BNP und proBNP ändern das Vorgehen in der Notaufnahme bei einem ACS i. d. R. nicht, können aber für die Beurteilung des Verlaufs bedeutsam sein. Es sollte daher mit den kardiologischen Kolleg*innen abgesprochen werden, ob diese Werte bei einem ACS in der Notaufnahme routinemäßig bestimmt werden sollen.

**Fallbericht**

**Weiterführende Diagnostik: transthorakale Echokardiografie**

In der TTE können regionale Wandbewegungsstörungen nachgewiesen werden.

✓ Fallbericht: In der Zusammenschau aller Befunde ist die Diagnose NSTEMI gesichert.

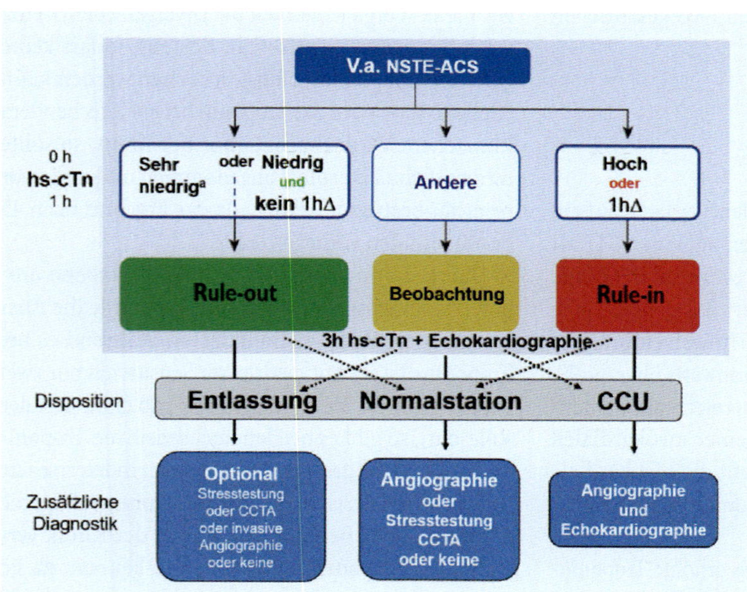


**Abb. 13.1** Beispielalgorithmus für das Vorgehen bei hochsensitiven Troponin-Assays (Thiele 2021) [W854-021]

### 13.3.4 Notfall-Echokardiografie

Zur weiteren Evaluation ist die Durchführung einer fokussierten transthorakalen Notfall-Echokardiografie erforderlich. Hierbei soll vor allem auf regionale Wandbewegungsstörungen (regionale Hypokinesie/Akinesie) geachtet werden.

Zusätzlich können weitere pathologische Befunde oder Hinweise auf andere Erkrankungen erkannt oder ausgeschlossen werden, z. B. verminderte Pumpleistung, Perikarderguss, Rechtsherzvergrößerung und evtl. Zeichen für eine Lungenembolie oder Aortendissektion.

### 13.3.5 Weitere Untersuchungen

Der Wert einer **Röntgen-Thoraxaufnahme** ist bei einem NSTEMI begrenzt. Allerdings können andere Pathologien wie z. B. Pleuraergüsse, Lungenstauung, Pneumonie, Pneumothorax oder Rippenfrakturen erkannt werden.

Viele dieser Erkrankungen wie z. B. Pleuraerguss, Pneumothorax oder Herzinsuffizienz lassen sich einfach, schnell und sicher mit der **Thoraxsonografie** erkennen. Eingeschränkt gilt dies auch für Lungenembolien und Pneumonien.

Manche Diagnosen, z. B. Aortendissektion oder Lungenembolie, können am sichersten und schnellsten durch eine **Computertomografie** gesichert werden. Die zur Wahl stehenden Untersuchungen sind je nach Befunden und den vor Ort verfügbaren Möglichkeiten CT Thorax, CT Angiografie der gesamten Aorta, Kardio-CT oder Triple-Rule-out-CT. Die Triple-Rule-out-Untersuchung, mit der Lungenembolie, Aortendissektion und Myokardischämie in einer Untersuchung beurteilt werden können, hat sich in manchen Kliniken etabliert. Allerdings kann dabei je nach Protokoll und Ressourcen die Aussagekraft für die einzelnen Erkrankungen sinken.

**KERNAUSSAGEN**

- Das wichtigste diagnostische Instrument zur Differenzierung von STEMI und NSTEMI ist das EKG.
- Dem Troponinwert kommt bei entsprechender Klinik die zentrale Bedeutung zur Diagnose eines NSTEMI zu
- Weitere Laboruntersuchungen, Echokardiografie, Thoraxsonografie und evtl. CT sind zur Erkennung weiterer Differenzialdiagnosen notwendig.

**Fallbericht**

**Therapie**

Nachdem die Diagnose eines NSTEMI gestellt wurde, erfolgt die Gabe von 300 mg ASS p. o. und 5.000 IE Heparin i. v.

## 13.4 Therapie

Patienten mit Verdacht auf ein ACS sollten bereits bei der Stellung des Verdachts 150–300 mg ASS als Kautablette p. o. erhalten, sofern keine der wenigen Kontraindikationen vorliegt. Die intravenöse Gabe von 75–250 mg ASS bietet gegenüber der oralen Gabe keinen Vorteil und sollte Patienten vorbehalten bleiben, die nicht schlucken können (Collet 2021).

Die Gabe weiterer Plättchenhemmer sollte in Übereinstimmung mit den lokalen Protokollen der Kardiologie erfolgen. Die gilt auch für die Gaben von unfraktioniertem oder fraktioniertem Heparin. Eine übliche Dosis wären 70–100 IE/kg Heparin i. v. Manche Kardiolog*innen bevorzugen aber andere Antikoagulanzien, sodass man das lokale Vorgehen kennen muss.

Geht ein NSTEMI mit starken Schmerzen einher, so ist die titrierte i. v. Gabe von Morphin der Standard. Aufgrund der möglichen Nebenwirkungen und Interaktionen mit anderen Medikamenten erfolgt der Einsatz zurückhaltender und mit moderaten Dosen.

Sauerstoffmangel ist bei einem NSTEMI eher ungewöhnlich und sollte Anlass für die Suche nach weiteren Erklärungen sein. Sauerstoff sollte erst bei einer Sättigung von < 90 % verabreicht werden.

Nitrate können fallweise bei NSTEMI eingesetzt werden, vor allem zur Symptomlinderung bei anhaltenden ischämischen Beschwerden. Sie haben aber mehrere Kontraindikationen und sind kein verpflichtender Bestandteil der Therapie.

Betablocker werden wegen ihres begrenzten Nutzens bei einem NSTEMI und der Gefahr von unerwünschten Wirkungen, u. a. Herzinsuffizienz, nicht routinemäßig, sondern nur fallweise eingesetzt.

Neben der Optimierung bzw. Vervollständigung der medikamentösen Therapie des NSTEMI muss eine Evaluation stattfinden, wann eine Koronarangiografie zu erfolgen hat. Hierfür müssen klinischer Befund, EKG- und Laborverlauf in zeitlichen Intervallen reevaluiert werden. Je nach Befund kann eine PCI-Intervention zwischen 2 und 24 h nach Aufnahme indiziert sein.

**Fallbericht**

**Disposition/Empfehlung weiteres Vorgehen**

Die Patientin wird auf eine IMC aufgenommen und monitorüberwacht.

Im weiteren Verlauf zeigt sich ein erheblicher Anstieg des Troponinwerts. Die medikamentöse Therapie wird weiter optimiert und die Patientin für die Koronarangiografie vorbereitet.

## 13.5 Risikostratifikation

Für die klinische Risikostratifizierung bietet sich die Anwendung eines Risikoscores an. Je nach Indikation werden häufig der Grace Risk Score oder der HEART Score zur Risikoevaluation der ACS-Patienten eingesetzt.

### 13.5.1 Grace Risk Score

Der **Grace Score** (www.gracescore.org/website/WebVersion.aspx) eignet sich zur Risikoabschätzung bei Patienten, die wegen eines gesicherten ACS stationär aufgenommen werden. Die Deutsche Gesellschaft für Kardiologie setzt den Grace Score auch zur Risikostratifikation bei Patienten in Chest Pain Units ein. Nicht geeignet ist er für Patienten mit unklarer Ursache der Thoraxschmerzen in der Notaufnahme; in diesen Fällen ist der HEART Score (➤ Kap. 13.5.2) sinnvoll.

Der Grace Score berechnet bei Patienten mit gesichertem ACS aufgrund von klinischen Befunden, Laborwerten und EKG-Veränderungen das ungefähre Risiko des Patienten, während des stationären Aufenthalts oder in den folgenden 6 Monaten zu versterben. Bei einem Wert von < 108 Punkten liegt das Mortalitätsrisiko für den stationären Aufenthalt bei weniger als 1 % (Low-Risk-Patienten). Errechnet sich ein Wert zwischen 109 und 140 Punkten, dann besteht ein Inhouse-Mortalitätsrisiko von 1–3 %. Bei Werten von ≥ 141 Punkten liegt das stationäre Mortalitätsrisiko bei > 3 %, und der Patient ist als High-Risk-Patient zu betrachten. Für die 6-Monats-Mortalität gelten etwas andere Grenzwerte.

### 13.5.2 HEART Score

Im Gegensatz zum Grace Score eignet sich der **HEART Score** für Patienten mit Thoraxschmerzen in der Notaufnahme, bei denen kein ACS oder keine andere Ursache der Beschwerden gesichert werden kann. Damit kommt dem HEART Score bei einer großen Zahl von Patienten der Notaufnahme eine Bedeutung für die Risikostratifikation zu.

Die Buchstaben HEART stehen für die fünf Kriterien **H**istory, **A**ge, **E**lectrocardiogram, **R**isk factors und **T**roponin. Für jedes Kriterium werden nach definierter Ausprägung zwischen 0 und 2 Punkten vergeben, sodass jedes Ergebnis zwischen 0 und 10 möglich ist (➤ Abb. 13.2). Der HEART Score macht Aussagen über das MACE-Risiko (MACE = Major Adverse Cardiac Event), z. B. Herzinfarkt oder Tod, für den Zeitraum der nächsten 6 Wochen. Bei einem HEART Score zwischen 0 und 3 beträgt das MACE-Risiko 0,9–1,7 %, sodass es in den meisten Fällen vertretbar ist, die weitere Abklärung ambulant durchführen zu lassen. Dem HEART Score sollte jedoch nie blind gefolgt werden. Er ist ein wertvolles Instrument der Risikostratifikation, das jedoch nicht für sich allein stehen und keine Entscheidung aus klinischer Expertise ersetzen sollte.

## 13.6 Disposition/Empfehlung weiteres Vorgehen

Patienten mit NSTEMI sollten stationär, i. d. R. auf einer spezialisierten Station mit Monitorüberwachung (z. B. IMC oder CPU) aufgenommen werden. Anhand der erhobenen Befunde und der klinischen Risikostratifizierung werden die Zielstation und das für eine Monitorüberwachung notwendige Zeitintervall festgelegt. ➤ Tab. 13.1 unterstützt die Entscheidungsfindung.

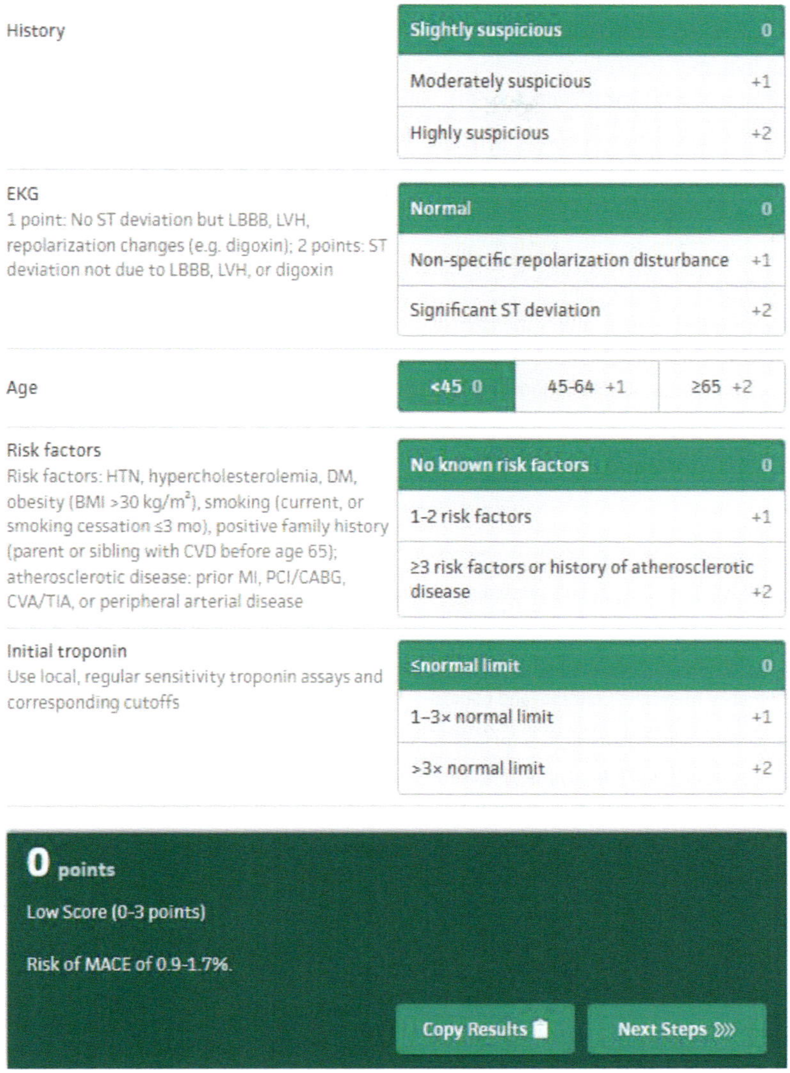


**Abb. 13.2** HEART-Score (Quelle: mdcalc.com) [F358-001]

**Tab. 13.1** Zielstation und Monitordauer bei AP- und NSTEMI-Patienten

| Klinik | Zielstation | Dauer des Monitorings |
|---|---|---|
| AP ohne Troponin-Erhöhung | Normalstation | Kein Monitoring |
| NSTEMI mit niedrigem Risiko für eine Rhythmusstörung | IMC/CCU/CPU | < 24 h |
| NSTEMI mit mittlerem oder hohem Risiko für eine Rhythmusstörung | ICU/IMC/CCU/CPU | > 24 h |

Ein niedriges Risiko für eine Rhythmusstörung liegt vor, wenn **keiner** der nachfolgenden Punkte vorliegt:

- Hämodynamische Instabilität
- Rhythmusstörung
- LV-EF < 40 %
- Erfolglose Reperfusion, Komplikation, Bypass-Indikation

13

## Was wäre, wenn …

- … die Patientin signifikante Hebungen im EKG aufgewiesen hätte?
  - Dann hätte ein STEMI vorgelegen, und die Patientin hätte umgehend einer Reperfusionstherapie zugeführt werden müssen.
- … die Patientin persistierende oder zunehmende Beschwerden hätte?
  - Dann müsste sie zeitnah einer Koronarangiografie zugeführt werden.
- … das Troponin erhöht wäre, aber eine chronische Niereninsuffizienz bestünde?
  - Dann wäre zu prüfen, ob das Troponin ansteigt oder gleichbleibt. Ein signifikanter Anstieg weist dann auf einen NSTEMI hin.
- … das Troponin erhöht wäre, aber eine erhebliche COPD vorläge?
  - Dann würde das Gleiche gelten wie bei einer chronischen Niereninsuffizienz: Nun ist wichtig, ob das Troponin ansteigt oder gleichbleibt.
- … der HEART-Score 4 oder mehr betrüge?
  - Bei einem HEART-Score von 0–3 ist meist eine ambulante Abklärung möglich. Ab einem HEART-Score von ≥ 4 steigt das Risiko steil an, sodass i. d. R. die Indikation zur stationären Aufnahme besteht.

### LITERATUR

Collet J-P, et al. 2020 ESC Guidelines for the management of acute coronary syndromes in patients presenting without persistent ST-segment elevation. Eur Heart J 2021; 42(14): 1289–1367.

Glass GF III, Brady WJ. Acute coronary syndromes. In: Walls R. Rosen's Emergency Medicine: Concepts and Clinical Practice. 10th ed. Philadelphia: Elsevier Health Sciences 2022; 849–889.

Gulati M, et al. 2021 AHA/ACC/ASE/CHEST/SAEM/SCCT/SCMR Guideline for the Evaluation and Diagnosis of Chest Pain: Executive Summary. J Am Coll Cardiol 2021; 78(22): 2218–2261.

Thiele H et al. Kommentar zu den 2020er Leitlinien der Europäischen Gesellschaft für Kardiologie (ESC) zum Management des akuten Koronarsyndroms bei Patienten ohne persistierende ST-Strecken-Hebung. Kardiologe 2021; 15: 19–31.

Thygesen K, et al. Fourth universal definition of myocardial infarction (2018). Eur Heart J 2019; 40(3): 237–269.

KAPITEL

# 14

Daniel Kiefl

# Der Rücken schmerzt

## Fallbericht

### Eintreffen

Ein 58-jähriger Patient wird vom Rettungsdienst in die Notaufnahme gebracht. Die Notärztin berichtet, sie sei wegen des Verdachts auf ACS bei Thoraxschmerzen alarmiert worden. Kurz vor der Ankunft habe der Patient zusätzlich eine Schwäche des linken Arms bemerkt.

### Ersteindruck

Patient wach, ängstlich, unruhig, starke Schmerzen zwischen den Schulterblättern und leichte Schwäche linker Arm.

### Vitalwerte

GCS 15; $SaO_2$ 97 %; HF 130; RR 185/95; AF 16; T 36,5; Sx 9/10; BZ 78

### Triagekategorie

Orange

### Anamnese

Der Patient beschreibt ein plötzlich einsetzendes Schmerzereignis zwischen den Schulterblättern mit Ausstrahlung in den Rücken und Bauchbereich. Die Schmerzen hätten schneidenden Charakter. An Vorerkrankungen bestehe eine arterielle Hypertonie, die mit einem ACE-Hemmer und einem Diuretikum behandelt werde; regelmäßige Kontrollen fänden nicht statt.

Kurz nach dem Schmerzbeginn habe der Patient das Gefühl gehabt, der linke Arm sei etwas gelähmt.

✓ Fallbericht: Aus der Anamnese und Fremdanamnese lassen sich neurologische Symptome in Kombination mit einer massiven thorakalen Schmerzsymptomatik extrahieren. Diese Kombination an Befunden spricht für ein akutes Aortensyndrom.

## 14.1 Anamnese und Differenzialdiagnose

Wegweisend in der Anamnese ist das genaue Erfragen der Schmerzsymptomatik. Als klassisches Symptom der akuten Aortendissektion gilt ein stärkster, plötzlich einsetzender, reißend-stechender Schmerz im Rückenbereich, der in den Thorax- und Bauchbereich wandert.

**MERKE**

Bei akut auftretenden Thoraxschmerzen sollte immer nach einer Wanderungscharakteristik gefragt werden, da dies ein deutlicher Hinweis auf eine Aortendissektion sein kann.

Fluktuierende oder persistierende neurologische Symptome (Lähmungen, Sensibilitätsstörungen, Krampfanfälle) sind ebenfalls hinweisend auf eine Aortendissektion. Akute Thoraxschmerzen, die in das Abdomen ausstrahlen, können auftreten, wenn die Dissektion der thorakalen Aorta bis in die mesenterialen oder renalen Gefäße reicht. Strahlen die Schmerzen vom Thorax bis in das Bein, so besteht der Verdacht auf eine Dissektion, die sich bis zu den Becken- oder Beinarterien zieht. Dann können auch Zeichen eines akuten Beinarterienverschlusses auftreten; sie können jedoch auch fehlen. Auch die Armarterien können betroffen sein, jedoch seltener als die Beinarterien. Eine weitere mögliche Erscheinungsform sind spinale Ischämien. Zu Beginn der Dissektion tritt manchmal eine Synkope auf, nach der die Patienten im Gegensatz zu den üblichen Synkopen jedoch nicht beschwerdefrei sind.

Eine gefürchtete Komplikation einer Aortendissektion ist die Ausdehnung der Dissektion bis an das Herz bzw. in die Koronargefäße. Dann sind klinische Symptome eines Myokardinfarkts, einer akuten Aortenklappeninsuffizienz oder ein Hämatoperikard bis hin zur Perikardtamponade o. Ä. zu beobachten.

**RED FLAGS**

**Klinische Symptome einer Aortendissektion**

- Starke Schmerzen im Thorax-, Rücken-, Schulterblattbereich
- Zusätzlich:
  - Neurologische Symptome *und/oder*
  - Bauchschmerzen *und/oder*
  - Minderperfusion einer Extremität *und/oder*
  - Komplikationen (z. B. Myokardinfarkt, Aortenklappeninsuffizienz)

Ein Puls- oder ein Blutdruckdefizit (> 20 mmHg im Seitenvergleich) kann sich in der klinischen Untersuchung ergeben, liegt jedoch eher selten vor. Das Fehlen einer Blutdruckdifferenz schließt eine Aortendissektion aber keinesfalls aus.

Anamnestisch sind die Risikofaktoren für eine Aortendissektion (vor allem arterielle Hypertonie, bikuspidale Aortenklappe, Familiendisposition, Aortitis, Marfan-Syndrom u. a.) zu erfragen. Kokain- oder Amphetaminmissbrauch erhöhen das Risiko für eine Aortendissektion deutlich.

**Fallbericht**

**Untersuchungsbefund**

Patient wach und voll orientiert. Hautfarbe blass und kaltschweißig. Tachykardie, Herztöne ohne Nebengeräusche. Vesikuläres Atemgeräusch bds. Abdomen weich ohne Peritonitiszeichen. Weiterhin starke Schmerzen im Rücken-/Schulterblattbereich. Absinken des linken Arms im Arm-Vorhalte-Versuch, rechter Arm unauffällig. Periphere Pulse an beiden Armen und Beinen regelhaft.

✓ Fallbericht: Bei der Untersuchung zeigen sich Hochrisikomerkmale für eine Aortendissektion. Klinisch besteht der Verdacht auf eine Ausdehnung der Aortendissektion in die Karotis rechts.

## 14.2 Körperliche Untersuchung

Die klinische Präsentation von Patienten mit einer Aortendissektion kann sehr variabel sein. Zum Teil kann es sich um Symptome handeln, die primär nicht direkt an eine Aortendissektion denken lassen, z. B. unspezifische Bauchschmerzen etc. Das Vorliegen von klinischen Symptomen der Hochrisikogruppe muss aber immer an eine Aortendissektion denken lassen. Stellt sich der Verdacht auf eine Aortendissektion, muss diese schnellstmöglich diagnostiziert bzw. ausgeschlossen werden.

**RED FLAGS**

Treten gleichzeitig Symptome in unterschiedlichen Regionen (z. B. Kopf, Thorax, Bauch) auf, muss an eine Gefäßproblematik als Ursache gedacht werden.

**Fallbericht**

**Erste Anordnungen und Diagnostik**

EKG, Monitor, CT-Angiografie (CTA) der Aorta, Labordiagnostik.

CT-Angiografie

➤ Abb. 14.1.

EKG

Sinustachykardie. Linkstyp. Nichtsignifikante ST-Senkungen III, aVF, sonst keine ERBS.

Labor

| Parameter | Laborwert Pat. | Referenzwert | Einheit |
|---|---|---|---|
| D-Dimere | 7,8 | < 0,5 | µg/ml |
| Troponin I | 0,5 | < 0,014 | µg/ml |
| Kreatinin | 2,4 | > 1,1 | mg/dl |

✓ Fallbericht: In der CTA zeigt sich die vermutete Aortendissektion Stanford A (➤ Abb. 14.1). Die Dissektion reicht bis in die rechte A. carotis. Das Labor weist zusätzlich eine Einschränkung der Nierenfunktion auf.

**DIAGNOSE**

Aortendissektion

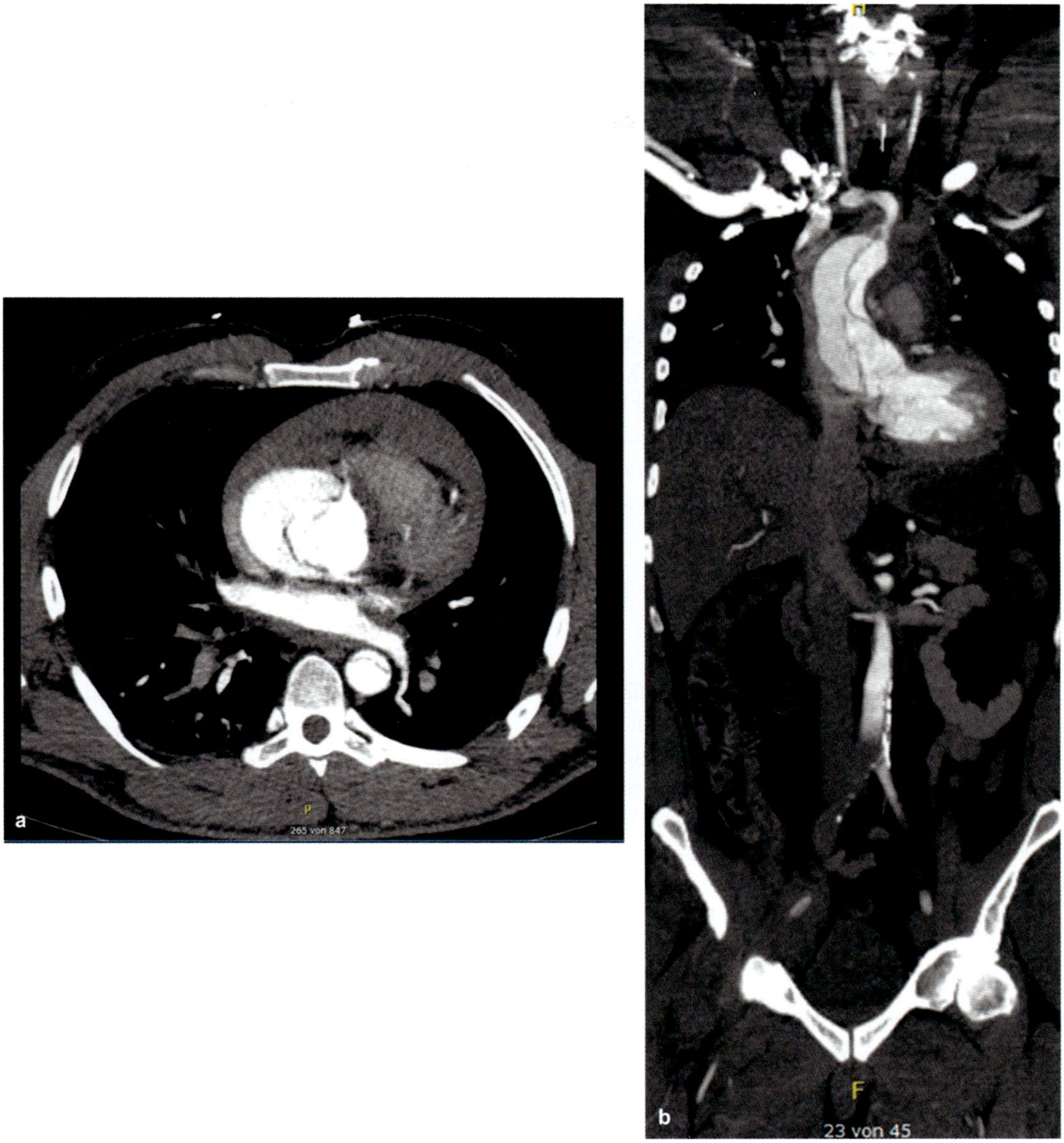


Abb. 14.1 CTA-Bilder einer Aortendissektion Stanford A [T952]

## 14.3 Erste Anordnungen und Diagnostik

### 14.3.1 CT-Angiografie der Aorta

Patienten mit klinischen Hochrisikomerkmalen benötigen direkt die bestmögliche Bildgebung der gesamten Aorta, wenn möglich bis in den Circulus Willisii. Goldstandard ist eine CTA der gesamten Aorta mit i. v. Kontrastmittelgabe. Besteht klinisch ein ausreichender Verdacht auf eine Aortendissektion, so muss die **CTA notfallmäßig sofort** erfolgen. Das Warten auf Laborwerte (z. B. Nierenwerte oder D-Dimere) ist dann nicht vertretbar. Steht die CTA der Aorta nicht zur Verfügung, dann können nachgeschaltet eine TEE oder TTE erwogen werden.

Aufgrund der erhobenen Befunde wird eine Klassifikation der Aortendissektion durchgeführt. Immer noch bewährt ist die Einteilung nach Stanford. Bei der **Stanford-A-Dissektion** beginnt die Dissektionsmembran in der Aorta ascendens bzw. im Aortenbogen, bei der **Stanford-B-Dissektion** beginnt die Dissektionsmembran am Lig. arteriosum. Typ-A-Dissektionen sind etwas häufiger als Typ-B-Dissektionen.

### 14.3.2 EKG

Anhand des EKG muss beurteilt werden, ob es Anhalt für das Heranreichen der Dissektion an die Koronargefäße gibt. In diesen Fällen ist im EKG ein Infarktbild zu erkennen (je nachdem, welche Koronargefäße betroffen sind, auch atypische Kombinationen). Die rechte Koronarie ist dabei häufiger betroffen als die linke.

### 14.3.3 Labor

Es gibt keinen Laborwert, der eine Aortendissektion beweist oder ausschließt. D-Dimere sind oft erhöht, beweisen die Aortendissektion aber nicht. Und eine fehlende Erhöhung der D-Dimere schließt eine Aortendissektion bei begründetem klinischem Verdacht nicht zuverlässig genug aus (➤ Kap. 14.5).

### 14.3.4 Apparative Diagnostik

An Zusatzdiagnostik ist in der Notaufnahme eine Echokardiografie (TTE, ggf. TEE) notwendig. Hier muss auf Hinweise für eine Infarzierung des Myokards (regionale Wandbewegungsstörungen), die systolische Pumpfunktion, die Funktionalität insbesondere der Aortenklappe und das Vorliegen eines Perikardergusses geachtet werden. Die Echokardiografie darf eine OP jedoch nicht verzögern.

**KERNAUSSAGEN**

- Goldstandard bei Patienten mit Hochrisikomerkmalen ist die CT-Angiografie der gesamten Aorta mit i. v. Kontrastmittel.
- Ergänzend müssen EKG, Labor, EKG, TEE bzw. TTE durchgeführt werden.

**Fallbericht**

**Therapie und Verlauf**

Auf dem Weg von der CT-Untersuchung zurück in die ZNA wird der Patient klinisch schlechter. Er wirkt schockig, agitiert, und eine erste Blutdruckmessung ergibt eine Hypotonie von 80/30 mmHg.

Sofort wird eine Ultraschalluntersuchung des Herzens und der Aorta durchgeführt. Es zeigt sich ein hämodynamisch relevanter Perikarderguss. Um die Tamponade zu entlasten, muss umgehend eine Perikardpunktion durchgeführt werden. Hierfür wird ein spezielles Perikardpunktionsset mit einer mindestens 12 cm langen Nadel verwendet.

Unter Ultraschallkontrolle wird der Erguss nach Lagerung und Lokalanästhesie von subxiphoidal mit Stichrichtung linke Schulter punktiert; dabei werden 50 ml Blut aspiriert. In Seldinger-Technik wird ein Pig-Tail-Katheter eingelegt und weiter Blut drainiert. Der Blutdruck hält sich im Verlauf bei 100/60 mmHg. Für ein intensivmedizinisches Monitoring wird ein arterieller Zugang etabliert. Die Volumentherapie wird entsprechend mit kristalloider Flüssigkeit gesteuert. Eine Katecholamingabe (Noradrenalin Perfusor) wird erwogen und vorbereitet.

Zur Schmerztherapie erhält der Patient fraktioniert Morphin i. v. Eine Verlegung in ein Herz-/Thoraxchirurgisches Zentrum wird umgehend organisiert.

## 14.4 Therapie

Direkt mit Diagnosestellung hat ein intensivmedizinisches Monitoring in der Notaufnahme zu erfolgen. Hierbei wird ein arterieller Zugang gelegt, um ein Blutdruckmonitoring in Echtzeit zu ermöglichen. Des Weiteren erfolgt die ausreichende Versorgung mit i. v. Zugängen, ggf. die Anlage eines ZVK. Die Vitalwerte werden überwacht und medikamentös im Zielkorridor eingestellt. Bezüglich des Blutdrucks gilt eine Normotonie als Zielkorridor, die Herzfrequenz sollte < 60/min betragen. Eine hypertensive Entgleisung kann ein Fortschreiten der Dissektion begünstigen und ist daher umgehend zu beheben.

**MERKE**

Bei einer Aortendissektion sind die zentralen Aufgaben in der Notaufnahme:
- Blutdruckkontrolle
- Schmerztherapie
- Organisation der Weiterversorgung

Medikamentös stehen **Betablocker** (Mittel der Wahl bei hypertensiven Blutdruckwerten bzw. erhöhter Herzfrequenz, da sie die Wandspannung reduzieren), Kalziumantagonisten, kristalloide Flüssigkeit, ggf. Katecholamine bei Schocktherapie (in ca. 20 % der Fälle notwendig) zur Wahl. Zur Anxiolyse und **Schmerztherapie** ist Morphin i. v. das Mittel der Wahl.

Die Verlegung in ein operatives Zentrum gestaltet sich häufig schwierig und zeitraubend, da auch diese Zentren nur begrenzte Kapazitäten für zusätzliche Notfälle bereitstellen können. Daher ist es wichtig, dass direkt mit der Diagnosestellung auch die Suche nach einer Zielklinik und der passenden Verlegungsoption (luft- oder bodengebunden) begonnen wird.

**Fallbericht**

**Disposition/Empfehlung weiteres Vorgehen**

Der Patient wird bodengebunden in ein operatives Zentrum in ca. 10 km Entfernung verlegt und direkt in der OP-Schleuse übergeben. Die Operation erfolgt direkt und ist erfolgreich.

## 14.5 Risikostratifikation

Die Mortalität der Aortendissektion ist hoch und beträgt nach dem Überleben des Eintritts der Dissektion etwa 1–2 % pro Stunde. Die A-Dissektion ist daher ein herzchirurgischer Notfall, der umgehend operiert werden sollte. Die Entscheidung über das Vorgehen bei einer B-Dissektion ist komplexer und muss ebenfalls von erfahrenen Gefäß-/Herzchirurg*innen getroffen werden.

Für die Risikostratifikation hat sich der *Aortic Dissection Detection Risk Score* (ADD-RS) etabliert (mdcalc.org). Bei Patienten mit klinisch hohem Risiko sollte der Score nicht berechnet werden, da diese Patienten umgehend eine CTA der Aorta erhalten sollten. Bei Patienten unterhalb der Hochrisikogruppe berechnet der ADD-RS aus drei Kriteriengruppen, Vorerkrankungen, Schmerzcharakteristika und Untersuchungsbefunden einen Punktwert zwischen 0 und 3:
- Bei einem Punktwert von 0 oder 1 sollen D-Dimere bestimmt werden. Liegen diese unter dem Grenzwert, dann ist die Wahrscheinlichkeit einer Aortendissektion gering und die Beendigung dieser Abklärung kann erwogen werden.
- Bei einem Wert von 2 oder 3 sollten keine D-Dimere bestimmt werden und der Patient direkt eine CTA der Aorta erhalten.

Der ADD-RS ist eine wertvolle Unterstützung bei der Risikostratifizierung; er sollte die klinische Entscheidung aber nur unterstützen und nicht ersetzen.

## 14.6 Disposition/Empfehlung weiteres Vorgehen

A-Dissektionen sollen operiert werden, während B-Dissektionen in besonderen Fällen auch konservativ behandelt werden können. Die Entscheidung über das Vorgehen sollte jedoch von erfahrenen Thorax- oder Gefäßchirurg*innen getroffen werden, sodass bei beiden Dissektionsformen Ärzt*innen der Thorax-/Gefäßchirurgie hinzugezogen werden sollten bzw. der Patient in ein entsprechendes Zentrum verlegt werden sollte.

Für die Planung der Verlegung ist das Vorbereiten der Verlegungsunterlagen, bestehend aus CT-Befund (CD/Telemedizin), Ultraschallbildern, Labor, EKG und Verlegungsbrief, essenziell.

14

## Was wäre, wenn ...

- ... der Patient einen Herzstillstand erlitten hätte?
  - Dann wäre die Prognose dieser Patienten sehr schlecht, auch wenn sofort alle Reanimationsmaßnahmen ergriffen werden. Wenn die Ursache des Stillstands eine Perikardtamponade ist, dann ist der Patient oft auch trotz sofortiger Perikarddrainage nicht mehr rettbar.
- ... der Patient im CT eine A-Dissektion und gleichzeitig schwere ischämische Defekte im Gehirn aufgewiesen hätte?
  - Dann hätte es sein können, dass die Kolleg*innen der Herzchirurgie die Operation zurückstellen.
- ... der Patient keine Hochrisikomerkmale aufgewiesen hätte?
  - Dann hätte ein Diagnostikpfad – bestehend aus Labor (D-Dimere, Troponin), Röntgen-Thorax (Mediastinum verbreitert?), Echokardiografie/TEE und CTA der Aorta – abgearbeitet werden müssen.
- ... der Patient klinisch stabil geblieben wäre?
  - Dann hätte eine blutdrucksenkende und frequenzmodulierende Therapie mittels Betablockergabe stattfinden müssen.

### LITERATUR

2014 ESC Guidelines on the diagnosis and treatment of aortic diseases: Document covering acute and chronic aortic diseases of the thoracic and abdominal aorta of the adult. The Task Force for the Diagnosis and Treatment of Aortic Diseases of the European Society of Cardiology (ESC). Eur Heart J 2014; 35(41): 2873–2926.

Aortic Dissection Detection Risk Score (ADD-RS); www.mdcalc.com/calc/4060/aortic-dissection-detection-risk-score-add-rs (letzter Zugriff: 22.1.2023).

Deutsche Gesellschaft für Thorax-, Herz- und Gefäßchirurgie (DGTHG) et al. S2k-Leitlinie Behandlung der Thorakalen Aortendissektion Typ A. AWMF-Registernummer 011-018. Stand: 3.2.2021, gültig bis 2.2.2026; https://register.awmf.org/de/leitlinien/detail/011-018 (letzter Zugriff: 22.1.2023).

Erbel R et al. Kommentar zur 2014-Leitlinie der Europäischen Gesellschaft für Kardiologie (ESC) zur Diagnose und Therapie von Aortenerkrankungen. Kardiologe 2015; 9: 348–353.

2Sk-Leitlinie Typ B Aortendissektion. AWMF-Registernummer 004-034. Stand: 31.12.2021, gültig bis 30.12.2026; https://register.awmf.org/de/leitlinien/detail/004-034 (letzter Zugriff: 22.1.2023).

KAPITEL

# 15 Akute Dyspnoe

Andreas Fischbach

## Fallbericht

### Eintreffen

Ein 72-jähriger Patient wird notärztlich begleitet mit dem Rettungsdienst zugewiesen, nachdem am Morgen aus völligem Wohlbefinden Ruhedyspnoe aufgetreten war. Bei Eintreffen des Rettungsdienstes fand sich ein blasser, stark schwitzender, kritisch krank wirkender Patient in sitzender Position. Thoraxschmerzen wurden auf Befragen hin verneint. Über der Lunge waren ein verlängertes Exspirium sowie Giemen auskultiert und präklinisch unter der Vorstellung einer akuten obstruktiven Bronchitis mit Salbutamol inhalativ, einem Kortikoid parenteral sowie Sauerstoff behandelt worden.

### Ersteindruck

Patient bewusstseinsklar, kritisch krank.

### Vitalwerte

GCS 15; $SaO_2$ 89 %; HF 125; $RR_{syst}$ 190/110; AF 26; T 36,8; BZ 99

### Triagekategorie

Orange

### Anamnese

Langjährig ist ein arterieller Hypertonus bekannt, der unter einer medikamentösen Dreifachkombination mit ACE-Hemmer, Thiaziddiuretikum und Kalziumantagonisten gut eingestellt ist. Vor 14 Tagen war eine NSAR-Therapie bei Gonarthrose rechts eingeleitet worden. Bei den gelegentlichen Blutdruckmessungen waren zuletzt wiederholt erhöhte Blutdruckwerte gemessen worden, und es bestand eine zunehmende Belastungsdyspnoe auf geringer Stufe. Die Symptomatik war am Morgen akut aggraviert und unter notärztlicher Therapie nur marginal gebessert.

✓ Fallbericht: Die Vorgeschichte mit bekannter langjähriger arterieller Hypertonie, der akute Beginn sowie die fehlende Besserung unter antiobstruktiver Therapie lassen eine kardiale Ursache der akuten Dyspnoe viel wahrscheinlicher erscheinen als eine pulmonale Ursache.

## 15.1 Anamnese und Differenzialdiagnose

Unter einer **Herzinsuffizienz** versteht man das Unvermögen des Herzens, bei einem normalen Füllungsdruck eine für den Gewebemetabolismus erforderliche adäquate Sauerstoffversorgung zu gewährleisten. Bei einer akuten Herzinsuffizienz macht das rasche Auftreten schwerwiegender Symptome dringende ärztliche Hilfe und eine Vorstellung in der Notaufnahme erforderlich. Dabei kann es sich um eine Erstmanifestation oder – häufiger – um die akute Dekompensation einer chronischen Herzinsuffizienz handeln.

Beim klinischen Management sollte man sich folgende Fragen stellen und indizierte Maßnahmen einleiten:

1. Liegt ein kardiogener Schock mit Erfordernis der medikamentösen oder mechanischen Kreislaufunterstützung vor?
2. Liegt eine respiratorische Insuffizienz mit Notwendigkeit der Atmungsunterstützung (Sauerstoffgabe, NIV, invasive Beatmung) vor?

3. Gibt es akut behandelbare Ursachen, die dann auch sofort therapiert werden sollten? Merkwort „CHAMPIT“:
   a. **C** – Akutes **C**oronarsyndrom
   b. **H** – **H**ypertensiver Notfall
   c. **A** – **A**rrhythmie
   d. **M** – **M**echanische Ursache[1]
   e. **P** – **P**ulmonale Embolie
   f. **I** – **I**nfektion
   g. **T** – **T**amponade



**MERKE**

Bei Patienten, die unter der Diagnose einer akuten obstruktiven Bronchitis vorstellig werden und auf die antiobstruktive Therapie nicht adäquat ansprechen, sollte an eine interstitielle pulmonalvenöse Stauung auf dem Boden einer Herzinsuffizienz (Asthma cardiale) gedacht werden.

**Fallbericht**

### Untersuchungsbefund

Patient wach, voll orientiert. Haut blass, schweißig, keine Zyanose. Halsvenenstauung. 3. Herzton, kein Geräusch. Bronchovesikuläres Atemgeräusch, feuchte RGs bis ins Mittelfeld. Abdomen weich, kein Druckschmerz, keine Abwehrspannung, Peristaltik unauffällig. Knöchelödeme bds.

✓ Fallbericht: Im Rahmen der klinischen Notfalluntersuchung fanden sich die Zeichen einer globalen, links führenden Herzinsuffizienz. Möglicherweise hat die initiale antiobstruktive Therapie die Ausbildung eines kardialen Lungenödems mit jetzt auskultierbaren feuchten Rasselgeräuschen begünstigt.

## 15.2 Körperliche Untersuchung

Im Rahmen der klinischen Untersuchung herzinsuffizienter Patienten sollte gezielt nach folgenden Zeichen gesucht werden:

- **Zeichen einer Überwässerung:** Tachypnoe, Orthopnoe, Rasselgeräusche, Ödeme, gestaute Halsvenen („feucht“ vs. „trocken“)
- **Zeichen einer Minderperfusion:** verzögerte kapillare Füllungszeit, kühle Extremitäten, marmorierte Haut, Vigilanzminderung, Oligurie, RR < 90 mmHg („kalt“ vs. „warm“)

Diese klinische Unterteilung ist zur Steuerung der Therapie hilfreich und erlaubt prognostische Rückschlüsse, wobei die klinische Kombination „feucht“ und „kalt“ mit der schlechtesten Prognose einhergeht.

**Fallbericht**

### Erste Anordnungen und Diagnostik

- 12-Kanal-EKG, Monitoring: EKG, Puls, Blutdruck, Atemfrequenz, Sauerstoffsättigung, i. v. Zugang, Labor: BGA mit Laktat, BB, Kreatinin, Harnstoff, Elektrolyte, BZ, Leberenzyme, Gerinnung, Troponin, BNP oder NT-proBNP, D-Dimere (bei V. a. Lungenembolie), ggf. PCT (bei V. a. Infektion), TSH basal, Röntgen-Thorax, Echokardiografie mit Thorax-Sono (Lungenstauung? Pleuraergüsse?)
- Sauerstoffgabe 3 l/min, Glyceroltrinitrat 0,8 mg s. l., Furosemid 40 mg i. v., Morphin 3 mg i. v.

#### EKG

Im EKG finden sich eine Sinustachykardie mit 120/min und Zeichen der linksventrikulären Hypertrophie mit positivem Sokolow-Lyon-Index, LT, Zeiten normwertig.

#### Monitorüberwachung

Innerhalb von 20 min tritt eine Reduktion der Herzfrequenz < 100/min auf, der Blutdruck sinkt unter antihypertensiver und vasodilatierender Therapie auf zuletzt 150/90 mmHg.

#### Labor

| Parameter | Laborwert Pat. | Referenzbereich | Einheit |
|---|---|---|---|
| Troponin | 0,022 | < 0,014 | µg/ml |

[1] Myokardinfarktkomplikationen (Ruptur der freien Ventrikelwand, Ventrikelseptumdefekt, akute Mitralklappeninsuffizienz), Thoraxtrauma, akute Klappeninsuffizienzen als Endokarditisfolge, Aortendissektion

✓ Fallbericht: Aufgrund der elektrokardiografischen Hinweise für eine linksventrikuläre Hypertrophie bei bekannter arterieller Hypertonie lässt sich im Zusammenhang mit der anamnestischen Angabe einer NSAR-Therapie (Natriumretention) und dem klinischen Untersuchungsbefund die Arbeitsdiagnose eines hypertensiven Lungenödems bei vorbestehender Herzinsuffizienz stellen.

DIAGNOSE
Akute Herzinsuffizienz (AHF)

## 15.3 Erste Anordnungen und Diagnostik

Nach zeitlichem Verlauf und unter therapeutischen Erwägungen wird die **akute** von der **chronischen Herzinsuffizienz** abgegrenzt. Während für die chronische Herzinsuffizienz („chronic heart failure", CHF) eine gute Therapieevidenz besteht, ist diese für die akute Herzinsuffizienz deutlich schwächer.

Die **akute Herzinsuffizienz** ist ein Syndrom auf dem Boden unterschiedlicher zugrunde liegender Herzerkrankungen und unterschiedlicher Auslöser. Das **Leitsymptom** ist Atemnot, hämodynamisch bestehen erhöhte kardiale Füllungsdrucke.

Es lassen sich – mit Überschneidungen – vier klinische Erscheinungsbilder beschreiben:

1. Die **akut dekompensierte Herzinsuffizienz** (häufigste klinische Präsentation) auf dem Boden einer LV-Dysfunktion und Natrium- und Flüssigkeitsretention. Die wichtigste klinische Präsentation ist feucht und warm (Diuretika) oder trocken und kalt (Inotropika/Vasopressoren bei Hypoperfusion/Hypotonie).
2. Das **akute Lungenödem** auf dem Boden einer Nachlasterhöhung mit konsekutiver Flüssigkeitsumverteilung in die Lunge und akuter respiratorischer Insuffizienz. Die klinische Präsentation ist feucht und warm (Sauerstoffgabe oder Atmungsunterstützung; Diuretika und/oder Vasodilatatoren, wenn $RR_{syst} \geq 110$ mmHg beträgt) und entwickelt sich meist rasch.
3. Der **kardiogene Schock** mit systemischer Hypoperfusion und erniedrigtem Herzzeitvolumen. Die klinische Präsentation ist feucht und kalt (Sauerstoffgabe oder Atmungsunterstützung, Inotropika/Vasopressoren, ggf. mechanische Kreislaufunterstützung).
4. Die **isolierte Rechtsherzinsuffizienz** auf dem Boden einer RV-Dysfunktion und/oder pulmonalen Hypertonie mit in diesem Fall erhöhtem rechtsventrikulärem Füllungsdruck und häufig systemischer Hypoperfusion. Die klinische Präsentation ist meist trocken und kalt (Flüssigkeitsstatus optimieren, Inotropika/Vasopressoren bei Hypoperfusion/Hypotonie).

MERKE
**Auslösende Faktoren einer akuten Herzinsuffizienz**

- Akutes Koronarsyndrom (ACS)
- Tachyarrhythmien (z. B. Vorhofflimmern, Kammertachykardie)
- Übermäßiger Blutdruckanstieg
- Infektionen (z. B. Pneumonie, Sepsis, infektiöse Endokarditis)
- Mangelnde Compliance bzgl. Salz-/Flüssigkeitsaufnahme oder Medikamenteneinnahme
- Bradyarrhythmie
- Alkohol
- Medikamente (z. B. NSAR, Kortikosteroide)
- Akute Exazerbation einer COPD
- Lungenembolie
- Chirurgischer Eingriff, perioperative Komplikationen
- Metabolische/hormonelle Entgleisungen (z. B. Hyperthyreose, Schwangerschaft)
- Zerebrovaskulärer Insult
- Akute mechanische Komplikationen: ACS mit Ventrikelruptur, MI, VSD; Aortendissektion, Thoraxtrauma

### 15.3.1 EKG

Elektrokardiografisch lassen sich neben der linksventrikulären Hypertrophie bei Cor hypertensivum weitere Hinweise auf behandelbare Ursachen einer (akuten) Herzinsuffizienz finden. In ➤ Tab. 15.1 sind häufige EKG-Veränderungen bei Herzinsuffizienz und deren mögliche Ursachen zusammengefasst.

15

**Tab. 15.1** Häufige EKG-Veränderungen bei Herzinsuffizienz

| EKG-Veränderung | Mögliche Ursache |
|---|---|
| **Sinustachykardie** | Dekompensation, Anämie, Fieber, Hyperthyreose |
| **Sinusbradykardie** | Betablocker, Digitalis, Ivabradin, Verapamil, Diltiazem, Antiarrhythmika, Hypothyreose, Sick-Sinus-Syndrom |
| **Vorhofflimmern, Vorhofflattern** | Hyperthyreose, Infektion, Mitralklappenvitium, Dekompensation, Infarkt |
| **Ventrikuläre Arrhythmien** | Ischämie, Infarkt, Kardiomyopathie, Myokarditis, Hypokaliämie, Hypomagnesiämie, Digitalis-Überdosierung |
| **Myokardiale Ischämie/Infarkt** | Koronare Herzkrankheit |
| **Q-Zacken** | Infarkt, hypertrophe Kardiomyopathie, Linksschenkelblock (LSB), Präexzitation |
| **LV-Hypertrophie** | Arterielle Hypertonie, Aortenklappenvitium, hypertrophe Kardiomyopathie |
| **AV-Block** | Infarkt, unerwünschte Arzneimittelwirkung, Myokarditis, Sarkoidose, Borreliose |
| **Niedervoltage** | Adipositas, Lungenemphysem, Perikarderguss, Amyloidose |
| **QRS ≥ 120 ms und LSB** | Elektromechanische Dyssynchronie |

**MERKE**

Troponinfreisetzungen im Rahmen einer kardialen Dekompensation erfolgen aufgrund einer direkten Kardiomyozytenschädigung und zeigen eine erhöhte Krankenhausletalität an. Die Abgrenzung zum ACS kann mittels serieller Troponinbestimmung und Nachweis der fehlenden Dynamik erfolgen.

### 15.3.2 Weitere Diagnostik

Eine Notfall-Echokardiografie sollte im Schock (z. B. mechanische Ursachen nach Myokardinfarkt, Aortenklappenstenose, Perikarderguss) sofort erfolgen, ansonsten sobald verfügbar.

Eine Röntgen-Thorax-Aufnahme kann bei Unsicherheit die Diagnose unterstützen und sollte zum Aufnahmezeitpunkt angefertigt werden, um die Lungenstauung zu bewerten, und hilft, andere kardiale und nichtkardiale Erkrankungen zu erkennen.

Die Thoraxsonografie ist bei ausreichender Erfahrung ein einfach einsetzbares Untersuchungsverfahren, das beim Überschreiten einer kritischen Zahl von B-Linien auf eine Lungenstauung hinweist.

**Fallbericht**

**Therapie**

Aufgrund der bereits klinisch nachweisbaren Stauung handelt es sich um einen „feuchten" Patienten; die fehlenden Zeichen der peripheren Minderperfusion klassifizieren ihn des Weiteren als „warm". Im Rahmen der hypertensiven Blutdruckentgleisung ist es zu einer Flüssigkeitsverteilung vom vaskulären Typ gekommen, d. h., es liegt eine Umverteilung vor. Die Therapie mit Vasodilatator und Diuretika wird fortgesetzt.

## 15.4 Therapie

Viele Patienten mit sehr raschem Beginn der akuten Herzinsuffizienz präsentieren sich mit erhöhtem Sympathikotonus (Hypertonie und Tachykardie), erhaltener systolischer linksventrikulärer Funktion und meist eher pulmonaler als peripherer Stauung im Sinne einer Umverteilung, aber ohne relevante globale Volumenüberladung. Hier steht therapeutisch die Vor- und Nachlastsenkung mit höher dosierten Vasodilatatoren im Vordergrund; i. v. Schleifendiuretika werden bei allen Patienten mit AHF verabreicht.

**KERNAUSSAGE**

Neben der Entlastung des Herzens durch Vor- und Nachlastsenkung (Nitrate, Schleifendiuretika, nichtinvasive Beatmung [NIV]), der respiratorischen Stabilisierung (aufrechte Sitzposition, Sauerstoffgabe, NIV, invasive Beatmung und der hämodynamischen Stabilisierung kommt der Identifizierung der auslösenden Ursache die entscheidende Bedeutung zu (Behandlung eines hypertensiven Notfalls, einer Rhythmusstörung, einer akuten Koronarischämie etc.).

- **Sauerstoff** ist indiziert für alle Patienten mit einer Sauerstoffsättigung von < 90 % oder einem $PaO_2$ < 60 mmHg.
- Eine **nichtinvasive Beatmung** sollte bei respiratorischer Insuffizienz (Tachypnoe > 25/min, $SaO_2$ < 90 %) erwogen und **früh** begonnen werden. Bei Zeichen der respiratorischen Erschöpfung, Erbrechen, Vigilanzminderung sowie im kardiogenen Schock ist eine **invasive Beatmung** indiziert.
- **Nitrate** sind unter der Voraussetzung eines arteriellen Blutdrucks von mindestens 110 mmHg und Fehlen einer symptomatischen Hypotonie zur Senkung des Füllungsdrucks und des systemischen Widerstands insbesondere bei Patienten mit hypertensiver Entgleisung indiziert. Bei schwerer Aorten- und Mitralstenose bestehen Gegenanzeigen.
- **Schleifendiuretika** (Furosemid 40 mg i. v.) sind bei allen Patienten mit Stauungssymptomen und ausreichender Perfusion (pulmonalen) Kongestion indiziert und führen häufig zu einer raschen Symptombesserung. Diese setzt beim akuten Lungenödem meist innerhalb von Minuten noch vor Erreichen der maximalen Diurese (nach ca. 30 min) durch eine Vorlastsenkung ein.
- Eine **Thrombembolieprophylaxe** ist für alle nicht antikoagulierten Patienten indiziert, die keine Kontraindikationen haben.
- **Inotropika** können bei Patienten im kardiogenen Schock eingesetzt werden, um den Blutdruck und die Perfusion lebenswichtiger Organe zu erhöhen.
- **Vasopressoren** (vorzugsweise Noradrenalin) können bei Patienten mit $RR_{syst}$ < 90 mmHg und Zeichen der Hypoperfusion, die nicht auf die Standardbehandlung inkl. Flüssigkeitszufuhr ansprechen, erwogen werden.
- **Morphin** wird nicht mehr routinemäßig empfohlen, kann jedoch bei starken Schmerzen oder Angstzuständen verabreicht werden.

**MERKE**

Beim häufig anzutreffenden hypertensiven Lungenödem bessert sich die Symptomatik durch die Therapie mit Vasodilatatoren und konsekutiv sinkendem Blutdruck meist rasch, noch deutlich vor Erreichen einer Normotension. Ziel ist hier nicht die Normotension, sondern die Stabilisierung der Gesamtsituation. Eine symptomatische Hypotonie muss unbedingt vermieden werden. Auch die Anxiolyse unter Opioiden kann bei starken Angstzuständen zur Senkung des Blutdrucks durch Reduktion der maximalen sympathoadrenergen Stimulation beitragen.

**Fallbericht**

**Risikostratifikation**

Aufgrund des raschen Ansprechens auf die Therapie war eine NIV nicht mehr notwendig. Dennoch macht die vitale Gefährdung des Patienten eine weitere Beobachtung auf der IMC-Station erforderlich.

✓ Fallbericht: Verglichen mit der normo- und hypotensiven akuten Herzinsuffizienz besteht hier die bessere Prognose; dennoch handelt es sich um einen lebensbedrohlichen Zustand, der ein adäquates Monitoring erfordert.

## 15.5 Risikostratifikation

Folgende Parameter sollten überwacht werden:
- $SaO_2$
- Blutdruck
- EKG-Monitoring (Herzfrequenz und Rhythmus)
- Diurese („der Rechtsherzkatheter des kleinen Mannes“)
- Venöse BGA, Laktat (adäquate Organperfusion?)

Das höchste Letalitätsrisiko haben Patienten mit fortgeschrittenem Lebensalter, niedrigem systolischem Blutdruck sowie Anzeichen der peripheren Hypoperfusion oder eines ACS.

**Fallbericht**

**Disposition/Empfehlung weiteres Vorgehen**

Nach Übernahme auf die IMC-Station stabilisierte sich der Patient bis zum Folgetag, sodass die medikamentöse Therapie rasch oralisiert werden konnte und keine Sauerstoffgabe mehr nötig war. Ein Myokardinfarkt konnte durch eine serielle Troponinbestimmung ausgeschlossen werden.

Die bestehende Problematik der Salz- und Wasserretention durch NSAR wurde eingehend besprochen und die unzureichende häusliche arterielle Blutdruckeinstellung durch Ausdosierung der Hausmedikation optimiert.

✓ Fallbericht: Die Kenntnis der auslösenden Faktoren ist im Hinblick auf die Vermeidung eines Rezidivs wichtiger Bestandteil der individualisierten Aufklärung.

## 15.6 Disposition/Empfehlung weiteres Vorgehen

Eine Krankenhausentlassung kann erfolgen, wenn unter oraler Medikation hämodynamische Stabilität, eine stabile Nierenfunktion und Euvolämie für einen Zeitraum von mindestens 24 h bestehen.

15

### Was wäre, wenn ...

- ... initial eine Sauerstoffsättigung von 84 % gemessen worden wäre, die trotz hoch dosierter Sauerstoffgabe und Initialtherapie bei persistierend tachypnoischem Patienten (AF > 25/min) nicht angestiegen wäre?
  - Dann hätte zügig eine nichtinvasive Beatmung etabliert werden müssen.
- ... sich unter hoch dosierter Sauerstoffgabe eine progrediente Bewusstseinsstörung entwickelt hätte?
  - Dann wäre eine invasive Beatmung unumgänglich gewesen.
- ... der Patient primär im kardiogenen Schock gewesen wäre („feucht" und „kalt")?
  - Dann hätte ein Vasopressor erwogen und – wenn präklinisch eingetreten – der Transport vorzugsweise in eine Klinik erfolgen müssen, die eine mechanische Kreislaufunterstützung etablieren kann.
- ... sich elektrokardiografisch ST-Hebungen mit korrespondierenden Senkungen gezeigt hätten?
  - Dann hätte parallel mit den zügig eingeleiteten Rekompensationsmaßnahmen eine Koronarangiografie in PCI-Bereitschaft vorbereitet werden sollen. In dieser Situation muss auch eine frühzeitigere invasive Beatmung diskutiert werden.
- ... primär eine breitkomplexige tachykarde Rhythmusstörung nachweisbar gewesen wäre?
  - Dann wäre unter der Verdachtsdiagnose einer Ventrikeltachykardie eine zügige elektrische Kardioversion indiziert gewesen.

#### LITERATUR

2021 ESC Guidelines for the diagnosis and treatment of acute and chronic heart failure: Developed by the Task Force for the diagnosis and treatment of acute and chronic heart failure of the European Society of Cardiology (ESC). Eur Heart J 2021; 42: 3599–3726.

Deutsche Gesellschaft für Kardiologie – Herz- und Kreislaufforschung e.V. ESC Pocket Guidelines. Akute und chronische Herzinsuffizienz, Version 2021. Grünwald: Börm Bruckmeier Verlag 2021 [Kurzfassung der ESC Guidelines for the Diagnosis and Treatment of Acute and Chronic Heart Failure].

Hummel A et al. Akute und akut dekompensierte chronische Herzinsuffizienz. Dtsch Arztebl 2015; 112(17): 298–311.

KAPITEL

# 16 Plötzlicher erneuter Brustschmerz

Andreas Fischbach

**Fallbericht**

### Eintreffen

Eine 26-jährige Patientin stellt sich wegen der Zunahme von seit 1 Woche bestehenden Thoraxschmerzen fußläufig in der Notaufnahme vor. Die Beschwerden waren bisher nur leicht und unter einer NSAR-Therapie durch den Hausarzt (Verdachtsdiagnose: muskuloskelettaler Thoraxschmerz) passager komplett verschwunden. Am Morgen kam es dann plötzlich zu erneuten stärkeren Thoraxschmerzen an anderer Lokalisation. Wegen des Wochenendes erfolgt jetzt die Vorstellung in der Notaufnahme, da die neuerliche Symptomatik sie beunruhige.

### Ersteindruck

Patientin bewusstseinsklar, nicht kritisch krank wirkend.

### Vitalwerte

GCS 15; $SaO_2$ 93 %; HF 115; $RR_{syst}$ 110/70; AF 18; T 36,8; BZ 78; Sx 5/10

### Triagekategorie

Gelb

### Anamnese

Nach Aussagen der Patientin sei sie bisher nie ernstlich krank gewesen und nehme außer einem oralen Kontrazeptivum keine Dauermedikation ein. Rechts dorsobasal seien vor 1 Woche akut aus völligem Wohlbefinden heraus Thoraxschmerzen mit atemabhängigem Charakter aufgetreten. Nach Beschwerdefreiheit unter NSAR-Therapie sei nun ein atemabhängiger Thoraxschmerz links lateral aufgetreten (Sx 5/10). Klinische Hinweise für einen Infekt in den letzten Tagen lagen nicht vor, eine kürzliche Immobilisation bestand im Rahmen einer mehrstündigen Autofahrt. Dyspnoe und Belastungsabhängigkeit werden verneint.

✓ Fallbericht: Das Leitsymptom ist der akute Thoraxschmerz, in diesem Fall rezidivierend und mit atemabhängiger Aggravation auftretend.

## 16.1 Anamnese und Differenzialdiagnose

Alle Patienten, die sich mit dem Leitsymptom Thoraxschmerz vorstellen, sollten innerhalb von 10 min nach Eintreffen ein 12-Kanal-EKG erhalten, um einen ST-Strecken-Hebungs-Infarkt (STEMI) sofort zu erkennen und sie einer Reperfusionstherapie zuzuführen.

Des Weiteren richtet sich das unmittelbare diagnostische Augenmerk auf die sog. „Big Five" – jene Erkrankungen, die unmittelbar vital bedrohlich sind: Myokardinfarkt, Lungenembolie, Aortendissektion, Spannungspneumothorax und Ösophagusruptur.

Eine gezielte Anamnese und Untersuchung kann die weitere Notfalldiagnostik und -therapie steuern:

- **Myokardinfarkt:** retrosternaler Schmerz, Schmerzausstrahlung, 12-Kanal-EKG, Troponinbestimmung
- **Lungenembolie (LE):** erste Risikostratifizierung anhand des Vorhandenseins (hohes Risiko) oder der Abwesenheit von Schock oder Hypotension (kein hohes Risiko); Dyspnoe, Tachykardie, Zyanose, Beinumfangsdifferenz, Wells-Score, D-Dimere
- **Aortendissektion:** Brust-, Rücken- oder Abdominalschmerz mit abruptem Beginn, hoher Schmerzintensität und zerreißendem Charakter, Pulsdifferenz
- **Spannungspneumothorax:** akute Dyspnoe, Hypotension/Schock, Einflussstauung
- **Ösophagusruptur:** starkes Erbrechen, Alkoholabusus

**Fallbericht**

**Untersuchungsbefund**

Patientin wach, voll orientiert. Haut rosig, keine Zyanose. Herztöne rein. Vesikuläres Atemgeräusch, keine Rasselgeräusche. Abdomen weich, kein Druckschmerz, keine Abwehrspannung, Peristaltik unauffällig. Beinumfangsdifferenz zugunsten des rechten Unterschenkels.

✓ Fallbericht: Die erkennbare Beinumfangsdifferenz und ein beim Betasten auslösbarer Wadenschmerz legen im Zusammenhang mit der oralen Kontrazeption sowie der erfragten Immobilisation den Verdacht auf das Vorliegen einer Thrombembolie nahe.

16

## 16.2 Körperliche Untersuchung

Die klinische Diagnose einer Lungenembolie (LE) ist angesichts häufig unspezifischer Symptome und klinischer Zeichen schwierig.

**KERNAUSSAGEN**

Es gibt keine klinischen Zeichen, die eine Lungenembolie beweisen. Die meisten Patienten mit Lungenembolie haben zwar folgende Symptome/Befunde:
- Dyspnoe und/oder
- Thoraxschmerz und/oder
- Tachykardie

Diese sind aber unspezifisch, d. h., viele Patienten mit diesen Symptomen haben keine Lungenembolie. Klinik und Befunde sind aber nicht wertlos, denn in Scoring-Systemen wird damit die Vortestwahrscheinlichkeit als entscheidende Grundlage für das weitere Vorgehen bestimmt.

**RED FLAGS**

Bei der Verdachtsdiagnose **Hochrisiko-LE**, nicht durch andere Ursachen erklärbarer Herzstillstand, obstruktiver Schock (Blutdruck < 90 mmHg oder Vasopressor erforderlich) oder persistierende Hypotonie (Blutdruck < 90 mmHg oder Blutdruckabfall um > 40 mmHg für > 15 min) besteht eine unmittelbare vitale Gefährdung, sodass bei ausreichender Stabilität für eine CT-Untersuchung unverzüglich ein **Pulmonalis-Angio-CT** angefertigt werden sollte. Ist dies aufgrund der klinischen Situation nicht möglich, erfolgt eine bettseitige Echokardiografie mit der Suche nach Rechtsherzbelastungszeichen.

Bei der Verdachtsdiagnose **Nicht-Hochrisiko-LE** (kein Schock, keine Hypotonie) erlaubt die Kombination der einzelnen unspezifischen Befunde eine Bestimmung der klinischen Wahrscheinlichkeit für das Vorliegen einer LE, um das weitere Vorgehen festzulegen. Zur Abschätzung sollte der Wells-Score, der vereinfachte Wells-Score oder der modifizierte Geneva-Score verwendet werden; eine alleinige Bestimmung der D-Dimere reicht nicht aus.

**MERKE**

In der Tabelle unten sind der originale und der vereinfachte **Wells-Score** aufgeführt.

Wells-Score zur Bestimmung der klinischen Wahrscheinlichkeit einer Lungenembolie (nach S2k-Leitlinie DGA 2023) [W888-004]

| Klinisches Charakteristikum | Punkte | |
|---|---|---|
| | Original | Vereinfachter Score |
| Klinische Zeichen einer TVT | 3,0 | 1 |
| LE wahrscheinlicher als alternative Diagnose | 3,0 | 1 |
| Kürzlich zurückliegende OP oder Immobilisierung | 1,5 | 1 |
| Herzfrequenz > 100/min | 1,5 | 1 |
| VTE in der Vorgeschichte | 1,5 | 1 |
| Hämoptysen | 1,0 | 1 |
| Aktive Tumorerkrankung (oder in den vergangenen 6 Monaten) | 1,0 | 1 |

**3-stufige Bewertung:**
≥ 7 Punkte: hohe Wahrscheinlichkeit (54–78%)
2–6 Punkte: mittlere Wahrscheinlichkeit (17–24%)
–1 Punkt: niedrige Wahrscheinlichkeit (2–6%)
**2-stufige Bewertung:**
> 4 Punkte: hohe Wahrscheinlichkeit für LE (37–56%)
0–4 Punkte: niedrige Wahrscheinlichkeit für LE (8–13%)
**Bewertung:**
≥ 2 Punkte: hohe Wahrscheinlichkeit
0–1 Punkt: niedrige Wahrscheinlichkeit

Alternativ kann der Wells Score dichotomisiert eingesetzt werden. Dann gilt eine Lungenembolie bei einem Punktwert von 0–4 als klinisch unwahrscheinlich und ab einem Punktwert von ≥ 5 als wahrscheinlich.

**RED FLAGS**

- An eine Lungenembolie sollte man differenzialdiagnostisch immer denken, wenn sich ein Patient mit **plötzlich aufgetretenen** (bei peripherer Embolie atemabhängigen pleuritischen) **Brustschmerzen** vorstellt.
- **Plötzlich einsetzende Atemnot** ist ebenfalls ein Alarmsymptom.
- **Präsynkope** und **Synkope** im Rahmen einer (passageren) Kreislaufdepression, gefolgt von Dyspnoe und Palpitationen, können Hinweise auf eine bedeutsame Lungenembolie sein.
- Auch **Hämoptysen** können auftreten.

Der physikalische Lungenbefund ist meist unauffällig.

Auf der anderen Seite kann es zur Vermeidung von Überdiagnostik sinnvoll sein, diesen diagnostischen Work-up nicht bei jedem Patienten mit Dyspnoe oder Brustschmerz zu durchlaufen, wenn sich der Anfangsverdacht einer Lungenembolie mit einfachen Kriterien entkräften lässt.

Die **Pulmonary Embolism Rule-out Criteria (PERC)** definieren acht Variablen, die erfüllt sein müssen, um auf eine CT-Pulmonalis-Angiografie (CTPA) verzichten zu können:

1. Alter < 50 Jahre
2. Puls < 100 Schläge/min
3. $SaO_2 > 94\,\%$
4. Keine einseitige Beinschwellung
5. Keine Hämoptysen
6. Kein kürzliches Trauma oder eine Operation
7. Keine Thrombembolie in der Anamnese
8. Keine Einnahme oraler Kontrazeptiva

Bei Nicht-Vorhandensein auch nur eines Kriteriums sollte eine CTPA durchgeführt werden. Die Autoren der ESC-Guidelines empfehlen, in Abhängigkeit von der Lungenembolie-Prävalenz im untersuchten Kollektiv diese Kriterien nicht zu generalisieren und Erfahrungen damit zu sammeln.

## Fallbericht

### Erste Anordnungen und Diagnostik

EKG, Monitorüberwachung, i. v. Zugang, Labor (BB, Kreatinin, Elektrolyte, Quick/INR, PTT, D-Dimere, Troponin, TSH basal vor Kontrastmitteluntersuchung, Schwangerschaftstest vor radiologischer Untersuchung, BGA, Heparin 5.000 IE i. v.), Echo.

#### EKG

Sinustachykardie, Indifferenztyp, Rechtsverspätung, T-Negativierungen rechtspräkordial.

#### Monitorüberwachung

Durchgehende Sinustachykardie. RR 110/70 mmHg.

#### Wells-Score

6 Punkte (3 Punkte für die Zeichen einer Beinvenenthrombose + 1,5 Punkte für die Tachykardie + 1,5 Punkte für kürzliche Immobilisation), somit mittleres Risiko bei 3-Ebenen-Score (klinisch wahrscheinlich beim dichotomisierten Score).

#### Labor

| Parameter | Laborwert Pat. | Referenzwert | Einheit |
|---|---|---|---|
| D-Dimere | 3800 | < 500 | µg/l |
| Troponin | 0,005 | < 0,014 | ng/ml |

Normwerte für Blutbild, Kreatinin, Elektrolyte, Quick/INR, PTT, TSH basal. Schwangerschaftstest negativ.

Die BGA zeigt eine leichte Hypoxämie und eine Hypokapnie.

#### Pulmonalis-Angio-CT

Es lassen sich bds. Embolien nachweisen, die bis auf Segmentebene reichen. Bds. dorsobasal finden sich pleuranahe Infiltrate, rechts auch ein Randwinkelerguss. Rundherde oder pathologische Lymphknoten sind nicht nachweisbar.

✓ Fallbericht:

- EKG: Rechtsherzbelastungszeichen, keine ST-Hebungen
- Monitor: Sinustachykardie, Hypotonie
- Wells-Score: mittlere klinische Wahrscheinlichkeit
- Labor: positive D-Dimere, Troponin negativ

Aufgrund der mittleren klinischen Wahrscheinlichkeit und positiver D-Dimere erfolgt eine Pulmonalis-Angio-CT mit Nachweis von Lungenembolien bds., die bis auf die Segmentebene reichen.

16

**DIAGNOSE**
Lungenembolie

## 16.3 Erste Anordnungen und Diagnostik

**MERKE**
Bei mittlerer oder hoher Wahrscheinlichkeit für das Vorliegen einer Lungenembolie ist bereits während des diagnostischen Work-ups die Antikoagulanziengabe indiziert. Diese kann mit einer Bolusgabe unfraktionierten Heparins (UFH) oder einer therapeutischen s. c. Gabe von NMH oder Fondaparinux erfolgen.



### 16.3.1 EKG

Am häufigsten sind bei Lungenembolien neben der Sinustachykardie T-Negativierungen in den rechtspräkordialen Ableitungen ($V_{1-4}$) und inkomplette oder komplette Rechtsschenkelblockierungen nachweisbar. Weitere mögliche Befunde sind ein QR-Komplex in $V_1$ und ein S1Q3T3-Bild (tiefes S in I, Q und T-Negativierung in III, **kein** Q in II). Die Sinustachykardie ist bei ca. 40 % der Patienten nachweisbar, auch Vorhofflimmern kann im Rahmen der Lungenembolie auftreten.

### 16.3.2 Labor

Der **D-Dimer-Test** misst die Degradationsprodukte von quervernetztem Fibrin und zeigt damit eine aktivierte Gerinnung an, da bei jedem thrombotischen Geschehen die Fibrinolyse kompensatorisch aktiviert wird. Da alle akuten Erkrankungen mit einer Gerinnungsaktivierung einhergehen, haben erhöhte Werte keinen spezifischen diagnostischen Wert. Seinen hohen Wert bei der Stufendiagnostik der Thromboembolie (Lungenembolie und tiefe Beinvenenthrombose) erhält der D-Dimer-Wert dadurch, dass in Verbindung mit einer niedrigen klinischen Wahrscheinlichkeit die Erkrankung so unwahrscheinlich ist, dass keine weitere Diagnostik mehr erforderlich ist.

Zur Steigerung der Spezifität können **altersadjustierte Cut-off-Werte** für Patienten ab dem 50. Lj. verwendet werden (Alter × 10 µg/l, z. B. 80 Jahre: 800 µg/l), da die Spezifität mit zunehmendem Alter deutlich sinkt (ESC IIa).

Alternativ kann auch der **YEARS-Algorithmus** zur Anwendung kommen, der höhere D-Dimer-Cut-off-Werte von 1.000 µg/l nach Ausschluss folgender Kriterien zulässt (ESC IIa):

- Klinische Zeichen einer tiefen Venenthrombose
- Hämoptyse
- Lungenembolie wahrscheinlichste Ursache für die Symptomatik

Wenn ein oder mehrere Kriterien vorliegen, gilt ein Cut-off von 500 µg/l.

**KERNAUSSAGEN**
Die Anforderung eines D-Dimer-Tests setzt die Bestimmung der klinischen Wahrscheinlichkeit einer Thrombembolie voraus. Umgekehrt begründet ein positiver D-Dimer-Test allein nie den Verdacht auf eine venöse Thrombembolie.

**Fallbericht**

**Therapie**

Nach Diagnosestellung erfolgt die s. c. Gabe von 7,5 mg Fondaparinux. Im Rahmen einer noch in der Notaufnahme durchgeführten Phlebosonografie wird eine 3-Etagen-Phlebothrombose rechts nachgewiesen, sodass die Anlage eines Kompressionsverbands mit Kurzzugbinden erfolgt.

✓ Fallbericht: Bei einem Körpergewicht zwischen 50 und 100 kg kann oberhalb einer Kreatinin-Clearance von 30 ml/min mit 7,5 mg Fondaparinux s. c. antikoaguliert werden.

## 16.4 Therapie

Alle Patienten mit Lungenembolie benötigen eine therapeutische Antikoagulation für mindestens 3 Monate. Dies kann in der Notaufnahme rasch durch die parenterale (s. c.) Antikoagulation mit einem niedermolekularen Heparin (auch in der Schwangerschaft möglich) oder Fondaparinux in therapeutischer Dosis erfolgen.

Nach mindestens 5-tägiger Therapie kann dann mit den DOAK-Standarddosierungen Edoxaban (1 × 60 mg/d) oder Dabigatran (2 × 150 mg/d) behandelt werden. Die DOAKs Rivaroxaban (2 × 15 mg/d für 21 Tage, dann 1 × 20 mg/d) und Apixaban (2 × 10 mg für 7 Tage, dann 2 × 5 mg/d) können auch ohne Vorbehandlung mit Heparin direkt verordnet werden. Hierbei sind initial höhere Dosen für unterschiedliche Zeiträume erforderlich.

Daneben ist wichtig, die jeweiligen Dosisreduktionen bei Niereninsuffizienz bzw. die Kontraindikationen der verordneten Therapeutika zu kennen (entsprechend den Fachinformationen der Hersteller). Bei hochgradiger Niereninsuffizienz wird kontinuierlich parenteral PTT-gesteuert mit unfraktioniertem Heparin behandelt.

**Fallbericht**

**Risikostratifikation**

Bei nachgewiesener Lungenembolie kann das Risiko weiter mittels Bildgebung (Rechtsherzbelastungszeichen) und Biomarkern (Troponin, BNP) differenziert werden. Eine **Troponinerhöhung** oberhalb des Normalwerts zeigt hierbei einen Myokardschaden und damit eine potenziell schlechtere Prognose an. Umgekehrt hat ein unauffälliger Troponinwert einen hohen negativ prädiktiven Wert für ein schweres Ereignis.

Die Erhöhung des **BNP**- oder **(NT-)pro-BNP-Spiegels** resultiert aus der akuten Rechtsherzbelastung und bedingt ebenfalls ein erhöhtes Risiko für ein schweres Ereignis bis hin zum Tod. Hierbei reflektiert die Höhe der Werte die Schwere der RV-Dysfunktion und der hämodynamischen Instabilität.

Daneben dient der sPESI-Score zur Prognoseabschätzung (➤ Tab. 16.2).

✓ Fallbericht: Im vorliegenden Fall bestanden keine Kriterien für eine Hochrisiko-LE, sodass der vorgestellte Algorithmus für Niedrigrisiko-LE zur Anwendung kam. Im sPESI-Score wurde 1 Punkt erreicht (Tachykardie). Zusammen mit den weiteren Parametern ergab sich ein intermediär niedriges Frühmortalitätsrisiko.

## 16.5 Risikostratifikation

Der **Pulmonary Embolism Severity Index** (PESI) ist ein prognostischer Score zur Abschätzung der Frühmortalität innerhalb der ersten 30 Tage. Beim vereinfachten („simplified“) sPESI-Score werden nur 6 Parameter in der Tabelle bewertet (➤ Tab. 16.2). Für das Vorhandenseins eines Kriteriums wird je 1 Punkt erteilt. Bereits bei Vorliegen eines Parameters ist das 30-Tage-Mortalitätsrisiko, wie bei der Patientin im beschriebenen Fall, deutlich erhöht.

**Tab. 16.2** Vereinfachter (simplified) Pulmonary Severity Index Score (sPESI) zur Risikostratifizierung von hämodynamisch stabilen LE-Patienten (nach S2k-Leitlinie DGA 2023) [W888-004]

| Parameter | Punkte |
|---|---|
| Alter > 80 Jahre | 1 |
| Aktive Tumorerkrankung | 1 |
| Chronische Herz- oder Lungenerkrankung | 1 |
| Herzfrequenz ≥ 100/min | 1 |
| $RR_{syst}$ < 100 mmHg | 1 |
| Arterielle Sauerstoffsättigung < 90 % | 1 |
| **Bewertung:**<br>0 Punkte: niedriges Risiko (30-Tage-Mortalität ca. 1 %)<br>≥ 1 Punkt: intermediäres Risiko (30-Tage-Mortalität ca. 11 %) | |

**MERKE**

Bei nachgewiesener Lungenembolie wird das Risiko weiter mittels Bildgebung (Rechtsherzbelastungszeichen) und Biomarkern (Troponin, BNP) differenziert (➤ Tab. 16.3). Daneben bietet der sPESI-Score die Möglichkeit der Prognoseabschätzung (➤ Tab. 16.2).

### Echokardiografie

Eine akute Lungenembolie kann zur rechtsventrikulären Dysfunktion bis hin zum Rechtsherzversagen führen. Bei Patienten im Schock ist bei fehlenden Rechtsherzbelastungszeichen in der **Echokardiografie** eine Lungenembolie als Ursache somit praktisch ausgeschlossen.

Bei stabilen Patienten gehört die Echokardiografie nicht zwingend zum diagnostischen Work-up, da das Fehlen von Rechtsherzbelastungszeichen keineswegs eine Lungenembolie ausschließt. Im Rahmen der Risikostratifizierung sollte sie jedoch auch bei niedrigem PESI durchgeführt werden, da eine nachgewiesene RV-Dysfunktion ein erhöhtes Risiko bedingt (ESC IIa).

Tab. 16.3 Risikostratifizierung bei nachgewiesener Lungenembolie

| Frühmortalitätsrisiko | | Risikoparameter und Risikoscores | | | |
|---|---|---|---|---|---|
| | | Schock oder Hypotension | sPESI ≥ 1 | Rechtsherzbelastung (Echo/CT) | Troponin |
| **Hoch** | | + | (+) | + | (+) |
| **Intermediär** | hoch | – | + | beide positiv | |
| | niedrig | – | + | eines oder keines positiv | |
| **Niedrig** | | – | - | keines | |

(+): Bei hohem Mortalitätsrisiko sind die Bestimmung von sPESI und Biomarkern verzichtbar.

16

**Echokardiografische Kriterien für eine Rechtsherzbelastung** sind hierbei:

- RV-Dilatation (RV-/LV-Ratio >1)
- D-Sign (Abflachung des interventrikulären Septums infolge RV-Druckanstiegs)
- Erhöhte trikuspidale Rückflussgeschwindigkeit
- Reduzierte TAPSE („tricuspid anular plane systolic excursion", M-Mode < 16 mm)
- Positives McConnell-Zeichen (normale Kontraktilität der RV-Spitze, Hypokinesie des restlichen RV)
- Pleuraergüsse (meist gering)
- Dilatierte V. cava inferior, reduzierte Atemmodulation
- Echoarme polygonale subpleurale Infiltrate (meist dorsobasal) als Korrelat peripherer Lungeninfarkte

**MERKE**

Der nicht adaptierte dünnwandige rechte Ventrikel kann meist nur systolische Druckwerte von maximal 45–50 mmHg aufbauen. Deutlich darüberliegende Werte können für eine Adaptation im Rahmen eines mehrzeitigen Geschehens sprechen.

**Fallbericht**

**Disposition/Empfehlung weiteres Vorgehen**

Aufgrund des intermediären Risikos erfolgt die Übernahme der Patientin auf die IMC-Station.

✓ Fallbericht: Der sPESI-Score zeigt ein erhöhtes 30-Tage-Mortalitätsrisiko an, sodass ein intensiveres Monitoring (klinisch und apparativ) erforderlich ist.

## 16.6 Disposition/Empfehlung weiteres Vorgehen

Instabile Patienten (hohes Risiko) mit kardiogenem Schock oder persistierender Hypotension werden intensivmedizinisch versorgt; bei klinisch stabilen Patienten (nicht hohes Risiko) mit intermediärem Risiko erfolgt die Behandlung meist auf einer IMC-Station. Stationär behandelte Patienten mit niedrigem Risiko benötigen in aller Regel keine Monitorüberwachung.

**Was wäre, wenn …**

- … in der Laboruntersuchung der D-Dimer-Test negativ ausgefallen wäre?
  - Bei der Verdachtsdiagnose Nicht-Hochrisiko-LE ist bei negativen D-Dimeren (Testsystem auf ELISA-Basis!) und niedriger oder mittlerer Wahrscheinlichkeit im Wells-Score die Lungenembolie unwahrscheinlich.
- … in der Laboruntersuchung die D-Dimere nur leicht erhöht gewesen wären?
  - Die D-Dimer-Spezifität sinkt mit zunehmendem Lebensalter. Neuere Ansätze haben alterskorrigierte Cut-offs untersucht (Alter × 10 µg/l für > 50-Jährige). Die altersadaptierten Grenzwerte können ohne signifikanten

Sensitivitätsverlust genutzt werden. Wird der Grenzwert aber überschritten, dann muss dies auch so gesehen werden.

- … die Patientin schwanger gewesen wäre?
  - Bei Schwangeren mit hoher Vortestwahrscheinlichkeit oder niedriger/mittlerer klinischer Wahrscheinlichkeit + positiven D-Dimeren wird folgendes Vorgehen empfohlen:
    - Antikoagulation mit NMH
    - Kompressionsultraschall der Beinvenen: Der proximale Thrombosenachweis (nicht aber der Nachweis einer distalen TVT!) sichert bei LE-typischer Symptomatik die Diagnose, sodass die therapeutische Antikoagulation mit NMH fortgesetzt wird.
    - Wenn keine proximale TVT nachweisbar ist: Röntgen-Thorax.
    - Wenn Röntgen-Thorax o. B.: Lungenperfusionsscan (geringere Mamma-Dosis).
    - Wenn Röntgen-Thorax pathologisch: ggf. Pulmonalis-Angio-CT
  - In die ESC-Guidelines 2019 hat daneben ein an die **Schwangerschaft** adaptierter validierter **YEARS-Algorithmus** (➤ Kap. 16.3.2) Erwähnung gefunden, der nach sonografischem Ausschluss einer proximalen Beinvenenthrombose und in Abwesenheit folgender Kriterien höhere D-Dimer-Cut-off-Werte von 1.000 µg/l zulässt:
    - Klinische Zeichen einer TVT
    - Hämoptyse
    - LE wahrscheinlichste Ursache für Symptomatik
  - Treffen ein oder mehrere Kriterien zu, liegt der Cut-off bei 500 µg/l.
- … es plötzlich zur hämodynamischen Verschlechterung mit Auftreten eines Schocks mit echokardiografischem Nachweis von Rechtsherzbelastungszeichen gekommen wäre?
  - Dann hätte man von einer „Nachembolisation" mit akuter Zunahme des pulmonalvaskulären Widerstands und drohendem Rechtsherzversagen ausgehen müssen. In dieser Situation besteht die Indikation zur Durchführung einer Thrombolyse.
- … man trotz nachgewiesener Lungenembolie keine Beinvenenthrombose gefunden hätte?
  - Bei der kompletten Kompressionssonografie der Beine findet man zwar bei mehr als zwei Drittel der Patienten eine tiefe Beinvenenthrombose, jedoch nicht bei allen, da auch Thrombembolien aus anderen Gefäßprovinzen stammen können. Am therapeutischen Regime der Initialphase ändert das nichts.



## LITERATUR


2019 ESC Guidelines for the diagnosis and management of acute Pulmonary embolism developed in collaboration with the European Respiratory Society (ERS): The Task Force for the diagnosis and management of acute pulmonary embolism of the European Society of Cardiology (ESC). Eur Heart J 2020; 41: 543–603.

Konstantinides S, et al. Kommentar zu den Leitlinien (2019) der European Society of Cardiology zum Management der akuten Lungenembolie. Kardiologe 2020; 14: 248–255.

Konstantinides S et al. Diagnostik und Therapie der Lungenembolie. Herz 2021; 46: 589–604.

Pilarczyk K, et al. Diagnostik und Therapie der akuten Lungenembolie. Notfall Rettungsmed 2020; 23: 645–657.

S2k-Leitlinie Diagnostik und Therapie der Venenthrombose und Lungenembolie. AWMF-Registernummer 065-002. Stand: 14.2.2023, gültig bis 13.2.2028; https://register.awmf.org/de/leitlinien/detail/065-002 (letzter Zugriff: 13.3.2023).

KAPITEL

# 17

Andreas Fischbach

# Persistierender Brustschmerz

## Fallbericht

### Eintreffen

Der 32-jährige Patient stellt sich fußläufig in der ZNA vor, nachdem seit 2 Tagen anhaltende Brustschmerzen bestünden. Vor 2 Tagen sei beim Hausarzt ein EKG geschrieben worden, das unauffällig gewesen sei. Wegen der anhaltenden Symptome sei er jetzt aber beunruhigt.

### Ersteindruck

Patient wach, voll orientiert, wirkt nicht kritisch krank.

### Vitalwerte

GCS 15; $SaO_2$ 97 %; HF 100; RR 125/85; AF 15; T 36,9; Sx 3/10

### Triagekategorie

Gelb

### Anamnese

Die Schmerzen hätten sich allmählich gesteigert und besäßen einen scharfen Charakter. Aggravieren ließen sie sich in Rückenlage, vegetative Begleitsymptome bestünden nicht. Auf Befragen berichtet der 32-Jährige von einem respiratorischen Infekt vor 8 Tagen. Anamnestisch bestünden keine kardiovaskulären Risikofaktoren; eine vergleichbare Symptomatik sei bisher nicht aufgetreten.

### EKG

Akzelerierter Sinusrhythmus 99/min, Linkstyp, Zeiten normwertig, kleine q-Zacken I, aVL, $V_2$–$V_6$, konkavbogige ST-Strecken-Hebungen bis 0,2 mV in I, II, aVL, $V_2$–$V_6$ (➤ Abb. 17.1).

✓ Fallbericht: Die bei diesem Patienten nachgewiesenen ST-Hebungen erfordern rasch die Differenzierung zwischen einem ST-Hebungs-Infarkt und einer Perikarditis.

## 17.1 Anamnese und Differenzialdiagnose

Zur raschen Abklärung akuter Brustschmerzen sollte grundsätzlich innerhalb von 10 min nach Eintreffen ein 12-Kanal-EKG abgeleitet werden.

Die bei einer **Perikarditis** nachweisbaren ST-Hebungen verlaufen konkavbogig aus dem aufsteigenden Schenkel der S-Zacke (verglichen mit den konvexbogigen Hebungen beim akuten Myokardinfarkt). Kennzeichnend für die Perikarditis ist die Beteiligung vieler Ableitungen, die sich keinem koronaren Versorgungsgebiet zuordnen lassen, sowie das Fehlen korrespondierender ST-Senkungen. Eine PR-Absenkung ist ebenfalls nur bei der Perikarditis nachweisbar. Die EKG-Veränderungen sind durch die Entzündung des epikardialen Myokards bedingt, da das Perikard elektrisch inert ist.

**MERKE**

Für eine Perikarditis ist eine Schmerzverstärkung in Rückenlage typisch. Ein wichtiges differenzialdiagnostisches Kriterium gegenüber dem Myokardinfarkt ist das Fehlen korrespondierender ST-Senkungen. Bei diagnostischer Unsicherheit sind kurzfristige serielle EKG-Registrierungen sinnvoll, um die beim Myokardinfarkt bestehende Dynamik zu erfassen.

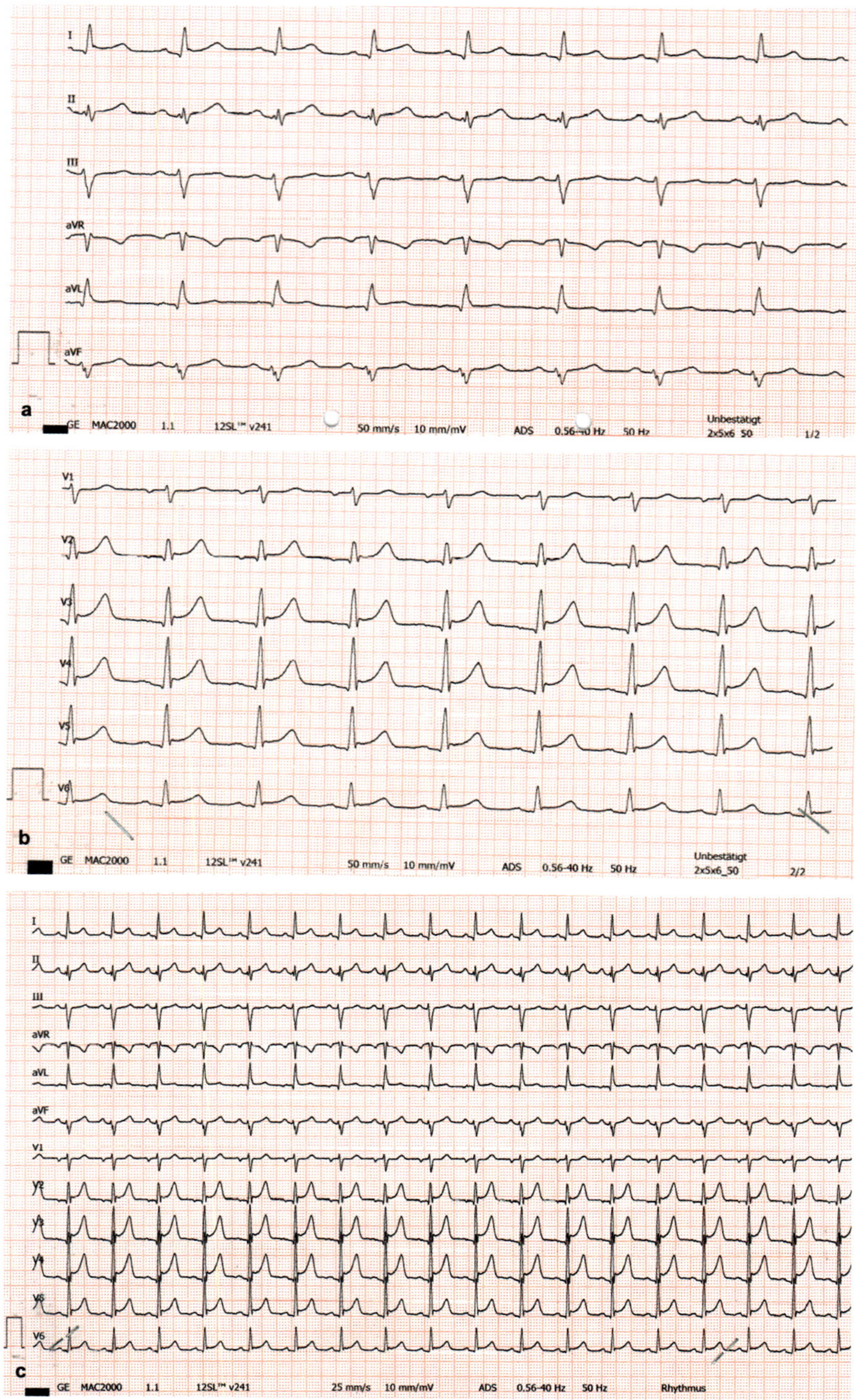


**Abb. 17.1** EKG: ubiquitäre ST-Strecken-Hebung aus aufsteigender ST-Strecke (aVR: spiegelbildliche Senkung) [T953]

**Fallbericht**

**Untersuchungsbefund**

Patient wach, voll orientiert. Hautfarbe unauffällig. Herztöne rein. In Linksseitenlage Auskultation von Perikardreiben. Bds. vesikuläres Atemgeräusch. Abdomen weich, kein Druckschmerz. Keine Unterschenkelödeme.

✓ Fallbericht: Bei der Untersuchung findet sich mit Perikardreiben ein Diagnosekriterium für eine Perikarditis.

## 17.2 Körperliche Untersuchung

**DIAGNOSE**
Perikarditis

Das Perikardreiben ist flüchtig und verschwindet regelhaft, wenn es zur Ausbildung eines Perikardergusses kommt.

**Fallbericht**

**Erste Anordnungen und Diagnostik**

Monitor, Diff-BB, CRP, Troponin, Kreatinin, Elektrolyte, Leberenzyme, Röntgen-Thorax, Echokardiografie.

Monitorüberwachung

Durchgehend akzelerierter Sinusrhythmus.

Labor

| Parameter | Laborwert Pat. | Referenzwert | Einheit |
|---|---|---|---|
| CRP | 4,5 | < 0,5 | mg/dl |
| Troponin T | 0,006 | < 0,014 | ng/ml |

Die weiteren Laborparameter sind unauffällig.

Röntgen-Thorax

Unauffälliger Herz- und Lungenbefund.

Echokardiografie

Herzhöhlen normal groß, normale linksventrikuläre Wandstärke, global normale systolische LV-Funktion, kein Klappenvitium, keine Rechtsherzbelastungszeichen, geringe, diastolisch persistierende perikardiale Ergusslamelle dorsal der basalen LV-Hinterwand sowie vor dem rechten Vorhof.

✓ Fallbericht: Monitoring und Röntgen-Thorax sind unauffällig; im Labor findet sich ein erhöhter humoraler Entzündungsparameter.

## 17.3 Erste Anordnungen und Diagnostik

### 17.3.1 EKG

Bei jedem Patienten, der sich mit Brustschmerzen in der Notaufnahme vorstellt, muss ein EKG geschrieben werden. Handelt es sich um einen akuten Brustschmerz, so muss das EKG innerhalb von 10 min nach Eintreffen in der Notaufnahme nicht nur geschrieben, sondern auch qualifiziert beurteilt werden. Bei einem Patienten mit Perikarditis finden sich im EKG meist Hinweise für diese Diagnose. Es sind jedoch stets weitere Untersuchungen erforderlich, um eine Perikarditis zu bestätigen und ein akutes Koronarsyndrom auszuschließen. In Zweifelsfällen ist immer wie bei einem Herzinfarkt vorzugehen.

### 17.3.2 Monitorüberwachung

Lebensbedrohliche Rhythmusereignisse fehlen regelhaft bei der Perikarditis. Bis zum Ausschluss einer myokardialen Beteiligung (Troponinbestimmung, Echokardiografie) im Sinne einer Myoperikarditis sollte ein EKG-Monitoring erfolgen.

### 17.3.3 Labor

Unterstützende Kriterien sind die Erhöhung von Entzündungsmarkern (CRP, Leukozyten).

### 17.3.4 Röntgen-Thorax

Eine Röntgen-Thorax-Untersuchung wird bei allen Patienten mit V. a. Perikarditis empfohlen. Diese ist meist unauffällig, außer bei großem Perikarderguss (> 300 ml) oder pleuropulmonaler Pathologie.

### 17.3.5 Echokardiografie

Die Echokardiografie (meist normale LV-Funktion bei der Perikarditis vs. regionale Wandbewegungsstörungen beim Myokardinfarkt) ist das hilfreichste Instrument, um die Fehldiagnose „Perikarditis" bei einem akuten Myokardinfarkt zu vermeiden.

17

**MERKE**
Eine kurzfristige EKG-Kontrolle sowie eine umgehende Echokardiografie können die Fehldiagnose „Perikarditis" bei einem akuten Myokardinfarkt vermeiden helfen.

**KERNAUSSAGEN**
Zur Diagnosestellung Perikarditis müssen 2 von 4 Kriterien nachweisbar sein:
1. Der typische Brustschmerz triggert bei nahezu allen Patienten die Vorstellung. Er ist scharf, hat einen pleuritischen Charakter mit Verbesserung beim Vornüberbeugen und Aggravation im Liegen und strahlt zum Trapeziuskamm aus.
2. Perikardreiben (in weniger als 33 % der Fälle, Auskultationsort: links parasternal).
3. Typische EKG-Veränderungen mit neuen, nicht streng regional zuordenbaren ST-Hebungen und/oder PR-Senkungen (in bis zu 60 % der Fälle).
4. Perikarderguss (in bis zu 60 % der Fälle).

Weitere unterstützende Kriterien sind die Erhöhung von Markern der Inflammation (CRP, Leukozyten).

**RED FLAGS**
Eine Erhöhung myokardialer Nekrosemarker (Troponin) kennzeichnet eine myokardiale Beteiligung im Sinne einer Myoperikarditis (stationäre Aufnahme, Monitorüberwachung).

**MERKE**
In entwickelten Ländern gelten 80–90 % der Fälle als idiopathisch, da nach der Routineuntersuchung keine spezifische Ursache detektiert werden kann. Es kann angenommen werden, dass die meisten dieser Perikarditiden eine virale Ursache haben. Die verbleibenden spezifischen Ursachen sind in den meisten Fällen nach kardialer Verletzung (meist OP), auf dem Boden einer Kollagenose (meist systemischer Lupus erythematodes) oder im Rahmen einer Karzinomerkrankung entstanden.
Bei bis zu 60 % der Patienten mit idiopathischer Perikarditis sind Perikardergüsse nachweisbar. Die meisten dieser Ergüsse sind gering und klinisch bedeutungslos; bei sehr großen Perikardergüssen sollte eine spezifische Ursache ausgeschlossen werden. Bei einer komplikativ auftretenden Perikardtamponade lässt sich nahezu immer eine spezifische Ursache finden.

**Fallbericht**

**Therapie**

Unmittelbar in der Notaufnahme wird eine Therapie mit Ibuprofen 600 mg unter PPI-Schutz sowie 0,5 mg Colchicin eingeleitet.

✓ Fallbericht: Den Erkenntnissen zur Vermeidung eines Rezidivs folgend wird leitliniengerecht bereits primär Colchicin eingesetzt.

## 17.4 Therapie

Die Basistherapie besteht aus NSAR (ASS 750–1.000 mg alle 8 h **oder** Ibuprofen 600 mg alle 8 h für 1–2 Wochen) bei unkomplizierten Fällen mit nachfolgendem Ausschleichen bei klinischem und laborchemischem (CRP-Abfall) Therapieansprechen unter PPI-Schutz. Neueren Erkenntnissen zufolge sollte **zusätzlich** eine Therapie mit Colchicin (< 70 kg KG 0,5 mg/d und ≥ 70 kg 0,5 mg 2 ×/d für 3 Monate) erfolgen, da diese zu einer rascheren Symptombesserung und Reduktion der Rezidivrate führt (Kontraindikationen für Patienten mit Nieren- und Leberinsuffizienz oder für Schwangere beachten).

**MERKE**
Patienten mit akuter Perikarditis sollten sportliche Aktivitäten erst wieder aufnehmen, wenn sie symptomfrei sind und CRP, EKG und Echo sich normalisiert haben.

Beim Vorliegen einer Perikardtamponade (Echo **und** Klinik) ist die rasche Durchführung einer Perikardpunktion mit Analyse der Ergussflüssigkeit indiziert.

**Fallbericht**

**Risikostratifikation, Disposition und Empfehlung für das weitere Vorgehen**

Bei diesem Patienten finden sich keine Major- oder Minor-Kriterien für eine schlechte Prognose (➤ Tab. 17.1).

✓ Fallbericht: Die fehlenden Major- und Minor-Kriterien hätten im vorliegenden Fall eine ambulante Therapie ermöglicht. Persistierende Beschwerden, die Notaufnahme-Assistentin beeindruckende EKG-Veränderungen und die Verunsicherung des Patienten durch die protrahierte Diagnosestellung nach ambulanter Vorstellung hatten in diesem Fall eine stationäre Aufnahme zur Folge.

## 17.5 Risikostratifikation

Die Prognosefaktoren sind ➤ Tab. 17.1 zu entnehmen.

**Tab. 17.1** Prädiktoren für eine schlechte Prognose

| Major-Kriterien | Minor-Kriterien |
|---|---|
| Körpertemperatur > 38 °C | Myoperikarditis |
| Subakuter Beginn | Immunsuppression |
| Großer Perikarderguss | Trauma |
| Perikardtamponade | Orale Antikoagulanzientherapie |
| Therapieversagen unter 1 Woche NSAR | |

In den meisten Fällen ist die virale oder idiopathische Perikarditis selbstlimitierend, spricht rasch auf die Standardtherapie an und heilt komplett aus (< 1 % Entwicklung einer konstriktiven Perikarditis). 15–30 % der nicht mit Colchicin behandelten Patienten haben persistierende Symptome (> 4–6 Wochen) oder ein Rezidiv (nach 4- bis 6-wöchiger Symptomfreiheit). Colchicin kann die Rezidivrate halbieren.

## 17.6 Disposition/Empfehlung weiteres Vorgehen

Viele Patienten mit der gesicherten Diagnose Perikarditis können ambulant weiterbehandelt werden. Indikationen für eine stationäre Aufnahme bei Perikarditis ist das Vorliegen von Prädiktoren für eine schlechte Prognose (Major- und Minor-Kriterien, ➤ Tab. 17.1).

Eine Indikation für eine stationäre Aufnahme besteht, wenn die Diagnose Perikarditis in der Notaufnahme nicht gesichert werden kann. Dann sollte das Vorgehen mit den weiterbehandelnden Kardiologen der Klinik abgesprochen werden.

**MERKE**

Wenn Hinweise für eine spezifische Ätiologie (z. B. Anämie, pulmonale Raumforderung) oder Prädiktoren für eine schlechte Prognose vorliegen, besteht die Indikation zur stationären Aufnahme und Ursachensuche.

## Was wäre, wenn …

- … die Ätiologie der Perikarditis vor Therapiebeginn nicht gesichert wäre?
  - Zur Diagnosestellung sind die Kriterien typischer Brustschmerz und Perikardreiben oder typische EKG-Veränderungen oder Perikarderguss hinreichend. Ergänzend erfolgen dann Laboruntersuchung, Echokardiografie und Röntgen-Thorax. Bei fehlenden Hinweisen für eine spezifische Genese kann die Therapie ohne weitere Untersuchungen begonnen werden.
- … im Rahmen der Echokardiografie ein zirkulärer Perikarderguss mit Kompression und Füllungsbehinderung der rechten Herzhöhlen neben leisen Herztönen, einer Halsvenenstauung und Hypotonie (Beck-Trias) nachweisbar gewesen wäre?
  - Beim Vorliegen einer Perikardtamponade (Echo und Klinik) ist die rasche Durchführung einer Perikardpunktion mit Analyse der Ergussflüssigkeit indiziert. Virale Perikarditiden sind in den meisten Fällen nicht Ursache einer Perikardtamponade. Diese haben in aller Regel eine maligne, immunologische, postoperative oder traumatologische Genese.
- … sich im Rahmen der Labordiagnostik eine deutliche Troponinerhöhung gefunden hätte?
  - Patienten mit idiopathischer Perikarditis, die eine myokardiale Beteiligung im Sinne einer Myoperikarditis entwickeln, erkennt man an einer Troponinerhöhung. In Abhängigkeit von klinischer Präsentation und bestehenden Risikofaktoren kann eine Koronarangiografie zum Ausschluss einer Koronarstenose indiziert sein. Neben der stationären Aufnahme mit Monitoring und Einleitung der medikamentösen Therapie mit der niedrigsten effektiven NSAR-Dosierung (für Colchicin liegen keine ausreichenden Daten vor) wird die körperliche Schonung empfohlen. Die Langzeitprognose dieser Myoperikarditis ist exzellent; klinische Zeichen einer Herzinsuffizienz, Rhythmusstörungen und eine linksventrikuläre Dysfunktion sind sehr selten.
- … sich der Patient nach 1 Monat mit einem Perikarditisrezidiv erneut vorstellen würde?
  - Wenn die Ursache identifiziert worden ist, richtet sich die Therapie nach der zugrunde liegenden Ätiologie. Ansonsten bleiben NSAR die Säulen der Therapie und – falls initial noch nicht eingesetzt – Colchicin.
- … wenn auch unter einer Therapie mit NSAR und Colchicin ein erneutes Rezidiv aufträte?
  - Bei fehlendem Ansprechen können Kortikosteroide in niedriger Dosierung eingesetzt werden, sofern eine bakterielle Infektion und eine Tuberkulose ausgeschlossen wurden.

**LITERATUR**

ESC Guidelines for the diagnosis and management of pericardial diseases: The Task Force for the Diagnosis and Management of Pericardial Diseases of the European Society of Cardiology (ESC). Eur Heart J 2015; 42(7): 2921–2964; https://academic.oup.com/eurheartj/article/36/42/2921/2293375/2015-ESC-Guidelines-for-the-diagnosis-and (letzter Zugriff: 22.1.2023).

Fleischmann T, Hohenstein C. FAQ Klinische Notfallmedizin. München: Elsevier Urban & Fischer 2016.

LeWinter MM. Acute pericarditis. N Engl J Med 2014; 371(25): 2410–2416.

KAPITEL

# 18 Fieber und Nachtschweiß

Andreas Fischbach

## Fallbericht

### Eintreffen

Eine 52-jährige Patientin wird aufgrund von zunehmender AZ-Reduktion, Belastungsdyspnoe, Nachtschweiß und wiederholt aufgetretenem Fieber hausärztlich eingewiesen. Eine kürzlich bei erhöhten Entzündungswerten ambulant angefertigte Röntgen-Thorax-Aufnahme in 2 Ebenen hatte – entgegen der Erwartung – keine Infiltrationen gezeigt.

### Ersteindruck

Patientin wach, voll orientiert, wirkt nicht kritisch krank.

### Vitalwerte

GCS 15; $SaO_2$ 96 %; HF 98; RR 150/60; AF 15; T 38,5; Sx 0/10; BZ 104

### Triagekategorie

Gelb

### Anamnese

Die Patientin berichtet über ein seit ca. 3 Wochen bestehendes allgemeines Unwohlsein und Gliederschmerzen. Husten, Auswurf oder dysurische Beschwerden hätten nicht bestanden. In der letzten Woche sei dann erstmalig Schüttelfrost aufgetreten, was sie zu einer Temperaturmessung veranlasst habe. Höher als 38,9 °C sei das Fieber aber nie gestiegen. An Veränderungen sei ihr nur ein Ausschlag an den Händen aufgefallen. Außer einem arteriellen Hypertonus, der mit Amlodipin behandelt wird, bestünden keine chronischen Vorerkrankungen. Kürzlich sei wegen Kreuzschmerzen Kortison lokal im Bereich der unteren LWS injiziert worden, was jedoch nicht zu einer Verbesserung der Symptomatik geführt habe.

### Untersuchungsbefund

Patientin wach, voll orientiert. Hautfarbe unauffällig. Auskultatorisch imponiert ein lautes systolisch-diastolisches Geräusch über Erb. Bds. vesikuläres Atemgeräusch. Abdomen weich, kein Druckschmerz, keine Abwehrspannung, keine Splenomegalie. Keine Unterschenkelödeme. Der seitens der Patientin bemerkte „Ausschlag" an den Händen wird durch schmerzlose rote palmare Maculae, sog. Janeway-Läsionen, verursacht. Daneben bestehen Splinterhämorrhagien im Bereich der Fingernägel sowie konjunktivale Einblutungen (Roth-Spots). Herd- und Seitenzeichen lassen sich in der neurologischen Untersuchung nicht nachweisen.

✓ Fallbericht: Bei dem vorliegenden Status febrilis mit systemischer Reaktion ergibt die Anamnese allein keine lokalisierten Symptome. Die breite Differenzialdiagnose wird jedoch bereits durch die körperliche Untersuchung in Richtung Endokarditisverdacht gelenkt, da sich neben der systemischen Reaktion klinische Zeichen für abgelaufene Mikroembolien finden.

## 18.1 Anamnese

Eine **infektiöse Endokarditis** ist eine durch Bakterien oder Pilze verursachte Infektion des Endokards, die meist die Herzklappen, selten jedoch auch nur die Wand als murale Endokarditis betreffen kann. Die Vegetationen bestehen aus Bakterien, Fibrin und thrombotischem Material. Meist sind die Klappen des linken Herzens auf dem Boden degenerativer, kongenitaler (z. B. bikuspide Aortenklappe) oder seltener rheumatischer Vorschädigungen betroffen, oder es handelt sich um eine Kunstklappenendokarditis. Rechtsherzendokarditiden haben meist einen i. v. Drogenabusus, venöse Devices oder einen kongenitalen Herzfehler als prädisponierenden Faktor. In 50 % der Fälle werden jedoch Menschen ohne bekanntes Vitium betroffen.



### Fallbericht

**Erste Anordnungen und Diagnostik**

Diff-BB, CRP, Troponin, LDH, Kreatinin, Elektrolyte, Leberenzyme, Urinstatus, Blutkulturen (2 Paar), EKG, Röntgen-Thorax, Echokardiografie, Abdomensonografie.

Labor

| Parameter | Laborwert Pat. | Referenzwert | Einheit |
|---|---|---|---|
| CRP | 14,7 | < 0,5 | mg/dl |
| Leukozyten | 13,6 | < 10 | Tsd./µl |

Im Differenzialblutbild ist eine Linksverschiebung nachweisbar, im Urin finden sich eine Erythrozyturie und eine Proteinurie. Die weiteren Laborparameter sind unauffällig.

EKG

Akzelerierter Sinusrhythmus, LT, Zeiten normwertig, Sokolow-Lyon-Index für die linksventrikuläre Hypertrophie positiv, tiefe S-Zacken anteroseptal, deszendierende ST-Senkungen lateral.

Röntgen-Thorax

Zeichen der pulmonalen Kongestion mit kaudokranialer Umverteilung.

Echokardiografie

LA leicht vergrößert, LV grenzwertig groß (LVEDD 56 mm), LV-Hypertrophie (IVS-EDD 13 mm, Norm < 12), global hyperdyname systolische LV-Funktion. An der mutmaßlich bikuspid angelegten Aortenklappe findet sich ventrikelseitig eine 1,1 cm lange, breitbasig an der Tasche anheftende echoarme flottierende Struktur, die systolisch in die Aorta ascendens prolabiert. Im CW-Doppler leichte Stenosierung der Aortenklappe, PHT nicht suffizient verwertbar, breiter diastolischer Farb-Jet im LVOT, der dann exzentrisch verläuft. Keine Rechtsherzbelastungszeichen, geringe, diastolisch persistierende perikardiale Ergusslamelle dorsal der LV-Hinterwand.

Abdomensonografie

Bis auf eine grenzwertig große Milz ohne Hinweis für septische Embolien unauffällige Sonografie der Oberbauchorgane.

✓ Fallbericht: Die klinisch vermutete systemische Entzündung findet ihr Korrelat in erhöhten humoralen Entzündungsparametern. Die noch in der Notaufnahme durchgeführte Echokardiografie stützt die Verdachtsdiagnose einer infektiösen Endokarditis. Daneben bestätigt sich die elektrokardiografische Verdachtsdiagnose einer linksventrikulären Hypertrophie. Ursächlich liegt dieser wahrscheinlich eine unzureichend eingestellte arterielle Hypertonie zugrunde, da der systolische Druckgradient allenfalls für eine leichte Aortenklappenstenose bei biskuspider Klappe spricht und hyperdyname Bedingungen bestehen.

Zusammenfassend muss von einer kritischen Situation ausgegangen werden, da die nachgewiesene Aortenklappeninsuffizienz klinisch relevant ist (große Blutdruckamplitude, Belastungsdyspnoe).

**DIAGNOSE**
Endokarditis

## 18.2 Erste Anordnungen und Diagnostik

### 18.2.1 Labor

Die Identifizierung des verursachenden Erregers ist die entscheidende Maßnahme zur Diagnosestellung und adäquaten Behandlung. Dazu müssen vor Beginn einer antibiotischen Therapie **immer mindestens zwei Blutkulturpaare** (besser mehr als 2 Paare) aus verschiedenen Entnahmeorten zu unterschiedlichen Zeitpunkten entnommen werden. Die Blutkulturabnahme erfolgt unabhängig von der Körpertemperatur.

**MERKE**
Das CRP steigt bei infektiöser Endokarditis in der Regel über 5 mg/dl, ein normales CRP schließt eine infektiöse Endokarditis praktisch aus. Bei verdächtigem echokardiografischem Befund und sterilen Blutkulturen ist differenzialdiagnostisch an eine paraneoplastische oder marantische Endokarditis zu denken.

### 18.2.2 EKG

Staphylokokkenbedingte Aortenklappenendokarditiden neigen zur Abszedierung, die bei – wenn auch seltener – dorsaler Ausbreitung zu einer AV-Leitungsstörung führen kann.

### 18.2.3 Echokardiografie

Auch wenn die Sensitivität und Spezifität der transösophagealen Echokardiografie bei der Endokarditisdiagnose wesentlich besser sind, erlaubt der frühzeitige Nachweis durch eine transthorakale Echokardiografie (TTE) die schnelle zielgerichtete Diagnostik und Therapie.

Die **transösophageale Echokardiografie (TEE)** ist indiziert, wenn die **transthorakale Echokardiografie (TTE)** trotz hoher klinischer Wahrscheinlichkeit unauffällig war, die Bildqualität von transthorakal eingeschränkt war, bei Kunstklappenträgern (oder anderen kardialen Devices) sowie bei positivem TTE. Bei infektiöser Endokarditis werden in 60 % Klappeninsuffizienzen und in 20 % paravalvuläre Abszesse gefunden. Eine serielle TEE ist sinnvoll, wenn bei hoher klinischer Wahrscheinlichkeit die Erstuntersuchung unauffällig war.

Die Sensitivität für den Vegetationsnachweis beträgt bei Nativklappen und Kunstklappen 70 % bzw. 50 % für das TTE und 96 % bzw. 92 % für das TEE.

**MERKE**
Ein Endokarditis-Ausschluss ist auch bei guter Bildqualität von transthorakal nicht möglich.

**KERNAUSSAGEN**

**Diagnostik**

- Die Diagnose beruht auf den **modifizierten Duke-Kriterien** (Major- und Minor-Kriterien) mit den Säulen **Klinik, Mikrobiologie** (Erregernachweis) **und Echokardiografie** (Vegetationen, Abszess, Pseudoaneurysmata, Dehiszenzen prothetischer Klappen). 2015 wurde in den ESC-Guidelines das Major-Kriterium Bildgebung erweitert. Es gilt auch als erfüllt, wenn in der $^{18F}$FDG-PET/CT (jenseits von 3 Monaten nach Implantationsdatum) oder in der Leukozyten-SPECT/CT pathologische Aktivität im Gebiet eines Klappenersatzes nachweisbar ist. Embolische Ereignisse oder infektiöse Aneurysmen werden jetzt auch als Minor-Kriterien gewertet, wenn sie nur in der Bildgebung nachweisbar sind.
- Fieber ist das häufigste Symptom; ein neu aufgetretenes Herzgeräusch oder eine Veränderung eines bekannten Herzgeräuschs sind richtungweisend.
- Selten (5–10 % der Fälle), aber ebenfalls diagnoseleitend sind Haut- und Augenmanifestationen wie Osler-Knötchen, Splinterhämorrhagien, Janeway-Läsionen, Roth-Spots und konjunktivale Hämorrhagien sowie eine Splenomegalie.
- Sepsis, Meningitis, Hirnabszess, unerklärte Herzinsuffizienz, septische Lungenembolie, Insult, mykotische Aneurysmen, peripherer arterieller Verschluss und Nierenversagen sind mögliche Manifestationsformen.

**Erregerspektrum**

- Streptokokken und Staphylokokken sind in mehr als 80 % der Fälle verursachende Erreger (gefolgt von Enterokokken), wobei die dominante Position der Staphylokokken in den Industrienationen „Healthcare"-assoziiert ist (Sonden, Katheter, Devices, Eingriffe etc.).
- In ca. 10 % der Fälle bleibt die Blutkultur steril, was entweder an der antibiotischen Vorbehandlung oder besonderen Erregern liegen kann (*Bartonella* spp., *Brucella* spp., *Coxiella burnetii,* HACEK-Gruppe u. a.). Hier sind andere Nachweismethoden wie Serologie, PCR oder spezielle mikrobiologische Methoden erforderlich.

18

**MERKE**

Zerebrale Komplikationen (in 15–20 % der Fälle) sind die häufigsten und schwersten extrakardialen Komplikationen einer infektiösen Endokarditis. Das größte Risiko bergen große, mobile Staphylokokken-Vegetationen in Mitralposition. Häufig geht die zerebrale Komplikation (Ischämie oder Blutung) der Diagnosestellung voraus.

**Fallbericht**

**Therapie**

Aufgrund der fortgeschrittenen Klappeninsuffizienz wird nach Gewinnung von 4 Blutkulturpaaren eine empirische parenterale antibiotische Therapie mit Ampicillin, Flucloxacillin und Gentamicin begonnen.

✓ Fallbericht: Die Entscheidung zur raschen antibiotischen Therapie noch vor Erregernachweis fiel aufgrund der fortgeschrittenen Klappendestruktion.



## 18.3 Therapie

Das **Antibiotikaregime** (Substanzen und Dauer) richtet sich nach dem Erregernachweis, der Klappengrundlage (native Klappe oder Kunstklappe) und der Akuität (ggf. kalkulierte Therapie vor Kenntnis des Erregers bei akutem Verlauf). Die Rate der früh chirurgisch behandelten Erkrankung (d. h. noch unter laufender Antibiose) ist in den letzten Jahrzehnten angestiegen. Die Auswahl der Antiinfektiva, die Behandlungsdauer und die Indikationsstellung zur Operation sollten sich an den Leitlinien orientieren.

**MERKE**

Antikoagulanzien und Heparin haben keinen Einfluss auf die Inzidenz thrombembolischer Komplikationen, sind aber mit einer erhöhten Rate von Blutungskomplikationen vergesellschaftet.

**Operationsindikationen** sind das Auftreten einer Herzinsuffizienz, die unkontrollierte Infektion und die Verhinderung systemischer Embolisationen.

**Fallbericht**

**Risikostratifikation/Disposition**

Nachdem in der TEE eine schwere Aortenklappeninsuffizienz nachgewiesen wurde und sich die Herzinsuffizienzsymptomatik progredient zeigt, erfolgt die Verlegung der Patientin zur herzchirurgischen Sanierung der Klappendestruktion. Daneben wird die Antibiose erregergerecht modifiziert.

✓ Fallbericht: Der Nachweis von *Staphylococcus aureus* in allen Blutkulturen unterstützt die Entscheidung zur frühzeitigen operativen Sanierung, da auch Abszedierungen zu erwarten sind. Inwieweit die eingangs erwähnte lokale Kortisoninjektion eine ursächliche Rolle gespielt hat, blieb offen.

## 18.4 Risikostratifikation/ Disposition

Die Prognose einer infektiösen Endokarditis ist von vier Hauptfaktoren abhängig:

1. Patientencharakteristika (Alter, Kunstklappe, Diabetes mellitus, Komorbidität)
2. Vorhandensein oder Abwesenheit kardialer und nichtkardialer Komplikationen
3. Auslösender Erreger (z. B. *Staph. aureus,* Pilze)
4. Echokardiografischer Befund (z. B. Abszedierung, schwere Klappendysfunktion)

Die Krankenhausletalität ist mit 15–30 % sehr hoch, weshalb für Patienten, die an einer komplizierten infektiösen Endokarditis erkrankt sind, die frühzeitige Verlegung in ein Kompetenzzentrum empfohlen wird, das vorzugsweise über eine herzchirurgische Abteilung verfügt. Hier kann das „Endokarditis-Team" die Behandlung begleiten und komplexe Fragen (z. B. nach einer notfallmäßigen oder dringlichen Operation) beantworten.

## Was wäre, wenn …

- … bereits bei der Vorstellung ein Lungenödem und eine kritische Kreislaufsituation vorgelegen hätten, die nicht auf einen konservativen Therapieversuch angesprochen hätten?
  - Dann hätte die Patientin notfallmäßig zur Klappenoperation verlegt/vorgestellt werden müssen.
- … sich von transthorakal keine vegetationssuspekten Befunde hätten nachweisen lassen?
  - Dann wäre die unmittelbare Durchführung einer TEE sinnvoll gewesen.
- … nach 48 h Bebrütung die Blutkulturen negativ gewesen wären?
  - Dann wäre die Suche nach speziellen Erregern mit serologischen Methoden *(Coxiella burnetii, Bartonella* spp., *Aspergillus* spp., *Mycoplasma pneumoniae, Brucella* spp. und *Legionella pneumophila),* gefolgt von einer PCR, erforderlich gewesen.
- … es bei der Patientin noch vor der OP zu einer zerebralen Embolisation mit schwerer Halbseitensymptomatik gekommen wäre?
  - Dann hätte die Endokarditis zunächst konservativ behandelt werden müssen.
- … wenn die Patientin eine Kunstklappenendokarditis mit Erfordernis der Antikoagulation erlitten hätte?
  - Dann wäre –sofern keine Hirnblutung vorgelegen hätte – eine erforderliche Antikoagulation fortgesetzt worden.

### LITERATUR


ESC Guidelines for the Management of Infective Endocarditis 2015: The Task Force for the Management of Infective Endocarditis of the European Society of Cardiology (ESC). Eur Heart J 2015; 36(44): 3075–3128; https://academic.oup.com/eurheartj/article/36/44/3075/2293384/2015-ESC-Guidelines-for-the-management-of (letzter Zugriff: 22.1.2023).

Fleischmann T, Hohenstein C. FAQ Klinische Notfallmedizin. München: Elsevier Urban & Fischer 2016.

Gesellschaft für Kardiologie – Herz- und Kreislaufforschung e.V. ESC Pocket Guidelines. Infektiöse Endokarditis, Version 2015. Grünwald: Börm Bruckmeier Verlag 2016 [Kurzfassung der „ESC Guidelines for the Management of Infective Endocarditis"]; https://leitlinien.dgk.org/2016/pocket-leitlinie-infektioese-endokarditis-update-version-2015/ (letzter Zugriff: 30.12.2022).

Hoen B, Duval X. Infective endocarditis. N Engl J Med 2013; 368: 1425–1433.

Horstkotte D, Piper C. Mikrobielle Endokarditis und Infektionen von prothetischem Material. In: van Aken HK, et al. (Hrsg.): Intensivmedizin. Stuttgart, New York: Thieme 2014; 555–564.

# IV Pneumologische Notfälle

KAPITEL

# 19 Schwach und Fieber

Thomas Plappert

**Fallbericht**

### Eintreffen

Eine 58-jährige Patientin stellt sich an einem Sonntagmorgen selbst in der Notaufnahme vor. Seit 2 Tagen fühle sie sich müde, sei nicht mehr belastbar und habe Fieber bis 38,5 °C.

### Ersteindruck

Patientin ist wach, voll orientiert, wirkt blass und geschwächt.

### Vitalwerte

GCS 15; $SaO_2$ 92 %; HF 108; RR 100/70; AF 22; T 36,8; Sx 0/10; BZ 98

### Triagekategorie

Orange

### Anamnese

Seit etwa 2 Tagen verspüre die Patientin eine Schwäche/Müdigkeit, habe „Kreislaufbeschwerden" beim Aufsetzen/Aufstehen und liege seit dem Vortag im Wesentlichen im Bett. Fieber habe sie am Vortag 38 °C, jetzt am Morgen 38,5 °C gemessen. Geringe Kopfschmerzen, etwas Gliederschmerzen. Keine thorakalen Beschwerden, keine Dyspnoe, kein Husten, kein Auswurf. Keine Bauchschmerzen, keine Übelkeit, kein Erbrechen, keine Diarrhö. Keine Dysurie, keine Pollakisurie. Keine Auslandsaufenthalte.

Ansonsten sei sie nie schwer krank gewesen, nehme lediglich einen Betablocker zur Blutdrucksenkung ein. Seit dem 17. Lj. rauche sie ca. 20 Zigaretten am Tag. Sie habe zwei erwachsene Kinder, lebe mit ihrem Ehemann zusammen und arbeite als Erzieherin in einem Kindergarten.

✓ Fallbericht: Nach dieser Anamnese muss das Fieber der Patientin abgeklärt werden. Tachykardie und Hypotonie lassen an eine septische Konstellation denken.

## 19.1 Anamnese und Differenzialdiagnose

Fieber und Krankheitsgefühl sind häufige Vorstellungsgründe in der Notaufnahme. Dabei ist es nicht zulässig, die Höhe des Fiebers als Kriterium für die Entscheidung heranzuziehen, wer von diesen Patienten eine umfassende Abklärung erhalten soll. Das würde der klinischen Realität nicht gerecht: Gerade bei älteren, aber auch bei immunsupprimierten Patienten steht häufig nicht das Fieber, sondern ein schweres Krankheitsgefühl bzw. eine diffuse AZ-Verschlechterung im Vordergrund.

**KERNAUSSAGEN**

Bei einem Patienten mit Fieber muss kein bakterieller Infekt vorliegen (wenngleich das häufig der Fall ist); bei einem afebrilen, aber schwer kranken Patienten ist eine Infektion keinesfalls ausgeschlossen (denn das ist sehr, sehr häufig der Fall)!

**Fallbericht**

### Untersuchungsbefund

Patientin wach, orientiert, GCS 15. Hautkolorit blass, wirkt schwitzig. Normale Herztöne, keine Geräusche, tachykard. Rechts normale Atemgeräusche, links im Unterfeld ohrnahe Rasselgeräusche. Tachypnoe. Abdomen weich, indolent, keine abnormen Resistenzen, normale Darmgeräusche. Nierenlager nicht klopfschmerzhaft. Keine Unterschenkelödeme, periphere Pulse allseits palpabel. Wirbelsäule ohne Klopf- oder Druckdolenz. Kein Hinweis auf ein fokalneurologisches Defizit. Kein Meningismus. Keine Verletzungszeichen. Integument unauffällig.

✓ Fallbericht: Bei der Untersuchung zeigen sich eine auffällige Tachypnoe und ein ohrnahes Rasselgeräusch über der linken Lunge.

Nach der eher wenig zielführenden Anamnese lenken die Befunde der körperlichen Untersuchung die Aufmerksamkeit in der weiteren Abklärung zunächst auf die linke Lunge. Ansonsten ergibt sich klinisch kein Anhalt für einen anderen Infektfokus.

## 19.2 Körperliche Untersuchung



Oft kann eine Pneumonie bereits klinisch diagnostiziert werden: Der typische Auskultationsbefund leitet zur Diagnose. Je nach Schwere der Erkrankung und der Begleiterkrankungen sind weitere apparative Untersuchungen unerlässlich.

### Fallbericht

#### Erste Anordnungen und Diagnostik

- Monitor, Labor: venöse BGA, kleines BB, CRP, ASAT, ALAT, Kreatinin, COVID-19-PCR.
- Notfallsonografie; Röntgen-Thorax in einer Ebene

#### EKG

Tachykarder Sinusrhythmus, Indifferenztyp, alle Zeiten im Limit, unauffällige ST-Strecken.

#### Notfallsonografie

Untersuchung im Liegen (Rückenlage, Oberkörper 30° erhöht):

- **Herz:** visuell normale LVEF. Visuell normale RV-Funktion. Keine relevanten Klappenvitien. Kein Perikarderguss
- **Pleura/Lunge:** rechte und linke Lunge bds. in allen vier Quadranten normales Pleuragleiten, kein Erguss, keine B-Linien
- **Abdomen:** Aorta unauffällig. V. cava atemkollaptisch. Keine freie abdominale Flüssigkeit. Leber und Gallenwege unauffällig. Nieren bds. kein Harnaufstau

#### Labor

| Parameter | Laborwert Pat. | Referenzbereich | Einheit |
|---|---|---|---|
| Hämoglobin | 11,8 | 12–16 | g/dl |
| Hämatokrit | 34 | 35–45 | % |
| Erythrozyten | 3,5 | 3,6–5,5 | Mio./µl |
| Leukozyten | 16,1 | 4–10 | Tsd./µl |
| Thrombozyten | 327 | 140–440 | Tsd./µl |
| CRP | 76 | < 5 | mg/l |
| pH | 7,35 | 7,35–7,44 | |
| $pO_2$ | 50 | | mmHg |
| $pCO_2$ | 24 | | mmHg |
| BE | –1 | | mmol/l |
| Natrium | 131 | 130–145 | mmol/l |
| Kalium | 4,2 | 3,5–4,5 | mmol/l |
| Laktat | 2,22 | | mg/dl |
| COVID-19 PCR | negativ | | |

#### Monitorüberwachung

Durchgehend tachykarder Sinusrhythmus. Sauerstoffsättigung 94 % bei Raumluft.

✓ Fallbericht:

- Im **Labor** zeigt sich eine Leukozytose, Monitor unauffällig, das EKG zeigt eine Sinustachykardie. Pleurasonografie ohne auffällige pathologische Befunde. Die weiteren Laborbefunde stehen noch aus.
- In der **Notfallsonografie** zeigen sich weder Auffälligkeiten an der Pleura, wie etwa ein Pleuraerguss als Komplikation einer Pneumonie, noch kann eine Pneumonie sonografisch nachgewiesen werden.
- In der **Röntgenaufnahme** des Thorax zeigt sich pneumonisches Infiltrat im linken Unterlappen. Die klinische Verdachtsdiagnose ist damit gesichert.

**DIAGNOSE**
Pneumonie

### Pneumonie – häufige Sonderfälle

Bei Pneumonien müssen bei der Diagnosestellung Sonderfälle Berücksichtigung finden:

- **Septische Pneumonie:** Neben der Störung von Oxygenierung und Ventilation durch die Beeinträchtigung des Lungengewebes kann eine Pneumonie, insb. bei immungeschwächten Patienten, einen septischen Verlauf nehmen. Die Diagnose wird gestellt, wenn die Zeichen einer Sepsis vorliegen und die Pneumonie den Fokus darstellt.
- Viruspneumonie bei **Influenza**: Saisonal und epidemisch gehäuft ist die Influenza bei bis zu 22 % der Patienten ursächlich. Patienten, die aufgrund einer Influenza hospitalisiert werden mussten und einen schweren oder progredienten Verlauf erleiden, und Patienten mit einem per se erhöhten Risiko (Alter > 50 J., relevante kardiale, renale, hepatische oder pulmonale Komorbiditäten, schwergradig Immunsupprimierte, Schwangere, Bewohner von Pflegeeinrichtungen und adipöse Patienten mit einem BMI > 40) sollten möglichst frühzeitig Oseltamivir 75 mg 1-0-1 erhalten. Liegt ein Nachweis unmittelbar vor, kann dieser abgewartet werden, ansonsten ist bis zum Erhalt des Ergebnisses des PCR-Nachweises eine empirische Gabe empfohlen. Da bakterielle Superinfektionen häufig sind (*S. aureus* dabei überproportional häufig) wird eine antibiotische Therapie parallel und auch ohne Nachweis einer bakteriellen Infektion eingeleitet.
- **Aspirationspneumonie:** Bei Risikokonstellation für das Vorliegen einer Aspiration (z. B. neurologische Grunderkrankung, Stenosen oder Neoplasien im oberen GIT, Bettlägerigkeit oder Suchterkrankungen) und dem Nachweis einer Pneumonie wird i. d. R. von einer Aspiration ausgegangen, jedoch liegt bei einem guten Viertel der Aspirationspneumonien kein Risiko vor. Initial wird Ampicillin-Sulbactam 2 g 3–4x/d. i. v. empfohlen, bei einer Makroaspiration sollte eine Bronchoskopie erfolgen.
- **Pneumonie und COPD:** Oftmals liegen hier strukturelle Lungenveränderungen vor, welche die Diagnose in der Auskultation, in der Sonografie wie auch im Röntgen-Thorax erschweren. Bei klinischem Verdacht ist im Zweifel eine CT frühzeitig zur Klärung anzustreben, nicht zuletzt, weil das Risiko für schwere Verläufe erhöht ist. Wenn eine bakterielle Pneumonie ausgeschlossen ist, ist die Diagnose einer exazerbierten COPD zu stellen, und es sollte auf eine antibiotische Therapie verzichtet werden.
- **Beidseitige Pneumonie:** Bei radiologischem Nachweis bilateraler Infiltrate und fehlendem Therapieerfolg muss insbesondere bei jüngeren Patienten an eine (äußerst seltene) idiopathische eosinophile Pneumonie gedacht werden. Die Diagnosesicherung erfolgt durch Nachweis eines eosinophilen Infiltrats in der bronchoalveolären Lavage; die Therapie mit Glukokortikoiden führt bei rechtzeitigem Beginn zu einer vollständigen Remission.
- **Pneumonie bei hochbetagten Patienten:** Die Prognose ist wesentlich vom funktionellen Status vor der Erkrankung abhängig. Zusammenfassend kann festgehalten werden, dass eine Zuordnung in Gruppen mit einer Bettlägerigkeit von bis zu 50 % des Tages (Gruppe 1a), Bettlägerigkeit über 50 % des Tages (Gruppe 1b) und die Gruppe der Patienten mit schweren Begleiterkrankungen (Gruppe 2) einen guten Anhalt gibt. Der modifizierte ATS-Score, der – vereinfachend gesagt – die Zeichen der Sepsis und des respiratorischen Versagens beinhaltet, gibt Hinweise auf die Wahrscheinlichkeit der Notwendigkeit von intensivmedizinischen Maßnahmen, wenn eine kurative Gesamtsituation besteht.
- Pneumonie unter **Immunsuppression:** Bei immunsupprimierten Patienten müssen insbesondere *Pneumocystis-jirovecii*-Pneumonien, CMV-Pneumonie, Candidose und Aspergillose bedacht werden.

## 19.3 Erste Anordnungen und Diagnostik

### 19.3.1 Labor

Im Labor werden besonders die Entzündungswerte betrachtet. Leukozytose und CRP-Erhöhung sind unspezifische Zeichen, sie unterstützen jedoch den Verdacht eines entzündlichen Geschehens.

### 19.3.2 Apparative Diagnostik

Bei Pneumonien, die bis an die Pleura reichen, kann ein Nachweis mittels **Sonografie** gelingen. Es ist jedoch nicht möglich, eine Pneumonie aufgrund eines sonografischen Befunds auszuschließen. Standardverfahren ist daher eine **Röntgenaufnahme des Thorax**. In der Regel ist eine p.-a. Aufnahme zur Diagnosesicherung ausreichend. Die Leitlinie fordert zwei Ebenen, da hier Ausdehnung, Komplikationen oder Ursachen (etwa: Karzinome) besser sichtbar sind. In etwa jedem fünften Patienten mit einer im Verlauf gesicherten Pneumonie werden im initialen Röntgenbild keine Infiltrate nachgewiesen. Hier ist bei klinischem Verdacht eine **Computertomografie** indiziert, um einen schweren Verlauf wegen einer zu spät diagnostizierten Pneumonie zu verhindern. Grundsätzlich ließe ein CT ohne Kontrastmittel eine Pneumonie bereits mit hoher Wahrscheinlichkeit erkennen; andere Diagnosen, wie z. B. eine Lungenembolie, würden jedoch ein Kontrastmittel erfordern.

Bei Aspirationspneumonien oder Verdacht auf Fremdkörper sollte eine **Bronchoskopie** erwogen werden, auch wenn die Studienlage hier schwach ist.



## 19.4 Therapie

Die antibiotische Therapie sollte bereits in der Notaufnahme eingeleitet werden. Gemäß den Empfehlungen des Antibiotic Stewardship (ABS) erfolgt:
- Prüfung der Indikation zur antibiotischen Therapie: Liegt eine Pneumonie vor oder eine Bronchitis, eine exazerbierte COPD etc.?
- Korrekte Gruppenzuordnung: Handelt es sich um eine ambulant erworbene Pneumonie?
- Auswahl der antibiotischen Therapie nach Schweregrad und Risikofaktoren
- Erregersicherung zur Deeskalation bzw. gezielten Therapie
- Festlegung der Dauer der antibiotischen Therapie

**MERKE**
Die antibiotische Therapie sollte bereits in der Notaufnahme beginnen.

Die Empfehlungen zur Therapie richten sich nach dem lokalen Erregerspektrum und der generellen Resistenzlage und unterliegen daher ständigen Änderungen. Die aktuelle Leitlinie (2022) empfiehlt u. a.:
- **Leichte Pneumonie ohne Komorbiditäten:** Amoxicillin 1.000 mg 1-1-1 oral für 5 Tage; alternativ: Azithromycin 500 mg 1-0-0
- **Leichte Pneumonie mit definierter, stabiler Komorbidität** (chronische Herzinsuffizienz, ZNS-Erkrankungen mit Schluckstörungen, schwere COPD, Bronchiektasen, Bettlägerigkeit, PEG): Amoxicillin-Clavulansäure 875/125 mg 1-1-1 oral; alternativ: Moxifloxacin 400 mg 1-0-0
- **Mittelschwere Pneumonie:** Amoxicillin-Clavulansäure 2,2 g 1-1-1 i. v., zusätzlich Azithromycin 500 mg 1-0-0 für 3 Tage. Bei Stabilisierung Umstellung auf Amoxicillin-Clavulansäure 875/125 mg 1-1-1 oral; alternativ: Moxifloxacin 400 mg 1-0-0
- **Schwere Pneumonie:** Piperacillin-Tazobactam 4,5 g 3–4 ×/d. i. v., zusätzlich Azithromycin 500 mg 1-0-0 für 3 Tage. Alternativ: Moxifloxacin 400 mg 1-0-0 (nicht bei septischem Schock). Bei Stabilisierung Umstellung auf orale Therapie möglich.
- **Influenza-Pneumonie mit erhöhtem Risiko:** Oseltamivir 75 mg 1-0-1 p. o.

**Fallbericht**

**Risikostratifikation**

Die Risikostratifikation wird anhand des CURB-65-Index vorgenommen. Die Patientin erreicht hier 0 Punkte; damit ist eine ambulante Behandlung möglich.

✓ Fallbericht: Im CURB-65-Score erreicht die Patientin 0 Punkte.

## 19.5 Risikostratifikation

Die Entscheidung, ob eine stationäre Aufnahme erforderlich ist oder eine ambulante Weiterbehandlung erfolgen kann, wird in der Notaufnahme getroffen. Bei leichtem Risiko können die Patienten ambulant weiterbehandelt werden, ab einem absehbar schweren Verlauf nicht. Mithilfe des CURB-65-Index lässt sich das Risiko objektiv und nicht nur nach dem subjektiven Empfinden der Behandler*innen einschätzen (➤ Tab. 19.1).

Eine ambulante Behandlung ist bei 0 Punkten möglich und kann u. U. auch bei 1 Punkt erwogen werden. Ab 2, spätestens ab 3 Punkten sollte der Patient einer Intensivüberwachungs- bzw. einer Intensivtherapie-Einheit zugeführt werden. Darüber hinaus empfiehlt die aktuelle Leitlinie die **wiederholte Erhebung der Stabilitätskriterien** bei Pneumonie:

- Herzfrequenz: < 100/min
- Atemfrequenz: < 24/min
- $RR_{syst}$: > 90 mmHg
- Körpertemperatur: < 37,8°
- Gesicherte Nahrungsaufnahme: oral oder sicherer Zugang
- Bewusstsein: normal bzw. vorbestehender Zustand bei Erkrankungen des ZNS
- Keine Hypoxämie: $pO_2$ > 60 mmHg bzw. $SaO_2$ > 90 % (Raumluft bzw. unter normaler Sauerstoffflussrate bei $O_2$-Langzeittherapie)

**Fallbericht**

**Disposition/Empfehlung weiteres Vorgehen**

Die Patientin erhält eine antibiotische Therapie i. v. sowie einen Volumenersatz und ein Antipyretikum. Bei klinischer Besserung wird sie aus der Notaufnahme in die hausärztliche Weiterbehandlung entlassen.

✓ Fallbericht: Nach initialer antibiotischer Therapie und symptomatischer Therapie wird die gebesserte Patientin entlassen.

**Tab. 19.1** CURB-65-Index zur Risikoeinschätzung bei Pneumonie (Lim et al. 2003)

| | | |
|---|---|---|
| Confusion | Verwirrtheit | 1 Punkt |
| Urea (> 7 mmol/l) | Nierenversagen | 1 Punkt |
| Respiratory rate | Atemfrequenz > 30/min | 1 Punkt |
| Blood pressure | Blutdruck < 90 mmHg | 1 Punkt |
| 65 | Lebensalter > 65 J. | 1 Punkt |

## 19.6 Disposition/Empfehlung weiteres Vorgehen

Beträgt der CURB-65-Index 0 Punkte oder 1 Punkt, ist das Risiko eines fatalen Verlaufs gering. In diesem Fall ist eine ambulante Behandlung möglich, sofern keine Begleiterkrankungen oder andere Umstände dagegensprechen. Voraussetzung dafür ist die gesicherte ambulante Weiterbetreuung: häusliche Versorgung durch Familienangehörige ebenso wie ggf. Hausbesuche durch die Hausärztin oder den Hausarzt. Die antibiotische Therapie sollte mit einem Aminopenicillin für 5–7 Tage fortgeführt werden.

Für die Prädiktion der **Notwendigkeit einer Intensivbehandlung** sind in der aktuellen Leitlinie Major- und Minorkriterien definiert:

**Majorkriterien:**

- Notwendigkeit zu Intubation und Beatmung
- Vasopressortherapie

Bereits das Vorliegen eines Majorkriteriums rechtfertigt die Aufnahme des Patienten auf eine Intensivstation ebenso wie das Vorliegen zweier Minorkriterien:

**Minorkriterien:**

- Schwere Störung der Oxygenierung ($paO_2$ < 55 mmHg)
- Tachypnoe mit Atemfrequenz > 30/min
- Multilobuläre Infiltrate
- Bewusstseinsstörung
- Arterielle Hypotension mit Indikation zur intensiven Volumentherapie
- Akutes Nierenversagen
- Leukopenie (Leukozyten < 4.000/$mm^3$)
- Thrombopenie (Thrombozyten < 100.000/$mm^3$)
- Körpertemperatur < 36 °C

In Studien war eine konsequente Beachtung der Minorkriterien in der Lage, die Krankenhausletalität von Pneumonien dramatisch zu senken.

## Was wäre, wenn …

- … die Patientin trotz Volumengabe keine klinische Besserung gezeigt hätte und hypoton und tachykard geblieben wäre?
  - Dann hätte die Indikation zur stationären Aufnahme bestanden, evtl. auf eine IMC- oder Intensivstation, da eine septische Entwicklung die Pneumonie verkompliziert und die Prognose verschlechtert hätte.
- … die Patientin eine ausgeprägtere Pneumonie und eine respiratorische Insuffizienz gehabt hätte?
  - Oft nur bei kardiopulmonalen Vorerkrankungen, da aber u. U. sehr beeindruckend, zeigt sich ein respiratorisches Versagen entweder als Störung der Oxygenierung oder als Störung der Ventilation. Beide sprechen auf nichtinvasive Atemunterstützungsverfahren i. d. R. zunächst gut an, wobei eine gestörte Oxygenierung gewöhnlich mit einer CPAP-Therapie gut zu behandeln ist, während eine Ventilationsstörung mit einer NIV beatmet wird. Vor allem bei einer Oxygenierungsstörung kann eine High-Flow-Oxygen-Therapie gut wirksam und gut tolerabel sein. Eine sekundäre Intubation ist jedoch bei ausgeprägten Pneumonien häufig erforderlich.
- … die Patientin bereits einen Pleuraerguss aufgewiesen hätte?
  - Dann hätte mittels Pleurapunktion ein Pleuraempyem ausgeschlossen werden müssen. Bei einem pH-Wert > 7,2 liegt ein unkomplizierter parapneumonischer Erguss vor; der Anfall von sauren Metaboliten im Empyem lässt den pH auf unter 7,2 absinken.
- … die Patientin klinisch einen Verdacht auf eine Lungenembolie gehabt hätte?
  - Dann wäre nach Bestimmung des Wells-Score ggf. eine Bestimmung der D-Dimere erfolgt. Falls diese erhöht wären (was bei einer akuten Entzündung leider oft der Fall ist!), muss eine CT-Angiografie erfolgen.
- … die Patientin klinisch den Verdacht auf ein Bronchialkarzinom gehabt hätte?
  - Dann hätte beim Vorliegen von Infiltraten an eine Retentionspneumonie gedacht werden müssen. Diese ist dann i. d. R. nur therapierbar, wenn die Stenose beseitigt wird.



### LITERATUR

Lim WS, et al. Defining community acquired pneumonia severity on presentation to hospital: an international derivation and validation study. Thorax 2003; 58(5): 377–382.

S3-Leitlinie Behandlung von erwachsenen Patienten mit ambulant erworbener Pneumonie. AWMF-Registernummer 020-020. Stand: 24.4.2021, gültig bis 23.4.2025; https://register.awmf.org/de/leitlinien/detail/020-020 (letzter Zugriff: 22.1.2023).

S3-Leitlinie Epidemiologie, Diagnostik und Therapie erwachsener Patienten mit nosokomialer Pneumonie – Update 2017. AWMF-Registernummer 020-013. Stand: 11.9.2017 (in Überarbeitung); https://register.awmf.org/de/leitlinien/detail/020-013 (letzter Zugriff: 22.1.2023).

KAPITEL

# 20 Das Pfeifen im Walde

Thomas Plappert

## Fallbericht

### Eintreffen

Eine 39-jährige Patientin kommt mit dem Rettungsdienst in notärztlicher Begleitung in die Notaufnahme. Laut telefonischer Voranmeldung sei sie respiratorisch instabil.

### Ersteindruck

Patientin ist lethargisch, weckbar, voll orientiert, wirkt geschwächt und hat sichtlich größte Mühe zu atmen; eine Inhalation mit Verneblung von Adrenalin über Maske läuft.

### Vitalwerte

GCS 14; $SaO_2$ 91 % unter 12 l/min $O_2$; HF 128; RR 170/90; AF 41; T 36,8; Sx 0/10; BZ 99

### Triagekategorie

Orange

### Anamnese

Der Notarzt berichtet die Anamnese; die Patientin selbst antwortet nur verzögert und mit Ja oder Nein.

Dem Notarzt zufolge sei sie am Morgen mit ihrer Familie zu einer Wanderung aufgebrochen, dann gegen Mittag von einem Insekt gestochen worden. Wenige Augenblicke später habe sie massive Luftnot und beim Ausatmen ein Pfeifen mit rasselndem Atemgeräusch, wie bei einem Asthmaanfall, entwickelt. Ein allergisches Asthma sei bekannt, Reaktionen auf Insektengift bislang jedoch nicht.

Ansonsten sei sie nie schwer krank gewesen. An Allergien bestehe eine Pollinose, und auf Hausstaubmilben und Nüsse habe sie bereits Asthmaanfälle erlitten. Seit dem 17. Lj. rauche sie ca. 10 Zigaretten am Tag. In der Familie seien die Eltern und die anderen zwei Geschwister im Wesentlichen gesund, Allergien hätten jedoch alle.

Im Rahmen der Erstversorgung hat der Notarzt Dimetinden, Ranitidin und Prednisolon 250 mg i. v. verabreicht; zudem habe sie bereits zweimal Salbutamol und Ipratropium als Feuchtinhalation erhalten. Da die Atemnot immer stärker wurde und die Herzfrequenz angestiegen war, habe er zudem 1 mg Lorazepam als Schmelztablette gegeben. Darunter zunächst keine Besserung, erst etwa ½ h nach Verabreichung – kurz vor dem Eintreffen in der Notaufnahme – sei die Patientin ruhiger und schläfriger geworden.

✓ Fallbericht: Die Patientin leidet unter akuter Dyspnoe, das klinische Bild mit maximal angestrengter Atemarbeit und stark ausgeprägter Tachypnoe lässt an eine muskuläre Erschöpfung denken. Die nun neu hinzugetretene und zunehmende Vigilanzminderung ist im Zusammenhang mit der Dyspnoe immer eine Red Flag für eine beginnende $CO_2$-Narkose als Folge der muskulären Erschöpfung. Die Patientin befindet sich mit dieser Befundkonstellation in unmittelbarer Lebensgefahr.

Das spastische Atemgeräusch und der Beginn nach einem Insektenstich sichern die Diagnose eines akuten Anfalls eines allergischen Asthma bronchiale als Ursache der Ateminsuffizienz.

**DIAGNOSE**
Schwerer Asthma-bronchiale-Anfall

## 20.1 Anamnese und Differenzialdiagnose

Vor weiteren Abklärungen muss die Patientin in diesem Fall weiter erstversorgt und stabilisiert werden: Da die Vigilanzminderung eher nicht auf die Gabe eines milden Anxiolytikums vor ca. 30 min zurückzuführen ist, die Atemfrequenz mit > 40/min einen kritisch hohen Wert zeigt, die Sauerstoffsättigung trotz hoch dosierter Sauerstoffinhalation nur knapp über 90 % liegt und die Patientin Zeichen der respiratorischen Erschöpfung zeigt, muss sofort abgewogen werden, ob ein weiterer Versuch einer bronchospasmolytischen Therapie unternommen werden kann oder ob unmittelbar eine Beatmungstherapie eingeleitet werden muss.

Bronchospasmolytisch gut und rasch wirksam ist **Reproterol**, das fraktioniert i. v. verabreicht wird. Die relevanteste Nebenwirkung des Betamimetikums ist die Tachykardie, daher ist bei einer Herzfrequenz von knapp 130/min eine Gabe kontraindiziert. Hinzu kommt, dass die Patientin sich unmittelbar respiratorisch erschöpft und ein akutes Rechtsherzversagen – die häufigste Todesursache des Asthma bronchiale – droht. Daher sollte in diesem Fall eine unmittelbare Vorbereitung zur Narkoseeinleitung und endotrachealen Intubation erfolgen. Eine nichtinvasive Beatmung – Mittel der Wahl bei einer exazerbierten COPD – oder eine High-Flow-Sauerstofftherapie ist bei dieser Schwere nur als Hilfsmittel zur Präoxygenierung geeignet.

Eine Notfallintubation eines hypoxischen Patienten mit Rechtsherzbelastung stellt eine große Herausforderung dar: Die Narkoseeinleitung muss rasch zu einer tiefen Narkose und vollen Relaxierung führen („Ileuseinleitung“). Die Sicherung des Atemwegs und der Beginn der Beatmung über den Endotrachealtubus müssen rasch erfolgen, um eine weitere Hypoxie zu verhindern, und der Kreislauf muss stabil gehalten werden, da die Gefahr des Rechtsherzversagens während der Narkoseinduktion hoch ist. Wann immer zeitlich und logistisch vertretbar, hat sich das Vorgehen mit zwei Ärzt*innen und mindestens zwei Pflegekräften („Team Airway/Breathing (A/B)“ und „Team Circulation (C)“) bewährt (➤ Tab. 20.1).

**MERKE**
**Beatmungsmuster**
- Beatmung mit einer AF von 18/min, $FiO_2$ 0,8, AMV 9 l/min, $p_{max}$ 40, PEEP 3
- Anpassung nach BGA (etwa alle 30 min oder bei Verschlechterung)

**Tab. 20.1** Narkoseeinleitung bei akutem Status asthmaticus

| Phase | „Team A/B“ | „Team C“ |
|---|---|---|
| **Vorbereitung** | • NIV mit 100 % $O_2$, PEEP 5, $P_{insp}$ 20<br>• Vorbereitung: Videolaryngoskop, Introducer, Tubus. Airway-Back-up. Absaugung | • Anlage arterielle Verweilkanüle zur kontinuierlichen RR-Messung<br>• Vorbereitung: Adrenalin 1 : 100, Propofol 200 mg, Rocuronium 100 mg, Ketanest S 100 mg |
| **Einleitung** | • Präoxygenierung mit NIV fortführen, bis Patient vollständig relaxiert<br>• Dann endotracheale Intubation | • Gabe der Narkosemedikamente in RSI-Dosis<br>• Kontinuierliche, enge Überwachung der Vitalzeichen<br>• Bei ersten Anzeichen der Instabilität: Supra 1 : 100 1–5 ml i. v. |
| **Fortführung** | • Tubus fixieren<br>• Beatmungsgerät einstellen | • Gabe von Propofol über Perfusor<br>• ggf. Vasopressoren<br>• ggf. weitere Bronchospasmolytika |
| **Achtung!** | Pneumothorax? | Pneumothorax? |
| **Ultima Ratio** | • Bronchospasmus: Gasnarkose?<br>• Verlegung der Atemwege durch Mukus: Bronchoskopie? | Rechtsherzversagen: NO-Inhalation? |

NIV = nichtinvasive Beatmung, RSI = Rapid Sequence Induction

20

**KERNAUSSAGE**

- Bei schwerer Dyspnoe – wie öfter in der Notfallmedizin – muss eine Stabilisierung des Patienten parallel zur ersten Diagnostik erfolgen.
- Die Indikation zur Beatmung wird in erster Linie anhand der Klinik gestellt, Pulsoxymetrie und Atemfrequenz sind die einzigen hilfreichen Parameter; eine venöse BGA (bei Hyperkapnie: arterielle BGA) stellt ein weiteres Hilfsmittel in der Entscheidungsfindung dar.
- Bei einer akuten respiratorischen Insuffizienz ist bei einer **COPD** eine nichtinvasive Beatmung Mittel der 1. Wahl.
- Bei einer akuten respiratorischen Insuffizienz eines Patienten mit **Asthma bronchiale** ist eine umgehende invasive Beatmung Therapie der Wahl.

**Fallbericht**

**Untersuchungsbefund**

Patientin in kritischem AZ, initial knapp weckbar, dann psychomotorisch stark verlangsamt, GCS 13. Hautkolorit blass, schwitzig. Herztöne überlagert. Bds. „silent chest", wenig Giemen über allen Lungenfeldern. Orthopnoe. Daher Entscheidung zur sofortigen Intubation.

Nach der Intubation: Patientin narkotisiert, GCS 3, kontrolliert beatmet über Endotrachealtubus, Pulmo: bds. normales Beatmungsgeräusch mit deutlichem exspiratorischem Stridor, bds. Herztöne überlagert. Abdomen weich, keine abnormen Resistenzen. Keine Unterschenkelödeme, periphere Pulse allseits palpabel. Keine Verletzungszeichen.

✓ Fallbericht: Die körperliche Untersuchung erfolgt zunächst symptomorientiert. Nach erfolgreicher Erstversorgung und Stabilisierung Komplettierung der Untersuchung.

## 20.2 Körperliche Untersuchung

Eine zunächst symptomorientierte Untersuchung ist ein pragmatisches Vorgehen in der Notfallmedizin, um eine erste Einschätzung der Erkrankungs- oder Verletzungsschwere zu erhalten. In diesem Fall führte diese erste Einschätzung zu dem Ergebnis, dass sich die Patientin durch die unmittelbar drohende respiratorische Erschöpfung in einem lebensbedrohlichen Zustand befand, was zur sofortigen Intervention führte, nämlich zur Intubation der Patientin.

Eine Ergänzung, auch bereits der symptomorientierten Erstuntersuchung, stellt die Notfallsonografie dar: Im konkreten Fall wäre etwa eine Untersuchung nach dem Dyspnoe-Algorithmus sinnvoll gewesen. Dieser schließt mit bds. je vier Schnitten parasternal und in der hinteren Axillarlinie einen Pneumothorax und große Pleuraergüsse aus, mit einem subxiphoidalen und einem apikalen Blick auf das Herz werden die Funktion des rechten und linken Ventrikels eingeschätzt und ein Perikarderguss ausgeschlossen. Ergänzend können noch die Weite und Atemmodulation der V. cava inferior eingeschätzt werden. Die Untersuchung dauert i. d. R. kaum 1 min und kann bettseitig, auch im Sitzen, durchgeführt werden.

Wichtig ist, dass eine symptomorientierte Untersuchung, insbesondere bei kritisch kranken Patienten oder bei Patienten, bei denen eine Anamneseerhebung nur eingeschränkt möglich ist, stets durch eine komplette Untersuchung ergänzt wird, sobald Zeit dafür ist.

**Fallbericht**

**Erste Anordnungen und Diagnostik**

Monitor. Labor: arterielle BGA, kleines BB, CRP, ASAT, ALAT, Kreatinin. Notfallsonografie. Röntgen-Thorax im Liegen.

EKG

Tachykarder Sinusrhythmus, Indifferenztyp, alle Zeiten im Limit, unauffällige ST-Strecken.

Notfallsonografie

Untersuchung im Liegen (Rückenlage, Oberkörper 30° erhöht):

- **Herz:** visuell normale LVEF. Visuell erweiterter rechter Ventrikel. Keine relevanten Klappenvitien. Kein Perikarderguss
- **Pleura/Lunge:** rechte und linke Lunge bds. in allen vier Quadranten normales Pleuragleiten, kein Erguss, keine B-Linien
- **Abdomen:** Aorta unauffällig. V. cava atemkollaptisch. Keine freie abdominale Flüssigkeit. Leber und Gallenwege unauffällig. Nieren bds. kein Harnaufstau

Labor

| Parameter | Laborwert Pat. | Referenzbereich | Einheit |
|---|---|---|---|
| Hämoglobin | 15,8 | 12–16 | g/dl |
| Hämatokrit | 44 | 35–45 | % |
| Erythrozyten | 5,4 | 3,6–5,5 | Mio./µl |
| Leukozyten | 18,4 | 4–10 | Tsd./µl |
| Thrombozyten | 310 | 140–440 | Tsd./µl |
| pH | 7,29 | 7,35–7,44 | |
| $pO_2$ | 160 | | mmHg |
| $pCO_2$ | 78 | | mmHg |
| BE | 0 | | mmol/l |
| Natrium | 134 | 130–145 | mmol/l |
| Kalium | 3,3 | 3,5–4,5 | mmol/l |
| Laktat | 4,22 | | mg/dl |

Monitorüberwachung

- Durchgehend tachykarder Sinusrhythmus, HF nach Intubation um 100/min; Sauerstoffsättigung 97 % bei Beatmung mit 80 % $O_2$
- Blutdruck (invasiv) um 110/70 mmHg

✓ Fallbericht:

- Im Labor zeigt sich eine Leukozytose. Monitor unauffällig, das EKG zeigt eine Sinustachykardie. Pleurasonografie ohne auffällige pathologische Befunde; der dilatierte rechte Ventrikel spricht für eine Rechtsherzbelastung bei erhöhtem intrathorakalem Druck.
- Die arterielle BGA offenbart nach Intubation noch eine respiratorische Azidose, und das erhöhte Laktat spricht für die Schwere der Erkrankung.
- In der Röntgenaufnahme des Thorax zeigt sich in liegender Behelfstechnik eine regelhafte Lage des Endotrachealtubus. Keine Infiltrate. Der Röntgenbefund ist unauffällig. Gemeinsam mit dem sonografisch geführten Ausschluss eines Pneumothorax bleibt somit der – vermutlich allergisch getriggerte – Asthmaanfall die Ursache für die akute Dyspnoe der Patientin.



## 20.3 Erste Anordnungen und Diagnostik

MERKE

**Wichtige Anordnungen und Diagnostik:**
- Monitoring
- Überprüfung der Beatmungsparameter
- Blutgasanalyse und weiteres Labor
- Notfallsonografie Thorax und Notfallecho
- Rö-Thorax
- Arterieller Zugang
- Medikation
- Anpassung der Therapie an Veränderungen

Die Leukozytose ist ein unspezifisches Zeichen, das den Verdacht auf ein entzündliches Geschehen unterstützt, kann aber auch Ausdruck von Stress im Rahmen des Atemversagens sein. Die Sinustachykardie ist Ausdruck einer Rechtsherzbelastung, die sich auch sonografisch zeigt. Die Ursache ist die gefangene Luft („Air Trapping") und der damit verbundene erhöhte intrathorakale Druck. Eine akute Lungenarterienembolie kann ebenfalls zu einer akuten Rechtsherzbelastung führen; sie ist in der geschilderten Situation jedoch nicht die führende Verdachtsdiagnose.

Die arterielle BGA, die kurz nach der Intubation abgenommen wurde, zeigt eine respiratorische Azidose aufgrund der Hyperkapnie, die Ausdruck des muskulären Atempumpenversagens ist. Aufgrund der Kürze der Anamnese ist keine metabolische Gegenregulation erfolgt (BE ist normal). Durch eine passagere Erhöhung der Atemfrequenz am Beatmungsgerät sollte bei gleichbleibenden Tidalvolumina das $CO_2$ kurzfristig abgeatmet werden können und der pH-Wert sich normalisieren.

MERKE

- Die Therapie der Wahl bei der respiratorischen Azidose ist die Beatmung zum Abatmen des erhöhten $CO_2$.
- Die respiratorische Azidose wird nicht gepuffert!

**Fallbericht**

**Therapie**

- Beatmung mit einer AF von 18/min, $FiO_2$ 0,8, AMV 9 l/min, $p_{max}$ 40, PEEP 3. Anpassung nach BGA (etwa alle 30 min oder bei Verschlechterung)

- Reproterol 50 µg/h über Perfusor
- Vernebeln von Adrenalin erwägen, Salbutamol und Ipratropium alle 4–6 h
- Verlegung auf Intensivstation vorbereiten

✓ Fallbericht: Beatmungstherapie angepasst an die BGA, dazu parallel eine antiobstruktive Therapie. Mit der Vorbereitung der Verlegung auf eine Intensivstation wird unmittelbar begonnen.

## 20.4 Therapie

Zentrale Säule der Therapie ist die **Beatmung** der Patientin, die eine Normalisierung des Gasaustauschs bei erschöpfter Atemmuskulatur ermöglicht. Hier ist eine engmaschige Anpassung der Parameter vonnöten; dazu müssen zu Beginn ca. alle 30 min arterielle Blutgasanalysen durchgeführt werden. Im vorliegenden Fall wird die Patientin mit einem volumenkontrollierten Beatmungsmuster („IPPV") beatmet, was der Patientensicherheit im Trubel einer Notfallsituation zuträglich ist (es erfolgt ein Alarm, wenn das Tidalvolumen nicht erreicht wird), jedoch handelt es sich nicht um ein lungenschonendes Verfahren, was insbesondere bei dieser Patientin anzustreben ist. Dies muss am Ort der weiteren Versorgung zwingend bedacht werden. Nur wenn die Notaufnahme apparativ, personell und fachlich in der Lage ist, eine differenzierte Beatmung und Behandlung der Patientin über die Phase der notfallmedizinischen Erstversorgung und intensivmedizinischen Basisversorgung hinaus zu leisten, darf die Patientin passager hier verbleiben. Die medizinischen Standards dürfen, auch bei Bettenmangel in der Klinik, nicht unterschritten werden.

Die **antiobstruktive Therapie** fußt auf dem Feuchtvernebeln vom Betamimetika und Anticholinergika. Bei allergischen Reaktionen wirkt die Feuchtinhalation von Adrenalin pur besonders gut, weil sie direkt auf die Histaminrezeptoren wirkt. Aufgrund der kurzen Halbwertszeit können gerade beim Adrenalin allfällige systemische Nebenwirkungen weit besser kontrolliert werden als bei Salbutamol und Ipratropium.

In Ergänzung, insbesondere aber bei Versagen der inhalativen Therapie, kommen systemisch Betamimetika zum Einsatz. In der i. v. Anwendung bewährt ist das **Reproterol**, das sich sowohl zur Einmalgabe als auch zur Gabe über einen Perfusor eignet. Die gewünschte antiobstruktive Wirkung und eine Tachykardie als therapielimitierende Nebenwirkung müssen in der Wahl der Dosis gründlich abgewogen und regelmäßig evaluiert werden. Auch die Wahl der zur Sedierung verwendeten Substanzen kann hier hilfreich sein: Narkosegase wie auch Ketanest haben eine bronchospasmolytische Wirkung.

Bei schweren Asthmaanfälle können zusätzlich 2 g Magnesiumsulfat über 20 Minuten als intravenöse Infusion gegeben werden. Die Wirkung ist jedoch nicht sehr ausgeprägt und nur additiv zu den übrigen Maßnahmen. Die häufigsten unerwünschten Wirkungen der intravenösen Magnesium-Gabe gehören Hitzewallungen, Kopfschmerzen, Übelkeit und Hypotonie. Bei mehr als leichten Nebenwirkungen muss die Verabreichung gestoppt werden.

Die Nationale VersorgungsLeitlinie (NVL) Asthma empfiehlt beim Asthmaanfall ein am Schweregrad (➤ Kap. 20.5) orientiertes Vorgehen (➤ Abb. 20.1).

Für Notaufnahmen und Intensivtherapie empfiehlt die NVL Asthma eine intensivierte Behandlung des Asthmaanfalls (➤ Abb. 20.2).

**Fallbericht**

**Risikostratifikation**

Bei dieser Patientin handelt es sich fraglos um eine Hochrisikopatientin.

## 20.5 Risikostratifikation

Die Bandbreite der Asthmaanfälle reicht von leicht und auf Medikation schnell reversibel bis akut lebensbedrohlich und therapieresistent. Die NVL Asthma gibt eine Schweregradeinteilung vor (➤ Abb. 20.3).

Eine einfache Spirometrie hilft in der Risikostratifizierung; idealerweise hat der Patient selbst eine Peak-Flow-Messung. Zu beachten ist, dass allergische Reaktionen zweigipflig verlaufen können. Der zweite Gipfel liegt i. d. R. innerhalb der ersten 72 h, meist

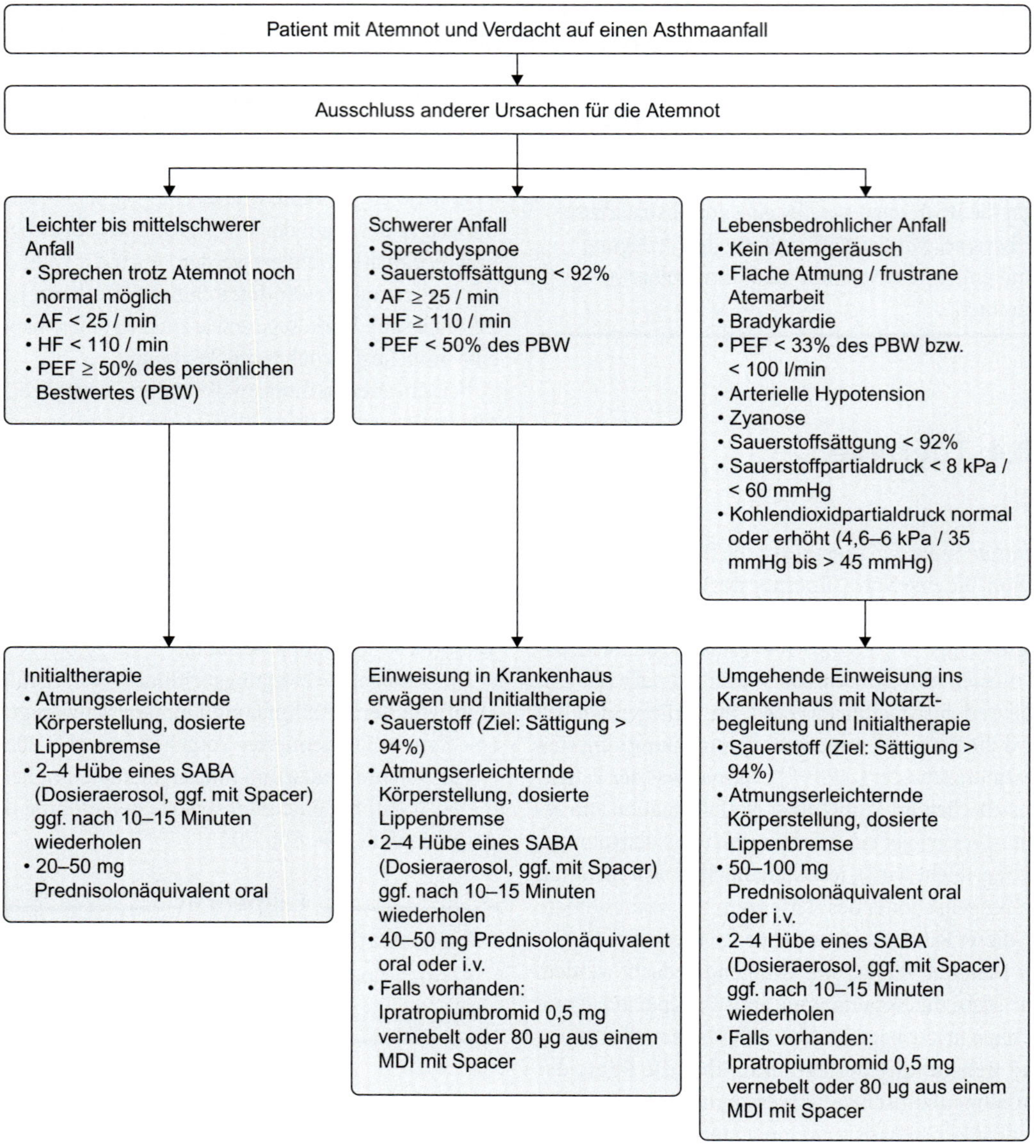


**Abb. 20.1** Therapieempfehlung bei Asthmaanfall gemäß Nationale VersorgungsLeitlinie (NVL) Asthma (Bundesärztekammer et al. 2020: 85) [W867-005]

in den ersten 8 h. Entsprechend muss die Dauer der stationären Überwachung angepasst werden. Ist eine Beatmung unerlässlich, muss eine Aufnahme auf eine Intensivstation erfolgen.

**Fallbericht**

**Disposition/Empfehlung weiteres Vorgehen**

Die Patientin wird invasiv beatmet auf eine Intensivstation aufgenommen. Dort Intensivtherapie mit differenzierter Beatmung, antiobstruktive Therapie und Steroide i. v.

20

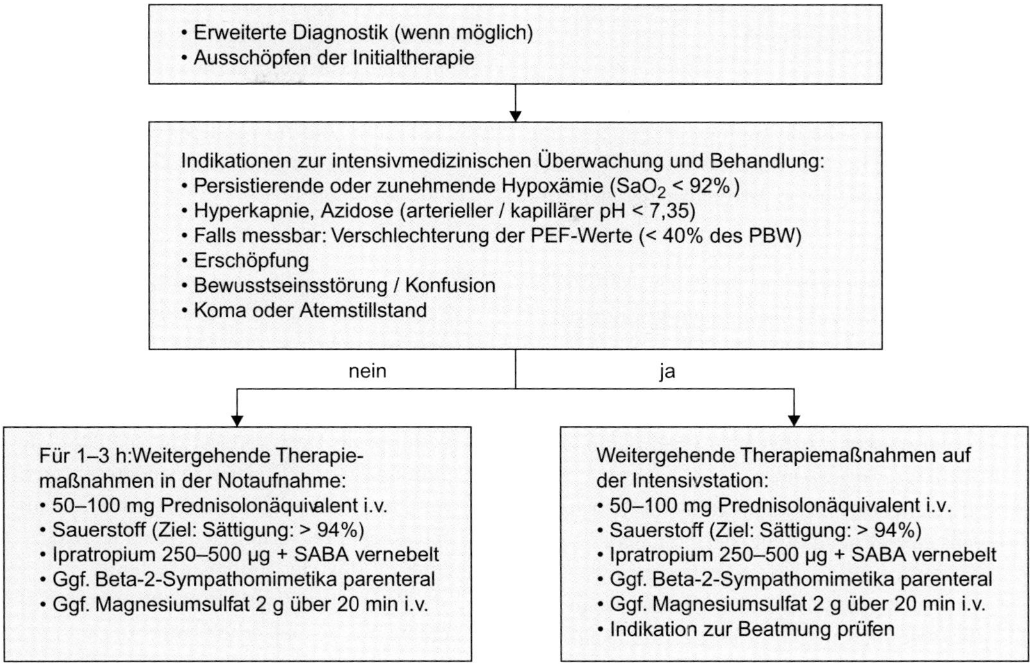


**Abb. 20.2** Vorgehen bei Asthmaanfall in Notaufnahme und Intensivtherapie gemäß NVL Asthma (Bundesärztekammer et al. 2020: 86) [W867-005]

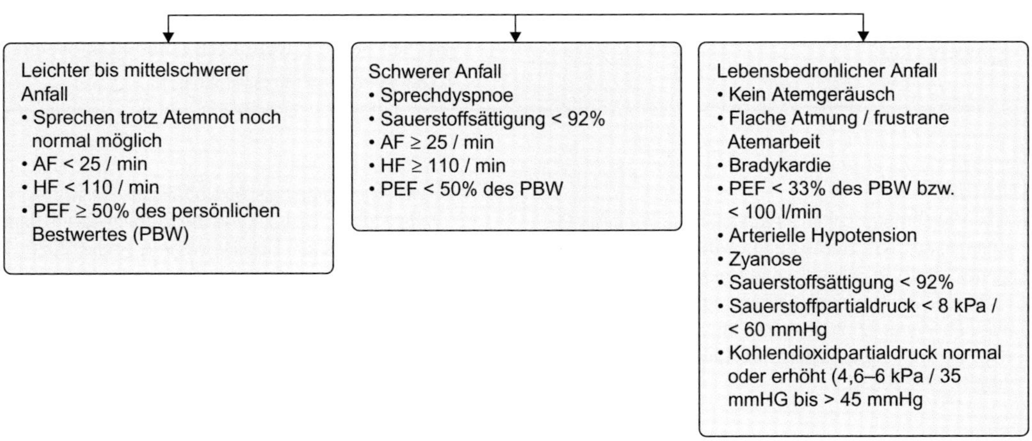


**Abb. 20.3** Schweregrade des Asthmaanfalls gemäß NVL Asthma (Bundesärztekammer et al. 2020: 85) [W867-005]

## 20.6 Disposition/Empfehlung weiteres Vorgehen

In der Folge müssen die Beatmungstherapie und die antiobstruktive Therapie immer wieder angepasst werden. Das Vernebeln von **Adrenalin**, ggf. der Einsatz von Narkosegasen, die i. v. Bolusgabe von **Prednisolon** 50–100 mg 2 ×/d und ggf. die kontinuierliche Verabreichung von **Reproterol** werden durch das Sedierungsregime unterstützt, das zum einen durch eine tiefe Sedierung und zum anderen durch den Einsatz von Ketamin eine bronchodilatatorische Wirkung hat.

### Was wäre, wenn …

- … die Patientin trotz Beatmung respiratorisch insuffizient geblieben wäre?
  - Dann hätte die Suche nach alternativen Diagnosen, etwa einer schweren Störung des Gasaustauschs z. B. bei einer Pneumonie, im Vordergrund gestanden.
- … die Patientin als Komplikation des Asthmaanfalls einen Pneumothorax erlitten hätte?
  - Dann wäre eine sofortige Entlastung erforderlich gewesen, denn spätestens, wenn dies erst unter maschineller Beatmung aufgetreten oder aufgefallen wäre, hätte sich ein Spannungspneumothorax mit einer rasanten Verschlechterung bis hin zur Reanimationssituation binnen weniger Minuten entwickeln können.
- … die Patientin ins Rechtsherzversagen gegangen wäre?
  - Neben der Standardtherapie mit Dobutamin und Adrenalin i. v., die jedoch häufig keine ausreichende Stabilisierung ermöglicht, beschreiben einzelne Fallberichte eine experimentelle Gabe von NO zur Reduktion des pulmonalarteriellen Drucks; andere Autoren von Einzelfallberichten wiederum setzen auf extrakorporale Verfahren, etwa den Einsatz einer ECMO oder ähnlicher Systeme.
- … die Patientin sich auf die medikamentöse Therapie sehr schnell erholt hätte?
  - Wenn die Erholung sehr schnell erfolgt und anhaltend ist, dann wären die Intubation und die Beatmung nicht mehr erforderlich gewesen. Eine weitere Überwachung und evtl. Behandlung, z. B. in der Beobachtungsstation der Notaufnahme oder auf einer pneumologischen Station, wäre nach einer so schweren Exazerbation aber erforderlich.



#### LITERATUR

Nationale VersorgungsLeitlinie Asthma. Hrsg. Bundesärztekammer, Kassenärztliche Bundesvereinigung, Arbeitsgemeinschaft der Wissenschaftlichen Medizinischen Fachgesellschaften et al. AWMF-Registernummer nvl-002. Stand: 7.9.2020; gültig bis 6.9.2025; https://register.awmf.org/de/leitlinien/detail/nvl-002 (letzter Zugriff: 22.1.2023).

Scheler J, et al. Pneumologische Notfälle. In: Fleischmann T, Hohenstein C (Hrsg.). Klinische Notfallmedizin. Band 1: Wissen. München: Elsevier Urban & Fischer 2020; 235–252.

Todd A, Seigel T. Mechanical ventilation and noninvasive ventilatory support. In: Marx J, Hockberger R, Walls R (eds.): Rosen's Emergency Medicine. 9th ed. Philadelphia: Elsevier Saunders 2017; 25–34.

KAPITEL

# 21 Atemnot bei Belastung

Thomas Plappert

**Fallbericht**

### Eintreffen

Ein 59-jähriger Patient kommt mit einer Einweisung seines Hausarztes wegen Belastungsdyspnoe am Freitagnachmittag zu Fuß in die Notaufnahme.

### Ersteindruck

Patient in gutem AZ, wach und voll orientiert.

### Vitalwerte

GCS 15; $SaO_2$ 97 % bei Raumluft; HF 82; RR 170/90; AF 19; T 36,8; Sx 0/10

### Triagekategorie

Grün

### Anamnese

Der Patient berichtet, dass er seit mehreren Wochen das Gefühl habe, weniger belastbar zu sein. Zunächst sei nur bei sehr großen Anstrengungen die Luft weggeblieben; inzwischen habe er Mühe, in den ersten Stock zu gelangen. Arbeiten könne er so nicht mehr. So etwas habe er vorher noch nie gehabt. Brustschmerzen oder Brustenge seien dabei nie aufgetreten; auch Unterschenkelödeme, Husten und Auswurf werden verneint. Im Stehen seien die Beschwerden etwas besser als im Liegen, aber nur geringfügig.

In der persönlichen Anamnese ist ein arterieller Hypertonus seit ca. 20 Jahren bekannt und nach Aussage des Patienten mit einem ACE-Hemmer gut kontrolliert. Seit 3 Jahren nehme er zusätzlich Metformin wegen eines Typ-2-Diabetes; zusätzlich habe der Internist dann wegen deutlich erhöhter Harnsäurewerte Allopurinol verordnet. Die Blutfettwerte seien seit Langem nicht optimal; einen Fettsenker habe er eingenommen, aber wieder abgesetzt. Er rauche seit dem 18. Lj. ca. 1 Schachtel Zigaretten am Tag. Seit vielen Jahren arbeite er als Schweißer auf einer Werft, am Ende der Lehrzeit habe er auch kurz mit Asbest gearbeitet. Die schwere körperliche Arbeit sei „in Ordnung", wenngleich sie in den letzten Jahren sehr viel schwerer geworden sei.

✓ Fallbericht: Der Patient leidet unter einer Belastungsinsuffizienz in Form einer Belastungsdyspnoe. Typische Angina-pectoris- oder weitere Angina-Äquivalente werden verneint.

## 21.1 Anamnese und Differenzialdiagnose

Bei der Abklärung der eher schleichend progredienten Belastungsdyspnoe müssen die für die Sauerstoffaufnahme und den Sauerstofftransport relevanten Organsysteme betrachtet werden: Lunge, Herz und Blut. Der Patient bringt ein ausgeprägtes Risikoprofil für Erkrankungen all dieser Organsysteme mit: Nikotinabusus, berufliche Exposition von Dämpfen und Schweißgasen, berufliche Asbestexposition, arterielle Hypertonie, Diabetes mellitus, Adipositas, Fettstoffwechselstörung und Hyperurikämie. Die Anamnese muss also differenziert nach Vorerkrankungen und Symptomen aus allen drei Organsystemen suchen.

Im nächsten Schritt erfolgt der Versuch einer ersten Ursachenzuschreibung:

- **Kardiale Genese:**
  a) Angina-Äquivalent: Auftreten bei Belastung und rasche Erholung nach Aussetzen der

Belastung? Verbunden mit Angina oder thorakalen Schmerzen?
  b) Klappenvitium: Bekanntes Vitium (auch Vitien in der Familie)? Auskultationsbefund?
  c) Kardiale Dekompensation: Unterschenkelödeme? Ist Schlafen im flachen Liegen noch möglich? Dyspnoe im Liegen stärker als bei Belastung: Perikarderguss?
- **Pulmonale Genese:**
  a) COPD: Husten, Auswurf? Typisches Giemen? Nikotinanamnese?
  b) Malignom: Gewichtsverlust? Hämoptysen?
- **Hämatologische Genese:**
  a) Hinweise auf Anämie? Etwa: Blutverluste gastrointestinal, Hämaturie, Blutungsstigmata?
  b) Hämatologische Grunderkrankung?

In der Regel lässt sich aus der Anamnese eine erste Vermutung ableiten, die dann – nach körperlicher Untersuchung und Notfallsonografie – den Startpunkt der weiteren Abklärungen setzt.

In der Notaufnahme muss bis zum Ende der Anamneseerhebung aber auch eine entscheidende Frage geklärt worden sein: Ist eine stationäre Aufnahme genau am heutigen Tag zwingend erforderlich, oder kann der Patient etwa mit einem Termin zur regulären stationären Aufnahme auf eine internistische Station in der Folgewoche aus der ZNA entlassen werden? (Immerhin stellt sich unser Patient am Freitagnachmittag vor.) Oder ist sogar eine ambulante Abklärung möglich?

**KERNAUSSAGEN**

- Die Anamnese liefert bereits entscheidende Hinweise auf das vermutlich am ehesten gestörte Organsystem.
- Die Abklärung in der Notaufnahme muss immer dann erfolgen, wenn der Patient instabil oder leidend oder wenn die Ursache der Beschwerden völlig unklar und vor der Disposition eine umfassende Abklärung nötig ist. Ist der Patient beschwerdefrei, die Ursache der Beschwerden oder auch nur der weitere Abklärungsweg im Krankenhaus klar, dann sollte eine direkte Aufnahme durch die weiterbetreuenden Ärzt*innen auf der Station des jeweiligen Fachgebiets erfolgen. Das bedeutet für den Patienten deutlich kürzere Wartezeit und einen Wechsel des Behandlungsteams weniger. Von der Arbeit der Notaufnahme wird er – wenn stabil, beschwerdefrei und klar zu disponieren – nicht profitieren.

**Fallbericht**

**Untersuchungsbefund**

Patient in gutem AZ, wach, orientiert, GCS 15. Adipös. Hautkolorit rötlich, schwitzend. Herztöne normal, keine Geräusche. Lunge: links normale Atemgeräusche, rechts normales Atemgeräusch im Oberfeld, ab Scapula nach kaudal abgeschwächtes Atemgeräusch, hier auch gedämpfter Klopfschall. Abdomen ausladend, 132 kg auf 175 cm, weich, indolent, keine abnormen Resistenzen. Keine Unterschenkelödeme, periphere Pulse allseits palpabel. Keine Verletzungszeichen. Integument unauffällig.

✓ Fallbericht: Die körperliche Untersuchung offenbart ein abgeschwächtes Atemgeräusch und einen gedämpften Klopfschall über weiten Teilen der rechten Lunge.

## 21.2 Körperliche Untersuchung

Die körperliche Untersuchung ergibt einen Anhalt dafür, dass im Bereich des rechten Hemithorax in den unteren zwei Dritteln keine belüftete Lunge unter der Brustwand liegt. Die häufigste Ursache dafür ist bei nicht voroperierten Lungen ein Pleuraerguss, gefolgt von soliden Prozessen wie etwa einer ausgedehnten karnifizierenden Pneumonie, ausgeprägtem Tumorleiden mit Atelektasenbildung o. Ä. Eine weitere Differenzierung gelingt einfach und schnell mithilfe der Sonografie.

Die Auskultation des Herzens ist ein weiterer wichtiger Baustein: Anders als in den Jahrzehnten vor der Erfindung der Echokardiografie wird man heute keine Interventionsentscheidungen mehr davon abhängig machen, jedoch ist bei normalen Herztönen ohne Geräusche ein relevantes Klappenvitium, das die Dyspnoe des Patienten erklären würde, wenig wahrscheinlich. Während eine rechtsführende kardiale Dekompensation anhand der peripheren Ödeme erkannt werden kann, liefert die linksführende kardiale Dekompensation den Auskultationsbefund eines Lungenödems, und in der Lungensonografie zeigen sich B-Linien.

**Fallbericht**

**Erste Anordnungen und Diagnostik**

- Monitor
- Labor: kleines BB, CRP, Kreatinin, Albumin, ASAT, ALAT, Gerinnung, BNP, LDH
- Notfallsonografie, Röntgen-Thorax

EKG

Normokarder Sinusrhythmus, Indifferenztyp, alle Zeiten im Limit, unauffällige ST-Strecken.

Notfallsonografie

Untersuchung im Liegen (Rückenlage, Oberkörper 30° erhöht):

- **Herz:** visuell normale LVEF. Visuell normaler rechter Ventrikel. Keine relevanten Klappenvitien. Kein Perikarderguss
- **Pleura/Lunge:** linke Lunge in allen vier Quadranten normales Pleuragleiten, kein Erguss, keine B-Linien. Rechte Lunge im Oberfeld normales Pleuragleiten, keine B-Linien, unterhalb der Mitte der Scapula ausgedehnter, reichlich septierter Pleuraerguss
- **Abdomen:** Aorta unauffällig. V. cava atemkollaptisch. Keine freie abdominale Flüssigkeit. Leber und Gallenwege unauffällig. Nieren bds. kein Harnaufstau

Labor

| Parameter | Laborwert Pat. | Referenzbereich | Einheit |
|---|---|---|---|
| Hämoglobin | 11,5 | 12–16 | g/dl |
| Hämatokrit | 33 | 35–45 | % |
| Erythrozyten | 3,4 | 3,6–5,5 | Mio./µl |
| Leukozyten | 10,4 | 4–10 | Tsd./µl |
| Thrombozyten | 510 | 140–440 | Tsd./µl |
| pH | 7,39 | 7,35–7,44 | |
| $pO_2$ | 60 | | mmHg |
| $pCO_2$ | 35 | | mmHg |
| BE | 6 | | mmol/l |
| Natrium | 134 | 130–145 | mmol/l |
| Kalium | 3,8 | 3,5–4,5 | mmol/l |
| Laktat | 1,22 | | mg/dl |

Monitorüberwachung

- Durchgehend normokarder Sinusrhythmus, Sauerstoffsättigung 97 % mit $O_2$ 3 l/min
- Blutdruck 180/95 mmHg

✓ Fallbericht:

- Im Labor zeigt sich eine milde Anämie, Monitor unauffällig, EKG unauffällig. In der Pleurasonografie zeigt sich ein Pleuraerguss.
- In der Röntgenaufnahme des Thorax sieht man eine komplette Verschattung der unteren zwei Drittel des rechten Hemithorax.

**DIAGNOSE**

Pleuraerguss

## 21.3 Erste Anordnungen und Diagnostik

Der ausgedehnte rechtsseitige Pleuraerguss erklärt die Belastungsdyspnoe des Patienten gut, die trotz der normalen Sauerstoffsättigung besteht. Dass sie sich unter der Gabe von Sauerstoff nicht bessert, ist typisch für einen Pleuraerguss, da die Dyspnoe nicht durch den verminderten Gasaustausch, sondern die vermehrte Atemarbeit erklärt wird.

### 21.3.1 Labor

Laborchemisch zeigt sich eine milde **Anämie**. Dies könnte Zeichen einer schweren Überwässerung, etwa im Rahmen einer Herzinsuffizienz oder eines Eiweißmangels, sein, sie kann aber auch im Rahmen von Tumorerkrankungen auftreten. Da in der Notfallsonografie die Pumpfunktion des Herzens als visuell normal beschrieben wurde und kein Hinweis auf schwere Klappenvitien besteht, ist eine kardiale Ursache des gesehenen Pleuraergusses unwahrscheinlich. Ergänzende Hinweise gibt das **BNP**. Ein Pleuraerguss kann auch parainfektiös oder im Rahmen einer Tumorerkrankung auftreten. Nach der Punktion kann anhand der Bestimmung von Albumin und LDH eine **Diskriminierung zwischen Exsudat und Transsudat** (Light-Kriterien) erfolgen.

**MERKE**

**Light-Kriterien bei Pleuraerguss (nach Roberts 2013)**

- Protein Pleuraerguss/Serum > 0,5
- LDH Pleuraerguss/Serum > 0,6
- LDH Pleuraerguss/oberer Serumnormwert > 2/3

Sind ein oder mehrere Kriterien positiv, dann handelt es sich um ein **Exsudat**. Ist kein Kriterium positiv, dann handelt es sich um ein **Transsudat**.

### 21.3.2 Apparative Diagnostik

Der Röntgenbefund passt zum sonografischen Befund des ausgedehnten Pleuraergusses rechts und ergibt keinen Hinweis auf Infiltrate oder einen tumorösen Prozess.

**Fallbericht**

**Therapie**

Keine Therapie in der Notaufnahme.

✓ Fallbericht: Eine notfallmäßige Pleurapunktion in der Notaufnahme ist in diesem Fall nicht erforderlich.

## 21.4 Therapie

Der Patient erhält in der Notaufnahme keine weitere Therapie, da er in Ruhe beschwerdefrei ist. Im Rahmen eines stationären Aufenthalts ist eine – zumindest diagnostische – Pleurapunktion indiziert.

**Fallbericht**

**Risikostratifikation**

Der Patient weist keine Hochrisikokonstellation auf; die lange Anamnese und die Beschwerdefreiheit in Ruhe bestätigen dies.

## 21.5 Risikostratifikation

Je akuter das Auftreten und je stärker die Beeinträchtigung des Patienten, desto höher ist das Risiko für einen gefährlichen Verlauf. Die klinischen, laborchemischen und apparativen Untersuchungen untermauern den klinischen Eindruck.

**Fallbericht**

**Disposition/Empfehlung weiteres Vorgehen**

- Aufnahme auf eine pneumologische Normalstation am Montagmorgen
- Dort diagnostische/therapeutische Punktion, CT Thorax/Abdomen, Bronchoskopie, ggf. CT-gestützte Punktion

✓ Fallbericht: kurzfristige, aber geplante stationäre Aufnahme auf Normalstation

## 21.6 Disposition/Empfehlung weiteres Vorgehen

Der Patient benötigt eine umfassende, komplexe, zum größten Teil auch invasive Abklärung des Pleuraergusses, welche die Ressourcen eines Krankenhauses erfordert. Die Anamnese wie auch die sonografisch dargestellte Septierung des Ergusses sprechen für ein langsames Voranschreiten. Eine für Patient und Klinikressourcen vorteilhafte geplante Aufnahme in der Folgewoche wäre vertretbar.

## Was wäre, wenn …

- … der Patient respiratorisch insuffizient gewesen wäre?
  - Annäherungsweise hilft die Frage: „Kommt der Patient in dieser Verfassung bis zum kommenden Morgen?" – Also: Kann er essen, trinken und schlafen? Wenn das nicht der Fall ist, ist eine Intervention, in diesem Fall eine Pleurapunktion, in der Notaufnahme indiziert.
- … der Patient vor Kurzem eine Pneumonie gehabt hätte und jetzt vielleicht noch Fieber oder Entzündungszeichen hat?
  - Dann wäre ein Pleuraempyem eine der Differenzialdiagnosen, die unmittelbar mithilfe einer Pleurapunktion hätte abgeklärt werden müssen.
- … der Patient vor Kurzem einen Sturz auf den rechten Hemithorax und vielleicht sogar eine Rippenfraktur erlitten hätte?
  - Dann wäre ebenfalls eine diagnostische Punktion zum Ausschluss eines Hämatothorax indiziert gewesen. Ein Hämatothorax muss umgehend entlastet werden, da er rasch zu Vernarbungen von Pleura und Lunge mit irreversibler Einschränkung der Lungenfunktion führt.

### LITERATUR

Roberts JR. Roberts and Hedges' Clinical Procedures in Emergency Medicine. 7th ed. Philadelphia: Elsevier Saunders 2018.

KAPITEL

# 22

Thomas Plappert

# Hoch in der Luft...

## Fallbericht

### Eintreffen

Ein 49-jähriger Patient wird vom Rettungsdienst in die Notaufnahme gebracht. Er habe plötzlich einen reißenden Schmerz im Thorax verspürt, vorwiegend auf der linken Seite, und augenblicklich habe Luftnot eingesetzt. In Ruhe habe er noch immer starke Schmerzen, die Luftnot sei erträglich.

### Ersteindruck

Patient ist wach, voll orientiert, schmerzgeplagt, tachypnoisch.

### Vitalwerte

GCS 15; $SaO_2$ 94 %; HF 108; RR 140/80; AF 21; T 36,8; Sx 8/10; BZ 98

### Triagekategorie

Orange

### Anamnese

Als Fluglehrer für Paraglider habe er den ganzen Tag lang Starts und Landungen seiner Schüler vom Flugfeld aus beobachtet. Ohne Vorboten habe er plötzlich einen reißenden linksthorakalen Schmerz verspürt, der bei Atemexkursionen verstärkt sei. Er könne daher nur mehr flach atmen. Die Schmerzen hätten sich im Verlauf nicht verändert, auch nicht, als er noch einige Meter bergauf gelaufen sei, um zum Rettungswagen zu gelangen. Die Luftnot habe er jedoch sehr deutlich gespürt.

Ansonsten sei er nie schwer krank gewesen, nehme keine Medikamente ein, Allergien seien nicht bekannt. Er rauche ca. 20 Zigaretten am Tag, sei körperlich fit und treibe jeden Tag mehr als 1 h Ausdauertraining.

In der Familie habe sein Bruder ebenso wie sein Vater „Probleme mit der Lunge“ gehabt, beide seien operiert worden, und danach sei aber alles wieder in Ordnung gewesen. Der Vater habe im Alter von knapp 50 Jahren einen Myokardinfarkt erlitten.

✓ Fallbericht: Nach dieser Anamnese müssen die Leitsymptome „akute Dyspnoe“ und „akuter Thoraxschmerz“ abgeklärt werden.

## 22.1 Anamnese und Differenzialdiagnose

Die Leitsymptome Dyspnoe und Thoraxschmerz sind ausgesprochen häufig für Vorstellungen in der Notaufnahme verantwortlich: Während die Dyspnoe an sich für den Patienten bedrohlich wirkt, ist der Thoraxschmerz in der Regel Anlass zur Sorge um einen möglichen Myokardinfarkt, und ein Wunsch nach Abklärung ist dem Patienten meist wichtiger als ein Wunsch nach Analgesie. Bei unserem Patienten jedoch besteht ein erheblicher atemabhängiger Schmerz, der per se behandelt werden muss. Die Ursachen dafür sind vielfältig und schließen neben muskuloskelettalen Ursachen insbesondere akute Erkrankungen lebenswichtiger intrathorakaler Organe ein (Herz, Lunge, Aorta und Ösophagus).

Bei einem streng atemabhängigen, nicht durch Belastung verstärkten Schmerz ist eine kardiale Genese eher unwahrscheinlich; zumindest ein akuter Myokardinfarkt muss aber bei Alter und Risikoprofil des Patienten ausgeschlossen werden.

Ein reißender, plötzlich einsetzender Schmerz, der innerhalb von höchstens 1 h sein Maximum erreicht und in Rücken oder Hals ausstrahlt, muss die Aufmerksamkeit auf die Aorta lenken, insbesondere wenn weitere Risikofaktoren aus der persönlichen Anamnese oder der Familienanamnese oder wegweisende Befunde wie ein neues Aortenvitium oder eine Blutdruckdifferenz hinzukommen.

Im hier vorliegenden Fall eines offenbar streng atemabhängigen, mit Dyspnoe verbundenen Thoraxschmerzes ist, insbesondere bei Lungenerkrankungen in der Familie und einer Raucheranamnese, an eine akute Erkrankung der Lunge oder Pleura zu denken. Der plötzliche Beginn und die Intensität der Dyspnoe können für eine große Lungenarterienembolie sprechen, wobei die Art des Schmerzes eher an einen Pneumothorax denken lässt. Eine Differenzierung beider Entitäten ist mit Ultraschall – zum Ausschluss eines Pneumothorax – in der Regel in kaum 1 min möglich. Bei einer so erheblichen Dyspnoe ist zumeist auch eine Rechtsherzbelastung nachweisbar. Ein Perikarderguss äußert sich primär mit Dyspnoe, in der Regel jedoch nicht mit einem abrupten Beginn.

**KERNAUSSAGE**

Bei Patienten mit Dyspnoe muss wie auch bei Patienten mit Thoraxschmerz eine Reihe kritischer Diagnosen geprüft werden. Sonografisch ist oft eine gute Differenzierung in kürzester Zeit und unmittelbar am Behandlungsort möglich.

**Fallbericht**

**Untersuchungsbefund**

Patient wach, orientiert, GCS 15. Hautkolorit unauffällig. Normale Herztöne rein, keine Geräusche, tachykard. Rechts normale Atemgeräusche, links leicht abgeschwächtes Atemgeräusch, keine Nebengeräusche. Flache Atmung, eine tiefe Inspiration ist dem Patienten schmerzbedingt nicht möglich; Tachypnoe. Abdomen weich, indolent. Keine Unterschenkelödeme, periphere Pulse allseits palpabel. Keine Verletzungszeichen.

✓ Fallbericht: Bei der Untersuchung zeigen sich eine auffällige Tachypnoe und eine schmerzhaft eingeschränkte Inspiration. Zudem erscheint das Atemgeräusch einseitig leicht abgeschwächt.

## 22.2 Körperliche Untersuchung

Die körperliche Untersuchung allein bringt nach einer gründlichen Anamnese in der Regel keine weiteren Erkenntnisse, die es erlauben, gefährliche Differenzialdiagnosen auszuschließen. Die Sonografie ist hier eine sinnvolle Ergänzung der körperlichen Untersuchung.

**Fallbericht**

**Erste Anordnungen und Diagnostik**

EKG, Monitor, Labor: venöse BGA, kleines Blutbild, D-Dimere, Troponin. Notfallsonografie.

EKG

Tachykarder Sinusrhythmus, Indifferenztyp, alle Zeiten im Limit, unauffällige ST-Strecken.

Notfallsonografie

Untersuchung im Liegen (Rückenlage, Oberkörper 30° erhöht):

- Herz: visuell normale LVEF. Visuell normale RV-Funktion. TAPSE normal. Keine relevanten Klappenvitien. Aortenbulbus normal. Kein Perikarderguss
- Pleura/Lunge: rechte Lunge in allen vier Quadranten normales Pleuragleiten, kein Erguss, keine B-Linien. Linke Lunge ventral kein Nachweis eines Pleuragleitens, im M-Mode Barcode Sign, in der hinteren Axillarlinie normales Pleuragleiten
- Abdomen: Aorta unauffällig. V. cava mit normaler Atemmodulation. Keine freie abdominale Flüssigkeit

Labor

| Parameter | Laborwert Pat. | Referenzbereich | Einheit |
|---|---|---|---|
| Hämoglobin | 13,8 | 12–16 | g/dl |
| Hämatokrit | 43 | 35–45 | % |
| Erythrozyten | 4,8 | 3,6–5,5 | Mio./µl |
| Leukozyten | 11,1 | 4–10 | Tsd./µl |
| Thrombozyten | 327 | 140–440 | Tsd./µl |

| Parameter | Laborwert Pat. | Referenzbereich | Einheit |
|---|---|---|---|
| pH | 7,35 | 7,35–7,44 | |
| $pO_2$ | 50 | | mmHg |
| $pCO_2$ | 24 | | mmHg |
| BE | –1 | | mmol/l |
| Natrium | 131 | 130–145 | mmol/l |
| Kalium | 4,2 | 3,5–4,5 | mmol/l |
| Laktat | 1,82 | | mg/dl |
| Troponin | < 5 | | ng/ml |
| D-Dimere | < 0,5 | | µg/ml |

**Monitorüberwachung**

Durchgehend tachykarder Sinusrhythmus. Sauerstoffsättigung 94 % bei Raumluft.

✓ Fallbericht:

- Labor und Monitor sind unauffällig, das EKG zeigt eine Sinustachykardie. In der Pleurasonografie zeigt sich ein Pneumothorax links.
- In der Röntgenaufnahme des Thorax zeigt sich ein Pneumothorax links mit einer Saumbreite von bis zu 5 cm.

**DIAGNOSE**

Pneumothorax links

## 22.3 Erste Anordnungen und Diagnostik

### 22.3.1 Sonografie

Die **Notfallsonografie** als Erweiterung der körperlichen Untersuchung zeigt Befunde, die für einen Pneumothorax sprechen. Bei normalem Ruhe-EKG ist ein akuter ST-Hebungsinfarkt bereits ausgeschlossen. Ein weiterer formaler Infarktausschluss eines NSTEMI bei völlig atypischer Klinik und gestellter alternativer Diagnose wird in der internationalen Literatur nicht empfohlen.

Ergänzend sollte eine Röntgenaufnahme des Thorax erfolgen. Hier kann, anders als in der Pleurasonografie, die Größe des Pneumothorax annähernd quantifiziert werden.

### 22.3.2 Röntgen-Thorax

Der Röntgenbefund deutet auf einen großen Pneumothorax hin; eine spontane Resorption ist unwahrscheinlich. Nach den Empfehlungen wäre bei einer Saumbreite bis 2 cm ein konservatives Vorgehen bzw. eine Einmalaspiration der Luft möglich, bei einem Pneumothorax dieser Größe ist die Einlage des Pleuracath-Systems indiziert.

**Fallbericht**

**Therapie**

Einlage eines Pleuracath-Systems.

✓ Fallbericht: Der Patient erhält eine Pleuradrainage mit einem Durchmesser in direkter Punktionstechnik, ein Kunststoffschlauch verbleibt, und es wird ein Unterdruck angeschlossen.

## 22.4 Therapie

Der Unterdruck wird klassisch mit einem Wasserschloss oder einer mobilen, speziell dafür zugelassenen Pumpe erzeugt. Zunächst wird der Pneumothorax abgesaugt und ein spontaner Verschluss des Lungenlecks erwartet. In der Regel kann die Drainage nach 2–3 Tagen entfernt werden. Eine pragmatische Einstellung des Sogs zu Beginn ist –20 cm $H_2O$.

Bei einer Saumbreite von unter 2–3 cm können auch eine Einmalpunktion und ein Absaugen der Luft aus dem Pneumothoraxspalt erwogen werden. Wenn der Spalt in der anschließenden, mindestens 6-stündigen Überwachung nicht wieder breiter wird, kann der Patient entlassen werden.

Ein rein konservatives Vorgehen wird vor allem bei der Ablehnung einer Punktion oder Drainage bzw. bei einer Saumbreite von < 2 cm angewandt. Hier wird 100 % Sauerstoff über eine Maske verabreicht;

beschrieben ist eine 6-fach schnellere Absorption der pleuralen Luft als im Spontanverlauf.

Beim Spontanpneumothorax ist die Anlage einer großlumigen Drainage nicht indiziert; das eingriffsbedingte Trauma und das Risiko sind unnötig groß. Im Unterschied zum Spontanpneumothorax stellt ein traumatischer Pneumothorax immer eine Indikation zur Anlage einer Thoraxdrainage, durchaus auch einer großlumigen Drainage dar.

## 22.5 Risikostratifikation

Es gibt kein validiertes Instrument für die Risikoeinschätzung bei Pneumothoraces. Ein erster spontaner Pneumothorax mit nur geringer Saumbreite hat dabei das niedrigste Risiko von Komplikationen und bedarf der geringsten Therapie. Ein Thoraxtrauma mit traumatischem Pneumothorax stellt dagegen immer ein hohes Risiko dar und muss früh abgeklärt und behandelt werden. In der Regel werden alle Patienten stationär aufgenommen; bei geringer Saumbreite und hoher Therapieadhärenz kann eine ambulante Behandlung erwogen werden, wenn die Weiterversorgung im ambulanten Sektor gesichert ist.

Das Risiko für Komplikationen ist überschaubar.

**Fallbericht**

**Disposition/Empfehlung weiteres Vorgehen**

Der Patient wird mit Drainage und mobiler Pumpe auf eine pneumologische Normalstation aufgenommen.

## 22.6 Disposition/Empfehlung weiteres Vorgehen

Abhängig von den lokalen Gegebenheiten, der Verfügbarkeit mobiler Pumpen und der Erfahrung mit dem Krankheitsbild erfolgt die Aufnahme auf eine Überwachungsstation oder eine Normalstation, entweder als Patient der Thoraxchirurgie oder der Pneumologie.

Bei Rezidiven ist in der Regel eine Schnittbildgebung und ggf. eine chirurgische Intervention (videoassistierte Thorakoskopie, VATS) erforderlich.

**Was wäre, wenn …**

- … der Patient keine Zeichen eines Pneumothorax gehabt hätte?
  - Dann hätte eine Abklärung eines unklaren Thoraxschmerzes erfolgen müssen.
- … der Patient bei der Einlage der Drainage relevant geblutet hätte?
  - Dann hätte eine thoraxchirurgische Vorstellung erfolgen müssen.
- … der Patient lungengesund, der Saum < 2 cm, der Patient beschwerdearm unter NSAR gewesen wäre und unbedingt nach Hause gewollt hätte?
  - Dann wäre ein ambulantes Management denkbar gewesen, sofern ein Follow-up in einer pneumologischen Praxis kurzfristig möglich ist und der Patient verstanden hat, dass er bei jeder Verschlechterung kurzfristig wieder in die Notaufnahme kommen muss.



### LITERATUR

Hallifax RJ, et al. Pneumothorax management: current state of practice in the UK. Respir Res 2022; 23(1): 23.

MacDuff A, Arnold A, Harvey J, BTS Pleural Disease Guideline Group. Management of spontaneous pneumothorax: British Thoracic Society Pleural Disease Guideline 2010. Thorax 2010; 65 (Suppl 2): ii18–31.

Merz S, Hohenstein, C. Ventilation und Beatmung. In: Fleischmann T, Hohenstein C (Hrsg.): Klinische Notfallmedizin. Band 2: Skills. 2. A. München: Elsevier Urban & Fischer 2022; 61–69.

# V Gastroenterologische Notfälle

KAPITEL

# 23 Durchfall und Erbrechen

Felix Rockmann

## Fallbericht

### Eintreffen

Ein 19-jähriger Mann stellte sich in den frühen Abendstunden selbstständig in der Notaufnahme vor. Er leide seit dem Morgen des Vortags an diffusen Bauchschmerzen und leichtem Krankheitsgefühl mit Gliederschmerzen und Durchfall. Die Schmerzen würden als drückend empfunden und seien vor allem im gesamten Oberbauch lokalisiert.

### Ersteindruck

Patient in gutem AZ und schlankem EZ, wach, orientiert, durchtrainiert.

### Vitalwerte

RR 140/90; HF 87; AF 15; $SpO_2$ 96 %; T 36,8

### Triagekategorie

Grün

### Anamnese

In der Nacht habe der Patient selbst ca. 40 °C Fieber gemessen. Wandernder Schmerz wird verneint. Heute Übelkeit, Erbrechen und zweimal breiiger Stuhlgang. Keine Blut- oder Schleimbeimengungen, kein Teerstuhl. Miktion beschwerdefrei.

**DIAGNOSE**

Gastroenteritis

## 23.1 Anamnese und Differenzialdiagnose

Eine Gastroenteritis wird durch die Symptomkombination aus Übelkeit, Erbrechen, Bauchschmerz und Durchfall definiert. Eine weitere ursächliche Differenzierung wird durch diese beschreibende Diagnose noch nicht festgelegt.

Letztendlich ist eine große Anzahl von Differenzialdiagnosen möglich: insbesondere infektiöse Gastroenteritiden, medikamentös induzierte gastroenteritische Symptome, chronisch-entzündliche Darmerkrankungen, vaskulär bedingte Magen-Darm-Beschwerden sowie allergische bzw. Intoleranzsyndrome wie Laktose-/Fruktoseintoleranz und der Morbus Whipple.

Aber auch die akute Appendizitis und das entzündete Meckel-Divertikel können mit den unspezifischen Symptomen einer Gastroenteritis einhergehen.

**KERNAUSSAGEN**

Eine Gastroenteritis ist definiert durch:
- Erhöhte Stuhlfrequenz (weicher bis wässriger Stuhlgang)
- Ein- oder mehrfaches Erbrechen
- Eine Kombination dieser Symptome in Verbindung mit krampfartigen Bauchschmerzen und Übelkeit

An erster Stelle bei der akuten Beurteilung stehen immer ein etwaiges Flüssigkeitsdefizit und wichtige Begleitsymptome.

**RED FLAGS**

Risikofaktoren für die stationäre Aufnahme sind in ➤ Tab. 23.1 zusammengefasst.

**Tab. 23.1** Risikofaktoren für die stationäre Aufnahme (Lai et al. 2016)

| Risikofaktoren | Odds-Ratio |
|---|---|
| CRP > 10 mg/l | 2,0 |
| Okkultes Blut | 2,7 |
| Leukos im Stuhl | 3,1 |
| Alter | 1,1 |

Bei der Anamnese der Gastroenteritis kommt es vor allem auf den Ausschluss signifikanter Komorbiditäten an: insbesondere chronische Erkrankungen (und deren Therapie wie z. B. eine Chemotherapie, aber auch die Schmerztherapie mit Opioiden), die Erfassung des infektiologischen Risikos (Umfeldanamnese im Rahmen des Infektionsschutzgesetzes [IfSG]: in Gemeinschaftsunterkünften lebende oder in lebensmittelverarbeitenden Betrieben tätige Personen; Lai et al. 2016). Aber auch das wiederholte Auftreten von Symptomen als Kennzeichen einer nahrungsassoziierten Ursache der Beschwerden bzw. einer chronisch-entzündlichen Darmerkrankung ist bei der Gastroenteritis essenziell.

**MERKE**

**Wichtige anamnestische Angaben bei einer Gastroenteritis**

- Dauer der Beschwerden
- Assoziation mit Nahrung
- Reiseanamnese
- Umfeldanamnese
- Makroskopische Blutbeimengung im Stuhl
- Vorerkrankungen (vor allem Tumorerkrankungen, Medikamente und rezidivierende Symptome)

**Fallbericht**

**Untersuchungsbefund**

Kopf und Hals unauffällig, keine Struma. Cor: Herztöne rein, rhythmisch. Pulmo: bds. belüftet, vesikuläres seitengleiches Atemgeräusch, keine Nebengeräusche, kein Giemen

Abdomen: weich, kein Meteorismus, mäßiger Druckschmerz im Oberbauch, kein Druckschmerz über McBurney- oder Lanz-Punkt. Blumberg-Zeichen negativ. Psoas- und Baldwin-Zeichen negativ. Keine Abwehrspannung selbst bei tiefer Palpation. Keine Resistenzen tastbar. Darmgeräusche spärlich, aber über allen vier Quadranten auskultierbar. Kein Wirbelsäulenklopfschmerz, Nierenlager frei. Sonnengebräuntes Hautkolorit, Haut trocken und warm. Keine Ödeme, keine periphere Zyanose.

✓ Fallbericht: Bei der Untersuchung zeigen sich keine akuten Auffälligkeiten, insbesondere keine Zeichen einer Dehydratation.

## 23.2 Körperliche Untersuchung

Das klinische Bild bei einer Gastroenteritis ist vielfältig: Es reicht vom wenig beeinflussten Patienten (wie in diesem Fall) bis hin zu schwerstkranken dehydrierten Patienten.

Entscheidend für die Beurteilung sind (wie so häufig):

- Abnorme Vitalwerte, z. B. Tachykardie (**cave:** Betablockertherapie) und/oder Hypotonie
- Auffällige Befunde: lokale oder generalisierte Abwehrspannung, Blässe, Dehydratation!

**RED FLAGS**

**Hinweise auf ein erhöhtes Risiko bei Gastroenteritis**

- Abnorme Vitalwerte
- Lokale oder generalisierte Abwehrspannung

Diese Patienten sollten immer stationär aufgenommen werden.

**Fallbericht**

**Erste Anordnungen und Diagnostik**

EKG, Blutbild, Entzündungs- und Nierenwerte sowie Elektrolyte.

EKG

Normofrequenter Sinusrhythmus, Indifferenztyp, alle Zeiten im Limit, unauffällige ST-Strecken.

Blutbild

| Parameter | Laborwert Pat. | Referenzwert | Einheit |
|---|---|---|---|
| Hämoglobin | 15,9 | 14–18 | g/dl |
| Hämatokrit | 44 | 40–53 | % |
| Erythrozyten | 4,9 | 4,5–5,5 | Mio./µl |
| Leukozyten | 9,1 | 4,0–10,0 | Tsd./µl |
| Thrombozyten | 185 | 150–450 | Tsd./µl |

Klinische Chemie

| Parameter | Laborwert Pat. | Referenzwert | Einheit |
|---|---|---|---|
| CRP | 71 | 1–5 | mg/l |
| Natrium | 137 | 135–145 | mmol/l |

| Parameter | Laborwert Pat. | Referenzwert | Einheit |
|---|---|---|---|
| Kalium | 3,8 | 3,5–4,8 | mmol/l |
| Kreatinin | 0,9 | 0,5–1,4 | mg/dl |
| Harnstoff | 38 | 10–50 | mg/dl |
| Lipase | 26 | 13–60 | U/l |

✓ Fallbericht: Das CRP zeigt sich deutlich erhöht, die restlichen Laborbefunde sind unauffällig.

## 23.3 Erste Anordnungen und Diagnostik

Patienten, die sich mit einer Gastroenteritis in der Notaufnahme präsentieren, sind häufig schwerer krank oder eine Begleitsymptomatik bzw. Komorbidität bringt sie in die Klinik. Häufige Vorstellungs- bzw. Überweisungs-/Einweisungsgründe sind oftmals aber auch Differenzialdiagnosen wie z. B. die Appendizitis.

### 23.3.1 EKG

Jeder Patient mit abdominaler Symptomatik sollte auch ein EKG erhalten. In diesem Fall (junger Mann, keine Vorerkrankungen) ist die Wahrscheinlichkeit einer kardialen Auffälligkeit sehr gering, aber gerade bei ausgeprägten Elektrolytstörungen ist oft das EKG der erste (und in der Regel auch schnellste) Hinweis auf schwerwiegende Komplikationsmöglichkeiten. Besonders geachtet werden sollte auf:

- **Ischämiezeichen:** → Hinweis auf z. B. Herzinfarkt
- **Herzrhythmusstörungen:** → Hinweis auf z. B. Bradykardie, Tachykardie
- **Abnorme PQ- oder QT-Zeiten:** → Hinweis auf z. B. WPW, Long-QT-Syndrom

### 23.3.2 Monitor

Bei unauffälligem EKG und unauffälligen Elektrolyten ist bei Gastroenteritis in der Regel keine Monitorüberwachung notwendig. Obligat ist sie selbstverständlich bei Patienten mit auffälligen Vitalparametern.

### 23.3.3 Labor

Die Laboruntersuchung ist neben dem Ultraschall wichtig, um Differenzialdiagnosen und vor allem Komplikationen der Gastroenteritis erkennen und eine Risikostratifizierung vornehmen zu können. Hier kommt es auf die Leukozytenzahl bzw. den CRP-Wert (Infekt), die Nierenfunktion (Kreatinin, ggf. Harnstoff) und die Elektrolyte an (Natrium, Kalium).

### 23.3.4 Apparative Diagnostik

Das zweite Standbein der Diagnostik bei allen abdominalen Symptomen ist die Ultraschalldiagnostik, die sehr großzügig indiziert werden sollte. Hier wird nach freier Flüssigkeit, Nierenstau, Darmmotilität und Diameter, auffälliger Appendix sowie der Gefäßversorgung gesehen.

**Fallbericht**

**Sonografiebefund**

Der Ultraschallbefund ist unauffällig.

**KERNAUSSAGEN**

- Die Gastroenteritis hat ein breites differenzialdiagnostisches Spektrum, hier ist vor allem die Anamnese der wichtigste Baustein.
- Wie bei jeder abdominalen Symptomatik sind an weiterführenden Untersuchungen das Labor und die Sonografie zielführend.
- Bei ausgewählten Fragen und nichtkonklusiven Befunden (ausgeprägtes Labor, wenig Klinik/schwierige Sonografie) kann eine Abdomen-CT zum Ausschluss relevanter Differenzialdiagnosen (z. B. mesenteriale Ischämie) durchgeführt werden.

**Fallbericht**

**Therapie**

Antiemetische Therapie mit 1) Ondansetron, 2) Dimenhydrinat und Flüssigkeitstherapie (bevorzugt oral, ggf. auch i. v.).

## 23.4 Therapie

Viele Patienten mit einer Gastroenteritis benötigen nur eine symptomatische Therapie. Liegen abnorme Befunde vor, dann bestimmen sie die Richtung der weiteren Behandlung.

**Fallbericht**

**Risikostratifikation**

Bei diesem Fallbericht ist das Auffällige der relativ hohe CRP-Wert ohne Leukozytose. Bei klinisch unauffälligem Abdomen und unauffälliger Sonografie bzgl. einer Appendizitis (auch der bisherige anamnestische Verlauf spricht nicht für eine Appendizitis) ist ein abwartendes Verhalten mit einer rein symptomatischen Therapie gerechtfertigt.

## 23.5 Risikostratifikation

Es gibt keine Scores für Erwachsene zur Beurteilung der Schwere einer Gastroenteritis.

### 23.5.1 High-Risk-Patienten

Hochrisikopatienten mit Gastroenteritis sind:

- Ältere Patienten und renal/kardial Vorerkrankte
- Patienten mit vaskulären Erkrankungen, die im Rahmen der Dehydratation und Hypotonie eine Ischämie entwickeln können
- Patienten, die erst vor Kurzem aus Ländern mit schlechten hygienischen Verhältnissen zurückgekehrt sind (Shigellen-Ruhr, EHEC, EIEC etc.)
- Neugeborene und Kleinkinder

**Fallbericht**

**Disposition/Empfehlung weiteres Vorgehen**

Entlassung, weitere orale Rehydrierung, klinische Kontrolle ambulant

✓ Fallbericht: Da der Patient keinen auffälligen abdominalen Untersuchungsbefund, keine signifikanten Vorerkrankungen und eine unauffällige Abdomensonografie hatte, ist eine ambulante Therapie gerechtfertigt.

## 23.6 Disposition/Empfehlung weiteres Vorgehen

Abdominale Symptome sind leider mit am undankbarsten in der Notaufnahme. Gerade bei nichttypischen Befunden sind die klinische Einschätzung und die Reevaluierung des Befunds sowohl klinisch als auch sonografisch und laborchemisch essenziell. Daher sollte auch ein Patient, den man primär als wenig gefährdet eingestuft hat, nochmals innerhalb von 24 h im ambulanten Bereich gesehen und erneut beurteilt werden.

**KERNAUSSAGEN**

- Bisher gesunde Patienten ohne Reiseanamnese mit einer erstmaligen Gastroenteritis sind in der Regel rein symptomatisch zu therapieren.
- Bei sehr jungen und älteren Patienten (insb. mit Komorbiditäten) steigt das Komplikationsrisiko deutlich an, und eine initial stationäre Behandlung ist meist gerechtfertigt.
- Anamnese, Labor und Sonografie sind die entscheidenden drei Komponenten, um mit hoher Sicherheit Gefahrenzeichen und wichtige Differenzialdiagnosen zu erkennen.

## Was wäre, wenn …

- … der Patient weiter Durchfall, anhaltendes Erbrechen und Schmerzen gehabt hätte?
  - Dann wäre er stationär aufgenommen worden, da dann eine suffiziente Schmerztherapie und orale Rehydrierung ambulant nicht hätten stattfinden können.
- … der Patient in einer Großküche arbeiten würde?
  - Dann hätte der Fall namentlich an das Gesundheitsamt gemeldet werden müssen. Dies muss dem Patienten mitgeteilt werden, und er darf nicht zur Arbeit gehen.
- … der Patient nach 12 h mit 40 °C Fieber wiederkäme?
  - Dann sollte eine erneute Evaluation, wieder mit Untersuchung, Labor und Sonografie, erfolgen. Fieber allein rechtfertigt noch keine stationäre Aufnahme. Wenn sich die Symptomatik aber nicht bessert, so muss doch an eine bakterielle Ursache gedacht werden.
- … sich der Ultraschall als sehr schwierig gestaltet hätte (z. B. stark adipöser Patient)?
  - Wenn sich klinisch wirklich ein Hinweis auf eine wichtige Differenzialdiagnose ergeben hätte (wie in unserem Beispiel eine Appendizitis), dann wäre hier nur die Abdomen-CT mit oraler Kontrastierung in der Lage, eine Bestätigung oder einen Ausschluss zu führen. Oft sind aber auch die stationäre Aufnahme und Kontrolle des Ultraschallbefunds beim nüchternen Patienten am nächsten Tag eine Möglichkeit, um zur endgültigen Diagnose zu kommen.
- … der Patient aufgenommen würde: Muss man Patienten wie diesen immer isolieren?
  - Das hängt von der lokalen Hygienevorschrift ab: Prinzipiell sollten alle Patienten bis zum Sistieren der typischen Symptomatik (Erbrechen/Durchfall) isoliert werden. Wird mit hinreichender Sicherheit aber eher eine nichtinfektiöse Ursache für die gastroenteritischen Beschwerden vermutet, ist eine Isolierung natürlich nicht nötig.

### LITERATUR

Gesetz zur Verhütung und Bekämpfung von Infektionskrankheiten beim Menschen (Infektionsschutzgesetz – IfSG). Ausfertigung: 20.7.2000. Zuletzt geändert 18.3.2022; www.gesetze-im-internet.de/ifsg/IfSG.pdf (letzter Zugriff: 1.2.2023).

Lai CC, et al. Etiology and risk factors of acute gastroenteritis in a Taipei emergency department: clinical features for bacterial gastroenteritis. J Epidemiol 2016; 26(4): 216–223.

Posovszky C, et al. S2k-Leitlinie Akute infektiöse Gastroenteritis im Säuglings-, Kindes- und Jugendalter. AWMF-Registernummer 068-003. Stand: 31.3.2019, gültig bis 31.5.2023; https://register.awmf.org/de/leitlinien/detail/068-003 (letzter Zugriff: 1.2.2023).

KAPITEL

# 24 Unterbauchschmerzen rechts

Felix Rockmann

## Fallbericht

### Eintreffen

Eine 18-jährige Frau stellt sich notfallmäßig in der Notaufnahme vor und klagt über seit ca. 4 Tagen bestehende rechtsseitige Unterbauchschmerzen.

### Ersteindruck

Patientin in gutem AZ und schlankem EZ, wach und orientiert.

### Vitalwerte

HF 78; RR 121/61; $SaO_2$ 100 %; T 36,8, Sx 5/10

### Triagekategorie

Gelb

### Anamnese

Initial habe der Schmerz im mittleren Oberbauch bestanden und sei dann zunehmend in den rechten Unterbauch gewandert. Zudem berichtet die Patientin über febrile Temperaturen von bis zu 39,7 °C sowie damit einhergehende Übelkeit und Erbrechen. Anamnestisch sind kein Gallenstein- oder Nierensteinleiden und keine Dysurie bekannt. Der Stuhlgang sei in letzter Zeit vermehrt (bis zu 3×/d), ansonsten regelhaft.

Die Patientin nimmt die Pille; letzte Regelblutung sei vor 6 Wochen gewesen, nachdem sie die Antikontrazeption für 2 Monate durchgenommen habe.

✓ Fallbericht: Die Patientin präsentiert sich mit den typischen Symptomen einer Appendizitis. Den besten Hinweis gibt die von ihr beschriebene Veränderung der Lokalisation in den rechten Unterbauch.

**MERKE**

**Hinweise auf Appendizitis**

- Typische Anamnese: Mittelbauchschmerz, der (in den rechten Unterbauch) wandert
- Erhöhte Temperatur
- Häufig zu Beginn Übelkeit und/oder Erbrechen

**DIAGNOSE**

Appendizitis

## 24.1 Anamnese und Differenzialdiagnose

Eine **Appendizitis** ist in der klinischen Präsentation sehr variabel. Klassischerweise beginnen die Schmerzen erst zentral und ziehen dann in den rechten Unterbauch. Differenzialdiagnostisch kommen Erkrankungen des weiblichen Genitaltrakts (Ovarialzysten, Tumoren oder Extrauteringravidität), aber auch urologische (Steinleiden) und Darmerkrankungen als Differenzialdiagnosen in Betracht. Auch ein entzündetes Meckel-Divertikel ist differenzialdiagnostisch denkbar.

Gerade bei der von der Patientin geschilderten initialen Übelkeit/Erbrechen ist in der Anfangsphase eine Unterscheidung zwischen Appendizitis und Gastroenteritis klinisch oft nicht möglich.

**MERKE**

**Wichtige anamnestische Angaben bei einer Appendizitis (nach Salminen et al. 2015)**

- Abdominalschmerzen (nur 50 %!)
- Initial eher kolikartige, im Verlauf Dauerschmerzen primär umbilikal
- Wandernde Schmerzen in den rechten Unterbauch
- Appetitlosigkeit
- Übelkeit und Erbrechen

Somit kommt der Anamnese, vor allem auch der Differenzialdiagnose große Bedeutung zu (ähnlich wie bei der Gastroenteritis): Komorbiditäten, Voroperationen und die Medikamentenanamnese sind wichtige Bestandteile des initialen Assessments, bei Frauen auch die gynäkologische Anamnese mit letzter Regelblutung, Schwangerschaften und gynäkologischen Vorerkrankungen/Vorbehandlungen.

**CAVE**

Die Appendizitis ist gut behandelbar, wenn sie rechtzeitig erkannt wird. Allerdings ist eine direkte Korrelation zwischen Zeitpunkt der Symptome und Perforation nicht gegeben (Drake et al. 2014).

**RED FLAGS**

Risikofaktoren für Komplikationen ➤ Tab. 24.1

**Tab. 24.1** Risikofaktoren für ernst zu nehmende Komplikationen nach Appendektomie (nach Margenthaler et al. 2003)

| Risikofaktoren | Odds-Ratio für 30-Tage-Morbidität |
|---|---|
| ASA-Klasse IV | 2,53 |
| Pflegebedürftigkeit | 1,7 |
| COPD | 1,45 |
| Präoperatives Bilirubin erhöht | 1,18 |

Risikofaktoren für erhöhte Mortalität ➤ Tab. 24.2

**Tab. 24.2** Risikofaktoren für erhöhte Mortalität (nach Margenthaler et al. 2003)

| Risikofaktoren | Odds-Ratio für 30-Tage-Mortalität |
|---|---|
| Steroideinnahme | 5,3 |
| Vollständige Pflegebedürftigkeit | 4,0 |
| Gerinnungsstörung | 3,5 |
| Präoperative Lungenentzündung | 3,2 |

**Fallbericht**

**Untersuchungsbefund**

- 18-jährige Patientin in gutem AZ bei schlankem EZ, wach, orientiert, kontaktfähig. Austrittspunkte der Nasennebenhöhlennerven frei von Klopf- oder Druckschmerz. Cor: rein, rhythmisch, kein Hinweis auf Vitien. Pulmo: vesikuläres Atemgeräusch bds., sonorer Klopfschall
- Abdomen: Darmgeräusche über allen vier Quadranten. McBurney/Lanz positiv, kontralateraler Druckschmerz negativ, ipsilateraler Druckschmerz positiv
- Wirbelsäulen/Nierenlager frei von Klopf- oder Druckschmerz. Keine peripheren Beinödeme

✓ Fallbericht: Bei der Untersuchung des Abdomens zeigen sich typische Veränderungen, wie sie bei der Appendizitis üblich sind.

## 24.2 Körperliche Untersuchung

Es gibt insgesamt ca. 20 klinische Untersuchungsmöglichkeiten. Die wichtigsten (nach den Erstbeschreibern benannten) klinischen Zeichen sind:

- **Rovsing-Zeichen:** Ausstreichen des Dickdarms gegen die Peristaltik mit Schmerzverstärkung.
- **Blumberg-Zeichen** (kontralateraler Loslassschmerz): Eindrücken des *linken* Unterbauchs und Schmerzverstärkung im *rechten* Unterbauch beim plötzlichen Loslassen.
- **Schmerzen am Lanz-Punkt:** Linie zwischen linker und rechter Spina iliaca anterior superior, die dreigeteilt und im Bereich des rechten Drittels gedrückt wird.
- **Schmerzen am McBurney-Punkt:** Verbindungslinie zwischen Bauchnabel und rechter Spina iliaca anterior superior; diese Strecke nahezu halbiert beschreibt den Schmerzpunkt (häufig auch eher Loslassschmerz).
- **Psoas-Zeichen:** Auslösung abdominaler Schmerzen durch Beugung des rechten Beins im Hüftgelenk gegen Widerstand.

Keines dieser klinischen Zeichen ist allerdings singulär typisch und beweisend für eine Appendizitis.

**RED FLAGS**

**Hinweise auf ein erhöhtes Risiko bei V.a. akute Appendizitis**

- Abnorme Vitalwerte, z.B. Tachykardie (**cave:** Betablockertherapie) und/oder Hypotonie
- Lokale oder generalisierte Abwehrspannung

**Fallbericht**

**Erste Anordnungen und Diagnostik**

Blutbild, Entzündungs- und Nierenwerte sowie Elektrolyte.

Blutbild

| Parameter | Laborwert Pat. | Referenzbereich | Einheit |
|---|---|---|---|
| Hämoglobin | 12,3 | 12–16 | g/dl |
| Hämatokrit | 37 | 36–46 | % |
| Erythrozyten | 4,28 | 3,8–5,2 | Mio./µl |
| Leukozyten | 6,8 | 4–10 | Tsd./µl |
| Thrombozyten | 301 | 150–450 | Tsd./µl |

Klinische Chemie

| Parameter | Laborwert Pat. | Referenzbereich | Einheit |
|---|---|---|---|
| CRP | **8** | 1–5 | mg/l |
| Natrium | 136 | 135–145 | mmol/l |
| Kalium | 3,7 | 3,5–4,8 | mmol/l |
| Kreatinin | 0,7 | 0,5–1,4 | mg/dl |
| Harnstoff | 31 | 10–50 | mg/dl |
| Lipase | 18 | 13–60 | U/l |
| Bilirubin | 0,3 | 0,2–1,0 | mg/dl |
| γ-GT | 15 | 5–39 | U/l |
| GPT | 14 | 10–35 | U/l |
| AP | 62 | 35–104 | U/l |

Urin

| Parameter | Laborwert Pat. | Referenzbereich | Einheit |
|---|---|---|---|
| Grav-Index | negativ | negativ | |
| Leukos | negativ | negativ | |
| Nitirit | negativ | negativ | |
| Harnstoff | 31 | 10–55 | mg/dl |

✓Fallbericht: Es zeigt sich ein leicht erhöhtes CRP ohne Leukozytose, ansonsten finden sich keine Auffälligkeiten im Labor.

## 24.3 Erste Anordnungen und Diagnostik

**KERNAUSSAGEN**

- Bei den apparativen Untersuchungen dominieren das Labor und der Ultraschall (➤ Abb. 24.1). Erst wenn hierdurch keine ausreichende Diagnosesicherheit zu erreichen ist, erfolgt eine Vertiefung der Diagnostik.
- Anamnese, Klinik, Labor und Ultraschallbefund sollten die ausreichend sichere Verdachtsdiagnose ermöglichen, die CT des Abdomens ist das Mittel der Wahl für nicht konklusive Fälle.

**Fallbericht**

**Therapie**

Vorbereitung zur Operation: nüchtern belassen, Aufklärung zu OP und Anästhesie, Aufnahme auf Station. Bei septischem Krankheitsbild bereits in der Notaufnahme Beginn einer Antibiose.

✓Fallbericht: Es erfolgt die laparoskopische Appendektomie als Standardtherapie.

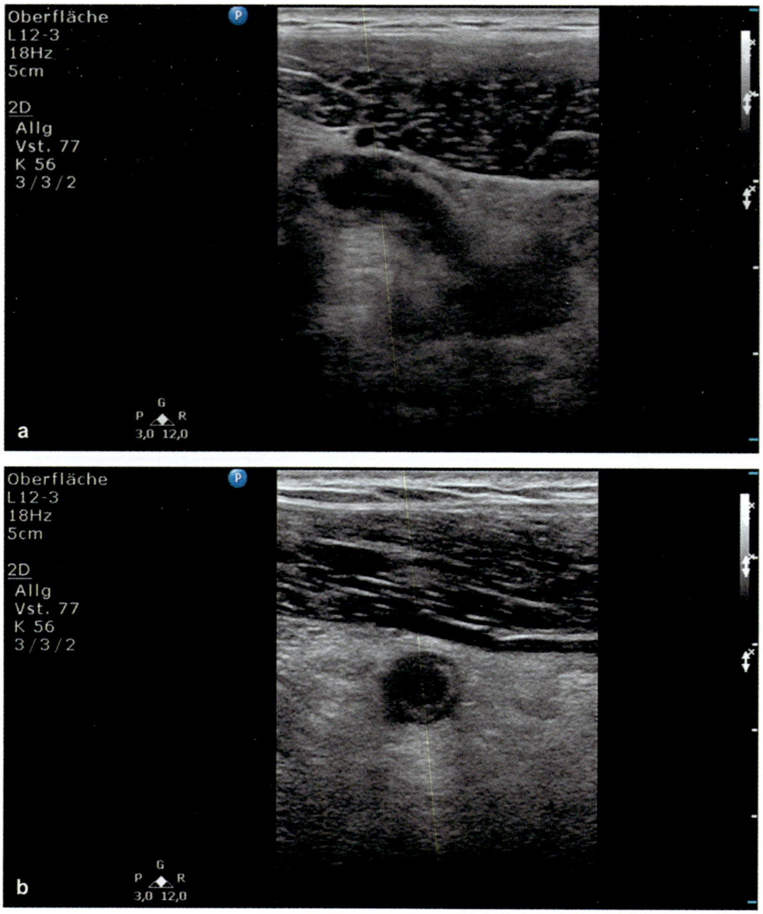


**Abb. 24.1** Typisches Bild einer Appendizitis mit wenig freier Flüssigkeit und flüssigkeitsgefüllten Darmschlingen [P453]

## 24.4 Therapie

Patienten mit Verdacht auf Appendizitis werden in der Regel operiert; Standard ist die **laparoskopische Appendektomie**. Bei schwerstkranken Patienten, denen eine Operation nicht zugemutet werden kann, bietet sich eine **antibiotische Therapie** an. Diese Therapievariante wurde in den letzten Jahren sowohl bei Erwachsenen (Salminen et al. 2015) als auch bei Kindern sehr intensiv untersucht; die Ergebnisse könnten dazu führen, dass die derzeit gültige Empfehlung zur Appendektomie als Goldstandard in den nächsten Jahren angepasst wird.

Bei (relativen) Kontraindikationen für ein operatives Vorgehen sollte die antibiotische Therapie als ein nahezu gleichwertiges Verfahren immer in Erwägung gezogen werden.

**KERNAUSSAGEN**

- Die laparoskopische Appendektomie ist bisher der Goldstandard der Therapie.
- Die konservative Therapie (mit Antibiotika) wird derzeit intensiv beforscht. Dies kann ein Zeichen für eine Änderung der Therapieempfehlung in den kommenden Jahren sein.

**Fallbericht**

**Risikostratifikation**

Bei dieser Patientin ist die Klinik (Anamnese und Untersuchung) sehr typisch, der Ultraschallbefund ist eindeutig, das Labor aber wenig hinweisend auf eine akute Appendizitis. Dies unterstreicht das Zusammenspiel der einzelnen Aspekte bei der Diagnosefindung.

## 24.5 Risikostratifikation

Die Einstufung des Risikos erfolgt nach dem Alvarado-Score (➤ Tab. 24.3).

Mithilfe des Alvarado-Scores lässt sich die Wahrscheinlichkeit des Vorliegens einer Appendizitis abschätzen:

- **Niedriges Risiko (1–4 Punkte):** Low-Risk-Patienten können zunächst unter Kontrolle niedergelassener Kolleg*innen ambulant geführt werden. Eine Kontrolle sollte in jedem Fall stattfinden, da die Wahrscheinlichkeit einer Appendizitis immer noch ca. 30 % beträgt.
- **Mittleres Risiko (5–7 Punkte):** Intermediate-Risk-Patienten sollten aufgenommen werden, können aber (bei nicht schlüssigen) Befunden der weiteren Diagnostik zunächst beobachtet werden (Wahrscheinlichkeit einer Appendizitis: 66 %).
- **Hohes Risiko (8–10 Punkte):** High-Risk-Patienten sollte primär zur Operation geraten werden, da die Wahrscheinlichkeit, dass tatsächlich eine Appendizitis vorliegt, 93 % beträgt (Alvarado 1986).

Bei der weiteren Einteilung, die dann zu treffen ist, wird zwischen unkomplizierter und komplizierter Appendizitis unterschieden:

- **Unkomplizierte Appendizitis:** definiert als eine Inflammation ohne Vorliegen von Phlegmone, Gangrän, freier purulenter Flüssigkeit oder Abszess.
- **Komplizierte Appendizitis:** definiert als Vorliegen einer gangränösen Appendizitis, einer periappendikulären Phlegmone mit oder ohne Perforation und Nachweis eines perityphilitischen Abszesses.

**Tab. 24.3** Alvarado-Score zur Einschätzung des Risikos bei Appendizitis [F857-005]

| Aspekt | Score |
|---|---|
| Wanderung des Schmerzes | 1 |
| Appetitlosigkeit | 1 |
| Übelkeit | 1 |
| Lokale Abwehrspannung im rechten unteren Quadranten | 2 |
| Loslassschmerz | 1 |
| Temperaturerhöhung | 1 |
| Leukozytose | 2 |
| Erhöhung der stabkernigen Granulozyten | 1 |
| **Gesamt** | **10** |

**KERNAUSSAGEN**

- Der Alvarado-Score kann helfen, die Wahrscheinlichkeit einer Appendizitis zu bestimmen und das Vorgehen in der Notaufnahme zu bahnen.
- Ist die Appendix in der Sonografie auffällig darstellbar, ist diese Modalität zur Diagnosefindung ausreichend (Mostbeck et al. 2016)!
- Die Einteilung „kompliziert" vs. „unkompliziert" bestimmt die Dringlichkeit der Operation.

**Fallbericht**

**Disposition/Empfehlung weiteres Vorgehen**

Stationäre Aufnahme der Patientin in der Chirurgie und OP.

## 24.6 Disposition/Empfehlung weiteres Vorgehen

Abdominale Symptome sind die häufig am schwersten einzuschätzenden Symptome in der Notaufnahme. Vor allem wenn keine typischen Befunde vorliegen, sind die klinische Einschätzung und die Reevaluierung der klinischen, der sonografischen und auch der laborchemischen Befunde essenziell. Der Alvarado-Score kann helfen, die primäre Entscheidung zur stationären Aufnahme bzw. zur ambulanten Führung des Patienten herbeizuführen.

## Was wäre, wenn …

- … die Patientin schwanger wäre und mit der Verdachtsdiagnose Appendizitis käme?
  - In diesem Fall könnte eine stationäre Aufnahme erwogen werden, um den klinischen Verlauf zu beurteilen und als Schnittbildgebung ggf. eine MRT durchzuführen. Die initialen Schritte (wie oben beschrieben) bleiben aber gleich!
- … die Patientin typische Symptome hätte, aber schon appendektomiert wäre?
  - Dann würde sich die Frage stellen, ob bei der Operation ein Meckel-Divertikel ausgeschlossen wurde. Auch Schübe einer chronisch-entzündlichen Darmerkrankung können sehr ähnliche Symptome verursachen wie eine Appendizitis.
- … die Patientin eine Operation verweigern würde?
  - In diesem Fall wäre die stationäre Aufnahme zur i. v. Antibiotikagabe eine sinnvolle Alternative, da somit eine adäquate Therapie stattfindet und die Patientin klinisch überwacht werden könnte.
- … sich der Ultraschall sehr schwierig gestalten würde (z. B. bei starker Adipositas)?
  - Bei Erwachsenen wäre dann die CT-Abdomenuntersuchung das Mittel der Wahl (inkl. oraler Kontrastierung).

### LITERATUR

Alvarado A. A practical score for the early diagnosis of acute appendicitis. Ann Emerg Med 1986; 15(5): 557–564.

Andric M, et al. Empfehlungen zur Therapie der akuten Appendizitis: Empfehlungen einer Expertengruppe vor dem Hintergrund der aktuellen Literatur. Chirurg 2020; 91(9): 700–711.

Drake FT, et al. Time to appendectomy and risk of perforation in acute appendicitis. JAMA Surg 2014; 149: 837–844.

Margenthaler JA, et al. Risk factors for adverse outcomes after the surgical treatment of appendicitis in adults. Ann Surg 2003; 238(1): 59–66.

Mostbeck G, et al. How to diagnose acute appendicitis: ultrasound first. Insights Imaging 2016; 7: 255–263.

Ohle R, et al. The Alvarado score for predicting acute appendicitis: a systematic review. BMC Medicine 2011; 9: 139.

Salminen P, et al. Antibiotic therapy vs appendectomy for treatment of uncomplicated acute appendicitis: the APPAC Randomized Clinical Trial. JAMA 2015; 313: 2340–2348.

Teoule P, et al. Akute Appendizitis im Kindes- und Erwachsenenalter. Dtsch Arztebl 2020; 117(45): 764–774.

KAPITEL

# 25 Bauchschmerzen und Erbrechen

Felix Rockmann

**Fallbericht**

### Eintreffen

Eine 61-jährige Patientin stellt sich bei seit ca. 8 h bestehenden ziehenden/stechenden epigastralen Bauchschmerzen sowie mehrmaligem Erbrechen per notärztlicher Einweisung vor.

### Ersteindruck

Wache, vierfach orientierte Patientin in reduziertem AZ sowie normalem EZ.

### Vitalwerte

GCS 15; $SaO_2$ 94 %; HF 110; RR 104/84; AF 16; T 36,8; Sx 5/10

### Triagekategorie

Gelb

### Anamnese

Insgesamt habe die Patientin bis zur Aufnahme viermal erbrochen, jedoch ohne Blut. Eine Schmerzausstrahlung in den Rücken sowie in den Schulterbereich wird verneint. Ehemals VAS 10/10 Punkte, aktuell 6/10 Punkte.

- Anamnestisch kein Hinweis für einen Infekt bzw. ein Infektgeschehen in der näheren Umgebung. Keine B-Symptomatik. Unauffälliger Urin, unauffälliger Stuhlgang. Keine Allergien, keine Luftnot, kein Druckgefühl auf der Brust
- Raucheranamnese: seit ca. 15 Jahren Nichtraucherin, davor kumulativ ca. 30 Pack-Years
- Voroperationen/Vorerkrankungen: Oberlappenresektion bei Plattenepithelkarzinom linker Lungenoberlappen 2006, Hysterektomie 1986, mehrfache Bestrahlung thorakal sowie im Analbereich bei Analrandkarzinom (2009)
- Sozialanamnese: lebt allein, pflegt zusammen mit ihrer Schwester die Mutter
- Aktuelle Medikation: keine

✓ Fallbericht: Eine erste Verdachtsdiagnose lässt sich anamnestisch nicht erheben: Ein breites Spektrum gastroenterologischer Differenzialdiagnosen steht bei dieser Anamnese im Raum.

## 25.1 Anamnese und Differenzialdiagnose

**KERNAUSSAGEN**

- Oberbauchschmerz und Erbrechen sind ausgesprochen unspezifische Symptome und bedeuten eine sehr breite Differenzialdiagnose.
- Wichtig ist jetzt, frühzeitig, d. h. schon nach der Anamnese weiterführende Untersuchungen (vor allem Labor) anzuordnen.

Oberbauchschmerzen sprechen zum einen für eine **Ulkuserkrankung** des Magens und des Duodenums, aber auch eine **Pankreatitis** und ein Gallensteinleiden (**Cholezystolithiasis** und **Choledocholithiasis**) sind relevante Differenzialdiagnosen. Bei den beschriebenen Risikofaktoren kommt auch eine **KHK** (Hinterwand des Herzens) in Betracht, ebenso wie die einfache **Gastroenteritis** oder die **Cholezystitis/Cholangitis**. Eine der potenziellen gefährlichsten Ursachen ist die Pankreatitis.

**Schmerzen** sind in der Regel der Grund für die stationäre Vorstellung. Hier sollte eine wiederkehrende Einschätzung des Schmerzgrades (VAS!) genutzt werden, um eine frühzeitige Schmerztherapie auch adäquat durchzuführen (Schmerzmittelgabe → erneute

Schmerzeinschätzung → Entscheidung, ob weitere Gabe nötig).

**Komorbiditäten:** Abdominale Vorerkrankungen wie Gallensteinleiden, Nahrungsassoziation der Beschwerden (fetthaltige Lebensmittel werden schlechter vertragen), Alkoholgenuss, bekannte Fettstoffwechselstörung (Triglyzeride), angeborene Fehlbildungen (Pankreas divisum), frühe Pankreatitisepisoden (chronisch-rezidivierende Form) und Kalziumstoffwechselstörung (Dialysepatienten) sind wichtige anamnestische Punkte, die nicht fehlen sollten.

**Fallbericht**

**Untersuchungsbefund**

Wache, vierfach orientierte Patientin in reduziertem AZ und normalem EZ:

- Cor: rein, rhythmisch, normofrequent, kein Hinweis auf vitientypische Herzgeräusche
- Pulmo: vesikuläres Atemgeräusch über den peripheren Lungenabschnitten, keine Rasselgeräusche
- Abdomen: weich, Druckdolenz ubiquitär mit p. m. epigastral, sonorer Klopfschall, spärlichste Darmgeräusche über allen vier Quadranten. Keine Abwehrspannung, kein Peritonismus
- Nierenlager bds. und Wirbelsäule sowohl klopf- als auch druckindolent. Keine peripheren Ödeme

## 25.2 Körperliche Untersuchung

Hier ist besonders auf einen lokalen oder generellen **Peritonismus** zu achten, ebenso auf ein positives **Murphy-Zeichen** (Druckschmerz im rechten Oberbauch bei tiefer Palpation und Einatmen).

Besonders bei auffälligen Vitalparametern (Tachykardie und/oder Hypotonie) zusammen mit Bauchschmerzen sind eine zügige weitere Diagnostik und ggf. auch eine frühzeitige intensivmedizinische Überwachung indiziert.

**Fallbericht**

**Erste Anordnungen und Diagnostik**

EKG, Blutbild, klinische Chemie, Gerinnung.

EKG

Sinusrhythmus, Herzfrequenz 83/min, Steiltyp, Zeiten in der Norm, R-/S-Umschlag in $V_2/V_3$, keine relevanten Erregungsrückbildungsstörungen.

Blutbild

| Parameter | Laborwert Pat. | Referenzbereich | Einheit |
|---|---|---|---|
| Hämoglobin | 12,8 | 14–18 | g/dl |
| Hämatokrit | 38 | 40–48 | % |
| Erythrozyten | 4,35 | 4,5–5,5 | Mio./μl |
| Leukozyten | 10,1 | 4–10 | Tsd./μl |
| Thrombozyten | 255 | 150–450 | Tsd./μl |

Klinische Chemie

| Parameter | Laborwert Pat. | Referenzbereich | Einheit |
|---|---|---|---|
| CRP | 22 | 1–5 | mg/l |
| Natrium | 141 | 135–145 | mmol/l |
| Kalium | 4,0 | 3,5–4,8 | mmol/l |
| Kreatinin | 0,9 | 0,5–1,4 | mg/dl |
| Harnstoff | 38 | 10–50 | mg/dl |
| AP | 96 | 35–104 | U/l |
| GOT | 99 | 10–35 | U/l |
| GPT | 68 | 10–35 | U/l |
| γ-GT | 79 | 5–39 | U/l |
| Lipase | **5.973** | 13–60 | U/l |
| LDH | 234 | 135–214 | U/l |
| TSH | 0,97 | 0,27–4,2 | μIU/l |

Gerinnung

| Parameter | Laborwert Pat. | Referenzbereich | Einheit |
|---|---|---|---|
| INR (Thrombinzeit) | 1,01 | 0,0–1,3 | |
| PTT (Path SL) | 28 | 24–36 | s |
| Quick (Thromboplastinzeit) | 99 | 70–150 | % |

Ultraschall Abdomen

- **Leber:** Oberfläche glatt, Randwinkel spitz, Binnenstruktur unauffällig, Lebergefäße unauffällig
- **Biliär:** Gallenblase mit wenig Sludge, Wand verdickt, minimal freie Flüssigkeit, DHC nicht erweitert, kein intrahepatischer Stau
- **Pankreas:** soweit einsehbar unauffällig

✓ Fallbericht: Das EKG ist unauffällig, im Labor bestätigt sich die Pankreatitis ohne Hinweis auf Organdysfunktionen oder ätiologischen Hinweis.

DIAGNOSE

Pankreatitis

Die beiden häufigsten Ursache für eine Pankreatitis sind Gallensteine und Alkoholmissbrauch. Auch bei einer Hypertriglyzeridämie liegt ein erhöhtes Risiko vor. In etwa 15 % der Pankreatitiden findet sich keine Ursache.

## 25.3 Erste Anordnungen und Diagnostik

RED FLAGS

**Hinweise auf ein erhöhtes Risiko bei der akuten Pankreatitis**

- Abnorme Vitalwerte (insb. $RR_{syst}$ < 90 mmHg)
- GI-Blutung (> 500 ml/24 h)

Dann ist frühzeitig eine intensivmedizinische Überwachung zu organisieren!

### 25.3.1 EKG

Die Durchführung eines EKG in der initialen Phase der Diagnostik dokumentiert nicht nur Herzfrequenz und -rhythmus, sondern dient in erster Linie dem Ausschluss relevanter Differenzialdiagnosen (Hebungsinfarkt), vor allem, wenn der Schmerz eher im Epigastrium angegeben wird.

### 25.3.2 Monitor

Eine Monitorüberwachung sollte bei auffälligen Vitalparametern, insbesondere bei Hypotonie bereits in der Notaufnahme initiiert werden. Hiermit ist vor allem das Ansprechen auf die frühtherapeutischen Maßnahmen zu dokumentieren (Besserung der Hypotonie, respiratorischer Status).

### 25.3.3 Labor

Das Laborpanel ist bei Verdacht auf Pankreatitis weiter zu wählen als bei anderen abdominalen Erkrankungen. Nicht nur Blutbild und Elektrolyte, sondern auch Nierenwerte (Grad der Exsikkose und Dauer der Exsikkose durch intraabdominale Flüssigkeitsverschiebungen und damit Schwere der Pankreatitis), Lipase (als diagnostischer Wert), Transaminasen und Bilirubin (Ursachensuche), Gerinnung (für Interventionen und Feststellung einer beginnenden DIC) sowie TSH (für die weiterführende Diagnostik: KM-gestützte CT-Untersuchung). Bei fehlender Anamnese und unauffälligem EKG kann auf die Bestimmung des Troponins verzichtet werden.

### 25.3.4 Apparative Diagnostik

In der Notfallsituation (Erstvorstellung) kommt einzig der Sonografie des Abdomens eine Hauptrolle zu: 40–70 % der Ursachen einer Pankreatitis liegen in einer Gallensteinerkrankung, sodass hier nach Gallensteinen in Blase und ableitenden Gallenwegen sowie nach der Ausbildung einer Cholestase gesucht werden muss. Große Raumforderungen sowie eine Leberzirrhose geben ebenfalls Hinweis auf die Ätiologie der Pankreatitis; ihre Abklärung gehört daher zur Basisdiagnostik.

Ein Abdomen-CT ist am Aufnahmetag in der Regel nicht sinnvoll. Es soll nicht zur Diagnosesicherung eingesetzt werden, sondern nur bei unklaren Befunden.

**KERNAUSSAGEN**

- Die Diagnose wird aus Laborparametern (Erhöhung der Lipase um das 3-Fache des Normwerts) und der Klinik gestellt.
- Die Labordiagnostik ist umfangreich; sie ist zur Schwereabschätzung und vor allem zur Ursachenerhebung und Differenzialdiagnose wichtig.
- Die Sonografie ist das einzig sinnvolle Verfahren in der initialen bildgebenden Diagnostik.

**Fallbericht**

**Therapie**

Gabe von Jonosteril 1 l i. v. sowie Pethidin 25 mg i. v.

## 25.4 Therapie

Zunächst stehen die Schmerztherapie und die Flüssigkeitstherapie im Vordergrund:

- Die **Schmerztherapie** ist die primär wichtigste Therapie (bei hämodynamischer Stabilität). Diese soll primär (bei starken Schmerzen) mit Buprenorphin oder Pethidin durchgeführt werden.
- Als primäre **Flüssigkeitstherapie** werden (unter Beachtung kardialer und renaler Komorbiditäten) empfohlen: 200–250 ml balancierte Flüssigkeit (Ringer-Laktat etc.) pro Stunde mit einer Neubewertung des Flüssigkeitshaushalts spätestens 6 h nach initialer Diagnose (Tenner et al. 2013). Die kontrollierte Volumentherapie ist wichtig und soll sofort nach Diagnosesicherung beginnen. Wird ein Flüssigkeitsdefizit vermutet, dann sollte eine initiale Bolusgabe erwogen werden, z. B. 7 ml/kg KG Ringer-Laktat-Lösung über 30 min (Beyer et al. 2021). Der Bolus muss bei der Infusionsrate berücksichtigt werden.

**Fallbericht**

**Risikostratifikation**

Bei der Patientin liegt eine initial milde Pankreatitis vor.

## 25.5 Risikostratifikation

### 25.5.1 Revidierte Atlanta-Klassifikation (2013)

Die Einstufung erfolgt nach der Atlanta-Klassifikation in milde, moderat schwere und schwere Pankreatitis. Zur Unterscheidung von moderat schwerer bis sehr schwerer Pankreatitis kann dieser Score aber **erst nach 48 h** verwendet werden (Tenner et al. 2013; Banks et al. 2013).

### 25.5.2 Initiale Schweregradabschätzung zur Verlaufsabschätzung

Es gibt **initiale** Risikofaktoren, die sich zur Abschätzung des Verlaufs (und damit der Indikation zur intensiveren Überwachung) eignen (➤ Tab. 25.2).

Auch die Höhe des initialen CRP gibt Hinweise auf die Ausprägung der Pankreatitis.

**KERNAUSSAGEN**

- Das Risiko kann mittels Atlanta-Klassifikation abgeschätzt werden.
- Risikofaktoren beziehen sich auf Alter, Vitalparameter und die Organdysfunktion (vor allem der Niere).
- Ein initiales CRP > 150 mg/l gilt als signifikanter Hinweis auf eine nekrotisierende Pankreatitis.

**Tab. 25.1** Schweregrade der Pankreatitis nach der revidierten Atlanta-Klassifikation (RAC; Beyer et al. 2021; Banks et al. 2013) mit zugehöriger Letalität nach Sternby et al. (2019) [F602-008]

| RAC | mild | moderat | schwer |
|---|---|---|---|
| **Organversagen (OV)** | nein | transientes (< 48 h) OV | persistierendes (> 48 h) OV |
| | | und/oder | einzelnes oder multiples OV |
| **Lokale oder systemische Komplikationen** | nein | vorhanden | typischerweise vorhanden |
| **Letalität [%]** | 0,1 | 2,1 | 52,2 |

**Tab. 25.2** Initiale Schweregradabschätzung: relevante klinische Befunde (nach Tenner et al. 2013) [F421-003]

| | |
|---|---|
| **Patienten-charakteristika** | • Alter > 55 Jahre<br>• BMI > 30 kg/m²<br>• Signifikante Komorbiditäten |
| **SIRS-Kriterien** | Mehr als zwei der folgenden Parameter (SIRS):<br>• HF > 90/min<br>• AF > 20 oder $p_aCO_2$ < 32 mmHg<br>• Temperatur < 36 °C oder > 38 °C<br>• Leukos > 12/nl oder < 4/nl |
| **Laborparameter** | • Harnstoff > 42 mg/dl<br>• Anstieg des Harnstoffs (im Verlauf)<br>• Hämatokrit > 44 %<br>• Ansteigender Hämatokrit (im Verlauf)<br>• Kreatinin erhöht |
| **Bildgebende Verfahren** | • Pleuraergüsse<br>• Infiltrate in der Lunge<br>• Bei Diagnose ausgedehnte Flüssigkeitsansammlungen um das Pankreas |

**Fallbericht**

**Disposition/Empfehlung weiteres Vorgehen**

Stationäre Aufnahme zur weiteren Diagnostik.

✓ Fallbericht: Die Patientin fällt in die Low-Risk-Gruppe und wird zur Ursachenabklärung auf Normalstation aufgenommen. Der nachgewiesene Sludge in der Gallenblase deutet auf eine biliäre Ursache hin, was jedoch erst durch weitere Diagnostik gesichert werden muss. Auffällig sind die beiden Tumoren in der Vorgeschichte, sodass eine Endosonografie zum Ausschluss einer kleinen Pankreaskopfraumforderung durchzuführen ist.

## 25.6 Disposition/Empfehlung weiteres Vorgehen

Bei der Diagnose Pankreatitis erfolgt meist eine stationäre Aufnahme, abgesehen von Ausnahmen wie eine gut kontrollierbare chronische Pankreatitis.

**High-Risk-Patienten** (mit Organversagen nach Atlanta-Klassifikation oder auffälligen Werten) sollten intensivmedizinisch überwacht werden.

Bei **Low-Risk-Patienten** ist eine stationäre Aufnahme auf Normalstation zur weiteren Abklärung der Ätiologie der Pankreatitis sinnvoll. Einzig bei rezidivierenden (chronischen) Pankreatitiden mit einer Exazerbation kann nach guter Schmerzkontrolle in der Notaufnahme und guter ambulanter Anbindung ein weiteres ambulantes Prozedere versucht werden.

Eine ERCP ist nur bei Cholangitis/Cholangiosepsis als dringender Notfall indiziert (Huber und Schmid 2007).

**Was wäre, wenn …**

- … die Lipase nur leicht erhöht gewesen wäre?
  - Gerade bei Patienten mit rezidivierenden Pankreatitiden (akuter Schub einer chronischen Pankreatitis) kann die Erhöhung der Lipase ganz fehlen. Sonst: Diagnose überdenken!
- … das CRP bei 250 mg/l läge? Soll dann eine Antibiose gegeben werden?
  - Eine Antibiose ist **nur** bei Verdacht auf eine Cholangitis indiziert. Die Pankreatitis allein wird auch bei sehr hohem CRP initial nicht antibiotisch behandelt.
- … sich die Schmerzen auf Pethidin nicht bessern würden?
  - Dann würde eine Eskalation der Schmerzmedikation unter Beachtung von Anwendungsbeschränkungen und Gegenanzeigen erfolgen. Weiter wären erforderlich: besondere Überwachung der Patientin in Bezug auf Gallensteinleiden und Absprache bzgl. ERCP mit den klinischen Gastroenterolog*innen.

### LITERATUR

Banks PA, et al. Classification of acute pancreatitis – 2012: revision of the Atlanta classification and definitions by international consensus. Gut 2013; 62(1): 102–111.

Beyer G, et al. S3-Leitlinie Pankreatitis. AWMF-Registernummer 021-003. Stand: 10.9.2021, gültig bis 30.4.2026; https://register.awmf.org/de/leitlinien/detail/021-003 (letzter Zugriff: 1.2.2023).

Sternby H, et al. Determinants of severity in acute pancreatitis: a nation-wide multicenter prospective cohort study. Ann Surg 2019; 270: 348–355.

Tenner S, et al. American College of G. American College of Gastroenterology guideline: management of acute pancreatitis. Am J Gastroenterol 2013; 108(9): 1400–1415.

KAPITEL

# 26 Oberbauchschmerzen rechts

Felix Rockmann

**Fallbericht**

**Eintreffen**

Eine 46-jährige Patientin stellt sich wegen seit 1 Woche bestehender Schmerzen im rechten Oberbauch in der Notaufnahme vor.

**Ersteindruck**

Patientin wach, voll orientiert, leichte Schmerzen.

**Vitalwerte**

GCS 15; $SaO_2$ 97 %; HF 72; RR 134/84; AF 12; T 36,8; Sx 3/10

**Triagekategorie**

Gelb

**Anamnese**

Die Patientin gibt an, dass die Schmerzen im rechten Oberbauch nun seit 1 Woche bestünden und vor allem nach dem Essen verstärkt seien. Die letzte Schmerzattacke sei heute nach einem kleinen Frühstück gewesen. Übelkeit, Erbrechen, Durchfall seien nicht aufgetreten. Sie sei bis auf eine Hashimoto-Thyreoiditis, für die sie mit T-Thyrox 88 µg/d behandelt werde, gesund. Sie sei auch nicht voroperiert.

Die Patientin erinnert sich an eine Ultraschalluntersuchung des Bauchs vor einigen Jahren, bei der Gallensteine festgestellt worden seien; Symptome habe sie jedoch bisher noch nie gehabt.

✓ Fallbericht: Die Erkrankung verläuft subakut. Eine spezifische Diagnose kann allein aus der Anamnese noch nicht gestellt werden.

## 26.1 Anamnese und Differenzialdiagnose

Es ergibt sich – wie so häufig bei abdominalen Symptomen – eine Bandbreite an Differenzialdiagnosen, ausgehend von der banalen **Gastroenteritis** hin zur **Ulkuserkrankung** (Relation zur Nahrungsaufnahme/Oberbauchschmerzen), **Pankreatitis** oder **Cholezystolithiasis/Cholezystitis**.

Auch seltene Erkrankungen wie die **Porphyrie** sind denkbar; Risikofaktoren für eine **mesenteriale Ischämie** hat die Patientin bisher keine. Auch ein (Sub-)**Ileus** ist eine signifikante Differenzialdiagnose, die **Appendizitis** im Frühstadium kann ebenfalls derartige Beschwerden verursachen (unwahrscheinlich bei der seit 1 Woche bestehenden Beschwerdesymptomatik).

**KERNAUSSAGEN**

Mit Übelkeit und Erbrechen assoziierte Oberbauchschmerzen, die durch eine Nahrungsaufnahme verstärkt werden, lassen am ehesten an eine Ulkuserkrankung, eine Pankreatitis oder eine gallenwegsassoziierte Erkrankung denken.

Die wichtigsten Abfragepunkte sind nachfolgend zusammengefasst. Wie üblich sollte diese Liste dann auch durch das Erfragen von Fieberschüben/Schüttelfrost als Entzündungshinweisen ergänzt werden.

26

**MERKE**

**Wichtige anamnestische Angaben bei Oberbauchschmerzen und Verdacht auf Gallengangs-/Gallenblasenerkrankung**

- Dauer?
- Intensität/Verstärkung durch Nahrungsaufnahme?
- Farbe von Stuhl und Urin?
- Verfärbung von Skleren und Haut bemerkt?
- Gallensteinleiden bekannt?
- Lebererkrankungen bekannt?
- Medikamente? (auch nicht verschreibungspflichtige Medikamente, Tees, besondere Nahrungs- und Nahrungsergänzungsmittel)

**Fallbericht**

**Untersuchungsbefund**

Patientin wach, voll orientiert. Hautfarbe unauffällig. Herztöne rein. Bds. vesikuläres Atemgeräusch. Abdomen weich, normale Darmgeräusche. Deutlicher Druckschmerz im rechten Oberbauch. Kein Nierenlagerklopfschmerz. Kein Wirbelsäulenklopfschmerz. Keine peripheren Ödeme. Orientierend neurologisch ist die Patientin unauffällig.

## 26.2 Körperliche Untersuchung

Bei der Untersuchung kann ein Druckschmerz (Murphy-Zeichen: Schmerz bei Palpation des unteren Leberrandes und tiefer Inspiration: Inspiration stockt) im rechten Oberbauch ausgelöst werden. Zusammen mit der Anamnese zeigt sich hier eine Erhärtung des Verdachts auf eine Erkrankung der Gallenblase und/oder der Gallenwege.

Jetzt sollten nochmals die Skleren und die Haut bzgl. eines Ikterus beurteilt sowie die Anamnese nach Stuhl- und Urinfarbe ergänzt werden.

**MERKE**

**Typische Zeichen einer Cholezystitis/Cholangitis**

- Oberbauchschmerz
- Ikterus
- Positives Murphy-Zeichen
- Fieber

**Fallbericht**

**Erste Anordnungen und Diagnostik**

Blutbild

| Parameter | Laborwert Pat. | Referenzbereich | Einheit |
|---|---|---|---|
| Hämoglobin | 13,2 | 12–16 | g/dl |
| Hämatokrit | 38 | 36–47 | % |
| Erythrozyten | 4,43 | 3,8–5,2 | Mio./µl |
| Leukozyten | 7,4 | 4–10 | Tsd./µl |
| Thrombozyten | 275 | 150–450 | Tsd./µl |

Klinische Chemie

| Parameter | Laborwert Pat. | Referenzbereich | Einheit |
|---|---|---|---|
| CRP | **19** | 1–5 | mg/l |
| Natrium | 144 | 135–145 | mmol/l |
| Kalium | 4,5 | 3,5–4,8 | mmol/l |
| Kreatinin | 0,6 | 0,5–1,4 | mg/dl |
| Harnstoff | 19 | 10–50 | mg/dl |
| Bilirubin | 0,3 | 0,2–1,0 | mg/dl |
| AP | 82 | 35–104 | U/l |
| GOT | 16 | 10–35 | U/l |
| GPT | 16 | 10–35 | U/l |
| γ-GT | 44 | 5–39 | U/l |
| LDH | 234 | 135–214 | U/l |
| Lipase | 18 | 13–60 | U/l |
| TSH | 0,97 | 0,27–4,2 | µIU/ml |

Gerinnung

| Parameter | Laborwert Pat. | Referenzbereich | Einheit |
|---|---|---|---|
| INR (Thrombinzeit) | 1,04 | 0,0–1,3 | |
| PTT (Path SL) | 30 | 24–36 | s |
| Quick (Thromboplastinzeit) | 93 | 70–150 | % |

### Monitorüberwachung

Eine Monitorüberwachung ist bei dieser Patientin zunächst nicht indiziert.

✓ Fallbericht: Auffällig in der ersten Diagnostik sind einzig ein leicht erhöhtes CRP sowie eine leicht erhöhte γ-GT. Hieraus ist kein weiterer Rückschluss auf die Diagnose möglich (außer, dass bei erstmaligem Schmerzereignis und normaler Lipase eine Pankreatitis sehr unwahrscheinlich ist).

## 26.3 Erste Anordnungen und Diagnostik

Ein EKG gehört gerade bei Oberbauchschmerzen zur grundlegenden Diagnostik zum Ausschluss eines akuten myokardialen Geschehens im Sinne eines atypischen STEMI. Bei fehlendem Hinweis auf eine myokardiale Ursache der Beschwerden (Nahrungsassoziation, junge Patientin, keine Risikofaktoren) wird bei unauffälligem EKG auf eine Troponinbestimmung in der Regel verzichtet.

Blutuntersuchungen sowie Ultraschall sind die Ecksteine der Diagnostik bei Bauchschmerzen. Hierbei werden folgende Parameter bestimmt: Blutbild (Hb bei Blutung, Leukos als Entzündungsmarker), Gerinnung (Hinweise auf DIC, präoperativer Nachweis der fehlenden Gerinnungsstörung), Elektrolyte und Kreatinin (Nierenfunktionsstörung, Harnstoff als Hinweis auf obere GI-Blutung bei normalem Kreatinin und erniedrigtem Hb), CRP (Hinweis auf Entzündungsreaktion), Lipase (DD Pankreatitis), Bilirubin (Cholestase ja/nein) und die Transaminasen (Hinweis auf gedeckt Perforation, primäre Lebererkrankung).

Wie bei allen anderen Abdominalerkrankungen kommt daher häufig der Sonografie eine entscheidende Rolle in der Diagnostik zu. Sie kann auch bereits vor Erhalt der Laborwerte fokussiert eingesetzt werden, um die zeitliche Abarbeitung zu optimieren.

### 26.3.1 Apparative Diagnostik

#### Ultraschall des Abdomens

➤ Abb. 26.1, ➤ Abb. 26.2, ➤ Abb. 26.3.

**Fallbericht**

**Sonografiebefund**

- **Gallenblase:** normal große Gallenblase mit Sludge. Zwei große Konkremente. Gallenblasenwand diskontinuierlich verdickt und teilweise dreigeschichtet, Wanddicke bis 7 mm. Gallenblasenwand ohne Lufteinschlüsse. Freie Flüssigkeit um die Gallenblase. Schmerzangabe bei gezielter Schallkopfpalpation
- **Gallenwege:** etwas betonte intrahepatische Gallenwege, DHC nicht erweitert (3,4 mm), kein intraduktales Konkrement. Bild passend zu einem beginnenden Mirizzi-Syndrom mit Gallengangsverschluss

**DIAGNOSE**

Cholezystitis

**KERNAUSSAGEN**

- Die Trias aus positivem Murphy-Zeichen, erhöhten Entzündungsparametern und typischem Ultraschallbefund fixiert die Diagnose.
- Wichtige Aussagen sind zusätzlich: Sind Gallensteine im DHC nachweisbar?
- Diese Patienten müssen dem Viszeralchirurgen zur OP-Beurteilung vorgestellt werden.

Die Trias der Diagnose Cholezystitis wird auch in den sog. **Tokyo-Kriterien** zusammengefasst (Yokoe et al. 2012):

A) **Lokale Entzündungszeichen:** Murphy-Zeichen, Schmerzen, tastbare Masse, lokale Abwehrspannung im rechten Oberbauch

B) **Systemische Infektionsparameter:** Fieber, erhöhtes CRP, abnorme Leukozytenzahl

C) **Bildgebung:** Darstellung von typischen Entzündungszeichen

Definitive Diagnose: Ein Item in (A) und ein Item in (B) sind positiv, (C) bestätigt dann die Diagnose.

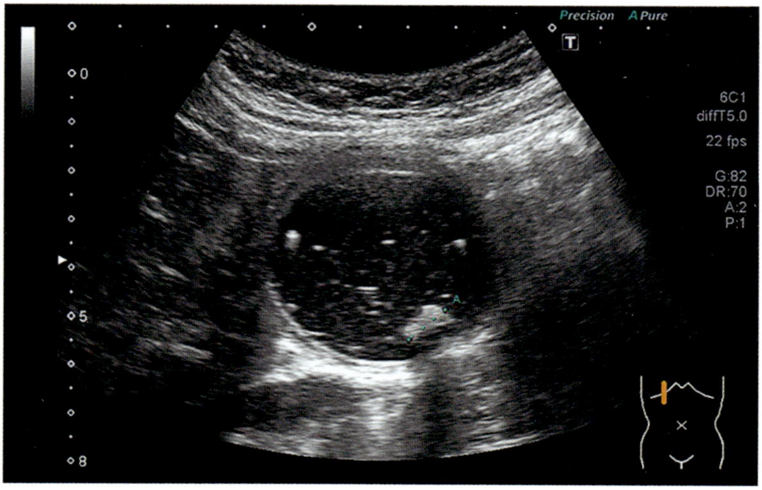


**Abb. 26.1** Gallenblase mit Sludge und Gallenstein gefüllt [P453]

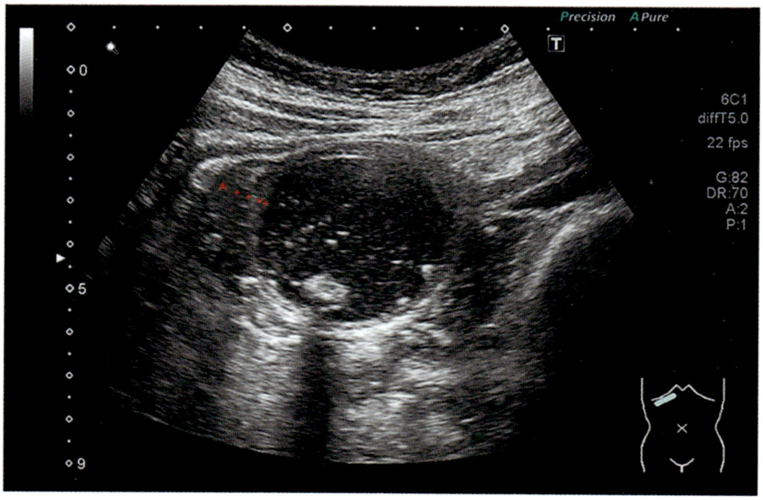


**Abb. 26.2** Gallenblase mit Sludge gefüllt, Wand verdickt und dreigeschichtet (siehe Markierung) [P453]

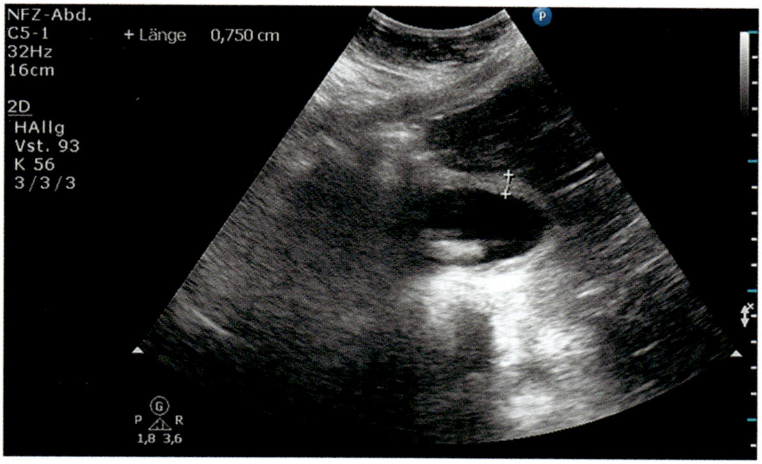


**Abb. 26.3** Anderer Patient: Gallenblase mit singulärem Konkrement und deutlich verdickter, geschichteter Wand [P453]

**Fallbericht**

**Therapie**

In der Notaufnahme erfolgt keine weitere Therapie (die Patientin ist nach der initialen Schmerztherapie schmerzfrei).

## 26.4 Therapie

In der Notaufnahme sollte eine regelmäßige Schmerzevaluation erfolgen, um die symptomatische Therapie anzupassen. Da die Patientin operiert werden soll und nüchtern bleiben muss, ist auf eine ausreichende Flüssigkeitszufuhr zu achten. Eine spezifische Therapie ist nicht nötig.

**Fallbericht**

**Risikostratifikation**

Bei dieser Patientin liegt eine akute Cholezystitis Grad II (moderate Entzündung) vor.

## 26.5 Risikostratifikation

Einstufung gemäß Tokyo-Kriterien nach mild (Grad I) – moderat (Grad II) – schwer (Grad III):

- **Milde Cholezystitis (Grad I):**
  - Hat kein Kriterium von Grad II oder Grad III
  - Kann auch definiert werden als akute Cholezystitis beim sonst gesunden Erwachsenen ohne Organdysfunktion
- **Moderate Cholezystitis (Grad II):**

**Eines** der folgenden Kriterien ist erfüllt:
  - Leukos > 18/nl
  - Palpierbare Masse im rechten oberen Quadranten
  - Dauer der Beschwerden > 72 h
  - Deutliche lokale Entzündung: gangränöse Cholezystitis, perizystärer Abszess, Leberabszess, biliäre Peritonitis, emphysematöse Cholezystitis
- **Schwere Cholezystitis (Grad III):**

**Eines** der folgenden Kriterien ist erfüllt:
  - Hypotension trotz Katecholamingabe
  - Eingeschränkte Bewusstseinslage (GCS < 15)
  - Respiratorische Dysfunktion ($p_aO_2/FiO_2 < 300$)
  - Renale Dysfunktion: Oligurie, Kreatinin > 2,0 mg/dl
  - Hepatische Dysfunktion: INR > 1,5
  - Thrombozyten < 100/nl

**KERNAUSSAGEN**

- Die Schwere der Cholezystitis determiniert auch die Schwere des perioperativen Verlaufs und der Konversionsrate (Ambe et al. 2015).
- Bei einer Grad-II-Cholezystitis sollte in aller Regel eine frühe intensivmedizinische Behandlung erfolgen.

**Fallbericht**

**Disposition/Empfehlung weiteres Vorgehen**

Stationäre Aufnahme, laparoskopische Cholezystektomie.

## 26.6 Disposition/Empfehlung weiteres Vorgehen

Die noch zu klärenden Fragen sind der Operationszeitpunkt und die begleitende Antibiotikatherapie:

- Timing der Operation: bei Grad II und III sollte eine rasche Operation erfolgen (< 24 h), bei Grad I ist eine zügige Operation innerhalb von 72 h zu planen.
- Antibiotikatherapie: Beim konservativen Therapieversuch ist die Antibiotikagabe selbstverständlich, beim operativen Verfahren ist sie – vor allem bei Grad I und Grad II – verzichtbar (Gomes et al. 2017).

## Was wäre, wenn …

- … die Patientin starke Schmerzen gehabt hätte?
  - Dann wäre natürlich eine Analgesie erfolgt, und das chirurgische Konsil wäre dringlich gewesen.
- … ein Gallenwegskonkrement sichtbar gewesen wäre?
  - Dann hätte präoperativ eine ERCP durchgeführt werden müssen (gemeinsame Festlegung des Prozederes durch die Viszeralchirurgin und den Gastroenterologen).
- … die Patientin nicht 46, sondern 26 Jahre alt gewesen wäre?
  - In diesem Lebensalter ist eine Cholezystitis ungewöhnlich, aber nicht ausgeschlossen. Der diagnostische Weg in der Notaufnahme wäre der gleiche gewesen.
- … die Patientin nicht operabel gewesen wäre oder einer OP nicht zugestimmt hätte?
  - Dann hätte neben der antibiotischen Behandlung eine Drainageneinlage in die Gallenblase (transhepatisch) mit gutem Erfolg durchgeführt werden können (Ansaloni et al. 2016).

### LITERATUR


Ambe PC, et al. Does the Tokyo guidelines predict the extent of gallbladder inflammation in patients with acute cholecystitis? A single center retrospective analysis. BMC Gastroenterol 2015; 15: 142.

Ansaloni L, et al. 2016 WSES guidelines on acute calculous cholecystitis. World J Emerg Surg 2016; 11: 25.

Fu Y, et al. Advances in the study of acute acalculous cholecystitis: a comprehensive review. Dig Dis 2022; 40(4): 468–478.

Gomes CA, et al. Acute calculous cholecystitis: review of current best practices. World J Gastrointest Surg 2017; 9(5): 118–126.

Gutt C et al. Aktualisierte S3-Leitlinie der Deutschen Gesellschaft für Gastroenterologie, Verdauungs- und Stoffwechselkrankheiten (DGVS) und der Deutschen Gesellschaft für Allgemein- und Viszeralchirurgie (DGAV) zur Prävention, Diagnostik und Behandlung von Gallensteinen. Z Gastroenterol 2018; 56(8): 912–966.

Pisano M, et al. 2020 World Society of Emergency Surgery updated guidelines for the diagnosis and treatment of acute calculus cholecystitis. World J Emerg Surg 2020; 15(1): 61.

Yokoe M, et al. New diagnostic criteria and severity assessment of acute cholecystitis in revised Tokyo Guidelines. J Hepatobiliary Pancreat Sci 2012; 19(5): 578–585.

KAPITEL

# 27 Gelbe Haut und Fieber

Felix Rockmann

**Fallbericht**

### Eintreffen

Die 61-jährige Patientin stellt sich akut in der Notaufnahme vor. Sie gibt an, am Vorabend beim Blick in den Spiegel gelbe Skleren und ein gelbes Hautkolorit bemerkt zu haben.

### Ersteindruck

Patientin wach, voll orientiert, ikterisch, sonst guter AZ.

### Vitalwerte

GCS 15; $SaO_2$ 100 %; HF 98; RR 114/84; AF 16; T 38,0; Sx 5/10

### Triagekategorie

Gelb

### Anamnese

Neben der Gelbfärbung habe sie heute einen Appetitverlust bemerkt. Seit einigen Tagen habe sie Schmerzen im Oberbauch rechts. Es bestünden weder Übelkeit noch Erbrechen. Allerdings gibt die Patientin ein leichtes Unwohlsein, einhergehend mit Schwindel, an.

Bei der Patientin ist eine funktionelle Gallengangstenose im Rahmen einer vaskulären Biliopathie bekannt, in deren Rahmen sie bereits mehrfach an Cholangitiden erkrankt war, mit konsekutiver Einlage von Gallengangsdrainagen, die mehrfach gewechselt werden mussten, zuletzt vor 3 Monaten.

Die Patientin hat einen Diabetes mellitus Typ 2, einen arteriellen Hypertonus, und vor ca. 25 Jahren wurde ein Uterusmyom operativ entfernt. Weitere relevante Vorerkrankungen sind: Polycythaemia vera, Cholezystektomie bei Cholezystolithiasis. Heterozygote Mutation: Faktor-V-Leiden und Plasminogen-Aktivator-Inhibitor-Gen, sekundäre Pfortaderthrombose, Ösophagusvarizen mit rezidivierenden gastrointestinalen Blutungen.

✓ Fallbericht: Aus der Anamnese geht eine Fremdkörpereinlage in den Gallenwegen hervor; des Weiteren bestehen multiple Vorerkrankungen, u. a. eine Gerinnungsstörung und eine Polycythaemia vera.

Bei den hier vorliegenden Angaben und Befunden besteht, neben anderen Differenzialdiagnosen, ein Anfangsverdacht auf eine Cholangitis.

## 27.1 Anamnese und Differenzialdiagnose

**KERNAUSSAGEN**

- Bei Cholangitiden sind häufig Steinleiden oder andere ätiologische Aspekte bereits vorbekannt und damit erfragbar.
- Die typische Anamnese vereint kolikartige Schmerzen im rechten Oberbauch/in der Schulter und Fieber.

Hier zeigt sich eine typische Konstellation für eine Cholezystolithiasis: bekannte Gallensteine, nicht selten auch bereits eine Episode einer Kolik, und dann im Verlauf erneute kolikartige Schmerzen.

Weitere Gründe für eine Cholangitis sind **Verengungen der Gallenwege** (durch Tumoren oder Fremdkörper, klassisch bei liegender Drainage/Stent). Diese Vorerkrankungen sind zu erfragen bzw. aus Vorberichten bereits bekannt. Extracholangioläre Ursachen sind **Tumoren/Entzündungen der Leber**, primäre oder sekundäre Lebertumoren mit (Teil-)Verschluss der Gallenwege oder **Abflussbehinderungen** im Bereich des gemeinsamen Ausgangs im Pankreaskopf.

**MERKE**

Wichtig ist auch die **Unterscheidung zwischen schmerzlosem und schmerzhaftem Ikterus** als Hinweis auf eine akut-obstruktive Komponente im Gallengangsystem (Steine – Sludge → schmerzhaft) oder eine chronische Obstruktion (Tumoren, Verschluss durch Fremdkörper → eher schmerzlos).

Auch vorangegangene schwere Erkrankungen mit längerem Intensivaufenthalt können zu **sekundären Veränderungen an den Gallenwegen** mit einer Entzündungsreaktion (häufig besiedelt mit komplexen Keimen) führen.

**KERNAUSSAGEN**

Wichtige weitere anamnestische Angaben bei Verdacht auf eine Pathologie der Gallenwege sind:

- Fieber oder Schüttelfrost?
- Gelbfärbung der Haut/Skleren bemerkt?
- Farbänderung von Stuhl und/oder Urin?
- Vorherige Krankenhausaufenthalte?
- Fremdkörper im Körper, z. B. Stents?
- Anamnestische Unterscheidung zwischen schmerzlosem und schmerzhaftem Ikterus

**Fallbericht**

**Untersuchungsbefund**

61-jährige Patientin in gutem AZ und normalem EZ. Schleimhäute feucht, deutlicher Haut- und Sklerenikterus.

Lymphknoten nicht vergrößert tastbar. Herztöne rein und rhythmisch, kein Herzgeräusch. Vesikuläres Atemgeräusch, keine Nebengeräusche. Periphere Pulse gut tastbar.

Abdomen: adipöser Bauchumfang, Leber ca. 10 cm unter dem Rippenbogen deutlich vergrößert tastbar. Milz stark vergrößert, beinahe bis zur Medianlinie. Reizlose Cholezystektomienarbe.

Nierenlager links nicht klopfschmerzhaft, rechts in diesem Bereich schmerzhaft – vorbekannt aufgrund ihrer Leberproblematik.

Keine Beinödeme.

✓ Fallbericht: Bei der Untersuchung zeigen sich eine vergrößerte Leber und Milz als Zeichen der Grunderkrankungen.

## 27.2 Körperliche Untersuchung

Bei vielen Patienten finden sich nicht viele auffällige körperliche Befunde; häufig ist es ein leichter Sklerenikterus und das Fieber, das dem Patienten auffällt und ihn ins Krankenhaus führt.

Wichtig sind vor allem die objektiven Parameter: Herzfrequenz, Blutdruck, Sättigung, Atemfrequenz und Temperatur, mit denen sich die Schwere der Cholangitis beurteilen lässt und die auch sowohl die Art als auch die Geschwindigkeit des weiteren Vorgehens determinieren.

**RED FLAGS**

**Hinweise auf ein erhöhtes Risiko bei Cholangitis (Miura et al. 2018):**

- Abnorme Vitalwerte
- Abnorme Untersuchungsbefunde

**Fallbericht**

**Erste Anordnungen und Diagnostik**

EKG, Monitor, Laboruntersuchung.

EKG

Normofrequenter Sinusrhythmus, Indifferenztyp, unauffällige ST-Strecken.

Blutbild

| Parameter | Laborwert Pat. | Referenzbereich | Einheit |
|---|---|---|---|
| Hämoglobin | 9,2 | 12–16 | g/dl |
| Hämatokrit | 30 | 36–47 | % |
| Erythrozyten | 3,8 | 3,8–5,2 | Mio./µl |
| Leukozyten | 13,1 | 4–10 | Tsd./µl |
| Thrombozyten | 58 | 150–450 | Tsd./µl |

Klinische Chemie

| Parameter | Laborwert Pat. | Referenzbereich | Einheit |
|---|---|---|---|
| CRP | **84** | 1–5 | mg/l |
| Natrium | 133 | 135–145 | mmol/l |
| Kalium | 3,7 | 3,5–4,8 | mmol/l |
| Harnstoff | 54 | 10–50 | mg/dl |
| Kreatinin | 0,8 | 0,5–1,4 | mg/dl |
| Bilirubin | **7,0** | 0,2–1,0 | mg/dl |
| AP | **525** | 35–104 | U/l |
| GOT | 83 | 10–35 | U/l |
| GPT | 43 | 10–35 | U/l |
| γ-GT | **790** | 5–39 | U/l |
| LDH | **535** | 135–214 | U/l |
| Lipase | 24 | 13–60 | U/l |
| TSH | 3,97 | 0,27–4,2 | µIU/ml |

Gerinnung

| Parameter | Laborwert Pat. | Referenzbereich | Einheit |
|---|---|---|---|
| INR (Thrombinzeit) | 1,19 | 0,0–1,3 | |
| PTT (Path SL) | 29 | 24–36 | s |
| Quick (Thrombinzeit) | 78 | 70–130 | % |

Sonografie des Abdomens

Aerobilie. Extra- und intrahepatische Cholestase, Ductus hepaticus communis (DHC) 23 mm. Drainagen im DHC darstellbar.

✓ Fallbericht:

- Im Labor zeigt sich eine ausgeprägte Affektion der Gallenwege mit Erhöhung von AP, γ-GT und Bilirubin. Außerdem ist das CRP deutlich erhöht. Die erhöhte LDH und die Anämie/Thrombopenie können im Rahmen der Grunderkrankung erklärt werden.
- In der Sonografie findet sich ein deutlich erweiterter DHC.

DIAGNOSE
Cholangitis

## 27.3 Erste Anordnungen und Diagnostik

Bereits nach Erhalt der Laborwerte muss eine Störung im Galleabfluss vermutet werden. Bei dieser Patientin kann dies an einer verstopften Drainage liegen. Bei den erhöhten Entzündungswerten (Leukos und CRP) muss an eine Begleitcholangitis (nicht nur an eine Cholestase) gedacht werden.

Bei Patienten ohne Fremdkörper ist dies das typische Bild einer Cholangitis bei Abflussbehinderung, z. B. durch Gallensteine oder eine Raumforderung (Pankreaskopftumor oder Gallengangstumoren bzw. -entzündungen).

### 27.3.1 EKG

Im EKG wird nur nach Rhythmusstörungen oder ST-Strecken-Veränderungen gesehen, um Differenzialdiagnosen (Ischämien) bzw. Komplikationen (Perimyokarditis) zu finden.

### 27.3.2 Monitor

Eine kontinuierliche Monitorüberwachung ist bei normalen Vitalparametern nicht nötig. Es sollten aber in regelmäßigen Abständen die Vitalparameter wiederholt werden, um eine Verschlechterung des Patienten nicht zu übersehen.

### 27.3.3 Labor

Bei Abdominalerkrankungen ist die breite Labordiagnostik neben der Sonografie das wichtigste Standbein. Sie ermöglicht eine Eingrenzung der Differenzialdiagnosen und erlaubt deren Risikoabschätzung: deutlich erhöhte vs. normale Entzündungswerte, Nierenversagen aus Flüssigkeitsmangel (bei Flüssigkeitsverlust über den Darm) etc.

### 27.3.4 Sonografie

Die wichtigste weitere Diagnostik ist die Sonografie (➤ Abb. 27.1). Sie sollte bei allen Patienten mit abdominalen Beschwerden, speziell mit auffälligen Laborwerten, durchgeführt werden.

Die Diagnosekriterien für eine Cholangitis sind ➤ Box 27.1 zu entnehmen.

**BOX 27.1**

**Diagnosekriterien einer Cholangitis**

Die Diagnose Cholangitis wird mithilfe folgender Kriterien gestellt (nach Kiriyama et al. 2018):

- **Kriterium A:** systemische Entzündung
  - A-1: Fieber (> 38,0 °C) und/oder Schüttelfrost
  - A-2: Labordaten mit Beleg für die Entzündungsreaktion: pathologische Leukozytenzahl (< 4/nl oder > 10/nl), Linksverschiebung, erhöhtes CRP (> 10 mg/l)
- **Kriterium B:** Cholestase
  - B-1: Ikterus (Bilirubin > 2 mg/dl)
  - B-2: erhöhte Transaminasen (AP, γ-GT, GOT, GPT > 1,5-Fache des oberen Normwerts)
- **Kriterium C:** Bildgebung
  - C-1: Gallengangserweiterung
  - C-2: Nachweis der Ätiologie in der Bildgebung (Striktur, Stein, Stent etc.)

**Verdachtsdiagnose Cholangitis:** ein Kriterium von A und ein Kriterium von B **oder** C

**Definitive Diagnose Cholangitis:** ein Kriterium von A, eines von B **und** eines von C

**Fallbericht**

**Therapie**

Die Patientin erhält eine Schmerztherapie (z. B. mit 1 g Paracetamol i. v.) und eine Antibiose mit 2 g Ceftriaxon und 500 mg Metronidazol i. v.

## 27.4 Therapie

Die Therapie besteht aus den Pfeilern intravenöse Flüssigkeit, Schmerztherapie und ggf. Antibiose nach adäquater Kultivierung. Wichtig für die Auswahl der Antibiose sind der Schweregrad (➤ Kap. 27.5) und die Genese der Infektion (nach Gomi et al. 2018).

Eine Übersicht über die Erstlinientherapie findet sich in ➤ Tab. 27.1. Zu berücksichtigen sind: der Grad der Cholangitis, die Unterscheidung nach „community-acquired" und „healthcare-associated", die lokale Resistenzsituation, Einschränkungen der Leber- und Nierenfunktion, bisherige Antibiotikatherapie und Allergien.

**Fallbericht**

**Risikostratifikation**

Bei der im Fallbericht beschriebenen Patientin liegt eine Cholangitis mit mittlerem Risiko vor. Hier sind eine (normal-)stationäre Behandlung und eine frühzeitige Antibiose obligat.

## 27.5 Risikostratifikation

Die Risikostratifikation erfolgt bei Cholangitiden nach den **Tokyo Guidelines 2018** für die akute Cholangitis (Miura et al. 2018; Kiriyama et al. 2012):

- **Grad III:** Hochrisikogruppe – schwere Cholangitis (➤ Kap. 27.5.1)
- **Grad II:** intermediäre Gruppe – mittelschwere Cholangitis (➤ Kap. 27.5.2)
- **Grad I:** leichte Cholangitis (➤ Kap. 27.5.3)

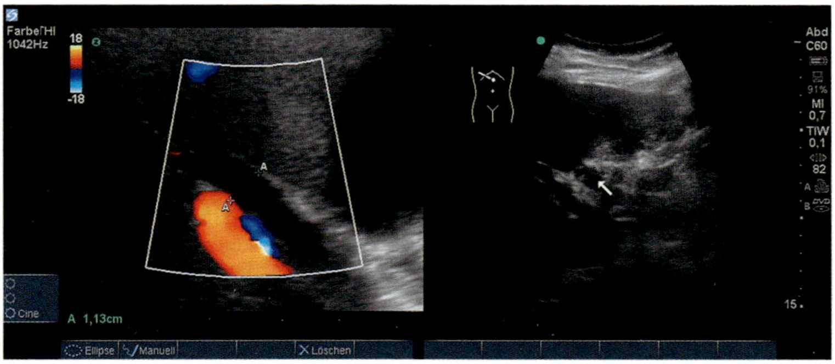


**Abb. 27.1** Typischer Befund bei Cholestase: deutlich erweiterter Ductus hepaticus communis (DHC) (links) sowie ein intraduktales Konkrement (rechts) [P453]

**Tab. 27.1** Erstlinientherapie der Cholangitis

| Therapie | Community-acquired | | | Healthcare-associated |
|---|---|---|---|---|
| | Grad[1] I | Grad[1] II | Grad[1] III | |
| **Penicillinbasierte Therapie** | – | Piperacillin/Tazobactam | Piperacillin/Tazobactam | Piperacillin/Tazobactam |
| **Cephalosporin-basierte Therapie** | Cefazolin* | Ceftriaxon* | Cefepim* | Cefepim* |
| **Carbapenem** | Ertapenem | Ertapenem | Imipenem/Cilastin, Meropenem, Ertapenem, Doripenem | Imipenem/Cilastin, Meropenem, Ertapenem, Doripenem |
| **Monobactam-basierte Therapie** | – | – | Aztreonam* | Aztreonam* |
| **Fluorochinolon-basierte Therapie** | Ciprofloxacin, Levofloxacin, Moxifloxacin* | Ciprofloxacin, Levofloxacin, Moxifloxacin* | – | – |

[1] Gradeinteilung ➤ Kap. 27.5.1, ➤ Kap. 27.5.2 und ➤ Kap. 27.5.3
* Metronidazol sollte bei allen Therapieregimen ergänzt werden, wenn bereits eine Manipulation an den Gallenwegen mit Erweiterung des Sphinkter Oddi stattgefunden hat (Drainageanlage, Sphinkterotomie).

### 27.5.1 Hochrisiko-Cholangitiden (Grad III)

Grad-III-Cholangitiden sind definiert als akute Cholangitis mit Organdysfunktion mit mindestens einem der folgenden Systeme:

1. Kardiovaskuläre Dysfunktion: Hypotension, die eine Katecholamingabe notwendig macht (Dopamin oder Noradrenalin)
2. Neurologische Beeinträchtigung: Verwirrtheit bzw. Störungen des Bewusstseins
3. Respiratorische Dysfunktion: $PaO_2/FiO_2$-Ratio < 300
4. Nierenfunktionsstörung: Oligurie, Serumkreatinin > 2,0 mg/dl (neu aufgetreten)
5. Leberfunktionsstörung: INR > 1,5
6. Hämatologische Funktionsstörung: Thrombozyten < 100/nl

### 27.5.2 Mittelschwere Cholangitiden (Grad II)

Grad-II-Cholangitiden sind definiert als akute Cholangitis mit mindestens zwei der folgenden Laborwerte ohne Organdysfunktion:

1. Auffällige Leukozyten: Leukozytenzahl > 12/nl oder < 4/nl
2. Hohes Fieber: ≥ 39,0 °C
3. Alter > 75 Jahre
4. Hyperbilirubinämie: ≥ 5 mg/dl
5. Hypoalbuminämie < 70 % des unteren Normwerts

### 27.5.3 Leichte Cholangitiden (Grad I)

Grad-I-Cholangitiden sind definiert als akute Cholangitis ohne obige Kriterien für Grad II oder III.

**Fallbericht**

**Disposition/Empfehlung weiteres Vorgehen**

Da die Patientin eine Cholangitis mit moderatem Risiko hat, wird sie auf eine gastroenterologische Normalstation aufgenommen. Die Antibiose wird noch in der Notaufnahme begonnen. Für den nächsten Tag wird eine endoskopische Therapie geplant.

27

## 27.6 Disposition/Empfehlung weiteres Vorgehen

Patienten mit Cholangitis werden in der Regel stationär aufgenommen. Das weitere Vorgehen richtet sich nach dem Schweregrad und der zugrunde liegenden Ätiologie (➤ Abb. 27.2).

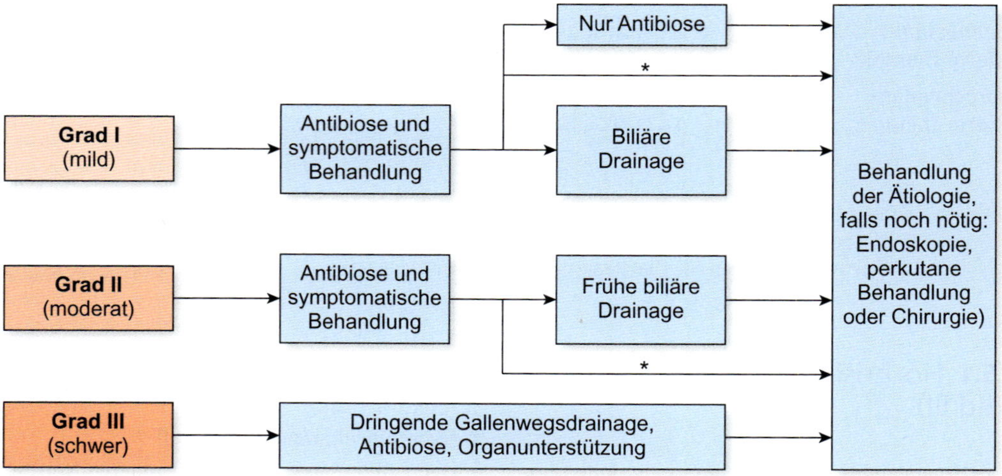


**Abb. 27.2** Am Schweregrad orientiertes Vorgehen bei Cholangitiden
*Bei Patienten mit milder oder moderater Cholangitis sollte bei der Drainage, falls möglich, gleich die definitive Therapie gewählt werden (nach Miura et al. 2018). [F992-001]

### Was wäre, wenn …

- … die Patientin zwar einen Ikterus, aber kein Fieber und keine erhöhten Entzündungswerte gehabt hätte?
  - Dann hätte es sich nicht um eine Cholangitis gehandelt, sondern um eine Cholestase aus anderer abzuklärender Ursache.
- … die Patientin kolikartige Oberbauchschmerzen und einen erweiterten DHC in der Sonografie, aber kein Fieber gehabt hätte?
  - Dann hätte der Anfangsverdacht auf eine Choledocholithiasis bestanden; in diesem Fall können weitere Untersuchungen wie z. B. Endosonografie oder MRCP, ggf. CT oder ERCP, weiterführen. Dies sollte am besten mit den übernehmenden Gastroenterolog*innen abgesprochen werden.
- … die Patientin eine sich allmählich entwickelnde schmerzlose Gelbfärbung, Schwächegefühl und Gewichtsabnahme angegeben hätte?
  - Dies können Hinweise auf ein Karzinom als Ursache sein, z. B. ein Pankreaskarzinom, und dies muss abgeklärt werden.
- … die Patientin starke Oberbauchschmerzen, Ikterus, niedrigen Blutdruck und hohes Fieber gehabt hätte?
  - Dann hätte eine septische Cholangitis vorliegen können; in diesem Fall ist ein dringendes gastroenterologisches Konsil erforderlich.

### LITERATUR

Gomi H, et al. Tokyo Guidelines 2018: antimicrobial therapy for acute cholangitis and cholecystitis. J Hepatobiliary Pancreat Sci 2018; 25(1): 3–16.

Gutt C, et al. S3-Leitlinie Diagnostik und Therapie von Gallensteinen. AWMF-Registernummer 021-008. Stand: 30.11.2017 (in Überarbeitung); https://register.awmf.org/de/leitlinien/detail/021-008 (letzter Zugriff: 1.2.2023).

Kiriyama S, et al. Tokyo Guidelines 2018: diagnostic criteria and severity grading of acute cholangitis (with videos). J Hepatobiliary Pancreat Sci 2018; 25(1): 17–30.

Miura F, et al. Tokyo Guidelines 2018: initial management of acute biliary infection and flowchart for acute cholangitis. J Hepatobiliary Pancreat Sci 2018; 25(1): 31–40.

KAPITEL

# 28 Unterbauchschmerzen links seit 5 Tagen

Felix Rockmann

## Fallbericht

### Eintreffen

Die 52-jährige Patientin stellt sich selbstständig notfallmäßig in der Notaufnahme vor. Seit 5 Tagen bestünden starke linksseitige Unterbauchschmerzen.

### Ersteindruck

Patientin wach, voll orientiert, Schmerzen.

### Vitalwerte

GCS 15; $SaO_2$ 99 %; HF 100; RR 150/80; AF 18; T 36,6; Sx (VAS) 5/10

### Triagekategorie

Gelb

### Anamnese

Seit 5 Tagen habe sie Schmerzen im Unterbauch, vor allem links. Des Weiteren sei es heute Morgen zum peranalen Abgang einer kleinen Menge Schleim mit Blutbeimengung gekommen. Übelkeit oder Erbrechen sowie Fieber bestünden nicht.

Ähnliche Beschwerden habe die Patientin bislang noch nicht gehabt, auch nicht im Rahmen der bekannten rezidivierenden Sigmadivertikulitiden (letzte Koloskopie 2016).

Kein Husten, keine Luftnot. Keine Stuhlgangveränderungen, Tendenz zur Obstipation. Allergie gegen Novalgin, Paracetamol und Ciprofloxacin. Kein Nikotin, kein Alkohol.

Bekannte juvenile rheumatoide Arthritis (Erstdiagnose vor ca. 30 Jahren).

- Aktuell Prednisolon-Therapie, Methotrexat (MTX) pausiert
- Z. n. multiplen Basistherapien
- Z. n. multiplen operativen Interventionen
- Z. n. Hüft-TEP bds. (links 2000, rechts 2001)

Medikation: Prednisolon 5 mg 1-0-0, Bisoprolol 5 mg 0-0-1, Losartan 50 mg 1-0-0, MTX donnerstags (diese Woche nicht appliziert), Ibuprofen 400 mg bei Bedarf.

✓ Fallbericht: Aus der Anamnese geht hervor, dass die Patientin bereits einige Sigmadivertikulitiden erlitten hat; ebenso ist sie aktuell immunsupprimiert bei rheumatoider Arthritis. Es bestehen nicht nur Schmerzen, sondern es sind auch ein wenig Blut und Schleim peranal aufgetreten.

## 28.1 Anamnese und Differenzialdiagnose

Die Patientin berichtet über ganz typische Symptome einer Divertikulitis: Schmerzen, eher mittig bis linksseitig, seit einigen Tagen bestehend, jetzt schlimmer werdend. Sie berichtet über rezidivierende Entzündungen des Sigmas, diesmal sogar mit leicht schleimig-blutigem Sekret. Alle diese Zeichen sind einzeln oder in Kombination typisch vorhanden bei einer Sigmadivertikulitis (zusammengefasst in der aktuellen Leitlinie Divertikulitis der DGVS; Leifeld et al. 2021; Balk et al. 2022).

Da die Sigmaschleife bis nach rechts ausladen kann und auch rechtsseitige Divertikulitiden auftreten, muss auch bei rechtsseitigen und suprapubischen Schmerzen differenzialdiagnostisch an eine Divertikulitis gedacht werden. Auch wenn die Divertikulitis mit zunehmendem Alter zunimmt, so muss sie bei entsprechender Klinik auch in jüngeren Lebensjahren in Betracht gezogen werden.

**KERNAUSSAGEN**

- Typische Beschwerden beziehen sich auf den linken Unterbauch, können sich aber auf den gesamten Unterbauch (Sigma elongatum) erstrecken.
- Weitere Risikofaktoren sind Übergewicht, Immunsuppression, vorangegangene Divertikulitiden, arterielle Hypertonie und polyzystische Nierenerkrankungen.

Eine ganze Reihe von Risikofaktoren wurde bereits untersucht, die oben genannten sind unabhängige Risikofaktoren. Eine Übersicht über beeinflussbare und erfragbare Faktoren findet sich bei Böhm (2012).



**Fallbericht**

**Untersuchungsbefund**

- 52-jährige Patientin in leicht reduziertem AZ und übergewichtigem EZ
- Herz: Herztöne rein, rhythmisch, ohne vitientypische Herzgeräusche
- Lunge: vesikuläres Atemgeräusch bds., ohne Nebengeräusche
- Abdomen: Darmgeräusche regelrecht in allen vier Quadranten, diffuse Druckdolenz mit Punctum maximum im Unterbauch. Keine Resistenzen. Bauchdecke weich. Leichte Klopfdolenz, leichter Rüttelschmerz, ipsilateraler Loslassschmerz bds.
- Digital-rektale Untersuchung: inspektorisch unauffällig, Ampulle leer, keine Resistenzen palpabel. Rektale Druckdolenz. Kein Stuhl am Fingerling

## 28.2 Körperliche Untersuchung

Die körperliche Untersuchung zeigt häufig eine Reihe von klinischen Zeichen: Je nach Ausprägung der Divertikulitis ist vom einfachen Druckschmerz bis hin zur lokalisierten Abwehrspannung alles möglich.

**Fallbericht**

**Erste Anordnungen und Diagnostik**

EKG, Monitor, Laboruntersuchung, Abdomensonografie.

EKG

Normofrequenter Sinusrhythmus, Indifferenztyp, alle Zeiten im Limit, unauffällige ST-Strecken.

Blutbild

| Parameter | Laborwert Pat. | Referenzbereich | Einheit |
|---|---|---|---|
| Hämoglobin | 13,2 | 12–16 | g/dl |
| Hämatokrit | 39 | 36–47 | % |
| Erythrozyten | 4,2 | 3,8–5,2 | Mio./µl |
| Leukozyten | 14,8 | 4–10 | Tsd./µl |
| Thrombozyten | 271 | 150–450 | Tsd./µl |

Klinische Chemie

| Parameter | Laborwert Pat. | Referenzbereich | Einheit |
|---|---|---|---|
| CRP | **44** | 1–5 | mg/l |
| Natrium | 142 | 135–145 | mmol/l |
| Kalium | 3,7 | 3,5–4,8 | mmol/l |
| Harnstoff | 42 | 10–50 | mg/dl |
| Kreatinin | 0,6 | 0,5–1,4 | mg/dl |
| Bilirubin | 0,3 | 0,2–1,0 | mg/dl |
| AP | 67 | 35–104 | U/l |
| GOT | 14 | 10–35 | U/l |
| GPT | 17 | 10–35 | U/l |
| γ-GT | 26 | 5–39 | U/l |
| LDH | 159 | 135–214 | U/l |
| Lipase | 23 | 13–60 | U/l |
| TSH | 2,4 | 0,27–4,2 | µIU/ml |

**Gerinnung**

| Parameter | Laborwert Pat. | Referenzbereich | Einheit |
|---|---|---|---|
| INR (Thrombinzeit) | 0,96 | 0,0–1,3 | |
| PTT (Path SL) | 30 | 24–36 | s |
| Quick (Thromboplastinzeit) | 107 | 70–130 | % |

✓ Fallbericht: Im Labor zeigt sich eine mäßige Entzündungskonstellation ohne sonstige Auffälligkeiten.

## 28.3 Erste Anordnungen und Diagnostik

Das ausführliche Laborpanel ist vor allem der Bestätigung bzw. dem Ausschluss von Differenzialdiagnosen geschuldet. Für die Diagnostik der Divertikulitis sind einzig das Blutbild und das CRP maßgeblich.

### 28.3.1 EKG

Auch das EKG ist nur zum Ausschluss von Differenzialdiagnosen nötig, beim Unterbauchschmerz (so wie in diesem Fall) kann es in der Notaufnahme sogar entfallen.

### 28.3.2 Labor

Das Labor wird, wie bei abdominalen Symptomen üblich, eher breit ausgelegt: Die Klinik bei der Divertikulitis kann zwar typisch sein, trotzdem sind die Nierenfunktion (für weitere Diagnostik, ➤ Kap. 28.3.3), die Transaminasen (DD Lebererkrankung) und das TSH (Bildgebung) für einen rationalen Ablauf und die Diagnosefindung unentbehrlich.

### 28.3.3 Sonografie

Bei Verdacht auf Divertikulitis soll zur Diagnosesicherung eine Schnittbildgebung erfolgen, durch Sonografie oder CT.

Der Ultraschall ist die wichtigste apparative Untersuchung bei der Verdachtsdiagnose Divertikulitis (Balk et al. 2022). Häufig kann die Diagnose Divertikulitis zu diesem Zeitpunkt der Abklärung bereits endgültig mit der Ultraschalluntersuchung gestellt werden. Am Ort des stärksten Schmerzes finden sich direkte Zeichen wie der Nachweis eines entzündeten Divertikels, Darmwandverdickung, Abszess oder ein Hinweis auf Perforation. Auch indirekte Zeichen wie eine perifokale mesenteriale Injektion oder freie abdominale Flüssigkeit als Hinweis auf eine Entzündung lassen sich feststellen. Die Sensitivität der Ultraschalluntersuchung durch erfahrene Untersucher liegt bei bis zu 100 %, die Spezifität bei 97 % (Leifeld et al. 2021).

**Fallbericht**

**Abdomensonografie**

Bei dieser Patientin Verhalt retrovesikal 3 × 3 cm. Zwar findet sich ein kurzstreckig wandverdicktes Sigma, das aber für den doch ausgeprägten Verhalt relativ wenig entzündlich verändert ist.

✓ Fallbericht: In diesem Fall besteht ein V. a. einen parakolischen Abszess, der weiterer Abklärung (und Zuordnung) bedarf. Divertikulitiden unter Immunsuppression haben häufig einen schweren Verlauf und müssen besonders sorgfältig abgeklärt werden. Differenzialdiagnostisch ist ein Abszess, ausgehend von den Adnexen, zu erwägen. Daher wird ein CT Abdomen veranlasst.

**DIAGNOSE**
Divertikulitis

Wichtige diagnostische Kriterien der Divertikulitis sind ➤ Tab. 28.1 zu entnehmen.

**MERKE**
Sind 3 der 4 Kriterien positiv, dann liegt der positive prädiktive Wert einer Divertikulitis bei 88 %! Ein Ausschluss der Diagnose Divertikulitis beim Fehlen der Symptome kann jedoch nicht erfolgen (niedriger negativer prädiktiver Wert).

28

**Tab. 28.1** Wichtige diagnostische Kriterien der Divertikulitis (nach Laméris et al. 2010)

| Diagnostische Kriterien | Odds-Ratio |
|---|---|
| **Alter (linear bis 50 Jahre)** | 1,8 |
| **Anamnese** | |
| Subakuter Beginn | 2,3 |
| Fehlendes Erbrechen | 9,2 |
| **Körperliche Untersuchung** | |
| Direkter Druckschmerz nur im linken unteren Quadranten | 13,3 |
| **Labor** | |
| CRP > 50 mg/l | 4,7 |

28

**KERNAUSSAGEN**

- Anamnese, körperliche Untersuchung und Labor bestimmen in aller Regel die Diagnose.
- Der Ultraschall ermöglicht die Klassifikation der Divertikulitis nach Leitlinie (Leifeld et al. 2021).
- Die CT ergänzt bei signifikanten Differenzialdiagnosen bzw. bei noch unklaren Fällen die Diagnostik.

**Fallbericht**

## Weitere ergänzende Diagnostik: Abdomen-CT

Abdomen-CT in portalvenöser Phase mit oraler **und** rektaler Kontrastierung.

✓ Fallbericht: CT-morphologisch zeigt sich das Bild einer akuten Sigmadivertikulitis (➤ Abb. 28.1). Wenig Aszites im Becken. Bei erschwerter Beurteilbarkeit wegen Hüft-TEP bds. kein Abszessnachweis. Keine relevante Stenosierung.

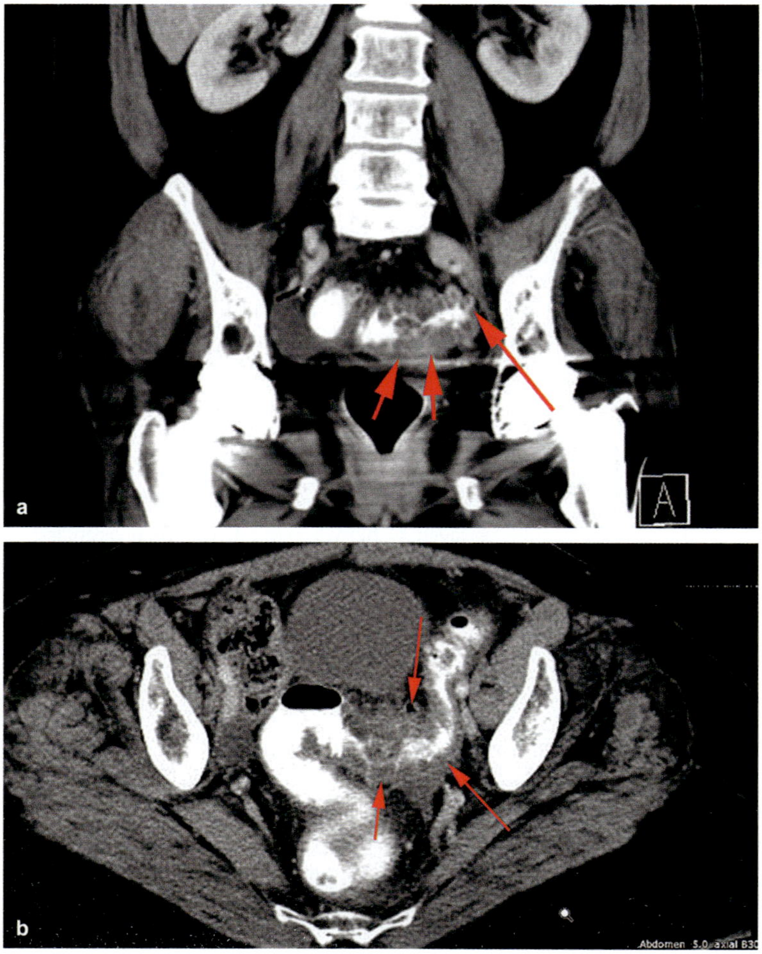


**Abb. 28.1** Sagittale und axiale Bilder der Patientin mit verdicktem Colon sigmoideum (mit Pfeilen markiert auch die einzelnen entzündeten Divertikel) [P453]

**Fallbericht**

**Therapie**

Stationäre Aufnahme und Beginn einer antibiotischen Therapie mit Ceftriaxon und Metronidazol.

## 28.4 Therapie

Die Behandlung richtet sich nach dem Stadium der Divertikulitis (➤ Kap. 28.5):

- **Stadium 1a und 1b** können rein symptomatisch behandelt werden, ab dem Stadium 2a werden orale/i. v. Antibiotika eingesetzt (in der Regel Metronidazol mit Ciprofloxacin/einem Cephalosporin; Dosis bei i. v. Gabe z. B. Ceftriaxon 2 g 1/d + Metronidazol 500 mg 3/d).
- **Ab Stadium 2c** ist die akute operative Therapie indiziert.

**Fallbericht**

**Risikostratifikation**

Bei der Patientin liegt eine Divertikulitis Typ 1b vor.

## 28.5 Risikostratifikation

Einteilung der Diagnose nach Typen und damit Risikostratifizierung bzw. Festlegung der weiteren Behandlungsart: ➤ Tab. 28.2.

28

**Tab. 28.2** Einteilung der Divertikulitiden (nach Leifeld et al. 2014)

| | |
|---|---|
| **Typ 0** | **Asymptomatische Divertikulose** |
| | Zufallsbefund; asymptomatisch keine Krankheit |
| **Typ 1** | **Akute unkomplizierte Divertikelkrankheit/Divertikulitis** |
| 1a | • Divertikulitis/Divertikelkrankheit ohne Umgebungsreaktion<br>• Auf die Divertikel beziehbare Symptome/Entzündungszeichen (Labor): optional<br>• Schnittbildgebung: typische Divertikulitis ohne weiteren Befund |
| 1b | • Divertikulitis mit phlegmonöser Umgehungsreaktion<br>• Entzündungszeichen (Labor): obligat<br>• Schnittbildgebung: phlegmonöse Divertikulitis |
| **Typ 2** | **Akute komplizierte Divertikulitis wie 1b, zusätzlich:** |
| 2a | Mikroabszess, gedeckte Perforation, kleiner Abszess (≤ 3 cm); minimale parakolische Luft |
| 2b | Makroabszess, para- oder mesokolischer Abszess (> 3 cm) |
| 2c | • Freie Perforation, freie Luft/Flüssigkeit<br>• Generalisierte Peritonitis |
| 2c1 | Eitrige Peritonitis |
| 2c2 | Fäkale Peritonitis |
| **Typ 3** | **Chronische Divertikelkrankheit: rezidivierende oder anhaltende symptomatische Divertikelkrankheit** |
| 3a | • Symptomatische unkomplizierte Divertikelkrankheit (SUDD)<br>• Typische Klinik<br>• Entzündungszeichen (Labor): optional |
| 3b | • Rezidivierende Divertikulitis ohne Komplikationen<br>• Entzündungszeichen (Labor) vorhanden<br>• Schnittbildgebung: typische Befunde |
| 3c | Rezidivierende Divertikulitis mit Komplikationen:<br>• Konglomerat<br>• Nachweis von Stenosen, Fisteln |
| **Typ 4** | **Divertikelblutung** |
| | Nachweis der Blutungsquelle |

**KERNAUSSAGEN**

- Die Einteilung der Divertikulitis erfolgt nach Abschluss von Anamnese, Labor und Bildgebung.
- Ab Stadium Typ 2a soll die Behandlung stationär erfolgen.
- Die Behandlung ist laut Leitlinie stadiengerecht durchzuführen.

**Fallbericht**

**Disposition/Empfehlung weiteres Vorgehen**

Stationäre Aufnahme, weitere Beobachtung auch im Hinblick auf die anamnestische Blutung des Divertikels.



## 28.6 Disposition/Empfehlung weiteres Vorgehen

Ab Divertikulitis Stadium Typ 1b mit phlegmonöser Umgehungsreaktion, erhöhten Entzündungswerten im Labor und Zeichen einer phlegmonösen Divertikulitis im CT kann eine stationäre Behandlung angezeigt sein, ab Stadium 2a ist sie empfohlen.

**Was wäre, wenn …**

- … die Patientin keine Immunsuppression gehabt hätte?
  - Auch dann wäre die Einleitung der antibiotischen Therapie gerechtfertigt gewesen. Bei einer stärkeren Immunsuppression (Behandlung mit Biologicals) soll eine gemeinsame Absprache mit den weiterbehandelnden Gastroenterolog*innen zur Antibiotikaauswahl getroffen werden.
- … die Patientin ambulant behandelt werden wollte?
  - Auch das ist in diesem Stadium möglich. Einzig die Antibiotikaauswahl ist durch die Ciprofloxacin-Allergie erschwert. Es sollte dann jedoch eine kurzfristige klinische Verlaufskontrolle bei niedergelassenen Kolleg*innen erfolgen.
- … die Patientin nach einer Operationsmöglichkeit gefragt hätte?
  - Die Operation wird in aller Regel erst elektiv nach Abheilung des akuten Schubs zur Vermeidung von Komplikationen (Stomaanlage) durchgeführt. Zudem muss die Patientin wissen, dass auch im Restkolon eine erneute Divertikelbildung möglich ist und daher das Risiko späterer Divertikulitiden nicht auf null sinkt.
- … die Patientin eine Divertikelblutung gehabt hätte?
  - Dann hätte zunächst die hämodynamische Stabilität festgestellt oder wiederhergestellt werden müssen. Danach wäre je nach hämodynamischer Situation und Verlauf eine endoskopische, interventionell-radiologische oder chirurgische Behandlung infrage gekommen. Dies muss zusammen mit Gastroenterolog*innen und Chirurg*innen entschieden werden. In besonderen Fällen muss durch eine Gastroskopie ausgeschlossen werden, dass nicht doch eine obere GI-Blutung vorliegt.

### LITERATUR


Balk EM, et al. Diagnostic imaging and medical management of acute left-sided colonic diverticulitis: a systematic review. Ann Intern Med 2022; 175(3): 379–387.

Böhm SK. Risk factors for diverticulosis, diverticulitis, diverticular perforation, and bleeding: a plea for more subtle history taking. Viszeralmedizin 2015; 31(2): 84–94.

Laméris W, et al. A clinical decision rule to establish the diagnosis of acute diverticulitis at the emergency department. Dis Colon Rectum 2010; 53(6): 896–904./ Divertikulitis. Z Gastroenterol 2014; 52(7): 663–710.

Leifeld L, et al. S3-Leitlinie Divertikelkrankheit/Divertikulitis. AWMF-Registernummer 021-020. Stand: 21.10.2021, gültig bis 15.10.2026 https://register.awmf.org/de/leitlinien/detail/021-020 (letzter Zugriff: 1.2.2023).

Qaseem A, et al. Diagnosis and management of acute left-sided colonic diverticulitis: a clinical guideline from the American College of Physicians. Ann Intern Med 2022; 175(3): 399–415.

KAPITEL

# 29 Diffuse Oberbauchschmerzen

Felix Rockmann

## Fallbericht

### Eintreffen

Ein 51-jähriger Patient wird von seiner Hausärztin wegen diffuser Oberbauchschmerzen in die Notaufnahme eingewiesen. Er und berichtet von einem Kollaps und einem fieberhaften Infekt.

### Ersteindruck

Patient wach, voll orientiert in leicht reduziertem AZ und normalem EZ, Sportler.

### Vitalwerte

GCS 15; $SaO_2$ 100 %; HF 87; RR 120/70; AF 19; T 39,9; Sx 4/10

### Triagekategorie

Gelb

### Anamnese

Der Patient berichtet, dass er sich schon vor 2 Tagen nicht gut gefühlt habe. Gegen Abend habe er dann Schüttelfrost und ein ausgeprägtes Schwächegefühl entwickelt. Er habe sich dann ausgeruht, woraufhin es ihm am nächsten Morgen bereits besser gegangen sei. Am gestrigen Tag habe er dann beim Radfahren gemerkt, dass er körperlich sehr eingeschränkt sei. Gegen Abend sei dann erneut ein ausgeprägter Schüttelfrost aufgetreten. Er habe nachts sehr schlecht geschlafen und viel geschwitzt.

Beim Aufstehen am Morgen sei ihm schwindelig und schwarz vor Augen geworden. Er habe sich dann im Bad auf den Boden gelegt. Bewusstlosigkeit wird verneint. Er habe dann warm geduscht und sich hausärztlich vorgestellt. Dort waren fieberhafte Temperaturen bis 39 °C aufgefallen.

Der Patient gibt diffuse Oberbauchschmerzen an. Husten, Auswurf, Halsschmerzen werden verneint. Er verspüre deutliche Gliederschmerzen und leichte Kopfschmerzen.

Kein Alkohol- oder Nikotinabusus. Keine Allergien bekannt.

## 29.1 Anamnese und Differenzialdiagnose

Abdominalschmerzen sind das Chamäleon unter den Symptomen: Hierunter können sich banale Erkrankungen wie eine Obstipation oder Flatulenz genauso wie potenziell lebensbedrohliche Erkrankungen verstecken. Der Oberbauch als betroffene Region lässt immer auch die Differenzialdiagnose einer kardialen Ursache der Beschwerden zu, was in diesem Fall (Fieber) jedoch als sehr unwahrscheinlich erscheint. An eine infektiöse Ursache muss zu diesem Zeitpunkt ebenso gedacht werden wie an eine sekundäre Infektion bei bisher nicht ernst genommenen anderen Symptomen.

**KERNAUSSAGEN**

- Oberbauchschmerz als Leitsymptom ist mannigfaltig in der Differenzialdiagnose und lässt sich häufig erst nach einigen diagnostischen Tests weiter eingrenzen.
- Fieber als zusätzliches Symptom kann die allgemein fehlende Belastbarkeit erklären, ist aber ein objektiver Parameter für eine schwerere Erkrankung.
- Nach der bisherigen Anamnese ist keine verlässliche Prognose (im Sinne einer sicheren ambulanten oder stationären Behandlung) für den Patienten zu stellen.

Eine Übersicht zu den Differenzialdiagnosen bei Oberbauchschmerz findet sich in Fröhlich und Fröhlich (2020).

Weitere anamnestische Angaben können entscheidend sein: Voroperationen/Eingriffe, Traumaanamnese (stumpfes Bauchtrauma in den letzten 14 Tagen), weitere Symptome wie rezidivierendes Erbrechen, Medikamenteneinnahme etc. (➤ Tab. 29.1).

**MERKE**

**Wichtige anamnestische Angaben bei Oberbauchschmerzen**

- Dauer und Intensität?
- Assoziationen (Nahrung)?
- Begleitsymptome (Fieber, Erbrechen, Durchfall)?
- Vorerkrankungen und Medikamente? (auch nicht verschreibungspflichtige Medikamente erfragen)
- Traumaanamnese?



**Tab. 29.1** Wichtige anamnestische Aspekte (adaptiert und erweitert nach Freeman 2014)

| Frage | Differenzialdiagnose |
|---|---|
| **Voroperationen/ Eingriffe** | Perforation bei endoskopischen Verfahren, insb. die neuen ablativen Verfahren für submuköse Tumoren<br>Magenbänder/bariatrische Chirurgie |
| **Stumpfes Trauma** | Zweizeitige Milz- und Magenruptur |
| **Rezidivierendes Erbrechen** | Gastroenteritis mit Boerhave-Syndrom |
| **Medikamenteneinnahme** | NSAR (nicht verschreibungspflichtig), Kortison |
| **Tumor ± Chemotherapie** | Perforation |
| **Immunsuppression** | Verzögerte Entwicklung einer signifikanten Klinik |
| **Fremdkörperaspiration** | Vor allem Knochen, Batterien, spitze Gegenstände |
| **Chronisch-entzündliche Darmerkrankungen (Morbus Crohn)** | Erhöhtes Perforationsrisiko |
| **pAVK/KHK** | Gefahr der mesenterialen AVK und ischämiebedingte Perforation |

**Fallbericht**

**Untersuchungsbefund**

Patient wach, voll orientiert. Hautfarbe unauffällig. Kardiopulmonal unauffälliger Untersuchungsbefund. Abdomen: diffuser Druckschmerz im Abdomen, vor allem im mittleren Oberbauch. Keine Abwehrspannung, keine tastbaren Resistenzen, regelrechte Darmgeräusche über allen vier Quadranten. Kein Klopfschmerz über Nierenlagern. Diskreter fraglicher Klopfschmerz über unterer LWS. Kein Wadenkompressionsschmerz, keine Beinumfangsdifferenz. Keine peripheren Ödeme.

## 29.2 Körperliche Untersuchung

Bei vielen Patienten finden sich selbst kurz nach einer Perforation noch keine Peritonitiszeichen, im Gegenteil: Der Schmerz wird erst einmal als leichter empfunden. Bei der Perforation eines peptischen Ulkus kann sich der Schmerz jedoch auch in kurzer Zeit als stark zunehmend präsentieren.

Erst im Laufe der Zeit, bei Beginn der eigentlichen Peritonitis oder wenn es zu einer Mitaffektion des gesamten Bauchraums kommt (von der gedeckten zur freien Perforation), findet man die typische Abwehrspannung. Diese bleibt auch bei Schmerzmittelgabe erhalten.

Die Unterscheidung zu anderen Erkrankungen, z. B. zu einer nekrotisierenden Pankreatitis, bei der es ebenfalls zu ausgeprägten Oberbauchschmerzen kommen kann, ist oft klinisch schwierig zu treffen. Kurzfristige (stündliche) Kontrollen des Abdomens sind bereits in der Notaufnahme erforderlich, um während der Diagnostik eine akute Verschlechterung des Patienten nicht zu übersehen.

**RED FLAGS**

**Hinweise auf ein erhöhtes Risiko bei Oberbauchschmerzen**

- Zunehmend harter Bauch trotz adäquater Schmerztherapie
- Abnorme Vitalwerte
- Verletzungen

**Fallbericht**

**Erste Anordnungen und Diagnostik**

EKG, Monitor, Labor, Röntgen-Thorax, Abdomensonografie.

### EKG

Normofrequenter Sinusrhythmus, Indifferenztyp, alle Zeiten im Limit, unauffällige ST-Strecken.

### Röntgen-Thorax in zwei Ebenen

Die Röntgenaufnahme des Abdomens gehört bei Patienten mit Abdominalschmerzen **nicht** zum regulären Workup! Hierzu sind in den letzten Jahren mehrere Publikationen erschienen (z. B. Stoker et al. 2009; van Randen et al. 2011). In diesem Falle wird sie jedoch zum Ausschluss einer basalen Pneumonie (Fieber!) durchgeführt und diagnostisch beurteilt (➤ Abb. 29.1).

### Blutbild

| Parameter | Laborwert Pat. | Referenzbereich | Einheit |
|---|---|---|---|
| Hämoglobin | 14,9 | 14–18 | g/dl |
| Hämatokrit | 42 | 40–53 | % |
| Erythrozyten | 5,26 | 4,5–5,5 | Mio./µl |
| Leukozyten | 12,7 | 4–10 | Tsd./µl |
| Thrombozyten | 275 | 150–450 | Tsd./µl |

### Klinische Chemie

| Parameter | Laborwert Pat. | Referenzbereich | Einheit |
|---|---|---|---|
| CRP | **206** | 1–5 | mg/l |
| Natrium | 135 | 135–145 | mmol/l |
| Kalium | 4,4 | 3,5–4,8 | mmol/l |
| Kreatinin | 0,9 | 0,5–1,4 | mg/dl |
| Harnstoff | 33 | 10–50 | mg/dl |
| Bilirubin | 1,1 | 0,2–1,0 | mg/dl |
| AP | 61 | 40–129 | U/l |
| GOT | 60 | 10–50 | U/l |
| GPT | 58 | 10–50 | U/l |
| γ-GT | **76** | 5–66 | U/l |
| LDH | **232** | 135–225 | U/l |
| Lipase | 24 | 13–60 | U/l |
| TSH | 1,34 | 0,27–4,20 | µIU/ml |

### Gerinnung

| Parameter | Laborwert Pat. | Referenzbereich | Einheit |
|---|---|---|---|
| INR (Thrombinzeit) | 1,04 | 0,0–1,3 | |
| PTT (Path SL) | 30 | 24–36 | s |
| Quick (Thromboplastinzeit) | 93 | 70–150 | % |

### Monitorüberwachung

Eine Monitorüberwachung ist bei diesem Patienten aufgrund der initial normalen Vitalparameter (bis auf das Fieber) und der vollen Orientiertheit nicht nötig.

### Sono Abdomen

Leber und Milz orientierend unauffällig. Gallenblase reizlos. Gallenwege: unauffällig, kein Konkrement darstellbar. Nieren bds. ohne Harnstau. Harnblase gering gefüllt. Keine freie Flüssigkeit darstellbar. Kein Hinweis auf Appendizitis. Freie Luft im Oberbauch.

**Cave:** Wenn nur wenig freie Luft vorhanden ist, kann der Befund dem ungeübten Untersucher ohne entsprechende Fragestellung leicht entgehen.

✓ Fallbericht: Im Labor zeigt sich eine deutliche Entzündungsreaktion, das Röntgenbild ist pathognomonisch. Der sonografische Befund bestätigt dies.

**DIAGNOSE**

Magenperforation

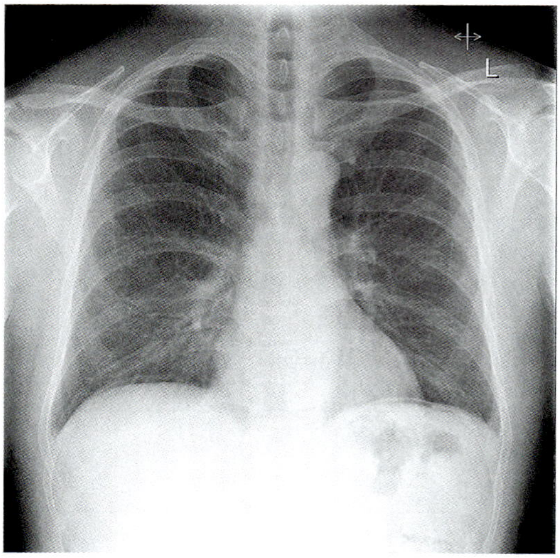


**Abb. 29.1** Sichelförmige freie Luft unter dem Zwerchfell [P453]



## 29.3 Erste Anordnungen und Diagnostik

In diesem Fall wurde die Diagnose der Perforation eines Hohlorgans durch das Röntgenbild gestellt. Sollte dieses nicht durchgeführt worden sein, so ist die Ultraschalluntersuchung des Abdomens der nächste diagnostische Schritt.

Zu diesem Zeitpunkt sollten auch die Chirurg*innen kontaktiert werden, um den geeigneten OP-Zeitpunkt und eine evtl. erweiterte Diagnostik zu besprechen.

### 29.3.1 EKG

Wie bei allen Patienten mit Oberbauchschmerzen ist immer ein EKG zum Ausschluss z. B. einer akuten Hinterwandischämie durchzuführen.

### 29.3.2 Monitor

Das Monitoring richtet sich immer nach den Vitalparametern des Patienten und der Wahrscheinlichkeit einer raschen Verschlechterung. Ist der Patient wach, orientiert und in der Lage, sich zu äußern, so ist eine kontinuierliche Monitorüberwachung nicht nötig. Blutdruck, Puls und mentaler Status sollten aber stündlich erfasst werden, um bei akuter Verschlechterung adäquat reagieren zu können.

### 29.3.3 Labor

Das Labor ist bei Oberbauchschmerzen mit relevanten Differenzialdiagnosen (Cholezystitis, Cholangitis, Pankreatitis etc.) wie immer eher breiter. Insbesondere Transaminasen, CRP und Nierenfunktionswerten kommt eine hohe Bedeutung zu. In unserem Fall ist vor allem das CRP ohne signifikante Nieren- oder Lebereinschränkung (Child-Pugh-Klassifikation: INR, Bili, Albumin/Eiweiß) ein Hinweis auf ein hochentzündliches Geschehen.

### 29.3.4 Abdomensonografie

Bei Abdominalschmerzen ist die Sonografie – zusammen mit den Laborwerten – die wesentliche Säule der apparativen Diagnostik.

**KERNAUSSAGEN**

- Das EKG gehört mit zum Standarddiagnostikum beim Oberbauchschmerz und schließt den akuten Hebungsinfarkt aus. Die Bestimmung des Troponins sollte fallweise, in unklaren Fällen jedoch niederschwellig erwogen werden.
- Im Laborpanel müssen die großen „Brennpunkte" Leber, Niere, Elektrolyte, Blutbild und Gerinnung sowie Entzündungszeichen abgefragt werden.
- Die Ultraschalluntersuchung des Abdomens ist wesentlicher Bestandteil der Diagnostik bei Bauchschmerzen.
- Wenn dann keine Diagnose zu stellen ist, kann ein CT-Abdomen der nächste Schritt sein.

**Fallbericht**

**Therapie**

Stationäre Aufnahme zur OP. Es erfolgt die laparoskopische Übernähung des Magens und Spülung des Abdomens.

✓ Fallbericht: Bei dem Patienten wird ein laparoskopischer Zugang gewählt, auch eine offene Laparotomie zur Exploration kommt in Betracht (Quah et al. 2019).

## 29.4 Therapie

In den letzten Jahren wurden bei Magen- und Kolonperforationen, vor allem nach endoskopischen Eingriffen, auch immer wieder endoskopische Verfahren zum Verschließen von Hohlorganperforationen durchgeführt (Haito-Chavez et al. 2014; Schmidt et al. 2016). Daher sollten zur gemeinsamen Therapieplanung immer die Viszeralchirurgie und die Gastroenterologie konsultiert werden.

**Fallbericht**

**Risikostratifikation**

Es erfolgte eine Risikoabschätzung nach dem Mannheim-Peritonitis-Index. Bei diesem Patienten ergaben sich 13 Punkte und somit ein niedriges Risiko.

## 29.5 Risikostratifikation

Die Einstufung nach dem **Mannheimer Peritonitis-Index** (MPI) gibt einen Hinweis zur Risikostratifizierung. Evaluiert ist dieser Score für die intraoperative Beurteilung der Letalität, ergibt aber bei hoher Punktzahl bereits eine gute präoperative Abschätzung, ob eine intensivmedizinische Betreuung des Patienten erfolgen muss (➤ Tab. 29.2).

**KERNAUSSAGEN**

- Die Diagnose perforiertes Hohlorgan impliziert immer die beginnende Peritonitis (entweder chemisch oder bakteriell). Daher ist eine Risikoabschätzung sinnvoll und notwendig. Hierzu können der MPI, die Vitalparameter bei Diagnose und der APACHE-II-Score (als allgemeiner Intensivscore) herangezogen werden.
- Die Art der Therapie sollte nach dem Perforationsort (Magen vs. Dünndarm vs. Kolon) interdisziplinär zwischen den interventionellen Gastroenterolog*innen und den Viszeralchirurg*innen festgelegt werden. Die Betreuung auf der Intensivstation bis zur OP bzw. postoperativ muss hierbei ebenfalls geklärt werden.
- Eine erweiterte Bildgebung (CT Abdomen) kann die operative Planung erleichtern und sollte nach Maßgabe des führenden Behandlungsteams (Viszeralchirurg*innen vs. Gastroenterolog*innen) erfolgen.

**Tab. 29.2** Mannheimer Peritonitis-Index (MPI; modifiziert nach Linder et al. 1986) [F702-003]

| Risikofaktor | | Punkte |
|---|---|---|
| Alter > 50 Jahre | | 5 |
| Geschlecht weiblich | | 5 |
| Organversagen | | 7 |
| Malignom | | 4 |
| Dauer der Peritonitis vor der OP > 24 h | | 4 |
| Ausgangspunkt ist nicht der Dickdarm | | 4 |
| Diffuse Ausbreitung | | 6 |
| Exsudat* | klar | 0 |
| | trüb-eitrig | 6 |
| | kotig-jauchig | 12 |
| **Gesamtpunktzahl:** | | |
| **Auswertung** | | |
| < 20 Punkte | Niedrige Letalität | |
| 20–29 Punkte | Intermediäres Risiko | |
| > 29 Punkte | Hohes Letalitätsrisiko | |

* https://de.wikipedia.org/wiki/Exsudat_(Medizin)

**Fallbericht**

**Disposition/Empfehlung weiteres Vorgehen**

Stationäre Aufnahme, antibiotische Therapie nach Hausstandard.

## 29.6 Disposition/Empfehlung weiteres Vorgehen

Entscheidend ist die weitere Betreuung nach Diagnosestellung: Während der Erstellung des Therapieplans sollte eine Flüssigkeits- und Antibiotikatherapie eingeleitet, die Schmerztherapie adäquat (weiter) gesteuert und der Patient über die Befunde zeitnah informiert werden. Die Bereitstellung von ggf. Blutkonserven (bei weiteren Risikofaktoren) und die Optimierung der Blutgerinnung sind weitere Aufgaben, die noch in der Notaufnahme geplant und abgearbeitet werden müssen, um eine optimale Behandlung des Patienten zu gewährleisten.

MERKE

**Wichtige präoperative Aufgaben bei perforiertem Hohlorgan**

Checkliste: ➤ Tab. 29.3

**Tab. 29.3** Präoperative Aufgaben bei Hohlorganperforation

| | |
|---|---|
| **Gerinnungsstatus** | Ist die Gabe von FFP oder PPSB nötig? |
| **OP-Checkliste** | Vorhanden und ausgefüllt? |
| **OP-/Eingriffs-/Narkoseaufklärung** | Vorhanden und unterschrieben? Kopie ausgehändigt? |
| **Kreuzblut** | Ggf. Erythrozytenkonzentrate bestellt? (je nach Ausgangs-Hb) |
| **Antibiose** | Nach Hausstandard bei Darmeingriffen, z. B. Metronidazol und Ceftriaxon |
| **Kontrolle der Vitalparameter** | Bei Hinweisen auf eine beginnende kardiorespiratorische Einschränkung frühzeitige Aufnahme auch in eine Überwachungseinheit |
| **Reevaluation der Schmerztherapie** | Anpassung der Schmerztherapie! |

Die Aufgaben bei diesen Patienten enden nicht mit der Diagnosestellung.



## Was wäre, wenn …

- … der Patient unmittelbar nach einer Koloskopie mit Verdacht auf Perforation gekommen wäre (z. B. im Rahmen einer Polypenabtragung)?
  - Dann wäre eine Anpassung des diagnostischen Prozederes erfolgt: Da man hier die mögliche Perforationsstelle kennt und bei einer Endoskopie immer Luft in den Darm geblasen wird, ist die Detektion von freier Luft viel einfacher. Hier kann eine Linksseitenaufnahme die freie Luft sehr häufig schnell bestätigen und die OP-Planung viel früher beginnen (da ja die Perforationsstelle bekannt ist).
- … die Laborwerte und die Abdomensonografie nicht zielführend wären?
  - Patienten mit diffusen Bauchschmerzen ohne anamnestischen Hinweis auf die Ursache sollten großzügig z. B. auf eine Aufnahmestation aufgenommen werden, um sie im Verlauf (6–12 h) nochmals zu evaluieren und dann die Indikation zur erweiterten Diagnostik zu stellen.

## LITERATUR


Freeman HJ. Spontaneous free perforation of the small intestine in adults. World J Gastroenterol 2014; 20(29): 9990–9997.

Fröhlich G, Fröhlich H. Oberbauchschmerz – ein häufiges und facettenreiches Leitsymptom in der internistisch-hausärztlichen Praxis. Internist (Berl) 2021; 62(1): 3–16.

Haito-Chavez Y, et al. International multicenter experience with an over-the-scope clipping device for endoscopic management of GI defects (with video). Gastrointest Endosc 2014; 80(4): 610–622.

Linder MM, et al. Welche klinischen Faktoren beeinflussen die Letalität bei bakterieller Peritonitis? Mannheimer Peritonitis-Index (MPI). Langenbecks Archiv für Chirurgie 1986; 369(1): 788–788.

Quah GS, Eslick GD, Cox MR. Laparoscopic repair for perforated peptic ulcer disease has better outcomes than open repair. J Gastrointest Surg 2019; 23(3): 618–625.

Schmidt A, et al. The endoscopic treatment of iatrogenic gastrointestinal perforation. Dtsch Arztebl Int 2016; 113(8): 121–128.

Stoker J, et al. Imaging patients with acute abdominal pain. Radiology 2009; 253(1): 31–46.

van Randen A, et al. The role of plain radiographs in patients with acute abdominal pain at the ED. Am J Emerg Med 2011; 29(6): 582–589.

KAPITEL

# 30 Zunehmende Schmerzen im ganzen Bauch

Felix Rockmann

## Fallbericht

### Eintreffen

Der 76-jährige Patient wird mit seit ca. 3 Wochen zunehmenden Abdominalschmerzen in der Notaufnahme vorstellig. Heute seien diese nochmals deutlich verstärkt gewesen, und er habe zweimal erbrochen.

### Ersteindruck

Patient wach, voll orientiert, Abdominalschmerzen.

### Vitalwerte

GCS 15; $SaO_2$ 93 %; HF 110; RR 105/84; AF 20; T 37,2; Sx 4/10

### Triagekategorie

Gelb

### Anamnese

Der Patient stellt sich mit bekanntem Glioblastom und jetzt im gesamten Abdomen empfundenen Schmerzen im Notfallzentrum vor. Seit Beginn der Chemotherapie habe er immer wieder wechselnde Abdominalsymptome, mal eher Schmerzen, mal eher ein Blähungsgefühl. Heute habe er zusätzlich zweimal erbrochen, und die Schmerzen seien seit ca. 3 h deutlich stärker, weshalb er sich in der Notaufnahme vorstelle.

An weiteren Vorerkrankungen gibt er eine arterielle Hypertonie, eine Hypercholesterinämie und eine pAVK an. Vor Jahren sei es bei einer Cholezystektomie zu Komplikationen gekommen. Er ist Herzschrittmacherträger bei bekannten intermittierenden Bradykardien. Bezüglich der Grunderkrankung des Glioblastoms fühle er sich im Moment gut und sei bereit, die Chemotherapie und Bestrahlung, die geplant sei, genauso durchführen zu lassen.

✓ Fallbericht: Der Patient präsentiert sich mit einer typischen Anamnese für einige Abdominalerkrankungen. Spezifische Aspekte lassen sich aus der Anamnese nur bedingt herausarbeiten. Auffällig ist jedoch die grenzwertige hämodynamische Situation mit leicht erniedrigter Sättigung, mäßiger Tachykardie und Hypotonie (vor allem bei sonst bekannter Hypertonie). Bei der hier vorliegenden Konstellation ist eine der infrage kommenden Differenzialdiagnosen eine mesenteriale Ischämie.

## 30.1 Anamnese und Differenzialdiagnose

Wie so oft sind die beschriebenen Symptome bei Abdominalerkrankungen unspezifisch: Eine **Gastroenteritis** ist hier genauso denkbar wie eine **chemotherapieassoziierte Magen-Darm-Problematik**. Auch ein **Stressulkus** bei Chemotherapie und maligner Grunderkrankung ist eine relevante Differenzialdiagnose, ebenso wie die **Pankreatitis** oder eine gallenwegsassoziierte Problematik (**Choledocholithiasis,** Strikturen nach komplizierter OP).

Eine weitere relevante Differenzialdiagnose bei bekannten Rhythmusstörungen (SM-Träger) sowie maligner Grunderkrankung (Störung der Gerinnung möglich) ist die **mesenteriale Ischämie**, die (durch die fehlende Propulsion im ischämischen Darmbereich) auch durch einen **Ileus** klinisch manifest werden kann.

Wichtig ist ebenfalls die Aussage, dass der Patient trotz seiner Grunderkrankung bisher noch keine Therapiebegrenzung für sich eingefordert hat.

**KERNAUSSAGEN**

- Die Differenzialdiagnose bei Bauchschmerzen mit Erbrechen ist mannigfaltig und ermöglicht keinen Rückschluss auf eine singuläre Erkrankung.
- In Verbindung mit den Vitalparametern lässt sich die Dringlichkeit einer weiteren Diagnostik abschätzen.

Seit vielen Jahren wird nach einem adäquaten Risikoscore für die mesenteriale Ischämie gesucht; bisher war diese Suche nicht von Erfolg gekrönt. Letztendlich ist es bei bestimmten Risikofaktoren die klinische Vermutung der behandelnden Ärzt*innen , die den entscheidenden Unterschied ausmacht (Kim et al. 2017). Einzelne Risikofaktoren (für die in der Notaufnahme häufigste Form der arteriell-embolischen mesenterialen Ischämie) zeigt ➤ Tab. 30.1.

30

**MERKE**

**Wichtige anamnestische Angaben bei Verdacht auf mesenteriale Ischämie**

- Rhythmusstörungen bekannt?
- KHK oder pAVK?
- Plötzlicher Schmerzbeginn?

Letztendlich gibt es keine spezifische Anamnese der mesenterialen Ischämie, weshalb der ärztlichen „Vigilanz“ die entscheidende Rolle zukommt.

**Tab. 30.1** Risikofaktoren und klinische Manifestationen in der Notaufnahme (modifiziert nach Klar et al. 2012) [F201-052]

| Prädisposition |
|---|
| • Herzrhythmusstörungen, insb. Vorhofflimmern<br>• Koronare Herzkrankheit, Z. n. Myokardinfarkt<br>• Periphere arterielle Verschlusserkrankung (pAVK) |
| **Klinische Manifestation** |
| • Einschießender Abdominalschmerz<br>• Schmerzfreies Intervall ca. 6–12 h nach Symptombeginn |

**Fallbericht**

**Untersuchungsbefund**

- Pat. wach, voll orientiert. Reduzierter AZ
- Cor und Pulmo altersentsprechend unauffällig
- Abdomen gespannt, diffuser Druckschmerz. Kein Peritonismus, Darmgeräusche nicht vorhanden. Quere OB-Laparotomie, mediane Laparotomie, jeweils reizlos

## 30.2 Körperliche Untersuchung

Die körperliche Untersuchung ist häufig nicht zielführend zur Diagnosestellung der mesenterialen Ischämie. Führend ist in der Regel das (Sub-)Ileusbild, das eine Reihe von Ursachen haben kann. Kommt es bereits zur Peritonitis, so ist in der Regel der Darm bereits (teil-)nekrotisch und eine ursächliche Behandlung nicht mehr möglich.

**RED FLAGS**

**Hinweise auf eine mesenteriale Ischämie**

- Fehlende Darmgeräusche als Zeichen des paralytischen Ileus.
- Der „auffällige" Bauch in Zusammenhang mit den anamnestischen Aspekten (➤ Kap. 30.1).
- Der gespannte Bauch im Rahmen des (Sub-)Ileus.
- Abnorme Vitalwerte sind ein Alarmzeichen.

**Fallbericht**

**Erste Anordnungen und Diagnostik**

EKG, Monitor, Labor, Sonografie.

EKG

Schrittmacherabhängiger regelmäßiger Rhythmus, Herzfrequenz 100/min, keine auffälligen ST-Strecken.

Blutbild

| Parameter | Laborwert Pat. | Referenz-bereich | Einheit |
|---|---|---|---|
| Hämoglobin | 13,5 | 14–18 | g/dl |
| Hämatokrit | 39 | 40–53 | % |
| Erythrozyten | 4,49 | 4,5–5,5 | Mio./μl |
| Leukozyten | 12,8 | 4–10 | Tsd./μl |
| Thrombozyten | 628 | 150–450 | Tsd./μl |

Klinische Chemie

| Parameter | Laborwert Pat. | Referenz-bereich | Einheit |
|---|---|---|---|
| CRP | **126** | 1–5 | mg/l |
| Natrium | **129** | 135–145 | mmol/l |
| Kalium | 3,6 | 3,5–4,8 | mmol/l |
| Kreatinin | **3,5** | 0,5–1,4 | mg/dl |
| Harnstoff | 54 | 10–50 | mg/dl |
| Bilirubin | 0,5 | 0,2–1,0 | mg/dl |
| AP | 76 | 35–104 | U/l |
| GOT | 23 | 10–35 | U/l |
| GPT | 14 | 10–35 | U/l |
| γ-GT | **109** | 5–39 | U/l |
| LDH | **260** | 135–214 | U/l |
| Lipase | 23 | 13–60 | U/l |
| TSH | 4,2 | 0,27–4,2 | μIU/ml |

Gerinnung

| Parameter | Laborwert Pat. | Referenz-bereich | Einheit |
|---|---|---|---|
| INR (Thrombinzeit) | 1,33 | 0,0–1,3 | |
| PTT (Path SL) | 33 | 24–36 | s |
| Quick (Thrombo-plastinzeit) | 64 | 70–130 | % |

### Monitorüberwachung

Bei dem Patienten wird eine kontinuierliche Monitorüberwachung bei Tachykardie und Hypotonie eingeleitet.

## 30.3 Erste Anordnungen und Diagnostik

### 30.3.1 EKG

Neben der Differenzialdiagnose Hinterwandinfarkt kommt es in diesem Fall bei der EKG-Schreibung vor allem auf Rhythmusstörungen an: Sind im EKG Phasen von Vorhofflimmern abzuleiten bzw. besteht ein Vorhofflimmern?

### 30.3.2 Monitor

Bei allen Patienten mit auffälligen Vitalwerten sollte ein kontinuierliches Monitoring der Vitalfunktionen erfolgen. Wichtig ist auch die Rhythmuskontrolle, um Phasen von Vorhofflimmern (VHF) zu detektieren.

### 30.3.3 Labor

An Laborparametern sollte ein breiteres Panel von Blutbild, Gerinnung und klinischer Chemie erfolgen. Allein aufgrund der Breite der Differenzialdiagnosen müssen Leberwerte, Lipase, Entzündungswerte und die Nierenfunktion geprüft werden. Gerinnungsalterationen sind typische Risikofaktoren für eine embolische Erkrankung (z. B. unzureichende Marcumarisierung bei VHF).

**MERKE**

Das häufig erwähnte Laktat (wenn überhaupt interpretierbar, dann als Point-of-Care-Bestimmung eines arteriell abgenommenen Laktats) hat in der Diagnostik der mesenterialen Ischämien **keinen Platz!** Es hat weder die Sensitivität noch die Spezifität, um eine mesenteriale Ischämie zu bestätigen oder auszuschließen.

Sehr zu empfehlen ist hierzu die Übersicht von Demir et al. (2012) über die Verstoffwechselung von Laktat. Ebenso gibt es keinen spezifischen Laborparameter (Khan et al. 2019)!

### 30.3.4 Apparative Diagnostik

Natürlich gehört die Sonografie bei abdominalen Erkrankungen zur weiteren Basisdiagnostik. Bei Verdacht auf mesenteriale Ischämie jedoch ist die **abdominale Computertomografie** mit arterieller Kontrastierung ein Muss.

Eine Übersicht über diagnostische Parameter findet sich bei van Dijk et al. (2017).

**KERNAUSSAGEN**

- Das EKG ist hilfreich, um Differenzialdiagnosen zu erkennen, wichtiger ist jedoch die kontinuierliche Monitorüberwachung zur Detektion von intermittierenden Rhythmusstörungen (vor allem VHF).
- Eine breite Labordiagnostik ist aufgrund der vielen Differenzialdiagnosen unumgänglich. Insbesondere sollten Blutbild (Entzündungsreaktion), Gerinnung (Verbrauchskoagulopathie) und klinische Chemie (inkl. Nierenwerte, Leberfunktionstest und Entzündungswerte sowie die Lipase) bestimmt werden. Zur Vorbereitung auf eine KM-gestützte CT sollte ergänzend TSH bestimmt werden.
- Der Ultraschall ist zwingend zur Verifizierung und Falsifizierung von Differenzialdiagnosen. Bei klinischem Verdacht auf eine mesenteriale Ischämie sollte dieser Schritt zugunsten des CT übersprungen werden.

30

### 30.3.5 Weiterführende Diagnostik: Abdomen-CT

Die weiterführende Diagnostik wird mittels CT-Angiografie durchgeführt. Hier kommt es auf die korrekte Anmeldung der abdominalen CT an: Die Verdachtsdiagnose „mesenteriale Ischämie" muss in der Anforderung stehen, sodass eine arterielle KM-Phase (die nicht Standard in der Durchführung der Abdomen-CT ist) mit durchgeführt wird.

Ob eine zusätzliche orale Kontrastierung (welche die Diagnostik um mindestens 1 h verzögert) durchgeführt wird, hängt von der klinischen Wahrscheinlichkeit der Verdachtsdiagnose ab und ob weitere Differenzialdiagnosen signifikant erwogen werden. Hier bedarf es der engen Abstimmung zwischen Notfallmedizin und Radiologie.

In etwa 85 % der Fälle mesenterialer Ischämien ist die A. mesenterica superior betroffen. Die Ursache können thrombotische Verschlüsse bei vorbestehenden Wandveränderungen oder Embolien sein. Auch venöse Thrombosen der mesentericoportalen Achse sind möglich.

**KERNAUSSAGEN**

- Die mesenteriale Ischämie wird mittels abdominaler CT diagnostiziert.
- Ein Dünndarmileus ist ein häufiges sekundäres Symptom der Ischämie.
- Trotz eingeschränkter Nierenfunktion muss bei klinischem Verdacht auf eine mesenteriale Ischämie eine zeitnahe CT mit entsprechender Kontrastierung und Phasentriggerung durchgeführt werden. Hierzu ist eine enge Abstimmung zwischen Notfallmediziner*innen und Radiolog*innen erforderlich.

**Fallbericht**

Bei diesem Patienten liegt die Herausforderung vor allem in der Entscheidung zur Durchführung einer KM-gestützten Untersuchung bei deutlich eingeschränkter Nierenfunktion. Sie wird in diesem Fall durchgeführt, weil die mesenteriale Ischämie hier eine hohe klinische Wahrscheinlichkeit hat.

✓ Fallbericht: Dünndarmileus. Ausgedehnte langstreckige Pneumatosis intestinalis des Dünndarms (➤ Abb. 30.1), z. B. bei mesenterialer Ischämie. Verschluss der A. mesenterica superior. Große Menge Luft im intrahepatischen Pfortadersystem sowie in der V. mesenterica superior.

**DIAGNOSE**

Mesenterialinfarkt

**Fallbericht**

**Initiale Therapie**

Flüssigkeitsgabe, i. v. Schmerztherapie, nüchtern belassen, Anlage einer Magensonde bei Erbrechen.

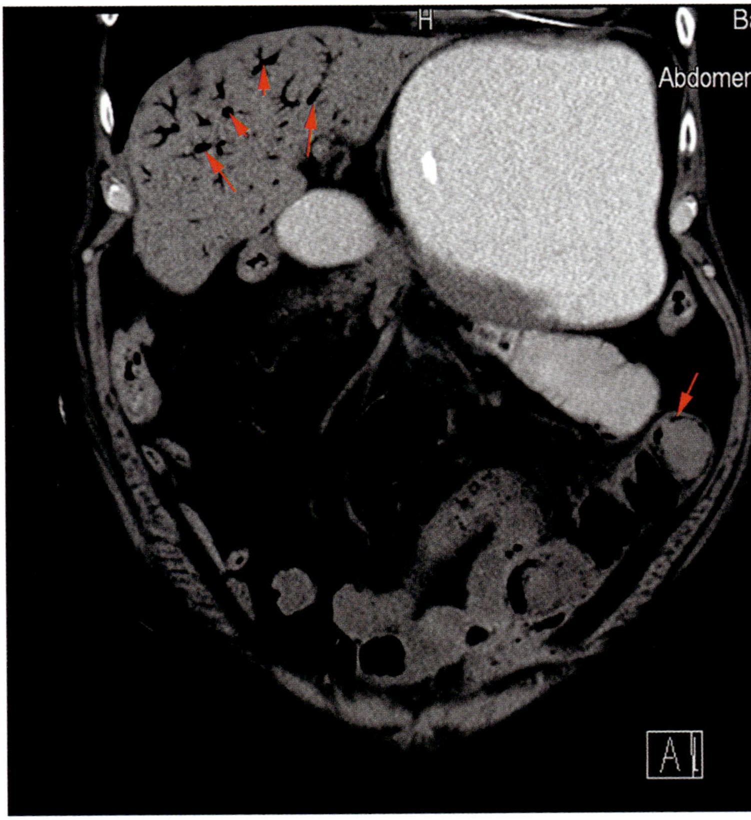


**Abb. 30.1** Dünndarmileus und Pneumatosis intestinalis (Pfeil rechts) sowie Luft im Pfortadersystem (Pfeile in der Leber) [P453]



## 30.4 Therapie

Bei den Patienten ist auf eine ausreichende Symptomkontrolle zu achten. Das weitere Vorgehen muss sofort mit den Viszeral- und Gefäßchirurg*innen geklärt werden, die nach Sicherung der Diagnose notfallmäßig hinzugezogen werden müssen.

Als operative Verfahren kommen die offene oder auch die laparoskopische Darminspizierung, ggf. mit Resektion, und die interventionelle/offene Gefäßdarstellung und Revision der A. mesenterica superior in Betracht.

## 30.5 Risikostratifikation

Es existiert kein etablierter Score zur Risikostratifizierung bei Verdacht auf mesenteriale Ischämie. Wichtig sind vor allem das klinische Bild und die abnormen Vitalwerte. Die Mortalität der akuten mesenterialen Ischämie ist mit 50–70 % hoch; Patienten mit Verdacht auf diese Diagnose oder gesicherter mesenterialer Ischämie sollten in der Notaufnahme als Hochrisikopatienten betrachtet werden.

**Fallbericht**

**Disposition/Empfehlung weiteres Vorgehen**

Der Patient wird zur offenen Laparotomie in den OP eingeschleust.

Aufgrund der Luft im Portalsystem wird die Entscheidung zur offenen Laparotomie getroffen, um die betroffenen Darmsegmente resezieren zu können. Eine offene Gefäßrevision wird durchgeführt.

## 30.6 Disposition/Empfehlung weiteres Vorgehen

Bei gesicherter mesenterialer Ischämie erfolgt eine stationäre Aufnahme in die Viszeralchirurgie, oft zur operativen Versorgung als Sofortnotfall (operative Verfahren > Kap. 30.4).

### Was wäre, wenn ...

- ... der Patient die CT (z. B. aus Angst vor einer dialysepflichtigen Niereninsuffizienz) verweigert hätte?
  - Bei manchen Patienten sind die Visualisierung und Verfolgung der A. mesenterica superior auch mittels Ultraschall möglich, sodass der proximale Verschluss bei ihnen sicher ausgeschlossen werden kann. Allerdings gilt das nur bei sehr erfahrenen Untersucher*innen und optimalen Untersuchungsbedingungen, weshalb dies kein sicherer Test zum Ausschluss einer mesenterialen Ischämie ist (van Dijk et al. 2017).
- ... die Frage nach einer Koloskopie zur Beurteilung des Darms aufkäme?
  - Die Koloskopie ist zur Sicherung der chronischen Ischämie des Darms das Mittel der Wahl. Hier muss man zwischen akuter Problematik (wie in diesem Beispiel) oder chronischen Schmerzen unterscheiden. Auch bei koloskopischem Nachweis einer Kolonischämie (die ja dann eher die A. mesenterica inferior betrifft) sollte eine Gefäßdarstellung (in enger Kooperation mit der Gefäßchirurgie/Angiologie/Radiologie) durchgeführt werden, um eine Interventionsmöglichkeit zu prüfen (Feuerstadt und Brandt 2015).



#### LITERATUR


Cudnik MT, et al. The diagnosis of acute mesenteric ischemia: a systematic review and meta-analysis. Acad Emerg Med 2013; 20(11): 1087–1100.

Demir IE, et al. Beyond lactate: Is there a role for serum lactate measurement in diagnosing acute mesenteric ischemia? Dig Surg 2012; 29(3): 226–235.

Feuerstadt P, Brandt LJ. Update on colon ischemia: recent insights and advances. Curr Gastroenterol Rep 2015; 17(12): 45.

Khan SM, et al. Diagnostic accuracy of hematological parameters in acute mesenteric ischemia – a systematic review. Int J Surg 2019; 66: 18–27.

Kim HK, et al. Effect of clinical suspicion by referral physician and early outcomes in patients with acute superior mesenteric artery embolism. Vasc Specialist Int 2017; 33(3): 99–107.

Klar E, et al. Akute mesenteriale Ischämie – ein vaskulärer Notfall. Dtsch Arztebl Int 2012; 109(14): 249–256.

van Dijk LJ, et al. Vascular imaging of the mesenteric vasculature. Best Pract Res Clin Gastroenterol 2017; 31(1): 3–14.

KAPITEL

# 31

Felix Rockmann

# Blut erbrochen

## Fallbericht

### Eintreffen

Eine 72-jährige Patientin wird notärztlich aufgrund von Hämatemesis in der Notaufnahme vorgestellt.

### Ersteindruck

Patientin wach, voll orientiert, reduzierter AZ.

### Vitalwerte

GCS 15; $SaO_2$ 98 %; HF 85; RR 123/80; AF 16; T 37,0

### Triagekategorie

Orange

### Anamnese

Bereits gestern Abend habe sie rötlich erbrochen, dies jedoch auf den Verzehr von Tomatensuppe, Hagebutten und Kirschen zurückgeführt. Am gestrigen Tag sei es ihr den ganzen Tag schlecht gegangen; sie habe Übelkeit verspürt, jedoch ohne Erbrechen. In der Nacht der Aufnahme kam es dann zum Erbrechen von ca. 300 ml (laut Notärztin) hellrotem Blut.

Weitere Beschwerden werden verneint, insbesondere Abdominalschmerzen, Dyspnoe, Husten, thorakaler Druck. Stuhlgang gestern sehr dunkel, Miktion anamnestisch unauffällig. Kein Fieber, kein Nachtschweiß, kein Gewichtsverlust. Letzte ÖGD und Koloskopie vor ca. 1 Jahr, dabei im Anschluss Pantoprazol-Einnahme aufgrund einer „Speiseröhrenentzündung".

Kein Nikotin, Alkohol: täglich ein Obstler, keine größeren Mengen. Keine bekannten Allergien.

Sozialanamnese: verheiratet, zwei Kinder, Selbstversorgerin. Keine relevanten Vorerkrankungen.

Dauermedikation: Atorvastatin.

✓ Fallbericht: Aus der Anamnese und Fremdanamnese geht die Arbeitsdiagnose klar hervor: Akute obere gastrointestinale Blutung.

**DIAGNOSE**
Obere Gastrointestinalblutung

## 31.1 Anamnese und Differenzialdiagnose

Das Erbrechen roter Flüssigkeit wird häufig vom Patienten primär für blutiges Erbrechen gehalten. Daher ist die anamnestische Sicherung, ob es **tatsächlich Blut** gewesen sein kann, besonders hervorzuheben. Wie hier in der Anamnese bereits geschildert, kommen weitere rote Flüssigkeiten als „Blut"-Ersatz in Betracht. Auch die **Blutmenge** sollte erfragt werden. Kann dies nicht in Milliliter angegeben werden, so sind Hinweise wie „Wasserglas, Schnapsglas, Schüssel bis zum Rand" etc. als Maßangabe für den Patienten sinnvoll. Hierdurch lassen sich der zu erwartende Blutverlust (damit der Hb) und damit auch die Dringlichkeit abschätzen. Wichtig für die Dringlichkeitsabschätzung ist auch der **Zeitraum**, in dem das Blut erbrochen wurde.

Weiterhin wird nach **Stuhlart und -farbe** gefragt: Teerstuhl lässt sich durch die Patienten meist sehr eindeutig beschreiben.

Voroperationen und Vorerkrankungen genauso wie die Medikamenteneinnahme sind wichtige Hinweisgeber auf die Wahrscheinlichkeit einer Blutung bzw. die Art der Blutung: Stichwörter sind hier rezidivierende Ulkuserkrankung, Tumoren des oberen GIT, Hinweise auf Leberzirrhose.

**KERNAUSSAGEN**

- Bei Verdacht auf eine obere GI-Blutung muss die tatsächliche von der vermeintlichen Blutung unterschieden werden. Sicherung der Frage: War es wirklich Blut?
- Nachfrage nach der Art des Stuhlgangs: Gibt es Hinweise auf Teerstuhl?
- Ergänzende Anamnese bzgl. Vorerkrankungen und Medikation

Eine tabellarische Zusammenfassung wichtiger anamnestischer Fragen findet sich in der S2k-Leitlinie Gastrointestinale Blutung (Lynen Jansen et al. 2017).

**CAVE**

Ausmaß und Gefährlichkeit der oberen GI-Blutung lassen sich häufig klinisch nur schwer einschätzen. Daher wird die Risikoabschätzung mithilfe des Glasgow Blatchford Score (GBS) empfohlen (Gralnek et al. 2021; ➤ Kap. 31.6, ➤ Tab. 31.1).

**MERKE**

**Wichtige anamnestische Angaben bei Verdacht auf obere GI-Blutung (mod. nach Lynen Jansen et al. 2017)**

- Art der Blutungsmanifestation (Hämatemesis, Kaffeesatzerbrechen, Teerstuhl etc.)
- Begleitsymptome (z. B. Synkope, orthostatische Dysregulation etc.)
- Medikation (Thrombozytenaggregationshemmer, Gerinnungshemmer)
- Vorerkrankungen (Malignom, Leberzirrhose, Ulkusleiden etc.)

**Fallbericht**

**Untersuchungsbefund**

- Patientin in leicht reduziertem AZ und normalem EZ. Patientin wach, allseits orientiert, kooperativ. Haut und Schleimhäute feucht. Herztöne rein, rhythmisch, keine vitientypischen Geräusche. Vesikuläres Atemgeräusch bds. Keine Rasselgeräusche.
- Abdomen: Bauchdecke weich, kein Druckschmerz, keine Abwehrspannung, keine Resistenzen, Darmgeräusche regelrecht in allen vier Quadranten.
- Kein Nierenlager- oder Wirbelsäulenklopfschmerz. Keine peripheren Ödeme. Kein Wadenkompressionsschmerz, keine Wadenumfangsdifferenz. Kein fokalneurologisches Defizit.

**Tab. 31.1** Glasgow Blatchford Score (GBS; modifiziert: BUN durch Harnstoff ersetzt; für die Akuteinschätzung evaluiert) [F210-020]

| Parameter | Punkte |
|---|---|
| **Systolischer Blutdruck, mmHg** | |
| 100–109 | 1 |
| 90–99 | 2 |
| < 90 | 3 |
| **Harnstoff, mg/dl** | |
| > 18,2 und < 22,4 | 2 |
| ≥ 22,4 und < 28 | 3 |
| > 28 und < 70 | 4 |
| ≥ 70 | 6 |
| **Hämoglobin bei Männern, g/dl** | |
| 12,0–12,9 | 1 |
| 10,0–11,9 | 3 |
| < 10,0 | 6 |
| **Hämoglobin bei Frauen, g/dl** | |
| 10–11,9 | 1 |
| < 10,0 | 6 |
| **Weitere Risikofaktoren** | |
| Herzfrequenz > 100 | 1 |
| Teerstuhl | 1 |
| Synkope | 2 |
| Lebererkrankung | 2 |
| Herzinsuffizienz | 2 |

## 31.2 Körperliche Untersuchung

Bei der Untersuchung ist besonders auf eine Abwehrspannung des Abdomens, Blutreste an Mund oder Wangen, das Hautkolorit und die Durchblutung der Peripherie (bereits Zentralisierung?) zu achten. Die Beurteilung der Durchblutung des Unterlids lässt eine Abschätzung des Hb-Werts zu (sind die feinen Äderchen noch als „rote Striche" zu sehen oder nicht?).

Weiterhin ist auf Zeichen einer Lebererkrankung (Zirrhosezeichen) zu achten, da dann eine Beeinträchtigung der Gerinnung zu erwarten ist und die Differenzialdiagnose einer varikösen Blutung wahrscheinlicher wird (aus Ösophagus- oder Fundusvarizen bei portaler Hypertonie).

**RED FLAGS**

**Hinweise auf erhöhtes Risiko bei oberer GI-Blutung**

- Bereits initial ausgeprägte Anämie
- Abnorme Vitalwerte
- Hinweise auf eine Lebererkrankung mit ggf. sogar portaler Hypertension

**Fallbericht**

**Erste Anordnungen und Diagnostik**

EKG, Monitor, Labor.

EKG

Normofrequenter Sinusrhythmus, Linkstyp, alle Zeiten im Limit, unauffällige ST-Strecken.

Blutbild

| Parameter | Laborwert Pat. | Referenzbereich | Einheit |
|---|---|---|---|
| Hämoglobin | 9,5 | 12–16 | g/dl |
| Hämatokrit | 29 | 36–47 | % |
| Erythrozyten | 3,07 | 3,8–5,2 | Mio./µl |
| Leukozyten | 9,9 | 4–10 | Tsd./µl |
| Thrombozyten | 188 | 150–450 | Tsd./µl |

Klinische Chemie

| Parameter | Laborwert Pat. | Referenzbereich | Einheit |
|---|---|---|---|
| CRP | 2 | 1–5 | mg/l |
| Natrium | 144 | 135–145 | mmol/l |
| Kalium | 4,0 | 3,5–4,8 | mmol/l |
| Kreatinin | 0,7 | 0,5–1,4 | mg/dl |
| Harnstoff | 94 | 10–50 | mg/dl |
| Bilirubin | 1,2 | 0,2–1,0 | mg/dl |
| AP | 47 | 35–104 | U/l |
| GOT | 59 | 10–35 | U/l |
| GPT | 79 | 10–35 | U/l |
| γ-GT | 28 | 5–39 | U/l |
| LDH | 167 | 135–214 | U/l |
| Lipase | 37 | 13–60 | U/l |
| TSH | 0,58 | 0,27–4,2 | µIU/ml |

Gerinnung

| Parameter | Laborwert Pat. | Referenzbereich | Einheit |
|---|---|---|---|
| INR (Thrombinzeit) | 1,15 | 0,0–1,3 | |
| PTT (Path SL) | 25 | 24–36 | s |
| Quick (Thromboplastinzeit) | 80 | 70–130 | % |

Monitorüberwachung

Bei der Patientin zeigt sich ein durchgehender normofrequenter Sinusrhythmus.

✓ Fallbericht: EKG und Monitor sind unauffällig, im Labor bestätigen sich eine Anämie und der erhöhte Harnstoff als wesentliche Zeichen der oberen gastrointestinalen Blutung.

## 31.3 Erste Anordnungen und Diagnostik

Bei allen Patienten mit oberer GI-Blutung sollte als erste Anordnung ein i. v. Zugang gelegt und eine Flüssigkeitstherapie begonnen werden. Weitere Anordnungen sind EKG, Monitoring, Labor mit Blutgruppe und je nach klinischer Situation evtl. Bereitstellung von Erythrozytenkonzentraten.

### 31.3.1 EKG

Im EKG bei GI-Blutungspatienten wird besonders auf eine begleitende Ischämie bei Anämie geachtet. Ebenso können Patienten, die sich initial nur mit Oberbauchschmerzen präsentieren, auch eine zugrunde liegende kardiale Ischämie aufweisen.

### 31.3.2 Monitor

Die kontinuierliche initiale Monitorüberwachung ist auch beim initial „stabilen“ Patienten mit normalem

31

Blutdruck und Puls sinnvoll, um eine rasche Verschlechterung zu detektieren, die bei fortgesetzter Blutung auch innerhalb weniger Minuten eintreten kann.

### 31.3.3 Labor

Bei den Laborwerten kommt neben dem Blutbild (Anämie und ggf. Thrombopenie) der Gerinnungsdiagnostik eine wichtige Bedeutung zu. Die Bestimmung von Harnstoff und Kreatinin ermöglicht die Abschätzung bzgl. einer oberen oder unteren GI-Blutung (untere GI-Blutungen zeigen keinen erhöhten Harnstoff) und wird zur Berechnung des GBS benötigt. Die Blutgruppe sollte niederschwellig bestimmt und je nach klinischer Situation sollten EKs bereitgestellt werden.

**MERKE**

Die Abschätzung der Schwere der GI-Blutung mittels Harnstoff ist natürlich nur bei Patienten mit normaler Nierenfunktion sinnvoll; sonst können die Harnstoffwerte (und der Score) nicht verwertet werden.



### 31.3.4 Apparative Diagnostik

Eine weitere apparative Diagnostik ist in der Notaufnahme nicht sinnvoll durchzuführen. Bei klaren Krankheitsbildern mit typischer Präsentation kann somit auf eine weitere Diagnostik verzichtet werden.

Bei Patienten mit unklarer Symptomatik oder bei Patienten, die sich allein mit Oberbauchschmerzen ohne eindeutige Blutungsstigmata vorstellen, kommt jetzt die Abdomensonografie zur Beurteilung weiterer Differenzialdiagnosen zum Einsatz.

Ist der Status einer Lebererkrankung nicht bekannt, so kann durch eine Abdomensonografie nach Zeichen der Leberzirrhose und des portalen Hochdrucks gesucht werden:

- Höckerige Oberfläche, inhomogene Leber
- Aszites
- Hepatofugaler Pfortaderfluss

**KERNAUSSAGEN**

- Blutbild und klinische Chemie sind die wichtigsten Untersuchungen bei der oberen GI-Blutung.
- Die Vitalparameter sollten gerade in der Initialphase kontinuierlich monitort werden, um eine rasche Verschlechterung des Patienten nicht zu übersehen.
- Weitere Untersuchungen beschränken sich in der Notaufnahme auf die Abdomensonografie zum Ein- und Ausschluss von Differenzialdiagnosen bei unspezifischer Präsentation.

**Fallbericht**

**Therapie**

Standardisierte Vorbereitung für die weitere Diagnostik und Therapie bei oberer GI-Blutung.

✓ Fallbericht: Gabe von Flüssigkeit, MCP 10 mg i. v. (bei fehlender Kontraindikation), Gabe von Erythromycin 250 mg i. v., Gabe von PPI i. v. (z. B. Pantoprazol 40 mg i. v.). Stationäre Aufnahme, Kontakt zur Gastroenterologie zwecks Spiegelung.

## 31.4 Therapie

Bei der oberen GI-Blutung ist der Magen in der Regel mit Blut gefüllt. Hier sollte eine frühe Therapie zur medikamentösen Magenentleerung einsetzen, um optimale Voraussetzungen für eine endoskopische Diagnostik und Therapie zu schaffen. Diese werden in den Leitlinien der Fachgesellschaften beschrieben (Lynen Jansen et al. 2017; Gralnek et al. 2015). Wird eine schwere obere Gastrointestinalblutung vermutet, dann sollen 30–120 min vor der Indexendoskopie 250 mg Erythromycin als Kurzinfusion verabreicht werden, um eine Verbesserung der endoskopischen Beurteilbarkeit des oberen Gastrointestinaltrakts zu erreichen.

Bei hämodynamischer Instabilität soll die Volumentherapie zunächst mit kristalliner Infusionslösung erfolgen. Bleibt der Patient trotz ausreichender Volumengabe hämodynamisch instabil, so können passager Katecholamine eingesetzt werden.

Wird eine akute Varizenblutung begründet vermutet, so soll nach den derzeit noch gültigen Leitlinien noch vor der Endoskopie eine Therapie mit einem Vasokonstriktor, z. B. Terlipressin 2 mg i. v., Somatostatin 250 µg i. v. oder Octreotid 50 µg i. v., begonnen werden. Bei dieser Verdachtsdiagnose soll noch vor der Endoskopie auch eine Antibiotikatherapie eingeleitet werden, z. B. mit Ceftriaxon 2 g/24 h. Hinweise auf eine variköse Blutungsursache im oberen Gastrointestinaltrakt können u. a. Leberzirrhose, splanchnische Thrombosen oder eine Thrombozytopenie sein.

### Gabe von Blutprodukten bei der oberen GI-Blutung

Auch bei aktiven oberen GI-Blutungen sollte eine durch Transfusionstrigger gesteuerte Gabe von Erythrozyten erfolgen. Hier zeigt der Trigger von 7 g/dl ein in allen Bereichen besseres Outcome (die Odds-Ratio verschiebt sich hin zum restriktiven Regime bei Leberzirrhose – alle Child-Pugh-Klassifikationen betreffend, Varizen- und Ulkusblutungen) (Villanueva et al. 2013).

**Fallbericht**

**Risikostratifikation**

Die Dringlichkeit der Endoskopie wird gemäß der S2k-Leitlinie der Deutschen Gesellschaft für Verdauungs- und Stoffwechselkrankheiten (DGVS) in drei Zeitabschnitte unterteilt (➤ Kap. 31.5).

✓ Fallbericht: Bei der Patientin liegt eine obere GI-Blutung mit nicht dringlicher Indikation zur Endoskopie vor.

## 31.5 Risikostratifikation

Grundlage der Risikostratifizierung bei akuter oberer Gastrointestinalblutung sind der Glasgow Blatchford Score (GBS; Blatchford et al. 2000; ➤ Tab. 31.1) und das Ergebnis der Endoskopie.

- **Sehr dringliche Endoskopie:** Bei hämorrhagischem Schock bei vermuteter nichtvariköser oberer gastrointestinaler Blutung sollte unmittelbar nach Maßnahmen zur Kreislaufstabilisierung eine Endoskopie erfolgen (innerhalb von 12 h).
- **Dringliche Endoskopie:** Bei Hochrisikosituationen und vermuteter nichtvariköser oberer gastrointestinaler Blutung sollte zeitnah (innerhalb von 24 h) eine Endoskopie erfolgen.
- **Frühelektive Endoskopie:** Bei vermuteter nichtvariköser oberer gastrointestinaler Blutung und hämodynamischer Stabilität sollte frühelektiv (innerhalb von 72 h) eine Endoskopie erfolgen (nach Lynen Jansen et al. 2017).

Letztendlich ist die Endoskopie das maßgebliche therapeutische Verfahren, um eine Diagnose zu stellen *und* eine Therapie durchzuführen. Die oben angegebenen zeitlichen Fristen (aus der 2k-Leitlinie der DGVS) sind Maximalwerte; selbstverständlich muss bei stabilisierter Kreislauffunktion nicht die Maximalzeit abgewartet werden, um die Endoskopie durchzuführen. Wenn es aktiv blutet, dann profitiert der Patient natürlich von einer möglichst zeitnahen Blutstillung: Sowohl die Verbrauchskoagulopathie als auch unnötige Transfusionen können so vermieden werden.

Umgekehrt legt die Leitlinie auch großen Wert darauf, dass der gesamte Patient gesehen und nicht alles der Endoskopie untergeordnet wird.



**KERNAUSSAGEN**

- Die sehr dringliche Endoskopie steht immer hinter der primären hämodynamischen Stabilisierung.
- Bei dringendster Indikation zur Spiegelung muss diese innerhalb von 12 h durchgeführt werden.
- Ein Transfusionstrigger von 7 g/dl verspricht bei allen Patienten ein besseres Outcome.

**Fallbericht**

**Disposition/Empfehlung weiteres Vorgehen**

Stationäre Aufnahme.

✓ Fallbericht: Im Verlauf weiterer Hb-Abfall, Aufnahme auf die Überwachungsstation und dort endoskopische Blutstillung bei einem intermittierend blutenden 1 cm großen peptischen Ulkus unterhalb der Z-Linie.

## 31.6 Disposition/Empfehlung weiteres Vorgehen

Sowohl für die Risikoabschätzung als auch für die Entscheidung für Entlassung oder stationäre Aufnahme eignet sich der Glasgow Blatchford Score (GBS; Blatchford et al. 2000; ➤ Tab. 31.1).

Werte zwischen 0 und 1 können ambulant abgeklärt werden, Werte > 1 haben einen hohen Interventionsbedarf und sollen stationär abgeklärt werden.

Patienten, bei denen eine variköse obere gastrointestinale Blutung festgestellt oder vermutet wird, sollen stets stationär aufgenommen werden.

### Was wäre, wenn …

- … die Patientin bekannte Ösophagus- bzw. Fundusvarizen gehabt hätte?
  - Die Anlage einer Sengstaken-Blakemore-Sonde oder einer Linton-Nachlasssonde wäre als Bridging-Maßnahme bis zur definitiven Endoskopie immer noch möglich.
- … eine endoskopische Blutstillung nicht möglich wäre?
  - Dann bliebe noch die radiologisch interventionelle Art der selektiven Ausschaltung der zuführenden Arterie. Auch eine operative Therapie käme dann noch in Betracht.
- … die Patientin eine schwere Hämatemesis gehabt hätte und gleichzeitig bewusstseinsgetrübt gewesen wäre?
  - Dann hätte die Notwendigkeit einer Intubation vor der Endoskopie geprüft werden müssen.
- … die Patientin wegen einer kardialen Erkrankung Thrombozytenaggregationshemmer oder Antikoagulanzien einnehmen würde?
  - Dazu sagt die Leitlinie Gastrointestinale Blutung 2017: *„Eine Notfallendoskopie zur Blutstillung ist auch unter Thrombozytenaggregationshemmung oder Antikoagulantien möglich und sinnvoll.“* Ob die Medikation pausiert oder z. B. bei Vitamin-K-Antagonisten oder DOAKs antagonisiert werden sollen, muss mit den Gastroenterolog*innen und Kardiolog*innen schnell geklärt werden.
- … die Patientin angegeben hätte, schon einmal eine Mallory-Weiss-Blutung gehabt zu haben?
  - Diese Angabe ändert am Vorgehen zunächst nichts. Die Situation muss unabhängig von dieser Angabe nach den vorliegenden Befunden beurteilt werden.

#### LITERATUR

Blatchford O, et al. A risk score to predict need for treatment for upper gastrointestinal haemorrhage. Lancet 2000; 356(9238): 1318–1321.

Gralnek IM, et al. Endoscopic diagnosis and management of nonvariceal upper gastrointestinal hemorrhage (NVUGIH): European Society of Gastrointestinal Endoscopy (ESGE) Guideline – Update 2021. Endoscopy 2021; 53(3): 300–332.

Lynen Jansen P, et al. S2k-Leitlinie Gastrointestinale Blutung. AWMF-Registernummer 021-028. Stand: 31.5.2017 (in Überarbeitung); https://register.awmf.org/de/leitlinien/detail/021-028 (letzter Zugriff: 1.2.2023).

Nadler J, et al. Outcomes in variceal hemorrhage following the use of a balloon tamponade device. Am J Emerg Med 2017; 35(10): 1500–1502.

Villanueva C, et al. Transfusion strategies for acute upper gastrointestinal bleeding. N Engl J Med 2013; 368(1): 11–21.

KAPITEL

# 32 Blut im Stuhl

Felix Rockmann

## Fallbericht

### Eintreffen

Ein 81-jähriger Patient stellt sich selbstständig in der Notaufnahme vor. Er berichtet über erstmalige helle Blutbeimengungen beim Stuhlgang heute Morgen. In den letzten Wochen habe er eher unter Obstipation gelitten, und der Stuhl sei schwarz gefärbt gewesen, da er Eisenpräparate einnehme (diese seien jedoch im Moment pausiert). Heute Morgen habe er den schmerzlosen Abgang von hellem Blut bemerkt. Er schätzt die Menge auf etwa 100 ml.

### Ersteindruck

Patient wach, voll orientiert.

### Vitalwerte

GCS 15; $SaO_2$ 97 %; HF 100; RR 190/100; AF 14; T 37,0; Sx 0/10

### Triagekategorie

Gelb

### Anamnese

Der Patient verneint Schmerzen oder andere Allgemeinsymptome. Er nehme Marcumar® bei Z. n. Lungenembolien und anamnestisch bestehenden Herzrhythmusstörungen. Auch Fieber, Husten, Auswurf, Nachtschweiß und Gewichtsverlust werden von ihm verneint.

Familienanamnese: ein Bruder Pankreaskarzinom, anderer Bruder Nierenkarzinom, Schwester gastrointestinaler Tumor.

Letzte Koloskopie vor 6 Jahren, letzte Gastroskopie vor ca. 15 Jahren.

Medikamente:

- Marcumar® 1/2–0–0
- Tambocor® (Flecainid 50 mg) 1-0-1

**DIAGNOSE**

Untere Gastrointestinalblutung

**KERNAUSSAGEN**

- Bei GI-Blutungen sind immer die Menge, Beschaffenheit und Farbe zu erfragen.
- Wichtige weitere Punkte sind Medikamente mit Einfluss auf die Blutgerinnung und/oder die Thrombozytenfunktion.
- Die Familienanamnese und die letzte Koloskopie ergänzen die Einschätzung des Risikoprofils.

## 32.1 Anamnese und Differenzialdiagnose

Bei allen Blutungen spielen Menge (in typischen Einheiten aufzählen lassen, nicht nach „viel" oder „wenig" fragen: Schnapsglas bis 2 cl, Wasserglas bis 250 ml etc.) und Farbe eine wichtige Rolle. Grundsätzlich spricht der nicht mit dem Stuhl vermischte Blutanteil für eine distale untere GI-Blutung. Weiterhin müssen die Risikofaktoren (wie Vorerkrankungen und Blutverdünnungen) ebenso erfragt werden wie die Familienanamnese bzgl. Tumorerkrankungen und die letzte Koloskopie.

Speziell die letzte Koloskopie gibt wichtige Hinweise auf die Blutungsquelle: Ist noch keine durchgeführt worden, so sind alle Differenzialdiagnosen denkbar. Wurde eine reguläre Vorsorgekoloskopie durchgeführt, dann reduziert sich das Risiko für eine tumoröse Ursache der Blutung erheblich. Außerdem wären dann Vorliegen und Ausmaß einer Divertikelerkrankung bekannt, was ein Maß für die Blutungshäufigkeit ist (Niikura et al. 2015). Ferner ist es wichtig, nach vorangegangenen rektalen Blutungen

(z. B. bei Hämorrhoidalleiden) zu fragen, da dies bei unteren GI-Blutungen die häufigsten Blutungsquellen sind. Auch die Nachfrage nach Voroperationen (insb. einer Appendektomie, da hier lege artis ebenfalls nach einem Meckel-Divertikel gesehen wird) bzw. Kolonoperationen ist relevant.

**MERKE**

**Wichtige anamnestische Angaben bei unterer GI-Blutung**

- Bisherige Blutungsanamnese
- Voroperationen (Dünn-/Dickdarm, Appendektomie)
- Medikamenteneinnahme
- Letzte Koloskopie (und der Befund)
- Divertikelerkrankung

**Fallbericht**

**Untersuchungsbefund**

- 81-jähriger Patient in gutem AZ und leicht reduziertem EZ (Größe 168 cm, Gewicht 50 kg)
- Patient wach, vierfach orientiert. Keine neurologischen Ausfälle
- Nuchal, zervikal, supra- und infraklavikulär keine Lymphknotenschwellung tastbar
- Cor: rein, rhythmisch, keine vitientypischen Herzgeräusche
- Pulmo: Lunge seitengleich belüftet, bds. vesikuläres Atemgeräusch
- Nierenlager bds. klopfschmerzfrei, Wirbelsäule ohne Klopfschmerz
- Keine peripheren Ödeme
- Abdomen: weich, keine Abwehrspannung, keine Resistenzen, kein Druckschmerz, regelrechte Darmgeräusche über allen vier Quadranten, Bruchpforte Leiste rechts
- Digital-rektale Untersuchung (DRU): altes Blut in der Rima ani, keine äußeren Hämorrhoiden zu erkennen, altes Blut auf dem Fingerling

## 32.2 Körperliche Untersuchung

Bei der körperlichen Untersuchung ist zunächst auf die Bestätigung der GI-Blutung (also Blut um den After, Blut am Fingerling bei der rektalen Untersuchung) bzw. auf einen positiven Hämoccult®-Test zu achten. Sekundär können Tachykardie und Blässe Zeichen einer Anämie sein. Schließlich ist bei der Abdomenuntersuchung auf Narben und Bauchdeckenspannung/Abwehrspannung bzw. tastbare Raumforderungen zu achten, um weitere Hinweise auf die Ursache der Beschwerden zu erhalten.

Patienten mit erworbenen Gerinnungsstörungen (z. B. durch Medikamente) oder Thrombopenien (bei Thrombozytenaggregationshemmern oder Erkrankungen des blutbildenden Systems) sind stärker für eine GI-Blutung gefährdet, sodass auch auf sekundäre Hinweise für eine Blutgerinnungsstörung wie Hämatome unterschiedlichen Alters, aber auch für Leberfunktionsstörungen zu achten ist (Leberzirrhose-Zeichen).

**RED FLAGS**

**Hinweise auf erhöhtes Risiko bei einer unteren GI-Blutung**

- Abnorme Vitalwerte
- Untersuchungsbefunde, die auf eine Anämie hinweisen (Blässe der Haut und Schleimhaut – Unterlid beachten)
- Untersuchungsbefunde, die auf eine Gerinnungsstörung hinweisen: Hämatome, Leberzirrhose-Zeichen
- Untersuchungsbefunde, die auf eine Thrombopathie hinweisen: Petechien, positiver Rumpel-Leed-Test

**Fallbericht**

**Erste Anordnungen und Diagnostik**

EKG. Labor mit Blutbild, Gerinnung, klinischer Chemie. Sonografie. Vitalparameter-Kontrolle.

### EKG

Normofrequenter Sinusrhythmus, Indifferenztyp, alle Zeiten im Limit, unauffällige ST-Strecken.

### Blutbild

| Parameter | Laborwert Pat. | Referenzbereich | Einheit |
|---|---|---|---|
| Hämoglobin | 12,9 | 14–18 | g/dl |
| Hämatokrit | 38 | 40–53 | % |
| Erythrozyten | 4,26 | 4,5–5,5 | Mio./µl |
| Leukozyten | 3,7 | 4–10 | Tsd./µl |
| Thrombozyten | 275 | 150–450 | Tsd./µl |

Klinische Chemie

| Parameter | Laborwert Pat. | Referenzbereich | Einheit |
|---|---|---|---|
| CRP | 2 | 1–5 | mg/l |
| Natrium | 136 | 135–145 | mmol/l |
| Kalium | 3,9 | 3,5–4,8 | mmol/l |
| Kreatinin | 1,0 | 0,5–1,4 | mg/dl |
| Harnstoff | 34 | 10–50 | mg/dl |
| GPT | 13 | 10–50 | U/l |
| γ-GT | 14 | 5–39 | U/l |
| LDH | 234 | 135–214 | U/l |
| TSH | 0,97 | 0,27–4,2 | μIU/ml |

Gerinnung

| Parameter | Laborwert Pat. | Referenzbereich | Einheit |
|---|---|---|---|
| INR (Thrombinzeit) | 2,42 | 0,0–1,3 | |
| PTT (Path SL) | 37 | 24–36 | s |
| Quick (Thromboplastinzeit) | 32 | 70–150 | % |

✓ Fallbericht: Im Labor finden sich eine gering ausgeprägte Anämie und eine Gerinnungsstörung.

## 32.3 Erste Anordnungen und Diagnostik

Patienten mit unteren GI-Blutungen sind gerade in der initialen Phase oft nicht stark betroffen. Durch die kurze Zeit zwischen dem Beginn der Blutung und dem Bemerken derselben durch den Patienten sind akute Kreislaufzeichen oder auffällige Anämien eher unwahrscheinlich. Beachtenswert ist die häufig durch Phenprocoumon verursachte Gerinnungseinschränkung.

### 32.3.1 EKG

Die EKG-Diagnostik ist auch bei GI-Blutungen relevant: Häufig wird unter der Anämie auch eine relevante KHK offenkundig, da die Sauerstofftransportkapazität proportional zur Anämie verringert, das Herzzeitvolumen dadurch gesteigert (und damit der kardiale Sauerstoffverbrauch erhöht) wird. So kann es zur Demarkierung von Ischämien kommen, die im EKG sichtbar werden, z. B. durch T-Negativierungen und ST-Senkungen.

### 32.3.2 Monitor

Die kontinuierliche Monitorüberwachung eines GI-Bluters ist bei fehlenden kardialen Risikofaktoren und unauffälligem EKG in der Notaufnahme nicht indiziert. Jedoch sollte die Erfassung der Vitalparameter Herzfrequenz und Blutdruck regelmäßig erfolgen.

Bei hämodynamisch wirksamen unteren GI-Blutungen muss selbstverständlich eine kontinuierliche Monitorüberwachung erfolgen. Kriterien für einen gefährlichen Verlauf ➤ Kap. 32.5 (Risikoscore, ➤ Tab. 32.1).

### 32.3.3 Labor

Das Labor sollte nicht nur aus Blutbild und Gerinnung bestehen, sondern auch wichtige Zusatzgrößen wie Nierenfunktion, Elektrolyte und LDH enthalten. Hiermit sind Anämien differenzialdiagnostisch weiter einzugrenzen: Blutungsanämien vs. z. B. hämolytische Anämien.

### 32.3.4 Apparative Diagnostik

Weitere apparative Diagnostik ist in der Initialphase nicht indiziert. Einzig der **abdominale Ultraschall** sollte noch zur Komplettierung der Differenzialdiagnose durchgeführt werden.

**MERKE**

Besonders geachtet werden sollte hierbei auf:
- Freie Flüssigkeit und Leberzirrhose-Zeichen: weitere Ursache von Gerinnungsstörungen
- Entzündungen/Divertikel im Bereich von Colon descendens/Sigma: Hauptursache von unteren GI-Blutungen: Divertikelblutungen
- Raumforderungen/Tumoren, vor allem in der Leber: Blutung aus Tumoren als wichtige Differenzialdiagnose

Bei ausgeprägten Blutungen kann als zusätzliches Diagnostikum die **Abdomen-CT** mit arterieller und venöser Phase in Betracht kommen. Der Patient erhält hierfür Wasser als negatives KM zu trinken; dann wird die CT durchgeführt, um einen KM-Austritt in den Darm nachzuweisen.

**MERKE**

**Bei Hämatochezie und signifikanter Blutungsmenge erfolgt zuerst die Gastroskopie!**
Die Unterscheidung zwischen unterer und oberer GI-Blutung kann klinisch schwierig sein. Bei starker GI-Blutung ist nach initialer hämodynamischer Stabilisierung die Gastroskopie als erste Untersuchung indiziert, da bei 10 % der Patienten mit Hämatochezie eine obere GI-Blutung vorliegt (Lynen Jansen et al. 2017 [Leitlinie in Überarbeitung]).

**KERNAUSSAGEN**

- Neben der Anamnese und der DRU ist das Labor die wichtigste Untersuchung bei einer unteren GI-Blutung in der Notaufnahme.
- Im Labor sind die Anämie und die Erythrozytengröße (MCV) wichtiger Hinweisgeber auf die Ursache und die Dauer der ggf. mikroskopischen GI-Blutung.
- Die bildgebende Diagnostik (Abdomensonografie) wird zielgerichtet zum Ein- oder Ausschluss signifikanter Komorbiditäten wie auch zur möglichen Ursachensuche eingesetzt.

**Fallbericht**

**Therapie**

Zur definitiven Diagnostik und Therapie erfolgen eine Koloskopie und Gastroskopie im Verlauf.
- Koloskopie:
  - Anus: Inspektion der Analregion ohne pathologischen Befund; unauffälliger Tastbefund
  - Schleimhaut glatt und verschiebbar, keine Resistenzen, kein Blut am Handschuh
  - Kolon:
    - Fast im gesamten Kolonrahmen nicht-koaguliertes Blut, ausgenommen Colon ascendens, hier: Stuhl auf der unauffälligen Schleimhaut
    - Ubiquitär teils großlumige Divertikel, am stärksten ausgeprägt im linken Kolon, hier auch das meiste Blut
    - Weitgehendes Freispülen: keine aktive Blutung, kein „Nachlaufen" von Blut erkennbar
- Gastroskopie: keine obere GI-Blutung. Chronisch-atrophe Gastritis mit 7 mm kleinen flachen Korpuspolypen.

✓ Fallbericht: Es zeigt sich das Bild einer sistierten unteren Blutung unter Marcumar®, mutmaßlich infolge eines der multiplen Kolondivertikel (am ehesten linkskolisch).

## 32.4 Therapie

Die Koloskopie ist die diagnostische Untersuchung und oft auch die Therapie im Verlauf. Allein durch die nötigen Abführmaßnahmen zur Vorbereitung sistieren bereits einige Blutungen. In einer Sitzung ist dann meist die Blutungsquelle zu lokalisieren und die Therapie durchzuführen (endoskopische Blutungsstillung durch Unterspritzen, Clipping etc.).

**Fallbericht**

**Risikostratifikation**

Bei diesem Patienten liegt eine GI-Blutung mit niedrigem Risiko vor.

## 32.5 Risikostratifikation

Zur Einstufung des Risikos der ambulanten Behandlung (Wann kann ein Patient mit großer Sicherheit ambulant abgeklärt werden?) dient der *Oakland Score*

(➤ Tab. 32.1), der als der geeignetste unter den Risikoscores evaluiert wurde (Almaghrabi et al. 2022). Ein Score von ≤ 8 Punkten rechtfertigt eine ambulante Weiterbehandlung.

**Tab. 32.1** Risikoscore für eine sichere Entlassung bei unterer GI-Blutung: der Oakland Score (Oakland et al. 2020)

| Item | | Punkte |
|---|---|---|
| Alter (Jahre) | | |
| | ≤ 39 | 0 |
| | 40–69 | 1 |
| | ≥ 70 | 2 |
| Geschlecht | | |
| | weiblich | 0 |
| | männlich | 1 |
| Vorangegangene Krankenhausaufnahme mit unterer GI-Blutung | | |
| | nein | 0 |
| | ja | 1 |
| DRU | | |
| | kein Blut | 0 |
| | Blut | 1 |
| Herzfrequenz [Schläge/min] | | |
| | ≤ 69 | 0 |
| | 70–89 | 1 |
| | 90–109 | 2 |
| | ≥ 110 | 3 |
| Systolischer Blutdruck [mmHg] | | |
| | 50–89 | 5 |
| | 90–119 | 4 |
| | 120–129 | 3 |
| | 130–159 | 2 |
| | ≥ 160 | 0 |
| Hb [g/dl] | | |
| | 3,6–6,9 | 22 |
| | 7,0–8,9 | 17 |
| | 9,0–10,9 | 13 |
| | 11–12,9 | 8 |
| | 13,0–15,9 | 4 |
| | ≥ 16 | 0 |

**KERNAUSSAGEN**

- Die untere GI-Blutung ist im Vergleich zur oberen GI-Blutung seltener akut bedrohlich.
- Die Hämodynamik bestimmt die Dringlichkeit der weiteren Maßnahmen, nicht der Hb.
- Die Diagnostik der Wahl bei Verdacht auf untere GI-Blutung ist die Koloskopie. Sie ermöglicht in der Regel auch die therapeutische Versorgung. Hierzu ist die Vorbereitung des Patienten nach Maßgabe der Gastroenterologie entscheidend.
- In unklaren Fälle kann zum Ausschluss einer oberen GI-Blutung eine Gastroskopie erforderlich sein.
- Einzig die KM-gestützte CT kommt bei starken GI-Blutungen als ergänzendes Diagnostikum in Betracht.

## 32.6 Disposition/Empfehlung weiteres Vorgehen

Je nach Blutungsausmaß, Komorbidität und weiteren Faktoren muss im Einzelfall über eine stationäre oder ambulante Abklärung entschieden werden. Eine Hilfe kann hierzu der Oakland-Score sein.

## Was wäre, wenn …

- … es sich um Blutung aus Hämorrhoiden handeln würde?
  - Dann würden in der Regel die lokale Kompression, die Nutzung von Eisfingerlingen und anschließend Diltiazem-Creme zur lokalen Therapie ausreichen. Eine ambulante proktologische Vorstellung ist zu empfehlen.
- … der Patient nachts um 3 Uhr erschienen wäre: Welche Anordnungen wären dann wichtig?
  - Hierauf gibt es natürlich keine allgemeingültige Antwort: Prinzipiell soll der Patient nichts mehr essen und morgens um 6:00 Uhr Abführmaßnahmen erhalten (je nach Regime). Es sollte am Morgen eine Hb-Kontrolle durchgeführt werden und ein i. v. Zugang etabliert sein. Auch sollten je nach Krankheitsdynamik z. B. alle 3 oder 4 h Blutdruck und Puls gemessen werden (dies alles natürlich nur, wenn der Patient kein Blut mehr absetzt).
- … der Patient immer weiter geblutet hätte?
  - Dann gilt: Stabilisierung der Vitalfunktionen (Kristalloide, Albumin, Gerinnungssubstitution), Intensivstation und die entscheidende Frage: Liegt vielleicht doch eine obere GI-Blutung oder eine Blutung aus dem Dünndarm vor, etwa ein Meckel-Divertikel? In diesen Fällen sollte ein enger Kontakt zur Endoskopikerin aufgenommen werden.

### LITERATUR


Almaghrabi M, et al. Comparison of risk scores for lower gastrointestinal bleeding: a systematic review and meta-analysis. JAMA Netw Open 2022; 5(5): e2214253.

Lynen Jansen P, et al. S2k-Leitlinie Gastrointestinale Blutung. AWMF-Registernummer 021-028. Stand: 31.5.2017 (in Überarbeitung); https://register.awmf.org/de/leitlinien/detail/021-028 (letzter Zugriff: 1.2.2023).

Niikura R, et al. Natural history of bleeding risk in colonic diverticulosis patients: a long-term colonoscopy-based cohort study. Aliment Pharmacol Ther 2015; 41(9): 888–894.

Oakland K, et al. External validation of the Oakland Score to assess safe hospital discharge among adult patients with acute lower gastrointestinal bleeding in the US. JAMA Netw Open 2020; 3(7): e209630.

# VI Hämatologische und onkologische Notfälle

VI

KAPITEL

# 33

Thomas Plappert

# Schlapp und schwach

## Fallbericht

### Eintreffen

Ein 69-jähriger Patient kommt auf Einweisung seines Hausarztes zur Abklärung einer Anämie in die ZNA.

### Ersteindruck

Patient kommt zu Fuß, geht langsam und wirkt blass.

### Vitalwerte

GCS 15; $SaO_2$ 97 %; HF 102; RR 110/70; AF 16; T 35,8; Sx 0/10; BZ 106

### Triagekategorie

Gelb

### Anamnese

Der Patient berichtet, dass er sich bereits seit einiger Zeit schwach und schlapp fühle. Er habe nach seiner Berentung in der heimischen Schreinerwerkstatt täglich weitergearbeitet, was ihm seit etwa 6 Wochen aber zunehmend schwerer falle. Er werde schneller müde, müsse sich auch mittags hinlegen und gerate leicht „aus der Puste". Thoraxschmerzen oder thorakale Enge verneint der Patient. Ebenso seien nie Unterschenkelödeme oder eine Gewichtszunahme aufgetreten – ganz im Gegenteil: Er habe eher Gewicht verloren. Fieber oder Nachtschweiß verneint der Patient, der Stuhlgang sei seit vielen Jahren von wechselnder Regelmäßigkeit, jedoch stets normal in der Farbe. Der Urin sei unauffällig, das Wasserlassen problemlos.

An Vorerkrankungen bestünden seit vielen Jahren sowohl eine arterielle Hypertonie, die mit einem ACE-Hemmer behandelt würde, als auch eine rheumatoide Arthritis, die mit Ibuprofen und Methotrexat gut kontrolliert sei. Zum Schutz der Magenschleimhaut würde ein Protonenpumpeninhibitor in niedriger Dosis eingesetzt. Der Patient gibt an, dass es ihm damit gut gehe und er die Therapie gut vertrage.

Seinen Beruf als Schreiner habe er fast 50 Jahre mit großer Freude ausgeübt; auch nach der Berentung sei er fast täglich in der heimischen Werkstatt tätig. Er habe regelmäßig Kontakt mit lösungsmittelhaltigen Beizen und Lacken sowie feinen Stäuben. Auf Nachfrage gibt er an, in den ersten Jahren seiner beruflichen Tätigkeit auch mit Asbest gearbeitet zu haben.

✓ Fallbericht: Die Einweisung durch den Hausarzt weist bereits auf eine Anämie hin. Der Patient beklagt allmählich progrediente Symptome noch ohne Hinweise auf eine kritische Hypoperfusion. Die rheumatoide Arthritis und ihre Therapie, aber auch der berichtete Gewichtsverlust und das Alter des Patienten lassen an zahlreiche Differenzialdiagnosen denken.

Die Schilderungen des Patienten lassen eine Klassifikation als symptomatische Anämie zu.

## 33.1 Anamnese und Differenzialdiagnose

Wenn keine Zeichen der Hypoperfusion oder der kritischen Organischämie vorliegen, besteht zunächst keine Indikation zur sofortigen Therapie, etwa zu einer Notfalltransfusion. Daher kann zunächst eine differenzialdiagnostische Abklärung erfolgen, welche die drei großen Ursachen Blutbildungsstörung, Blutverlust und Hämolyse beleuchtet.

**MERKE**

**Erste Abklärungsschritte bei Anämie**

- **Blutverlust:**
  - Äußerlicher Blutverlust, Hämatome: Inspektion
  - Gastrointestinale Blutungen: Rektalstatus, Hämoccult®-Test
  - Hämaturie: Urinstatus
  - Blutungen in Bauchhöhle oder Pleurahöhle: Notfallsonografie und ggf. diagnostische Punktion
- **Hämolyse:**
  - Hämolyse-Parameter: LDH, Haptoglobin
  - Im Rahmen einer malignen Erkrankung: Differenzialblutbild
- **Blutbildungsstörung:**
  - Eisenmangel: Ferritin, Eisen
  - Vitamin-$B_{12}$-Mangel: Vitamin $B_{12}$
  - Folsäuremangel: Folsäure
  - Chronische Entzündungen: Differenzialblutbild
  - Knochenmarkinsuffizienz: Retikulozyten (und Substrate)
  - Verdrängung: Differenzialblutbild, LDH, Elektrophorese

33

Neben diesen allgemeinen Abklärungen, die standardisiert bei Patienten mit Anämien am Anfang der Überlegungen stehen, müssen auch patientenspezifische Faktoren Beachtung finden: Die rheumatische Erkrankung des Patienten stellt durch die chronische Entzündung, durch die für obere und untere gastrointestinale Blutungen prädisponierende Medikation mit NSAR oder auch Prednisolon sowie durch die Therapie mit Methotrexat (direkte und indirekte Wirkung auf das blutbildende System) ein Risiko für das Auftreten einer Anämie aus unterschiedlichster Ursache dar.

Grundsätzlich müssen bei einer Anämie, die nicht klar durch einen Blutverlust erklärt ist, Malignome als Ursache bedacht werden. Bei Männern sind neben gastrointestinalen (insb. Kolonkarzinomen) auch Lungenkarzinome und das Prostatakarzinom häufig. Kommt es hier zu einer Anämie, liegt oft bereits ein fortgeschrittenes Stadium vor. Ebenso bedacht werden müssen Malignome des blutbildenden Systems, welche die reguläre Blutbildung im Knochenmark verdrängen. Eine weitere Differenzialdiagnose ist die Hämolyse, die sowohl als paraneoplastisches Phänomen wie auch als Autoimmunphänomen auftreten kann und die unmittelbar behandelt wird. Die Tatsache, dass der Patient mit Gefahrstoffen wie Asbest gearbeitet hat, muss für die weiteren Abklärungen im Hinterkopf behalten werden, um ggf. eine Anerkennung als Berufskrankheit zu beantragen.

**Fallbericht**

**Untersuchungsbefund**

Patient ist wach, orientiert, GCS 15. Cor: normale Herztöne, keine Geräusche, leicht tachykard. Pulmo: normale Atemgeräusche, keine Nebengeräusche. Abdomen: weich, indolent, keine Organomegalien, keine abnormen Resistenzen, keine Abwehrspannung, normale Darmgeräusche. Rektalstatus: Ampulle leer. Integument und Schleimhäute blass.

✓ Fallbericht: Die körperliche Untersuchung zeigt bis auf eine auffällige Blässe einen Normalbefund.

## 33.2 Körperliche Untersuchung

Zur Abklärung einer Anämie ist die körperliche Untersuchung oft nur wenig wegweisend: Eine akute gastrointestinale Blutung und Hämatome oder Blutungen nach außen müssen ausgeschlossen werden; im Weiteren fußt die Diagnostik auf Labor, Bildgebung und Endoskopie.

**Fallbericht**

**Erste Anordnungen und Diagnostik**

- Monitor
- Labor: BGA, Diff-BB, Vitamin $B_{12}$, Folsäure, Ferritin, Eisen, Retikulozyten, LDH, Haptoglobin, Elektrophorese, CRP, Kreatinin, Gerinnung
- Röntgen-Thorax

EKG

Tachykarder Sinusrhythmus, Indifferenztyp, alle Zeiten im Limit, unauffällige ST-Strecken.

Labor

| Parameter | Laborwert Pat. | Referenzbereich | Einheit |
|---|---|---|---|
| Hämoglobin | 4,9 | 12–16 | g/dl |
| Hämatokrit | 18 | 35–45 | % |
| Erythrozyten | 3,6 | 3,6–5,5 | Mio./µl |
| Leukozyten | 6,4 | 4–10 | Tsd./µl |
| Thrombozyten | 610 | 140–440 | Tsd./µl |
| pH | 7,37 | 7,35–7,44 | |
| $pO_2$ venös | 42 | | mmHg |
| $pCO_2$ venös | 32 | | mmHg |
| BE | −2,1 | | mmol/l |
| Natrium | 134 | 130–145 | mmol/l |
| Kalium | 4,1 | 3,5–4,5 | mmol/l |
| Laktat | 2,22 | | mg/dl |

Monitorüberwachung

Durchgehend leicht tachykarder Sinusrhythmus, Sauerstoffsättigung 97 % bei Raumluft, Blutdruck um 120/70 mmHg.

**DIAGNOSE**

Symptomatische Anämie

**Fallbericht**

**Erste Anordnungen und Diagnostik**

- Die ersten Werte des Labors bestätigen die Anämie und zeigen eine leichte Thrombozytose. In der Folge zeigen sich die Werte für Haptoglobin und LDH normal. Ferritin und Eisen sind stark erniedrigt, die Retikulozyten im oberen Normbereich, was jedoch im Kontext der Anämie einem deutlich erniedrigten Retikulozyten-Index entspricht. Das Differenzialblutbild ist normal, Entzündungszeichen sind im Normbereich.
- Im EKG finden sich keine Ischämiezeichen.
- Die Röntgenaufnahme des Thorax zeigt einen Normalbefund.

✓ Fallbericht: Die Angaben und Befunde weisen auf eine sich allmählich entwickelnde Anämie hin. Da der Patient in der Notaufnahme weiter stabil bleibt, wird das Monitoring beendet.

## 33.3 Erste Anordnungen und Diagnostik

Neben der Bestätigung des Verdachts bzw. dem Erheben eines kurzfristigen Verlaufs (ein stabiler Hb/Hkt seit dem Vortag macht eine aktive Blutung unwahrscheinlich) ist der Ausschluss einer Hämolyse ein kritischer Schritt: Eine Transfusion kann die Hämolyse im schlechtesten Fall noch weiter anfeuern und ist daher nicht nur nicht zielführend, sondern führt im Gegenteil mitunter zu einer weiteren und schnelleren Verschlechterung. Eine erhöhte LDH und ein erniedrigtes Haptoglobin sind diagnostisch für eine Hämolyse.

Die Zahl der Retikulozyten im peripheren Blut gibt das Maß der Blutbildung an. Bei einer perakuten Blutung sind sie noch normal, bei länger andauernder Anämie müssen sie reaktiv erhöht sein.

In der weiteren Folge muss bei einer symptomatischen Anämie gründlich das Risiko einer Transfusion gegen das Risiko eines alternativen Vorgehens abgewogen werden, das insbesondere bei einer Eisenmangelanämie mit einer hoch dosierten i. v. Eisensubstitution kurzfristig erfolgversprechend ist. In diesem Fall könnte etwa mit dem Patienten eine körperliche Schonung verabredet und unmittelbar mit der i. v. Substitution von 500 mg dreiwertigem Eisen begonnen werden. Das Eisendefizit lässt sich mit entsprechenden Formeln berechnen.

**Fallbericht**

**Therapie**

Wegen der stark verminderten Werte von Eisen und Ferritin erhält der Patient eine i. v. Gabe von hoch dosiertem dreiwertigem Eisen. Im Rahmen eines stationären Aufenthalts müssen eine Klärung der Genese und die definitive Therapie erfolgen.

## 33.4 Therapie

Der Patient erhält Eisen i. v., nachdem das Eisendefizit anhand von Ferritin- und Hb-Wert berechnet wurde. Bei intakter Blutbildung führt dies zu einer raschen Verbesserung des Hb-Werts.

Bei einer hämolytischen Anämie wäre eine Gabe von **Prednisolon** i. v. indiziert, um die Hämolyse zu stoppen; bei anderen Anämieformen ist bei einem Hb von 4,9 eine Transfusion von **Erythrozytenkonzentraten** indiziert. Zu beachten ist, dass bei akuten Blutungen der Zeitpunkt der Transfusion nicht durch unnötige Blutbildkontrollen verzögert wird, sondern dass das Ausmaß der Blutung und die Frage, wie und wann sie gestoppt wird (etwa endoskopisch, operativ oder interventionell-radiologisch), über die Notwendigkeit weiterer Transfusionen entscheiden.

**Fallbericht**

**Risikostratifikation**

Symptomatische Anämie, keine Zeichen der Organhypoperfusion.

✓ Fallbericht: Es besteht ein mittleres Risiko bei Hinweisen auf eine ausgeprägte, sich aber allmählich entwickelnde Anämie. Zeichen, die auf ein hohes Risiko hinweisen, z. B. durch akuten Blutverlust oder Hämolyse, finden sich nicht.

## 33.5 Risikostratifikation

Es gibt kein validiertes Tool zur Risikostratifikation. Grundsätzlich sind Anämien in der Reihenfolge: Blutverlust – Hämolyse – Blutbildungsstörung abzuklären, wobei Blutverlust (durch klinische Untersuchung) und Hämolyse obligat in der Notaufnahme ausgeschlossen werden müssen.

Anhand der Klinik (Belastungsdyspnoe, Ruhedyspnoe, Schwindel, Angina pectoris etc.), ergänzt um die Werte für Herzfrequenz, Blutdruck und Laktat, wird die Anämie als asymptomatisch, symptomatisch oder kritisch eingeschätzt:

- **Asymptomatische Anämien** werden nach Ausschluss von akuter Blutung und Hämolyse zum nächstmöglichen Zeitpunkt elektiv abgeklärt.
- **Symptomatische Anämien** werden unabhängig von der Ätiologie stationär aufgenommen.
- **Kritische Anämien** werden umgehend in der ZNA behandelt.

**Fallbericht**

**Disposition/Empfehlung weiteres Vorgehen**

- Aufnahme auf eine internistische Normalstation
- Fortführung der hoch dosierten Eisensubstitution
- Sonografie des Abdomens und des Retroperitoneums, CT Thorax und Abdomen, Gastroskopie, Koloskopie

✓ Fallbericht: Stationäre Aufnahme auf eine internistische Normalstation.

## 33.6 Disposition/Empfehlung weiteres Vorgehen

Neben der Substitution von Eisen muss eine umfangreiche Diagnostik zur Abklärung der Ursache des Eisenmangels erfolgen.

## Was wäre, wenn …

- … der Patient kreislaufinstabil gewesen wäre?
  - Dann wäre eine akute Blutung die wahrscheinlichste Ursache gewesen und eine sofortige Blutstillung parallel zur Notfalltransfusion die Therapie der Wahl.
- … der Patient Thoraxschmerzen bei Belastung angegeben und das EKG ST-Senkungen gezeigt hätte?
  - Dann hätte eine kardiologische Abklärung erfolgen müssen, und es wäre eine Notfalltransfusion zu prüfen.
- … der Patient eine Hämolyse gezeigt hätte?
  - Dann wäre eine Immunsuppression mit Prednisolon indiziert und eine alleinige Transfusion kontraindiziert gewesen.
- … der Patient sich in der Notaufnahme rasch verschlechtert hätte?
  - Dann hätte eine sorgfältige Reevaluation mit sofortiger Kontrolle der Notfallwerte, Prüfung anderer Ursachen, evtl. Notfalltransfusion und Aufnahme auf die Intensivstation erfolgen müssen.

### LITERATUR

Goede JS, et al. Blutbildveränderungen. In: Battegay E (Hrsg.): Differenzialdiagnose Innerer Krankheiten. Stuttgart: Thieme 2017; 796–838.

Hastka J, Metzgeroth G, Gattermann N. Eisenmangel und Eisenmangelanämie. Onkopedia Leitlinie; www.onkopedia.com/de/onkopedia/guidelines/eisenmangel-und-eisenmangelanaemie/@@guideline/html/index.html#head-references (letzter Zugriff: 22.1.2023).

KAPITEL

# 34 Unklare Hauteinblutungen

Alexander Krohn

**Fallbericht**

### Eintreffen

Ein 52-jähriger Patient stellt sich wegen punktförmiger Hautrötungen in der Notaufnahme vor. Zudem leide er unter wiederholt auftretendem Nasenbluten und auch Zahnfleischbluten. In der Hand hält er eine Notfalleinweisung vom Hausarzt, auf der handschriftlich „Thrombozyten 6.000/µl" vermerkt ist. Der Patient bittet um zügige Abklärung, da er sich große Sorgen mache, verbluten zu müssen.

### Ersteindruck

Patient wach, voll orientiert, keine akuten Schmerzen, keine äußerlich sichtbare aktive Blutung.

### Vitalwerte

GCS 15; $SaO_2$ 98 %; HF 94; RR 146/93; T 36,3; BZ 90

### Triagekategorie

Gelb

### Anamnese

Der Patient gibt an, seit etwa 4–5 Tagen wiederholt länger anhaltendes Nasenbluten zu haben. Medikamente werden nicht eingenommen, Vorerkrankungen bestünden nicht. Den kleinfleckigen Hautausschlag habe er am Abend zuvor bemerkt, Zahnfleischbluten trete seit 3 Tagen zumeist nach dem Zähneputzen auf. Fieber und kürzlich zurückliegende Infekte werden verneint.

Schwindel oder Kopfschmerzen habe er nicht. Er fühle sich sonst gesund. Die Reiseanamnese ist unergiebig.

✓ Fallbericht: Aufgrund der anamnestisch geschilderten Beschwerden und des hausärztlichen Einweisungsvermerks besteht der Verdacht auf eine unklare Thrombozytopenie mit petechialen Blutungen, Schleimhauteinblutungen sowie wiederholter Epistaxis.

## 34.1 Anamnese und Differenzialdiagnose

Der erste „5-Minuten-Checkup" am Patienten mit Thrombozytopenie sollte sich in der Notaufnahme an folgenden drei Punkten orientieren:

1. ***Think:*** Die Ursache der Thrombozytopenie kann durch eine Störung der Thrombozytenbildung (Knochenmarkerkrankung, Substratmangel), vermehrten Umsatz durch vermehrten Abbau (Antikörper gegen Thrombozyten) oder erhöhten Verbrauch (mechanische Schädigungen, intravasaler Abbau, Splenomegalie) bedingt sein.

Auch im Rahmen von Infektionen, insbesondere bei Virusinfekten, treten Thrombozytopenien auf. Wichtiger als die Zahl der bestimmten Thrombozyten sind Blutungsstigmata, da die Korrelation zwischen Thrombozytenzahl und Blutungsrisiko je nach Grunderkrankung variiert. Bei hämostatisch funktionalen Blutplättchen, wie z. B. bei der ITP, kann das Blutungsrisiko als geringer eingeschätzt werden. Hingegen entwickeln Patienten mit Blutungsstigmata häufiger auch schwere Blutungskomplikationen.

Schwere spontane Blutungen sind selten und am wahrscheinlichsten bei Thrombozytenzahlen < 20.000. Eine in der Hämatologie angelegte

Transfusionsgrenze liegt meist bei Thrombozyten < 10.000/µl, wenn keine Blutungszeichen vorliegen, und < 20.000/µl bei milden Blutungszeichen. Perioperativ sollten Thrombozyten je nach Intervention > 50.000–100.000/µl liegen.

2. ***Evaluate:*** Neben der Bestimmung der Thrombozytenzahl sind die gezielte Anamnese und die Beurteilung und Einteilung des Blutungsgrades wichtig. Es wird empfohlen, sich an den Blutungsgraden der WHO oder den *National Cancer Institute Common Terminology Criteria for Adverse Events* (NCI CTCAE) zu orientieren; hier als Beispiel die WHO-Klassifikation (➤ Tab. 34.1).
3. ***Check:*** Zügig muss geklärt werden, ob signifikante Komorbiditäten/Risiken bestehen, welche die Blutungsgefahr oder den Blutungsgrad verstärken können. Cofaktoren wie z. B. plasmatische Gerinnungsstörungen (z. B. bei Lebererkrankungen oder Einnahme von Antikoagulanzien) sollten mitberücksichtigt werden. Störungen der plasmatischen Gerinnung haben in der Regel ein höheres Risiko für Blutungen als Thrombozytopenien.

**KERNAUSSAGEN**

Die Behandlung einer Thrombozytopenie muss sich in der Notaufnahmesituation primär an der klinischen Blutungsneigung und nachrangig an der Thrombozytenzahl orientieren. Insbesondere milde Thrombozytopenien (> 100.000/µl) ohne Blutungsstigmata können zufällige Befunde sein, die sich spontan auflösen oder chronischen Charakter haben.

## Fallbericht

### Untersuchungsbefund

Patient wach, voll orientiert. Hautfarbe regelrecht, an beiden Unterschenkeln stecknadelkopfgroße, rote, flache, diskrete Läsionen, nicht erhaben, nicht blanchierend unter Druck. Dezente gingivale und bukkale Einblutungen, Herztöne rein/rhythmisch, Pulmo: auskultatorisch bds. unauffällig. Abdomen weich ohne Druckdolenz, Milz und Leber bei Adipositas nicht palpabel. Kein fokalneurologisches Defizit, kleine Prellmarke an der rechten Stirn von akzidentellem Kopfanschlag.

✓ Fallbericht: Die geschilderten Blutungsstigmata entsprechen einem WHO-Blutungsgrad I. Besondere Sorgfalt sollte der Suche nach Schleimhautblutungen und neurologischen Auffälligkeiten gelten, da in diesem Moment entschieden werden muss, ob eine zerebrale Bildgebung erforderlich ist oder nicht.

**Tab. 34.1** WHO-Blutungsscore [W798]

| WHO-Blutungsgrad | Definition |
|---|---|
| **0** | Keine Blutungszeichen |
| **I** | • Petechien<br>• Kleine Hämatome, Ekchymosen (< 10 cm)<br>• Schleimhauteinblutungen (Mund, Nase)<br>• Epistaxis (< 1 h Dauer, keine ärztliche Intervention nötig)<br>• Subkonjunktivale Blutungen<br>• Vaginale Blutungen (unabhängig von Menstruation, nicht mehr als 2 Binden/Tag nötig) |
| **II (nicht transfusionspflichtig)** | • Hämatome, Ekchymosen (> 10 cm)<br>• Epistaxis (< 1 h Dauer oder Tamponade nötig)<br>• Retinale Blutungen ohne Visusminderung<br>• Vaginale Blutungen (unabhängig von Menstruation, mehr als 2 Binden/Tag nötig)<br>• Meläna, Hämatemesis, Hämoptysen, Hämaturie, Hämatochezie<br>• Blutungen aus Punktionsstellen<br>• Blutungen in Muskeln und Gelenke |
| **III (transfusionspflichtig)** | • Moderate hämodynamische Instabilität<br>• Epistaxis<br>• Schleimhautblutungen (Mund, Nase)<br>• Vaginale Blutungen<br>• Meläna, Hämatemesis, Hämoptysen, Hämaturie, Hämatochezie<br>• Blutungen aus Punktionsstellen<br>• Blutungen in Muskeln und Gelenke |
| **IV** | • Schwere hämodynamische Instabilität<br>• Retinale Blutungen mit Visusminderung<br>• ZNS-Blutungen<br>• Andere Organblutungen, welche die Funktion der betroffenen Organe (Gelenke, Muskulatur, Niere, Lunge etc.) gefährden<br>• Letale Blutungen (in den NCI CTCAE als Blutungsgrad V bezeichnet) |

34

## 34.2 Körperliche Untersuchung

Bei der körperlichen Untersuchung sollte ein besonderes Augenmerk auf Hämatome, petechiale Einblutungen, Schleimhautblutungen, Zahnfleischblutungen, okkultes Blut im Stuhl, Hämaturie sowie auf Lymphadenopathie oder Hepatosplenomegalie gelegt werden. Auch nach Anzeichen einer Thrombose sollte gesucht werden. Thrombozytopenische Blutungen zeigen häufiger kleine punktförmige Einblutungen (Petechien) und Schleimhautblutungen. Petechien treten typischerweise durch den hydrostatischen Druck an Schienbeinen, Füßen und Knöcheln auf, bei bettlägerigen Patienten auch präsakral oder am Rücken. Konfluierende Petechien bezeichnet man als Purpura.

Blutungen im Rahmen von plasmatischen Gerinnungsstörungen zeigen hingegen meist Hämatome, Weichteilhämatome oder Einblutungen in Muskeln.

Die Blutungsstigmata sollten zur Verlaufsbeurteilung gut dokumentiert (ggf. fotodokumentiert) oder eingezeichnet werden.

Eine orientierende neurologische Untersuchung sollte durchgeführt und insbesondere nach Kopfverletzungen gesucht werden; bei Auffälligkeiten sollte auch eine cCT-Untersuchung erfolgen. Bei Sturzanamnese mit Kopfanprall ist die Indikation großzügig zu stellen.

### Fallbericht

**Erste Anordnungen und Diagnose**

Labor, Monitoring zur Blutdrucküberwachung, Point-of-Care-Sonografie der Milz, ggf. zerebrale Bildgebung bei unklaren neurologischen Beschwerden oder Kopfverletzungen (s. o.).

Labor

| Parameter | Laborwert Pat. | Referenzbereich | Einheit |
|---|---|---|---|
| Hämoglobin | 14,5 | 13–18 | g/dl |
| Hämatokrit | 42 | 40–52 | % |
| Erythrozyten | 4,9 | 3,3–5,9 | Mio./µl |
| Leukozyten | 6,0 | 4–10 | Tsd./µl |
| Manuelles Differenzialblutbild unauffällig | | | |
| **Thrombozyten** | **3** | **150–450** | Tsd./µl |
| LDH | 207 | < 225 | U/l |
| Bilirubin | 0,54 | < 1,4 | mg/dl |
| Haptoglobin | 151 | 36–195 | mg/dl |
| Blutgruppe | A pos. | | |
| ThromboExakt | 4 | 150–450 | |
| CRP | 12 | < 5 | mg/l |
| INR | 1,0 | | |
| PTT | 31 | 28–40 | s |

Abdomensonografie

Splenomegalie (13 × 7,7), Nieren ohne Harnaufstau, keine freie Flüssigkeit, keine vergrößerten Lymphknoten abgrenzbar.

cCT

Kein Hinweis auf eine zerebrale Einblutung.

Monitorüberwachung

Blutdruckwerte durchschnittlich bei 153/98 mmHg.

✓ Fallbericht: Bei dem Patienten lässt sich nach durchgeführter Diagnostik eine Thrombozytopenie mit WHO-Blutungsgrad I feststellen. Die Anamnese ist, abgesehen von den Blutungsereignissen, unauffällig. Laborchemisch blande Parameter (Erythrozyten-, Leukozytenzahl, Differenzialblutbild, Retentionsparameter, Gerinnungswerte, Haptoglobin, LDH, CRP). Bei isolierter Thrombopenie ohne Hinweise auf Hämolyse oder Nierenversagen ist die Ausschlussdiagnose einer Immunthrombozytopenie am wahrscheinlichsten.

## 34.3 Erste Anordnungen und Diagnostik

Die Laborergebnisse sollten auf Plausibilität überprüft werden; z. B. können laufende Infusionen in der Region des Entnahmeortes zu falschen Ergebnissen führen. Im Zweifel sollte eine verifizierende Blutentnahme erfolgen. Insbesondere bei fehlender Anamnese oder bei fehlenden Blutungsstigmata in der körperlichen Untersuchung sollte eine Pseudothrombozytopenie (hierbei kommt es z. B. im Heparin- oder EDTA-Röhrchen zur In-vitro-Aggregation) ausgeschlossen werden (ThromboExakt). Bei Thrombozytenwerten > 100.000/µl ohne Blutungszeichen kann es sich auch um eine Normvariante handeln. Bei **isolierter** Thrombozytopenie ist die Immunthrombozytopenie (ITP) die Ausschlussdiagnose. Zuvor müssen die Differenzialdiagnosen ausgeschlossen werden.

- In der Anamnese muss gezielt nach Heparin-Applikation in den letzten 14 Tagen gefragt und ggf. eine HIT-Diagnostik angefordert werden (➤ Kap. 36).
- Eine Kombination von Thrombozytopenie und Anämie, auffälligen Hämolyseparametern (erniedrigtes Haptoglobin, erhöhtes LDH) gibt Hinweise auf eine systemische Störung (disseminierte intravasale Koagulopathie [DIC], thrombotische Mikroangiopathie [TMA]).
- Insbesondere bei neu aufgetretenem Nierenversagen müssen die Mikroangiopathien hämolytisch-urämisches Syndrom (HUS) und thrombotisch-thrombozytopenische Purpura (TTP) zügig diagnostiziert (Nachweis von Fragmentozyten im Ausstrich) und therapiert werden. Eine Thrombozytentransfusion kann zu einer Aggravierung der Mikroangiopathien führen und sollte möglichst unterlassen werden! (➤ Kap. 38).
- Thrombozytopenie in Kombination mit Leukozytosen oder Leukopenien können Hinweise auf eine Infektion als Genese des Thrombozytenverbrauchs geben.
- Bizytopenien oder Panzytopenien können Hinweise auf Knochenmarkerkrankungen sein (z. B. MDS, Leukämie, Knochenmarkinfiltration).

Eine Standard-Gerinnungsdiagnostik mit Quick, PTT, Fibrinogen sollte zur Sicherstellung der funktionalen plasmatischen Gerinnung erfolgen. Mittels Urinuntersuchung sollte eine Mikrohämaturie ausgeschlossen werden.

Thrombozytopenie wurde als wichtige „Indikatorbedingung" für eine HIV-Infektion identifiziert. Daher sollten Erwachsene, insbesondere mit milden Thrombozytopenien, einen HIV-Test erhalten.

**MERKE**

**Notfall-Labor**

- Blutbild und Differenzialblutbild
- Quick Wert/INR, aPTT, Fibrinogen
- Hämolyse-Diagnostik: Haptoglobin, LDH
- Infektwerte: CRP
- Retentionsparameter: Kreatinin
- Urin: Hämaturie, Proteinurie
- Ggf. HIT-Diagnostik
- Ggf. Blutausstrich zum Ausschluss von Fragmentozyten

Diese Differenzialdiagnosen sollten die in ➤ Tab. 34.2 aufgeführten ergänzenden Anfragen an das Labor bewirken.

**DIAGNOSE**

Immunthrombozytopenie (ITP; Syn. Morbus Werlhof)

**Fallbericht**

**Therapie**

Bei WHO-Blutungsgrad I erhält der Patient in der Notaufnahme Prednisolon (1 mg/kg KG i. v.). Immunglobuline wären erst ab WHO III° indiziert.

## 34.4 Therapie

Die Indikation zur Erstlinientherapie orientiert sich primär an der Blutungsneigung.

- **Bei WHO-Blutungsgrade 0–II:**
  - Prednison 1–2 mg/kg KG/d, Dauer je nach Ansprechen (alternativ Dexamethason-Stoßtherapie: 40 mg/d Tag 1–4).
  - Die Gabe von i. v. Immunglobulinen ist bei Patienten mit ITP ohne klinische Blutungsneigung auch bei sehr niedrigen Thrombozytenzahlen nicht indiziert.

34

**Tab. 34.2** Spezielle Laboranforderungen

| Verdacht auf | Laboranforderung |
|---|---|
| Pseudothrombozytopenie (z. B. durch Thrombozytenaggregate) | Abnahme eines Thrombo-Exakt |
| Infektionen (bakterielle Infektionen, Sepsis [Frühsymptom], CMV, EBV, HIV, Mykoplasmen, Tuberkulose, Parasiten [Malaria]) | Leukozyten, CRP, PCT<br>Nierenwerte bestimmen, V. a. HUS/Hantavirus?<br>Blutausstrich bei V. a. Malaria (selten in der Notaufnahmesituation: HIV, CMV, EBV, Röteln, Parvovirus B19, Hantaviren) |
| Substratmangel | (selten in der Notaufnahmesituation: Folsäure/Vitamin $B_{12}$) |
| Heparin-Applikation | HIT-Diagnostik (➤ Kap. 36) |
| Sepsis + DIC | Gerinnungsparameter inkl. D-Dimere + Procalcitonin, Blutkulturen |
| Zugrunde liegende(s) Lymphom/Leukämie/Riesenthrombozyten | Manuelles Differenzialblutbild anfordern, bei Fragmentozyten an TTP denken (➤ Kap. 38) |
| Schwangerschaft | Abnahme der Leberwerte → HELLP-Syndrom |
| Anämie + Thrombozytopenie | Hämolyseparameter (Bilirubin, LDH, Haptoglobin, Retikulozyten, Coombs-Test) |
| Chronische Erkrankungen | Hepatitis, HIV-Diagnostik |

- **Notfalltherapie bei WHO-Blutungsgrad III:**
  - Immunglobuline 1 g/kg/d i. v. (Tag 1+2) (oder 0,4 g/kg/d i. v. Tag 1–5); ggf. in Kombination mit einer Steroidtherapie.
  - Bei schweren Blutungen kann mit Thrombozytenkonzentraten ein kurzfristiger Anstieg der Thrombozytenzahl erreicht werden; parallel sollten immer Steroide und Immunglobuline verabreicht werden. Der erwartete Thrombozytenbedarf liegt aufgrund der kurzen Halbwertszeit etwa 2–3 × höher als bei anderen Formen der Thrombozytopenie.
- **Notfalltherapie bei lebensbedrohlichem WHO-Blutungsgrad IV:**
  - Hoch dosierte Steroidtherapie (Dexamethason-Stoßtherapie 40 mg) und **Immunglobuline (1 g/kg KG)** und ggf. zusätzlich Thrombozytenkonzentrate
  - Ferner Therapieversuch mit rekombinantem aktiviertem FVIIa (Novoseven®), Dosierung 60–90 µg/kg KG
- Vor Operationen ist die Gabe von i. v. Immunglobulinen indiziert, wenn eine Steroidtherapie kontraindiziert oder nicht schnell genug wirksam ist.

**KERNAUSSAGEN**

Die ITP ist eine Ausschlussdiagnose. Dementsprechend dient die Diagnostik der Suche nach möglichen Ursachen einer sekundären Thrombozytopenie. Insbesondere die thrombotische Mikroangiopathie muss ausgeschlossen werden, da die Prognose vom Therapiebeginn abhängig ist.
Neben der Anamnese und der körperlichen Untersuchung inkl. der Bestimmung des WHO-Blutungsgrades weist eine gezielte Labordiagnostik den richtigen Weg zur Akutbehandlung einer unklaren Thrombozytopenie.

**Fallbericht**

**Disposition/Empfehlung weiteres Vorgehen**

Nach der Erstbehandlung wird der Patient mit folgenden Anweisungen auf die Station verlegt:

- Prednison 1–2 mg/kg KG/d, Dauer je nach Ansprechen
- Blutzuckertagesprofil unter Steroidtherapie
- Tägliche Laborkontrolle (BB, Gerinnung, Leber- und Nierenparameter)
- Ggf. im Verlauf Ausschluss einer *Helicobacter-pylori*-Besiedelung (seltene Ursache einer ITP)
- Vorstellung in der Hämatologie, ggf. additiv Knochenmarkpunktion
- Bei ungenügendem Ansprechen Rituximab oder Splenektomie

## 34.5 Disposition/Empfehlung weiteres Vorgehen

Die Patienten können auf eine periphere Station übernommen werden, sofern keine Risikofaktoren für eine erhöhte Blutungsneigung vorliegen:

- Antikoagulation
- Schlecht eingestellter Hypertonus

Bei Aufnahme an einem Wochenende sollten Sie die zuständigen Pflegekräfte auf Station z. B. auf Folgendes hinweisen:

- RR-Messung 3 × täglich durchführen (hypertensive Blutdrücke vermeiden)
- Den Patienten beim Durchgang fragen, ob Kopfschmerzen oder Schwindel und ob Blut im Stuhl oder blutiger Urin neu aufgetreten sind
- Keine intramuskulären oder intraartikulären Injektionen, keine Massagen
- Keine Gabe von Thrombozytenaggregationshemmern (ASS, Ticlopidin, Clopidogrel); nach Einzelfallabwägung ggf. Gabe reduzierter Dosen

Wenn die Patienten fragen, was sie selbst tun können, dann dürfen Sie folgende Vorschläge machen:

- Männliche Patienten: Nassrasur bis zum Anstieg der Thrombozyten möglichst unterlassen.
- Vorsicht beim Treppensteigen, um unnötige Verletzungen zu vermeiden.
- Sofortige Kontaktaufnahme bei Kopftrauma.
- Bettruhe ist nicht indiziert.

Patienten mit schweren Blutungen müssen auf eine Intensivstation aufgenommen werden.

**KERNAUSSAGEN**

Die Prognose ist abhängig vom Lebensalter; eine vorausgegangene Virusinfektion ist ein günstiger prognostischer Marker. Bei Kindern und Jugendlichen heilt die ITP meist innerhalb weniger Wochen von selbst wieder ab (80–90 %). Bei Erwachsenen (insb. > 60 Jahre) kommt es eher zu einem chronischen Verlauf, von dem ein bis zwei Drittel eine partielle oder komplette Remission erreichen.

**Was wäre, wenn …**

- … die Thrombozytenzahlen > 50.000/μl gelegen hätten?
  - In dieser Situation ist eine akute Therapie nicht indiziert. Zunächst sollte eine (ggf. auch ambulante) onkologische Abklärung erfolgen.
- … wenn eine akute Blutung bestanden hätte?
  - Bei schweren Blutungen (WHO-Grad III–IV) sollte die sofortige Gabe von Kortison und Immunglobulinen sowie Thrombozytenkonzentraten erfolgen.
- … wenn gleichzeitig eine Anämie und ein Nierenversagen vorliegen würden?
  - Dann sollten die Hämolyseparameter bestimmt, der Coombs-Test abgenommen und ein Blutausstrich zum Ausschluss von Fragmentozyten veranlasst werden. Es muss an eine thrombotische Mikroangiopathie (TMA) gedacht werden.

**LITERATUR**

Arnold DM, Cuker A. Diagnostic approach to the adult with unexplained thrombocytopenia. UpToDate 03/2022; www.uptodate.com/contents/diagnostic-approach-to-the-adult-with-unexplained-thrombocytopenia (letzter Zugriff: 22.1.2023).

Berger D, Engelhardt R, Mertelsmann R. DAS ROTE BUCH – Hämatologie und Internistische Onkologie. 6. überarb. u. erw. A. Landsberg/Lech: ecomed MEDIZIN 2017.

Onkopedia-Leitlinie Immunthrombozytopenie (ITP). Stand: 03/2021; www.onkopedia.com/de/onkopedia/guidelines/immunthrombozytopenie-itp/@@guideline/html/index.html (letzter Zugriff: 22.1.2023).

Tintinalli JE, et al. Tintinalli's Emergency Medicine. A Comprehensive Study Guide. 9th ed. New York: McGraw Hill 2019.

KAPITEL

# 35 Luftnot und Leukozytose

Alexander Krohn

**Fallbericht**

### Eintreffen

Ein 55-jähriger Patient wird vom ärztlichen Bereitschaftsdienst mit der Diagnose „Dyspnoe unklarer Genese" eingewiesen. Zuvor wurden ihm noch 20 mg Lasix i. v. appliziert. Da Sie zeitgleich noch andere Patienten versorgen, nimmt das Pflegepersonal bereits ein Blutbild ab. 15 min später betreten Sie die Kabine.

### Ersteindruck

Patient wach, ansprechbar, orientiert, adipös, blasses Hautkolorit.

### Vitalwerte

$SaO_2$ 92 %; AF 23; HF 80; RR 160/80; T 36,5; BZ 102

### Triagekategorie

Gelb

### Anamnese

Seit Monaten bestehe nun schon Luftnot bei Belastung, vor allem beim sonntäglichen Spaziergang könne er leichte Steigungen nicht mehr ohne Pause meistern. Nach einer kurzen Pause „käme die Luft dann schnell wieder". Schmerzen auf der Brust habe er nie verspürt, Husten und Auswurf bestünden auch nicht. Nachts könne er problemlos flach liegen. Das Gewicht sei immer gleich, geschwollene Beine habe er noch nie bemerkt. Das Rauchen habe er vor 8 Jahren aufgegeben, insgesamt aber über 20 Jahre 2–3 Päckchen am Tag geraucht. Er leide an Typ-2-Diabetes und arterieller Hypertonie, ein Herzinfarkt sei in der Familie nie aufgetreten.

Am Ende der Anamnese öffnen Sie das Laborprogramm und werfen einen Blick auf das Blutbild: Hb 9 g/dl; Thrombozyten 661.000/µl; Leukozyten 186.000/µl.

✓ Fallbericht: Aus der Anamnese lassen sich initial keine kardiologischen Verdachtsdiagnosen im Sinne eines ACS erhärten. Das Blutbild mit Leukozytose, Thrombozytose und moderater Anämie bestimmt Ihr weiteres Vorgehen.

## 35.1 Anamnese und Differenzialdiagnose

Obwohl einheitliche Definitionen fehlen, wird ein Leukozytenwert > 100.000/µl als Hyperleukozytose (HL) bezeichnet. Werte oberhalb dieser Schwelle werden häufig bei hämatologischen Krankheitsbildern, z. B. bei akuten und chronischen Leukämien oder aggressiven Lymphomen, beobachtet (➤ Tab. 35.1). Nicht der hohe Leukozytenwert an sich macht diesen Fall zum hämatologischen Notfall, sondern die Komplikationen **Leukostase, Tumorlysesyndrom und DIC** – die **„Big Three"**, die sich aus einer Hyperleukozytose ergeben können.

**KERNAUSSAGEN**

- Eine Hyperleukozytose (HL) wird ab einem Leukozytenwert von > 100.000/µl diagnostiziert.
- Das Auftreten einer HL ist insbesondere bei akuten Leukämien mit einem schlechteren Outcome (Gesamtüberleben) assoziiert.
- Nicht ein hoher Leukozytenwert an sich bringt den Patienten in Gefahr, sondern die möglichen Komplikationen Leukostase, Tumorlysesyndrom und DIC.

**Tab. 35.1** Kritischer Leukozytenwert für die Entwicklung der „Big Three" (hyperleukozytoseinduzierte Syndrome)

| Erkrankung | Subtyp | Kritischer Leukozytenwert |
|---|---|---|
| **Chronische myeloische Leukämie (CML)** | | > 200.000/µl |
| **Akute myeloische Leukämie (AML)** | | > 100.000/µl |
| | Akute Promyelozytenleukämie (APL) | > 10.000/µl |
| **Akute lymphatische Leukämie (ALL)** | | > 400.000/µl |
| **Chronische lymphatische Leukämie (CLL)** | | > 1.000.000/µl |

Zellen der myeloischen Leukämien weisen einen größeren Durchmesser auf und sind schlechter verformbar als lymphatische Vorläuferzellen, sie führen schneller zu einer erhöhten Blutviskosität. Es gibt daher je nach zugrunde liegender Entität unterschiedliche Schwellenwerte, ab denen sich Komplikationen einer HL einstellen können („rheologische Theorie"). Da insbesondere der Blastenanteil das Leukostaserisiko erhöht, ist das Ausmaß einer Leukozytose allein kein Kriterium; es muss immer im Zusammenhang mit der jeweiligen hämatologischen Erkrankung interpretiert werden.

Die zugrunde liegende Entität ist bei der Erstdiagnose in der Regel noch nicht bekannt, sodass es wichtig ist, bei der Anamnese vor allem Hinweise für Endorganschädigungen zu detektieren, die durch die „Big Three" verursacht werden könnten.

**KERNAUSSAGEN**

Wichtige anamnestische Angaben bei einer Hyperleukozytose:

- Bestehen neurologische Beschwerden wie Schwindel, Kopfschmerzen, Vigilanzminderung, Sehstörungen, neu aufgetretener Tinnitus?
- Bestehen Blutungszeichen (Petechien, Schleimhautblutungen, Hämaturie)?
- Gab es akute Schmerzereignisse, die auf Gefäßverschlüsse hindeuten können?
- Bestehen Luftnot, Anurie/Oligurie oder Hinweise für einen Gichtanfall?



### 35.1.1 Leukostase

Der Begriff Leukostase umfasst die klinischen Symptome, die sich durch eine Hyperleukozytose entwickeln (Leukostase = symptomatische Hyperleukozytose). Pathophysiologisch scheint es durch die erhöhte Blutviskosität und zytokinvermittelte Endothelschäden zu einer sprichwörtlichen „Verstopfung" („Sludging"), Plaquebildung und Organeinblutungen zu kommen. Die Blastenkonzentration scheint wesentlich für die Pathogenese zu sein und den Schwellenwert der Leukozytose zu beeinflussen. So kommt es z. B. zu einer erhöhten Inzidenz von Leukostasen bei der AML im Vergleich zu ALL.

**RED FLAGS**

**Eine Leukostase stellt einen medizinischen Notfall dar!**

Eine Leukostase kann sowohl zu akuten Ischämien als auch zu einer akuten Blutung führen. Beide machen die Haupttodesursachen einer Leukostase aus.

Bei Leukozytosen mit Leukozyten > 50.000/µl sollte bei der körperlichen Untersuchung nach Endorganschäden im Sinne von Mikroangiopathien gesucht werden; häufig sind das zentrale Nervensystem und die Lunge beteiligt:

- Zu den pulmonalen Symptomen gehören Dyspnoe und Hypoxie mit oder ohne diffuse interstitielle oder alveoläre Infiltrate in der Bildgebung. Im Röntgen-Thorax ist eine Differenzierung zwischen Lungenentzündung und hämorrhagischen Komplikationen schwierig.
- Neurologische Anzeichen und Symptome sind visuelle Veränderungen, Kopfschmerzen, Schwindel, Tinnitus, Ganginstabilität, Verwirrung, Schläfrigkeit und gelegentlich Koma. Ferner besteht ein erhöhtes Risiko für intrakranielle Blutungen.
- Fieberhafte Infekte sind bei Patienten mit Leukostase sehr häufig; entsprechend sollte eine empirische Antibiose großzügig begonnen werden, analog den Behandlungsregimen bei neutropenen Patienten.

Bei **manifester Leukostase** beträgt die **7-Tage-Mortalität 20–40 %**. Körperliche Beschwerden können dann mithilfe des Novotny-Scores (➤ Tab. 35.2) im Hinblick auf das Vorhandensein einer manifesten Leukostase interpretiert werden.

**Tab. 35.2** Novotny-Score zur Einschätzung der Wahrscheinlichkeit einer Leukostase [F422-001]

| Wahrscheinlichkeit einer Leukostase | Symptom-schweregrad | Pulmonale Symptome | Neurologische Symptome | Symptome vonseiten anderer Organe |
|---|---|---|---|---|
| Nicht vorhanden | Keine Beeinträchtigung | Keine Symptome und keine Beeinträchtigung bei normalen Aktivitäten | Keine | Keine |
| Möglich | Leichte Beeinträchtigung | Milde Symptome und leichte Beeinträchtigung bei normalen Aktivitäten, Pat. fühlt sich in Ruhe wohl | Leichter Tinnitus, Kopfschmerzen, Schwindel | Mittelschwere Erschöpfung |
| Wahrscheinlich | Deutliche Beeinträchtigung | Deutliche symptombedingte Einschränkung selbst bei leichten Aktivitäten, Pat. fühlt sich nur in Ruhe wohl | Leichte Sehstörungen, schwerer Tinnitus, Kopfschmerzen, Schwindel | Starke Erschöpfung |
| Sehr wahrscheinlich | Starke Beeinträchtigung | Ruhedyspnoe, Sauerstoff- oder Respiratorpflichtigkeit | Schwere Sehstörungen (akute Leseunfähigkeit), Verwirrtheit, Delir, Somnolenz, intrakranielle Blutung | Myokardinfarkt, Priapismus, ischämische Nekrose |

### 35.1.2 Tumorlysesyndrom und disseminierte intravasale Gerinnung

Bei 10 % der Patienten, die an Komplikationen der Leukostase leiden, entwickelt sich zusätzlich ein **Tumorlysesyndrom (TLS)**. Das TLS ist ist durch einen massiven Tumorzerfall mit der Freisetzung großer Mengen an Kalium, Phosphat und Nukleinsäuren gekennzeichnet (➤ Box 35.1). Eine Hyperurikämie führt unbehandelt zu einer Nierenschädigung bis hin zum ANV. Durch multifaktorielle Nierenschädigung kann es zu einer behandlungspflichtigen Hypokalzämie kommen. Weiterhin kann insbesondere eine Hyperkaliämie zu kardialen Störungen führen.

Am häufigsten tritt das TLS bei akuten Leukämien, jedoch auch bei aggressiven Lymphomen und anderen Tumorarten, insbesondere solchen mit hohen Proliferationsraten, auf. Moderne, zielgerichtete Krebsmedikamente wie z. B. Venetoclax bei B-Zell-Lymphomen und Anti-CD20-Antikörper haben die Auftretenshäufigkeit des TLS erhöht.

**BOX 35.1**

**Klassifikation des Tumorlysesyndroms (TLS) nach Cairo-Bishop**

- Labortechnisches TLS:
  - Harnsäure > 8 mg/dl oder > 25 % Anstieg gegenüber dem Wert vor Therapiebeginn
  - Kalium > 6 mmol/l oder Anstieg um > 25 %
  - Phosphat > 1,45 mmol/l oder Anstieg um > 25 %
  - Kalzium < 1,75 mmol/l oder Abfall um > 25 %
  - Beginn innerhalb von 3 Tagen nach Beginn bis 7 Tage nach Ende der Chemotherapie
- Klinisches TLS:
  - Labortechnisch nachgewiesenes TLS plus:
    - Kreatinin > 1,5 × obere Normgrenze
    - oder Herzrhythmusstörungen bzw. plötzlicher Herztod
    - oder epileptischer Anfall

Behandlungsoptionen sind:

- Prophylaktische Hydrierung (2.000–3.000 ml/d). Bei Hyperkaliämie (> 5 mg/dl) zur akuten Senkung Kalziumglukonat (Wirkungseintritt 1–3 min/Wirkdauer 30–60 min), Glukose plus Insulin (1 E auf 2 g Glukose) (Wirkungseintritt: 15–30 min/Wirkdauer: max. 6 h), Resonium (Wirkungseintritt: nach Stunden/einige Stunden) und Furosemid je nach Nierenfunktion (Wir-

kungseintritt: 15–30 min/Wirkdauer: max. 6 h). Die eigentliche Therapie zur Elimination ist, insbesondere beim schweren Nierenversagen, die Hämodialyse.
- Zur Harnsäuresenkung sollte Allopurinol oder – im Falle einer manifesten Tumorlyse – Rasburicase (0,2 mg/kg) appliziert werden.
- Eine Hypokalzämie (< 2 mmol/l bzw. < 8 mg/dl) sollte mit Kalziumglukonat 10 % i. v. 10–40 mg und in leichteren Fällen mit Kalzium 500–1.000 mg p. o. erfolgen.

Die **akute disseminierte intravasale Gerinnung** ist durch einen Abfall der Thrombozyten und des Fibrinogens sowie einen Anstieg der D-Dimere und eine Verlängerung der PTT gekennzeichnet. Pathophysiologisch bewirkt der hohe Zellumsatz einer Hyperleukozytose eine hohe Konzentration des Gewebefaktors, der über den Faktor VII die Gerinnungskaskade aktiviert. Klinisch kommt es zur Verbrauchskoagulopathie mit dem Auftreten von Embolien und Blutungen.

**MERKE**

Grundsätzlich sollte bei V. a. eine Leukämie ein besonderes Augenmerk auf die Gerinnungsdiagnostik (PTT, Quick, INR, **Fibrinogen**) gelegt werden.

Insbesondere bei der akuten Promyelozytenleukämie (APL) kommt es bei Zellzerfall zu Gerinnungsstörungen, DIC und/oder primärer Fibrinolyse. Erniedrigtes **Fibrinogen** (Ziel > 150 mg/dl) sollte unmittelbar substituiert werden.

**CAVE**

Tumorlyse und DIC sind Komplikationen der akuten Leukämie. LDH, Harnsäure und Elektrolyte (Kalium, Kalzium) sollten gemonitort werden.

**Fallbericht**

**Körperliche Untersuchung**

Patient wach, orientiert, GCS 15 Punkte. Pupillen isokor, prompte LR direkt + indirekt. Unter dem Rippenbogen ist eine Splenomegalie tastbar. Cor: rein und arrhythmisch; Pulmo: frei, rechts basal sind leichte RGs zu hören. Abdomen: weich, regelrechte Darmgeräusche, kein Druckschmerz. Jugularvenen nicht gestaut, keine peripheren Ödeme. Die peripheren Pulse (Radialis, Dorsalis pedis) lassen sich bds. kräftig tasten.

## 35.2 Körperliche Untersuchung

Eine oberflächliche Untersuchung reicht in diesen Fällen nicht aus. Wichtig ist die fokussierte Untersuchung auf mikroembolische Organschäden und auf die Red Flags einer symptomatischen Hyperleukozytose. Symptome der Leukostase (➤ Tab. 35.3) müssen gezielt gesucht werden.

**RED FLAGS**

**Tab. 35.3** Symptome der Leukostase

| Organ | Symptome |
|---|---|
| **Lunge** | Luftnot, Hypoxie, ARDS, Einblutungen |
| **ZNS** | Kopfschmerzen, Schwindel, Verwirrtheit, Vigilanzminderung bis hin zum Koma, fokal-neurologische Defizite |
| **Auge** | Akute Visusminderung, Retinaeinblutung |
| **Ohr** | Tinnitus |
| **Herz** | Akuter Myokardinfarkt |
| **Gefäße** | Akute Beinischämie, Nierenvenenthrombose, Priapismus |

## 35.3 Erste Anordnungen und Diagnostik

**Fallbericht**

**Erste Anordnungen und Diagnostik**

EKG, Monitor, Laboruntersuchung (Diff-BB, Nierenwerte + Elektrolyte (BGA) + Harnsäure, Leberwerte, CRP, LDH), Bildgebung je nach Beschwerdebild (vorzugsweise CT-Diagnostik (s. u.).

### EKG und Monitor

EKG und Monitor dienen im aktuellen Fall der verlässlichen und kontinuierlichen Aufzeichnung der Vitalparameter. So liefert die Pulsoxymetrie verlässlichere Aussagen über die tatsächliche Sauerstoffsättigung, da eine Hyperleukozytose die arterielle BGA verfälschen kann. Hypertensive Krisen könnten das

Risiko einer intrakraniellen Blutung nochmals steigern.

Im EKG sollte auf Zeichen der Hyperkaliämie (PQ-Verlängerung, P-Amplitude ↓, QRS-Komplex schenkelblockartig verbreitert, QT-Intervall ↓, zeltförmiges T, terminaler Übergang in Sinuswellen) und Hypokalzämie (Arrhythmien, Leitungsstörungen, QT ↑) geachtet werden.

✓ Fallbericht: $SaO_2$ 92 %; RR 160/80 mmHg; HF 80/min. Im EKG finden sich vereinzelt supraventrikuläre Extrasystolen.

### Bildgebung

Bei klinischem Vorhandensein von Red Flags sollten die Symptome rasch mittels Bildgebung abgeklärt werden. Hier hat die Schnittbildgebung Vorrang gegenüber dem konventionellen Röntgen; in der CT-Diagnostik kann besser zwischen Infiltraten und Angiopathien unterschieden werden.

✓ Fallbericht: Aufgrund der Rasselgeräusche basal und der reduzierten Sauerstoffsättigung wird eine CT-Thoraxuntersuchung zum Ausschluss einer Lungenembolie/hämorrhagischen Komplikation/Lungenentzündung veranlasst. Diese Verdachtsdiagnosen können nach der Bildgebung ausgeschlossen werden.

Die Genese der reduzierten Sauerstoffsättigung liegt am ehesten in einer beginnenden Pneumonie. Der Patient erhält 2 l $O_2$ über die Nasensonde.

### Labor

✓ Fallbericht:

- Hb 9 g/dl (NW 13), Thrombozyten 661.000/µl (NW 450.000), Leukozyten 186.000/µl, LDH 598 U/l
- Harnsäure 7,5 mg/dl (NW bis 7,1), Kreatinin 1,4 mg/dl (NW bis 1,2), CRP 4,9 mg/dl (NW bis 0,5)
- Kalium 4,5 mmol/l, Phosphat 1,00 mmol/l, ionisiertes Kalzium < 1,2 mmol/l
- Maschinelles Diff-BB: Stabkernige 118 Tsd./µl (NW bis 0,5), Segmentkernige 110 Tsd./µl (NW bis 7), Eosinophile 15 Tsd./µl (NW bis 0,5), Basophile 23 Tsd./µl (NW bis 0,1), Lymphozyten 7,9 Tsd./µl (NW bis 4), Monozyten 3,9 Tsd./µl (NW bis 1)
- Blutausstrich angefordert

Das „bunte Blutbild" im Differenziallabor lässt im aktuellen Fall zunächst eine chronische myeloische Leukämie (CML) vermuten. Die Leukozytenwerte > 100.000/µl definieren das Vorhandensein einer Hyperleukozytose. Etwa 30 % der Patienten mit CML weisen eine zusätzliche Thrombozytose sowie eine milde normochrome, normozytäre Anämie auf.
Im Differenzialblutbild zeigen sich sämtliche Reifungsstufen der myeloischen Reihe mit Betonung von Myelozyten und Neutrophilen, häufig Eosinophilie und Basophilie. Die anamnestische Angabe von seit Monaten bestehenden Beschwerden gibt einen Hinweis auf eine chronische Entwicklung.

Zum Labormonitoring der weiteren Komplikationen (Tumorlyse und DIC) sollten regelmäßig Harnstoff, Kreatinin, Harnsäure, Kalium, Kalzium, Phosphat und LDH überprüft und eine basale Gerinnungsdiagnostik (pTT, Quick/INR) durchgeführt werden.

Bei einem vorab erhöhten Harnsäurewert (> 7 mg/dl) kann eine Therapie mit Rasburicase eingeleitet werden (in Erwartung einer Tumorlyse unter zytoreduktiver Therapie).

Asymptomatische Hyperleukozytose: Einziges Symptom ist die Anämie.

**DIAGNOSE**

Hyperleukozytose bei chronischer myeloischer Leukämie (CML); akzelerierte Phase – möglicherweise beginnende Blastenkrise

## Fallbericht

### Therapie

Anamnese und Laborkonstellation geben Hinweise auf eine chronische myeloische Leukämie (CML). Klare Hinweise auf eine Leukostase ergeben sich aktuell nicht, dennoch sind Harnsäure, Kreatinin und LDH bereits erhöht.

Eine Therapie zur Verhinderung einer Leukostase sollte mit den Kolleg*innen der Hämato-Onkologie diskutiert und eine TLS-Prophylaxe begonnen werden.

✓ Fallbericht: Nach Rücksprache mit der diensthabenden Hämato-Onkologin erhält der Patient in der Notaufnahme 2 g Hydroxyurea p. o. alle 12 h, jeweils mit Kontrolle des kleinen Blutbilds vor Einnahme der neuerlichen Hydroxyurea-Dosis.

Zur Tumorlyse-Prophylaxe werden 3 mg Rasburicase i. v. verabreicht, und es wird eine kontinuierliche Flüssigkeitsinfusion mit 100 ml/h appliziert.

## 35.4 Therapie

**MERKE**

Für die Akuttherapie in der Notaufnahme stehen die gezielte Volumentherapie, der Ausgleich der Elektrolyte und der Gerinnung sowie ggf. die Senkung der Harnsäure im Vordergrund. Die Gabe von Erythrozytenkonzentraten sollte nur restriktiv erfolgen, um die Blutviskosität nicht zu erhöhen.

Ein allgemeingültiger Therapiestandard ist nicht definiert; daher stellen die nachfolgend aufgeführten Therapieschritte lediglich eine institutionelle Empfehlung dar.

Zur Behandlung der Hyperleukozytose gibt es drei Optionen:

1. **Zytoreduktive Therapie** mit Hydroxyurea
2. Einleitung einer **spezifischen Therapie**: **Vorphasetherapie**, Chemotherapie (analog zur Induktionschemotherapie der AML/ALL), Tyrosinkinaseinhibitoren (TKI)
3. Durchführung einer **Leukapherese** zur Blastenreduktion im peripheren Blut (Rolle und Überlebensvorteil der Leukapherese sind umstritten)

### Leitfaden der Therapieentscheidung

Nach der akuten supportiven Therapie ist die Einleitung einer spezifischen Systemtherapie entscheidend, zudem sollte zügig ein Hämatologe konsultiert werden.

**MERKE**

Die Einleitung einer **Zytoreduktion** sollte immer auch eine prophylaktische Therapie der Tumorlyse beinhalten (Hydrierung + Allopurinol, ggf. Hydrierung + Rasburicase bei bereits erhöhter Harnsäure vor Therapieeinleitung).

Die Indikation für Erythrozytenkonzentrate ist sehr zurückhaltend zu stellen, da es zu einer Erhöhung der Blutviskosität kommt.

Die Thrombozyten sollten unter Therapie > 20.000–30.000/µl gehalten und die Gerinnung sollte regelmäßig überwacht werden. Das Risiko einer intrakraniellen Blutung ist nach suffizienter Senkung der Leukozytenzahl (durch Reperfusion) am höchsten. Immer an eine suffiziente Tumorlyseprophylaxe denken!

## 35.5 Risikostratifikation

Patienten mit Hyperleukozytose, insbesondere mit symptomatischer Leukozytose (= Leukostase), sollten in der Notaufnahme als Hochrisikopatienten betrachtet werden.

Leukostase, TLS und DIC sind onkologische Notfälle!

**Fallbericht**

**Disposition/Empfehlung weiteres Vorgehen**

Nach Erstapplikation von Hydroxyurea und Rasburicase wird der Patient auf eine Station mit engmaschiger Überwachungsmöglichkeit und/oder eine spezialisierte Station verlegt. Die weitere Betreuung übernehmen die Kolleg*innen der Hämatologie.

## 35.6 Disposition/Empfehlung weiteres Vorgehen

Die weitere Behandlung sollte durch erfahrene Hämato-Onkolog*innen erfolgen; im Einzelfall kann die rasche Verlegung in ein Zentrum sinnvoll sein.

**Was wäre, wenn …**

- … der Patient mit erhöhter Leukozytenzahl (zwischen 50.000–100.000/µl) in die Notaufnahme gekommen wäre und angegeben hätte, er spritze wegen einer Chemotherapie G-CSF s. c. (Filgrastim, Pegfilgrastim)?
  - Dann hätte dies eine suffiziente Reaktion des Knochenmarks auf die Gabe eines granulozytenstimulierenden Faktors bedeutet. Die Therapie mit Filgrastim hätte zunächst pausiert werden können; weitere Betreuung durch die behandelnde Hämato-Onkologin.
- … der Patient eine aktive zerebrale Blutung aufgewiesen hätte?
  - Dann hätten sofort die Kolleg*innen der Neurochirurgie hinzugezogen werden müssen, evtl. Not-OP je nach Erscheinungsbild: „Treat first what kills first." Rücksprache mit der diensthabenden Hämato-Onkologin, ob die OP weitere therapeutische Schritte zunächst unmöglich macht, und Festlegen des Gerinnungsmanagements.

### LITERATUR

Berger DP, Mertelsmann R. DAS ROTE BUCH. Hämatologie und Internistische Onkologie. 6. überarb. u. erw. A. Landsberg/Lech: ecomed MEDIZIN 2017.

Cairo MS, Bishop M. Tumor lysis syndrome: new therapeutic strategies and classification. Br J Haematol 2004; 127: 3–11.

Röllig C, Ehninger G. How I treat hyperleukocytosis in acute myeloid leukemia. Blood 2015; 125(21): 3246–3252.

Schellongowski P, Staudinger T. Leukostase und Tumorlyse. Internist 2013; 54(9): 1051–1060.

Schiffer CA, Larson RA, Rosmarin AG. Hyperleukocytosis and leukostasis in hematologic malignancies. UpToDate 2022; www.uptodate.com/contents/hyperleukocytosis-and-leukostasis-in-hematologic-malignancies (letzter Zugriff: 22.1.2023).

Tintinalli JE, et al. (eds.). Tintinalli's Emergency Medicine. A Comprehensive Study Guide. 9th ed. New York: McGraw-Hill 2019.

Uz B. A medical emergency: „Leukostasis". Glob J Hematol Blood Transfus 2015; 2: 25–32.

KAPITEL

# 36

Thomas Plappert

# Schwellung am anderen Bein

**Fallbericht**

### Eintreffen

Ein 49-jähriger Patient stellt sich selbst in der ZNA vor. Er war vor knapp 8 Tagen am linken Knie operiert worden und hat nun eine schmerzhafte Schwellung, Rötung und Überwärmung des kontralateralen rechten Unterschenkels bemerkt.

### Ersteindruck

Patient kommt zu Fuß, geht mit Unterarmgehstützen.

### Vitalwerte

GCS 15; $SaO_2$ 97 %; HF 82, regelmäßig; RR 140/80; AF 14; T 35,8; Sx 3/10

### Triagekategorie

Grün

### Anamnese

Der Patient berichtet, dass er seit etwa 2 Tagen Schmerzen in der rechten Wade verspüre, seit heute nun eine nochmalige Verstärkung der Schmerzen, begleitet von Schwellung und Rötung.

Die Operation habe er gut überstanden, die tägliche Spritze zur „Blutverdünnung" verabreiche er sich weiterhin selbst und werde mithilfe der Physiotherapie zunehmend mobiler. Kein Fieber, kein Schüttelfrost, kein Krankheitsgefühl. Keine Dyspnoe, keine Angina pectoris.

Mehrfach wegen Frakturen an Armen und Beinen voroperiert, bis dahin aber nie ernsthaft krank gewesen, keine Dauermedikation, keine Allergien. Keine thrombembolischen Ereignisse in der Anamnese.

✓ Fallbericht: Der Patient klagt einseitige atraumatische Beinschmerzen und eine lokale Schwellung.

## 36.1 Anamnese und Differenzialdiagnose

Die Beschwerden des Patienten lassen an eine tiefe Beinvenenthrombose denken. Die häufigste Differenzialdiagnose dazu ist ein **Erysipel**. Die wesentlichen Unterschiede in der klinischen Erscheinung sind das Krankheitsgefühl und die Beeinträchtigung des Allgemeinbefindens, die mit einem Erysipel einhergehen. Zur Vermeidung einer TVT verabreicht sich der Patient selbst täglich ein niedermolekulares Heparin (NMH) s. c. Dass darunter dennoch ein thrombembolisches Ereignis auftritt, muss den Verdacht – neben Malcompliance – auf eine heparininduzierte Thrombozytopenie (insb. vom Typ II) lenken.

**Fallbericht**

### Untersuchungsbefund

Patient ist wach, orientiert, GCS 15. Cor: normale Herztöne, keine Geräusche, regelmäßig. Pulmo: normale Atemgeräusche, keine Nebengeräusche. Abdomen: weich, indolent, keine Organomegalien, keine abnormen Resistenzen, keine Abwehrspannung, normale Darmgeräusche.

- Rechtes Bein: Rötung, Schwellung und Überwärmung des rechten Unterschenkels
- Linkes Bein: reizlose Narbenverhältnisse im Bereich des Knies, kein Kniegelenkerguss, keine Rötung, keine Überwärmung

## 36.2 Körperliche Untersuchung

Die körperliche Untersuchung erfasst den Lokalstatus und wichtige Organbefunde, die eine Rolle bei der Differenzialdiagnostik spielen. Insgesamt erhärtet sich der Verdacht auf eine tiefe Beinvenenthrombose.

**Fallbericht**

### Erste Anordnungen und Diagnostik

- Labor: kleines Blutbild, Elektrolyte, Kreatinin, D-Dimer, HIT-Antikörper
- Kompressionssonografie der Beinvenen

EKG

Normokarder Sinusrhythmus, Indifferenztyp, alle Zeiten im Limit, unauffällige ST-Strecken.

Labor

| Parameter | Laborwert Pat. | Referenzbereich | Einheit |
|---|---|---|---|
| Hämoglobin | 13,9 | 12–16 | g/dl |
| Hämatokrit | 40 | 35–45 | % |
| Erythrozyten | 4,2 | 3,6–5,5 | Mio./µl |
| Leukozyten | 7,4 | 4–10 | Tsd./µl |
| Thrombozyten | 12 | 140–440 | Tsd./µl |
| pH | 7,37 | 7,35–7,44 | |
| $pO_2$ venös | 42 | | mmHg |
| $pCO_2$ venös | 32 | | mmHg |
| BE | 0,1 | | mmol/l |
| Natrium | 134 | 130–145 | mmol/l |
| Kalium | 4,1 | 3,5–4,5 | mmol/l |
| Laktat | 1,22 | | mg/dl |
| D-Dimere | 3,4 | < 0,5 | µg/ml |

Kompressionssonografie der Beinvenen

- Linkes Bein: bis ins mittlere Drittel des Unterschenkels gute Darstellbarkeit. Alle Venen frei komprimierbar.
- Rechtes Bein: Im Oberschenkel alle Venen frei komprimierbar, in der Fossa poplitea kommt thrombotisches Material in der Vene zur Darstellung; die Vene ist nicht komprimierbar.

✓ Fallbericht: Im Blutbild zeigt sich eine ausgeprägte Thrombozytopenie, die D-Dimere sind erhöht. In der Kompressionssonografie Nachweis einer TVT der V. poplitea rechts. Bei Thrombopenie unter Gabe von Heparinen muss eine heparininduzierte Thrombopenie bedacht werden. Im zeitlichen Verlauf des aktuellen Falls liegt der Verdacht auf eine HIT II nahe.

**DIAGNOSE**

Heparininduzierte Thrombozytopenie (HIT) II

## 36.3 Erste Anordnungen und Diagnostik

Bei dem Patienten zeigt sich eine tiefe Beinvenenthrombose in der rechten V. poplitea als Ursache der Beschwerden. Die Genese der Thrombose unter Antikoagulation mit NMH könnte bei deutlich erniedrigten Thrombozyten eine heparininduzierte Thrombozytopenie (HIT II) sein.

Bei der HIT II kommt es aufgrund einer Antikörperbildung zu einer Immunreaktion, die zu einer Aktivierung von Thrombozyten führt mit konsekutiver Thrombozytopenie und ausgeprägter Steigerung der Gerinnungsneigung sowie Ausbildung von Thrombosen. Die HIT II ist ein potenziell lebensbedrohliches Krankheitsbild, insbesondere durch die Komplikationen der Thrombosen wie etwa der Lungenembolie.

Prädilektionsstellen für venöse Thrombosen sind die untere Extremität, die Herzkranzgefäße und die Haut. Venöse Thrombosen der oberen Extremität finden sich im Kontext mit zentralen Venenkathetern. Arterielle Thrombosen sind deutlich seltener, wurden dann aber im Bereich des ZNS, der inneren Organe, der Herzkranzgefäße und der Extremitäten beschrieben. Darüber hinaus kann es auch zu lokalen Nekrosen an den Einstichstellen der s. c. Injektionen kommen. Bei der HIT I kommt es lediglich zu einem

Abfall der Thrombozyten, der nach Absetzen des Heparins reversibel ist.

**MERKE**

Folgende Faktoren müssen an eine HIT denken lassen:
- Thrombozytenabfall (< 30 % des Ausgangswerts bei HIT I, > 50 % bei HIT II)
- Thrombembolisches Ereignis unter Heparintherapie
- Nekrose an der Einstichstelle bei Heparingaben

**Fallbericht**

**Therapie**

- Sofortiges Absetzen aller Heparinprodukte
- Umstieg auf ein anderes Antikoagulans in voller therapeutischer Dosis zur Therapie der Thrombose und zur Verhinderung weiterer, ggf. auch arterieller Thrombosen

## 36.4 Therapie

Um die Immunreaktion zu unterbrechen, ist zunächst ein Aussetzen der weiteren Zufuhr von Heparin wichtig. Anschließend muss rasch eine Antikoagulation in therapeutischer Dosis begonnen werden. Je nach lokaler Verfügbarkeit kommt z. B. **Fondaparinux** infrage.

**CAVE**

Die Gabe von Thrombozytenkonzentraten ist unbedingt zu vermeiden!

Die Kolleg*innen der Hämatologie sollten frühzeitig konsultiert werden. Wenn ein HIT-Schnelltest nicht kurzfristig verfügbar ist, gibt es klinische Scores (z. B. 4T-Score), die man zur Erhärtung der Verdachtsdiagnose mit heranziehen kann. Der **4T-Score** berechnet die Wahrscheinlichkeit für eine heparininduzierte Thrombozytopenie anhand der vier Kriterien **T**hrombozytopenie, **T**iming, **T**hrombose und **T**hrombozytopenie aus anderer Ursache (➤ Tab. 36.1). Bei einem 4T-Score von 0 liegt das Risiko für eine heparininduzierte Thrombopenie unter 5 %, beim Maximalwert von 8 bei etwa 64 %.

**Fallbericht**

**Risikostratifikation**

Hohes Risiko, stationäre Aufnahme auf Normalstation.

**Tab. 36.1** 4T-Score nach Greinacher (2022)* [F703-002]

Bitte bestimmen Sie bei HIT-Verdacht den Score. Bei einem Score < 4 ist die HIT sehr wahrscheinlich; eine Labordiagnostik sollte nur bei dringendem klinischem Verdacht erfolgen. Detaillierte Hinweise zur Nutzung des Scores finden Sie unter: medizin.uni-greifswald.de/transfus.

| | | Wahrscheinlichkeitskriterien | | |
|---|---|---|---|---|
| | Score | 2 | 1 | 0 |
| Thrombozytopenie | ☐ | Niedrigster Wert ≥ 20 GPT und > 50 % Abfall | Niedrigster Wert 10–19 GPT oder 30–50 % Abfall | Niedrigster Wert < 10 GPT oder 30 % Abfall |
| Tag des Auftretens des Thrombozytenabfalls | ☐ | Tag 5–10 oder ≤ 1 bei früherer Heparintherapie (innerhalb der letzten 30 Tage) | Unbekannt, aber könnte zur HIT passen bzw. > Tag 10 bzw. ≤ Tag 1 bei früherer Heparintherapie (innerhalb der letzten 30–60 Tage) | Tag < 4 (keine frühere Heparintherapie) |
| Thrombose oder andere Komplikationen | ☐ | Gesicherte neue Thrombose, Hautnekrosen, anaphylaktische Reaktion (nach Heparinbolus) | Fortschreitende oder rezidivierende Thrombose. Verdacht auf Thrombose (noch nicht bestätigt) oder nichtnekrotisierende Hautläsionen | Keine Komplikationen |
| Andere Gründe für Thrombozytenabfall | ☐ | Keine | Denkbar | Definitiv |
| Wahrscheinlichkeits-Score | ☐ | | | |

* Quelle: https://www2.medizin.uni-greifswald.de/transfus/index.php?id=335

## 36.5 Risikostratifikation

Eine HIT-II-Erkrankung ist als Hochrisikosituation einzuschätzen.

Die Konstellation aus typischem zeitlichem Verlauf, der gesicherten Thrombose unter Heparintherapie und dem Thrombozytenabfall machen eine HIT II klinisch sehr wahrscheinlich. Ein Thrombozytenabfall ohne Thrombose innerhalb der ersten 5 Tage wäre hingegen eher typisch für eine HIT I. Die HIT II hat eine Mortalität von bis zu 30 % (im Gegensatz zur meist harmlos verlaufenden HIT I).

**Fallbericht**

**Disposition/Empfehlung weiteres Vorgehen**

- Internistische Normalstation, Beobachtung dort
- Engmaschige, anfangs tägliche Blutbildkontrollen (Thrombozytenzahl), HIT-Diagnostik
- Wickeln des Beins, Vollantikoagulation mit alternativem Antithrombotikum

## 36.6 Disposition/Empfehlung weiteres Vorgehen

Im Mittelpunkt steht eine enge klinische und laborchemische Kontrolle. Je nach Lokalisation und Ausbreitung der Thrombembolie kann auch eine Behandlung auf einer IMC oder Intensivstation erforderlich werden.

**Was wäre, wenn …**

- … der Patient ausgeprägte arterielle Verschlüsse erlitten hätte?
  - Dann hätte die Therapie gemäß dem üblichen Vorgehen erfolgen müssen, also etwa eine Angiografie mit Stenteinlage etc. Es kann jedoch zu ausgeprägten arteriellen Verschlüssen kommen, die bis zur Gangrän von Extremitäten führen können; Letztere ist nur durch Amputation behandelbar.
- … der Patient eine ambulante Behandlung gewünscht hätte?
  - Dann hätte wegen des hohen Risikos eine umfassende Aufklärung erfolgen und diese gründlich dokumentiert werden müssen. Der Patient hätte bereit sein müssen, sich vor Verlassen der Notaufnahme eine Bedenkfrist einzuräumen.

**LITERATUR**

Greinacher A. 4T-Score; www2.medizin.uni-greifswald.de/transfus/fileadmin/user_upload/doku_thrombo_gerinnung/uanford_hitscore_deutsch.pdf (letzter Zugriff: 22.1.2023)

Lim W, et al. American Society of Hematology 2018 guidelines for management of venous thromboembolism: diagnosis of venous thromboembolism. Blood Adv 2018; 2(22): 3226–3256.

S3-Leitlinie Prophylaxe der venösen Thromboembolie (VTE). 2. komplett überarb. A. AWMF-Registernummer 003-001. Stand: 15.10.2015 (in Überarbeitung); https://register.awmf.org/de/leitlinien/detail/003-001 (letzter Zugriff: 22.1.2023).

KAPITEL

# 37 Blut zu dünn

Thomas Plappert

**Fallbericht**

### Eintreffen

Ein 49-jähriger Patient kommt in die ZNA, da ambulant die INR im Labor mit „> 7" angegeben war.

### Ersteindruck

Patient kommt zu Fuß, wirkt agil.

### Vitalwerte

GCS 15; $SaO_2$ 97 %; HF 82, unregelmäßig; RR 140/80; AF 14; T 35,8; Sx 0/10; BZ 106

### Triagekategorie

Grün

### Anamnese

Der Patient berichtet, dass bei einer Routinemessung des INR ein stark erhöhter Wert gemessen worden sei und sein Hausarzt ihn daraufhin angerufen und überredet habe, sich in der Notaufnahme vorzustellen. Einweisungspapiere oder Vorbefunde habe er nicht dabei, er sei noch nie in diesem Krankenhaus gewesen.

Er sei seit etwa 4 Jahren wegen eines Vorhofflimmerns unter Therapie mit einem Vitamin-K-Antagonisten. Bislang habe es nie Probleme gegeben. Die Genese des Vorhofflimmerns habe nie geklärt werden können; Versuche einer Kardioversion seien stets nur kurzzeitig erfolgreich gewesen. Eine interventionelle Behandlung habe er stets abgelehnt. Echokardiografie und Koronarangiografie seien unauffällig gewesen. Er spüre davon nichts; unter einem niedrig dosierten Betablocker sei die Herzfrequenz stets gut kontrolliert gewesen.

Keine Palpitationen, keine Dyspnoe, keine Angina pectoris, gute Belastbarkeit, keine Kopfschmerzen.

✓ Fallbericht: Der Patient ist subjektiv beschwerdefrei. Der Vorstellungsgrund ist für ihn nur der derangierte Laborwert.

## 37.1 Anamnese und Differenzialdiagnose

Eine vertiefte Anamnese sollte häufige Ursachen der plötzlichen Veränderung der Gerinnungssituation erfassen: Veränderungen der Nahrung oder Nahrungsaufnahme, Änderung der Begleitmedikation, Begleiterkrankungen etc.

**Fallbericht**

### Untersuchungsbefund

Patient ist wach, orientiert, GCS 15. Cor: normale Herztöne, keine Geräusche, unregelmäßig. Pulmo: normale Atemgeräusche, keine Nebengeräusche. Abdomen: weich, indolent, keine Organomegalien, keine abnormen Resistenzen, keine Abwehrspannung, normale Darmgeräusche. Rektalstatus: Ampulle leer. Integument und Schleimhäute unauffällig und ohne jegliche Blutungszeichen. Neurologie: kein Meningismus, kein fokalneurologisches Defizit.

## 37.2 Körperliche Untersuchung

Die körperliche Untersuchung muss alle Aspekte offensichtlicher oder okkulter Blutungen enthalten; hier sind neben Blutungen nach außen auch gastrointestinale, intraabdominale, intrakranielle oder intravesikale Blutungen gemeint.

### Fallbericht

**Erste Anordnungen und Diagnostik**

Labor: Gerinnung, kleines Blutbild.

EKG

Normokardes Vorhofflimmern, Indifferenztyp, alle Zeiten im Limit, unauffällige ST-Strecken.

Labor

| Parameter | Laborwert Pat. | Referenzbereich | Einheit |
|---|---|---|---|
| Hämoglobin | 13,9 | 12–16 | g/dl |
| Hämatokrit | 40 | 35–45 | % |
| Erythrozyten | 4,2 | 3,6–5,5 | Mio./µl |
| Leukozyten | 7,4 | 4–10 | Tsd./µl |
| Thrombozyten | 310 | 140–440 | Tsd./µl |
| pH | 7,37 | 7,35–7,44 | |
| $pO_2$ venös | 42 | | mmHg |
| $pCO_2$ venös | 32 | | mmHg |
| BE | 0,1 | | mmol/l |
| Natrium | 134 | 130–145 | mmol/l |
| Kalium | 4,1 | 3,5–4,5 | mmol/l |
| Laktat | 1,22 | | mg/dl |
| INR | **6,9** | | |
| Quick | < 10 | | % |

✓ Fallbericht: Bis auf den ausgelenkten INR-Wert keine auffälligen Befunde.

**DIAGNOSE**

Antikoagulanzien-Überdosierung

## 37.3 Erste Anordnungen und Diagnostik

Weder die körperliche Untersuchung noch eine der laborchemischen Untersuchungen ergibt einen Hinweis auf eine Blutungskomplikation.

### Fallbericht

**Therapie**

Keine Therapie erforderlich.

## 37.4 Therapie

Bei einer Überdosierung der Antikoagulanzientherapie ohne Zeichen der Blutung oder ohne bevorstehende Notfalleingriffe ist keine Therapie erforderlich.

Eine Therapie, welche die Antikoagulation aufhebt (z. B. Gabe von Vitamin K oder Gabe von Gerinnungsfaktoren), ist mit Nebenwirkungen (Thrombosen, Thrombusbildung an mechanischen Herzklappen etc.) verbunden, und insbesondere die Gabe von Gerinnungsfaktoren ist teuer und nur kurz (ca. 2 h) wirksam.

Im Falle einer Blutung erfolgt eine Risikostratifizierung der Blutung: Bei kleineren oberflächlichen Blutungen werden lokale Maßnahmen (Kompression, Umstechung etc.) eingeleitet und die Antikoagulation zur Blutungsstillung pausiert. Bei größeren und kritischen Blutungen stehen ebenfalls lokale Maßnahmen im Vordergrund. Unter einer Therapie mit Vitamin-K-Antagonisten ist eine Gabe von **Vitamin K1** (z. B. Konakion, möglichst p. o., z. B. 2,0–5,0 mg) und Gerinnungsfaktoren indiziert.

Die schnellste und wirkungsvollste Methode zur Wiederherstellung einer ausreichenden Gerinnungsfunktion ist die i. v. Gabe von **Gerinnungsfaktor-Konzentrat (PPSB)**. Die benötigte Menge kann mittels Ist-Quick, Ziel-Quick (mindestens 60 %) und Körpergewicht berechnet werden. Bei Verdacht auf eine Hirnblutung sollte Gerinnungsfaktor-Konzentrat so früh wie möglich gegeben werden.

Bei Blutungen unter DOAKs ist entweder eine Gabe von Antikörpern des jeweiligen Medikaments oder

PPSB in einer Dosis von 50 IE pro kg KG angezeigt. Das Gleiche gilt für unaufschiebbare Operationen oder Interventionen, die eine normale Gerinnungssituation erfordern.

Bei Blutung unter (dualer) Thrombozytenaggregationshemmung kann der Einsatz von **Desmopressin** erwogen werden: Desmopressin zeigt in vitro eine Verbesserung der Blutungszeit und der Thrombozytenfunktion. Ein Nachweis, dass eine Gabe aktive Blutungen stoppt oder das Risiko relevanter Blutungen reduziert, konnte bislang nicht erbracht werden. Die Verabreichung erfolgt i. v. über Perfusor für ½ h in einer Dosis von 0,3 µg/kg KG.

**Fallbericht**

**Risikostratifikation**

Niedriges Risiko, Entlassung nach Hause.

## 37.5 Risikostratifikation

Es gibt kein validiertes Tool zur Risikostratifikation. Bei der Abwägung von Risiko und Nutzen ist keine spezifische Therapie sinnvoll. Bei den Vitamin-K-Antagonisten ist zudem eine Blutung unter entgleister Gerinnungslage nicht wesentlich häufiger als unter einem INR im Zielbereich.

**Fallbericht**

**Disposition/Empfehlung weiteres Vorgehen**

- Ambulante Behandlung.
- Pausierung der Antikoagulation, engmaschige Kontrollen der INR-Werte durch den Hausarzt und klinische Kontrollen auf Blutungsstigmata. Der Patient sollte in den nächsten Tagen besonders darauf achten, Handlungen mit hohem Verletzungsrisiko zu vermeiden.

## 37.6 Disposition/Empfehlung weiteres Vorgehen

Nach Ausschluss einer Blutung steht die vorsichtige Wiedereinstellung der Gerinnung auf einen INR im Zielbereich, im vorliegenden Fall also zwischen 2 und 3, im Mittelpunkt der Bemühungen. Dazu wird zunächst eine Pause der oralen Antikoagulation unter Beachtung der Wochendosis vereinbart. Unterschiede in der Intensität der Beobachtung und der INR-Messung werden je nach Indikation für die orale Antikoagulation gemacht: Im Falle eines permanenten Vorhofflimmerns sind längere Intervalle besser zu rechtfertigen als etwa beim Vorliegen einer künstlichen Mitralklappe, die ein sehr hohes thrombogenes Potenzial hat und eine besonders strenge INR-Einstellung zwischen 2 und 3 erfordert.

37

## Was wäre, wenn …

- … der Patient Nasenbluten gehabt hätte?
  - Dann hätte man versucht, die Blutung mit lokalen Maßnahmen zu stoppen. Erst bei Erfolglosigkeit dieser Maßnahmen wäre eine Normalisierung der Gerinnungssituation indiziert gewesen.
- … der Patient über Kopfschmerzen geklagt hätte?
  - Kopfschmerzen in der Notaufnahme erfordern eine Risikostratifizierung, und in Verbindung mit Hochrisikokriterien ist eine Bildgebung indiziert. Die Einnahme von Antikoagulanzien allein ist als anamnestischer Risikofaktor ausreichend, um ein cCT zu veranlassen.
- … der Patient infolge einer Niereninsuffizienz eine Kumulation seiner direkten oralen Antikoagulanzien (DOAK) erlitten hätte?
  - Dann hätte man sich in Bezug auf die Aufhebung der Wirkung für ein abwartendes Vorgehen entschieden, solange keine Zeichen einer Blutung vorgelegen hätten. Hinzu gekommen wäre in diesem Fall dann jedoch eine Abklärung der Genese der Niereninsuffizienz bzw. der akuten Verschlechterung der Nierenfunktion.

### LITERATUR

Chai-Adisaksopha C, et al. Mortality outcomes in patients receiving direct oral anticoagulants: a systematic review and meta-analysis of randomized controlled trials. J Thromb Haemost 2015; 13: 2012.

Hua TD, et al. Orale Antikoagulation in der Hausarztpraxis. Z Allg Med 2010; 86: 382–389.

KAPITEL

# 38 Der Tod auf leisen Sohlen

Isabelle Behrendt

## Fallbericht

### Eintreffen

Eine 24-jährige Frau wird vom Hausarzt zugewiesen; sie kommt fußläufig in die Notaufnahme. Der Einweisungsgrund sind eine neu aufgetretene Anämie und Thrombozytopenie zur weiteren Abklärung.

### Ersteindruck

Patientin wach, voll orientiert, blass, beschwerdefrei.

### Vitalwerte

GCS 15; $SaO_2$ 97 %; HF 88; RR 105/82; AF 14; T 36,8; Sx 0/10; BZ 92

### Triagekategorie

Gelb

### Anamnese

Die Patientin berichtet, dass sie sich seit Tagen müde fühle. Sie sei normalerweise sehr aktiv, aber die letzten Tage falle ihr jegliche körperliche Anstrengung schwer. Dies sei ihr besonders beim Treppensteigen aufgefallen: Sie wohne im ersten Stock, und beim Treppensteigen seien ihre Beine schwer wie Blei, und sie schnaufe ganz schön, wenn sie oben angekommen sei. Außerdem habe sie blaue Flecken bekommen, obwohl sie sich nicht verletzt habe.

Auf Nachfrage berichtet sie weiterhin, dass der Appetit in den letzten Tagen ebenfalls gemindert sei; sie fühle sich im Bauch nicht so wohl, was sie auf einen wenige Tage zuvor durchgemachten Magen-Darm-Infekt zurückgeführt habe. Weiterhin bestünden leichte Kopfschmerzen.

Weil sie sich selbst so nicht kenne, sei sie am Morgen zum Hausarzt gegangen, der eine Blutarmut festgestellt und sie eingewiesen habe. Aufgrund einer starken Regelblutung habe sie rezidivierend eine Eisenmangelanämie. Sie nehme immer mal wieder Eisenpräparate. Makrohämaturie und Teerstuhl sowie Epistaxis werden verneint. Letzte Regelblutung vor 18 Tagen.

✓ Fallbericht: Die von der Patientin geschilderten Symptome passen zu einer Anämie. Die Konstellation einer jungen Frau, durchgemachter Infekt und bereits bekannte rezidivierende Eisenmangelanämie bei insgesamt nur leicht eingeschränktem Allgemeinzustand lassen zunächst an eine harmlose erneute Anämie denken.

## 38.1 Anamnese und Differenzialdiagnose

Neben der häufigen unkritischen und gut behandelbaren Eisenmangelanämie gibt es auch Anämieformen und potenziell mit einer Anämie einhergehende Erkrankungen, denen man unbedingt Beachtung schenken muss. Um nichts zu übersehen, ist es sinnvoll, sich die Systematik der Anämieformen zu vergegenwärtigen. Es können vorliegen:

- **Störung der Blutbildung** (z. B. Eisenmangel, Erkrankung des blutbildenden Systems),
- **verkürzte Erythrozytenlebenszeit** (Hämolyse) und
- vermehrter **Blutverlust** (Menstruation, gastrointestinale Blutung usw.).

Insbesondere die Hämolyse ist eine Form der Anämie, die unmittelbar in der Notaufnahme abgeklärt werden muss, da sie eine **sofortige Behandlungsimplikation** hat.

Tritt eine hämolytische Anämie in Kombination mit einer Thrombozytopenie auf, muss an eine thrombotische Mikroangiopathie wie das hämolytisch-urämische Syndrom (HUS) und die thrombotisch-thrombozytopenische Purpura (TTP) gedacht werden.

**KERNAUSSAGEN**

Bei Anämien muss noch in der ZNA eine Hämolyse ausgeschlossen werden, da sie eine unmittelbare Behandlungsimplikation hat.

Die **thrombotisch-thrombozytopenische Purpura,** die auch als **Moschcowitz-Syndrom** bezeichnet wird, kann hereditär wie auch erworben auftreten. Bei ihr liegt eine Störung der Von-Willebrandt-Faktor-Cleaving-Protease ADAMTS 13 vor. Endothelschädigung und thrombotische Verlegung der Arteriolen führen zu den beiden Leitbefunden der mikroangiopathischen hämolytischen Anämie und einer ausgeprägten Thrombozytopenie. Die TTP ist eine seltene, aber sehr schwere Erkrankung, die nicht übersehen werden darf, denn ihr Verlauf ist unbehandelt sehr oft fatal, während die Letalität bei prompter Diagnosestellung und konsequenter Therapieeinleitung erheblich gesenkt werden kann. Die Erkrankung kann in allen Altersgruppen auftreten, typischerweise sind aber junge, zumeist weibliche Erwachsene betroffen.

**MERKE**

Anämie plus Thrombozytopenie müssen an eine thrombotische Mikroangiopathie denken lassen! Unbehandelt liegt die Letalität bei > 90 %.

**Fallbericht**

**Untersuchungsbefund**

Patientin wach, voll orientiert. Hautfarbe blass. Herztöne rein, leicht tachykard. Bds. vesikuläres Atemgeräusch. Abdomen weich, diffus druckempfindlich, kein Druckschmerz, keine Abwehrspannung. Keine Unterschenkelödeme. Zwei etwa 2 × 3 cm große Hämatome am ventralen und medialen Oberschenkel. Die Patientin kann sich auf Nachfrage an kein Trauma erinnern, habe sonst eigentlich nie blaue Flecken.

✓ Fallbericht: Die Patientin ist blass, leicht tachykard und hypoton, was zu der bereits bekannten Anämie passt. Weiterhin fallen die Hämatome auf, die offensichtlich spontan entstanden sind.

## 38.2 Körperliche Untersuchung

Eine vermehrte Blutungsneigung bzw. eine Neigung zu Hämatomen sollte in der Anamnese am besten direkt erfragt werden, spätestens bei der klinischen Untersuchung müssen sie, sofern vorhanden, beachtet und bewertet werden. Die Patientin hat jetzt zwei größere Hämatome bei sonst fehlender Hämatomneigung und kann sich an kein relevantes Trauma erinnern. Diese Konstellation sollte an eine Thrombozytopenie oder ggf. eine andere Gerinnungspathologie denken lassen.

Bei der TTP kann es zu Organbeteiligungen kommen. Vor allem das zentrale Nervensystem und der Gastrointestinaltrakt können dabei symptomatisch werden. Es kann eine Vielzahl von **neurologischen Symptomen** auftreten: von Kopfschmerzen über Verwirrtheit, Krampfanfälle, Halbseitensymptomatik, fokalneurologisches Defizit bis hin zum Koma. Weiterhin ist eine **Nierenbeteiligung** möglich, ein ANV findet sich in der Klinik aber selten. Letztlich wird in der klinischen Praxis die überlieferte Symptomkombination von mikroangiopathischer hämolytischer Anämie, Thrombozytopenie, Fieber, ANV und neurologischen Symptomen nur noch selten beobachtet, da Patienten mit einer thrombotischen Mikroangiopathie heute vor der Entwicklung des Vollbilds der TTP einer Therapie zugeführt werden. Die Symptomkombination darf daher nicht als diagnostisches Kriterium herangezogen werden.

**Fallbericht**

**Erste Anordnungen und Diagnostik**

EKG, Monitor, Diff-BB, LDH, Haptoglobin, Ferritin, INR, Bilirubin, Kreatinin, Vitamin $B_{12}$, Folsäure, Leberwerte nach klinischem Ermessen.

EKG

Normofrequenter Sinusrhythmus, Indifferenztyp, alle Zeiten im Limit, unauffällige ST-Strecken.

Labor

| Parameter | Laborwert Pat. | Referenzbereich | Einheit |
|---|---|---|---|
| Hämoglobin | 7,6 | 12–16 | g/dl |
| Hämatokrit | 22 | 35–45 | % |
| Erythrozyten | 4,5 | 3,6–5,5 | Mio./µl |
| Leukozyten | 7,1 | 4–10 | Tsd./µl |
| Thrombozyten | 27 | 140–440 | Tsd./µl |
| Haptoglobin | nicht messbar | < 20 | mg/l |
| LDH | 740 | < 250 | U/l |

✓ Fallbericht: Im Blutbild der Patientin zeigt sich eine Anämie in Kombination mit einer Thrombozytopenie. Bei erniedrigtem Haptoglobin und gleichzeitig erhöhtem LDH liegt eine Hämolyse vor.

**DIAGNOSE**

Thrombotisch-thrombozytopenische Purpura (TTP)

Die Differenzialdiagnose der hämolytischen Anämie plus Thrombozytopenie ist umfangreich (➤ Tab. 38.1).

## 38.3 Erste Anordnungen und Diagnostik

Folgende Ursachen einer Hämolyse müssen bedacht und weiter abgeklärt werden: Hämolyse durch Autoantikörper, durch Erythrozytendefekte (z. B. Favismus) und durch mechanische Einwirkung auf die Erythrozyten (mechanische Herzklappen, Endokarditis, thrombotische Mikroangiopathie).

**Tab. 38.1** Differenzialdiagnosen der mikroangiopathischen hämolytischen Anämie plus Thrombozytopenie

| Differenzialdiagnose | |
|---|---|
| Andere Formen der thrombotischen Mikroangiopathie (TMA) | Signifikantes Nierenversagen, ADAMTS-13-Aktivität nicht so stark erniedrigt (zwischen 10 und 50 %) |
| HELLP-Syndrom/Präeklampsie | Schwangere vor allem im letzten Trimenon, unmittelbar postpartal; gestörte Leberfunktion, hohe Transaminasen, in der Regel keine Nierenbeteiligung |
| DIC | Gerinnungstest pathologisch (Fibrinogen, D-Dimer, aPTT, PT) |
| Sepsis/schwere Infekte | Infektlabor |
| Maligne Systemerkrankung | Abhängig vom Tumor |
| Systemischer Lupus erythematodes | Beweisend nur Nierenbiopsie |
| Evans-Syndrom | Coombs-Test positiv |
| Myelodysplastisches Syndrom | Keine Hämolysekonstellation |
| Paroxysmale nächtliche Hämoglobinurie | Oft venöse Thrombose an ungewöhnlichen Stellen |
| Heparininduzierte Thrombozytopenie | Keine Anämie, anamnestische Exposition mit Heparin, ADAMTS-13-Aktivität nicht stark erniedrigt |
| Hämophagozytische Lymphohistiozytose | Anämie nicht durch Hämolyse |

**RED FLAGS**

Entscheidend ist, dass hier eine hämolytische Anämie und eine ausgeprägte Thrombozytopenie gleichzeitig vorliegen – eine Red Flag für das Vorliegen einer thrombotischen Mikroangiopathie, einem lebensbedrohlichen Krankheitsbild, das einer sofortigen Behandlung zugeführt werden muss!

### 38.3.1 EKG

Eine isolierte hämolytische Anämie aufgrund einer Endokarditis kann zu unspezifischen EKG-Veränderungen mit Blockbildern oder T-Negativierungen führen. In diesem Fall gibt es keinen klinischen Hinweis auf eine Endokarditis.

### 38.3.2 Monitor

Eine zwingende Indikation zur kontinuierlichen Monitorüberwachung ergibt sich bei unserer Patientin nicht. Der leicht erniedrigte Blutdruck ist am ehesten Ausdruck der Anämie und kann gerade bei jungen Menschen auch physiologisch vorkommen. Bei fehlenden Schockzeichen ist der Blutdruck in dieser Konstellation zunächst als nicht kritisch zu bewerten.

### 38.3.3 Labor

An Laborparametern wird zunächst ein Differenzialblutbild mit **Retikulozyten plus Ferritin, Haptoglobin und LDH** veranlasst. In Kombination mit der Anamnese lässt sich damit die Genese der Anämie (Blutbildungsstörung, vermehrter Blutverlust und Hämolyse) eingrenzen.

Beim Verdacht auf das Vorliegen einer TTP werden folgende Laboruntersuchungen ergänzt: Coombs-Test, Blutausstrich (Fragmentozyten?), ADAMTS-13-Aktivität und Anti-ADAMTS-13-Antikörper. Die Therapie darf durch die Diagnostik von ADAMTS-13-Aktivität bzw. ADAMTS-13-Antikörper nicht verzögert werden.

**MERKE**

**Wegweisende Befunde bei mikroangiopathischer hämolytischer Anämie**

- Coombs-negativ
- LDH 2- bis 3-fach erhöht
- Haptoglobin nicht nachweisbar
- Retikulozyten erhöht
- Nachweis von Fragmentozyten im Blutausstrich

Da sich die Aktivität der ADAMTS 13 nicht überall und sofort bestimmen lässt, wurde im Rahmen einer Studie der **PLASMIC-Score** entwickelt, mit dem man eine **ADAMTS-13-Aktivität** < 10 % anhand folgender Parameter vorhersagen kann:

- Hämolyse (definiert als Retikulozyten < 2,5 %, Haptoglobin nicht messbar, indirektes Bilirubin < 2 mg/dl)
- Thrombozyten < 30.000/µl
- Keine aktive maligne Erkrankung
- Keine Organ- oder Stammzelltransplantation
- MCV < 90 fl
- INR < 1,5
- Kreatinin < 2,9 mg/dl

Jedes zutreffende Item ergibt einen Punkt. Bei 6–7 Punkten liegt die ADAMTS-13-Aktivität mit einer Sensitivität von 91 % unter 10 %. Ein niedriger Score von 0–4 Punkten legt nahe, dass die ADAMTS-13-Aktivität nicht unter 10 % liegt; die Spezifität hierfür lag bei 99 %. Mittlere Punktwerte zwischen 4 und 5 legen andere Störungen wie die medikamentenassoziierte thrombotische Mikroangiopathie, die disseminierte intravasale Koagulopathie (DIC) oder das hämolytisch-urämische Syndrom (HUS) nahe.

Der Score dient nicht zum Ausschluss oder zur Bestätigung der TTP, sondern nur als Prognose der ADAMTS-13-Aktivität.

**MERKE**

**Diagnosekriterien der TTP**

- Mikroangiopathische hämolytische Anämie
- Thrombozytopenie
- Deutlich reduzierte Plasmaaktivität von ADAMTS 13

### 38.3.4 Apparative Diagnostik

Bestehen neurologische Symptome, müssen diese mittels cCT weiter abgeklärt werden. Bei Abdominalbeschwerden sollte zunächst eine Sonografie des Abdomens erfolgen, eine zusätzliche Bildgebung erfolgt nach klinischem Ermessen.

**Fallbericht**

**Therapie**

Die Patientin erhält sofort in der Notaufnahme 70 mg Prednisolon und wird in Vorbereitung auf die Plasmapherese mit einem großlumigen zentralen Venenkatheter mit zwei Schenkeln versorgt.

## 38.4 Therapie

Die adäquate Therapie besteht in einer unmittelbaren Glukokortikoidtherapie und Plasmapherese. Ein Schema für die Glukokortikoiddosis ist: Prednison 1 mg/kg KG.

Sobald die Verdachtsdiagnose der TTP im Raum steht, muss Expertenrat eingeholt werden, in der Regel bei einem Nephrologen oder einer Intensivmedizinerin eines Zentrums. Ziel ist die unmittelbare Plasmapherese. Diese darf nicht verzögert werden. Ist dies vor Ort nicht möglich, muss eine Notfallverlegung mit einem geeigneten Rettungsmittel erfolgen.

**Fallbericht**

**Risikostratifikation**

Die Patientin zeigt eine Hochrisikosituation, da ihr Krankheitsbild unbehandelt mit großer Wahrscheinlichkeit zum Tod führt. Eine rasche und adäquate Therapie ist ein entscheidender Faktor für ihre Prognose.

## 38.5 Risikostratifikation

Es liegt kein validiertes Tool zur Risikostratifizierung vor. Das Krankheitsbild an sich bringt bereits ein hohes Risiko mit sich. Durch die nur leichten beklagten Allgemeinsymptome befindet sich die Patientin in einem reduzierten, aber dennoch stabilen Allgemeinzustand. Die TTP kann jedoch auch mit Organkomplikationen einhergehen, die zusätzlich zur Kortison-Stoßtherapie und Plasmapherese unmittelbar behandlungsbedürftig sind. So wäre z. B. bei einer Bewusstseinseinschränkung die Sicherung der Vitalfunktionen vorrangig und bei einem Krampfanfall die Durchbrechung des Krampfes, jeweils gefolgt von einer Bildgebung zur weiteren Abklärung.

**Fallbericht**

**Disposition/Empfehlung weiteres Vorgehen**

Die Patientin hat ein seltenes Krankheitsbild, dessen adäquate Therapie eine Plasmapherese ist. Nicht jedes Krankenhaus verfügt über die Möglichkeit zu dieser Therapie, sodass insbesondere in kleineren Häusern rasch über eine schnelle Verlegung in ein passendes Zentrum nachgedacht werden muss.

## 38.6 Disposition/Empfehlung weiteres Vorgehen

Bei dieser Diagnose ist eine stationäre Aufnahme auf eine Intensivstation und ggf. die Verlegung an ein Zentrum erforderlich. Bei der Verlegung in ein anderes Krankenhaus muss immer bedacht werden, welches Rettungsmittel am besten geeignet ist und wie viel Vorlaufzeit es benötigt. Weiterhin muss frühzeitig mit einem infrage kommenden Krankenhaus Kontakt aufgenommen werden, um sicherzustellen, dass es sich auch zur Übernahme bereit erklärt.

## Was wäre, wenn ...

- ... die Patientin eine Coombs-positive hämolytische Anämie gehabt hätte?
  - Dann hätte eine autoimmune hämolytische Anämie vorgelegen.
- ... die Patientin eine nur leicht erniedrigte ADAMTS-13-Aktivität mit akutem Nierenversagen gezeigt hätte?
  - Dann hätte es sich um eine andere Form der thrombotischen Mikroangiopathie gehandelt, z. B. um ein hämolytisch-urämisches Syndrom.
- ... die Patientin eine Laborkonstellation mit hoher LDH, normwertigem Haptoglobin, Anämie und Thrombozytopenie gehabt hätte?
  - Dann hätte es sich nicht um eine hämolytische Anämie gehandelt. Differenzialdiagnostisch wäre hier ein myelodysplastisches Syndrom zu bedenken gewesen.

### LITERATUR

Bendapudi PK, et al. Derivation and external validation of the PLASMIC score for rapid assessment of adults with thrombotic microangiopathies: a cohort study. Lancet Haematol 2017; 4: e157.

Jamme M, Rondeau E. The PLASMIC Score for thrombotic thrombocytopenic purpura. Lancet Haematol 2017; 4: e148.

Kreuzer KA, et al. Onkopedia Leitlinie Thrombozytopenien. Stand: 03/2021; www.onkopedia.com/de/onkopedia/guidelines/thrombozytopenien/@@guideline/html/index.html (letzter Zugriff: 22.1.2023).

Reese JA, et al. Children and adults with thrombotic thrombocytopenic purpura associated with severe, acquired ADAMTS 13 deficiency: comparison of incidence, demographic and clinical features. Pediatr Blood Cancer 2013; 60: 1676.

KAPITEL

# 39 … und jetzt auch noch das!

Thomas Plappert

## Fallbericht

### Eintreffen

Ein 59-jähriger Patient stellt sich selbst in der ZNA vor. Er ist wegen eines Bronchialkarzinoms unter Chemotherapie; die letzte Therapie erhielt er vor 5 Tagen. Seit dem Vortag fühlt er sich unwohl, hat etwas Völlegefühl, heute auch Fieber bis 38,8 °C.

### Ersteindruck

Patient kommt zu Fuß, geht eingehakt bei seiner Frau; wirkt grau-fahl.

### Vitalwerte

GCS 15; $SaO_2$ 97 %; HF 102, regelmäßig; RR 150/80; AF 18; T 38,8; Sx 2/10; BZ 146

### Triagekategorie

Gelb

### Anamnese

Der Patient berichtet, dass er sich seit dem Vortag unwohl fühle. Er habe ein Völlegefühl und seit 3 Tagen keinen Stuhlgang mehr gehabt. In der Nacht habe er sehr schlecht geschlafen und einen leichten, dumpfen Schmerz im Oberbauch verspürt. Am Vormittag habe er dann Fieber gemessen. Das kenne er sonst gar nicht, eigentlich habe er die ersten beiden Zyklen der Chemotherapie gut vertragen. Keine Diarrhö, keine Übelkeit, kein Erbrechen, kein Husten, kein Auswurf.

In der Vorgeschichte finden sich ein Lungenemphysem, ein vor ca. 10 Jahren sistierter Nikotinabusus und eine mit einem ACE-Hemmer therapierte arterielle Hypertonie. Bei dem Karzinom handelt es sich den Unterlagen zufolge um ein nichtkleinzelliges Bronchialkarzinom des rechten Mittellappens, das primär operativ behandelt wurde. Postoperativ habe er starke Schmerzen im Bereich der OP-Narbe, weshalb er Oxygesic 20 mg 1-0-1 einnehme. Das Bronchialkarzinom sei ein Zufallsbefund bei einer Röntgenaufnahme im Rahmen eines pulmonalen Infekts gewesen. Der Patient sei bis zur Operation vor 2 Monaten seiner körperlich anstrengenden Arbeit nachgegangen und habe sich ausreichend belastbar gefühlt.

✓ Fallbericht: Der Patient stellt sich mit Fieber unter Chemotherapie vor.

## 39.1 Anamnese und Differenzialdiagnose

Maligne Erkrankungen sind sowohl häufig als auch schwerwiegend, weshalb Patienten mit onkologischen Grunderkrankungen häufig in der Notaufnahme anzutreffen sind. Vielfach sind die Erkrankungen der Patienten hochkomplex und erfordern eine interdisziplinäre Abklärung, bevor die weitere Behandlung geplant werden kann (➤ Tab. 39.1). Im vorliegenden Fall reicht jedoch das einzelne Stichwort „Fieber unter Chemotherapie" aus, um eine Versorgungskette unmittelbar in Gang zu setzen. Differenzierte Abklärungen zur Ursache des Fiebers stehen dabei erst in zweiter Reihe nach Einleitung der Erstversorgung – insbesondere deshalb, weil unter Chemotherapie die klinischen Manifestationen der zugrunde liegenden Erkrankungen atypisch und in der Regel oligosymptomatisch sind.

**Tab. 39.1** Erwägungen bei Tumorpatienten (Auswahl)

| Kategorie | Beispiele |
|---|---|
| **Progress der Grundkrankheit** | • Ileus bei stenosierendem Kolonkarzinom<br>• Pneumothorax bei Bronchialkarzinom<br>• Epistaxis im Blastenschub bei Leukämie |
| **Folge der Therapie** | • Fieber, Anämie und Leukopenie unter Chemotherapie<br>• Übelkeit unter Chemotherapie<br>• Strahlendermatitis, -pneumonitis<br>• Kurzdarmsyndrom nach Resektions-OP<br>• Belastungsdyspnoe nach Lungenteilresektion |
| **Exazerbation einer vorbestehenden chronischen Erkrankung** | • Exazerbierte COPD<br>• Dekompensation einer Herzinsuffizienz |
| **Akute Erkrankung ohne direkten Bezug zur malignen Grundkrankheit** | • Fraktur nach Sturz<br>• Gastroenteritis<br>• Akuter Myokardinfarkt |

Grundsätzlich muss man, um eine Abschätzung der Prognose wagen und damit eine Planung der Therapie besprechen zu können, überlegen, was für die aktuelle Verschlechterung ursächlich ist. Dazu sind die Vorbefunde des Patienten von zentraler Bedeutung, die dann in Kombination mit einer differenzierten Anamnese, körperlichen Untersuchung und oft auch einer Bildgebung von erfahrenen und interdisziplinär denkenden Ärzt*innen bewertet werden müssen.

**Fallbericht**

**Untersuchungsbefund**

Patient ist blass, wach, orientiert, GCS 15. Cor: normale Herztöne, keine Geräusche, regelmäßig. Pulmo: normale Atemgeräusche, keine Nebengeräusche. Reizlose Narbenverhältnisse am rechten Thorax. Port tastbar, reizlos. Abdomen: weich, träge und kaum auskultierbare Darmgeräusche, diffuse Druckdolenz mit p. m. im rechten Oberbauch bei tiefer Palpation, keine Organomegalien, keine abnormen Resistenzen, keine Abwehrspannung, normale Darmgeräusche. Integument unauffällig. Periphere Pulse allseits palpabel. Neurologie: kein Meningismus, kein fokalneurologisches Defizit.

✓ Fallbericht: Geringe Druckdolenz über dem rechten Oberbauch und Blässe, ansonsten unauffälliger Status.

## 39.2 Körperliche Untersuchung

Die körperliche Untersuchung fokussiert auf die Detektion eines möglichen Infektherdes. Dabei müssen unter der Immunsuppression auch ansonsten seltene Manifestationen bedacht werden. Besonders aber müssen auch vergleichsweise diskrete Hinweise zum Ausgangspunkt weiterer Abklärungen werden, da oftmals die klinischen Zeichen (etwa Rötung, Überwärmung, aber auch Schmerz) erst Ausdruck der Immunreaktion sind. Es lohnt sich auch immer, die Chemotherapie und die Begleitmedikation zu vidieren. Häufig können Nebenwirkungen/Synergien der Medikamente die klinischen Beschwerden erklären. Im aktuellen Fall besteht die adjuvante Chemotherapie aus Cisplatin/Vinorelbin, als Begleitmedikation nimmt der Patient ein Morphinpräparat ein. Diese Kombination ist äußerst neurotoxisch und macht das Vorliegen z. B. eines paralytischen Ileus wahrscheinlich.

**CAVE**

Neutropene Patienten zeigen infolge der Immunsuppression auch bei schweren Infekten häufig nur geringe klinische Symptome. Daher muss die Suche nach Infektionszeichen sehr sorgfältig erfolgen und den gesamten Körper umfassen.

**Fallbericht**

**Erste Anordnungen und Diagnostik**

- EKG
- Labor: kleines BB, Elektrolyte, Kreatinin, PCT, ASAT, ALAT, Bili, AP, LDH, INR, BGA, Laktat. 2 × 2 Blutkulturen aus peripheren Venen, 2 × 2 Blutkulturen aus dem Port
- Urinstatus, Urinkultur
- Monitor

- Sonografie
- CT-Thorax (nativ) z. A. einer atypischen Pneumonie

## EKG

Tachykarder Sinusrhythmus, Indifferenztyp, alle Zeiten im Limit, unauffällige ST-Strecken.

## Labor

| Parameter | Laborwert Pat. | Referenzbereich | Einheit |
|---|---|---|---|
| Hämoglobin | 7,9 | 12–16 | g/dl |
| Hämatokrit | 0,27 | 35–45 | % |
| Erythrozyten | 4,1 | 3,6–5,5 | Mio./µl |
| Leukozyten | 1,4 | 4–10 | Tsd./µl |
| Thrombozyten | 72 | 140–440 | Tsd./µl |
| pH | 7,37 | 7,35–7,44 | |
| $pO_2$ venös | 42 | | mmHg |
| $pCO_2$ venös | 32 | | mmHg |
| BE | 0,1 | | mmol/l |
| Natrium | 134 | 130–145 | mmol/l |
| Kalium | 4,1 | 3,5–4,5 | mmol/l |
| Laktat | 2,81 | | |
| PCT | 0,5 | < 0,005 | mg |

## Sonografie

- **Notfallsonografie Thorax:**
  - Lunge: bds. normales Pleuragleiten, rechts basal kleiner Pleuraerguss; keine B-Linien
  - Herz: visuell normale LV-Funktion; gering erweiterter RV, kein Perikarderguss
- **Notfallsonografie Abdomen:**
  - Keine freie Flüssigkeit im Abdomen, Aorta mit sklerotischer Wand, aber normalem Durchmesser; V. cava inferior atemkollaptisch
  - Nieren und ableitende Harnwege: bds. kein Harnaufstau, Blase leer
    Leber und Gallenwege: keine Parenchymläsion, keine intra- oder extrahepatische Cholestase, Gallenblase ohne Konkremente, jedoch mit diskreter Wandverdickung und angedeuteter Schichtung der Wand, hier auch Druckschmerz bei Palpation mit dem Schallkopf
  - Darm: flüssigkeitsgefüllte Darmschlingen, z. T. mit Pendelperistaltik und „Strickleiterphänomen“, keine wesentliche Wandverdickung
  - Pankreas: keine Raumforderung

## CT-Thorax (nativ)

Z. n. Mittellappenresektion, geringer Pleuraerguss rechts, nicht punktionswürdig. Keine Raumforderungen, keine Infiltrate. Mediastinum unauffällig.

✓ Fallbericht: Im Labor zeigen sich eine Panzytopenie und ein gering erhöhtes PCT. Während der Sonografie gibt der Patient Schmerzen über der Gallenblase an, deren Wand allenfalls gering verändert ist.

Insgesamt zeigen sich in allen Untersuchungen – wie erwartet – nur diskrete Veränderungen. Die Differenzialdiagnosen lauten: akute Cholezystitis in der Neutropenie, paralytischer Ileus mit Durchwanderungsperitonitis oder Cholezystitis mit begleitendem paralytischem Ileus.

**DIAGNOSE**

Neutropenes Fieber

**MERKE**

**Leukozytopenie und Neutropenie**

- Leukopenie: Leukozyten < 4.000 Zellen/µl
- Neutropenie: neutrophile Granulozyten < 1.500 Zellen/µl
- Milde Neutropenie: 1.000 bis 1.500 Zellen/µl
- Moderate Neutropenie: 500 bis 1.000 Zellen/µl
- Schwere Neutropenie: < 500 Zellen/µl

Die neutrophilen Granulozyten machen in der Regel etwa 50 % der Leukozyten aus, sodass es pragmatisch ist, bei Leukozyten < 1.000 das Vorliegen einer schweren Neutropenie anzunehmen.

## 39.3 Erste Anordnungen und Diagnostik

Bei Patienten unter Chemotherapie finden sich bei den klinischen Untersuchungen häufig nur diskrete Veränderungen. Unbenommen davon beginnt sofort die Therapie, da bekannt ist, dass sich auch kleine Läsionen aufgrund der fehlenden Immunreaktion rasch zu einer dramatischen Sepsis mit hoher Mortalität ausweiten können. Leukopenie, Anämie und Thrombopenie 5 Tage nach Verabreichung der letzten Dosis der Chemotherapie sind typische Reaktionen auf die Therapie, jedoch müssen alternative, insbesondere lebensbedrohliche Diagnosen in Betracht gezogen werden, etwa eine schwere Sepsis oder auch eine Blutung.

Bezüglich der Sorge vor einer Neutropenie wird pragmatisch bei Leukozyten < 1.000 mit der Behandlung der Neutropenie begonnen – also eine Umkehrisolierung eingeleitet, eine **antibiotische Abdeckung** und eine Behandlung mit **Leukozytenstimulation** begonnen.

**Fallbericht**

**Therapie**

- Sofortige Gabe eines Breitspektrumantibiotikums, z. B. Piperacillin/Tazobactam oder Meropenem, bei V. a. Weichteilinfektion zusätzlich Gentamicin
- Volumengabe
- Durchführung einer G-CSF-Therapie bei Leukozyten < 1.000/µl

✓ Fallbericht: Es erfolgt eine aggressive Therapie des Infekts, ähnlich der Therapie einer Sepsis.

## 39.4 Therapie

Die Therapie des febrilen Patienten unter Chemotherapie ist in Intensität und Reaktionsgeschwindigkeit der Therapie einer manifesten Sepsis ähnlich. Dies ist zwingend erforderlich, da Patienten aus dieser Gruppe binnen weniger Stunden an einer fulminanten Sepsis versterben können. Dies kann nur durch eine frühe und entschiedene Reaktion verhindert werden. Viele Notaufnahmen haben feste Protokolle für das Vorgehen bei Fieber unter Chemotherapie.

Neben der antibiotischen Therapie kann der Einsatz von Medikamenten zur Leukozytenstimulation erwogen werden, insbesondere in der schweren Neutropenie. Eine generelle Gabe bei Sepsis unter Neutropenie wird nach den aktuellen Leitlinien nicht empfohlen. Vielfach werden diese Medikamente jedoch bereits im Rahmen der Chemotherapie prophylaktisch verordnet.

Eine Suche nach dem Fokus der Infektion komplettiert das Vorgehen; vor allem werden diejenigen Ursachen gesucht, die ein differenziertes Vorgehen, insbesondere endoskopische Eingriffe oder operative Herdsanierungen oder auch die Ausweitung der medikamentösen Therapie (etwa bei Pilzpneumonie oder Meningitis) erfordern. Eine Gefährdung des Patienten muss dabei unbedingt vermieden werden. Dies erfordert ein gewissenhaftes Vorgehen und einen klugen Einsatz bettseitiger Untersuchungstechniken. Ein offensichtlicher Infektfokus wird in weniger als einem Drittel der Fälle gefunden. In der Mehrzahl der Fälle liegt die Annahme einer Bakteriämie mit Erregern der Residualflora, etwa aus dem Darm oder den oberen Luftwegen, nahe.

**CAVE**

Patienten mit neutropenem Fieber müssen sehr schnell eine Breitspektrumantibiose erhalten, unabhängig davon, ob ein Infektfokus gefunden wurde oder nicht.

**Fallbericht**

**Risikostratifikation**

Hohes Risiko, stationäre Aufnahme auf onkologische Normalstation oder IMC-Station.

## 39.5 Risikostratifikation

In der Onkologie gibt es Scoringsysteme für den Verlauf von Infektionen unter Neutropenie. Daten zu spezifischen Folgen der onkologischen Therapie (etwa

**Tab. 39.2** MASCC-Score zur Risikostratifizierung bei neutropenem Fieber (nach Klastersky 2005) [F689-008]

| Kriterien | Punkte |
|---|---|
| Symptome<br>• schwer<br>• moderat<br>• keine | <br>0<br>3<br>5 |
| $RR_{syst}$ > 90 mmHg | 5 |
| Keine COPD | 4 |
| Solider Tumor oder hämatologisches Malignom ohne frühere Pilzinfektion | 4 |
| Keine infusionsbedürftige Dehydratation | 3 |
| Ambulant erworbenes Fieber | 3 |
| Alter < 60 Jahre | 2 |

Mykositis, Diarrhö, Dauer und Schwere der Neutropenie), Komorbiditäten, Schwere der Sepsis und Komplexität der Infektion werden hier erfasst, die im stationären Verlauf das weitere Vorgehen steuern. Der am weitesten verbreitete Score zur Risikostratifizierung ist der *Multinational Association for Supportive Care in Cancer (MASCC) Score* (➤ Tab. 39.2). Bei einem Punktwert von 21 oder mehr gilt der Patient als Low-Risk-, bei einem Wert von ≤ 20 als High-Risk-Patient.

**Fallbericht**

**Disposition/Empfehlung weiteres Vorgehen**

- Onkologische Normalstation
- Engmaschige klinische Kontrollen und Kontrolle der Vitalzeichen
- Tägliche Laborkontrollen
- Fortführung der antibiotischen Therapie, Anpassung nach Erhalt des Erregernachweises und der Resistenzprüfung

## 39.6 Disposition/Empfehlung weiteres Vorgehen

Fieber unter Chemotherapie ist ein schweres Krankheitsbild mit hoher Mortalität. Ist der Patient vital stabil und nicht in der schweren Neutropenie, dann ist eine Aufnahme auf eine im Umgang mit dieser Situation erfahrenen Normalstation, etwa eine leistungsfähige Onkologie, denkbar. Im Zweifel muss die Aufnahme auf eine Wachstation erfolgen, bei septischem Verlauf ist frühzeitig an die Aufnahme auf eine Intensivstation zu denken. Insgesamt muss mit dem Patienten und ggf. auch den Angehörigen besprochen werden, wie weit die Therapie geführt werden soll. Zudem werden neben der Schwere der aktuellen Erkrankung auch der Status der malignen Grundkrankheit und die Intention der Therapie (kurative oder palliative Chemotherapie) eine Rolle spielen.

Häufig ist eine Aufnahme auf eine erfahrene onkologische Station zur engmaschigen klinischen Kontrolle unter i. v. Therapie ausreichend. Die Entwicklung einer Sepsis muss jedoch rasch erkannt und dann eine situationsgerechte Reaktion sichergestellt werden (etwa: Ausweitung der Therapie und Aufnahme auf eine Intensivstation oder Intervention/Operation).

### Was wäre, wenn …

- … der Patient in der ausgeprägten Neutropenie (Leukozyten < 1.000) wäre?
  - Dann wäre die Situation für den Patienten noch bedrohlicher und die Aufnahme auf eine IMC- oder Intensivstation wahrscheinlich unumgänglich.
- … der Patient im septischen Schock und respiratorisch insuffizient unter einer septischen Pneumonie wäre?
  - Dann müssten neben der Aufnahme auf eine Intensivstation eine hoch dosierte Katecholamintherapie und eine invasive Beatmung erfolgen. Dabei ist idealerweise in der Notaufnahme zu differenzieren, wie der Status und die Prognose der Grunderkrankung sind und ob es sich tatsächlich um eine Therapiekomplikation oder etwa um einen Progress der Grundkrankheit handelt.



**LITERATUR**

Klastersky J. MASCC Risk Index for Febrile Neutropenia. MDCalc© 2005-2022; www.mdcalc.com/calc/3913/mascc-risk-index-febrile-neutropenia (letzter Zugriff 22.1.2023).

Kochanek M, et al. Sepsis bei neutropenischen Patienten. Onkopedia Leitlinien Empfehlungen der Deutschen Gesellschaft für Hämatologie und medizinische Onkologie. Stand: 4/2019; www.onkopedia.com/de/onkopedia/guidelines/sepsis-bei-neutropenischen-patienten/@@view/html/index.html (letzter Zugriff: 22.1.2023).

Wacker D, McCurdy MT. Oncologic Emergencies. In: Walls RM, et al. (eds.). Rosen's Emergency Medicine. Concepts and Clinical Practice. 10th ed. Philadelphia: Elsevier Mosby 2022; 1500–1504.

KAPITEL

# 40

Thomas Plappert

# Krampfanfall und Karzinom

## Fallbericht

### Eintreffen

Ein 69-jähriger Patient wird nach einem anhaltenden Krampfanfall mit dem Notarztwagen in die Notaufnahme gebracht. Er wurde sediert, um den Krampfanfall zu durchbrechen.

### Ersteindruck

Bewusstloser Patient in stabiler Seitenlage und Sauerstoffmaske mit Reservoirbeutel. Am Hinterkopf eine blutende Wunde, die durch einen Kopfverband erstversorgt wurde.

### Vitalwerte

GCS 8; $SaO_2$ 99 %; HF 62, regelmäßig; RR 110/80; AF 8; T 36,8; Sx 0/10; BZ 146

### Triagekategorie

Orange

### Anamnese

Eine Eigenanamnese ist nicht möglich. Die Notärztin berichtet, dass der Patient wegen eines kleinzelligen Bronchialkarzinoms in Behandlung sei. In der Vorwoche sei die Chemotherapie (Carboplatin/Etoposid) bei fortgeschrittenem Leiden („extensive disease") eingeleitet worden.

Er sei bis zur Diagnosestellung, einem Zufallsbefund, völlig gesund gewesen, habe keine Medikamente einnehmen müssen und sei nie im Krankenhaus gewesen. Bei Eintreffen der Notärztin habe er noch immer generalisiert tonisch-klonisch gekrampft, weswegen ihm Diazepam i. v. verabreicht worden sei. Auf eine Intubation sei verzichtet worden, weil nach Angaben der Ehefrau in einer Patientenverfügung intensivmedizinische Maßnahmen in Anbetracht des Tumorleidens abgelehnt werden. In der Folge komplikationsloser Transport. Der Beginn des Krampfanfalls wurde nicht beobachtet, die Ehefrau war erst durch einen heftigen Aufschlag alarmiert aus dem Keller zurück in die Wohnung gekommen.

✓ Fallbericht: Der Patient erlitt einen erstmaligen Krampfanfall. Offenbar ist er mit dem Beginn des Ereignisses heftig auf den Kopf geschlagen. Als Grunderkrankung besteht ein kleinzelliges Bronchialkarzinom unter Chemotherapie.

## 40.1 Anamnese und Differenzialdiagnose

Ein erstmaliger Krampfanfall, zumal wenn er medikamentös unterbrochen werden musste, ist ein akut lebensbedrohliches Bild, das eine umfassende interdisziplinäre Abklärung erfordert.

**MERKE**

Die behandelbaren Ursachen eines erstmaligen Krampfanfalls sind allesamt keine neurologischen Erkrankungen.

Vor dem Hintergrund der vom Notarzt geschilderten Anamnese müssen mehrere kritische Differenzialdiagnosen als Ursache des Krampfanfalls evaluiert werden:

- **Hirnmetastasen:** Kleinzellige Bronchialkarzinome disseminieren früh und häufig ins ZNS. Im Rahmen des Stagings sollte vor Kurzem ein MRT des Schädels erfolgt sein, was die Untersuchung der Wahl ist und heute ggf. akut wiederholt werden müsste.
- **Schädel-Hirn-Trauma (SHT) mit Blutung:** Die Wunde am Kopf weist auf einen unvermittelten,

heftigen, ungebremsten Aufprall des Schädels hin. Möglicherweise erfolgte dies im Rahmen des Krampfanfalls; denkbar wäre jedoch auch eine Synkope des unter Chemotherapie stehenden Patienten als Sturzursache und konsekutiv ein Krampfanfall als Folge eines schweren SHT, differenzialdiagnostisch mit schwerer intrazerebraler Einblutung, z. B. bei Thrombopenie unter laufender Chemotherapie. Ein cCT und ein CT der HWS sind obligat.

- **Metabolische Ursachen:** Das kleinzellige Bronchialkarzinom kann paraneoplastische Syndrome ausbilden, die z. B. in den Elektrolythaushalt erheblich eingreifen können (z. B. SIADH, Cushing-Syndrom, Hyperkalzämie etc.).
- **Sepsis:** Etwa 1 Woche nach einer Chemotherapie ist durch die Hämatotoxizität der Tiefpunkt der Panzytopenie erreicht. Durch die Immunsuppression kann es zu fulminanten Verläufen einer Sepsis kommen.
- **Therapiefolgen:** Unerwünschte Arzneimittelwirkungen in der Folgewoche nach erstmaliger Applikation sind sicherlich selten, aber bei Malignomen mit großer Tumormasse und gutem Ansprechen auf Chemotherapie (oder aber beim Einsatz einer der modernen, besonders wirksamen Substanzen) kann sich durch massenhaften Zerfall ein Tumorlysesyndrom (TLS) mit konsekutivem Nierenversagen entwickeln. Durch die Medikamente an sich kann es zum Nieren- oder Leberversagen kommen.

Parallel zur Klärung der Genese des Krampfanfalls, woraus sich möglicherweise eine kausale Behandlung ergibt, müssen die Vitalfunktionen gesichert werden. Hier ist eine genaue Klärung des Inhalts der Patientenverfügung von großer Bedeutung. Sicherlich ist ein Widerspruch gegen intensivmedizinische Maßnahmen, die im Rahmen einer Verschlechterung bei Progress der Grundkrankheit erwogen werden, eine andere Situation als eine vorübergehende Intensivtherapie bei einer schweren Elektrolytstörung.

**Fallbericht**

**Untersuchungsbefund**

Der Patient ist tief somnolent, auf Schmerzreiz kann eine Abwehr ausgelöst werden (GCS 8). Blutende, ca. 4 cm lange Platzwunde am Hinterkopf. Cor: normale Herztöne, keine Geräusche, regelmäßig. Pulmo: normale Atemgeräusche, keine Nebengeräusche. Abdomen: weich, indolent, keine tastbaren Organomegalien, keine abnormen Resistenzen, keine Abwehrspannung, normale Darmgeräusche. Integument: unauffällig. Pupillen bds. isokor, lichtreagibel. Kein fokalneurologisches Defizit, soweit prüfbar seitengleich geringe Spontanbewegung.

✓ Fallbericht: Die körperliche Untersuchung offenbart keine neuen Erkenntnisse; insbesondere fallen keine schweren fokalen neurologischen Defizite auf.

## 40.2 Körperliche Untersuchung

Bei einem GCS von 8 muss, wenn sich der Verdacht auf ein SHT erhärtet, eine Intubation unbedingt erwogen werden. Wenn in der Zusammenschau der Befunde jedoch eher der Verdacht besteht, dass die Vigilanzminderung auf die Sedierung zurückzuführen ist, sollte man, um nicht vorschnell zu handeln, zumindest die nächsten wenigen Schritte der Diagnostik abwarten.

**Fallbericht**

**Erste Anordnungen und Diagnostik**

- Labor: großes BB inkl. Diff-BB, Elektrolyte inkl. Kalzium, Kreatinin, PCT, Harnstoff, Harnsäure, ASAT, ALAT, AP, Bili, Ammoniak, LDH
- Monitor
- EKG

EKG

Normokarder Sinusrhythmus, HF 62, Indifferenztyp, alle Zeiten im Limit, unauffällige ST-Strecken.

Labor

| Parameter | Laborwert Pat. | Referenzbereich | Einheit |
|---|---|---|---|
| Hämoglobin | 10,9 | 12–16 | g/dl |
| Hämatokrit | 33 | 35–45 | % |
| Erythrozyten | 4,2 | 3,6–5,5 | Mio./µl |
| Leukozyten | 2,4 | 4–10 | Tsd./µl |
| Thrombozyten | 88 | 140–440 | Tsd./µl |
| pH | 7,37 | 7,35–7,44 | |
| $pO_2$ venös | 42 | | mmHg |
| $pCO_2$ venös | 52 | | mmHg |
| BE | 0,1 | | mmol/l |
| Natrium | 134 | 130–145 | mmol/l |
| Kalium | 7,1 | 3,5–4,5 | mmol/l |
| Kalzium | 1,62 | 2,02–2,6 | mmol/l |
| Harnsäure | 8,4 | 2,4–5,7 | mg/dl |
| Kreatinin | 4,1 | bis 1,1 | mg/dl |

Monitorüberwachung

- Durchgehend normokarder Sinusrhythmus, Sauerstoffsättigung 97 % bei Raumluft
- Blutdruck um 130/70 mmHg

✓ Fallbericht: Im Labor zeigen sich eine Hyperkaliämie, eine Hyperurikämie und eine ausgeprägte Hypokalzämie, die ursächlich für die Vigilanzstörung und den persistierenden Krampfanfall sein können. Darüber hinaus finden sich ein akutes Nierenversagen und eine milde Panzytopenie.

**DIAGNOSE**
Tumorlysesyndrom

## 40.3 Erste Anordnungen und Diagnostik

Die Veränderungen des Blutbildes sind Folge der Chemotherapie, und die schweren Veränderungen der Elektrolyte, die deutliche Erhöhung der LDH und das akute Nierenversagen sind Folge des rasanten Tumorzerfalls im Sinne eines TLS.

Das TLS ist ein akuter Notfall. Die Inzidenz ist insgesamt niedrig, jedoch sind unter der Verbesserung der onkologischen Therapien nicht mehr länger nur Patienten mit hämatologischen Malignomen in der Phase der Therapieeinleitung gefährdet. Auch große solide Tumoren oder Tumoren, die aufgrund ihrer Dissemination eine große Tumormasse aufweisen und gut auf Chemotherapie ansprechen, stellen ein Risiko für die Entwicklung dieses Krankheitsbildes dar.

Zur Prophylaxe des Syndroms erfolgt mit der Chemotherapie eine großzügige Hydratation, und die anfallende Harnsäure wird mittels Allopurinol, bei hohem Risiko mittels Rasburicase, gesenkt. Beim akuten TLS stehen eine symptomatische Behandlung der Elektrolytstörungen und eine großzügige Volumengabe im Vordergrund.

**Fallbericht**

**Therapie**

- Großzügige Volumengabe einer Vollelektrolytlösung
- Rasburicase i. v.
- Kalium- und phosphatsenkende Maßnahmen
- Kalzium i. v.

## 40.4 Therapie

Im akuten TLS stehen eine symptomatische Behandlung der Elektrolytstörungen und eine großzügige Volumengabe im Vordergrund. Diese Behandlung muss in der Notaufnahme parallel zur Abklärung möglicher bedrohlicher Differenzialdiagnosen erfolgen.

Dabei gilt es zu beachten, dass die Hyperphosphatämie oft ausgeprägter ist als die Hyperkaliämie oder die Hypokalzämie, vor allem aber, dass Letztere durch die

40

Hyperphosphatämie unterhalten wird. Wenn die Verdachtsdiagnose eines TLS gestellt ist, muss ergänzend das Phosphat im Serum bestimmt werden, das in der Regel in der Erstdiagnostik nicht mitbestimmt wird.

**Fallbericht**

**Risikostratifikation**

Hohes Risiko, stationäre Aufnahme auf Intensivtherapiestation.



## 40.5 Risikostratifikation

Der Patient ist im vorliegenden Fall am ehesten durch die lebensbedrohliche Hypokalzämie und die Hyperkaliämie gefährdet. Aufgrund der Störung der Vitalfunktionen ist eine Aufnahme auf die Intensivstation indiziert. Da es sich um eine reversible Störung handelt, die eher Zeichen eines guten Ansprechens auf die Chemotherapie ist, widerspricht die Einleitung einer Intensivtherapie nicht zwingend dem in der Patientenverfügung festgelegten Verzicht auf intensivmedizinische Maßnahmen, der sich in der Regel auf als irreversibel erkannte Zustände bezieht.

**Fallbericht**

**Disposition/Empfehlung weiteres Vorgehen**

- Intensivstation
- Hydratation und Rasburicase fortsetzen
- Engmaschige Laborkontrollen

## 40.6 Disposition/Empfehlung weiteres Vorgehen

Eine kontinuierliche Überwachung, ggf. ein Ersatz ausgefallener oder gefährdeter Vitalfunktionen und engmaschige Laborkontrollen erfordern die Aufnahme auf eine Intensivstation. Hier wird die begonnene Therapie fortgeführt; gemeinsam mit den Kolleg*innen der Onkologie und Nephrologie wird die Therapie weiter geplant und dem Zustand des Patienten angepasst. Spätestens dann muss noch einmal mit dem Patienten oder seiner Familie besprochen werden, wie weit die Therapie dieses reversiblen Zustands geführt werden soll und darf.

**Was wäre, wenn …**

- … der Patient bzw. ein Bevollmächtigter die indizierte Intensivtherapie ablehnen würde?
  - Dann müsste unbedingt Rücksprache mit den behandelnden Onkolog*innen und dem Betreuungsgericht gehalten werden, um die Prognose der Grunderkrankung sinnvoll in Relation zum jetzt erforderlichen Eingriff zu setzen und letztlich zu prüfen, ob die Ablehnung durch einen Dritten in diesem Fall rechtlich zulässig ist. Bei Ablehnung durch den Patienten selbst müsste ggf. seine Geschäftsfähigkeit geprüft werden.

**LITERATUR**

Coiffier B, et al. Guidelines for the management of pediatric and adult tumor lysis syndrome: an evidence-based review. J Clin Oncol 2008; 26: 2767.

Howard SC, et al. Tumor lysis syndrome in the era of novel and targeted agents in patients with hematologic malignancies: a systematic review. Ann Hematol 2016; 95: 563.

Jones G, et al. Guidelines for the management of tumour lysis syndrome in adults and children with haematological malignancies on behalf of the British Committee for Standards in Haematology. Br J Haematol 2015; 169: 661–671.

# VII Nephrologische und urologische Notfälle

VII

KAPITEL

# 41 Blut im Urin

Martin Kimmel und Mark Dominik Alscher

**Fallbericht**

**Eintreffen**

Ein 80-jähriger Patient stellt sich mit zunehmend blutigem Urin vor.

**Ersteindruck**

Voll orientiert, kreislaufstabil, kachektisch.

**Vitalwerte**

GCS 15; $SaO_2$ 100 %; HF 80; RR 110/80; T 36,8; Sx 0/10

**Triagekategorie**

Gelb

**Anamnese**

Der allein lebende Rentner berichtet, dass er seit einigen Monaten Gewicht verloren habe; in den letzten Wochen sei ihm gelegentlich ein blutiger Urin aufgefallen, in den letzten Tagen deutlich zunehmend.

✓ Fallbericht: Die Leitsymptome sind Makrohämaturie, Gewichtsverlust, Kachexie.

**KERNAUSSAGEN**

Makrohämaturie in Kombination mit einer B-Symptomatik ist hochverdächtig auf einen malignen Prozess.

## 41.1 Anamnese und Differenzialdiagnose

Bei einer Hämaturie müssen immer unterschieden werden:
- Glomeruläre Ursachen
- Nichtglomeruläre Ursachen

### 41.1.1 Glomeruläre Ursachen

Erkrankungen, die zu einer glomerulären Hämaturie führen, sind Glomerulonephritiden wie z. B. die IgA-Nephropathie oder bei systemischen Erkrankungen z. B. die Lupusnephritis. Bei entsprechendem Verdacht ist eine mikroskopische Untersuchung des Urins erforderlich, in der sich typisch verformte Erythrozyten finden. Die weitere Abklärung und die Behandlung erfolgen dann in einer nephrologischen Fachabteilung.

### 41.1.2 Nichtglomeruläre Ursachen

Ohne fassbare Kriterien einer glomerulären Genese ist die Suche nach nichtglomerulären renalen und extrarenalen Blutungsquellen verpflichtend.

#### Nierenzellkarzinom

Das Nierenzellkarzinom ist für ca. 2–3 % aller Malignome verantwortlich. Symptome, die zu einer Vorstellung in der Notaufnahme führen, treten meist erst in fortgeschrittenen Tumorstadien auf:
- Hämaturie (ca. 60 %).
- Kachexie (20–30 %).
- Klassische Trias (nur 5–10 %): Hämaturie, Flankenschmerz, palpabler Tumor.
- Paraneoplastische Syndrome (ca. 30 %): Anämie, Fieber, Hyperkalzämie, Leberfunktionseinschränkung, Polyglobulie, Hypertonie, neuromuskuläre Beschwerden, Morbus Cushing.

- Bei Erstdiagnose haben bereits ca. 25 % der Patienten Fernmetastasen, weitere 25 % haben einen lokal fortgeschrittenen Tumor.
- Linksseitige Varikozele.
- Ödeme der unteren Extremität als Hinweis auf einen Tumorthrombus (V. cava, V. renalis).

### Blasenkarzinom

Das Blasenkarzinom ist für ca. 3 % der Malignome verantwortlich, die Tumorinzidenz ist bei den 60- bis 70-jährigen Männern am höchsten. Eine Makrohämaturie ist das klassische Erstsymptom – häufig auch ein Frühsymptom.



**MERKE**

Leitsymptom von Tumoren der Nieren und der ableitenden Harnwege sind die nichtglomeruläre Makro- und Mikrohämaturie.

Bei jungen Patienten (< 35 Jahre) sind Tumoren der Harnwege eine Rarität. Deshalb erfolgt bei diesen Patienten zunächst der Ausschluss einer **anderen Ursache** der Hämaturie.

### Andere Ursachen

- Harnwegsinfekte
- Urolithiasis
- Prostatahypertrophie
- Vaskuläre Genesen (Niereninfarkt, Nierenvenenthrombose, maligne Hypertonie, arteriovenöse Fisteln, Papillennekrose, Flankenschmerzen-Hämaturie-Syndrom)
- Metabolische Ursachen (Hyperkalziurie, Hyperurikosurie)
- Familiäre Ursachen (Zystennieren, Markschwammnieren)
- Papillennekrosen (Analgetikaabusus, Tuberkulose, Diabetes mellitus, obstruktive Uropathie)
- Medikamente (Antikoagulanzien)
- Trauma

Oft geben die anamnestischen Angaben des Patienten bereits eine Richtung vor. So lenken z. B. Dysurie und Pollakisurie den Verdacht in Richtung Harnwegsinfekt oder kolikartige Flankenschmerzen in Richtung Urolithiasis. Dennoch ist es sinnvoll, eine Hämaturie breit abzuklären, bis eine klare Diagnose festgestellt ist.

**Fallbericht**

**Untersuchungsbefund**

Kachektischer Patient ohne weitere Auffälligkeiten bei der körperlichen Untersuchung.

## 41.2 Körperliche Untersuchung

Bei der körperlichen Untersuchung ist insbesondere auf palpable Raumforderungen und Lymphknoten zu achten.

**Fallbericht**

**Erste Anordnungen und Diagnostik**

Sonografie

Im Bereich der Harnblase findet sich eine inhomogene suspekte Raumforderung.

Labor

| Parameter | Laborwert Pat. | Referenzbereich | Einheit |
|---|---|---|---|
| Hämoglobin | 9,4 | 13,5–18,0 | g/dl |
| MCV | 65 | 76–88 | fl |
| CRP | 0,2 | < 0,5 | mg/dl |

✓ Fallbericht: Laborchemisch zeigt sich eine mikrozytäre Anämie. EKG und Monitor sind unauffällig.

## 41.3 Erste Anordnungen und Diagnostik

### 41.3.1 Monitor

Ein Monitoring sollte nur im Falle eines massiven Blutverlusts erfolgen.

### 41.3.2 Labor

Zentral ist die mikroskopische Untersuchung des Urinsediments, um eine glomeruläre Genese der Hämaturie zu detektieren.

### 41.3.3 Sonografie

Primär empfiehlt sich die Durchführung einer Sonografie der Nieren und der Harnblase zum Ausschluss von Tumoren, Zysten, Aufstau, Konkrementen oder Koageln. Die weitere Diagnostik ist abhängig vom Alter des Patienten und von den klinischen Befunden.

### 41.3.4 Schnittbildverfahren/Zystoskopie

Bei Patienten > 35 Jahre werden bei unauffälligen sonografischen Befunden Schnittbildverfahren und die Zystoskopie/Urinzytologie zum Ausschluss eines Tumors im Bereich der Nieren/ableitenden Harnwege eingesetzt.

**Fallbericht**

**Disposition/Empfehlungen weiteres Vorgehen**

Es erfolgt eine rasche urologische Vorstellung, und der Patient wird stationär in der Klinik für Urologie aufgenommen. Im Rahmen einer Zystoskopie mit Biopsie und mit histologischer Sicherung wird ein Blasenkarzinom festgestellt und der operativen Sanierung zugeführt.

**DIAGNOSE**
Blasenkarzinom

## 41.4 Therapie

Die Therapie der Hämaturie richtet sich nach ihrer Ursache. Liegt der Hämaturie ein Malignom zugrunde, dann fällt die Durchführung der Therapie in die Zuständigkeit der Urologie.

## 41.5 Disposition/Empfehlungen weiteres Vorgehen

Auch das weitere Vorgehen richtet sich nach der Ursache der Hämaturie. Patienten mit z. B. Harnwegsinfekten oder Patienten mit Urolithiasis ohne akute Schmerzen und ohne Aufstau können oft ambulant kontrolliert und behandelt werden.

Patienten mit akuten Beschwerden, Verdacht oder Sicherung eines Malignoms oder anderen Gefahrenzeichen sollten akut urologisch beurteilt oder in einer urologischen Klinik aufgenommen werden.

## Was wäre, wenn ...

- ... es sich um eine glomeruläre Hämaturie gehandelt hätte?
  - Dann wäre eine nephrologische Abklärung, meist mit Nierenbiopsie, notwendig gewesen.
- ... wenn sich sonografisch eine Blasentamponade gezeigt hätte?
  - Dann wären die rasche Anlage eines Spülkatheters und eine umgehende urologische Vorstellung indiziert gewesen.
- ... wenn bei dem Patienten Zystennieren bekannt gewesen wären?
  - Dann wäre eine Zysteneinblutung hochwahrscheinlich und eine Schnittbildgebung anzustreben gewesen.
- ... wenn sonografisch eine Nephrolithiasis mit einem 10 mm großen Konkrement im proximalen Harnleiter gefunden worden wäre?
  - Dann wäre eine urologische Steinbergung indiziert gewesen.
- ... wenn sich eine hämorrhagische Zystitis gezeigt hätte?
  - Dann wäre eine gezielte antibiotische Therapie nach Kultivierung angezeigt gewesen.

### LITERATUR

Kimmel M, Alscher MD. Renale und urologische Notfälle. In: Fleischmann T, Hohenstein C (Hrsg.): Klinische Notfallmedizin. Band I: Wissen. 1. A. München: Elsevier Urban & Fischer 2020; 312–321.

Kimmel M, Kuhlmann U. Glomerulonephritis. In: Kuhlmann U, et al. (Hrsg.): Nephrologie. Pathophysiologie – Klinik – Nierenersatzverfahren. 6. A. Stuttgart: Thieme 2015; 270–279.

KAPITEL

# 42 Stärkste Flankenschmerzen

Christoph Wasser

## Fallbericht

### Eintreffen

Ein 34 Jahre alter Patient kommt selbstständig in die Notaufnahme. Er gibt stärkste Schmerzen in der rechten Flanke an und kann kaum stillstehen. Seine rechte Hand stützt er in den Rücken, und der Oberkörper ist leicht nach vorn gebeugt.

### Ersteindruck

Patient mit stärksten Schmerzen.

### Vitalwerte

$SaO_2$ 99 %; AF 20; HF 123; RR 142/76; GCS 15; T 36,9; Sx 9/10

### Triagekategorie

Orange

### Anamnese

Der Patient berichtet, dass die Schmerzen vor ca. 1 h plötzlich angefangen hätten. Sie seien kolikartig und vor allem in der rechten Flanke lokalisiert, mit Ausstrahlung in die Leiste. Beim Wasserlassen habe er keine Beschwerden. Er habe nie zuvor ähnliche Schmerzen gehabt. Kein Fieber, kein Schüttelfrost. Keine Vorerkrankungen, keine Medikamenteneinnahme, keine Allergien.

✓ Fallbericht: Der Patient hat stärkste Schmerzen. Eine Nierenkolik als Ursache ist wahrscheinlich.

## 42.1 Anamnese und Differenzialdiagnose

Eine Nierenkolik wird durch eine Ureterolithiasis hervorufen. Dabei wandern in der Regel bei vorbestehender Nephrolithiasis Konkremente aus dem Pyelon in den Ureter (➤ Tab. 42.1). Es kommt zu einer partiellen oder vollständigen Verlegung des Ureters mit konsekutivem Aufstau. Die Kontraktionen der glatten Uretermuskulatur führen zu den Koliken.

Initial sind die Beschwerden häufig in der Flanke mit Ausstrahlung in die Leiste lokalisiert. Im Rahmen des Steinabgangs können die Beschwerden in den Unterbauch wandern mit Ausstrahlung in die Urethra und dabei einen Harnwegsinfekt imitieren. Häufig werden die Schmerzen von Übelkeit und Erbrechen, Makrohämaturie oder Dysurie begleitet.

**MERKE**

**Epidemiologie der Nephrolithiasis**

- Die Prävalenz von Nierensteinen ist in den letzten Jahrzehnten weltweit angestiegen (z. B. in den USA von 3,2 % 1980 auf 10,1 % 2016).
- Männer sind häufiger betroffen als Frauen.
- Diabetes und Übergewicht gehen mit einer höheren Steinprävalenz einher.
- Mit dem Alter steigt die Häufigkeit von Nierensteinen (Chewcharat und Curhan 2021; Romero et al. 2010).

Auch wenn die Anamnese und das Erscheinungsbild so typisch sein können, dass die Verdachtsdiagnose Nierenkolik sehr schnell gestellt wird, müssen u. a. folgende Differenzialdiagnosen in Betracht gezogen werden:

- **Rupturiertes Bauchaortenaneurysma**
- Cholelithiasis
- Appendizitis

- Pyelonephritis
- Rupturierte Ovarialzyste, Ovarial- bzw. Hodentorsion
- Nierenarterienverschluss, Nierenvenenthrombose

**Tab. 42.1** Häufigste Steinarten und geläufige Ursachen (Carter und Green 2011, used with permission of EB Medicine, publisher of Emergency Medicine Practice) [G1234]

| Steinart | Häufigkeit | Ursachen |
|---|---|---|
| **Kalziumhaltige Steine**<br>• Kalziumoxalat<br>• Kalziumphosphat | ca. 75 % | Hyperkalziurie<br>• Primärer Hyperparathyreoidismus<br>• Malignomassoziiert<br>• Sarkoidose<br>• Erhöhte Kalziumaufnahme<br>• Medikation<br>– Kalzium- und Vitamin-D-Supplementation<br>– Thiaziddiuretika |
| **Struvitsteine** | ca. 15 % | • Harnwegsinfekt<br>• Alkalischer pH |
| **Harnsäuresteine** | ca. 6 % | • Niedriger pH<br>• Hyperurikosurie<br>– Tumorlyse-Syndrom<br>– Adipositas<br>– Diabetes<br>– Gicht |

An das **rupturierte Bauchaortenaneurysma** sollte bei Patienten gedacht werden, die älter als 60 Jahre sind oder hypoton sind oder waren. Des Weiteren können Fieber, Schüttelfrost oder eine Synkope auf schwerwiegende Differenzialdiagnosen oder komplizierte Verläufe hinweisen.

Bei ca. 10–25 % der Patienten, die mit dem Verdacht auf einen Nierenstein eine CT erhalten, kann im Rahmen dieser Diagnostik eine alternative Diagnose gestellt werden (Carter und Green 2011).

**KERNAUSSAGEN**

- Eine Nierenkolik wird in der Regel durch eine Ureterolithiasis hervorgerufen.
- Die typische Anamnese und der typische klinische Ersteindruck machen eine Nierenkolik sehr wahrscheinlich.
- Bei Patienten > 60 Jahre muss an ein rupturiertes Bauchaortenaneurysma gedacht werden.
- **Cave** bei Fieber, Schüttelfrost, Hypotonie, Synkope.

**Fallbericht**

**Untersuchungsbefund**

Bds. vesikuläres Atemgeräusch. Tachykard, Herztöne rein. Darmgeräusche unauffällig, Abdomen weich, keine Abwehrspannung, kein Loslassschmerz. Nierenlager rechts mit Klopfschmerz. Hoden unauffällig. Keine Unterschenkelödeme. Periphere Pulse gut palpabel.

✓Fallbericht: Auffällig sind die Tachykardie und das klopfschmerzhafte Nierenlager rechts.

## 42.2 Körperliche Untersuchung

Der Untersuchungsbefund bestärkt die ursprüngliche Hypothese einer Nierenkolik. Als primär relevante Differenzialdiagnosen bleiben:

- Pyelonephritis
- Nierenarterienverschluss, Nierenvenenthrombose
- Gallenkolik

**Fallbericht**

**Erste Anordnungen und Diagnostik**

EKG, Monitorüberwachung, Labor mit Urin und Notfallsonografie (Abdomen), Metamizol 2 g als Kurzinfusion.

**EKG**

Sinustachykardie, 113/min, Indifferenztyp, keine signifikanten Erregungsrückbildungsstörungen.

**Labor**

Normwerte für BB, CRP, γ-GT, AP, Elektrolyte, Kreatinin, Harnstoff. Urinsediment ohne Nachweis von Bakterien.

42

Urin-Status (Stix)

| Parameter | Laborwert Pat. | Referenzbereich | Einheit |
|---|---|---|---|
| Leukozyten | negativ | < 10 | /µl |
| Nitrit | negativ | negativ | |
| Farbe | gelb | | |
| pH | 5,5 | 4,8–7,5 | |
| Eiweiß | negativ | < 0,3 | g/l |
| Glukose | < 0,1 | < 0,5 | g/l |
| Ketone | negativ | < 50 | mg/dl |
| Urobilinogen | negativ | < 10 | mg/l |
| Bilirubin | negativ | 2–10 | mg/dl |
| Erythrozyten | 250 | < 10 | /µl |

Monitorüberwachung

Sättigung 100 %, Sinustachykardie um 103–142/min. $RR_{syst}$ stabil um 145 mmHg.

Notfallsonografie (Abdomen)

Leber homogen, keine intra- oder extrahepatische Cholestase. Gallenblase normal groß, keine Steine oder Sludge. Gallenblasenwand nicht verdickt. Niere rechts normal groß mit Harnaufstau I–II° (➤ Abb. 42.1). Ureter proximal mit 7 mm dilatiert. Nachweis eines echoreichen Konkrements mit Schallschatten, 4 mm im mittleren Ureterdrittel. Niere links normal groß, kein Harnaufstau. Harnblase normal gefüllt, kein Stein nachweisbar. Bauchaorta unauffällig. Keine freie abdominale Flüssigkeit.

✓ Fallbericht: EKG und Monitoring sind bis auf die Sinustachykardie unauffällig. Der Urinstatus zeigt eine Mikrohämaturie. Sonografisch Harnaufstau I–II° rechts. 4 mm großes Konkrement im mittleren Ureterdrittel.

**DIAGNOSE**
Nierenkolik

## 42.3 Erste Anordnungen und Diagnostik

### 42.3.1 EKG

Das EKG ist wichtig zur Abklärung möglicher Differenzialdiagnosen.

### 42.3.2 Monitorüberwachung

Bei Gabe von Metamizol i. v. ist wegen eines möglichen Blutdruckabfalls eine Monitorüberwachung notwendig.

### 42.3.3 Labor

Typisch für eine Nephrolithiasis ist die Mikrohämaturie. Allerdings kann bei 7–34 % der Patienten mit einer nachgewiesenen Ureterolithiasis keine Hämaturie festgestellt werden (Argyropoulos et al. 2004; Bove et al. 1999; Moore et al. 2014). Außerdem müssen ein Harnwegsinfekt und eine Einschränkung der Nierenfunktion ausgeschlossen werden. Erhöhte Entzündungsparameter weisen auf eine relevante Infektion oder Sepsis hin. Elektrolyte sowie Harnsäure können einen Hinweis auf die Steinursache geben.

**MERKE**
Auch bei einem negativen Urinstatus in Bezug auf eine Hämaturie kann eine Nierenkolik vorliegen.

### 42.3.4 Apparative Diagnostik

Die wichtigste apparative Untersuchung ist die Notfallsonografie der Nieren und der ableitenden Harnwege. Diese sollte als Primärdiagnostik erfolgen. Dadurch kann die Strahlenbelastung reduziert werden. Der Goldstandard zur Detektion von Steinen, zur genauen Lage- und Größenbestimmung ist die kontrastmittelfreie CT. Insbesondere bei Verdacht auf Urosepsis, Fieber oder Einzelniere sind eine sofortige Diagnosesicherung und Therapie anzustreben (Mills et al 2018; Sk2-Leitlinie 2019; Smith-Bindmann et al. 2014).

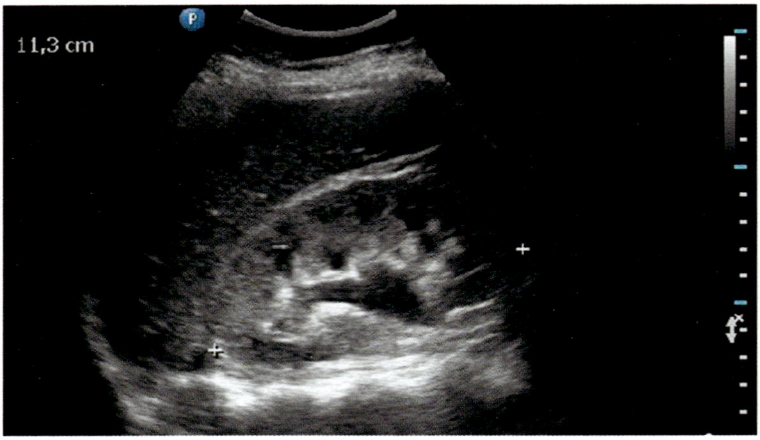


**Abb. 42.1** Niere rechts mit Harnaufstau I–II° [T106]

**KERNAUSSAGEN**

- Typischer Laborbefund ist die Mikrohämaturie.
- Erhöhte Nierenretentions- und Entzündungswerte weisen auf einen komplizierten Verlauf hin.
- Die Notfallsonografie ist die primäre bildgebende Diagnostik.
- Goldstandard zur Diagnostik von Harnleitersteinen ist die kontrastmittelfreie CT.

42

**Fallbericht**

**Therapie**

Metamizol i. v., Tamsulosin p. o. Zunächst konservativer Therapieversuch.

## 42.4 Therapie

Bei starken Schmerzen sollte zunächst eine Therapie mit **Metamizol** 2 g i. v. oder Paracetamol 1 g i. v. erfolgen. Bei schwächeren Schmerzen kann mit **Diclofenac** 75 mg p. o. behandelt werden. Beide haben neben der direkt analgetischen Komponente eine spasmolytische Wirkung auf den Harnleiter. Eine isolierte Opioidtherapie führt häufiger zu Übelkeit und Erbrechen. Die Kombination von niedrig dosierten Opioiden mit niedrig dosiertem Ketamin kann zu einer Reduktion dieser Nebenwirkung führen (S2k-Leitlinie 2019; Hosseininejad 2019).

Bei fehlenden komplizierenden Faktoren ist ein konservativer Therapieversuch gerechtfertigt. Die spontanen Steinpassageraten sind abhängig von der Größe (Campschroer et al 2018) z. B. 68 % bei Steinen < 5 mm und 47 % bei Steinen > 5 mm und < 10 mm (Preminger 2007).

**MERKE**

Mit zunehmender Steingröße nimmt die Steinpassagerate ab. Bei Patienten mit neu diagnostiziertem Harnleiterstein bis 7 mm kann der Spontanabgang unter regelmäßiger Kontrolle abgewartet werden (S2k-Leitlinie 2019).

Bei einem konservativen Therapieversuch kann zusätzlich eine **medikamentös expulsive Therapie** (MET) mit einem Alphablocker (z. B. **Tamsulosin**) durchgeführt werden (off-label). Zwei Metaanalysen kommen zu einer signifikant höheren Passagerate bei der Behandlung mit einem Alphablocker, insbesondere bei Steinen > 5 mm. Bei Steinen < 5 mm ist die Datenlage uneinheitlicher, vor allem aufgrund der höheren Spontanpassagerate. (Campschroer et al. 2018; Hollingsworth et al. 2016).

**Fallbericht**

**Disposition/Empfehlung weiteres Vorgehen**

Der Patient ist nach der Medikation in der Notaufnahme nicht beschwerdefrei. Es erfolgt die stationäre Aufnahme zur weiteren Schmerztherapie und Beobachtung, ggf. gefolgt von einer CT und einer urologischen Vorstellung.

## 42.5 Disposition/Empfehlung weiteres Vorgehen

Aufgrund der persistierenden Schmerzen besteht zunächst die Indikation zur stationären Aufnahme.

Eine Indikation zur interventionellen Therapie besteht bei nicht beherrschbaren Koliken, hochgradiger Obstruktion mit konsekutiver Harnstauungsniere und/oder steigenden Retentionswerten (postrenales Nierenversagen), Einzelniere, infizierter Harnstauungsniere sowie bei Konkrementen, die aufgrund ihrer Größe und Lokalisation eine niedrige Wahrscheinlichkeit der Spontanpassage haben.

Bei allen Patienten ist eine Steinanalyse anzustreben. Im weiteren Verlauf soll außerdem das Rezidivrisiko beurteilt werden und bei einer Hochrisikosituation eine erweiterte Abklärung bzgl. metabolischer Ursachen erfolgen (S2k-Leitlinie 2019).

### Was wäre, wenn …

- … der Patient nach der initialen Medikation völlig schmerzfrei gewesen wäre?
  - Dann hätte eine Entlassung nach Hause erfolgen können.
- … der Patient zusätzlich hohes Fieber, eine Leukozytose und einen nitritpositiven Harnwegsinfekt mit Bakteriennachweis im Sediment gehabt hätte?
  - Dann hätte eine Sepsis und damit eine Notfallindikation zur Harnableitung vorgelegen.
- … sonografisch kein Harnaufstau und kein Harnleiterkonkrement hätte dargestellt werden können und der Patient weiter Schmerzen gehabt hätte?
  - Dann wäre zur weiteren Abklärung eine CT durchgeführt worden.
- … der Stein 8 mm groß gewesen wäre?
  - Dann hätte man den Patienten direkt urologisch vorgestellt.
- … es ein Rezidiv gewesen wäre?
  - Dann hätte eine erweiterte Ursachenabklärung erfolgen müssen.
- … es sich um eine schwangere Patientin gehandelt hätte?
  - Dann hätte man als primäres Schmerzmittel Paracetamol i. v. gewählt.



### LITERATUR


Argyropoulos A, et al. The presence of microscopic hematuria detected by urine dipstick test in the evaluation of patients with renal colic. Urol Res 2004; 32(4): 294–297.

Bove P, et al. Reexamining the value of hematuria testing in patients with acute flank pain. J Urol 1999; 162(3): 685–687.

Campschroer T, et al. Alpha-blockers as medical expulsive therapy for ureteral stones. Cochrane Database Syst Rev 2018; 4(4): CD008509.

Carter MR, Green BR. Renal calculi: emergency department diagnosis and treatment. Emerg Med Pract 2011; 13(7): 1–18.

Chewcharat A, Curhan G. Trends in the prevalence of kidney stones in the United States from 2007 to 2016. Urolithiasis 2021; 49: 27–39.

Hollingsworth JM, et al. Alpha blockers for treatment of ureteric stones: systematic review and meta-analysis. BMJ 2016; 355: i6112.

Hosseininejad SM, et al. Comparing the analgesic efficacy of morphine plus ketamine versus morphine plus placebo in patients with acute renal colic: a double-blinded randomized controlled trial. Am J Emerg Med 2019; 37(6): 1118–1123.

Mills L, et al. Ultrasound for the diagnosis and management of suspected urolithiasis in the emergency department. J Emerg Med 2018; 54(2): 215–220.

Moore CL, et al. Derivation and validation of a clinical prediction rule for uncomplicated ureteral stone – the STONE score: retrospective and prospective observational cohort studies. BMJ 2014; 348: g2191.

Preminger GM, et al. 2007 Guideline for the Management of Ureteral Calculi. J Urol 2007; 178(6): 2418–2434.

Romero V, et al. Kidney stones: a global picture of prevalence, incidence, and associated risk factors. Rev Urol 2010; 12(2-3): e86–e96.

S2k-Leitlinie Diagnostik, S2k-Leitlinie Diagnostik, Therapie und Metaphylaxe der Urolithiasis. AWMF-Registernummer 043-025. Stand: 31.5.2019, gültig bis 30.5.2024; https://register.awmf.org/de/leitlinien/detail/043-025 (letzter Zugriff: 22.1.2023).

Smith-Bindmann R, et al. Ultrasonography versus computed tomography for suspected nephrolithiasis. N Engl J Med 2014; 371: 1100–1110.

KAPITEL

# 43 Juckreiz und Anurie

Martin Kimmel und Mark Dominik Alscher

**Fallbericht**

**Eintreffen**

Ein 40-jähriger Patient stellt sich nach einem viralen Infekt mit Fieber, ausgeprägten Durchfällen, Übelkeit und Erbrechen und jetzt – 1 Woche später – mit Juckreiz und mit Anurie seit dem Vorabend vor.

**Ersteindruck**

Voll orientiert, reduzierter AZ.

**Vitalwerte**

GCS 15; $SaO_2$ 99 %; HF 80; RR 100/60; T 36,8; Sx 0/10; BZ 90

**Triagekategorie**

Gelb

**Anamnese**

Aufgrund von Gliederschmerzen und erhöhter Temperatur hatte der Patient über ca. 5 Tage 3 ×/d 600 mg Ibuprofen eingenommen. Eine kürzlich durchgeführte Routineuntersuchung bei der Hausärztin hatte normale Nierenwerte gezeigt.

✓ Fallbericht: Z. n. Volumendepletion, NSAR-Einnahme und jetzt Anurie mit Übelkeit legen eine akute Nierenfunktionseinschränkung nahe.

## 43.1 Anamnese und Differenzialdiagnose

Wichtig bei der Anamnese hinsichtlich einer **akuten Nierenfunktionseinschränkung (AKI)** sind vor allem:

- Nephrotoxische Medikamente (NSAR, Röntgenkontrastmittel, Aminoglykoside, Zytostatika)
- Hinweise auf Ischämie, passagere oder protrahierte Kreislaufinsuffizienz (Reanimation, Operation, Schock, Sepsis)
- Stattgehabte Eingriffe am Gefäßsystem (Angiografie, Gefäßoperation)
- Schwangerschaft
- Hinweise auf Systemerkrankung
- Urämiesymptomatik
- Veränderungen der Diurese

## 43.2 Körperliche Untersuchung

**Fallbericht**

**Untersuchungsbefund**

Euvolämer Patient, keine Ödeme, Perikardreiben.

✓ Fallbericht: Das Perikardreiben spricht in diesem Zusammenhang für eine Perikarditis infolge des AKI.

**Fallbericht**

**Erste Anordnungen und Diagnostik**

Labor

| Parameter | Laborwert Pat. | Referenzbereich | Einheit |
|---|---|---|---|
| pH | 7,2 | 7,38–7,42 | |
| $HCO_3^-$ | 18 | 22–26 | mmol/l |
| Kalium | 5,2 | 3,5–5,0 | mmol/l |
| Kreatinin | 12,2 | < 1,1 | mg/dl |
| Harnstoff | 320 mg/dl | < 40 | mg/dl |

✓ Fallbericht: Laborchemisch findet sich ein akutes Nierenversagen (die von der Hausärztin erhobenen Vorwerte waren unauffällig). EKG unauffällig.

**DIAGNOSE**
Akutes Nierenversagen

## 43.3 Erste Anordnungen und Diagnostik

Diagnostik ➢ Abb. 43.1.

### 43.3.1 EKG

Elektrokardiografische Veränderungen finden sich beim AKI nur bei begleitender Hyperkaliämie oder einem Perikarderguss.

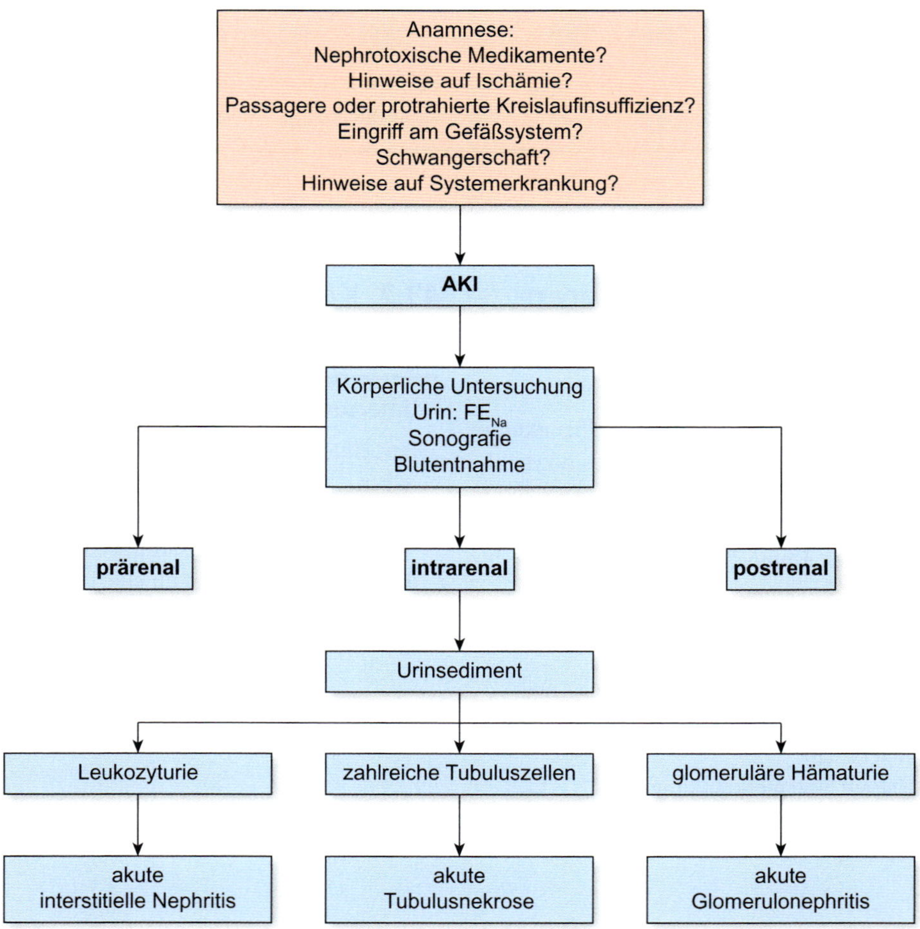


**Abb. 43.1** Diagnostik der akuten Nierenfunktionseinschränkung (AKI) [P441/P450]

### 43.3.2 Monitor

Eine Monitorüberwachung kann im Falle eines AKI mit fortgeschrittenen Urämiezeichen indiziert sein:
- Ausgeprägte Hypervolämie
- Großer Perikarderguss
- Hyperkaliämie

### 43.3.3 Labor

Beim AKI sollte die Bestimmung folgender Laborparameter veranlasst werden:
- **Serum:** Retentionsparameter, Elektrolyte, Säure-Basen-Haushalt und je nach Anamnese erweiterte Diagnostik (Hinweise auf Systemerkrankung).
- **Urin:** Sediment (glomeruläre Hämaturie), Eiweiß-Kreatinin-Quotient im Spontanurin und fraktionelle Natriumausscheidung im Urin $FE_{Na}$ (Prozentsatz des filtrierten Natriums, das im Urin ausgeschieden wird, Normalwert ca. 1 %) zur Differenzierung prärenale Genese vs. akute Tubulusnekrose. Im Falle eines prärenalen Nierenversagens liegt die $FE_{Na} < 1$ %, bei der akuten Tubulusnekrose > 2 %.

**MERKE**

$$FE_{Na} = (Na_{Urin} \times Krea_{Serum} \times 100) / (Na_{Serum} \times Krea_{Urin})$$

### 43.3.4 Apparative Diagnostik

Eine Sonografie sollte immer erfolgen mit der Frage nach:
- Postrenaler Genese
- Nierengröße (vorbestehende chronische Nierenkrankheit bei verkleinerten Nieren)
- Parenchymbreite
- Echogenität

Unter einem AKI versteht man eine akute Nierenfunktionsverschlechterung innerhalb von wenigen Stunden bis Tagen. Grundsätzlich können prä-, post- und intrarenale **Ursachen** unterschieden werden. In der Regel liegt ein multifaktorielles Geschehen vor. Im Krankenhaus kommen in absteigender Häufigkeit vor:
- Akute Tubulusnekrose (45 %)
- Prärenale Genese (21 %)
- Akut-auf-vorbestehendes Nierenversagen (13 %)
- Postrenale Genese (10 %)
- Glomerulonephritis (4 %)
- Akute interstitielle Nephritis (2 %)
- Atheroembolisches Nierenversagen (1 %)

Die **Stadieneinteilung** nach AKIN (Acute Kidney Injury Network) berücksichtigt neben den Retentionswerten auch die Urinausscheidung (➤ Tab. 43.1).

**Tab. 43.1** AKIN-Stadien der akuten Nierenfunktionseinschränkung [F1119-002]

| Stadium | Retentionswerte | Urinausscheidung |
|---|---|---|
| 1 | Serumkreatinin-Anstieg um das 1,5-Fache oder Anstieg um ≥ 0,3 mg/dl | < 0,5 ml/kg/h über 6 h |
| 2 | Serumkreatinin-Anstieg um das 2-Fache | < 0,5 ml/kg/h über 12 h |
| 3 | Serumkreatinin-Anstieg um das 3-Fache oder Anstieg auf ≥ 4 mg/dl | < 0,3 ml/kg/h über 24 h oder Anurie über 12 h |

**Symptome** einer akuten Nierenfunktionseinschränkung können sein:
- Rückgang der Urinausscheidung (Oligurie < 500 ml/24 h, Anurie < 50 ml/24 h).
- Hypertonie.
- Ödeme.
- Bei einem AKI im Stadium AKIN 3 können Urämiesymptome hinzukommen.

**Fallbericht**

**Therapie**

Bei diesem euvolämen Patienten mit Urämiesymptomatik (Juckreiz) und Perikardreiben wird eine Hämodialyse eingeleitet.

## 43.4 Therapie

Die Therapie der akuten Nierenfunktionseinschränkung umfasst:
- Korrektur reversibler post- und prärenaler Ursachen
- Behandlung einer zugrunde liegenden intrarenalen Grunderkrankung (z. B. Autoimmunerkrankung mit rapid-progressiver Glomerulonephritis)

- Anstreben eines ausgeglichenen Volumen-, Elektrolyt- und Säure-Basen-Haushalts
- Absetzen nephrotoxischer Medikamente

**MERKE**

**Einleitung einer Notfalldialyse bei AKI**

- Hyperkaliämie (> 6,0–6,5 mmol/l)
- Schwere Urämiezeichen (Perikarditis, Enzephalopathie, wiederholtes Erbrechen, starke Blutungsneigung)
- Diuretikaresistente Volumenüberladung (Lungenödem, therapierefraktäre Hypertonie)
- Ausgeprägte metabolische Azidose

**Fallbericht**

**Risikostratifikation**

Die Nierenfunktion erholt sich beim Patienten wieder, sodass die Dialyse beendet werden kann.

## 43.5 Risikostratifikation

Je nach Stadium des stattgehabten AKI besteht ein erhöhtes Risiko für eine chronische Nierenkrankheit.

**Fallbericht**

**Disposition/Empfehlungen weiteres Vorgehen**

Eine ambulante nephrologische Weiterbetreuung mit Kontrollen der Nierenfunktion ist indiziert.

## 43.6 Disposition/Empfehlungen weiteres Vorgehen

Patienten mit fortgeschrittener AKI müssen stationär abgeklärt und behandelt werden, je nach Schwere der Erkrankung häufig auf einer Intensivstation.

Nach jeder stattgehabten akuten Nierenfunktionseinschränkung sollten ambulante Verlaufskontrollen erfolgen.

**MERKE**

Hohe Mortalität (> 50 %) des AKI beim intensivpflichtigen Patienten.

43

**Was wäre, wenn …**

- … wenn der Patient keine Urämiesymptomatik aufgewiesen hätte?
  - Dann hätte keine sofortige Notfalldialyse eingeleitet werden müssen.
- … wenn ein pulmorenales Syndrom vorliegen würde?
  - Dann sollte die Bestimmung von ANCA und anti-GBM-AK angeordnet und ggf. rasch eine Therapie eingeleitet werden.
- … keine Nierenvorwerte bekannt wären?
  - Dann würde ein für die Beurteilung AKI vs. chronische Nierenkrankheit wichtiger Parameter fehlen.
- … die Hanta-Serologie positiv gewesen wäre?
  - Es gibt keine spezifische Therapie der Hantavirusinfektion: Dann muss man den Spontanverlauf abwarten und die Komplikationen behandeln.
- … eine postrenale Komponente des AKI vorgelegen hätte?
  - Dann wäre eine interdisziplinäre Therapie gemeinsam mit der Urologie an gezeigt gewesen.

**LITERATUR**

Kimmel M, Alscher MD. Renale und urologische Notfälle. In: Fleischmann, Hohenstein (Hrsg.): Klinische Notfallmedizin. Band I: Wissen. München: Elsevier Urban & Fischer 2020; 270–279.

KAPITEL

# 44 Zunehmende Unruhe

Christoph Wasser

**Fallbericht**

### Eintreffen

Ein 73 Jahre alter Patient aus dem Pflegeheim wird vom Rettungsdienst in die Klinik gebracht, nachdem er dort durch eine zunehmende motorische Unruhe und Agitiertheit mit Lautäußerungen aufgefallen war. Eine differenzierte Anamnese lässt sich aufgrund der vorbestehenden Demenz nicht erheben. Bis auf eine Tachykardie sind die Vitalparameter unauffällig.

### Ersteindruck

Patient wach, unruhig, stöhnt, wehrt sich beim Umlagern, wirkt schmerzgeplagt. Unklare Situation.

### Vitalwerte

$SaO_2$ 98 %; AF 16; HF 117; RR 138/83; GCS 13; T 36,4; Sx nicht beurteilbar, BZ 116

### Triagekategorie

Gelb

### Anamnese

Eine Eigenanamnese lässt sich nicht erheben. Die mittlerweile eingetroffene Tochter des Patienten berichtet, dass seine geistigen Fähigkeiten schon seit einigen Jahren sehr eingeschränkt seien. Aber auch ihr sei die Unruhe neu. Allergien: keine bekannt. Vorerkrankungen: vaskuläre Demenz, arterielle Hypertonie, rezidivierende TIAs, NSTEMI. Medikation ASS, Ramipril, Eunerpan, Tavor bei Bedarf.

✓ Fallbericht: Aus der Anamnese, der Fremdanamnese und dem Ersteindruck geht hervor, dass der Patient unruhiger ist als sonst und vermeintlich Schmerzen hat.

## 44.1 Anamnese und Differenzialdiagnose

Die allgemeine Unruhe lässt sich möglicherweise auf Schmerzen zurückführen. Andererseits ist Schmerz ein unspezifisches Symptom. Damit ist eine genaue Zuordnung nicht möglich. Als Ursachen kommt neben den Schmerzen vieles mehr in Betracht, z. B.:

- Zerebrale Erkrankungen
- Intoxikationen
- Infektionen
- Dyspnoe
- Zirkulatorische Probleme z. B. bei Rhythmusstörungen
- Hypoglykämie
- Psychose
- Delir
- Akutes Nierenversagen

**Fallbericht**

### Untersuchungsbefund

Untersuchung bei unkooperativem Patienten nur eingeschränkt möglich. Patient wach, zur Person, Zeit und Ort nicht orientiert. Kein Hinweis auf fokalneurologisches Defizit. Kein Meningismus. Herz: tachykard, Herztöne rein. Lunge: bds. vesikuläres Atemgeräusch. Abdomen: bei Palpitation vor allem im Bereich des Unterbauchs Abwehrbewegungen. Unterbauch gespannt. Darmgeräusche bei Unruhe nicht beurteilbar. Nierenlager nicht beurteilbar. Keine Unterschenkelödeme. Zunge trocken, stehende Hautfalten.

✓ Fallbericht: Aufgrund der multiplen Differenzialdiagnosen und der eingeschränkten Anamnese ist in diesem Fall die körperliche Untersuchung entscheidend. Es findet sich eine Tachykardie, und der Patient zeigt Abwehrbewegungen bei Palpation des Abdomens.

## 44.2 Körperliche Untersuchung

Aufgrund des Untersuchungsbefunds ergibt sich die Arbeitshypothese, dass die Unruhe des Patienten auf Abdominalschmerzen zurückzuführen ist. Damit lassen sich die Differenzialdiagnosen etwas einschränken, z. B.:

- Koprostase
- Ileus
- Darmischämie
- Harnverhalt
- Zystitis
- Pyelonephritis
- Appendizitis
- Divertikulitis
- Cholezystitis
- Pankreatitis
- Hohlorganperforation

**Fallbericht**

### Erste Anordnungen und Diagnostik

EKG, Monitorüberwachung, Labor, Notfallsonografie des Abdomens.

#### EKG

Sinustachykardie, 122/min, Linkstyp, keine signifikanten Erregungsrückbildungsstörungen.

#### Labor

Normwerte für Blutbild, CRP, GOT, GPT, γ-GT, AP, LDH, Kreatinin, Harnstoff, Bilirubin gesamt. U-Status nicht möglich, da kein Spontanurin.

#### Monitorüberwachung

Sättigung stabil bei 97 %, Sinustachykardie um 105–125/min. Blutdruck stabil um 135 mmHg systolisch.

#### Notfallsonografie Abdomen

Eingeschränkte Untersuchungsbedingungen. Patient wehrt sich. Gallenblase normal groß, nicht wandverdickt, keine Steine. Harnblase stark gefüllt, Volumen > 1.500 ml. Kein Harnaufstau. Keine freie abdominale Flüssigkeit.

✓ Fallbericht: EKG, Monitor, Labor sind bis auf die Sinustachykardie unauffällig. Ein U-Status ist nicht erhebbar. Sonografisch Diagnose eines Harnverhalts.

**DIAGNOSE**
Harnverhalt

Die betroffenen Patienten sind typischerweise Männer im mittleren bis höheren Lebensalter, die angeben, seit einigen Stunden nicht mehr urinieren zu können. Dies wird begleitet von einem zunehmenden Unterbauchschmerz.

Ein akuter Harnverhalt tritt bei Männern mit einer Inzidenz von ca. 2–7 pro 1.000 Patientenjahre auf. Mit dem Alter nimmt die Häufigkeit zu: Bei ca. 10 % der Männer zwischen 70 und 80 Jahren bzw. 33 % der Männer zwischen 80 und 90 Jahren tritt mindestens einmal ein akuter Harnverhalt auf.

Ein akuter Harnverhalt kann

- medikamentös,
- neurologisch,
- obstruktiv oder
- infektiös bzw. entzündlich

bedingt sein. Meist liegt eine benigne Prostatahyperplasie (BPH) als Ursache vor.

Des Weiteren sollte bei der Anamneseerhebung sowie bei der körperlichen Untersuchung auf Ursachen wie z. B. Parkinson-Syndrom, multiple Sklerose, diabetische Neuropathie, Traumata mit neurologischen Ausfällen, urogenitale Voroperationen und urogenitale

44

Infektionen geachtet werden. Außerdem ist eine genaue Medikamentenanamnese entscheidend.

Frauen sind sehr viel seltener von einem akuten Harnverhalt betroffen. Bei ihnen ist meist eine Harnblasenraumforderung, eine gynäkologische Voroperation oder der Prolaps eines Beckenorgans verantwortlich (Marshall et al. 2014; Serlin et al. 2018).

Bei der körperlichen Untersuchung ist die Harnblase häufig vergrößert zu palpieren. Ältere Patienten können vor allem durch Unruhe und ggf. delirante Symptomatik auffallen. Fieber, Tachykardie, Tachypnoe und Hypotension können auf eine Infektion bzw. eine Sepsis hinweisen.

**MERKE**

In bis zu 10 % der Fälle wird ein Harnverhalt durch die Medikation des Patienten hervorgerufen. Folgende Medikamente können mit einem Harnverhalt assoziiert sein (Serlin et al. 2018; Verhamme et al. 2008):

- Medikamente mit anticholinergen Effekten:
  - Antipsychotika
  - Trizyklische und tetrazyklische Antidepressiva
  - Klasse-I-Antiarrhythmika
  - Spasmolytika
  - Anticholinerge Parkinson-Medikation
  - Atropin
  - $H_1$-Rezeptor-Antagonisten
  - Inhalative Anticholinergika
- Analgetika
- Alpha-Rezeptor-Agonisten
- NSAR
- Benzodiazepine
- Detrusorrelaxanzien
- Kalziumantagonisten
- Antidepressiva

**KERNAUSSAGEN**

- Bei typischer Anamnese (Unfähigkeit, Wasser zu lassen, und zunehmende Unterbauchschmerzen) ist die Diagnose Harnverhalt einfach zu stellen.
- Bei älteren Patienten kann sich ein Harnverhalt durch Unruhe und delirante Symptomatik sowie diffuse Abdominalschmerzen äußern.
- Ein Blasenhochstand ist bei unkooperativen Patienten klinisch nicht immer zu detektieren.
- Nasse Einlagen schließen einen Harnverhalt nicht aus – es kann eine Überlaufblase vorliegen.
- Der Harnverhalt kann medikamentös, obstruktiv, neurologisch, infektiös oder entzündlich bedingt sein.

## 44.3 Erste Anordnungen und Diagnostik

### 44.3.1 EKG

Das EKG ist wichtig zur Abklärung möglicher Differenzialdiagnosen, z. B. einer myokardialen Ischämie als Ursache von Bauchschmerzen oder zur Diagnose einer absoluten Arrhythmie als Ursache einer Darmischämie.

### 44.3.2 Monitorüberwachung

In diesem Fall ist die Monitorüberwachung zur Detektion einer Verschlechterung des Herz-Kreislauf-Zustands im Sinne der ERC-Leitlinien indiziert.

### 44.3.3 Labor

In dieser Situation interessieren besonders die Entzündungsparameter, die venöse BGA mit Laktat, die Leber- und Gallenwegsenzyme sowie die Nierenretentionsparameter.

### 44.3.4 Apparative Diagnostik

Die Notfallsonografie ist bei unklaren Bauchschmerzen von entscheidender Bedeutung. Abhängig von der klinischen Dringlichkeit kann sie schon vor Erhalt der Laborwerte wichtige Hinweise geben. Ein Harnverhalt kann durch die Sonografie einfach und sicher diagnostiziert werden. Des Weiteren müssen die Nieren in Bezug auf einen Harnaufstau beurteilt werden.

**KERNAUSSAGEN**

- Die wichtigste Untersuchung zur Diagnose bzw. zum Ausschluss eines Harnverhalts ist die Sonografie.
- Das EKG und die Laboruntersuchungen sind zur Abgrenzung von Differenzialdiagnosen notwendig.
- Die Monitorüberwachung dient zur Detektion einer Verschlechterung des Herz-Kreislauf-Zustands.

**Fallbericht**

**Therapie**

Anlage eines transurethralen Blasendauerkatheters. Anschließend ist der Patient wesentlich ruhiger. Der Bauch kann widerstandslos palpiert werden und ist weich. Die Herzfrequenz geht zurück in den normofrequenten Bereich.

## 44.4 Therapie

Als Notfalltherapie erfolgt die Entlastung durch eine **Blasenkatheterisierung** – in der Regel durch einen transurethralen Blasenkatheter. Ist die Anlage eines transurethralen Katheters nicht möglich, so wird stattdessen ein suprapubischer Blasenkatheter angelegt. Eine rezidivierende Einmalkatheterisierung ist bei chronischem Harnverhalt eine therapeutische Alternative.

Häufig wird bei großen Harnvolumina eine **fraktionierte Blasenentlastung** propagiert. Es konnte jedoch gezeigt werden, dass die fraktionierte Blasenentleerung keine Vorteile gegenüber der kompletten Entleerung hat und eine komplette Entleerung sicher und komplikationsarm ist (Böttcher et al. 2013).

Nach Anlage eines transurethralen Blasenkatheters ist die häufigste Komplikation die Infektion. Daher muss bei der Anlage strikt aseptisch vorgegangen werden. Dennoch steigt aufgrund der katheterassoziierten Biofilmproduktion der Anteil der Patienten mit einer signifikanten Bakteriurie pro Tag um 3–10 %. Davon werden bis zu 20 % symptomatisch. 70 % aller Harnwegsinfektionen (auf Intensivstation 95 %) sind katheterassoziiert (Chenoweth 2021; Leuck et al. 2012).

**MERKE**

Die häufigste Komplikation der Blasenkatheteranlage ist die Infektion; dabei ist diese von der Liegedauer abhängig. Deshalb muss die Indikation kritisch hinterfragt werden.

44

**Fallbericht**

**Disposition/Empfehlung weiteres Vorgehen**

Im Urinstatus wird ein Harnwegsinfekt ausgeschlossen. Eine Umstellung der Medikation war vor dem Ereignis nicht erfolgt. In der sonografischen Kontrolle zeigt sich eine vergrößerte Prostata. Es wird eine Therapie mit Tamsulosin 0,4 mg p. o. 1-0-0 eingeleitet. Der Patient wird mit liegendem Dauerkatheter entlassen, und es wird eine ambulante urologische Vorstellung empfohlen.

✓ Fallbericht: Eine stationäre Behandlung des Patienten ist in diesem Fall nicht notwendig.

## 44.5 Risikostratifikation

Patienten, bei denen der Harnverhalt problemlos durch eine Katheterisierung behandelt werden konnte, und bei denen keine Infektion, Komplikation oder schwerwiegende Begleiterkrankungen vorliegen, sind im allgemeinen Low-Risk-Patienten. Allerdings besteht nach Entfernung des Katheters eine Wiederholungsgefahr, auf die die Patienten hingewiesen werden müssen.

Patienten, bei denen ein suprapubischer Katheter gelegt werden musste, bei denen eine schwere Infektion (z. B. eine Urosepsis) vorlag, und insbesondere Patienten mit Nierenstau oder postrenalem Nierenversagen sind dagegen zumindest zunächst als Hochrisikopatienten anzusehen.

## 44.6 Disposition/Empfehlung weiteres Vorgehen

Ist eine BPH die Ursache des Harnverhalts, so kann zunächst ein Auslassversuch unter gleichzeitiger Behandlung mit einem Alphablocker durchgeführt werden. In Studien mit Patienten, die entweder mit einer Katheterisierung und begleitendem Alphablocker bzw. mit Katheterisierung ohne begleitende Alphablocker behandelt wurden, war in ca. 60 % bzw. 40 % ein Katheterauslassversuch erfolgreich. Ein Rezidiv trat in ca. 50 vs. 35 % der Fälle auf.

Ein Auslassversuch sollte nach ca. 2–3 Tagen erfolgen. Eine urologische Anbindung ist zwingend notwendig, da langfristig die Alphablockertherapie rezidivierende Harnverhalte bzw. eine Prostataoperation nicht verhindern kann. Bei Patienten, die keine BPH haben, kann ein sofortiger Auslassversuch erfolgen (Serlin et al. 2018; Fisher et al. 2014; Höfner et al. 2014; Marshall et al. 2014; Spatafora et al. 2012).

### Was wäre, wenn …

- … der Patient ein Nierenversagen gehabt hätte?
  - Dann wäre er zur Flüssigkeitsbilanzierung und zur engmaschigen Kontrolle der Nierenretentionswerte stationär aufgenommen worden.
- … begleitend Fieber und eine Infektkonstellation vorgelegen hätten?
  - Dann wäre eine Antibiotikatherapie (ggf. zunächst intravenös) eingeleitet worden.
- … keine transurethrale Harnableitung möglich gewesen wäre?
  - Dann wäre ein suprapubischer Blasenkatheter angelegt worden.
- … die Ursache am ehesten medikamentenassoziiert gewesen wäre?
  - Dann hätte man möglichst die ursächliche Medikation umgestellt.
- … der Patient nach Entlastung des Harnverhalts weiter Schmerzen gehabt hätte?
  - Dann hätte weiterhin ein unklares Abdomen vorgelegen, das der Abklärung bedurft hätte.

**LITERATUR**

Böttcher S, et al. Urinary retention: Benefit of gradual bladder decompression – myth or truth? A randomized controlled trial. Urol Int 2013; 91: 140–144.

Chenoweth CE. Urinary tract infections: 2021 update. Infect Dis Clin North Am 2021; 35(4): 857–870.

Fisher E, et al. The role of alpha blockers prior to removal of urethral catheter for acute urinary retention in men. Cochrane Database Syst Rev 2014; 6: CD006744.

Leuck AM, et al. Complications of Foley catheters – is infection the greatest risk? J Urol 2012; 187: 1662–1666.

Marshall JR, et al. An evidence-based approach to emergency department management of acute urinary retention. Emerg Med Pract 2014; 16(1): 1–20.

S2e-Leitlinie Benignes Prostatasyndroms (BPS), Therapie. Stand: 19.11.2014 (in Überarbeitung); https://register.awmf.org/de/leitlinien/detail/043-035 (letzter Zugriff: 22.1.2023).

Serlin DC, et al. Urinary retention in adults: evaluation and initial management. Am Fam Physician 2018; 98(8):496–503.

Spatafora S, et al. Evidence-based guidelines for the treatment of lower urinary tract symptoms related to uncomplicated benign prostatic hyperplasia in Italy: updated summary from AURO.it. Ther Adv Urol 2012; 4(6): 279–301.

Verhamme KM, et al. Drug-induced urinary retention: Incidence, management and prevention. Drug Saf 2008; 31(5): 373–388.

KAPITEL

# 45 Harndrang

Mark Dominik Alscher

**Fallbericht**

**Eintreffen**

Eine 35-jährige Patientin kommt mit Unterbauchbeschwerden, häufigem Harndrang und Brennen beim Wasserlassen zur Aufnahme.

**Ersteindruck**

Patientin wach, voll orientiert, abgesehen von den geschilderten Beschwerden gesund wirkend.

**Vitalwerte**

GCS 15; $SaO_2$ 96 %; HF 72; RR 115/72; AF 12; T 36,8; Sx 0/10; BZ 142

**Triagekategorie**

Grün

**Anamnese**

Die Patientin gibt an, dass immer wieder eine ähnliche Symptomatik aufgetreten sei, die dann wenige Tage andauerte; manchmal hätte sie dabei auch Fieber, aber nicht immer. Wenn sie dann viel Tee trinke, würden sich die Beschwerden bessern.

✓ Fallbericht: Aus der Anamnese geht hervor, dass es sich mit hoher Wahrscheinlichkeit um einen Harnwegsinfekt handelt.

## 45.1 Anamnese und Differenzialdiagnose

Ein **Harnwegsinfekt (HWI)** ist definiert als Vermehrung von Bakterien (u. a. Chlamydien, Mykoplasmen), Pilzen oder Parasiten in den ableitenden Harnwegen. Die Infektion kann für Patienten unbemerkt (asymptomatische HWI) oder mit Symptomen (symptomatische HWI) einhergehen. Je nach Ausbreitung und Verlauf lassen sich die HWI weiter unterscheiden (➤ Box 45.1).

**BOX 45.1**

**Einteilung der Harnwegsinfekte**

- **Akute untere HWI:**
  - Zystitis (Erregerwachstum in der Harnblase)
  - Urethritis (Erregerwachstum in der Harnröhre, häufig sexuell übertragen *[Neisseria gonorrhoeae,* Chlamydien])
- **Akute obere HWI:** akute Pyelonephritis (Invasion der Erreger in das Interstitium; akute bakterielle interstitielle Nephritis)
- **Chronische HWI:**
  - Chronische Pyelonephritis (renale Vernarbungen mit Proteinurie, Hypertonie, GFR ↓)
  - Vesikoureteraler Reflux (häufig Kinder, Ursache für rezidivierende, häufig okkulte HWI)
  - Struvitsteine
  - Harnwegsobstruktion

Harnwegsinfektionen verlaufen akut oder rezidivierend. Chronische Verlaufsformen treten im Zusammenhang mit prädisponierenden Faktoren wie z. B. einem vesikoureteralen Reflux oder infizierten Konkrementen auf.

Die Bedeutung der HWI im klinischen Alltag hängt wesentlich von den Begleitumständen ab, sodass sich für das praktische Vorgehen eine Kategorisierung der Harnwegsinfektionen anbietet.

**KERNAUSSAGEN**

- Harnwegsinfekte können asymptomatisch oder symptomatisch, akut oder chronisch auftreten.
- Je nach Lebensphase überwiegen unterschiedliche Ursachen.

Harnwegsinfektionen sind die häufigsten bakteriellen Infektionen des Menschen. Im Erwachsenenalter findet sich in einer Häufigkeit von 4–5 % bei Frauen eine Bakteriurie. Diese Zahl steigt mit zunehmendem Alter auf 10–12 % an. Bei Männern sind HWI vor dem 50. Lj. eine Seltenheit. Nach dem 50. Lj. werden sie bei zunehmender Häufung von Prostataerkrankungen ebenfalls gehäuft beobachtet. In einer Population von Altenheimbewohnern wurde eine signifikante Bakteriurie bei 20–50 % der Frauen und Männer festgestellt.

Teilweise stehen rezidivierende Infektionen bei Frauen im Zusammenhang mit der sexuellen Aktivität. Eine Untersuchung in einem Kollektiv junger Frauen, die sich mit der Frage einer neuen Antikonzeptionsmethode vorstellten, ergab ein deutlich erhöhtes relatives Risiko einer HWI für kürzliche sexuelle Aktivität.

**Fallbericht**

**Untersuchungsbefund**

Patientin wach, voll orientiert. Hautfarbe unauffällig. Herztöne rein. Bds. vesikuläres Atemgeräusch. Abdomen weich, kein Druckschmerz. Keine Unterschenkelödeme. Keine Verletzungszeichen an Kopf und Körper.

Urinuntersuchung

| | **Laborwert Pat.** | **Normwerte** |
|---|---|---|
| **Urinteststreifen** | | |
| Leukozyten | +++ | negativ |
| Nitrit | positiv | negativ |
| Erythrozyten | + | negativ |
| **Urinsediment** | | |
| Leukozyten | massenhaft | 0–5/Gesichtsfeld |
| Erythrozyten | 5–20 | 0–5/Gesichtsfeld |
| Mikroskopische Beurteilung | massenhaft Bakterien | unauffällig |

✓ Fallbericht: Eine nitritpositive Leukozyturie ist nahezu beweisend für einen Harnwegsinfekt. Eine kalkulierte Antibiotikatherapie kann erwogen werden.

**DIAGNOSE**
Harnwegsinfekt

## 45.2 Körperliche Untersuchung

Bei vielen Patienten findet sich bei einem HWI ein unauffälliger körperlicher Befund. Es kann bei einer Pyelonephritis zu einem Klopfschmerz über den Nierenlagern kommen, bei einer ausgeprägten Zystitis kann ein Druckschmerz im Unterbauch bestehen.

**Fallbericht**

**Erste Anordnungen und Diagnostik**

Urinstatus, Urinsediment, je nach Verdacht Urinkultur.

## 45.3 Erste Anordnungen und Diagnostik

Zur Einordnung und Festlegung des weiteren Vorgehens ist die Einteilung des Harnwegsinfekts in ➤ Box 45.2 wichtig. Entscheidend für das Vorgehen sind die Anamnese und die Erfassung der Erkennung der HWI-Kategorie, auf deren Grundlage dann entschieden werden muss, welche der Untersuchungen (Urin-Teststreifen, -sediment, -kultur, Labor, Sonografie) angeordnet werden. Eine asymptomatische Bakteriurie bei einem sonst gesunden Patienten oder eine unkomplizierte Zystitis bei einer Frau muss nicht unbedingt mittels Urinkultur abgeklärt werden. Auf der anderen Seite muss bei einem immungeschwächten Patienten, bei einer komplizierten HWI oder bei Möglichkeit einer schnellen Verschlechterung frühzeitig eine Urinkultur angelegt werden.

**BOX 45.2**

**Kategorien von Harnwegsinfektionen bei Erwachsenen**

- Asymptomatische Bakteriurie
- Akute unkomplizierte Zystitis der jungen Frau
- Rezidivierende unkomplizierte Zystitis der jungen Frau
- Akute unkomplizierte Pyelonephritis der jungen Frau
- Akute unkomplizierte Zystitis beim Erwachsenen mit Risikofaktoren für okkulte Beteiligung von Niere oder Prostata oder andere Komplikationen:
  - HWI Mann
  - HWI Kind
  - Ältere Menschen
  - Schwangerschaft
  - Diabetes
- Komplizierte Harnwegsinfektionen:
  - Jede Pyelonephritis bei Erwachsenen mit Ausnahme sonst gesunder junger Frauen
  - Obstruktion oder anatomische Anomalien des Harntrakts (Nierensteine, Malignome, Strikturen, Blasendivertikel, Nierenzysten, Fisteln, Ileumconduit)
  - Funktionelle Anomalien des Harntrakts (neurogene Blase, vesikoureteraler Reflux)
  - Fremdkörper (Harnblasenkatheter, Nephrostoma, Ureterstent)
  - Sonstiges (CKD, Nierentransplantation, Immunsuppression, multiresistenter Keim, Krankenhausinfektion)

### Apparative Diagnostik

Eine Abdomensonografie ist bei komplizierten HWI notwendig und insbesondere, wenn der Verdacht auf anatomische Hindernisse vorliegt. Selten muss im Verlauf darüber hinaus weitere Diagnostik erfolgen. Dies sind dann z. B. komplexe urodynamische Untersuchungen, gynäkologische Untersuchungen, Miktionsureterografie (bei V. a. vesikoureteralen Reflux).

**Fallbericht**

**Therapie**

Cotrimoxazol forte 1-0-0-1 für 3 Tage oder Fosfomycin Granulat 1 × 3 g.

✓ Fallbericht: Die Patientin hat einen symptomatischen Harnwegsinfekt (junge Frau mit unkompliziertem HWI).

## 45.4 Therapie

Die Behandlung des Harnwegsinfekts orientiert sich an ➤ Box 45.2. Zur symptomatischen Therapie einer Algurie können NSAR eingesetzt werden.

### 45.4.1 Asymptomatische Bakteriurie

Der Begriff asymptomatische Bakteriurie beschreibt eine positive Urinkultur ohne begleitende Symptome; definitionsgemäß handelt es sich daher um einen Screeningbefund. Teilweise lässt sich auch eine Leukozyturie nachweisen. Die Therapieindikation der asymptomatischen Bakteriurie beschränkt sich auf einzelne Gruppen:

**MERKE**

**Antibiotikagabe bei asymptomatischer Bakteriurie**

- Schwangerschaft
- Patienten vor urologischen Eingriffen und Nierenbiopsie
- Kinder mit vesikoureteralem Reflux
- Patienten mit metabolisch aktivem Nierensteinleiden
- Patienten nach Nierentransplantation
- Akute unkomplizierte Zystitis der jungen Frau

### 45.4.2 Akute und unkomplizierte Zystitis der jungen Frau

Bei der akuten unkomplizierten Zystitis der jungen Frau, wie im Fallbeispiel, wird ein kleines Keimspektrum beobachtet. In ca. 80 % der Fälle finden sich *Escherichia coli,* in 5–15 % *Staphylococcus saprophyticus* sowie gelegentlich *Klebsiella* spp., *Proteus mirabilis* und andere.

Bei typischer Konstellation von Klinik und Pyurie kann bei fehlenden Komplikationszeichen auf die Anlage einer Urinkultur verzichtet werden. Bei klinischer Beschwerdefreiheit nach Therapie ist keine bakterielle Kontrolle des Therapieerfolgs erforderlich. Aufgrund der sehr geringen Prävalenz zugrunde liegender Abnormalitäten des Harntrakts bei Frauen mit akuter Zystitis ist eine diagnostische Abklärung durch bildgebende Verfahren bei einer Erstinfektion nicht erforderlich.

Zahlreiche Therapiestudien sind bereits durchgeführt worden, um die optimale Therapie der akuten Zystitis zu definieren. Als gesichert kann gelten, dass 3-Tage-Regime bei unkomplizierter Zystitis eine vergleichbare Effektivität haben wie 7-Tage-Regime bei geringerer Nebenwirkungsrate und niedrigeren Kosten.

Eine antibiotische Einmaltherapie, wie sie inzwischen für zahlreiche Substanzen untersucht worden ist, weist im Vergleich zur Kurztherapie eine geringere Heilungs- und eine höhere Rezidivrate vor allem bei Verwendung von Amoxicillin und Cephalosporinen auf. Für die Einmaltherapie sind besonders Cotrimoxazol und die Fluorchinolone geeignet. Bei Infektionen mit *Staphylococcus saprophyticus* sind jedoch gehäuft Therapieversager nach Einmalgabe von Chinolonen beschrieben. Empfehlenswerte Antibiotika und ihre Dosierung sind in ➤ Tab. 45.1 zusammengefasst.

**Fallbericht**

**Disposition/Empfehlung weiteres Vorgehen**

Entlassung mit Antibiotika für 3 Tage.

## 45.5 Risikostratifikation

Die Risikostratifikation ergibt sich aus den Kategorien der Harnwegsinfekte nach ➤ Box 45.2. Unkomplizierte HWI sind in der Regel Erkrankungen mit niedrigem Risiko, während komplizierten HWI inkl. Pyelonephritiden meist ein mittleres Risiko zuzuordnen ist. Am anderen Ende des Spektrums bei Infektionen des Harntrakts steht die Urosepsis mit hohem oder sehr hohem Risiko für den Patienten.

## 45.6 Disposition/Empfehlung weiteres Vorgehen

Ungefähr 20 % der jungen Frauen mit einer ersten Episode einer akuten Zystitis erleiden eine Rezidivinfektion. Gelegentlich sind solche Rezidive Folge eines persistierenden Infektionsherdes; bei über 90 % der Rezidive handelt es sich jedoch um nach Wochen bis Monaten auftretende exogene Reinfektionen. Oft besteht ein erheblicher Leidensdruck durch die Frequenz der Beschwerden. Gelegentlich weisen andere Symptome (Koliken, Schmerzen) auf Anomalien oder Obstruktionen der ableitenden Harnwege hin. Derartige Veränderungen sind jedoch auch bei Rezidivzystitis der Frau sehr selten, sodass eine systematische Abklärung auf anatomische oder funktionelle Veränderungen nicht indiziert ist.

Bei rezidivierender Zystitis sollte zumindest einmal eine Kultivierung des Urins erfolgen. Als Behandlungsstrategien kommen infrage:

- kontinuierliche Prophylaxe,
- postkoitale Prophylaxe oder
- patienteninitiierte Therapie.

Zur Anwendung kommen hier die zur Primärtherapie der akuten Zystitis zur Verfügung stehenden

**Tab. 45.1** Antibiotikaregime bei akuter und unkomplizierter Zystitis

| | Tagesdosis bei Kurztherapie (3 Tage) | Einmaltherapie | Bemerkung |
|---|---|---|---|
| **Cotrimoxazol** | 2 × /d (800 mg + 160 mg) | 1.600 mg + 320 mg | 1. Wahl bei Einmaltherapie<br>**Cave:** zunehmende Resistenzen bei *E. coli* |
| **Fosfomycin** | | 3.000 mg | Kaum Resistenzen für *E. coli* |
| **Nitrofurantoin 50 mg** | 4 × /d 50 mg | | Kaum Resistenzen für *E. coli* |
| **Ofloxacin**<br>**Ciprofloxacin**<br>**Levofloxacin**<br>**Norfloxacin** | 2 × /d 200 mg<br>2 × /d 250 mg<br>1 × /d 250 mg<br>2 × /d 400 mg | 200 mg<br>500 mg<br>250 mg<br>800 mg | Zweifelhafte Wirkung bei Infektionen mit *Staph. saprophyticus*<br>Teurer als Cotrimoxazol<br>Aktuell nur noch als 2. Wahl empfohlen |
| **Amoxicillin** | 3 × /d 500 mg | 3 g | Mittel der Wahl bei *Enterococcus faecalis* |

45

Antibiotika (Cotrimoxazol, Gyrasehemmer u. a.) in reduzierter Dosierung. Da dies unter nephrologischer oder urologischer Koordination sinnvoll ist, sollten die Patientinnen in diesem Fall überwiesen werden.

## Was wäre, wenn …

- … die Patientin zusätzlich lumbale Schmerzen und hohes Fieber entwickelt hätte?
  - Dann hätte es sich nicht um eine unkomplizierte HWI (Zystitis), sondern um eine Pyelonephritis gehandelt – mit der Notwendigkeit einer deutlich verlängerten Antibiotikatherapie und ggf. auch einer stationären Aufnahme.
- … die Patientin berichtet hätte, dass die Harnwegsinfekte rezidivierend auftreten?
  - Dann wäre eine Vorstellung in der Nephrologie oder Urologie sinnvoll gewesen.
- … die Patientin eine Leukozyturie ohne Symptome gehabt hätte?
  - Dann wäre eine Urinkultur sinnvoll gewesen.
- … bei einer Schwangeren eine Pyelonephritis festgestellt würde?
  - In diesem Fall sollte eine stationäre Aufnahme erwogen werden.
- … eine akute unkomplizierte HWI bei einer gut eingestellten Diabetikerin aufträte?
  - Dann wäre die Therapie die gleiche wie bei einer Patientin ohne Diabetes.

### LITERATUR


Abarbanel J, et al. Urinary tract infection in men younger than 45 years of age: is there a need for urologic investigation? Urology 2003; 62(1): 27–29.

Collins CD, et al. Impact of an antimicrobial stewardship care bundle to improve the management of patients with suspected or confirmed urinary tract infection. Infect Control Hosp Epidemiol 2016; 37(12): 1499–1501.

Hooton TM. Clinical practice. Uncomplicated urinary tract infection. N Engl J Med 2012; 366(11): 1028–1037.

Kranz J. Epidemiologie, Diagnostik, Therapie, Prävention und Management unkomplizierter, bakterieller, ambulant erworbener Harnwegsinfektionen bei erwachsenen Patienten. Aktualisierung 2017 der interdisziplinären AWMF S3-Leitlinie. Gynäkologe 2017; 50(8): 630–641.

Kuhar DT, et al. Updated US Public Health Service guidelines for the management of occupational exposures to human immunodeficiency virus and recommendations for postexposure prophylaxis. Infect Control Hosp Epidemiol 2013; 34(9): 875–892.

Kyriakidou KG, et al. Short- versus long-course antibiotic therapy for acute pyelonephritis in adolescents and adults: a meta-analysis of randomized controlled trials. Clin Ther 2008; 30(10): 1859–1868.

Landovitz RJ, Currier JS. Clinical practice. Postexposure prophylaxis for HIV infection. N Engl J Med 2009; 361(18): 1768–1775.

Nicolle LE. A practical guide to the management of complicated urinary tract infection. Drugs 1997; 53(4): 583–592.

Subcommittee on Urinary Tract I. Reaffirmation of AAP Clinical Practice Guideline: The Diagnosis and Management of the Initial Urinary Tract Infection in Febrile Infants and Young Children 2-24 Months of Age. Pediatrics 2016; 138(6).

Trautner BW. New perspectives on urinary tract infection in men. JAMA Intern Med 2013; 173(1): 68–70.

Zmarlicka MT, et al. Evaluation of a disease state management guideline for urinary tract infection. Int J Antimicrob Agents 2016; 47(6): 451–456.

KAPITEL

# 46 Übelriechender Urin

Mark Dominik Alscher

**Fallbericht**

### Eintreffen

Eine 86-jährige Patientin wird vom Rettungsdienst in die Notaufnahme gebracht, da im Pflegeheim aufgefallen ist, dass sich der Allgemeinzustand der Diabetikerin zunehmend verschlechterte („zunehmende Verwirrtheit, Bauchschmerzen, schlechter Blutdruck").

### Ersteindruck

Patientin somnolent, desorientiert, Bauchschmerzen.

### Vitalwerte

GCS 10; $SaO_2$ 89 %; HF 108; RR 97/78; AF 28; T 38,8; Sx 4/10; BZ 245

### Triagekategorie

Gelb

### Anamnese

Die Rettungssanitäter*innen berichten, dass die Patientin am Vortag noch am Tisch sitzen konnte, jetzt sei sie schwer erweckbar, habe über diffuse Bauchschmerzen mit Ausstrahlung in den Rücken geklagt und der Urin sei trübe und stinkend.

✓ Fallbericht: Aus der Anamnese und Fremdanamnese geht hervor, dass es sich um ein fieberhaftes Geschehen mit Allgemeinsymptomen und Kriterien einer Sepsis handelt. Aufgrund der Fremdanamnese wird am ehesten eine Urosepsis vermutet.

## 46.1 Anamnese und Differenzialdiagnose

Eine **Urosepsis** ist definiert als ein klinisches Syndrom, bei dem Zeichen der Sepsis ausgehend von einem Harnwegsinfekt (HWI) bestehen. Eine Sepsis ist ein klinisches Syndrom mit Auffälligkeiten, die aus einer Dysregulation des Immunsystems resultieren und zu lebensbedrohlichen Störungen führen. Die Definitionen haben sich mittlerweile geändert; derzeit wird ein stark klinisch ausgerichtetes Einschätzungssystem („Scoring") verwendet. Dafür wurde der von Fachgesellschaften entwickelte Score (SCCM/ESCIM 2016), der speziell für die Ersteinschätzung einer Sepsis von Notfallpatienten außerhalb der Intensivstation entwickelt wurde, vereinfacht und angepasst. Derzeit wird der **Sepsis-related Organ Failure Assessment Score (SOFA)** in einer Kurzform (= quick oder qSOFA) verwendet. Bei ≥ 2 Punkten besteht eine hohe Mortalität. Bei Vorliegen der folgenden Kriterien wird jeweils 1 Punkt vergeben:

**MERKE**

**qSOFA: quick Sepsis-related Organ Failure Assessment Score**

- Atemfrequenz ≥ 22/min
- Gestörtes Bewusstsein
- Systolischer Blutdruck ≤ 100 mmHg

Bei einer Urosepsis muss die Harnwegsinfektion nachgewiesen werden. Dies erfolgt in Analogie zum Vorgehen bei einem HWI, wobei zusätzlich noch Blutkulturen abgenommen werden, um die Diagnose zu sichern.

**KERNAUSSAGEN**

- Eine Urosepsis ist ein Harnwegsinfekt mit Sepsis.
- Der qSOFA ist hilfreich für die Diagnose und Prognoseeinschätzung in der Notaufnahme und evidenzgesichert.

Eine beginnende Urosepsis wird häufig übersehen; auch erschweren die multiplen Probleme bei älteren Patienten (= Multimorbidität) die Diagnose. Nicht selten werden Folgen der Sepsis als Demenz, Apoplex oder Delir eingestuft.

**CAVE**

Eine Beeinträchtigung des Bewusstseins hat nicht immer eine neurologische Ursache, sondern kann auch Hinweis auf eine Urosepsis sein.

**RED FLAGS**

Eine dringende Behandlung ist bei Vorliegen eines der folgenden Kriterien angezeigt (The Sepsis Trust, NICE):

| | |
|---|---|
| **Systolischer Blutdruck** | ≤ 90 mmHg |
| **Laktat** | > 2 mmol/l |
| **Herzfrequenz** | > 130/min |
| **Atemfrequenz** | > 25/min |
| **Sauerstoffsättigung** | < 91 % |
| **Reaktion** | nur auf Schmerzen, Ansprache oder gar nicht |
| **Haut** | Purpura |

**Fallbericht**

### Untersuchungsbefund

Patientin nicht adäquat ansprechbar, nicht orientiert. Hautfarbe blass, überwärmt, Peripherie kalt und Akren zyanotisch. Herztöne tachykard. Tachypnoe. Bds. vesikuläres Atemgeräusch. Abdomen diffuser Druckschmerz. Keine Unterschenkelödeme. Keine Verletzungszeichen an Kopf und Körper.

✓ Fallbericht: Die Patientin hat einen qSOFA-Score von 3!

Bei der Untersuchung zeigen sich allgemeine Auffälligkeiten. Es findet sich ein diffuser Schmerz im Abdomen, der Hinweise auf die mögliche Infektlokalisation geben kann.

46

## 46.2 Körperliche Untersuchung

Im Rahmen der Differenzialdiagnose und bei eingeschränkter Anamnesemöglichkeit wird in dieser bedrohlichen Situation nicht selten sehr schnell ein Schnittbildverfahren zum Ausschluss chirurgischer Krankheitsbilder durchgeführt (CT) (➤ Box 46.1).

**BOX 46.1**

**Differenzialdiagnose der Urosepsis**

- Hohlorganperforation (Cholezystitis, Appendizitis, Divertikulitis etc.)
- Intra- und retroperitoneale Blutungen
- Pseudoperitonitis diabetica
- Verletzungen

Mindestens eine Abdomensonografie ist zwingend (auch, um gestautes Nierenbecken, Überlaufblase etc. auszuschließen). Bei unklaren Befunden ist ein CT indiziert.

**Fallbericht**

### Erste Anordnungen und Diagnostik

- Blutkulturen, Urinkulturen, Urinsediment und Urinstatus, BGA, Laktat
- Abdomensonografie

Labor

| Parameter | Laborwert Pat. | Referenzbereich | Einheit |
|---|---|---|---|
| CRP | 12,7 | 0,1–0,5 | mg/dl |
| Leukozyten | 22,4 | 4–10 | Tsd./µl |
| Hämoglobin | 10,5 | 12–16 | g/dl |
| Hämatokrit | 30 | 35–47 | % |
| Erythrozyten | 3,7 | 3,6–5,5 | Mio./µl |
| Thrombozyten | 523 | 150–350 | Tsd./µl |
| Kreatinin | 2,1 | 0,5–1,2 | mg/dl |
| Bikarbonat | 19 | 21–27 | mmol/l |
| Urin-Leukozyten | +++ | 0–5 | |
| Urin-Erythrozyten | ++ | 0–5 | |
| Urin-Nitrit | positiv | negativ | |
| Urinsediment | massenhaft Bakterien | unauffällig | |

**Monitorüberwachung**

Durchgehend tachykarder Sinusrhythmus im Wechsel mit intermittierender Tachyarrhythmie.

✓ Fallbericht: deutliche Hinweise auf bakterielle Entzündung (CRP erhöht, Leukozytose mit Thrombozytose) und bei Nachweis von Bakterien und Leukozyturie im Urin V. a. Harnwegsinfektion.

**DIAGNOSE**

Urosepsis

## 46.3 Erste Anordnungen und Diagnostik

### 46.3.1 Labor

Typischerweise haben Patienten mit Urosepsis die Konstellation eines Harnwegsinfekts mit Zeichen der systemischen Entzündung.

### 46.3.2 Abdomensonografie

Eine Ultraschalluntersuchung ist immer indiziert. Bei einem Verdacht auf Urosepsis muss eine postrenale Obstruktion (gestautes Nierenbecken, Überlaufblase etc.) ausgeschlossen werden, da dies wiederum eine sofortige urologische Intervention erfordern würde.

### 46.3.3 Weitere apparative Diagnostik

Nicht selten wird bei unklarer Diagnose im Verlauf weitere apparative Diagnostik notwendig. Insbesondere müssen Krankheitsbilder ausgeschlossen werden, die einer sofortigen (z. B. chirurgischen) Intervention bedürfen.

**KERNAUSSAGEN**

- Eine Urinuntersuchung ist der Schlüssel zur Diagnose. Optimalerweise erfolgt diese durch den Arzt oder die Ärztin.
- Die Differenzialdiagnose muss beachtet werden, damit keine dringend behandlungsbedürftigen Krankheitsbilder übersehen werden.
- Vor Beginn der Therapie müssen mikrobiologische Kulturen angelegt werden (Blut- und Urinkulturen), wobei die Therapie dadurch nicht verzögert werden darf.

**Fallbericht**

**Therapie**

Sofortige Antibiotikatherapie mit Ceftriaxon 2 g i. v.

✓ Fallbericht: Nach Asservierung von Kulturen erfolgt die sofortige Antibiotikatherapie.

## 46.4 Therapie

Bei einer Urosepsis muss noch in der Notaufnahme eine Antibiotikatherapie eingeleitet werden. Die Therapie muss sich an den lokalen Resistenzmustern orientieren. Einen Hinweis auf mögliche Erreger kann ➤ Tab. 46.1 geben.

An diesem Keimspektrum kann sich die zunächst probatorische Therapie, optimalerweise mit Bezug auf die lokalen Resistenzen, orientieren.

Systemisch (i. v.) kommt derzeit z. B. Ceftriaxon 2 g/24 h zur Anwendung; es werden aber auch Peneme (Imipenem, Meropenem), Penicillinderivate (Ampicillin/Clavulansäure, Piperacillin/Tazobac) und, wegen zunehmender Resistenzen und Nebenwirkungen derzeit eher seltener, Gyrasehemmer (Ciprofloxacin, Levofloxacin) eingesetzt.

**Fallbericht**

**Disposition/Empfehlung weiteres Vorgehen**

Sofortige stationäre Aufnahme mit Überwachungsmöglichkeiten (IMC oder Intensivstation). Monitoring mit Blutdruck, Herzfrequenz, Temperatur, Urinausscheidung, Sauerstoffsättigung.

✓ Fallbericht: Da die Patientin hämodynamisch instabil und ohne klares Bewusstsein war, erfolgt die Aufnahme auf die internistische IMC-Station.

**Tab. 46.1** Typische Erreger von Harnwegsinfektionen

| Häufigkeit | Gramnegativ | Grampositiv | Sonstige |
|---|---|---|---|
| **Häufig** | *E. coli*<br>*Klebsiella*<br>*Proteus*<br>*Pseudomonas*<br>*Serratia* | Enterokokken<br>*Staph. saprophyticus* | |
| **Selten** | *Neisseria gonorrhoeae* | *Staph. aureus*<br>*Staph. epidermidis* | *Chlamydia trachomatis*<br>*Candida albicans*<br>*Mycobacterium tuberculosis* |
| **Ungewöhnlich** | Anaerobe Kokken und *Bacteroides*<br>*Fusobacterium*<br>*Brucella* | Anaerobe Kokken<br>*Clostridium perfringens*<br>*Actinomyces* | *Torulopsis glabrata*<br>*Cryptococcus*<br>*Coccidioides*<br>*Histoplasma*<br>*Blastomyces*<br>*Mycoplasma hominis*<br>*Ureaplasma urealyticum*<br>Parasiten |

## 46.5 Disposition/Empfehlung weiteres Vorgehen

Patienten mit einer deutlichen Beeinträchtigung der Vitalfunktionen müssen auf Stationen verlegt werden, die kontinuierlich über ausreichende Überwachungsmöglichkeiten verfügen. Dies muss mindestens eine IMC-Station sein. Wichtig sind die Erfassung der respiratorischen Situation ($O_2$-Sättigung, Atemfrequenz), der Zirkulation (Herzfrequenz und Blutdruck), der Nierenfunktion (Urinausscheidung, Labor) und die Kontrolle der infektiösen Situation (Temperatur, Labor).

### Was wäre, wenn …

- … die Patientin als dement diagnostiziert und die Urosepsis übersehen worden wäre?
  - Dann wäre es zu einer zunehmenden Instabilität mit Multiorganversagen und hoher Mortalität gekommen.
- … die Patientin kein Antibiotikum in der Notaufnahme erhalten hätte, sondern das Ergebnis der Urinkultur abgewartet worden wäre?
  - Auch dann wäre es zu einem Multiorganversagen mit hoher Mortalität gekommen.
- … die Patientin (da keine Urinuntersuchung durchgeführt wurde) mit Verdacht auf akutes Abdomen operiert worden wäre?
  - Dies hätte einen unnötigen Eingriff mit allen Folgen bedeutet. Eine Urinuntersuchung muss bei jedem unklaren und/oder akuten Bauch durchgeführt werden.



### LITERATUR

Freund Y, et al. Prognostic accuracy of sepsis-3 criteria for in-hospital mortality among patients with suspected infection presenting to the emergency department. JAMA 2017; 317(3): 301–308.

Knight C, Glennie L. Early recognition of meningitis and septicaemia. J Fam Health Care 2010; 20(1): 6–8.

Kreger BE, Craven DE, McCabe WR. Gram-negative bacteremia. IV. Re-evaluation of clinical features and treatment in 612 patients. Am J Med 1980; 68(3): 344–355.

Zahar JR, et al. Outcomes in severe sepsis and patients with septic shock: pathogen species and infection sites are not associated with mortality. Crit Care Med 2011; 39(8): 1886–1895.

KAPITEL

# 47 Mein Hoden tut weh

Christoph Wasser

**Fallbericht**

**Eintreffen**

Gegen 9 Uhr am Samstagmorgen kommt ein 17-jähriger Patient selbstständig in die Notaufnahme. Bei der Anmeldung gibt er an, sein Hoden „tue ihm weh". Er läuft etwas breitbeinig.

**Ersteindruck**

Patient wach, vollorientiert, schmerzgeplagt.

**Vitalwerte**

GCS 15; T 36,8; Sx 7/10

**Triagekategorie**

Orange

**Anamnese**

Der Patient gibt an, dass er an diesem Morgen gegen 6:30 Uhr aufgewacht sei. Seit 7:00 Uhr habe er akut aufgetretene kontinuierliche Schmerzen im linken Hoden, die im Verlauf weiter zugenommen hätten. Mittlerweile sei ihm außerdem übel, er habe einmalig erbrochen. Keine Beschwerden beim Wasserlassen. Kein Geschlechtsverkehr in der letzten Zeit. Keine wechselnden Geschlechtspartner. Geformter Stuhlgang, regelmäßig, zuletzt gestern. Kein Fieber. Kein Schüttelfrost.

## 47.1 Anamnese und Differenzialdiagnose

Der akute Hodenschmerz ist ein medizinischer Notfall. Die dringlichsten Differenzialdiagnosen sind:

- **Lebensbedrohliche Erkrankungen mit sekundärer Beteiligung des Hodens**, z. B.:
  - Rupturiertes Bauchaortenaneurysma
  - Aortendissektion
  - Peritonitis
  - Inkarzerierte Inguinalhernie
- **Primär den Hoden betreffende Erkrankungen:**
  - **Fournier-Gangrän:** geht mit einer hohen Mortalität (15–50 %) einher
  - **Hodentorsion:** kann zum Verlust des Hodens bzw. der Fertilität führen

Primäre Hodenerkrankungen sind neben der Hodentorsion vor allem die Epididymitis bzw. Epididymoorchitis und die Hydatidentorsion. Zusammen sind diese für ca. 85 % der Fälle verantwortlich. Dabei liegen in bis zu 20 % der Fälle Hodentorsionen als Ursache vor. Ansonsten kommen u. a. Hodentumoren, Purpura Schönlein-Henoch, Traumata, Postvasektomie-Syndrom und Mumps als Diagnosen infrage (Gordhan und Sadeghi-Nejad 2015; Jefferies et al. 2015; S2k-Leitlinie 2015; Voelzke und Hagedorn 2018).

**KERNAUSSAGEN**

- Der akute Hodenschmerz ist ein medizinischer Notfall.
- Hodentorsion, Epididymitis/Epididymoorchitis und Hydatidentorsion sind zusammen für ca. 85 % der Fälle verantwortlich.
- Hodenschmerzen können sekundär bei lebensbedrohlichen Erkrankungen auftreten.

**Fallbericht**

**Untersuchungsbefund**

Patient wach, voll orientiert. Abdomen weich, Darmgeräusche unauffällig, keine Abwehrspannung, kein Loslassschmerz, keine Resistenzen palpabel, Nierenlager frei. Digital-rektal: Prostata nicht vergrößert palpabel, keine Resistenzen, hellbrauner geformter Stuhl.

Hoden links ausgeprägt berührungsempfindlich, rechts keine Schmerzen, linker Hoden quer und deutlich höherstehend als der rechte. Kremasterreflex re +/li –. Schmerzen bleiben bei Anheben des Hodens bestehen.

**DIAGNOSE**
Hodentorsion

## 47.2 Körperliche Untersuchung

Zur Abklärung der o. g. Differenzialdiagnosen ist eine ausführliche abdominale, urogenitale und rektale Untersuchung notwendig.

Die typische Symptomatik einer **Hodentorsion** besteht in akut aufgetretenen Schmerzen, die abdominal im unteren Quadranten, im Leistenkanal oder im Hoden lokalisiert sein können. Die Schmerzen können konstant oder intermittierend auftretend sein. Der Hoden ist fest, berührungsempfindlich, steht hoch und quer. Der Nebenhoden ist nicht am üblichen Ort (posterolateral) zu palpieren. Ein vorhandener Kremasterreflex macht eine Hodentorsion unwahrscheinlich. Gehen die Schmerzen bei Anheben des betroffenen Hodens zurück (positives Prehn-Zeichen), liegt eher eine Epididymitis/Epididymoorchitis als eine Hodentorsion vor (Davis 2016; Jefferies et al. 2015).

Zur Risikoabschätzung kann der TWIST (Testicular Workup for Ischemia and Suspected Torsion) Score verwendet werden (Kirby et al 2022; ➤ Tab. 47.1).

**Tab. 47.1** TWIST-Score (nach Barbossa et al. 2013)

| | Ja | Nein |
|---|---|---|
| Hodenschwellung | 2 Punkte | 0 Punkte |
| Verhärteter Hoden | 2 Punkte | 0 Punkte |
| Hodenhochstand | 1 Punkt | 0 Punkte |
| Fehlender Kremasterreflex | 1 Punkt | 0 Punkte |
| Übelkeit oder Erbrechen | 1 Punkt | 0 Punkte |
| Interpretation | **0–2 Punkte: niedriges Risiko**<br>**3–4 Punkte: intermediäres Risiko**<br>**5–7 Punkte: hohes Risiko** | |

Die häufigsten Ursachen des akuten Hodenschmerzes sind in ➤ Tab. 47.2 zusammengefasst.

Eine Hodentorsion kann in jedem Lebensalter vorkommen. Einen ersten Häufigkeitsgipfel gibt es im

Übersicht über die drei häufigsten Ursachen des akuten Hodenschmerzes (Davis und Schneider 2009; Gordhan und Sadeghi-Nejad 2015)

| Diagnose | Alter/Risiko | Symptome | Befund |
|---|---|---|---|
| **Hodentorsion** | Jedes Alter, vor allem Säuglinge und Jugendliche | Plötzlich beginnende und starke Schmerzen, häufig Übelkeit und Erbrechen | Hoch- und querstehender Hoden, fehlender ipsilateraler Kremasterreflex, negatives Prehn-Zeichen |
| **Epididymitis, Epididymoorchitis** | Sexuell aktive junge Männer und Männer im mittleren Lebensalter bzw. männliche Patienten mit erhöhtem Risiko für Harnwegsinfekte | Langsame Steigerung der Symptomatik, bei Epididymoorchitis systemische Infektionszeichen | Initial: Druckschmerz isoliert im Nebenhoden<br>Im Verlauf: Hoden vergrößert, geschwollen, druckempfindlich<br>Kremasterreflex intakt, Prehn-Zeichen positiv |
| **Hydatidentorsion** | Präpubertär | Ähnlich wie Hodentorsion, etwas langsamer beginnend, seltener Übelkeit und Erbrechen | Berührungsempfindlicher Knoten im kranialen Anteil von Hoden oder Nebenhoden<br>Blue Dot Sign |

47

1. Lj. Die meisten Fälle (ca. 65 %) treten zwischen dem 12. und 18. Lj. auf (S2k-Leitlinie 2015). Normalerweise ist der Hoden an der Rückseite der Tunica vaginalis fixiert. Bei fehlender Fixierung (Bell-Clapper-Anomalie, bei ca. 12 % aller Männer) kann sich der Hoden frei bewegen und es kann in der Folge zur intravaginalen Hodentorsion kommen. Dies ist die typische Hodentorsion bei Jugendlichen. Eine extravaginale Hodentorsion tritt vor allem im Säuglingsalter auf. Dabei rotiert der Hoden inkl. der Tunica vaginalis (Jefferies et al. 2015).

**Fallbericht**

**Erste Anordnungen und Diagnostik**

Sofortige Information einer urologischen Konsiliarärztin bzw. eines urologischen Konsiliararztes, Urinstatus, Urinsediment, Urinkultur.

✓ Fallbericht: Urinstatus und Urinsediment des Patienten unauffällig.

## 47.3 Erste Anordnungen und Diagnostik

Da aufgrund der Anamnese und des klinischen Befunds der hochgradige Verdacht auf eine Hodentorsion besteht, muss der Patient zeitnah urologisch vorgestellt werden. Falls dies nicht vor Ort möglich ist, ist die sofortige Verlegung des Patienten zu veranlassen.

### 47.3.1 Labor

Laborchemische Untersuchungen bringen in der Differenzialdiagnose des akuten Skrotums im Rahmen der Notfalldiagnostik kaum Zusatzinformationen (S2k-Leitlinie 2015). Die Urindiagnostik wird zum Ausschluss eines Harnwegsinfekts durchgeführt. Der Nachweis einer nitritpositiven Leukozyturie kann auf eine Epididymitis hinweisen (Jefferies et al. 2015).

### 47.3.2 Sonografie

Bei Patienten, bei denen Anamnese und Klinik nicht eindeutig sind, kann eine Ultraschalldiagnostik helfen, die Diagnose zu bestimmen: Sie hat eine Sensitivität von 63,6–100 % und eine Spezifität von 97–100 % für die Diagnose einer Hodentorsion. Neben Größe, Form und Echogenität wird duplexsonografisch die Perfusion dargestellt. Eine Hypoperfusion der betroffenen Seite weist auf eine Hodentorsion hin bzw. durch den Nachweis einer seitengleichen intratestikulären arteriellen und venösen Durchblutung kann eine Hodentorsion ausgeschlossen werden. Zusätzlich kann bei einer Hodentorsion der verdrehte Samenstrang darstellbar sein (Whirlpool Sign) (Böttcher et al. 2013; Sharp et al. 2013; Jefferies et al. 2015; Nishizawa et al. 2021).

**KERNAUSSAGEN**

- Sobald der eindeutige Verdacht auf eine Hodentorsion besteht, ist eine urologische Betreuung notwendig.
- Die Urindiagnostik ist zur Abgrenzung einer Epididymitis ggf. ergänzend erforderlich.
- Die Duplexsonografie kann bei unklarer Anamnese und Klinik die Diagnose einer Hodentorsion oder andere Diagnosen unterstützen.

**Fallbericht**

**Therapie/Disposition**

Der Patient wird zur operativen Exploration urologisch aufgenommen.

## 47.4 Therapie und Disposition

2–12 h bzw. im Mittel 6–8 h nach Symptombeginn ist von einer hämorrhagischen Infarzierung und Nekrose des Hodens auszugehen. Daher ist eine sofortige therapeutische Intervention notwendig. Diese ist in der Regel die **offen-chirurgische Detorsion**; sie sollte innerhalb der ersten 4–6 h erfolgen, da ansonsten das Risiko eines Hodenverlusts rasch ansteigt. Problematisch ist, dass sich der Patient häufig mit einer gewissen zeitlichen Latenz vorstellt.

Wenn eine Verzögerung der operativen Versorgung zu erwarten ist, kann eine **manuelle Detorsion** versucht werden. Entgegen der häufig geäußerten Meinung, dass bei der Hodentorsion die Rotation stets von lateral nach medial erfolgt, konnte gezeigt werden, dass dies nur bei zwei Dritteln der Patienten der Fall ist. Bei ihnen erfolgt die Detorsion beim rechten Hoden aus Sicht der Untersucher*innen gegen den Uhrzeigersinn und beim linken Hoden im Uhrzeigersinn. In der Regel sind 1½ Drehungen ausreichend. Der Erfolg kann durch Beschwerdefreiheit, einen normalen Tastbefund sowie dopplersonografisch nachgewiesene Durchblutung festgestellt werden. Nehmen die Beschwerden zu, ist von einer atypischen Rotation des Hodens auszugehen, weshalb man die Detorsion in der Gegenrichtung durchführen sollte. Falls Beschwerdefreiheit erreicht werden kann, ist dennoch eine zeitnahe chirurgische Versorgung (innerhalb von 12–24 h) notwendig (Böttcher et al. 2013; Herman und Jacobs 2011;. S2k-Leitlinie 2015; Sessions et al. 2003).

**KERNAUSSAGEN**

- Eine chirurgische Detorsion sollte innerhalb von 4–6 h nach Beschwerdebeginn erfolgen.
- Die manuelle Detorsion ist eine Therapiealternative bei zu erwartender Zeitverzögerung der operativen Versorgung.
- Nach einer manuellen Detorsion muss eine operative Versorgung erfolgen.

## Was wäre, wenn …

- … der Patient 28 Jahre alt gewesen wäre und die Schmerzen sich innerhalb des letzten Tages entwickelt hätten?
  - Dann hätte am ehesten eine Epididymitis vorgelegen.
- … der Patient häufig wechselnde Geschlechtspartner gehabt hätte?
  - Dann hätte man weiterhin von einer Hodentorsion als primärer Verdachtsdiagnose ausgehen und eine operative Exploration durchführen müssen. Allerdings wäre eine Epididymitis dadurch etwas wahrscheinlicher geworden.
- … im Krankenhaus keine urologischen Eingriffe durchgeführt werden?
  - Dann hätte man den Versuch einer manuellen Detorsion unternommen und den Patienten danach dringlich in eine Klinik für Urologie verlegt.
- … der Patient jünger und die Durchblutung duplexsonografisch unauffällig gewesen wäre und ein eindeutiges Blue Dot Sign bestanden hätte?
  - Dann hätte eine Hydatidentorsion vorgelegen. Der Patient wäre konservativ behandelt worden.
- … ein hochrot bis livide verfärbtes Skrotum und ein septisches Erscheinungsbild vorgelegen hätten?
  - Dann wäre als Ursache eine Fournier-Gangrän wahrscheinlich gewesen.

**LITERATUR**

Barbosa JA, et al. Development and initial validation of a scoring system to diagnose testicular torsion in children. J Urol 2013; 189: 1859–1864.

Böttcher M, et al. Clinical and sonographic features predict testicular torsion in children: a prospective study. BJU Int 2013; 112(8): 1201–1206.

Davi JE, Schneider RE. An evidence-based approach to male urogenital emergencies. Emerg Med Pract 2009; 11(2): 1–26.

Davis JE. Male genital problems. In: Tintinalli J, et al. (eds.): Tintinalli's Emergency Medicine. 9th ed. New York: McGraw-Hill 2020; 591–597.

Gordhan CG, Sadeghi-Nejad H. Scrotal pain: evaluation and management. Korean J;1; Urol 2015; 56(1): 3–11.

Herman MI, Jacobs J. Evidence-based diagnosis and treatment of torsion of the spermatic cord in the pediatric patient. Ped Emerg Med Pract 2011; 8(10): 1–20.

Jefferies MT, et al. The management of acute testicular pain in children and adolescents. BMJ 2015; 350: h1563.

Kirby RQ, et al. Diagnosing with a TWIST: systematic review and meta-analysis of a testicular torsion risk score. J Urol 2022; 208(1): 62–70.

Nishizawa T, et al. Ultrasonographic 'whirlpool sign' in testicular torsion. BMJ Case Reports CP 2021; 14: e241638.

S2k-Leitlinie Akutes Skrotum im Kindes- und Jugendalter. AWMF-Registernummer 006-023. Stand: 31.8.2015 (in Überarbeitung); https://register.awmf.org/de/leitlinien/detail/006-023 (letzter Zugriff: 22.1.2023).

Sessions AE, et al. Testicular torsion: direction, degree, duration and disinformation. J Urol 2003; 169(2): 663–665.

Sharp VJ, et al. Testicular torsion: diagnosis, evaluation, and management. Am Fam Physician 2013; 88(12): 835–840.

Voelzke BB, Hagedorn JC. Presentation and diagnosis of Fournier gangrene. Urology 2018; 114(4): 8–13.

# VIII Elektrolytstörungen und Säure-Basen-Notfälle

VIII

KAPITEL

# 48 Desorientiert und dehydriert

Mark Dominik Alscher

**Fallbericht**

### Eintreffen

Eine 86-jährige Patientin mit Dehydratation, teils desorientiert, wird vom Rettungsdienst in die Notaufnahme gebracht. Die Tochter habe sie in diesem Zustand in der Wohnung aufgefunden, vor 1 Woche wäre noch alles in Ordnung gewesen. Bei der Hausärztin sei eine Hyponatriämie aufgefallen.

### Ersteindruck

Patientin desorientiert, dehydriert mit stehenden Hautfalten.

### Vitalwerte

GCS 11; $SaO_2$ 92 %; HF 104; RR 98/76; AF 20; T 36,8; Sx 0/10; BZ 76

### Triagekategorie

Orange

### Anamnese

Patientin kann kaum Angaben machen.

✓ Fallbericht: Im Vordergrund steht eine erhebliche Dehydratation bei anamnestischer Hyponatriämie.

## 48.1 Anamnese und Differenzialdiagnose

**MERKE**

**Symptome bei Hyponatriämie**

- Agitiertheit
- Anorexie
- Apathie, Lethargie
- Desorientiertheit
- Erbrechen
- Schwindel
- Übelkeit
- Krampfanfall

Wasser im Körper verteilt sich wie folgt: ⅔ intrazellulärer (IZR) und ⅓ extrazellulärer Raum (EZR). Der EZR teilt sich in den interstitiellen (IR) und den vaskulären Raum (VR) auf. Im VR wiederum finden sich 85 % des Wassers venös bzw. im Niederdruckraum und 15 % arteriell. Die Verteilung des Wassers im Körper ist ➤ Tab. 48.1 zu entnehmen.

Bei einer Dehydratation ist das Volumen reduziert. Es werden je nach Osmolarität, die mit dem Natrium korreliert ist, folgende Zustände unterschieden:

**MERKE**

**Dehydratation nach Natrium**

- Isotone Dehydratation = S-Natrium normal, Wassergehalt reduziert
- Hypotone Dehydratation = S-Natrium vermindert, Wassergehalt reduziert
- Hypertone Dehydratation = S-Natrium erhöht, Wassergehalt reduziert

Die Einteilung hat Implikationen für die Form der Flüssigkeitsgabe. Bei isotoner Dehydratation wird isotone, isoione Vollelektrolytlösung gegeben. Bei hypertoner Dehydratation wird freies Wasser gegeben (⅓ Elektrolytlösung, ⅔ Glukose 5 %), bei hypotoner Dehydratation kann auch NaCl 0,9 % verwendet wer-

**Tab. 48.1** Verteilung von Wasser im Körper

| Körperregion | Anteil | Volumen (Mann, 70 kg) |
|---|---|---|
| Gesamtkörper | 60 % des Gesamtgewichts | 42 l |
| Intrazellulärer Raum (IZR) | 40 % des Gesamtgewichts | 28 l |
| Extrazellulärer Raum (EZR) | 20 % des Gesamtgewichts | 14 l |
| Interstitieller Raum (IR) | ⅔ des EZR | 9,4 l |
| Vaskulärer Raum (VR) | ⅓ des EZR | 4,6 l |
| Venös | 85 % des VR | 3,9 l |
| Arteriell | 15 % des VR | 0,7 l |

den, die isoton, aber nicht isoion ist, sondern mehr NaCl substituiert.

**Fallbericht**

**Untersuchungsbefund**

Stehende Hautfalten, Venen sind kollabiert, Zunge trocken-borkig. Herztöne rein. Bds. vesikuläres Atemgeräusch. Abdomen weich, kein Druckschmerz. Keine Unterschenkelödeme. Keine Verletzungszeichen an Kopf und Körper.

✓ Fallbericht: Bei der Untersuchung zeigten sich Zeichen der Dehydratation, sodass schnell Laborwerte veranlasst werden müssen.

## 48.2 Körperliche Untersuchung

**MERKE**

**Klinische Zeichen bei Hyponatriämie**

- Abgeschwächte Sehnenreflexe
- Beeinträchtigtes Sensorium
- Cheyne-Stokes-Atmung
- Hypothermie
- Krampfanfälle
- Pathologische Reflexe
- Pseudobulbärparalyse

**Fallbericht**

**Erste Anordnungen und Diagnostik**

BB, Elektrolyte, Kreatinin, Glukose.

Labor

| Parameter | Laborwert Pat. | Referenzbereich | Einheit |
|---|---|---|---|
| BSG | 32 | bis 20 | mm/h |
| Hämoglobin | 12,8 | 12–16 | g/dl |
| Hämatokrit | 42 | 35–47 | % |
| Erythrozyten | 4,5 | 3,6–5,5 | Mio./µl |
| Leukozyten | 7,1 | 4–10 | Tsd./µl |
| Thrombozyten | 327 | 150–350 | Tsd./µl |
| Kreatinin | 1,5 | 0,5–1,2 | mg/dl |
| Natrium | 122 | 135–148 | mmol/l |
| Chlorid | 89 | 97–108 | mmol/l |
| Bikarbonat | 32 | 21–27 | mmol/l |
| Glukose | 142 | 60–100/ 100–160 | mg/dl |

**DIAGNOSE**

Hyponatriämie

## 48.3 Erste Anordnungen und Diagnostik

### 48.3.1 Labor

Eine Störung des Serumnatriumspiegels kann nur bei einer gleichzeitigen Störung des Wasserhaushalts auftreten. Die Niere reguliert den Wasserhaushalt zunächst unabhängig vom Natriumhaushalt. Natrium ist aber das wesentliche Kation im EZR und damit verantwortlich für Osmolarität und Volumen. Die Osmoregulation erfolgt sehr präzise, sodass darüber eine enge Kopplung von Natrium und Wasser erfolgt. Störungen treten auf, wenn entweder die Osmoregulation oder die Möglichkeiten der Niere, freies Wasser auszuscheiden oder den Urin zu konzentrieren, gestört sind. Eine Einteilung der Hyponatriämien erfolgt am Füllungszustand des EZR. Im Regelfall entspricht die Hyponatriämie einer Hypoosmolarität. Die Ursachen für eine Hyponatriämie nach Volumenstatus sind in ➤ Tab. 48.2 aufgeführt.

Hilfreich zur Einteilung ist die Bestimmung des **Serumbikarbonats**. Bei Volumenkontraktion findet sich eine metabolische Alkalose mit entsprechendem Anstieg, bei Euvolämie im Regelfall ein normwertiges Bikarbonat.

**Tab. 48.2** Ursachen für eine Hyponatriämie nach Volumenstatus

| Volumenstatus | Häufigkeit |
|---|---|
| **Euvolämie:**<br>• SIADH (= Syndrom der inadäquaten ADH-Sekretion)<br>• Diuretika<br>• Hypothyreoidismus<br>• Hypokortisolismus<br>• Primäre Polydipsie | ca. 52 %<br>• 92 % |
| **Hypervolämie:**<br>• Herzinsuffizienz<br>• Leberzirrhose<br>• Chronische Nierenerkrankung, nephrotisches Syndrom | ca. 48 %<br>• 51 %<br>• 42 %<br>• 7 % |
| **Hypovolämie:**<br>• Renale Verluste:<br>– Osmotische Diurese<br>– Zerebral-bedingter Salzverlust<br>– Salzverlustniere<br>– Diuretika<br>– Nebennierenrindeninsuffizienz (Morbus Addison)<br>• Extrarenale Verluste:<br>– Erbrechen<br>– Durchfall<br>– Pankreatitis<br>– Schwitzen<br>– Intestinale Obstruktion | < 1 % |

Eine **Wasserretention** bei Hyponatriämie findet sich nur, wenn gleichzeitig eine Störung der renalen Wasserexkretion vorliegt bzw. Regulationsmechanismen zum Erhalt des effektiven Blutvolumens aktiviert sind. Damit können alle generalisierten Ödemkrankheiten, insbesondere bei unkontrollierter Zufuhr von freiem Wasser, zur Hyponatriämie führen. Die Ausnahme von der Regel sind Patienten mit primärer Polydipsie, die durch die Menge der zugeführten Flüssigkeit die renalen Exkretionsmechanismen für Wasser überfordern. Die minimale Urinosmolarität beträgt 50 mosmol/l, die durchschnittliche Zufuhr von Osmolyten mit der Nahrung 600 mosmol, d. h., erst bei einer Flüssigkeitszufuhr von > 12 l/d übersteigt die Ausscheidung von Natrium über den Urin die Zufuhr mit der Nahrung.

### 48.3.2 Apparative Diagnostik

Eine apparative Diagnostik ist nur zur Identifikation einer zugrunde liegenden Problematik notwendig (Herzinsuffizienz, Lebererkrankung, Abdomensonografie). In der Regel sollten ein EKG, ein Röntgen-Thorax und eine Abdomensonografie erfolgen.

**Fallbericht**

**Therapie**

Vollelektrolytlösung 2.000 ml/24 h i. v. unter Kontrolle der Klinik und der Elektrolyte.

✓ Fallbericht: Die Patientin benötigt eine Flüssigkeitsgabe mit Substitution von Natrium.

## 48.4 Therapie

Der Ausgleich einer Hyponatriämie wird – orientiert an der Ätiologie – unterschiedlich durchgeführt. Eine **akute symptomatische Hyponatriämie**, die in < 48 h entstanden ist, wird schnell ausgeglichen. Ziel ist eine Anhebung des Plasmanatriums um 2 mmol/l/h, bis die Symptome sistieren. Danach wird eine Geschwindigkeit von 0,5 mmol/l/h angestrebt. Es kann eine 3-prozentige NaCl-Lösung in einer Dosierung von 1–2 ml/kg KG/h verwendet werden. Die Wirksamkeit lässt sich durch Gabe von Diuretika (z. B. Schleifendiuretika) steigern. Eine Indikation für den Einsatz von 3-prozentiger Kochsalzlösung besteht vor allem bei schweren neurologischen Symptomen infolge der Hyponatriämie, z. B. Koma oder Krampfanfall.

Eine **chronische symptomatische Hyponatriämie**, die üblicherweise vorliegt, sollte entsprechend der Leitlinie (Anstieg des Serumnatriums um maximal 12 mmol/l/24 h) behandelt werden. Bei Hypovolämie kann zunächst eine Vollelektrolyt- oder isotone Kochsalzlösung (0,9 %) zum Einsatz kommen.

**CAVE**

Bei zu schneller Natriumsubstitution mit hypertoner NaCl-Lösung besteht die Gefahr der zentralen pontinen Myelinolyse!

**Fallbericht**

**Disposition/Empfehlung weiteres Vorgehen**

Nach Aufklaren konnte eine genaue Anamnese erhoben werden. Die Patientin hatte in der Medikation Hydrochlorothiazid (HCT) 25 mg/d zur Blutdruckeinstellung eingenommen und die letzten 2 Tage noch wässrige Durchfälle erlitten.

✓ Fallbericht: Nach erster Substitution konnten als Ursachen für die Hyponatriämie mit Dehydratation eine HCT-Medikation und akut eine Durchfallsymptomatik festgestellt werden.

## 48.5 Disposition/Empfehlung weiteres Vorgehen

HCT sollte abgesetzt und nach Flüssigkeitsgabe abgewartet werden, ob der Blutdruck behandelt werden muss. Dann wären ACE-Hemmer oder Angiotensin-Rezeptor-Blocker Mittel der 1. Wahl.

Patienten mit symptomatischer Hyponatriämie werden meist auf eine Normalstation aufgenommen, in schweren Fällen, vor allem bei neurologischen Auffälligkeiten, auf eine Überwachungsstation.

**Was wäre, wenn …**

- … die Patientin nicht dehydriert gewesen wäre?
  - Dann hätte auch ein SIADH vorliegen können, das in der Regel ein normwertiges Bikarbonat hat und nicht auf die Gabe von isotonen und isoionen Flüssigkeiten anspricht.
- … die Patientin nach schneller Korrektur weiterhin nicht ansprechbar gewesen wäre?
  - Bei zu schneller Substitution kann es zu einer pontinen Myolyse mit anhaltenden neurologischen Störungen kommen. Eine MRT-Untersuchung des Hirnstamms wäre dann indiziert.

**LITERATUR**

Adrogue HJ, Madias NE. The challenge of hyponatremia. J Am Soc Nephrol 2012; 23(7): 1140–1148.

Fujisawa H, et al. Chronic hyponatremia causes neurologic and psychologic impairments. J Am Soc Nephrol 2016; 27(3): 766–780.

Gankam Kengne F, et al. Urea minimizes brain complications following rapid correction of chronic hyponatremia compared with vasopressin antagonist or hypertonic saline. Kidney Int 2015; 87(2): 323–331.

Greenberg A, et al. Current treatment practice and outcomes. Report of the hyponatremia registry. Kidney Int 2015; 88(1): 167–177.

Kumar S, Berl, T. Sodium. Lancet 1998; 352: 220.

Rondon-Berrios H, Berl T. Mild chronic hyponatremia in the ambulatory setting: significance and management. Clin J Am Soc Nephrol 2015; 10(12): 2268–2278.

Sterns RH. Disorders of plasma sodium – causes, consequences, and correction. N Engl J Med 2015; 372(1): 55–65.

KAPITEL

# 49 Bradykardie und muskuläre Schwäche

Martin Kimmel und Mark Dominik Alscher

**Fallbericht**

**Eintreffen**

Eine 75-jährige Patientin stellt sich mit Schwindel, Bradykardie und muskulärer Schwäche vor.

**Ersteindruck**

Voll orientiert, ängstlich.

**Vitalwerte**

GCS 15; $SaO_2$ 100 %; HF 32; RR 120/80; T 37,1; Sx 0/10; BZ 98

**Triagekategorie**

Gelb

**Anamnese**

Die Patientin gibt an, am Vortag viel Obst gegessen zu haben und sich seit heute schwach zu fühlen. Vorbekannt ist eine chronische Nierenkrankheit im Stadium 4 nach KDIGO bei diabetischer Nephropathie. An Vormedikation bestünde eine Therapie mit einem ACE-Hemmer.

✓ Fallbericht: Die Kombination muskuläre Schwäche und Bradykardie bei chronischer Nierenkrankheit ACE-Hemmer-Therapie und ausgeprägtem Obstkonsum legen eine Hyperkaliämie nahe.

## 49.1 Anamnese und Differenzialdiagnose

Bradykardie und Schwäche sind meist die einzigen Symptome, die Patienten mit Hyperkaliämie verspüren. Diese Symptome treten nicht selten erst bei hohen Kaliumwerten auf.

Wichtig bei der Anamnese hinsichtlich einer Hyperkaliämie sind:

- Vorbekannte Nierenerkrankungen
- Alter
- Begleitmedikationen (insb. Aldosteron-Antagonisten, kaliumsparende Diuretika, ACE-Hemmer, Angiotensin-Rezeptor-Blocker etc.)
- Blutdruck
- Volumenstatus

**KERNAUSSAGEN**

Klinisch sind bei einer Hyperkaliämie vor allem die quergestreifte Muskulatur und das Herz betroffen.

Bei einer glomerulären Filtrationsrate (GFR) von 180 l/d und einer Kaliumkonzentration im Serum von 4,5 mmol/l werden täglich 810 mmol Kalium mit dem Primärharn ausgeschieden. Da dies letztendlich nur 10 % ausmacht, muss die Niere 90 % rückresorbieren. Der tubuläre Harnfluss und ein Angebot an Natrium im Sammelrohr sind für die renale Kaliumausscheidung entscheidend.

**MERKE**

Insbesondere bei Einschränkungen der Nierenfunktion kann es zu einer Hyperkaliämie kommen.

**Fallbericht**

**Untersuchungsbefund**

Es zeigen sich eine Bradykardie (32/min) und eine muskuläre Schwäche.

## 49.2 Körperliche Untersuchung

**Fallbericht**

**Erste Anordnungen und Diagnostik**

Labor

| Parameter | Laborwert Pat. | Normbereich | Einheit |
|---|---|---|---|
| pH | 7,2 | 7,38–7,42 | |
| $HCO_3^-$ | 16 | 22–26 | mmol/l |
| Kalium | 6,9 | 3,5–5,0 | mmol/l |

EKG

Sinusbradykardie 32/min, deutlich verbreitertes QRS, spitze hohe T-Wellen.

✓ Fallbericht: Laborchemisch findet sich eine schwere Hyperkaliämie bei Niereninsuffizienz. Elektrokardiografisch zeigt sich eine Sinusbradykardie (32/min) mit erheblichen hyperkaliämietypischen Veränderungen.

**DIAGNOSE**

Hyperkaliämie

**Fallbericht**

**Erste Anordnungen und Diagnostik**

Es erfolgt eine sofortige Kaliumkontrolle in einer venösen BGA und nach Bestätigung eine umgehende Monitorüberwachung auf der internistischen Intensivstation zur raschen Therapieeinleitung.

## 49.3 Erste Anordnungen und Diagnostik

### 49.3.1 EKG bei Hyperkaliämie

- Hohe und spitze T-Wellen
- Verminderte R-Zacken
- Verbreiterung der QRS-Komplexe und Verlängerung von PR bis zu monophasischen Deformierungen
- Verschmelzung von QRS und T (Sinuswellenmuster)

### 49.3.2 Monitorüberwachung

Die kardialen Veränderungen sind im Regelfall entscheidend für die Prognose, sodass eine Monitorüberwachung bei einer Hyperkaliämie indiziert ist. Bei monophasischen Deformitäten kann es bis zur elektromechanischen Entkopplung mit Erfolglosigkeit aller Reanimationsbemühungen kommen.

### 49.3.3 Labor

Zur Einordnung einer Hyperkaliämie empfiehlt sich die Bestimmung des Blutbildes, von Natrium, Kalium, Chlorid, Magnesium, Säure-Basen-Haushalt (pH, Bikarbonat), Kreatinin und Glukose. Fakultativ können Bestimmungen von Renin, Aldosteron und Kortisol sinnvoll sein.

Im Urin kann eine Bestimmung von Natrium, Kalium und Chlorid die Differenzialdiagnose erleichtern.

Zu beachten ist, dass es bei einer nicht sachgerecht durchgeführten Blutentnahme zu einer Pseudohyperkaliämie kommen kann. Daher kann bei einem nicht plausiblen hohen Kaliumwert eine rasche Kontrolle sinnvoll sein, z. B. durch eine venöse Blutgasanalyse.

**MERKE**

Bei einem Serumkalium ≥ 5,0 mmol/l liegt eine Hyperkaliämie vor.

### 49.3.4 Apparative Diagnostik

Die Sonografie der Nieren ist erforderlich, um hinsichtlich der Ursache und des Schweregrads einer Nierenfunktionseinschränkung ein besseres Bild zu bekommen.

**MERKE**

Zur Hyperkaliämie führende Störungen:
- Azidose durch mineralische Säuren
- Hormonmangel (Insulin, Aldosteron)
- $K^+$-Efflux aus Zellen (Katabolismus, Zellzerstörung)
- Rhabdomyolyse
- Intravaskuläre Hämolyse
- Akutes Tumorlysesyndrom
- Verbrennungen
- Crush-Syndrom
- Oral gesteigerte $K^+$-Zufuhr (meist nur bei Niereninsuffizienz)
- Parenterale $K^+$-Zufuhr
- Verminderte renale $K^+$-Ausscheidung

**Fallbericht**

**Therapie**

Der Patientin werden umgehend 10 ml Kalziumglukonat 10 % i. v. verabreicht, gefolgt von einer Insulin-Glukose-Infusion (G5 % 500 ml + 10 IE Altinsulin) und Natriumbikarbonat-Gabe. Parallel dazu wird ein Shaldon-Katheter angelegt und eine Notfalldialyse veranlasst. Der ACE-Hemmer wird vorübergehend pausiert, und die Patientin erhält im Verlauf eine Ernährungsberatung.

## 49.4 Therapie

Die Therapie der Hyperkaliämie orientiert sich an der Klinik, den EKG-Veränderungen und dem Gefährdungsgrad (➤ Tab. 49.1).

Weitere Therapiemöglichkeiten:
- bei metabolischer Azidose ggf. Gabe von $NaHCO_3^-$; Wirkungseintritt nach 15–30 min.
- $\beta_2$-Sympathomimetika haben ebenfalls einen Effekt innerhalb von 15–30 min (z. B. Salbutamol-Inhalationen).

**Fallbericht**

**Risikostratifikation**

Bei der Patientin liegt eine schwere, lebensbedrohliche Hyperkaliämie vor.

## 49.5 Risikostratifikation

Die Therapie der Hyperkaliämie sollte anhand der Gefährdungsbeurteilung (➤ Tab. 49.1) erfolgen. Bei hohen Kaliumwerten kann jederzeit ein Herzstillstand eintreten, der dann oft nicht mehr erfolgreich reanimiert werden kann. Daher sind Patienten mit hohen Kaliumwerten und EKG-Veränderungen als Hochrisikopatienten zu betrachten.

**Tab. 49.1** Therapie der Hyperkaliämie

| Grad | Kaliumspiegel | Therapie |
|---|---|---|
| A | 5,0–5,9 mmol/l | Senkung über Kationen-Austauscher; engmaschige Kontrollen. Bei nur gering oder nicht eingeschränkter Nierenfunktion Schleifendiuretika |
| B | 6,0–6,9 mmol/l<br>lebensbedrohlich | Senkung über Verstärkung des transzellulären Shifts (Insulin-Glukose-Infusion: G5 % 500 ml + 10 IE Altinsulin, BZ-Kontrollen, Wirkungseintritt nach 5–10 min). Bei eGFR < 15 ml/min und/oder AKI mit An-/Oligurie Notfalldialyse (entfernt 25–30 mmol/h). Zusätzlich Maßnahmen wie bei A |
| C | ≥ 7,0 mmol/l<br>Tod in Sekunden möglich | Intravenöse Gabe von Kalziumglukonat (z. B. 10 % Kalziumglukonat 10 ml i. v.) und Wiederholung nach 10 min. Wirkungseintritt nach 1–2 min, Wirkdauer ca. 20 min. Zusätzlich Maßnahmen wie bei A und B<br>**Cave:** Digitalisierung ist eine Kontraindikation für Kalziumgaben. |

**Fallbericht**

**Disposition/Empfehlung weiteres Vorgehen**

Durch die rasche Therapieeinleitung normalisiert sich das Kalium. Die Patientin wird in eine nephrologische Abteilung aufgenommen.

✓ Fallbericht: Retrospektiv kam es unter einer bestehenden ACE-Hemmer-Therapie zu einer Hyperkaliämie, da die Patientin viel Obst bei einer fortgeschrittenen Nierenkrankheit konsumiert hatte.

## 49.6 Disposition/Empfehlung weiteres Vorgehen

Patienten mit einer schweren Hyperkaliämie (➤ Tab. 49.1) sind überwachungs- und monitorpflichtig. Daher müssen sie, bis ihr Kaliumwert sich gesichert in einem nicht mehr gefährlichen Bereich befindet, entweder auf eine IMC- oder Intensivstation verlegt oder zumindest in der Notaufnahme monitor- und engmaschig klinisch überwacht werden. In manchen Fällen ist eine Notfalldialyse indiziert, was dann den Ort der Behandlung bestimmt.

**Was wäre, wenn ...**

- ... sich das erhöhte Kalium in einer Kontrolle nicht bestätigt hätte?
  - Dann hätte es sich um eine Pseudohyperkaliämie gehandelt.
- ... Aldosteron-Antagonisten bei der Therapie der Herzinsuffizienz zu einer Hyperkaliämie geführt hätten?
  - Dann hätte die Therapie beendet werden müssen.
- ... sich eine Hyperkaliämie bei einer Ketoazidose finden würde?
  - Dann würde in den meisten Fällen eine Insulin- und Volumentherapie ausreichen.
- ... bei der Hyperkaliämie eine Digitalismedikation bestanden hätte?
  - Dann wäre eine Akuttherapie mit einer Kalziuminfusion kontraindiziert gewesen.
- ... es bei der Insulin-Glukose-Infusion im Rahmen der Hyperkaliämiebehandlung zu einer Hypoglykämie gekommen wäre?
  - Dann hätte die Hypoglykämie unbedingt ausgeglichen werden müssen.

**LITERATUR**

Alscher MD. Hypo- und Hyperkaliämie. In: Kuhlmann U, et al. (Hrsg.): Nephrologie. Pathophysiologie – Klinik – Nierenersatzverfahren. 6. A. Stuttgart: Thieme 2015; 322–342.

KAPITEL

# 50 Müde und Knochenschmerzen

Mark Dominik Alscher

**Fallbericht**

### Eintreffen

Ein 78 Jahre alter Patient wird wegen zunehmender Müdigkeit, Abgeschlagenheit, Knochenschmerzen und erheblich eingeschränkter Mobilität vom Rettungsdienst in die Notaufnahme gebracht. Laufen ist nicht mehr möglich.

### Ersteindruck

Patient wach, müde, weitgehend orientiert, Schmerzen in den Extremitäten.

### Vitalwerte

GCS 13; $SaO_2$ 90 %; HF 92; RR 128/76; AF 14; T 37,6; Sx 4/10; BZ 189

### Triagekategorie

Gelb

### Anamnese

Der Patient gibt an, dass er zunehmend müde sei und alt würde. Die Knochen würden „alle schmerzen", Laufen wäre schwierig, wobei er sagt, dass sei das Alter. Auf Nachfragen Gewichtsabnahme 6 kg in den letzten Wochen, vermehrt Urin, trockener Mund. Auf Nachfragen vermehrt Schwitzen nachts.

✓ Fallbericht: Aus der Anamnese und Fremdanamnese geht keine eindeutige Verdachtsdiagnose hervor. Es fällt jedoch auf, dass bei bestehenden Knochenschmerzen Müdigkeit, Abgeschlagenheit und ein reduzierter Aktionsradius mit einer nicht vollständigen B-Symptomatik beschrieben werden. Damit besteht differenzialdiagnostisch der Verdacht auf ein malignes Grundleiden (metastasiertes Karzinom, multiples Myelom etc.) oder eine Polymyalgia rheumatica.

## 50.1 Anamnese und Differenzialdiagnose

Bei Gewichtsabnahme mit B-Symptomatik, des Weiteren mit Knochenschmerzen und in diesem Fall reduzierter Leistungsfähigkeit kommt mit hoher Wahrscheinlichkeit ein Malignom in Betracht. Da gleichzeitig eine vermehrte Urinmenge und ein trockener Mund bestehen, käme differenzialdiagnostisch auch eine chronische Nierenerkrankung mit Konzentrationsdefekt und renaler Osteodystrophie (heute MBD-CKD = „mineral bone disease" bei „chronic kidney disease") infrage. Weiter ist in dieser Konstellation bei entsprechender Grundkrankheit eine Hyperkalzämie möglich.

**KERNAUSSAGEN**

- Auch in der Notfallsituation ist das Erkennen von Mustern für die schnelle Differenzialdiagnose notwendig. Dies gelingt nur bei entsprechend großer klinischer Erfahrung.
- Für Mustererkennung ist das intuitive System verantwortlich, das sich trainieren lässt. Zukünftig könnten dies evtl. Algorithmen in „Decision-Support"-Systeme übernehmen.

**Fallbericht**

### Untersuchungsbefund

78 Jahre alter Patient, orientiert, aber müde und abgeschlagen. Druckschmerz und Klopfschmerz über der Wirbelsäule.

✓ Fallbericht: Auffällig ist der Klopfschmerz über der Wirbelsäule.

## 50.2 Körperliche Untersuchung

Bei einem Klopfschmerz über der Wirbelsäule kommen neben einer entzündlichen Veränderung (Spondylodiszitis, Tuberkulose etc.) insbesondere auch im höheren Lebensalter maligne Prozesse in Betracht. Dies sind häufig osteolytische Veränderungen oder ein multiples Myelom. Weiter können Stürze unbemerkt geblieben sein, sodass auch Frakturen ausgeschlossen werden müssen. Eine eingeschränkte Nierenfunktion höheren Ausmaßes führt über die Störung des Knochens- und Mineralhaushalts ebenfalls zu Schmerzen in den Knochen (sekundärer Hyperparathyreoidismus [HPT] mit „braunen Tumoren" durch zystische Defekte bei erhöhtem PTH). Des Weiteren kann natürlich auch ein primärer HPT vorliegen, der die gleichen Symptome indizieren kann.

**MERKE**

**Knochenschmerzen bei älteren Patienten**

- Malignom (metastasierendes Karzinom, multiples Myelom)
- Primärer Hyperparathyreoidismus (HPT)
- Chronische Nierenerkrankung (CKD) mit Störungen des Mineral- und Knochenstoffwechsels (MBD-CKD)
- Spondylodiszitis
- Seronegative Spondylarthropathie
- Frakturen
- Osteoporose
- Seltene Ursachen

**Fallbericht**

**Erste Anordnungen und Diagnostik**

BSG, BB, Eiweiß, Elektrophorese, Kalzium, Phosphat, Kreatinin, ggf. Parathormon (PTH), gezieltes Röntgen der schmerzhaften Knochen.

Labor

| Parameter | Laborwert Pat. | Referenzbereich | Einheit |
|---|---|---|---|
| BSG | > 100 | bis 10 | mm/h |
| Hämoglobin | 10,6 | 12–16 | g/dl |
| Hämatokrit | 38 | 35–47 | % |
| Erythrozyten | 3,7 | 3,6–5,5 | Mio./µl |

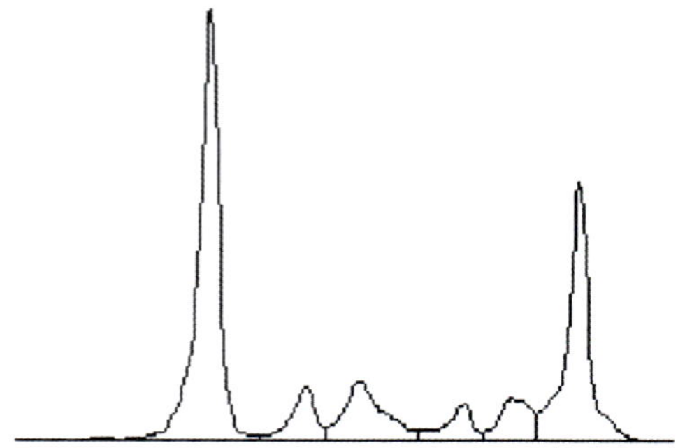

**Abb. 50.1** Elektrophorese des Patienten [P441]

| Parameter | Laborwert Pat. | Referenzbereich | Einheit |
|---|---|---|---|
| Leukozyten | 12,3 | 4–10 | Tsd./µl |
| Thrombozyten | 472 | 150–370 | Tsd./µl |
| Kreatinin | 1,5 | 0,5–1,2 | mg/dl |
| Eiweiß | 8,6 | 6,5–8,2 | g/dl |
| Elektrophorese | ➢ Abb. 50.1 | | |
| Kalzium | 3,2 | 2,1–2,5 | mmol/l |
| Phosphat | 1,7 | 0,7–1,6 | mmol/l |
| PTH | < 1 | 1,5–6 | pmol/l |

✓ Fallbericht: Es finden sich eine Sturzsenkung, eine leichte Entzündung, eine Hyperkalzämie mit Suppression von PTH und in der Elektrophorese eine monoklonale Gammopathie. In diesem Falle ist die Ursache mit hoher Wahrscheinlichkeit ein multiples Myelom.

**DIAGNOSE**

Hyperkalzämie

## 50.3 Erste Anordnungen und Diagnostik

Vielfach wird eine geringe Hyperkalzämie durch Routineuntersuchungen entdeckt; andererseits kann eine schwere Hyperkalzämie dramatische klinische

Symptome bewirken. Im Einzelnen gibt es neben unspezifischen Symptomen wie Apathie, Lethargie und Schwäche zahlreiche Organmanifestationen.

MERKE

**Symptome einer Hyperkalzämie**

- Kardiovaskuläre Störungen mit Hypertonie, vaskulären Kalzifikationen, Arrhythmien
- Polyurie, Nierensteine, Nephrokalzinose, Hyperkalziurie, Niereninsuffizienz
- Anorexie, Nausea, Erbrechen, Obstipation, Ulkus, Pankreatitis
- Kopfschmerzen, Konfusion, Halluzinationen, Depressionen, Koma
- Knochenschmerzen, Arthralgie, Myalgien, Muskelschwäche, metastatische Kalzifikationen (Konjunktiva, Kornea, Gefäße, periartikulär)

Zusätzlich kann eine akute Hyperkalzämie eine Natriurese und eine Volumenkontraktion bewirken. Dabei scheint es durch die Hyperkalzämie zu einem partiellen Diabetes insipidus renalis zu kommen. Dies erklärt auch bei diesem Patienten einen Teil der Symptome.

### 50.3.1 Labor

Bei der Beurteilung des Serumkalziumspiegels muss man die Eiweißbindung berücksichtigen. Bei Absenkung des Serumalbumins kommt es zu einer Erniedrigung des gemessenen Serumkalziums, wobei eine Abschätzung des wahren Wertes mithilfe entsprechender Korrekturtabellen möglich ist.

Obwohl mehr als 25 verschiedene Erkrankungen für eine Hyperkalzämie verantwortlich sein können, lassen sich 80–90 % aller Hyperkalzämien auf einen primären Hyperparathyreoidismus oder eine Tumorerkrankung zurückführen (> Box 50.1). Eine schwere Hyperkalzämie (Serumkalzium > 3,5 mmol/l) ist fast immer tumorbedingt.

BOX 50.1

**Ursachen einer Hyperkalzämie**

**Häufige Ursachen:**

- Primärer Hyperparathyreoidismus (PHT)
- Hyperkalzämie bei Tumoren

**Gelegentliche Ursachen:**

- Thyreotoxikose
- Benigne familiäre hypokalziurische Hyperkalzämie
- Sarkoidose
- Milch-Alkali-Syndrom
- Vitamin-D-Intoxikation
- Immobilisierung
- Tertiärer Hyperparathyreoidismus

**Seltene Ursachen:**

- Pseudohyperkalzämie (Laborfehler, Myelomproteine mit Kalziumaffinität)
- Thiaziddiuretika
- Andere granulomatöse Erkrankungen (Tuberkulose, Pilzerkrankungen, Berylliose, eosinophiles Granulom, Morbus Wegener)
- Theophyllinintoxikation
- Massive Mammahyperplasie
- Idiopathische infantile Hyperkalzämie (Williams-Syndrom)
- Lithiumintoxikation
- Nebennierenrindeninsuffizienz
- Vitamin-A-Intoxikation
- Nach akutem Nierenversagen durch Rhabdomyolyse
- Malignes neuroleptisches Syndrom
- Aluminiumintoxikation
- Varianten des Milch-Alkali-Syndroms (übermäßige Zufuhr von Milchprodukten nach Bulimie, „Kreidefresser")
- Sepsis
- Aspirinintoxikation
- Morbus Paget mit Frakturen
- Hyperparathyreoidismus ohne messbare PTH-Erhöhung
- Hypothyreose
- Aufnahme von hypertonischem Meerwasser (Totes Meer)

MERKE

**Merkhilfe Hyperkalzämie: „VITAMINS TRAP"**

| | |
|---|---|
| V | Vitamine A und D |
| I | Immobilisation |
| T | Thyreotoxikose |
| A | Addison-Erkrankung |
| M | Milch-Alkali-Syndrom |
| I | Inflammatorische Darmerkrankung |
| N | Neoplasien |
| S | Sarkoidose |

| | |
|---|---|
| T | Thiazide und andere Medikamente |
| R | Rhabdomyolyse |
| A | AIDS |
| P | Paget-Krankheit, parenterale Ernährung, Nebenschilddrüsenerkrankungen |



### 50.3.2 Apparative Diagnostik

Zunächst ist die Diagnosesicherung wichtig. Prinzipiell kann als Übersichtsverfahren bei metastasierenden Karzinomen die Knochenszintigrafie mit gezielten, ergänzenden Röntgenuntersuchungen der Knochen mit pathologischer Mehrspeicherung zum Einsatz kommen. Bei einem multiplen Myelom ist die Knochenszintigrafie nicht aussagekräftig. Deshalb wird ein Skelettstatus mit typischen Befunden (Schrotschussschädel, Osteolysen ohne Sklerosierung etc.) erhoben. Heute erfolgt dies in der Regel in Form eines CT-Skelettstatus.

Zur Sicherung der Diagnose wird sehr zeitnah eine Knochenmarksuntersuchung (Zytologie, Genetik, Histologie) durchgeführt.

**Fallbericht**

**Therapie**

Senkung des erhöhten Kalziums durch Pamidronat 60 mg i. v., Gabe von Dexamethason 40 mg i. v. über 4 Tage (Dexa-Stöße), Gabe von Vollelektrolytlösung i. v. (2.000 ml/24 h i. v.).

✓ Fallbericht: Der erhöhte Kalziumspiegel des Patienten sollte schnell normalisiert werden.

## 50.4 Therapie

**MERKE**

**Therapieziele bei Hyperkalzämie**

Allgemeine Therapieziele sind: Beseitigung oder Beeinflussung der Grundkrankheit, Korrektur eines Volumenmangels und begleitender Elektrolytstörungen (Kalium, Magnesium) sowie Vermeidung von Immobilisation.

Im Folgenden wird zuerst die symptomatische Therapie besprochen. Derzeit stehen fünf prinzipielle Vorgehensweisen bei Hyperkalzämie zur Verfügung:

1. Verminderung der intestinalen Absorption (kalziumarme Ernährung, orale Phosphatbehandlung)
2. Erhöhung der renalen Kalziumexkretion (Volumenexpansion und Gabe eines Schleifendiuretikums)
3. Hemmung der Knochenresorption (Gabe von Bisphosphonaten, Calcitonin, Mithramycin, Cisplatin und Kaliumnitrat)
4. Dialyse
5. Chelattherapie (EDTA, Phosphat i. v.)

Die Urin-Kalziumausscheidung kann durch Hemmung der tubulären Natriumrückresorption gesteigert werden, soweit diese mit dem Kalziumtransport verknüpft ist. So kann die **Infusion von Natriumchlorid** durch Volumenexpansion die proximale Natrium- und Kalziumresorption hemmen. Die rasche Expansion des Extrazellularraums kann jedoch eine Volumenbelastung bewirken und muss beim älteren Patienten, insbesondere bei solchen mit bekannten kardiovaskulären Erkrankungen, vermieden werden. Nützlich ist daher die gleichzeitige **Gabe eines Diuretikums**, das in der Henle-Schleife wirksam ist. Dadurch wird die Kalziumausscheidung auch distal des proximalen Tubulus gesteigert, gleichzeitig eine Volumenexpansion begrenzt. Die Gabe von Furosemid allein würde zu Volumenkontraktion, erhöhter proximaler Natrium- und Kalziumrückresorption und konsekutiver Verstärkung der Hyperkalzämie führen. Deswegen muss initial eine **Korrektur des Volumendefizits** durchgeführt werden. Im Allgemeinen hat sich folgendes Vorgehen bewährt:

- Beginn mit 1–2 l 0,9-prozentiger Natriumchloridlösung i. v.
- Furosemid 40–80 mg i. v. alle 2–3 h
- Substitution des ausgeschiedenen Urinvolumens durch 0,9-prozentige Kochsalzlösung und Zugabe von Kaliumchlorid (meist 20–40 mmol Kalium/l Infusion)
- Bei prolongierter Therapie Zugabe von Magnesium (10–30 mg/l)

Parallel erfolgt die **Hemmung der Knochenresorption**. Bisphosphonate hemmen die Knochenresorption durch Hemmung der Osteoklastenaktivität und Induktion einer Apoptose von Osteoklasten. Das Maximum ihrer Wirkung ist erst einige Tage nach Applikation zu erwarten. Je nach eingesetzter Substanz hält die kalziumsenkende Wirkung bis zu einigen Wochen an.

**Pamidronat** wird als einmalige Infusion gegeben, wobei die Dosis üblicherweise dem Schweregrad der Hyperkalzämie angepasst wird (30–90 mg Pamidronat, gelöst in isotoner Kochsalzlösung, über 4 h verabreicht). Die Wirkung von Pamidronat hält oft 2–4 Wochen an.

## 50.5 Risikostratifikation

Die Risikostratifikation bei Hyperkalzämie muss individuell vorgenommen werden; sie beruht auf den Faktoren Klinik, Kalziumwert, Ursache der Hyperkalzämie und Komorbiditäten.

**Fallbericht**

**Disposition/Empfehlung weiteres Vorgehen**

Verlegung in eine hämatologische Abteilung, dort sofortiger Beginn mit Dexamethason.

✓ Fallbericht: Parallel zu den allgemeinen Maßnahmen zur Senkung des Kalziumspiegels wurde die Grundkrankheit mit Gabe von Dexamethason adressiert, wobei dann nach Sicherung der Diagnose weitere spezifische Therapien eingeleitet werden müssen.

## 50.6 Disposition/Empfehlung weiteres Vorgehen

Je nach Grundkrankheit und Kalziumwert sollten die Patienten in eine entsprechende Fachabteilung aufgenommen werden. Bei schweren Hyperkalzämien kann die Aufnahme in eine IMC- oder Intensivstation sinnvoll sein. In besonderen Fällen ist eine Notfalldialyse erforderlich.

**Was wäre, wenn …**

- … der Patient ein erhöhtes PTH gehabt hätte?
  - Dann wäre mit hoher Wahrscheinlichkeit ein primärer HPT die Ursache und die Monoklonalität benigner Natur gewesen.
- … der Patient bei Aufnahme bewusstlos gewesen wäre und einen Kalziumspiegel von 3,8 mmol/l aufgewiesen hätte?
  - Dann hätte die Indikation zur Dialyse bestanden, und diese wäre sofort auf einer Intensivstation durchgeführt worden.

### LITERATUR

Berliner AR, Haas M, Choi MJ. Sarcoidosis: the nephrologist's perspective. Am J Kidney Dis 2006; 48(5): 856–870.

Bilezikian JP, Silverberg SJ. Clinical practice. Asymptomatic primary hyperparathyroidism. New Engl J Med 2004; 350(17): 1746–1751.

Major P, et al. Zoledronic acid is superior to pamidronate in the treatment of hypercalcemia of malignancy: a pooled analysis of two randomized, controlled clinical trials. J Clin Oncol 2001; 19(2): 558–567.

Marcocci C, Cetani F. Clinical practice. Primary hyperparathyroidism. New Engl J Med 2011; 365(25): 2389–2397.

Marx SJ. Hyperparathyroid and hypoparathyroid disorders. New Engl J Med 2000; 343(25): 1863–1875.

Nesbit MA, et al. Mutations affecting G-protein subunit alpha11 in hypercalcemia and hypocalcemia. New Engl J Med 2013; 368(26): 2476–2486.

Patel AM, Goldfarb S. Got calcium? Welcome to the calcium-alkali syndrome. J Am Soc Nephrol 2010; 21(9): 1440–1443.

Peacock M. Calcium metabolism in health and disease. J Am Soc Nephrol 2010; 5 (Suppl 1): S23–30.

Stewart AF. Clinical practice. Hypercalcemia associated with cancer. New Engl J Med 2005; 352(4): 373–379.

KAPITEL

# 51 Vigilanzminderung nach blauen Cocktails

Martin Kimmel und Mark Dominik Alscher

**Fallbericht**

**Eintreffen**

Ein 56-jähriger Patient wird mit unklarer Bewusstseinstrübung vom Rettungsdienst gebracht.

**Ersteindruck**

Somnolent, kreislaufstabil.

**Vitalwerte**

GCS 8; $SaO_2$ 96 %; HF 100; RR 95/50; AF 28; T 36,8; Sx 0/10; BZ 243

**Triagekategorie**

Rot

**Anamnese**

Vom Patienten sind keine Angaben zu erhalten. Fremdanamnestisch ist zu eruieren, dass bei einer betrieblichen Weihnachtsfeier selbst hergestellte blaue Cocktails getrunken wurden.

✓ Fallbericht: Aus der Fremdanamnese ergibt sich ein Hinweis auf eine mögliche Intoxikation.

## 51.1 Anamnese und körperliche Untersuchung

Wichtig sind eine gründliche körperliche Untersuchung und Anamneseerhebung unter besonderer Berücksichtigung folgender Faktoren:

- Vitalzeichen
- Neurologischer Untersuchungsbefund
- Pulmonaler Untersuchungsbefund
- Infektionszeichen
- Gastrointestinale Symptome
- Vorerkrankungen
- Medikation
- Zeichen einer Intoxikation

Die bei einer metabolischen Azidose typischerweise vorliegende Tachypnoe ist der Versuch einer respiratorischen Kompensation, der jedoch kaum ausreichend ist. Die erhöhte Atemfrequenz sollte dabei nicht gesenkt werden, da dies zu einer Verschlechterung der Azidose führen würde.

**Fallbericht**

**Erste Anordnungen und Diagnostik**

Labor

| Parameter | Laborwert Pat. | Normbereich | Einheit |
|---|---|---|---|
| pH | 7,13 | 7,38–7,42 | |
| $HCO_3^-$ | 8 | 22–26 | mmol/l |
| Kalium | 5,6 | 3,5–5,0 | mmol/l |
| Natrium | 140 | 135–150 | mmol/l |

✓ Fallbericht: Bei einem pH von 7,13 und einem $HCO_3^-$ mit 8 mmol/l liegt eine metabolische Azidose vor.

## 51.2 Erste Anordnungen und Diagnostik

Zuerst wird die primäre Störung des Säure-Basen-Haushalts und dann die sekundäre Antwort analysiert.

**DIAGNOSE**
Metabolische Azidose

Die Regulation des Säure-Basen-Haushalts und des pH-Werts ist entscheidend für eine Vielzahl an physiologischen Prozessen und intakten Zellfunktionen. Mit dem Leben vereinbar ist ein pH-Wert von 6,8–7,8 (entspricht einer $[H^+]$-Ionenkonzentration von 16–160 nmol/l). Die Wichtigkeit des Säure-Basen-Haushalts wird durch verschiedene pathophysiologische Zustände unterstrichen.

Bei der Analyse von Störungen des Säure-Basen-Haushalts gibt es verschiedene Methoden. Häufig wird die „physiologische" Methode unter Berücksichtigung des **Kohlensäure-Bikarbonat-Puffersystems** eingesetzt:

$$CO_2 + H_2O \rightarrow H_2CO_3 \rightarrow H^+ + HCO_3^-$$

Eine metabolische Azidose liegt bei einem pH < 7,38 und einem $HCO_3^-$ < 22 mmol/l vor und kann nur durch zwei grundsätzliche Mechanismen verursacht werden:

1. Zufuhr starker Säuren
2. Verlust oder fehlende Bildung von Bikarbonat

Durch die Bestimmung der **Anionenlücke (AL)** kann dies differenziert werden; danach werden die metabolischen Azidosen unterteilt in solche mit vergrößerter AL (Zufuhr starker Säuren) und normaler AL (Verlust oder fehlende Bildung von Bikarbonat), sodass die Anionenlücke bei der Initialbeurteilung einer metabolischen Azidose einen hohen Stellenwert hat.

**MERKE**
**Anionenlücke (AL) = Natrium – (Chlorid + $HCO_3^-$)** wird bei jeder metabolischen Azidose bestimmt.
Der Normwert hängt vom Messverfahren ab. Häufig beträgt er 12 ± 2.

Zur näheren Einordnung einer metabolischen Azidose sollte die Bestimmung weiterer Laborparameter veranlasst werden: Chlorid, Osmolarität, Harnstoff, Glukose.

**Fallbericht**

**Erste Anordnungen und Diagnostik**

Erweitertes Labor

| Parameter | Laborwert Pat. | Normbereich | Einheit |
|---|---|---|---|
| Chlorid | 101 | 95–105 | mmol/l |
| Harnstoff | 28 | < 40 | mg/dl |
| Glukose | 243 | 80–120 | mg/dl |
| Osmolalität | 322 | 275–305 | mosmol/kg |
| Kreatinin | 2,1 | < 1,1 | mg/dl |

✓ Fallbericht: Begleitend finden sich ein Nierenversagen und eine erhöhte Osmolalität.

Es existieren verschiedene Ursachen für eine metabolische Azidose mit vergrößerter Anionenlücke.

**MERKE**
Ein nützliches Merkwort für Ursachen von metabolischen Azidosen mit vergrößerter Anionenlücke ist **KUSMAUL:**
- **K**etoazidose
- **U**rämie
- **S**alicylat-Intoxikation
- **M**ethanol-Intoxikation
- **A**ethylenglykol-Intoxikation
- **U**rämie
- **L**aktatazidose

Bei Intoxikationen mit Alkoholen (Methanol, Ethylenglykol) können deren Stoffwechselprodukte im Organismus toxisch wirken. Bei einer metabolischen Azidose mit vergrößerter Anionenlücke hilft dann die Berechnung der osmotischen Lücke weiter:

**MERKE**
**Osmotische Lücke (OL) = gemessene – errechnete Osmolarität**

$$\text{Errechnete OL} = (2 \times Na^+ \text{ in mmol/l}) + (\text{Glukose in mg/dl})/18 + (\text{Harnstoff in mg/dl})/6$$

Normwert: < 10

**Fallbericht**

Die **Anionenlücke** beträgt bei diesem Patienten:

$$AL = Natrium - (Chlorid + HCO_3^-) = 140 - (101 + 8) = 31$$

Normwert: 12 ± 2

Die weitere Abklärung ergibt eine **vergrößerte osmotische Lücke**:

$$OL = 322 - (2 \times Na^+ + Glukose/18 + Harnstoff/6 = 2 \times 140 + 243/18 + 28/6)\ mosm/kg = 322 - 298\ mosm/kg = 24\ mosm/kg$$

Normwert: < 10 mosm/kg

Später ergab sich der Hinweis, dass den blauen Cocktails Frostschutzmittel (Ethylenglykol) zugesetzt worden war; die abgenommenen Ethylenglykolwerte im Serum waren deutlich erhöht.

**Fallbericht**

**Therapie**

Therapeutisch wird bei einer initial vermuteten Ethylenglykol-Intoxikation umgehend Ethanol gegeben und parallel eine Hämodialyse gestartet.

## 51.3 Therapie

**MERKE**

Die frühzeitige Aufdeckung der zu einer metabolischen Azidose mit vergrößerter Anionenlücke führenden Ursache ist entscheidend, da eine verzögerte Therapie zum dauerhaften Ausfall lebenswichtiger Organfunktionen führen kann.

Bei einer initial vermuteten und später bestätigten Ethylenglykol-Intoxikation muss umgehend Ethanol gegeben werden, um die Alkoholdehydrogenase zu besetzen und die weitere Umwandlung von Ethylenglykol in toxische Säuren zu stoppen. Die parallel eingeleitete Hämodialyse dient der raschen Entfernung kleiner Moleküle.

Bei schweren metabolischen Azidosen kann eventuell unter engmaschiger Überwachung Natriumbikarbonat verabreicht werden.

Ist die metabolische Azidose durch eine Intoxikation bedingt, so sollte die Therapie in enger Abstimmung mit einer Giftnotrufzentrale erfolgen.

**KERNAUSSAGEN**

- Metabolische Azidosen sind häufig und können lebensbedrohliche Ursachen haben.
- Bei der Beurteilung einer Störung des Säure-Basen-Haushalts steht an erster Stelle die Beachtung/Wertung von klinischen Zeichen bzw. Hinweisen.
- Anhand einfacher Algorithmen lässt sich die zu erwartende kompensatorische Antwort berechnen. Sollte hier eine Diskrepanz vorliegen, muss an zusätzliche Störungen gedacht werden.
- Bei der metabolischen Azidose sollte immer die Anionenlücke berechnet werden.
- Bei jeder Säure-Basen-Störung sollte eine zugrunde liegende Diagnose gefunden werden.
- Alle metabolischen Azidosen sollten ursächlich behandelt werden.

**Fallbericht**

**Disposition/Empfehlung weiteres Vorgehen**

Der Patient wird rasch auf eine Intensivstation verlegt.

## 51.4 Disposition/Empfehlung weiteres Vorgehen

Schwere metabolische Azidosen müssen immer ursächlich und häufig intensivmedizinisch behandelt werden. Wegen des hohen Aufwands bei Therapie und Überwachung, der häufig bestehenden Gefahr einer raschen Verschlechterung und dem eventuellen Erfordernis einer Dialyse ist die frühzeitige Verlegung auf eine Intensivstation sinnvoll.

## Was wäre, wenn …

- … der pH-Wert und das $HCO_3^-$ erhöht gewesen wären?
  - Dann hätte es sich um eine metabolische Alkalose gehandelt.
- … der pH-Wert erniedrigt und das $HCO_3^-$ erhöht gewesen wären?
  - Dann hätte es sich nicht um eine metabolische Azidose, sondern eher um eine respiratorische Azidose gehandelt, und es wäre die Bestimmung einer arteriellen Blutgasanalyse notwendig geworden.
- … die Anionenlücke bei der metabolischen Azidose normal gewesen wäre?
  - Dann hätte keine Zufuhr starker Säuren, sondern ein Verlust oder eine fehlende Bildung von $HCO_3^-$ vorgelegen.
- … bei diesem Patienten kein Alkohol gegeben oder keine Hämodialyse durchgeführt worden wäre?
  - Dann hätten sich weiterhin rasch toxische Säuren gebildet und weitere Organschäden verursacht.



### LITERATUR

Kettritz R, Luft FC. Störungen des Säure-Basen-Haushaltes. In: Kuhlmann U, et al. (Hrsg.): Nephrologie. Pathophysiologie – Klinik – Nierenersatzverfahren. 6. A. Stuttgart: Thieme 2015; 306–309.

Kimmel M, Alscher MD. Disorders of the acid-base balance and the anion gap. Dtsch Med Wochenschr 2016; 141(21): 1549–1554.

# IX Endokrinologische Notfälle

IX

KAPITEL

# 52 Das Mittagessen verschwitzt …

Isabelle Behrendt

**Fallbericht**

### Eintreffen

Ein 42 Jahre alter Patient wird vom Rettungsdienst gebracht. Er lag bei Eintreffen des Rettungsdienstes bewusstlos und kaltschweißig am Boden. Der von den Angehörigen gemessene Blutzuckerwert des Typ-1-Diabetikers habe bei 37 mg/dl gelegen. Der Patient erwachte nach einer Glukoseinfusion durch den Rettungsdienst.

### Ersteindruck

Patient jetzt wach und orientiert.

### Vitalwerte

GCS 15; $SaO_2$ 97 %; HF 98; RR 144/84; AF 14; T 36,8; Sx 0/10; BZ 139

### Triagekategorie

Grün

### Anamnese

Die übergebende Notärztin berichtet, dass der Patient nach Gabe von 20 ml 40-prozentiger Glukoselösung das Bewusstsein umgehend wiedererlangt habe. Im Verlauf habe der Patient bei persistierend erniedrigtem Blutzuckerspiegel nochmals 20 ml 40-prozentige Glukoselösung erhalten. Als Letztes erinnerte der Patient, dass er im Garten gearbeitet und sich dann ins Haus zurückgezogen habe, weil ihm unwohl gewesen sei. Er habe Übelkeit und Schweißausbrüche geklagt und sich zittrig gefühlt. Auf dem Weg in die Küche, wo er etwas trinken wollte, habe er sich an der Wand abgestützt und sei dann zusammengesunken. Keine motorischen Entäußerungen. Die vor Ort anwesenden Angehörigen gaben an, dass der Patient Diabetiker sei.

Als der Patient in der Notaufnahme eintrifft, ist er wieder wach und ansprechbar, sodass er die Anamnese ergänzen kann. Er sei seit vielen Jahren Typ-1-Diabetiker, und normalerweise habe er seinen Blutzucker gut unter Kontrolle. Heute habe er den Garten umgegraben und statt des gewohnten Mittagessens nur einen Snack zu sich genommen.

✓ Fallbericht: Aus der Anamnese und Fremdanamnese geht hervor, dass es sich um eine Hypoglykämie bei Diätfehler handelt.

**DIAGNOSE**
Hypoglykämie

## 52.1 Anamnese und Differenzialdiagnose

In der Therapie des Diabetes mellitus ist die Hypoglykämie eine typische und häufige Komplikation, dabei sind Typ-1-Diabetiker dreimal so oft betroffen wie Typ-2-Diabetiker. In sehr seltenen Fällen können Unterzuckerungen auch bei Nichtdiabetikern auftreten. Die Ursachen hierfür sind vielfältig und reichen von Medikamentennebenwirkungen, vermehrtem Alkoholgenuss und schweren Allgemeinerkrankungen bis hin zu Tumoren und endogenem Kortisolmangel.

Das klinische Bild der Hypoglykämien unterliegt einer interindividuellen Schwankungsbreite. Es ist nicht sicher vorhersagbar, dass ein Patient ab einem bestimmten Blutzuckerwert auch Hypoglykämiesymptome entwickelt. Daher werden keine definierenden Schwellenwerte festgelegt. Die Diagnose einer Hypoglykämie erfolgt anhand der klinischen Symptome im Zusammenhang mit einem erniedrigten Blutzuckerspiegel sowie der Besserung der Symptome nach Glukosegabe. Die Hypoglykämie wird in zwei Schweregrade eingeteilt:

- Leichte Hypoglykämie: Der Patient ist noch in der Lage, sich selbst Kohlenhydrate zuzuführen.
- Schwere Hypoglykämie: Der Patient ist auf die Hilfe anderer angewiesen.

**KERNAUSSAGEN**

- Es gibt keinen definierten Grenzwert für die Hypoglykämie.
- Die Diagnosestellung erfolgt anhand eines erniedrigten Blutzuckerspiegels und der typischen klinischen Symptome, die sich auf Glukosegabe bessern müssen.



Im Rahmen eines verminderten Blutzuckerspiegels kommt es zu physiologischen Reaktionen des Körpers, und zwar über die Aktivierung des autonomen Nervensystems zunächst zu einer adrenergen Stressantwort. Fällt der Blutzuckerspiegel danach weiter ab, kommt es zu einer zerebralen Dysfunktion. Diese sogenannte **neuroglykopenische Reaktion** kann zu Bewusstlosigkeit und Krämpfen und sogar zum Tod führen (➢ Tab. 52.1).

Wichtig ist, ob sich anamnestisch eine Erklärung für die Unterzuckerung findet, um das Risiko einer erneuten Hypoglykämie einschätzen zu können. Auch bei gut eingestellten Diabetikern kann es zu Hypoglykämien kommen.

**Tab. 52.1** Typische Symptome der Hypoglykämie

| | |
|---|---|
| **Allgemeine Symptome** | Übelkeit und Kopfschmerzen |
| **Symptome des autonomen Nervensystems** | Schwitzen, Zittern, Heißhunger, Palpitationen |
| **Neuroglykopenische Symptome** | Gedankenflucht, Logorrhö, Wortfindungsstörungen, Reizbarkeit, Doppelbilder oder Sehstörungen, Ängstlichkeit, Schläfrigkeit, Koordinationsstörungen, Bewusstseins- und Handlungseinschränkung, Bewusstlosigkeit, Krämpfe |

**MERKE**

**Typische Auslöser der Hypoglykämie**

- Insulindosis zu hoch, Insulinapplikation zur falschen Zeit, Applikation der falschen Insulinsorte
- Verminderte endogene Glukoneogenese, z. B. nach Alkoholgenuss
- Erniedrigte exogene Glukosezufuhr (ausgelassene Mahlzeit)
- Endogener Glukoseverbrauch ist erhöht (z. B. nach Sport oder ungewohnter körperlicher Belastung)
- Insulinsensitivität ist erhöht (nachts, wenn die glykämische Kontrolle verbessert ist)
- Verbesserter körperlicher Trainingszustand
- Insulin-Clearance erniedrigt (z. B. Niereninsuffizienz)

**Fallbericht**

**Untersuchungsbefund**

Patient voll orientiert. Haut klebrig und kaltschweißig. Herztöne rein. Bds. vesikuläres Atemgeräusch. Abdomen weich, kein Druckschmerz. Keine Unterschenkelödeme. Keine Verletzungszeichen an Kopf und Körper.

✓ Fallbericht: Bei der Untersuchung zeigen sich keine Auffälligkeiten. Die kaltschweißige Haut ist Ausdruck der adrenergen Reaktion.

## 52.2 Körperliche Untersuchung

Bei vielen Patienten findet sich nach einer Hypoglykämie ein unauffälliger körperlicher Befund. Oft besteht eine Kaltschweißigkeit, vermittelt durch die adrenerge Stressantwort. Bei schweren Hypoglykämien kann es durch den Tonusverlust auch zum Einnässen oder zu Stürzen mit Verletzungsfolgen kommen; Letztere müssen bei der Untersuchung identifiziert werden.

**MERKE**

**Hinweise auf ein erhöhtes Risiko nach einer Hypoglykämie**

- Hinweis auf Verletzungen nach Sturz im Rahmen der Bewusstlosigkeit
- Abnorme Untersuchungsbefunde

**Fallbericht**

**Erste Anordnungen und Diagnostik**

EKG, Monitor, BGA mit Elektrolyten.

EKG

Normofrequenter Sinusrhythmus, Indifferenztyp, alle Zeiten im Limit, unauffällige ST-Strecken.

Labor

| Parameter | Laborwert Pat. | Referenzbereich | Einheit |
|---|---|---|---|
| Hämoglobin | 12,8 | 12–16 | g/dl |
| Hämatokrit | 42 | 35–45 | % |
| Erythrozyten | 4,5 | 3,6–5,5 | Mio./µl |
| Leukozyten | 13,5 | 4–10 | Tsd./µl |
| Thrombozyten | 349 | 140–440 | Tsd./µl |

## 52.3 Erste Anordnungen und Diagnostik

Wenn die Hypoglykämie durch die Anamnese gut zu erklären ist, muss keine weitere Diagnostik erfolgen.

### 52.3.1 Monitor

In der Regel gibt es keine strenge Indikation für ein Monitoring, sofern es sich um eine gut erklärbare und unkomplizierte Hypoglykämie handelt. Bestehen noch weitere Symptome, die einer Abklärung bedürfen, muss dies individuell festgelegt werden.

### 52.3.2 Labor

Eine bettseitige BGA mit Bestimmung von Blutzucker, Elektrolyten, Hb, Blutgasen und Bikarbonat sind ausreichend, um eine Stoffwechselentgleisung und Dyselektrolytämie auszuschließen. Dazu sind wiederholte Blutzuckerkontrollen notwendig: je nach Ausgangswert und Befinden des Patienten initial alle 5–15 min, dann alle 30 min.

### 52.3.3 Apparative Diagnostik

Eine apparative Diagnostik wird nur dann erforderlich, wenn es Verletzungsfolgen abzuklären gilt oder als Grund für die Hypoglykämie eine abklärungsbedürftige Allgemeinerkrankung besteht.

**Fallbericht**

**Therapie**

Keine weitere Therapie erforderlich.

✓ Fallbericht: Der Patient benötigt keine weitere spezifische Therapie.

52

## 52.4 Therapie

Bei allen Formen der Hypoglykämie ist die Gabe von Kohlenhydraten die Therapie der Wahl. Je nach Schweregrad erfolgt die Gabe oral oder parenteral. Die Dosierungen sind ➤ Tab. 52.2 zu entnehmen.

Die Blutzuckerkontrolle erfolgt jeweils nach 15 min, bei weiterhin erniedrigten Werten (50–60 mg/dl) wird die Maßnahme wiederholt. Wenn sich der Allgemeinzustand gebessert hat, den Patienten eine Mahlzeit oder einen Snack essen lassen, um eine erneute Hypoglykämie zu vermeiden.

**Tab. 52.2** Therapie der Hypoglykämie

| Schweregrad | Dosierung |
|---|---|
| **Leichte Hypoglykämie** | 20 g Kohlenhydrate oral, z. B. Glukose oder ein Glas Saft |
| **Schwere Hypoglykämie mit erhaltenem Bewusstsein** | 30 g Kohlenhydrate oral, z. B. Glukose |
| **Schwere Hypoglykämie mit Bewusstlosigkeit** | 50 ml 40-prozentige Glukoselösung i. v.; bei ausbleibender klinischer Besserung wiederholen |

**Fallbericht**

**Risikostratifikation**

Niedriges Risiko für das erneute Auftreten einer Hypoglykämie.

✓ Fallbericht: Es handelt sich um eine erstmalig aufgetretene Hypoglykämie. Zudem zeigte der Patient vor der Bewusstseinstrübung eine adrenerge Stressantwort, sodass hier keine Hypoglykämiewahrnehmungsstörung vorliegt. Damit liegt klinisch zunächst kein Hinweis darauf vor, dass es in der Vergangenheit zu vermehrten Hypoglykämien gekommen ist. Es besteht ein niedriges Risiko für eine erneute Unterzuckerung.

Wichtig ist, dass dem Patienten bewusst ist, warum es zu der Hypoglykämie gekommen ist, um eine Wiederholung zu vermeiden.



## 52.5 Risikostratifikation

Wenn sich die Ursache der Hypoglykämie mit genügender Sicherheit feststellen und eine Hypoglykämie somit leicht vermeiden lässt, dann liegt eine Niedrigrisikosituation vor.

Kann die Ursache der Hypoglykämie hingegen nicht bestimmt werden, dann besteht ein nicht einschätzbares, möglicherweise hohes Wiederholungsrisiko. Angesichts der potenziell schweren bis lebensgefährlichen Folgen einer erneuten Hypoglykämie sollte in diesem Fall eine intensivere Abklärung in Betracht gezogen werden.

**Fallbericht**

**Disposition/Empfehlung weiteres Vorgehen**

Entlassung, keine weiteren Maßnahmen.

✓ Fallbericht: Da sich die Hypoglykämie eindeutig auf die vermehrte körperliche Arbeit und das nicht eingenommene Mittagessen zurückführen lässt, kann der Patient ambulant bleiben und hausärztlich weiterbehandelt werden.

## 52.6 Disposition/Empfehlung weiteres Vorgehen

Kann aus der Anamnese heraus nicht erklärt werden, wie es zu der Hypoglykämie gekommen ist, so sollte der Patient zur Abklärung und Überwachung stationär aufgenommen werden.

Bei wiederholtem Auftreten von Hypoglykämien sollte das Insulinschema angepasst werden. Je nach Fähigkeiten und Gesundheitszustand des Patienten kann dies ambulant durch die behandelnden Fachärzt*innen oder im Rahmen eines stationären Aufenthalts erfolgen. Ein junger Patient, der seine Erkrankung gut im Griff hat, wäre für eine ambulante Entlassung mit anschließender hausärztlicher Vorstellung geeignet. Ein alter Patient mit Begleiterkrankungen (z. B. einer verschlechterten Niereninsuffizienz) wird eher stationär aufgenommen werden.

Patienten mit Typ-2-Diabetes sollten insbesondere unter Therapie mit Sulfonylharnstoffen zur Beobachtung und engmaschiger Kontrolle des Blutzuckers stationär aufgenommen werden, da hier die Gefahr einer erneuten Unterzuckerung besteht.

## Was wäre, wenn …

- … der Patient keinen ausreichenden Blutzuckeranstieg gehabt hätte und bewusstlos geblieben wäre?
  - Dann hätte die intravenöse Glukosegabe nach spätestens 5 min noch einmal erfolgen müssen.
- … der Patient trotz Blutzuckeranstiegs länger bewusstlos geblieben wäre?
  - Eine anhaltende Bewusstlosigkeit trotz adäquaten Blutzuckeranstiegs hat eine andere Ursache und muss weiter abgeklärt werden.
- … der Patient Träger einer Insulinpumpe gewesen wäre?
  - Die Akuttherapie der Hypoglykämie wäre dieselbe gewesen. Die Kontrolle oder Änderung der Einstellungen der Insulinpumpe sollte durch einen Spezialisten erfolgen.
- … der Patient sich verletzt hätte?
  - Dann wäre neben der Abklärung der Hypoglykämie eine Abklärung und Versorgung der Verletzungen nach üblichem Vorgehen indiziert gewesen.
- … die Hypoglykämie nicht eindeutig zu erklären gewesen wäre: Wie würde man dann das Insulinschema verändern?
  - Ein pragmatisches Vorgehen in diesem Fall beinhaltet die Reduktion der Insulindosis um etwa ein Drittel und engmaschige Messungen. Man würde eher eine passagere Erhöhung des Blutzuckerspiegels akzeptieren, als das Risiko einer erneuten Hypoglykämie eingehen.



### LITERATUR

S3-Leitlinie Therapie des Typ-1-Diabetes. AWMF-Registernummer 057-013; 2. A. Stand: 28.3.2018, gültig bis 27.3.2023; https://register.awmf.org/de/leitlinien/detail/057-013 (letzter Zugriff: 22.1.2023).

KAPITEL

# 53 Bauchschmerzen und tiefe Atmung

Isabelle Behrendt

**Fallbericht**

### Eintreffen

Eine 19 Jahre alte Patientin wird vom Rettungsdienst aus der Häuslichkeit in die Notaufnahme gebracht. Sie klagt über Übelkeit und diffuse Abdominalbeschwerden, ist hypoton und tachykard, außerdem bestehen eine Tachypnoe ohne Dyspnoe und eine Hyperglykämie bei bekanntem Diabetes mellitus Typ 1. Die Patientin ist wach und orientiert, wirkt aber verlangsamt und schläfrig.

### Ersteindruck

Patientin wach, liegt zusammengekauert auf der Trage. Öffnet Augen auf Ansprache. Insgesamt reduzierter AZ.

### Vitalwerte

GCS 14; $SaO_2$ 100 %; HF 104; RR 102/55; AF 24; T 36,8; Sx 0/10; BZ 356

### Triagekategorie

Orange

### Anamnese

Die Patientin gibt an, dass sie sich am Vortag mit ihren Eltern gestritten und aus Trotz seither kein Insulin mehr gespritzt habe. Seit dem Vormittag gehe es ihr nicht gut. Sie verspüre ein abdominales Völlegefühl, Übelkeit sowie einen diffusen Abdominalschmerz und fühle sich schwach auf den Beinen. Fieber oder Schüttelfrost werden verneint. Seit 8 Jahren bestehe ein Typ-1-Diabetes, ansonsten keine Vorerkrankungen, keine Allergien.

✓ Fallbericht: Durch die vom Rettungsdienst erhobenen Werte ist bereits klar, dass hier eine Hyperglykämie vorliegt. Auf dem Boden des bekannten Typ-1-Diabetes mit der eingeräumten Malcompliance ergibt sich der Verdacht auf eine Ketoazidose.

## 53.1 Anamnese und Differenzialdiagnose

Die rasche Entwicklung der Beschwerden innerhalb von 24 h ist typisch für eine Ketoazidose. Von einer Ketoazidose spricht man bei einer anhaltenden Hyperglykämie mit Werten von > 250 mg/dl und Nachweis einer Ketonurie in Verbindung mit typischen Begleitsymptomen. Sie ist eine akute und potenziell lebensbedrohliche Komplikation des Diabetes mellitus. Es gibt verschiedene Auslöser (von der Malcompliance bis zur schweren Allgemeinerkrankung), die bedacht und abgeklärt werden müssen (➤ Tab. 53.1).

Die Ketoazidose wird anhand der Kriterien in ➤ Box 53.1 definiert.

**BOX 53.1**

**Diagnostische Kriterien der Ketoazidose**

- Serumglukose > 250 mg/dl
- Arterieller pH < 7,35 oder venöser pH < 7,3
- Serumbikarbonat < 15 mmol
- Ketonurie oder Ketonämie

Das klinische Spektrum reicht dabei von einer leichten ketoazidotischen Stoffwechsellage bis hin zu einer schweren Ketoazidose mit diabetischem Koma.

**Tab. 53.1** Auslöser der Ketoazidose

| | |
|---|---|
| **Schwere Akuterkrankung** | • Infektionen/Sepsis (meist Pneumonie oder Infektion im Urogenitaltrakt)<br>• Myokardinfarkt<br>• Apoplex |
| **Psychosoziale Probleme** | • Unzuverlässige Insulinapplikation<br>• Essstörungen<br>• Besonders bei jüngeren Patienten: Angst vor Gewichtszunahme oder vor Hypoglykämien, Rebellion<br>• Stress durch chronische Krankheit |
| **Medikamenten-assoziiert** | • DDP4-Inhibitoren (Sitagliptin)<br>• Kokain<br>• Lithium<br>• Terbutalin<br>• Clozapin oder Olanzapin<br>• Diuretika<br>• Kortikosteroide |
| **Diabetesassoziiert** | • Erstmanifestation eines Typ-1-Diabetes<br>• Technisches Versagen der Insulinpumpe |

**Fallbericht**

**Untersuchungsbefund**

Patientin schläfrig, reagiert auf Ansprache, voll orientiert, abweisend. Hautfarbe unauffällig. Herztöne rein, tachykard. Bds. vesikuläres Atemgeräusch, AF 24/min, tiefe Atemzüge, Kußmaul-Atmung. Abdomen weich, diffuser Druckschmerz über allen Quadranten ohne Abwehrspannung, Darmgeräusche spärlich. Schleimhäute trocken, Hautturgor vermindert.

✓ Fallbericht: Die Patientin zeigt eine Kußmaul-Atmung und diffuse Abdominalbeschwerden.

## 53.2 Körperliche Untersuchung

Die Kußmaul-Atmung ist pathognomonisch für die azidotische Stoffwechsellage. Oft findet sich auch noch ein typischer acetonartiger Fötor. Auch die diffusen Abdominalbeschwerden passen in das Bild der Verdachtsdiagnose. Aufgrund der Hyperglykämie kommt es zur osmotischen Diurese, wodurch sich das Volumendefizit entwickelt.

Finden sich in der Anamnese bzw. bei der klinischen Untersuchung zusätzlich Hinweise auf ein infektiöses Geschehen wie Fieber oder Schüttelfrost, Husten, Auswurf, Dysurie, lokalisierte Schmerzen etc., müssen diese Symptome weiter abgeklärt werden.

**Fallbericht**

**Erste Anordnungen und Diagnostik**

EKG, Monitor. BGA. Blutentnahme mit Serumglukose, Elektrolyte, Harnstoff, Kreatinin, Diff-BB, CRP, Urinstatus mit Testung auf Ketonkörper, falls positiv auch Ketonkörper im Serum, Plasmaosmolalität, $HbA_{1C}$, (β-HCG).

Weitere Diagnostik sollte in Abhängigkeit der Begleiterkrankung und der klinischen Befunde zur Ursachenforschung ergänzt werden, z. B. Lipase, TSH, Blutkulturen, Urinkultur, Herzenzyme etc.

EKG

Tachykarder Sinusrhythmus, Indifferenztyp, alle Zeiten im Limit, unauffällige ST-Strecken.

Labor

| Parameter | Laborwert Pat. | Referenzbereich | Einheit |
|---|---|---|---|
| Hämoglobin | 15,8 | 12–16 | g/dl |
| Hämatokrit | 44 | 35–45 | % |
| Erythrozyten | 4,5 | 3,6–5,5 | Mio./µl |
| Leukozyten | 17,1 | 4–10 | Tsd./µl |
| Thrombozyten | 423 | 140–440 | Tsd./µl |
| Natrium | 131 | 130–145 | mmol/l |

| Parameter | Laborwert Pat. | Referenzbereich | Einheit |
|---|---|---|---|
| Kalium | 4,9 | 3,5–5,5 | mmol/l |
| BZ | 381 | 70–100 | mg/dl |
| pH | 7,1 | | |
| $pCO_2$ | 15 | | mmHg |
| $pO_2$ | 43 | | mmHg |
| BE | –9 | | mmol/l |
| Bikarbonat | 13 | | mmol/l |

Monitorüberwachung

Durchgehend mäßig tachykarder Sinusrhythmus.

✓Fallbericht: EKG und Monitoring sind unauffällig. Im Labor zeigt sich eine dekompensierte metabolische Azidose bei noch ausgeglichenem Serumkalium und -natrium.

Die Leukozytose ist am ehesten im Rahmen der physiologischen Stressantwort zu werten, da sich klinisch kein Hinweis auf einen Infekt ergibt.

Die Abdominalbeschwerden passen in das Bild der Ketoazidose. Zum Ausschluss einer anderen Genese erhält die Patientin eine Notfallsonografie. Die erste Diagnostik zielt darauf ab, das Ausmaß der Azidose zu bestimmen und den potenziellen Trigger der Stoffwechselentgleisung zu identifizieren.

**DIAGNOSE**

Diabetische Ketoazidose

## 53.3 Erste Anordnungen und Diagnostik

### 53.3.1 EKG

Ein Myokardinfarkt kann ein Trigger der Ketoazidose sein. Da insbesondere Diabetiker ein deutlich erhöhtes Risiko für kardiovaskuläre Ereignisse haben, sollte in der Basisdiagnostik ein EKG enthalten sein. Besonders geachtet werden sollte auf:

- Ischämiezeichen: Hinweis auf z. B. Herzinfarkt
- Herzrhythmusstörungen: z. B. Bradykardie, Tachykardie im Rahmen von Dyselektrolytämien

### 53.3.2 Monitor

Bei der Patientin bestehen ausgelenkte Vitalparameter, und es treten mit hoher Wahrscheinlichkeit Dyselektrolytämien auf, die zu Herzrhythmusstörungen führen können. Daher besteht die Indikation zur Monitorüberwachung.

### 53.3.3 Labor

Die Labordiagnostik zielt zum einen auf die Abgrenzung zwischen Hyperglykämie und diabetischer Ketoazidose, zum anderen wird anhand der Labordiagnostik die Schwere der Azidose ermittelt. Des Weiteren sollte bei der Ursachenforschung eine schwere Allgemeinerkrankung bedacht werden. Die Ketoazidose geht in der Regel mit einer Leukozytose einher, die mit der Ketonämie korreliert. Besteht eine Leukozytose > 25.000, muss von einer Infektion ausgegangen und eine entsprechende weitere Diagnostik eingeleitet werden.

### 53.3.4 Apparative Diagnostik

Eine weitere Diagnostik mittels Sonografie, konventionellem Röntgen oder CT wird nur benötigt, um ggf. die zugrunde liegende Akuterkrankung weiter abzuklären.

**KERNAUSSAGEN**

Die diabetische Ketoazidose entsteht nicht spontan; daher muss immer Ursachenforschung betrieben werden, um den Trigger der Stoffwechselentgleisung zu ermitteln.

**Fallbericht**

**Therapie**

Die Therapie besteht in Volumensubstitution, Elektrolytausgleich und Insulinsubstitution unter regelmäßiger Blutzucker- sowie Elektrolytkontrolle.

✓ Fallbericht: Die Patientin erhält in der ersten ½ Stunde 1 Liter 0,9-prozentige NaCl-Lösung. Danach wird mit dem Ausgleich des Serumkaliums und der Korrektur des Blutzuckers begonnen.

53

## 53.4 Therapie

In der ersten Stunde erfolgt eine rasche Volumengabe zur Kreislaufstabilisierung, danach ein langsamer Ausgleich von Volumendefizit und Elektrolyten. Der Ausgleich des Volumendefizits bewirkt eine Verbesserung der Perfusion und kann bereits zu einer ersten Blutzuckersenkung führen.

**MERKE**

**Schema zur Volumensubstitution**

- 1–2 l 0,9-prozentige NaCl-Lösung in den ersten 30–60 min, danach 100–500 ml/h (hierbei sind Nieren- und Herzfunktion zu beachten).
- Der Gesamtbedarf liegt bei etwa 5–10 l oder ca. 15 % des Körpergewichts.

Die Substitution von Insulin führt zu einer Kaliumverschiebung nach intrazellulär, weshalb das Kalium engmaschig kontrolliert werden muss. Es wird empfohlen, das Kalium auch bei normwertigem Serumkalium mit Aufnahme der Insulinsubstitution ebenfalls zu substituieren (➤ Tab. 53.2).

Bei Patienten mit Hypokaliämie oder grenzwertig niedrigem Kalium muss das Kalium vor Beginn der Insulingabe korrigiert werden.

**MERKE**

**Tab. 53.2** Schema zur Kaliumsubstitution (sobald Diurese einsetzt)

| Kalium [mmol/l] | Maßnahme |
|---|---|
| > 5,5 | Keine Therapie |
| 3,5–5,5 | Beginn mit 10 mmol/h, Anpassung nach Bedarf (eine deutlich höhere Dosis bis 20–30 mmol/h kann erforderlich sein) |
| < 3,5 | 40 mmol/h |

Sobald Insulin oder Bikarbonat verabreicht werden, kann das Kalium sehr schnell abfallen. Dann muss der Insulinperfusor gestoppt werden, bis das Kalium wieder im hochnormalen Bereich liegt.
**Cave:** Maximal 30–40 mmol Kalium/h!

Normalerweise wird in der Therapie Normalinsulin verwendet, die Substitution kann aber auch mit schnell wirksamem Insulin erfolgen. Zur Substitution kann folgendes Schema verwendet werden:

**MERKE**

**Schema zur Substitution von Normalinsulin**

- Intravenöser Bolus von 0,1 Einheiten pro kg KG, danach Perfusor mit 0,1 Einheiten/kg KG/h. Bei einem 70 kg schweren Patienten entspricht dies 7 Einheiten/h.

*oder*

- Kein Bolus, dafür höhere Laufrate des Perfusors von 0,14 Einheiten/kg KG/h. Bei einem 70 kg schweren Patienten entspricht dies 10 Einheiten/h.

Mit dieser Dosierung fällt der Blutzuckerspiegel in der Regel stündlich um 50–70 mg/dl. Sollte der Blutzuckerspiegel nach 1 h um weniger als 10 % des Ausgangswerts abgefallen sein, ist zunächst die Perfusorleitung auf eine einwandfreie Applikation zu überprüfen; anschließend kann die Laufrate des Perfusors auf 0,15–2,0 U/kg KG/h gesteigert werden. Der Blutzucker sollte nicht unter 200 mg/dl sinken. Ist die Ketoazidose bis dahin durchbrochen, kann die intravenöse Insulingabe auf eine subkutane Gabe umgestellt werden. Besteht weiterhin eine Ketoazidose, muss Glukose substituiert werden.

**MERKE**

Die Ketoazidose gilt als durchbrochen, wenn:
- Blutzucker < 200 mg/dl,
- Serumbikarbonat ≥ 18 mmol/l und
- venöser pH-Wert > 7,3.

Die Gabe von Bikarbonat wird nur bei einem pH-Wert < 7,0 empfohlen; die Daten dazu sind bereits älter und aktuelle Studien fehlen. Wird ein pH-Wert von 7,0 erreicht, wird die Gabe beendet. Es werden 50 mmol Natriumbikarbonat 8,4 % über 1 h gegeben.

Unter der Therapie muss der Blutzucker alle 30–60 min engmaschig kontrolliert werden; zudem muss eine Kontrolle von Elektrolyten, pH-Wert und Bikarbonat erfolgen. Empfohlen werden hier initial kurzfristige Kontrollen alle 30–60 min und im Verlauf alle 2–4 h. Um die Werte rasch zu erhalten, ist es in den meisten Fällen sinnvoll, die Kontrollen über ein BGA-Gerät durchzuführen.

**CAVE**

Die Gabe von Bikarbonat ist die Ausnahme, nicht die Regel!

**Fallbericht**

**Risikostratifikation**

Dies ist eine Hochrisikosituation.

✓ Fallbericht: Die Patientin hat eine dekompensierte metabolische Azidose.

## 53.5 Risikostratifikation

Es gibt kein validiertes Tool zur Risikostratifikation. Aufgrund der Schwere der metabolischen Entgleisung liegt eine Hochrisikosituation vor, d. h., es ist eine stationäre Aufnahme auf eine Station indiziert, die mit dem Krankheitsbild Erfahrung hat und eine engmaschige Überwachung sicherstellen kann. Mit einem pH von 7,1 liegt eine mittelschwere Ketoazidose vor.

**KERNAUSSAGEN**

- Einer Blutzuckerentgleisung liegt immer ein Akutereignis zugrunde, das identifiziert und behandelt werden muss.
- Patienten mit Hyperglykämien haben ein hohes Risiko für Hypokaliämien, insbesondere unter Insulinsubstitution. Daher müssen während der Therapie eine adäquate Kaliumsubstitution und Kaliumkontrollen erfolgen.
- Das Hirnödem ist eine seltene, aber schwerwiegende Komplikation der Ketoazidose. Zur Prävention sollten Volumensubstitution und Senkung des Blutzuckerspiegels nicht zu schnell erfolgen.

**Fallbericht**

**Disposition/Empfehlung weiteres Vorgehen**

Aufnahme auf eine Wach- oder Intensivstation.

✓ Fallbericht: Die Patientin benötigt eine engmaschige Kontrolle der Elektrolyte, des Blutzuckers und der Blutgase. Weiterhin ist eine adäquate Volumensubstitution indiziert.

## 53.6 Disposition/Empfehlung weiteres Vorgehen

Es wird die Aufnahme auf eine entsprechende Wacheinheit empfohlen. Dort wird die Therapie fortgesetzt, bis sich die Stoffwechsellage wieder normalisiert hat.

## Was wäre, wenn …

- … die Patientin ein akutes Abdomen gehabt hätte?
  - Die Ketoazidose kann zu einer peritonealen Reizung führen, die eher diffuse Abdominalbeschwerden hervorruft. Der schweren Ketoazidose kann jedoch auch ein akutes Abdomen zugrunde liegen! Hier erfolgt eine Abklärung wie beim Leitsymptom akutes Abdomen üblich, parallel muss die Ketoazidose behandelt werden.
- … die Patientin einen SGLT2-Inhibitor (Glifozin) einnehmen würde?
  - Üblicherweise entstehen Ketoazidosen erst bei einem Blutzucker von > 300 mg/dl. Die Ausnahme ist eine Therapie mit SGLT2-Inhibitoren (Gliflozine). Dann kann eine Ketoazidose auch bei normalen oder nur leicht erhöhten Blutzuckerwerten auftreten. Dies zu wissen ist wichtig, denn diese Ketoazidosen sind oft schwer, aber schwieriger zu erkennen. Daher sollten bei Patienten mit entsprechenden Beschwerden und der Einnahme von SGLT2-Inhibitoren niedrigschwellig eine BGA durchgeführt werden.

### LITERATUR

Kitabchi AE, Murphy MB. Consequences of insulin deficiency. In: Skyler J (ed.): Atlas of Diabetes. 4th ed. New York: Springer 2012; 39–63.

S3-Leitlinie Therapie des Typ-1-Diabetes. AWMF-Registernummer 057-013; 2. A. Stand: 28.3.2018, gültig bis 27.3.2023; https://register.awmf.org/de/leitlinien/detail/057-013 (letzter Zugriff: 22.1.2023).

KAPITEL

# 54 Schwach und krank

Isabelle Behrendt

## Fallbericht

### Eintreffen

Ein 69-jähriger Patient kommt zu Fuß in die ZNA. Er wird von seiner Hausärztin zur Abklärung eines erhöhten Blutzuckers zugewiesen.

### Ersteindruck

Wacher Patient, wirkt leicht geschwächt.

### Vitalwerte

GCS 15; $SaO_2$ 96 %; HF 72, regelmäßig; RR 150/90; AF 16; T 36,8; Sx 0/10; BZ 646 mg/dl

### Triagekategorie

Gelb

### Anamnese

Der Patient berichtet, dass er seit Wochen eine zunehmende Schwäche verspüre. Er habe Gewicht verloren, was er zunächst gut fand, da er mit etwa 140 kg Körpergewicht bei 176 cm Größe seit Jahren deutlich übergewichtig sei. Ansonsten habe er vermehrt „Prostatabeschwerden", müsse oft und viel zur Toilette, um Wasser zu lassen, was ihm Schwierigkeiten bereite und in den letzten Tagen auch mit einem deutlichen Brennen verbunden gewesen sei. Er sei sehr besorgt.

An Vorerkrankungen bestünden eine arterielle Hypertonie, die mit einer Kombinationstherapie aus Metoprolol, Ramipril und Torasemid (jeweils ausdosiert) behandelt werde, eine Hyperurikämie und eine Dyslipidämie, weswegen der Hausarzt ein Statin verordnet habe. Bluthochdruck und Diabetes lägen in der Familie.

✓ Fallbericht: Der Patient klagt über Schwäche und Gewichtsverlust, verbunden mit einer Dysurie und Pollakisurie.

Bereits bei der Erhebung der Vitalzeichen im Rahmen der pflegerischen Ersteinschätzung fällt eine deutliche Hyperglykämie mit einem BZ von 646 mg/dl auf. In Kenntnis der Familienanamnese und unter Beachtung der ausgeprägten Adipositas des Patienten liegt der Verdacht auf einen Diabetes mellitus Typ 2 nahe.

**DIAGNOSE**
Hyperglykämie

## 54.1 Anamnese und Differenzialdiagnose

Die Hausärztin weist den Patienten zur Abklärung eines erhöhten Blutzuckers in die Klinik ein. Das Leitsymptom ist dabei eine schleichende AZ-Verschlechterung mit Gewichtsverlust.

Der Diabetes mellitus hat eine hohe genetische Penetranz, und die Insulinresistenz ist bei übergewichtigen Patienten besonders ausgeprägt. Dazu passen die Pollakisurie, die eine Folge der Hyperglykämie mit konsekutiver osmotischer Diurese ist, ebenso wie die Dysurie, die Folge eines Harnwegsinfekts ist und sich bei Diabetikern häufig entwickelt.

Die osmotische Diurese kann über den Flüssigkeitsverlust zu einem Gewichtsverlust führen. Aufgrund des Alters des Patienten sind die alternativen Ursachen für einen Gewichtsverlust in die differenzialdiagnostischen Überlegungen einzubeziehen und entsprechend abzuklären.

**MERKE**

Die ersten Symptome einer andauernden Hyperglykämie sind:
- Polydipsie
- Polyurie
- Gewichtsverlust

Für andauernde Hyperglykämien gibt es immer einen Auslöser – in der Regel einen Infekt, der mitbehandelt werden muss.

Unbehandelt mündet die Hyperglykämie in ein Coma diabeticum; dabei steigen die Blutzuckerwerte oft über 1.000 mg/dl. Aufgrund der erhöhten Plasmaosmolalität entwickeln diese Patienten erhebliche neurologische Defizite vom fokalneurologischen Defizit bis zur Hemiparese und von der Vigilanzminderung bis zum Koma.

**MERKE**

Auch, wenn die Beschwerden sich auf den ersten Blick nach der Anamnese und der Erhebung der Vitalwerte gut erklären lassen, müssen die Standards in der Abklärung der Leitsymptome gewahrt bleiben. Das vorschnelle Festlegen auf eine Diagnose ist als „premature closure" ein in der Literatur gut beschriebener und in der Notfallmedizin häufig vermeidbarer Fehler.



**Fallbericht**

**Untersuchungsbefund**

Der Patient ist wach, orientiert, GCS 15. Cor: normale Herztöne, 2/6 Systolikum p. m. Aorta. Pulmo: normale Atemgeräusche, keine Nebengeräusche. Abdomen weich, indolent, ausladend, Intertrigo. Extremitäten: chronische venöse Insuffizienz beider Beine. Nagelmykosen an den Füßen. Kein fokalneurologisches Defizit.

✓ Fallbericht: Adipöser Patient, Intertrigo und Nagelmykosen, Zeichen der chronischen venösen Insuffizienz sowie ein Systolikum. Ansonsten ergibt sich aus der klinischen Untersuchung hinsichtlich der Abklärung des Gewichtsverlustes kein weiterer Hinweis.

## 54.2 Körperliche Untersuchung

Nagelmykosen und Intertrigo entstehen bevorzugt bei Patienten mit einem Diabetes mellitus oder Angiopathien. Auch eine Adipositas ist häufig.

**Fallbericht**

**Erste Anordnungen und Diagnostik**

- Labor: kleines BB, Elektrolyte, Kreatinin, ASAT, ALAT, AP, Bilirubin
- Monitor
- EKG

EKG

Normokarder Sinusrhythmus, Indifferenztyp, alle Zeiten im Limit, unauffällige ST-Strecken.

Labor

| Parameter | Laborwert Pat. | Referenzbereich | Einheit |
|---|---|---|---|
| Hämoglobin | 15,9 | 12–16 | g/dl |
| Hämatokrit | 45 | 35–45 | % |
| Erythrozyten | 5,4 | 3,6–5,5 | Mio./µl |
| Leukozyten | 10,4 | 4–10 | Tsd./µl |
| Thrombozyten | 288 | 140–440 | Tsd./µl |
| pH | 7,37 | 7,35–7,44 | |
| $pO_2$ venös | 42 | | mmHg |
| $pCO_2$ venös | 52 | | mmHg |
| BE | −1,1 | | mmol/l |
| Natrium | 134 | 130–145 | mmol/l |
| Kalium | 4,1 | 3,5–4,5 | mmol/l |
| Kreatinin | 2,1 | bis 1,1 | mg/dl |
| Glukose | 592 | 70–99 | mg/dl |

Monitorüberwachung

- Durchgehend normokarder Sinusrhythmus, Sauerstoffsättigung 97 % bei Raumluft
- Blutdruck um 160/90 mmHg

✓ Fallbericht: Auch im Labor zeigt sich eine deutlich erhöhte Serumglukose, darüber hinaus eine Niereninsuffizienz.

## 54.3 Erste Anordnungen und Diagnostik

Ein erhöhtes Kreatinin, das bei Berechnung der glomerulären Filtrationsrate einer **Niereninsuffizienz** entspricht, zeigt sich bei diesem Krankheitsbild häufig. Anfangs ist oft unklar, ob die Niereninsuffizienz Folge des Flüssigkeitsverlusts bei gesteigerter Diurese ist, also prärenal und damit potenziell reversibel, oder ob sie bereits Ausdruck einer manifesten Glomerulosklerose und damit mögliche Folge eines schon seit Längerem gestörten Zuckerstoffwechsels ist. In der Notaufnahme muss im nächsten Schritt bei allen niereninsuffizienten Patienten ein postrenales Nierenversagen infolge eines Harnaufstaus sonografisch ausgeschlossen werden.

Aufgrund der osmotischen Diurese kann es zu Elektrolytverlusten kommen, die zu einem absoluten **Kaliummangel** führen. Auch wenn im Initiallabor das Kalium im Normbereich liegt, muss man davon ausgehen, dass es bereits unter der Infusionstherapie, spätestens aber nach den ersten Insulingaben zu einem Abfall des Serumkaliums kommen wird; daher sind hier engmaschige Kontrollen angezeigt. Das Serumnatrium ist dagegen im Rahmen einer Verdünnungshyponatriämie häufig erniedrigt, als Faustregel um etwa 1,6 mmol/l pro 100 mg/dl BZ über dem normalen Blutzuckerwert.

**Fallbericht**

**Therapie**

- Großzügige Volumengabe einer Vollelektrolytlösung
- Später auf Station: Beginn einer Therapie mit Insulin nach Ausgleich des Volumendefizits

✓ Fallbericht: Aufgrund der vermehrten Diurese muss zunächst das Volumendefizit ausgeglichen werden. Hierzu erhält der Patient Vollelektrolytlösung. Da die Elektrolyte ausgeglichen sind, muss hier zunächst auch keine Substitution erfolgen. Die Serumelektrolyte müssen im weiteren Verlauf aber engmaschig kontrolliert werden. Über den Ausgleich des Flüssigkeitsdefizits kommt es in der Regel bereits zu einem deutlichen Abfall der Serumglukose. Erst wenn das Volumendefizit ausgeglichen ist, erfolgt im zweiten Schritt die Senkung der Serumglukose mit Insulin. Durch die Therapie kommt es zu relevanten Verschiebungen von Elektrolyten zwischen Inter- und Extrazellularraum. Ein zu schneller Shift kann zur Ausbildung eines Hirnödems führen.

## 54.4 Therapie

Die Patienten leiden unter einem Flüssigkeitsmangel, verursacht durch die osmotische Diurese bei Hyperglykämie. Unter **Flüssigkeitssubstitution** verbessern sich sowohl das Befinden der Patienten und die Nierenretentionsparameter als auch die zirkulatorischen Verhältnisse, und es kommt nicht zuletzt durch den Verdünnungseffekt zu einem Absinken des Blutzuckerspiegels. In dieser Situation, die in der Regel innerhalb von 24–48 h erreicht ist, kann dann mit einer Insulintherapie begonnen werden.

**KERNAUSSAGEN**

Das primäre Therapieziel ist nicht, die Serumglukose so schnell wie möglich in den Normbereich zu senken. Primär wird vielmehr das Volumendefizit ausgeglichen und danach behutsam die Serumglukose gesenkt.

Das üblicherweise empfohlene stufenweise Vorgehen mit zunächst Lebensstiländerung und Gewichtsreduktion, dann erst ggf. im Verlauf Ergänzung von oralen Antidiabetika und Insulin, kann bei diesem Patienten aus zwei Gründen nicht zur Anwendung kommen: Zum einen ist der Blutzuckerspiegel so stark erhöht, dass ein weiteres Zuwarten nicht vertretbar ist. Zum anderen ist aufgrund der eingeschränkten Nierenfunktion ein ambulanter Beginn einer Therapie mit oralen Antidiabetika nicht ratsam, da diese Medikamentenklasse bei fortgeschrittener Niereninsuffizienz kontraindiziert ist. Man wird zumindest in der Akutphase bei diesem Patienten **Insulin** in anfangs niedriger Dosierung bei engmaschiger Überwachung einsetzen müssen, und damit ist eine stationäre Aufnahme indiziert.

**Fallbericht**

**Risikostratifikation**

Mittleres Risiko, stationäre Aufnahme auf eine internistische Normalstation.

## 54.5 Risikostratifikation

Grundsätzlich steigt das Risiko des Patienten mit dem Anstieg des Blutzuckers, allerdings nicht linear. Höherer Blutzucker, höheres Alter und Komorbiditäten steigern das Risiko für den Patienten. Ein besonders hohes Risiko liegt vor, wenn bei diesen Patienten eine Bewusstseinsstörung vorliegt; dann besteht der Verdacht auf ein hyperglykämisches hyperosmolares Syndrom.

**Fallbericht**

**Disposition/Empfehlung weiteres Vorgehen**

Der Patient wird auf eine internistische Normalstation mit Schwerpunkt Diabetologie/Endokrinologie aufgenommen. In den nächsten Stunden und Tagen wird unter enger Überwachung, insbesondere auch engmaschiger Kaliumkontrolle, und weiterer Volumengabe der Blutzucker langsam abgesenkt. Parallel dazu wird der Patient im Umgang mit der Erkrankung und der Dosierung des Insulins geschult.

## 54.6 Disposition/Empfehlung weiteres Vorgehen

Bei diesen Patienten ist eine stationäre Therapie mit Rehydratation und Insulintherapie sowie parallel eine engmaschige Kontrolle des Blutzuckers und der Elektrolyte indiziert. Die definitive antidiabetische Therapie kann erst im Verlauf des stationären Aufenthalts in Abhängigkeit der Blutzuckerwerte und der Retentionsparameter festgelegt werden.

Liegt eine Bewusstseinsstörung und damit der Verdacht auf ein **hyperglykämisches hyperosmolares Syndrom** vor, dann sollten die Patienten nach Ausschluss einer zerebralen Pathologie auf eine Intensivstation verlegt werden.

**Was wäre, wenn …**

- … der Patient einen absoluten Insulinmangel bei einem Typ-1-Diabetes erlitten hätte?
  - Dann wäre die Erstmanifestation mit hoher Wahrscheinlichkeit nicht mit einer solch langen Latenz (Schwäche seit mehreren Wochen) und nicht primär mit den Folgen des Flüssigkeitsverlusts, sondern eher mit einer diabetischen Ketoazidose einhergegangen.
- … der Patient bei einer gelegentlichen Messung durch einen mäßig erhöhten Blutzuckerspiegel, etwa um 200 mg/dl, aufgefallen wäre?
  - Dann wäre ein konservatives Vorgehen unter enger Beobachtung durch den Hausarzt möglich gewesen: Lebensstiländerung, Gewichtsreduktion, körperliche Bewegung, dann ggf. im Verlauf Beginn mit oralen Antidiabetika.
- … der Patient auch Fieber gehabt hätte?
  - Eine Hyperglykämie kann auch durch eine Infektion ausgelöst oder verschlimmert werden. Zugleich sind diese Patienten besonders gefährdet. Somit hätte die Ursache des Fiebers sorgfältig gesucht und behandelt werden müssen.
- … der Patient eine Hypokaliämie gehabt hätte?
  - Dann wäre zusätzlich eine ausreichende Kaliumsubstitution erforderlich gewesen. Vor allem vor der Gabe von Insulin muss der Kaliumspiegel zumindest normwertig sein.
- … der Patient bewusstseinsgetrübt gewesen wäre?
  - Dann hätten sowohl neurologische als auch metabolische (vor allem hyperglykämisches hyperosmolares Syndrom) als auch toxikologische oder andere Ursachen der Bewusstseinstrübung erkannt oder ausgeschlossen werden müssen. Der Abklärungsaufwand kann dann groß sein, muss aber akut erfolgen.

## LITERATUR

Nationale VersorgungsLeitlinie Typ-2-Diabetes – Teilpublikation, 2. Auflage. Stand: 25.3.2021, gültig bis 25.3.2026; www.leitlinien.de/diabetes (letzter Zugriff: 22.1.2023).

KAPITEL

# 55 Ungewöhnlich krank

Isabelle Behrendt

## Fallbericht

**Eintreffen**

Ein 39 Jahre alter Patient wird vom Rettungsdienst in die Notaufnahme gebracht. Seit dem Vortag habe er Durchfälle, jetzt zunehmende AZ-Verschlechterung und diffuse Abdominalschmerzen.

**Ersteindruck**

Der Patient liegt zusammengekauert und mit geschlossenen Augen auf der Trage, wirkt schläfrig und krank, reagiert auf Ansprache mit Augenöffnen. Kommunikation möglich, aber deutlich verlangsamt, nur in kurzen Sätzen und mit großer Anstrengung.

**Vitalwerte**

GCS 14; $SaO_2$ 97 %; HF 110; RR 87/64; AF 22; T 37,8; Sx 3/10; BZ 69

**Triagekategorie**

Orange

**Anamnese**

Die Anamneseerhebung erfolgt z. T. durch die anwesende Ehefrau. Ihr Mann habe seit dem Vortag praktisch stündlich wässrige Durchfälle sowie Übelkeit und Erbrechen. Zuvor habe ihr 3-jähriger Sohn einen Magen-Darm-Infekt gehabt. Bei ihrem Mann beobachte sie seit dem Morgen eine rasch zunehmende Verschlechterung des Allgemeinbefindens bei schwerem Krankheitsgefühl. Er sei sehr schläfrig. So kenne sie ihn nicht.

An Vorerkrankungen bestünden eine arterielle Hypertonie, die mit einem ACE-Hemmer gut kontrolliert sei, und eine Psoriasis-Arthritis, wegen der er in enger rheumatologischer Behandlung sei. Die genaue Medikation könne sie im Moment nicht angeben; in den letzten Jahren sei viel mit verschiedenen Medikamentenkombinationen ausprobiert worden, da die Krankheit ihn immer wieder schwer beeinträchtige. Es wäre jedoch eine hohe Dosis Kortison dabei. Am Vortag habe er noch seine Medikamente einnehmen wollen, diese aber sofort wieder erbrochen; heute sei er dazu zu schwach gewesen.

✓ Fallbericht: Erschwerte Anamnese wegen des schlechten Zustands des Patienten. Es werden Symptome einer Gastroenteritis, unter denen auch der Sohn litt, geschildert, zudem an Vorerkrankungen eine schwer kontrollierbare rheumatische Erkrankung.

## 55.1 Anamnese und Differenzialdiagnose

Der Patient bietet gleich mehrere notfallmedizinisch relevante Leitsymptome (➤ Tab. 55.1).

Bereits bei der Anamneseerhebung fällt eine erhebliche Diskrepanz zwischen den geschilderten Symptomen und dem massiv beeinträchtigten Gesamtbefinden des Patienten auf: Die geschilderte Erkrankung des Sohnes und der Beginn der Symptome beim Patienten sprechen zwar sehr für eine Gastroenteritis, doch scheint der Patient deutlich schwerer betroffen zu sein. Dies muss in der Notaufnahme zu folgenden Überlegungen führen:

- Stimmt die Verdachtsdiagnose Gastroenteritis?

**Tab. 55.1** Leitsymptome und Differenzialdiagnosen

| Leitsymptome | Mögliche Differenzialdiagnosen |
|---|---|
| **Hypotonie und Tachykardie** | Septischer Schock, hypovolämischer Schock, anaphylaktischer Schock, schwere Exsikkose, akutes Abdomen |
| **Abdominalschmerzen** | Akutes Abdomen, Peritonitis, Appendizitis, Kolitis, Perforation, Pankreatitis, gastrointestinale Blutung |
| **Übelkeit und Erbrechen** | Gastroenteritis, Subarachnoidalblutung (SAB) |
| **Vigilanzminderung** | SAB, Basilarisvenenthrombose, Sepsis, metabolische Entgleisung |

- Liegt neben der vermuteten Erkrankung eine weitere Erkrankung, eine Verletzung oder eine Vergiftung vor?
- Liegt ein außergewöhnlich schwerer Verlauf der vermuteten Erkrankung vor?
- Liegen Komplikationen der Erkrankung vor (z. B. Boerhaave-Syndrom nach Erbrechen, toxisches Megakolon, Ileus etc.)?
- Kam es zu Komplikationen durch die Therapie?
- Kommt es aufgrund von Vorerkrankungen zu Komplikationen, oder prädisponieren die Vorerkrankungen für bestimmte Komplikationen?



Im konkreten Fall wird eine eingehende körperliche Untersuchung erforderlich sein, erweitert durch Ultraschall und Labor, um eine Verdachtsdiagnose zu stellen, aber auch um weitere Erkrankungen, Komplikationen und Folgen einer Initialtherapie zu erkennen oder auszuschließen.

In der Anamnese auffällig ist die offensichtlich schwer verlaufende **Psoriasis-Arthritis**, die offenbar immunsuppressiv behandelt wird. Schon allein die Immunsuppression prädisponiert für einen schweren Verlauf von Infektionskrankheiten und Komplikationen wie etwa eine Sepsis durch Darmkeime bei einer durch die Gastroenteritis gestörten Schleimhautschranke. Es müssen aber auch Nebenwirkungen einer langjährigen Steroidtherapie bedacht werden.

Neben gastrointestinalen Ulzerationen ist hier vor allem die Nebennierenrindeninsuffizienz von Bedeutung. Die Hormonausschüttung aus der Nebennierenrinde (NNR) unterliegt physiologisch einem Feedbackmechanismus über die Hypothalamus-Hypophysenvorderlappen-Nebennierenrinden-Achse. Eine **Kortison-Dauertherapie** kann zu einem Ausfall des Feedbackmechanismus führen, sodass in Akutsituationen die erforderliche vermehrte Kortisolausschüttung als physiologische Stressantwort ausbleibt. Die Folge ist eine **Addison-Krise**, die mit den Symptomen Exsikkose, Hypotonie, Schock, akutes Nierenversagen, metabolische Azidose, Pseudoperitonitis, ggf. Durchfall und Erbrechen sowie Hypoglykämien einhergeht. Das Leitsymptom der Addison-Krise ist der Schock.

Aufgrund der Anamnese muss also an eine Addison-Krise gedacht werden. Sie ist eine klinische Verdachtsdiagnose, die umgehend ohne Abwarten weiterer Bestätigungstests behandelt werden muss. Die Addison-Krise wird in der Regel durch ein Akutereignis ausgelöst, das ebenfalls weiter abgeklärt und behandelt werden muss. Klinisch wahrscheinlich ist eine infektiöse Gastroenteritis; andere Differenzialdiagnosen müssen jedoch ebenso in Betracht gezogen werden.

Außer im Rahmen einer Kortisontherapie kann die Addison-Krise auch auftreten, wenn zuvor eine nichtdiagnostizierte latente **NNR-Insuffizienz** bestand, deren typische Symptome Gewichtsverlust, diffuse Abdominalbeschwerden, allgemeine Schwäche, Dyselektrolytämie, Hyperpigmentation und Hypotonie sind. Auch hier kann ein Akutereignis zu einer dramatischen Verschlechterung bis hin zur Addison-Krise führen. Weitere Ursachen können Infarzierungen, Blutungen oder eine autoimmune NNR-Insuffizienz sein. Nicht zuletzt gibt es die sekundäre NNR-Insuffizienz als Ursache einer Addison-Krise; hier liegt eine Störung im Bereich der Hypophyse bzw. des Hypothalamus vor, z. B. im Rahmen einer Ischämie.

**MERKE**

Das Leitsymptom der Addison-Krise ist der Schock.

**DIAGNOSE**

Addison-Krise

## Fallbericht

### Untersuchungsbefund

Patient ist vigilanzgemindert, aber voll orientiert, schläfrig und verlangsamt. Hautfarbe unauffällig. Haut trocken. Herztöne rein. Bds.

vesikuläres Atemgeräusch. Abdomen weich mit diffusem Druckschmerz, rege Peristaltik über allen Quadranten, keine Abwehrspannung. Schleimhäute trocken. Bewegt alle Extremitäten seitengleich. Pupillen isokor.

✓ Fallbericht: Der Patient zeigt eine Vigilanzminderung ohne sonstige neurologische Defizite, die durch eine Addison-Krise verursacht sein kann. Eine metabolische oder zentrale Ursache für die Vigilanzminderung, insbesondere auch im Zusammenhang mit dem Erbrechen, kann damit jedoch per se noch nicht ausgeschlossen werden.

Klinisch besteht bei diffusem abdominalem Druckschmerz ohne Abwehrspannung und bei regen Darmgeräuschen kein akutes Abdomen. Die Symptome können durch eine banale Gastroenteritis erklärbar sein. Ebenso passen sie aber zu einer Addison-Krise, die zu einer Pseudoperitonitis führen kann.

## 55.2 Körperliche Untersuchung

Hypotonie und Tachykardie sind im klinischen Kontext zu bewerten. Bei klinisch kranken Patienten mit ggf. zusätzlich schweißiger, blasser oder marmorierter Haut besteht klinisch das Vollbild eines Schocks. Eine Hypotonie ohne Einschränkung des Allgemeinbefindens kann durch weniger kritische Krankheitsbilder hervorgerufen sein, z. B. bei Exsikkose, oder bei jungen Menschen oder Schwangeren auch physiologisch sein.

**Fallbericht**

**Erste Anordnungen und Diagnostik**

EKG, Monitor, Zugang mit Blutentnahme (BGA, Blutbild, CRP/PCT, Kreatinin, Elektrolyte, Lipase, ASAT, γ-GT, Bilirubin, TSH). BZ, Kortisol, ACTH, Aldosteron, Renin.

EKG

Normofrequenter Sinusrhythmus, Indifferenztyp, alle Zeiten im Limit, unauffällige ST-Strecken.

Labor

| Parameter | Laborwert Pat. | Referenzbereich | Einheit |
|---|---|---|---|
| Hämoglobin | 16,5 | 12–16 | g/dl |
| Hämatokrit | 46 | 35–45 | % |
| Erythrozyten | 5,7 | 3,6–5,5 | Mio./µl |
| Leukozyten | 11,8 | 4–10 | Tsd./µl |
| Thrombozyten | 432 | 140–440 | Tsd./µl |
| CRP | 2,7 | <5 | mg/dl |
| Kreatinin | 1,1 | 0,8–1,2 | mg/dl |
| Natrium | 126 | 135–145 | mmol/l |
| Kalium | 5,4 | 3,5–4,5 | mmol/l |

Monitorüberwachung

Durchgehend tachykarder Sinusrhythmus mit 110/min.

✓ Fallbericht: Im Labor auffällig ist primär eine Hyperkaliämie, die bei einer Addison-Krise typisch ist. Alle übrigen Veränderungen sind zunächst unspezifisch.

## 55.3 Erste Anordnungen und Diagnostik

Der Patient ist hypoton und tachykard und damit sofort behandlungsbedürftig. Als erster Behandlungsschritt erfolgt eine Volumensubstitution; darunter werden die Vitalwerte engmaschig reevaluiert. Kommt es unter der Volumensubstitution zu keiner deutlichen Besserung, erfolgt im zweiten Schritt eine medikamentöse Therapie zur Verbesserung des Blutdrucks.

### 55.3.1 EKG

Vom EKG ist in diesem Kontext keine wegweisende Aussage zu erwarten. Der tachykarde Sinusrhythmus passt zu dem Volumenmangel, der sich klinisch bereits zeigt.

### 55.3.2 Monitor

Das Monitoring ist aufgrund des kritischen Zustands des Patienten sowie der ausgelenkten Vitalparameter indiziert und dient der Erfolgskontrolle nach eingeleiteter Therapie.

### 55.3.3 Labor

Die BGA ist oft mit weiteren relevanten Werten wie Hämoglobin und Elektrolyten kombiniert und liefert schnell die ersten wichtigen Ergebnisse. Sie erkennt eine metabolische oder respiratorische Entgleisung, relevante Dyselektrolytämien oder einen Hb-Abfall. Mäßig ausgeprägte Hyponatriämie und Hyperkaliämie sind bei Addison-Krisen häufig, manchmal auch eine Hypoglykämie. Blutbild und CRP können auf ein infektiöses Geschehen hinweisen und dienen später zur Verlaufskontrolle der Entzündungsparameter unter Therapie. Die Höhe der Entzündungsparameter hat keine Aussagekraft bzgl. der Akuität des Ereignisses. TSH wird bestimmt, wenn eine Bildgebung mit Kontrastmittelgabe wahrscheinlich erscheint. Eine schwere Schilddrüsendysfunktion ist selten, kann aber auch mit einer Vigilanzminderung einhergehen. Kreatinin kann ein akutes Nierenversagen anzeigen. Da der Patient einen diffusen Druckschmerz im gesamten Abdomen angibt, werden die Basiswerte zur Abklärung von Erkrankungen der Leber und der Gallenwege bestimmt.

### 55.3.4 Apparative Diagnostik

Besteht der Verdacht auf eine Infarzierung der Nebennierenrinde als Ursache der Addison-Krise, so kann die Diagnose mittels CT bestätigt werden. Beim Verdacht auf eine sekundäre bzw. tertiäre NNR-Insuffizienz ist eine Bildgebung des Neurokraniums notwendig.

Darüber hinaus wird ggf. eine apparative Diagnostik benötigt, um das zugrunde liegende Krankheitsbild weiter abzuklären.

**KERNAUSSAGEN**

Bei der Diagnostik und Therapie muss auf zwei Krankheitsbilder fokussiert werden:
- Diagnose und Therapie der Addison-Krise
- Diagnostik und Therapie des zugrunde liegenden Ereignisses

**Fallbericht**

**Therapie**

- Dexamethason 4 mg i. v. oder 100 mg Hydrocortison
- Volumensubstitution
- Elektrolytausgleich

✓ Fallbericht: Bei diesem Patienten muss bereits in der Anamnese die Verdachtsdiagnose einer Addison-Krise gestellt und die Therapie unmittelbar eingeleitet werden. Das zugrunde liegende Akutereignis muss ebenfalls behandelt werden, hier die Gastroenteritis.

## 55.4 Therapie

Der Patient benötigt eine **Volumensubstitution** z. B. mit 0,9-prozentiger NaCl-Lösung. Wenn eine Hypoglykämie vorliegt, wird Glukose mit in die Infusion gegeben. In den ersten 12–24 h werden in der Regel 1–3 Liter benötigt. Patienten in einer Addison-Krise verbessern sich häufig durch die Flüssigkeitsgabe nicht oder nicht ausreichend. Zusätzlich muss eine **Glukokortikoidsubstitution** erfolgen. Empfohlen werden 4 mg Dexamethason i. v., das den Vorteil hat, dass es bei noch nicht diagnostizierter NNR-Insuffizienz zu keiner Verfälschung der Labordiagnostik führt. Alternativ können 100 mg Hydrocortison i. v. gegeben werden, was insbesondere bei vorbekannter NNR-Insuffizienz den Vorteil hat, auch eine mineralokortikoide Wirkung zu haben. Letztlich kann jedes andere verfügbare Glukokortikoid verabreicht und die jeweilige Dosis über die Äquivalentdosis errechnet werden. Danach erfolgt die Gabe von 50 mg Hydrocortison i. v. alle 8 h, bis es zu einer Normalisierung der Vitalparameter kommt.

Im Weiteren muss evaluiert werden, ob ein isolierter Glukokortikoidmangel oder ein kombinierter Mangel von Glukokortikoid und Mineralokortikoid vorliegt. Dies spielt in der Akutsubstitution in der Notaufnahme keine Rolle, die Medikation muss aber ggf. im weiteren Verlauf mit einem Mineralokortikoid ergänzt werden.

Die Gastroenteritis wird symptomatisch mit Volumensubstitution, Elektrolytkorrektur und ggf. Antiemetika behandelt. Bei stationärer Aufnahme sind Isolierungsmaßnahmen notwendig.

**Fallbericht**

**Risikostratifikation**

Hohes Risiko.

## 55.5 Risikostratifikation

Die Addison-Krise ist ein akutes, lebensbedrohliches Krankheitsbild, das der sofortigen Behandlung bedarf. Anders als beim Cushing-Syndrom gibt es keine Grenzdosis, und vermutlich besteht auch bei einer Kortikoidtherapie von nur etwa 1 Woche bereits die Gefahr einer NNR-Insuffizienz.

**KERNAUSSAGEN**

- Die Addison-Krise ist ein lebensbedrohliches Krankheitsbild.
- Bei klinischem Verdacht auf eine Addison-Krise muss sofort eine Glukokortikoidsubstitution erfolgen; die Laborwerte dürfen nicht abgewartet werden.
- Bei der Addison-Krise liegen in der Regel zwei behandlungspflichtige Krankheitsbilder vor: die Addison-Krise selbst und ihr Auslöser.
- Patienten mit bekannter NNR-Insuffizienz führen einen Notfallausweis bei sich. Ist das Krankheitsbild nicht vorbekannt, muss der Patient mit einem Notfallausweis ausgestattet werden.

**Fallbericht**

**Disposition/Empfehlung weiteres Vorgehen**

- Stationäre Aufnahme auf Intensivstation. Isolation
- Volumengabe und Elektrolytausgleich
- Gabe von Kortikoiden: 50–150 mg Hydrocortison/d, aufgeteilt in 2–3 Dosen, je nach Schwere der Erkrankung

✓ Fallbericht: Der Patient hat ausgelenkte Vitalparameter und ein lebensbedrohliches Krankheitsbild. Seine Vitalparameter müssen überwacht werden.

## 55.6 Disposition/Empfehlung weiteres Vorgehen

Die Gastroenteritis allein wäre keine zwingende Indikation zur stationären Aufnahme. Hier reicht in der Regel insbesondere bei jungen Patienten eine symptomatische Therapie mit Volumensubstitution, Antiemetika etc. aus. Bei Patienten, bei denen eine Addison-Krise vorliegt, muss jedoch eine engmaschige Überwachung der Vitalfunktionen erfolgen. Eine adaptierte Gabe von Kortikoiden ist erforderlich, wobei sich die Dosis nach der Schwere der Erkrankung, sprich: dem Ausmaß der erforderlichen Stressantwort richtet. Bei geringen Infekten (etwa Infekten der oberen Luftwege) wird für 3 Tage das Dreifache der normalen Hydrocortison-Tagesdosis empfohlen, bis hin zu 150 mg bei schwerer Erkrankung oder großen operativen Eingriffen.

## Was wäre, wenn …

- … der Patient trotz Glukokortikoidgabe keine klinische Besserung gezeigt hätte?
  - Dann wäre die Verdachtsdiagnose der Addison-Krise nicht korrekt gewesen.
- … die Ursache nicht eine Kortisontherapie, sondern eine primäre NNR-Insuffizienz (z. B. durch eine Tuberkulose) gewesen wäre?
  - Das hätte das Vorgehen in der Notaufnahme nicht geändert.
- … die Ursache nicht eine Kortisontherapie, sondern eine sekundäre oder tertiäre NNR-Insuffizienz durch Schädigung von Hypothalamus oder Hypophyse gewesen wäre?
  - Das hätte zwar das Vorgehen in der Notaufnahme nicht geändert, aber die folgende Abklärung auf Station schon.
- … ein bisher gesunder Patient plötzlich eine Addison-Krise, Kopfschmerzen und Sehstörungen entwickeln würde?
  - Das würde den Verdacht auf eine Schädigung der Hypophyse lenken, z. B. durch eine Blutung oder ein Trauma.

### LITERATUR

Bornstein SR, et al. Diagnosis and treatment of primary adrenal insufficiency: an endocrine society clinical practice guideline. J Clin Endocrinol Metab 2016; 101: 364–389.

KAPITEL

# 56 Verwirrt und heiß

Isabelle Behrendt

## Fallbericht

### Eintreffen

Eine 76 Jahre alte Patientin wird vom Rettungsdienst in die Notaufnahme gebracht. Sie sei verwirrt und mit gestörter Bewusstseinslage vorgefunden worden.

### Ersteindruck

Patientin schläfrig, öffnet Augen auf Ansprache, ist dann aber desorientiert und nestelt am Nachthemd herum.

### Vitalwerte

GCS 13; $SaO_2$ 97 %; HF 122; RR 189/102; AF 24; T 39,8; Sx 0/10; BZ 168

### Triagekategorie

Orange

### Anamnese

Die Patientin wird aus der Häuslichkeit gebracht, wo sie mit wenig Hilfe der Familie selbstständig lebt. Die Angehörigen berichten, dass die Patientin seit längerer Zeit über Durchfälle sowie Gewichtsverlust geklagt habe. Zudem habe eine Nachtschweißneigung bestanden. Der Hausarzt habe daraufhin eine Tumorsuche initiiert mit gynäkologischer Vorstellung, endoskopischer Abklärung und zuletzt Kontrastmittel-CT des Abdomens vor 2 Tagen. Keine der Untersuchungen habe einen wegweisenden Befund erbracht.
Am Vortag habe die Patientin ihre Angehörigen abends angerufen und über Palpitationen geklagt. Daher hätten sie heute Morgen nach ihr geschaut und ihre Mutter völlig wesensverändert, verwirrt und schläfrig wirkend vorgefunden, sodass sie den Rettungsdienst gerufen hätten. An Vorerkrankungen seien eine arterielle Hypertonie und ein diätisch geführter Diabetes mellitus bekannt.
Eine Eigenanamnese ist nicht sinnvoll möglich. Die Patientin erkennt ihre Angehörigen, ist aber ansonsten vor allem situativ nicht orientiert.

✓ Fallbericht: Aus der Anamnese ergibt sich die Verdachtsdiagnose auf ein Delir unklarer Genese. Die Vitalwerte zeigen eine hypertensive Entgleisung und eine Sinustachykardie, die reaktiv auf einen deliranten Erregungszustand auftreten kann, die aber unabhängig davon auch eine andere Ursache haben könnte.

## 56.1 Anamnese und Differenzialdiagnose

Für ein Delir kommen viele Auslöser in Betracht. Die häufigsten in dieser Altersgruppe sind systemische Infektionen, Volumenmangel, Elektrolytverschiebungen, metabolische Entgleisungen und Medikamentennebenwirkungen. Mit der ersten Anamnese, der Durchsicht des Medikamentenplans, einer sorgfältigen klinischen Untersuchung und einem Routinelabor lässt sich die Genese des Delirs in der Regel schon recht gut eingrenzen.

**KERNAUSSAGEN**

Ein Delir ist ein bedrohlicher Zustand, der mit einer erheblichen Morbidität und einer deutlich erhöhten Mortalität verbunden ist. Daher sind eine aktive Abklärung und Behandlung zwingend!

**Fallbericht**

**Untersuchungsbefund**

Patientin schläfrig, antwortet auf Ansprache, setzt auch Anordnungen um, ist zur eigenen Person teilweise orientiert, sonst desorientiert. Hautfarbe unauffällig, Haut warm und feucht. Leichter Tremor der Hände. Motorische Unruhe. Herztöne rein, aber tachykard. Bds. vesikuläres Atemgeräusch. Abdomen weich, kein Druckschmerz. Keine Unterschenkelödeme. Keine Verletzungszeichen an Kopf und Körper.

✓ Fallbericht: Bei der Untersuchung zeigt sich eine eingeschränkte Vigilanz mit einer Desorientiertheit. Da die Schutzreflexe bei der Patientin erhalten sind, sind aktuell keine weiteren Maßnahmen erforderlich. Auffällig sind die Tachykardie und die warm-feuchte Haut.

## 56.2 Körperliche Untersuchung

Der körperliche Untersuchungsbefund ergibt noch keinen wegweisenden Befund, sodass es bis zur weiteren Klärung bei einer symptomorientierten Behandlung bleibt. Wichtig ist bei vigilanzgeminderten Patienten, ob sie ausreichende Schutzreflexe haben. Die Erstversorgung erfolgt dann wie immer nach dem ABCDE-Schema. Bei desorientierten Patienten besteht nicht selten eine Weglauftendenz, weshalb entsprechende vorsorgliche Maßnahmen getroffen werden sollten (z. B. Behandlungsplatz im gut sichtbaren Bereich wählen, enge Betreuung, am besten: Angehörige mit im Behandlungsraum).

**Fallbericht**

**Erste Anordnungen und Diagnostik**

- EKG, Monitor, BB, CRP, Kreatinin, ASAT, ALAT, Elektrolyte, TSH, BGA
- CT Schädel im Verlauf

EKG

Tachykarder Sinusrhythmus, Indifferenztyp, alle Zeiten im Limit, unauffällige ST-Strecken.

Labor

| Parameter | Laborwert Pat. | Referenzbereich | Einheit |
|---|---|---|---|
| Hämoglobin | 14,8 | 12–16 | g/dl |
| Hämatokrit | 42 | 35–45 | % |
| Erythrozyten | 4,5 | 3,6–5,5 | Mio./µl |
| Leukozyten | 12,1 | 4–10 | Tsd./µl |
| Thrombozyten | 327 | 140–440 | Tsd./µl |
| TSH | 0,05 | 0,27–4,2 | mU/l |
| $fT_3$ | 9,2 | 2,6–5,1 | ng/l |
| $fT_4$ | 7,3 | 0,9–1,9 | ng/dl |

**Monitorüberwachung**

Durchgehend tachykarder Sinusrhythmus.

✓ Fallbericht: EKG und Monitoring zeigen die schon bekannte Sinustachykardie ohne höhergradige Herzrhythmusstörungen. Im Labor zeigt sich ein supprimiertes TSH. $fT_3$ und $fT_4$, die daraufhin noch erhoben wurden, sind beide erhöht.

**DIAGNOSE**
Thyreotoxische Krise

## 56.3 Erste Anordnungen und Diagnostik

Im Labor zeigt sich eine hyperthyreote Stoffwechsellage, die im Kontext mit der Anamnese am ehesten auf die 2 Tage zurückliegende Kontrastmittelexposition zurückzuführen ist.

### 56.3.1 EKG

In diesem EKG ist besonders wichtig, welche Form der Tachykardie vorliegt: Sinustachykardie vs. Vorhofflimmern. Weiterhin sollte aufgrund des Patientenalters darauf geachtet werden, ob Ischämiezeichen unter der Tachykardie auftreten.

### 56.3.2 Monitor

Aufgrund der ausgelenkten Vitalparameter sollte eine Monitorüberwachung erfolgen.

### 56.3.3 Labor

Das abgenommene Labor dient dazu, die oben genannten Ursachen des Delirs weiter einzugrenzen.

Die Laborwerte zeigen eine hyperthyreote Stoffwechsellage. Es gibt keine einheitlichen validierten Kriterien, um eine **Hyperthyreose** sicher von einer **thyreotoxischen Krise** abgrenzen zu können. Auch das Ausmaß der TSH-Suppression und der Erhöhung von $T_3$ und $T_4$ sind keine zulässigen Kriterien für eine sichere Differenzierung, da die Auslenkung dieser Werte in beiden Fällen vergleichbar ist. Die Diagnose wird vielmehr anhand des klinischen Bildes gestellt. Die thyreotoxische Krise ist, im Gegensatz zur kompensierten Hyperthyreose, ein seltenes und akut lebensbedrohliches Krankheitsbild mit hoher Letalität, dessen Prognose mit der Schwere der präsentierten Symptome korreliert. Letztlich können bei diesem Krankheitsbild alle Symptome der kompensierten Hyperthyreose auftreten, bei einer thyreotoxischen Krise sind sie nur erheblich ausgeprägter. Die Bandbreite reicht von eher allgemeinen Symptomen wie Durchfällen, Übelkeit, Erbrechen und Abdominalbeschwerden über Störungen des zentralen Nervensystems mit Agitiertheit, Angst, Psychose sowie Vigilanzminderung und kardialen Symptomen wie Sinustachykardie, Vorhofflimmern, Herzinsuffizienz bis hin zum plötzlichen Herztod. Insbesondere das Ausmaß der zentralnervösen wie auch der kardialen Symptome scheint hier prognostisch wichtig zu sein. Die in ➤ Box 56.1 aufgeführten Symptome bzw. Befunde sollten an eine thyreotoxische Krise denken lassen.

**BOX 56.1**

**Symptome bzw. Befunde bei einer thyreotoxischen Krise**

Folgende Konstellationen sollten an eine thyreotoxische Krise denken lassen:

- Hyperpyrexie (T > 39,4 °C)
- Struma
- Herzinsuffizienz
- Delir
- Tachykardie/tachykardes Vorhofflimmern
- Anamnese einer thyreostatischen Therapie
- Stattgehabte Operation, insb. auch eine Schilddrüsen-OP
- Stattgehabte Kontrastmittelexposition

### 56.3.4 Apparative Diagnostik

Zum Ausschluss einer zerebralen Pathologie ist ein cCT im Rahmen der Delirdiagnostik sinnvoll.

**Fallbericht**

**Therapie**

- Propranolol 60–80 mg 4×/d
- Propylthiouracil 200 mg 6×/d
- Hydrocortison 100 mg 3×/d
- Cholestyramin 4 g 4×/d

✓ Fallbericht: Die Patientin erhält zur Herzfrequenz- und Blutdruckkontrolle zunächst 60–80 mg des unselektiven Betablockers Propranolol. Die Gabe wird alle 4–6 h wiederholt. Zusätzlich erhält sie 200 mg Propylthiouracil alle 4 h (alternativ Thiamazol 20 mg p. o. alle 4–6 h) sowie 100 mg Hydrocortison i. v. alle 8 h. Cholestyramin kann mit einer Dosis von 4 g alle 6 h ebenfalls gegeben werden, um die Elimination der Schilddrüsenhormone durch Unterbrechung des enterohepatischen Kreislaufs zu beschleunigen.

## 56.4 Therapie

Die Therapieprinzipien leiten sich von denen der kompensierten Hyperthyreose ab. Die Standardmedikation wird aber in höheren Dosierungen und Frequenzen appliziert und um die Gabe von Glukokortikoiden und Jodidlösung ergänzt. Die aus mehreren Säulen bestehende spezifische thyreostatische Therapie ist in ➤ Tab. 56.1 zusammengefasst.

**Tab. 56.1** Säulen der spezifischen thyreostatischen Therapie

| Substanz | Ziel |
|---|---|
| **Propranolol**, 60–80 mg alle 4–6 h | Herzfrequenz- und Blutdruckkontrolle; hemmt in hoher Dosierung die $T_3$-Konzentration im Serum |
| **Propylthiouracil**, 200 mg p. o. alle 4 h *oder* **Methimazol**, 20 mg alle 4–6 h | Propylthiouracil bevorzugt, da es zusätzlich zur thyreostatischen Wirkung die Konversion von $T_4$ zu $T_3$ im Serum reduzieren kann |
| **Hydrocortison**, 100 mg i. v. alle 8 h | Hemmung der Konversion von $T_4$ zu $T_3$ im Serum, immunsuppressive Wirkung bei autoimmuner Genese |
| **Cholestyramin**, 4 g p. o. alle 6 h | Durchbrechen des enterohepatischen Kreislaufs durch Hemmung der Wiederaufnahme von Schilddrüsenhormonen |
| **Jodlösung**, z. B. 10 Tropfen 5 % Lugol-Lösung (= 6,5 mg/Tr.) p. o. alle 8 h, frühestens 1 h nach der ersten Thionamid-Einnahme | Hemmt die Ausschüttung von $T_3$ und $T_4$ |

Bei Patienten mit einer Kontraindikation für Thionamide kann die **Thyreoidektomie** Ultima Ratio sein. Auch die **Plasmapherese** stellt eine Therapieoption dar, wenn die traditionelle Therapie nicht greift. Durch die Plasmapherese können Antikörper, Zytokine und Schilddrüsenhormone ausgewaschen werden.

Daneben erfolgt eine supportive und symptomorientierte Therapie. Bei Zeichen der Herzinsuffizienz kommen Diuretika und Digitoxin zum Einsatz; bei Zeichen eines Volumenmangels muss eine adäquate Volumensubstitution erfolgen. Generell gilt es, den Trigger des Akutereignisses zu identifizieren und ggf. weitere hierfür spezifische Diagnose- und Therapieschritte einzuleiten.



**Fallbericht**

**Risikostratifikation**

Es besteht ein hohes Risiko, da das Krankheitsbild mit einer hohen Letalität einhergeht.

✓ Fallbericht: Da die Schwere der durch die hyperthyreote Stoffwechsellage hervorgerufenen Symptome mit der Letalität korreliert, können diese evtl. herangezogen werden, um die Prognose der Patientin einzuschätzen.

## 56.5 Risikostratifikation

Es ist kein validiertes Tool zur Risikoeinschätzung verfügbar. Die Einschätzung erfolgt anhand klinischer Kriterien. Je schwerer die durch die thyreotoxische Krise hervorgerufenen Symptome sind, desto höher ist das individuelle Risiko des Patienten einzuschätzen.

**Fallbericht**

**Disposition/Empfehlung weiteres Vorgehen**

Die Patientin muss auf eine Intensivstation aufgenommen werden.

## 56.6 Disposition/Empfehlung weiteres Vorgehen

Im Falle einer thyreotoxischen Krise muss zur Therapiekontrolle, aber auch vor dem Hintergrund der sich in Endorganschäden manifestierenden Erkrankung eine engmaschige klinische Überwachung erfolgen, um ein Ansprechen auf die Therapie oder auch eine Verschlechterung der Symptome bei Therapieversagen frühzeitig detektieren zu können.

### Was wäre, wenn …

- … die Patientin zunehmend vigilanzgemindert gewesen wäre?
  - Dann hätte eine Schutzintubation erwogen werden müssen.
- … die Patientin eine Kontraindikation für eine Betablocker-Gabe gehabt hätte?
  - Dann wäre das Mittel der Wahl zur Frequenzkontrolle Diltiazem gewesen.
- … bei der Patientin eine Kontraindikation für die Einnahme eines Thionamids vorgelegen hätte?
  - Dann wäre eine Thyreoidektomie die Therapie der Wahl gewesen.

**LITERATUR**

Behrendt I, Plappert T. Endokrinologische und metabolische Notfälle. In: Fleischmann T, Hohenstein C (Hrsg.): Klinische Notfallmedizin. Band 1: Wissen. München: Elsevier Urban und Fischer 2020; 89–93.

Nayak B, Burman K. Thyreotoxicosis and thyroid storm. Endocrinol Metab Clin North Am 2006; 35: 663–686.

Vyas AA, et al. Successful treatment of thyroid storm with plasmapheresis in a patient with methimazole-induced agranulocytosis. Endocr Pract 2010; 16: 673–676.

# X Neurologische Notfälle

KAPITEL

# 57

Carsten Klingner

# Auf der Straße umgefallen

## Fallbericht

### Eintreffen

Ein 73 Jahre alter Patient, der auf der Straße plötzlich zusammengebrochen ist, wird vom Rettungsdienst in die Notaufnahme gebracht. Beim Eintreffen des Rettungsdienstes wurden eine Kraftminderung der rechten Körperhälfte sowie eine Sprachstörung festgestellt. Alle Vitalwerte und der Blutzucker seien unauffällig gewesen. Nach Angaben von Zeugen sei er ohne Vorzeichen plötzlich nach rechts umgefallen. Eine Bewusstseinsstörung habe zu keinem Zeitpunkt bestanden.

### Ersteindruck

Patient wach, spricht nicht, befolgt keine Aufforderungen, rechtsseitige Extremitäten werden nicht bewegt, Blickdeviation nach links.

### Vitalwerte

GCS 10; $SaO_2$ 97 %; HF 81; RR 184/94; AF 14; T 36,8; Sx 0/10; BZ 105

### Triagekategorie

Rot

### Anamnese

Eine Eigenanamnese ist nicht möglich. Fremdanamnestisch berichtet die Ehefrau, dass am Morgen des Aufnahmetages keine Beschwerden bestanden hätten. An Vorerkrankungen wird lediglich ein Hypertonus angegeben. An Medikamenten nehme der Patient regelmäßig einen ACE-Hemmer ein.

✓ Fallbericht: Aus Anamnese, Fremdanamnese und klinischem Ersteindruck geht hervor, dass es sich um einen akuten Funktionsausfall einer Hirnregion handelt. DD: ischämischer oder hämorrhagischer Schlaganfall. Da es sich um einen Schlaganfall im Lysefenster handeln könnte, wird der Patient in die höchste Dringlichkeitskategorie triagiert.

**DIAGNOSE**
Schlaganfall

## 57.1 Anamnese und Differenzialdiagnose

Ein **Schlaganfall** (engl. „stroke") ist definiert als ein akut auftretender Ausfall von Gehirnfunktionen, bedingt durch eine Störung der Blutversorgung des entsprechenden Gewebes. Dies kann durch eine primäre Ischämie (z. B. eine Gefäßverlegung durch einen Thrombus, **ischämischer Schlaganfall** – 85 %) oder durch eine Blutung bedingt sein (**hämorrhagischer Schlaganfall** – 15 %). Eine Differenzierung der beiden Ursachen ist in aller Regel klinisch nicht möglich. Bei einer vollständigen Rückbildung der Symptome innerhalb von 24 h spricht man von einer **transitorischen ischämischen Attacke (TIA)**.

Der akute Ausfall lokalisierter Hirnfunktionen kann prinzipiell auch bei anderen Erkrankungen auftreten, z. B. beim epileptischen Anfall und bei der Migräneaura. Gegen die Differenzialdiagnose einer **Migräneaura** sprechen hier jedoch das Alter des Patienten, die Ausprägung der Symptome, der sehr akute Beginn und auch die Persistenz der Symptome.

Gegen einen **epileptischen Anfall mit Todd-Parese** sprechen das Fehlen von motorischen Entäußerungen in der Fremdanamnese und die starke Symptomausprägung. Weiterhin ist es wichtig zu berücksichtigen, dass diese Differenzialdiagnosen nicht das gleiche hochakute ärztliche Eingreifen erfordern. Die fehlerhafte Annahme eines Schlaganfalls im Falle eines epileptischen Anfalls hat in der Regel keine relevanten negativen Auswirkungen für den Patienten. Die Verwechslung einer zerebralen Ischämie mit einem epileptischen Anfall kann jedoch die weitere Behandlung und Prognose des Patienten wesentlich negativ beeinflussen.

**KERNAUSSAGEN**

- Ein ischämischer Schlaganfall ist ein akuter lokalisierter Ausfall von Hirnfunktionen, bedingt durch eine verminderte Durchblutung.
- Es gibt kein verlässliches klinisches Unterscheidungsmerkmal zwischen einer ischämischen und einer hämorrhagischen Schlaganfallursache.
- Der Schlaganfall ist ein absoluter Notfall. Die Prognose des Patienten kann wesentlich durch schnelles ärztliches Handeln beeinflusst werden.

Bei einem Schlaganfall ist die Kombination aus Anamnese und klinischem Untersuchungsbefund entscheidend. Die wichtigste anamnestische Information betrifft den **Zeitgang der Symptomentwicklung**: „Sind die Symptome schlagartig aufgetreten?" und „Wann wurde der Patient zuletzt symptomfrei gesehen?". Diese Angaben zusammen mit einer in der Untersuchung fassbaren Fokalneurologie sollten stets an einen Schlaganfall denken lassen.

Begleitumstände, Altersgruppen und Vorerkrankungen sind bei der Entwicklung der initialen Verdachtsdiagnose weniger entscheidend. Jedoch ist deren Erfragung ebenfalls erforderlich, um mögliche Kontraindikationen für eine spätere Therapie (insb. die systemische Lysetherapie) zu klären.

Wichtig bei der Anamnese ist vor allem,

- Den Zeitpunkt und den Zeitgang der Symptomentwicklung herauszuarbeiten und
- mögliche Kontraindikationen einer späteren Lysetherapie auszuschließen.

**Schmerzen** in den von der Parese betroffenen Extremitäten sind kein typisches Zeichen eines Schlaganfalls, sondern lenken den Verdacht eher auf eine periphere bzw. direkt schmerzbedingte Ursache der Symptomatik, z. B. Bandscheibenprolaps oder Fraktur.



**MERKE**

**Wichtige anamnestische Angaben bei einem Schlaganfall**

- Zeitverlauf der Symptomentwicklung?
- Zeitpunkt des Symptombeginns?
- Bewusstseinsstörung?
- Kopfschmerzen?
- Einnahme gerinnungshemmender Medikamente?
- Vorerkrankungen?

**Fallbericht**

**Untersuchungsbefund**

Patient wach, **Orientierung nicht prüfbar, nur Lautäußerungen, befolgt keine Aufforderungen**. Herztöne rein. Bds. vesikuläres Atemgeräusch. Abdomen weich, kein Druckschmerz. Keine Unterschenkelödeme. Keine Verletzungszeichen an Kopf und Körper.

- Hirnnerven: Pupillen isokor, mw, LR +/+, **Herdblick nach links, kein Überwinden der Mittellinie möglich**, keine Achsabweichung der Bulbi, **faziale Parese rechts, Zunge weicht nach rechts ab**
- **Motorik: schlaffe Hemiparese rechts (Arm KG1, Bein KG2)**
- Reflexe: seitengleich mittellebhaft, keine Pyramidenbahnzeichen
- Sensibilität: **Reaktion auf Schmerzreize rechts vermindert** bei eingeschränkter Beurteilbarkeit

✓ Fallbericht: Bei der Untersuchung zeigt sich der typische Befund für ein Mediasyndrom links.

## 57.2 Körperliche Untersuchung

Die neurologische Untersuchung und Dokumentation erfolgen gemäß der *National Institutes of Health Stroke Scale* (NIHSS) (➤ Tab. 57.1).

Bei vielen Patienten finden sich typische Symptomkonstellationen, die sich aus dem betroffenen Gefäßgebiet erklären. Da die Gefäßversorgung des menschlichen Gehirns nur eine geringe interindividuelle

Tab. 57.1 National Institutes of Health Stroke Scale (NIHSS) [F1093-002]

| Parameter | Punktwert* entsprechend Befund | |
|---|---|---|
| **Bewusstseinslage/ Vigilanz** | 0 | wach |
| | 1 | somnolent |
| | 2 | soporös |
| | 3 | komatös |
| **Orientierung** | 0 | beide Fragen richtig |
| | 1 | eine Frage richtig |
| | 2 | keine Frage richtig |
| **Blickbewegungen** | 0 | normal |
| | 1 | partielle Parese |
| | 2 | forcierte Blickdeviation |
| **Gesichtsfeld** | 0 | normal |
| | 1 | partielle Hemianopsie |
| | 2 | bilaterale Hemianopsie |
| **Fazialisparese** | 0 | normal |
| | 1 | gering |
| | 2 | partiell |
| | 3 | komplett |
| **Motorik der Arme** | 0 | kein Absinken im AHV innerhalb von 10 s |
| | 1 | Absinken im AHV |
| | 2 | Paretisch, aber Anheben gegen Schwerkraft möglich |
| | 3 | kein aktives Anheben gegen Schwerkraft möglich |
| | 4 | keine Bewegung |
| **Motorik der Beine** | 0 | kein Absinken im BHV innerhalb von 5 s |
| | 1 | Absinken im BHV |
| | 2 | Paretisch, aber Anheben gegen Schwerkraft möglich |
| | 3 | kein aktives Anheben gegen Schwerkraft möglich |
| | 4 | keine Bewegung |
| **Ataxie** | 0 | keine Ataxie |
| | 1 | in einer Extremität |
| | 2 | in zwei Extremitäten |
| **Sensibilität** | 0 | normal |
| | 1 | leichte Einschränkungen |
| | 2 | schwere Einschränkungen |
| **Dysarthrie** | 0 | normal |
| | 1 | leicht bis mittelschwer |
| | 2 | schwer bis unverständlich/anarthrisch |
| **Aphasie** | 0 | normal |
| | 1 | leichte Aphasie |
| | 2 | schwere Aphasie |
| | 3 | stumm, globale Aphasie |
| **Neglect** | 0 | normal |
| | 1 | Neglect in einer Qualität |
| | 2 | multimodaler Neglect |

* Die Punktbewertung muss jeweils für die linke und rechte Körperhälfte getrennt erfolgen, soweit dies möglich ist.

Varianz aufweist, ist auch die klinische Präsentation von Symptomkombinationen relativ konstant. Der Arzt oder die Ärztin sollte bereits während der Untersuchung die Symptome anatomisch zuordnen und danach entscheiden, ob der Befund zu einem Gefäßterritorium passt oder nicht. Die Angabe über das vermutete Gefäßterritorium kann auch den radiologischen Kolleg*innen eine Hilfestellung sein. Falls sich die Symptome keinem einzelnen Gefäßterritorium zuordnen lassen, sollten bereits an dieser Stelle weitere differenzialdiagnostische Überlegungen angestellt und die Diagnostik möglicherweise entsprechend erweitert werden.

**MERKE**

**Typische Symptomkonstellationen zerebraler Ischämien**

- Mediasyndrom: brachiofazial betonte Hemiparese (links mit Sprachstörung)
- Basilarissyndrom: häufig stotternde Symptomatik mit Dysarthrie, Doppelbildern, Schluckstörungen und Hemisymptomatik
- Posteriorsyndrom: Sehstörung in einer Hälfte des Gesichtsfelds auf beiden Augen
- Anteriorsyndrom: sensomotorische Defizite eines Beins

## Fallbericht

### Erste Anordnungen und Diagnostik

Monitor, Basis-Laboruntersuchung, zerebrale Bildgebung (➤ Abb. 57.1, ➤ Abb. 57.2).

#### Labor

- Blutzucker
- Elektrolyte
- Blutbild
- Gerinnungsstatus
- Nierenwerte
- Schilddrüsenwerte

#### Monitorüberwachung

Durchgehend normofrequenter Sinusrhythmus. RR 170/90. Sauerstoffsättigung 97 %.

#### Zerebrale Bildgebung

In ➤ Abb. 57.2 zeigen sich eine hochgradige Stenose der A. carotis interna (ACI) abgangsnah (linkes Bild) sowie ein Abbruch der A. cerebri media (ACM; mittleres Bild). In den beiden rechten Bildern ist die Perfusionsbildgebung dargestellt. Während sich im Blood Flow eine deutliche Minderung im Bereich des Versorgungsgebiets der ACM zeigt, ist diese in der Messung des Blood Volume noch nicht sichtbar. In dieser Konstellation spricht man von einem ausgeprägten Mismatch, und es ist von einem großen Areal von noch rettbarem Hirngewebe auszugehen, falls eine Reperfusion gelingt. Eine Reperfusion mittels einer kathetergestützten mechanischen Rekanalisation wird jedoch im vorliegenden Fall durch die hochgradige ACI-Stenose erschwert. Diese behindert die Zugänglichkeit des Mediaabbruchs, da die ACM in der Regel nur über die gleichseitige ACI erreicht werden kann.

✓ Fallbericht: Zerebrale Bildgebung und Basis-Laboruntersuchungen erfolgen dringlich.

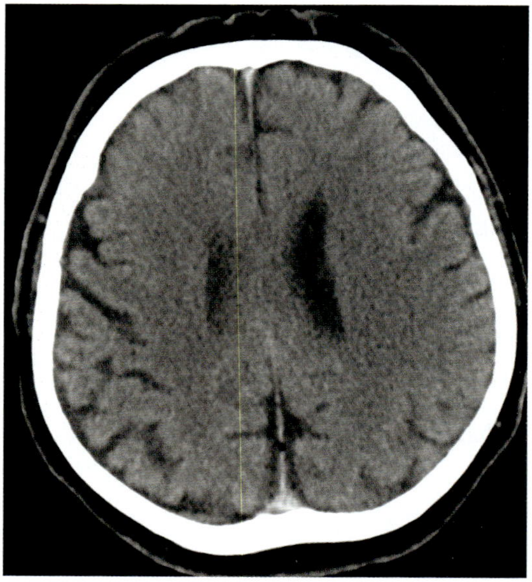

**Abb. 57.1** Zerebrale Computertomografie (cCT) ohne Hinweise für eine Infarktdemarkierung [P440]

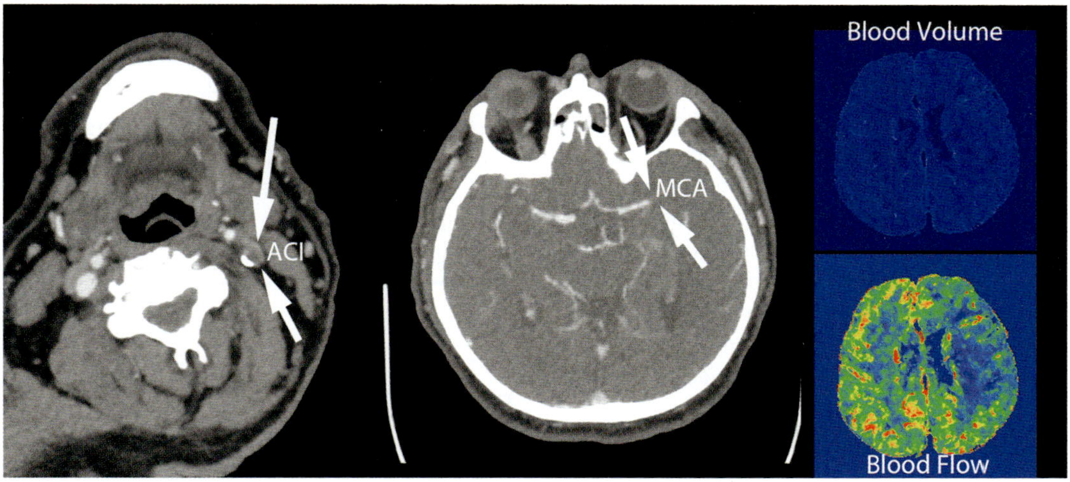


**Abb. 57.2** Computertomografische Angiografie (CTA) (ACI = A. carotis interna, MCA = engl. „middle cerebral artery"/A. cerebri media) [P440]

## 57.3 Erste Anordnungen und Diagnostik

Der Schlaganfall stellt einen Notfall dar. Die Akutdiagnostik muss ohne Zeitverzögerung durchgeführt werden. Das Monitoring sollte direkt bei Übernahme vom Rettungsdienst und die Umlagerung – wenn möglich – direkt auf den CT-Tisch erfolgen. Das Labor sollte noch vor der zerebralen Bildgebung abgenommen werden, ohne jedoch deren Start zu verzögern.

### 57.3.1 Monitor

Jeder Patient mit Verdacht auf einen Schlaganfall sollte ein kardiopulmonales Monitoring erhalten. Dies sollte bei Übernahme des Patienten in der ZNA begonnen und kontinuierlich bis zur Ankunft auf der Stroke Unit fortgeführt werden. Ein 12-Kanal-EKG sollte der zerebralen Bildgebung nachgeordnet werden, da es sonst eine mögliche Therapieinitiierung verzögern könnte.

### 57.3.2 Labor

Das Labor sollte zumindest die folgenden Parameter enthalten:

- Blutzucker
- Elektrolyte
- Blutbild
- Gerinnungsstatus
- Nierenwerte

Die Blutzuckerbestimmung erfolgt in aller Regel bereits durch den Rettungsdienst. Eine Hypoglykämie kann z. T. auch Symptome hervorrufen, die mit Schlaganfallsymptomen verwechselt werden können (insb. Sprachstörungen).

Das Blutbild dient vor allem zum Ausschluss einer Thrombozytopenie als mögliche Kontraindikation für eine systemische Lysetherapie.

Der Einsatz von „Point-of-Care"-Verfahren zur Bestimmung des INR kann die Zeitdauer erheblich verkürzen und die Therapieinitiierung beschleunigen.

### 57.3.3 Zerebrale Bildgebung

Die zerebrale Bildgebung sollte unmittelbar bei Ankunft des Patienten initiiert werden. Ein gut ausgebildeter Rettungsdienst wird Patienten mit Verdacht auf einen Schlaganfall bereits telefonisch vorankündigen. In diesem Fall sollte das CT für diesen Patienten blockiert und der Patient bei stabilen Vitalfunktionen direkt auf den CT-Tisch umgelagert werden, wo möglichst auch die Übergabe zwischen Rettungsdienst und ZNA-Ärzt*innen/Neurolog*innen erfolgt.

Es sollte immer zumindest ein Nativ-cCT durchgeführt werden. Soweit verfügbar, kann diese Bildgebung noch um eine Gefäßdarstellung und eine Perfusionsmessung erweitert werden, sofern dies für die sich anschließende therapeutische Entscheidung von Bedeutung ist. Die Entscheidung für eine Lysetherapie erfordert in aller Regel jedoch nur die Nativ-cCT, sodass Gefäßdarstellung und Perfusionsmessung die Therapieinitiierung verzögern können. Andererseits verlangt die Durchführung einer mechanischen Rekanalisation den Nachweis eines proximalen intrakraniellen Gefäßverschlusses. Somit sollten vor Indizierung dieser Verfahren stets ihr zeitlicher Aufwand sowie die sich hieraus ergebenden therapeutischen Konsequenzen genau reflektiert werden.

**KERNAUSSAGEN**

- Das cCT ist die wichtigste apparative Untersuchung bei einem Schlaganfall und sollte in der Notaufnahme ohne Zeitverzögerung durchgeführt werden.
- Eine CT-Angiografie sollte bei schwerer klinischer Symptomatik immer mit durchgeführt werden. Bei bekannter Niereninsuffizienz sollte die CTA nur durchgeführt werden, wenn falls klare therapeutische Konsequenzen erkennbar sind (z. B. Durchführung einer Thrombektomie). Wenn verfügbar, sollte eine Perfusionsbildgebung immer mit der CTA kombiniert werden.
- An Laborparametern sind Glukose, Blutgerinnung, Nierenwerte und Elektrolyte, Schilddrüsenwerte erforderlich.

**MERKE**

**Auswahl der geeigneten Bildgebungsmethode**

Die Auswahl der geeigneten Bildgebung sollte sich stets nach den therapeutischen Konsequenzen richten.
Zwar ist die MRT der CT-Diagnostik für die meisten Fragestellungen überlegen, jedoch ergeben sich daraus nur selten andere therapeutische Konsequenzen. Da eine MRT-Untersuchung erheblich länger dauert als eine CT-Untersuchung, verzögert sich, wenn die Wahl auf die MRT fällt, häufig die entsprechende therapeutische Entscheidung.
**Die Indikation für eine MRT-Untersuchung beim akuten Schlaganfall ist ein unklares Zeitfenster:** Das Zeitfenster lässt sich durch die Kombination von Diffusions- und FLAIR-Sequenz so weit eingrenzen, dass eine Lysetherapie trotz anamnestisch unklaren Zeitfensters erwogen werden kann.
Die Indikation für eine Lysetherapie kann allerdings bei unklarem Zeitfenster (jedoch Zeitfenster unter 9 h [nachts Berechnung ab Mitte des Schlafs]) aufgrund eines Mismatchs in der Perfusionsbildgebung gestellt werden.

57

**Fallbericht**

**Therapie I: Systemische Lysetherapie**

Das Gewicht des Patienten wird auf 80 kg geschätzt, sodass eine systemische Lysetherapie mit 72 mg rtPA begonnen wird. Der Patient erhält einen Bolus von 7 mg, während die restlichen 65 mg mittels Perfusor über 1 h verabreicht werden.

## 57.4 Therapie

### 57.4.1 Systemische Lysetherapie

Nach Ausschluss von Kontraindikationen kann eine systemische Lysetherapie mit 0,9 mg rtPA pro kg KG (10 % als Bolus, 90 % als Perfusor über 1 h) durchgeführt werden.

**MERKE**

**Zeitfenster der systemischen Lysetherapie**

- **Zeitfenster 0–4,5 h … Absolute Indikation**
  In dieser Zeitspanne bedarf es einer explizit dokumentierten und klar nachvollziehbaren Kontraindikation, die es rechtfertigt, dem Patienten die Lysetherapie vorzuenthalten. (**Cave:** Geklagt wird sehr viel häufiger, weil eine Lysetherapie nicht erfolgte, und nur extrem selten, weil ein Patient unter einer Lysetherapie einblutete.)
- **Zeitfenster 4,5–9 h … Indikation bei Zusatzdiagnostik**
  Die Lysetherapie sollte erfolgen, falls ein Mismatch in der Perfusionsbildgebung darstellbar ist.
- **Zeitfenster unbekannt, jedoch unter 4,5 h nach dem Erwachen/Auffinden … Indikation bei Zusatzdiagnostik**
  Die Lysetherapie sollte erfolgen, falls sich in der MRT ein DWI-FLAIR-Mismatch darstellt.

Während der Infusionszeit der Lysetherapie sollte das Monitoring unbedingt fortgeführt werden, um insbesondere Blutdruckänderungen zu erfassen. Es sollten systolische Blutdruckwerte von 140–150 mmHg angestrebt werden (Ahmed et al. 2009).

**MERKE**

**RR-Senkung vor und während der Lysetherapie**

**Der Blutdruck sollte auf Werte < 180/105 mmHg gesenkt werden**

Folgende Medikamente werden empfohlen (Beginn immer mit einer Monotherapie):

- Urapidil, initial 10–50 mg, dann bis 30 mg/h
- Clonidin 0,075–0,15 mg initial, dann bis 0,8 mg/h
- Labetalol 20 mg langsam i. v., dann 0,5–4 mg/min
- Dihydralazin 12,5–25 mg fraktioniert i. v., dann 1,5–7,5 mg/h

Weiterhin ist auch eine enge klinische Beobachtung erforderlich, um bei einer plötzlichen Verschlechterung eingreifen zu können.

**MERKE**

**Kontraindikationen der systemischen Lysetherapie (Auswahl)**

**Absolute Kontraindikationen:**

- Intrakranielle Blutung im cCT
- Unkontrollierte Hypertonie (> 180 mmHg)
- Aktive innere Blutung
- INR > 1,7
- DOAK-Einnahme in den letzten 48 h
- Thrombozytenzahl < 50.000

**Relative Kontraindikationen:**

- Epileptischer Anfall zu Beginn der Symptomatik
- Bekanntes Aneurysma, Malignom
- Neurochirurgische Eingriffe oder Schlaganfälle in den letzten 3 Monaten
- Subkortikale arteriosklerotische Enzephalopathie im cCT sichtbar
- Demenzielle Vorerkrankung
- Thrombozytenzahl < 100.000

In der Fachinformation findet sich noch eine Vielzahl weiterer Kontraindikationen (z. B. Alter > 80 Jahre oder NIHSS < 5), die auf Ausschlusskriterien der Zulassungsstudien beruhen. Für etliche dieser Kontraindikationen liegen heute gute Daten vor, sodass aktuell ca. 40–50 % aller durchgeführten systemischen Lysen Off-Label-Anwendungen darstellen. Dies erfordert – sofern möglich – die Aufklärung des Patienten.

Typische akute Komplikationen der Thrombolysetherapie sind die intrazerebrale Einblutung, ein Angioödem und hypotone Kreislaufzustände. Im Falle einer sich akut verschlechternden klinischen Symptomatik unter der Lysetherapie sollte diese unterbrochen und sofort ein erneutes cCT zum Blutungsausschluss angefertigt werden. Im Falle einer allergischen Reaktion sollte diese primär mit Kortikoiden behandelt werden. Hier richtet sich die Behandlung primär nach der Schwere der allergischen Reaktion. Bei schweren allergischen Zuständen sollte auch mit i. m. zu applizierendem Adrenalin behandelt werden (0,01 mg/kg KG).

**Fallbericht**

**Therapie II: Mechanische Thrombektomie**

✓ Fallbericht: Bei diesem Patienten finden sich eine proximale hochgradige Stenose der ACI, ein proximaler Abbruch der ACM und ein Perfusionsmismatch (➤ Abb. 57.3). Nach Beginn der systemischen Lysetherapie erfolgt die Entscheidung zur neuroradiologischen mechanischen Thrombektomie. Hierzu wird der Patient intubiert.

### 57.4.2 Mechanische Thrombektomie

Die mechanische Thrombektomie stellt neben der systemischen Lysetherapie eine weitere Therapieoption im akuten Stadium eines ischämischen Schlaganfalls dar. Dazu wird über einen Zugangsweg in der Leiste ein Katheter eingeführt, der bis an das verschlossene Gefäß geführt wird (➤ Abb. 57.3). Hier wird dann zumeist der Thrombus mechanisch geborgen. Die mechanische Thrombektomie weist deutlich höhere Rekanalisationsraten auf als die systemische Lysetherapie (Goyal et al. 2016).

**MERKE**

**Zeitfenster der Thrombektomie (es muss ein proximaler intrakranieller Gefäßverschluss vorliegen)**

- **Zeitfenster 0–6 h … Absolute Indikation**
  Bei Verfügbarkeit der Thrombektomie im Haus bedarf es in dieser Zeitspanne einer explizit dokumentierten und klar nachvollziehbaren Kontraindikation, die es rechtfertigt, dem Patienten die Thrombektomie vorzuenthalten (Goyal et al. 2016).

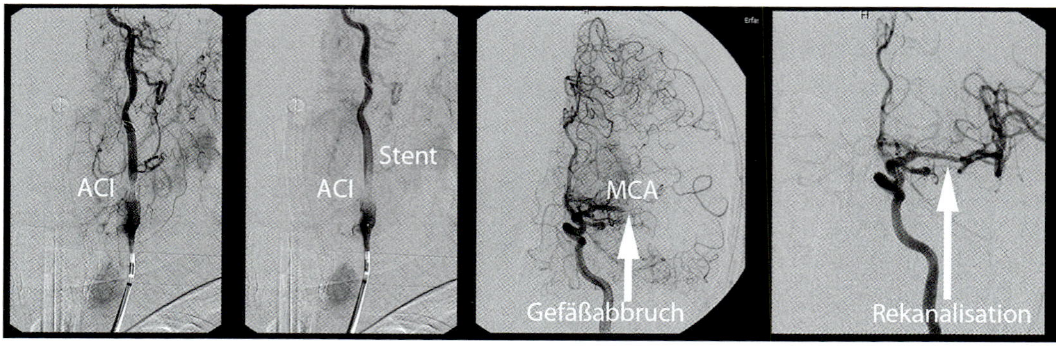


**Abb. 57.3** Vorgehen bei der mechanischen Rekanalisation eines Abbruchs der A. cerebri media (ACM) bei gleichzeitig bestehender Stenose der A. carotis interna (ACI). Im linken Bild sieht man das Einbringen des Stents bei noch bestehender Reststenose und das Resultat nach Dilatation. Im dritten Bild ist der Gefäßabbruch der ACM dargestellt und im letzten Bild das Endergebnis der Rekanalisation nach Entfernung des Thrombus. [P440]

- **Zeitfenster 6–24 h … Indikation bei Zusatzdiagnostik**
  Die Thrombektomie sollte erfolgen, falls ein Mismatch in der Perfusionsbildgebung darstellbar ist (Nogueira et al. 2018).
- **Zeitfenster > 24 h … Indikation bei Zusatzdiagnostik als individueller Heilversuch**
  Die Thrombektomie kann bei großem Mismatch und fehlender oder kleiner Infarktdemarkation unter individueller Risiko-Nutzen-Abwägung erfolgen (keine randomisierten Studien).

**KERNAUSSAGEN**

Die mechanische Thrombektomie …
- … weist im Vergleich zur systemischen Lysetherapie höhere Rekanalisationsraten auf.
- … kann nur bei einem proximalen Verschluss eines intrakraniellen Gefäßes durchgeführt werden.
- … ist Zentren mit entsprechender Ausstattung und neuroradiologischer Expertise vorbehalten und nicht flächendeckend verfügbar.



**Fallbericht**

**Disposition/Empfehlung weiteres Vorgehen**

Aufnahme auf einer Stroke Unit bzw. einer neurologischen Intensivstation. Kontroll-cCT (➤ Abb. 57.4).

✓ Fallbericht: Da der Patient die Angiografie beatmet verlässt, erfolgt die Aufnahme auf eine neurologische Intensivstation. Wenige Stunden nach Aufnahme wird der Patient extubiert.

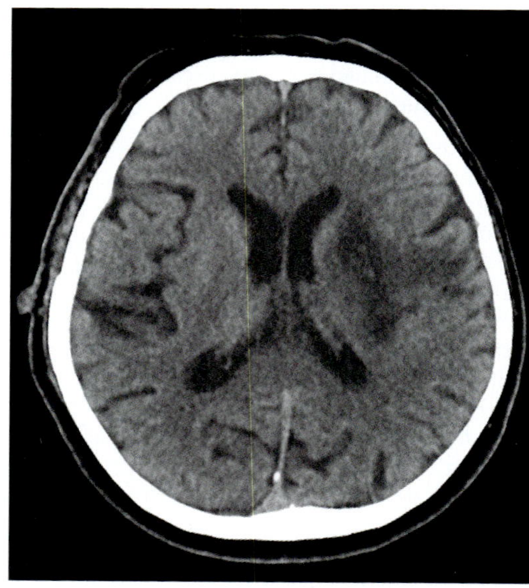

**Abb. 57.4** Kontroll-cCT mit einem begrenzten Mediateilinfarkt links [P440]

### 57.4.3 Zielzeiten

Es gibt verschiedene Empfehlungen für die möglichst zu erreichenden Zielzeiten. Grundsätzlich gilt, dass die Initiierung der Lysetherapie innerhalb von 60 min nach Ankunft des Patienten erfolgen sollte. In Stroke-Zentren gilt häufig eine Zeitvorgabe von 30 min. Es existieren auch Empfehlungen für die Zeitvorgaben der einzelnen Schritte (z. B. der Advanced Cardiovascular Life Support, www.ACLS.com). Mit den dort vorgegebenen Arbeitsschritten und Zeitvorgaben kann sich der Autor allerdings nicht anfreunden. Insbesondere empfindet der Autor die Vorgaben der Bildgebung vor einer neurologischen Untersuchung als extrem problematisch, da mittlerweile die Form der Bildgebung auch von der klinischen Symptomatik beeinflusst wird. Auch die Aussage, dass die Lyse erfolgen könne, wenn in den letzten 24 h keine Antikoagulation eingenommen wurde, ist irreführend (wenn bis vor 24 h noch ein Vitamin-K-Antagonist eingenommen wurde, benötigt man einen Gerinnungstest). Auch die Risiko-Nutzen-Diskussion mit den Angehörigen sollte meiner Ansicht nach speziellen Hochrisikofällen vorbehalten bleiben. Obwohl gut gemeint, verzögert dies die Einleitung einer indizierten Therapie, was beim Patienten zu nicht zu rechtfertigenden Schäden führt und dann aus Sicht des Autors einen Behandlungsfehler darstellt.

➤ Tab. 57.2 fasst die in der Klinik des Autors verwendeten Empfehlungen zusammen. Insgesamt ergibt sich eine Zeitvorgabe von 20 min, die auch in unproblematischen Fällen leicht zu schaffen ist. Ein nicht unerheblicher Teil der Patienten wird in unserer Klinik in unter 12 min nach Ankunft in der Notaufnahme lysiert. Es gibt allerdings auch viele Fälle, in denen noch auf Vorinformationen oder Laborergebnisse gewartet werden muss, sodass sich dann die tatsächlichen Zeiten entsprechend verschieben. Trotz der Zielzeit von 20 min erreicht unserer Klinik „nur" eine durchschnittliche Door-2-Needle-Zeit von 28 min. Für Nicht-Stroke-Zentren können die in ➤ Tab. 57.2 angegebenen Zeitvorgaben aus Sicht des Autors verdoppelt werden.

## 57.5 Disposition/Empfehlung weiteres Vorgehen

Patienten nach einer mechanischen Thrombektomie sollten möglichst zeitnah extubiert und auf einer Stroke Unit weiter überwacht werden (Govan et al. 2007). Der Schlaganfall prädisponiert für multiple Komplikationen, die im Verlauf vermieden werden sollten, z. B. Pneumonien und Harnwegsinfekte (Koennecke et al. 2011).

Während des weiteren Aufenthalts erfolgt dann die ätiologische Abklärung des Initialereignisses. Eine essenzielle apparative Basisdiagnostik umfasst hier zumindest TTE/TEE, Langzeit-EKG sowie eine Doppler- und Duplexuntersuchung der hirnversorgenden Gefäße. Entsprechend den Resultaten dieser Untersuchungen sowie dem allgemeinen zerebrovaskulären Risikoprofil sollte über eine dauerhafte Sekundärprophylaxe des Patienten entschieden werden.

**Tab. 57.2** Management des akuten Schlaganfalls und Zielzeiten

| Ereignis | Next to do | Zielzeit für den Schritt [min] | Zeit seit Ankunft [min] |
|---|---|---|---|
| **Ankunft in der Notaufnahme** | Umlagern des Patienten vom RD-Stretcher auf den CT-Tisch, Übergabe, Anamnese, Untersuchung/NIHSS, Anmeldung Bildgebung | 5 | 5 |
| **Start der Bildgebung** | Prüfung Lyse-Indikation/-Kontraindikation, ggf. weitere Befunde einholen | 5 | 10 |
| **Start Auswertung der Bildgebung** | Mit DA-Radiologie: Beurteilung der Bildgebung, Entscheidung für Lyse (ggf. Rücksprache mit OA | 5 | 15 |
| **Start Lyse** | Vorbereitung der Lyse (Actilyse 0,9 mg-kg KG, davon 1 % als Bolus und 90 % über 1 h) | 5 | 20 |
| **Entscheidung Thrombektomie** | Mit DA-Neuroradiologie: Beurteilung, ob ein proximaler Gefäßverschluss vorliegt und eine Indikation für eine Thrombektomie besteht | 10 | 30 |

## Was wäre, wenn ...

- ... der Patient initial bewusstlos gewesen wäre?
  - Eine Bewusstlosigkeit ist untypisch für eine zerebrale Ischämie und hinweisgebend auf eine epileptiforme Ursache. Die initiale Diagnostik im Hinblick auf einen ischämischen Schlaganfall wäre dennoch durchgeführt worden.
- ... der Patient in der Notaufnahme gekrampft hätte?
  - Dann hätte ebenfalls der Anfangsverdacht auf das Vorliegen einer epileptiformen Ursache der Symptomatik bestanden. Da dies jedoch weiterhin eine zerebrale Ischämie nicht ausschließt, wäre die Diagnostik wie oben beschrieben erfolgt.
- ... der Patient bereits eine Infarktdemarkation im initialen Nativ-cCT aufgewiesen hätte?
  - Da sich eine zerebrale Ischämie frühestens nach einigen Stunden im Nativ-cCT demarkiert, kann eine solche Läsion nicht als Ursache der neu aufgetretenen Symptomatik infrage kommen. Das Alter dieser Läsion kann jedoch das weitere therapeutische Vorgehen beeinflussen (z. B. die Entscheidung zur Lyse).
- ... der Patient Antikoagulanzien eingenommen hätte?
  - Eine Antikoagulation stellt eine Kontraindikation für eine systemische Thrombolyse dar. Sie ist jedoch keine Kontraindikation für eine mechanische Thrombektomie.
- ... der Patient sich unter der Lysetherapie akut verschlechtert hätte?
  - Eine akute und deutliche Symptomprogredienz unter einer Lysetherapie muss an eine zerebrale Einblutung denken lassen. Die rtPA-Infusion hätte in diesem Fall unterbrochen und zum Ausschluss einer intrazerebralen Blutung ein Kontroll-cCT erfolgen müssen.
- ... der Patient im 4,5- bis 6-h-Zeitfenster vorstellig würde, aber nur ein cCT mit CTA zur Verfügung stünde?
  - In den neurologischen Leitlinien von 2015 war für dieses Zeitfenster noch eine Lysetherapie als individuelle Heilentscheidung diskutiert worden. In den aktuellen Leitlinien von 2021 wird die Lysetherapie für Patienten in diesem Zeitfenster nur noch im Rahmen der erweiterten multimodalen Bildgebung diskutiert. Dennoch erscheint aus Sicht des Autors ein individueller Heilversuch unter Risiko-Nutzen-Abwägung durchaus gerechtfertigt. Es muss sich hier jedoch um einen Patienten handeln, der viel zu gewinnen hat (z. B. relativ junger, vorher selbstständiger Patient mit jetzt schwerer neurologischer Symptomatik). Es sollte allerdings auch die Verlegung in ein Zentrum mit der Möglichkeit einer Thrombektomie erwogen werden, falls sich in der CTA ein Gefäßabbruch zeigt. Wenn eine solche Klinik zeitnah erreicht werden kann, sollte in diesem speziellen Fall eher auf die Lyse verzichtet und die Thrombektomie angestrebt werden. Im Falle einer schweren klinischen Symptomatik ohne Gefäßabbruch sollten dann auch noch einmal alternative Ursachen der Symptomatik diskutiert werden (z. B. Todd-Parese bzw. postiktale Symptomatik). Somit sollte insgesamt eine Lysetherapie im 4,5- bis 6-h-Zeitfenster nur als individueller, gut zu dokumentierender Heilversuch in einem sehr begrenzten Patientenkollektiv diskutiert werden.



### LITERATUR


Ahmed N, et al. Relationship of blood pressure, antihypertensive therapy, and outcome in ischemic stroke treated with intravenous thrombolysis: retrospective analysis from Safe Implementation of Thrombolysis in Stroke-International Stroke Thrombolysis Register (SITS-ISTR). Stroke 2009; 40: 2442–2449.

Govan L, Langhorne P, Weir CJ. Does the prevention of complications explain the survival benefit of organized inpatient (stroke unit) care?: further analysis of a systematic review. Stroke 2007; 38: 2536–2540.

Goyal M, et al. Endovascular thrombectomy after large-vessel ischaemic stroke: a meta-analysis of individual patient data from five randomised trials. Lancet 2016; 387: 1723–1731.

Koennecke HC, et al. Factors influencing in-hospital mortality and morbidity in patients treated on a stroke unit. Neurology 2011; 77: 965–972.

Nogueira R, et al. Thrombectomy 6 to 24 hours after stroke with a mismatch between deficit and infarct. New Engl J Med 2018; 378: 11–21.

Rizos T, et al. Point-of-care international normalized ratio testing accelerates thrombolysis in patients with acute ischemic stroke using oral anticoagulants. Stroke 2009; 40: 3547–3551.

S2e-Leitlinie Akuttherapie des ischämischen Hirninfarktes. AWMF-Registernummer 030-046. Stand: 10.5.2021, gültig bis 31.5.2024; https://register.awmf.org/de/leitlinien/detail/030-046 (letzter Zugriff: 22.1.2023).

KAPITEL

# 58 Plötzlich zusammengebrochen

Carsten Klingner

**Fallbericht**

### Eintreffen

Ein 53-jähriger Patient, der beim Einkaufen plötzlich zusammengebrochen ist, wird vom Rettungsdienst in die Notaufnahme gebracht. Beim Eintreffen des Rettungsdienstes sei der Patient vigilanzgemindert gewesen mit einer Schwäche der rechtsseitigen Extremitäten. Der Blutdruck sei mit Werten um 230/110 mmHg deutlich erhöht, der Blutzucker unauffällig gewesen. Nach Angaben von Zeugen habe zu keinem Zeitpunkt eine Bewusstlosigkeit vorgelegen, motorische Entäußerungen werden nicht berichtet.

### Ersteindruck

Patient somnolent, Hemisymptomatik rechts, reduzierter AZ, motorisch sehr unruhig.

### Vitalwerte

GCS 13; $SaO_2$ 95 %; HF 81; RR 220/105; AF 19; T 36,8; Sx 0/10; BZ 78

### Triagekategorie

Rot

### Anamnese

Der Patient kann selbst keine Angaben zum Geschehen machen. Er kann einfache Aufforderungen befolgen und seinen Namen nennen. Weitere anamnestische Angaben sind vom Patienten selbst nicht erhältlich. Informationen über Vorerkrankungen oder eine Vormedikation liegen nicht vor.

✓ Fallbericht: Aus der Anamnese und der Fremdanamnese geht hervor, dass es sich um eine akut aufgetretene Pathologie des zentralen Nervensystems handelt. Diese Pathologie betrifft nur bestimmte Hirnregionen: DD ischämischer oder hämorrhagischer Schlaganfall.

## 58.1 Anamnese und Differenzialdiagnose

Die Kombination aus akut aufgetretenem fokalneurologischem Defizit und klarer Zuordenbarkeit zu einer Hirnregion ergibt bereits den Verdacht auf einen ischämischen oder hämorrhagischen Schlaganfall.

An weiteren relevanten Differenzialdiagnosen ist noch ein epileptischer Anfall zu nennen. Gegen einen Anfall spricht allerdings die fehlende Bewusstlosigkeit im Akutstadium. Für einen fokalen Anfall wäre die persistierende Vigilanzminderung untypisch.

Trotz der in diesem Fall sehr spärlichen anamnestischen Informationen und insbesondere der fehlenden Eigenanamnese bereitet die differenzialdiagnostische Einschätzung von Schlaganfällen in aller Regel keine Schwierigkeiten. Eine sehr wichtige anamnestische Angabe betrifft den Zeitgang. Hierbei ist wichtig zu erkennen, dass es sich um ein akut aufgetretenes Krankheitsbild handelt. Dies würde sich in diesem Fall jedoch auch ohne jegliche Anamnese aus den Begleitumständen ergeben (Patient ist offenbar beim Einkaufen selbstständig gelaufen, während sich nun eine akute Vigilanzminderung und Gangunfähigkeit eingestellt haben).

**Fallbericht**

**Untersuchungsbefund**

Patient somnolent, dennoch motorisch sehr unruhig, zur Person orientiert, weitere Orientierung nicht prüfbar, antwortet z. T. mit „Ja/Nein" und nennt seinen Vornamen, darüber hinaus keine verständliche verbale Kommunikation. Herztöne rein. Bds. vesikuläres Atemgeräusch. Abdomen weich, Leber 4 Finger breit unter dem Rippenbogen tastbar, kein Druckschmerz. Keine Unterschenkelödeme. Keine Verletzungszeichen an Kopf und Körper.

- Hirnnerven: Pupillen isokor, mw, LR +/+, Herdblick nach links, kein Überwinden der Mittellinie möglich, keine Achsabweichung der Bulbi, faziale Parese rechts, Zunge weicht nach rechts ab.
- Motorik: schlaffe Hemiparese rechts (Arm KG2, Bein KG3).
- Reflexe: seitengleich mittellebhaft, kein Pyramidenbahnzeichen.
- Sensibilität: Reaktion auf Schmerzreize wirkt seitengleich.

✓ Fallbericht: Bei der Untersuchung zeigen sich eine Vigilanzminderung, eine Sprech- oder Sprachstörung und eine rechtsseitige, brachiofazial betonte Hemisymptomatik.

## 58.2 Körperliche Untersuchung

Die körperliche Untersuchung unterstützt die bereits bestehenden differenzialdiagnostischen Überlegungen und lässt am ehesten an einen ischämischen oder hämorrhagischen Schlaganfall denken.

Prinzipiell ist eine verlässliche klinische Unterscheidung zwischen einer ischämischen und einer hämorrhagischen Ursache nicht möglich. Dennoch unterscheiden sich die klinischen Bilder z. T. deutlich. Die Hemisymptomatik kann sowohl ischämisch als auch hämorrhagisch bedingt sein. Patienten mit einer ischämischen Ursache zeigen in aller Regel keine motorische Unruhe und im Akutstadium auch keine Vigilanzminderung. Beide Symptome sind typisch für einen hämorrhagischen Schlaganfall, der ein gewisses Volumen überschritten hat. Die Symptome sind Ausdruck des steigenden intrakraniellen Drucks, bedingt durch die intrakranielle Blutung (ICB). Auch wenn sich aus der klinischen Symptomatik bereits ein Verdacht ergibt, ist vor jeder Therapieentscheidung stets eine Schnittbildgebung zur sicheren Unterscheidung dieser Ätiologien notwendig.

**KERNAUSSAGEN**

- Ein hämorrhagischer Schlaganfall ist ein akuter, lokalisierter Ausfall von Hirnfunktionen, bedingt durch eine intrazerebrale Einblutung.
- Es gibt kein verlässliches klinisches Unterscheidungsmerkmal zwischen einer ischämischen und einer hämorrhagischen Schlaganfallursache.
- Die Therapie unterscheidet sich erheblich zwischen ischämischem und hämorrhagischem Schlaganfall, weshalb eine möglichst schnelle differenzialdiagnostische Klärung mittels Schnittbildgebung anzustreben ist.

**RED FLAGS**

**Hirndrucksymptome** in der Reihenfolge ihres Auftretens bei steigendem intrakraniellem Druck:

- Kopfschmerzen, leichte Vigilanzminderung, Übelkeit und Erbrechen
- Zunehmende Vigilanzminderung bis zum Koma
- Cheyne-Stokes-Atmung
- Weite, lichtstarre Pupillen
- Strecksynergismen und Atemlähmung

**Fallbericht**

**Erste Anordnungen und Diagnostik**

Monitor, Basis-Laboruntersuchung, dringliche zerebrale Bildgebung.

Labor

- Blutzucker
- Elektrolyte
- Blutbild
- Gerinnungsstatus
- Nierenwerte
- Entzündungswerte

Monitorüberwachung

Durchgehend normofrequenter Sinusrhythmus. RR 180/90. Sauerstoffsättigung 97 %.

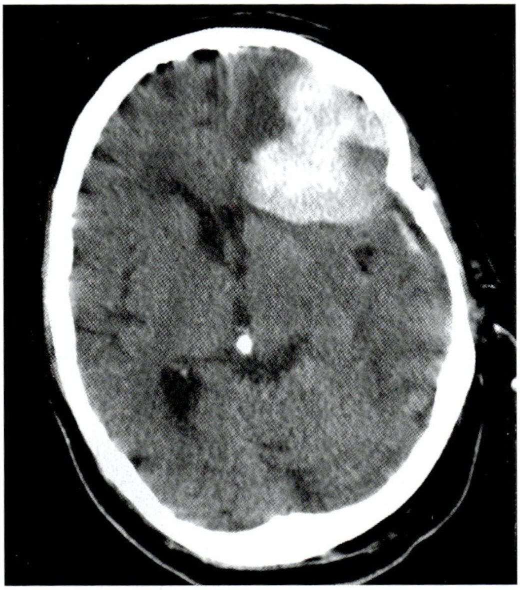

**Abb. 58.1** Intrakranielle Blutung links frontal mit beginnender Mittellinienverlagerung [P440]

Zerebrale Bildgebung

Zerebrale Computertomografie (cCT) (➤ Abb. 58.1).

✓ Fallbericht: Im cCT zeigt sich eine intrazerebrale Blutung (ICB).

DIAGNOSE

Intrazerebrale Blutung

## 58.3 Erste Anordnungen und Diagnostik

Im Zentrum der initialen Diagnostik steht die Schnittbildgebung mit der Frage, ob es Hinweise auf eine intrakranielle Blutung gibt.

### 58.3.1 EKG

Das EKG ist in diesem Fall von nachgeordneter Bedeutung, sollte jedoch stets mit erhoben werden. Die Erstellung des EKG sollte die Schnittbildgebung allerdings nicht verzögern und idealerweise nach der cCT durchgeführt werden.

### 58.3.2 Monitor

Alle Patienten mit Verdacht auf einen Schlaganfall sollten ein kontinuierliches Monitoring erhalten.

### 58.3.3 Labor

Im Akutstadium sollten zumindest die folgenden Laborparameter bestimmt werden:

- **Blutzucker:** Insbesondere Hypoglykämien können schlaganfallähnliche Symptome auslösen; zudem verbessert sich die Prognose von Patienten mit Schlaganfall unter normotensiven Blutzuckerwerten.
- **Elektrolyte:** Elektrolytverschiebungen können ebenfalls Symptome wie Vigilanzminderung und Orientierungsstörungen bedingen. Weiterhin sollten etwaige Elektrolytstörungen im Rahmen der Schlaganfallbehandlung ausgeglichen werden.
- **Blutbild:** Wesentliche Veränderungen aller Blutlinien sollten ausgeschlossen werden. Die Thrombozytenzahl hat bei einer ICB zusätzlich einen hohen Stellenwert.
- **Gerinnungsstatus:** Bei einer möglichen ICB ist der Gerinnungsstatus von offensichtlicher Bedeutung.
- **Nierenwerte:** Die Nierenwerte sind sowohl für die weitere Therapiesteuerung, aber auch im Hinblick auf die initiale Gabe von Kontrastmittel und die Nachbehandlung von Bedeutung.
- **Entzündungswerte:** Ein Infekt sollte ausgeschlossen bzw. eine entsprechende Fokussuche durchgeführt werden.

### 58.3.4 cCT

Zentrum der Initialdiagnostik ist das cCT. Die Abläufe sollten so organisiert werden, dass eine schnellstmögliche cCT gewährleistet werden kann. Zeigt sich im initialen cCT eine ICB, sollte direkt eine CT-Angiografie angeschlossen werden.

**KERNAUSSAGEN**

- Das cCT ist der entscheidende Schritt in der Initialdiagnostik und sollte schnellstmöglich erfolgen.
- Patienten mit Verdacht auf einen Schlaganfall sollten in der Notaufnahme ein kontinuierliches Monitoring erhalten.
- Das Labor ist noch vor dem cCT abzunehmen und zu versenden.

**Fallbericht**

**Therapie**

Senkung des Blutdrucks auf < 140 mmHg systolisch.

✓ Fallbericht: Der Patient benötigt eine intensive multidisziplinäre Therapie mit dem Ziel, die Hämatomexpansion zu minimieren.

## 58.4 Therapie

Der Blutdruck sollte noch in der Notaufnahme auf Werte unter 140 mmHg systolisch gesenkt werden (Anderson et al. 2008). Eine stärkere Blutdrucksenkung scheint keinen positiven Effekt mehr zu haben, allerdings ist sie auch nicht schädlich (bis 110 mmHg systolisch) (Anderson et al. 2013; Qureshi et al. 2016). Diese neueren Studien relativieren allerdings den vormals angenommenen starken Effekt einer schnellen und starken Blutdrucksenkung auf das klinische Outcome.

- Der Patient sollte zur Blutdrucküberwachung und -steuerung einen arteriellen Zugang erhalten.
- Wenn eine geeignete Therapieeinrichtung im Haus der Initialaufnahme nicht verfügbar ist, sollte die Weiterverlegung des Patienten erwogen werden (Terent et al. 2009).
- Für die kontinuierliche Überwachung des intrakraniellen Drucks konnte in bisherigen Studien kein positiver Effekt auf das Patientenoutcome nachgewiesen werden.
- Trotz der ICB sollte eine Thromboseprophylaxe mit niedermolekularem Heparin (NMH) erfolgen.
- Bei spontanen intrazerebralen Blutungen kann die Gabe von Tranexamsäure (1 g Bolus, 1 g i. v. Infusion über 8 h) erwogen werden (Steiner et al. 2021).

**KERNAUSSAGEN**

- Im Zentrum der Therapie der ICB steht die schnelle Blutdrucksenkung auf Werte zwischen 120 und 140 mmHg systolisch.
- Die Gabe von hämostatischen Medikamenten kann nicht empfohlen werden.
- Die Anlage einer externen Ventrikeldrainage kann bei Hinweisen für einen Hydrozephalus erwogen werden.
- Die prophylaktische Gabe von Antiepileptika kann nicht empfohlen werden.

**MERKE**

**Gerinnungstherapie bei bestehender Antikoagulation**

**Blutung unter Vitamin-K-Antagonisten (VKA):**
- VKA beenden
- Vitamin K 10 mg i. v.
- PPSB 30–50 IU/kg KG i. v.

**Blutung unter Dabigatran:**
- Idarucizumab 2 × 2,5 g i. v.

**Blutung unter Rivaroxaban, Apixaban, Edoxaban:**
- Andexanet alfa in Abhängigkeit von der letzten Dosis und dem letzten Einnahmezeitpunkt (komplexe Infusionstherapie, bitte im Anwendungsfall entsprechend den Angaben in der Fachinformation verabreichen).
- Für Edoxaban liegt noch keine Zulassung für Andexanet alfa vor. Diese ist jedoch zeitnah zu erwarten. Alternativ sollte hier mit PPSB 30–50 IU/kg KG i. v. behandelt werden.

**Fallbericht**

**Disposition/Empfehlung weiteres Vorgehen**

Der Patient wird auf eine neurochirurgische Intensivstation aufgenommen.

## 58.5 Risikostratifikation

Patienten mit Verdacht auf Hirnblutung oder mit gesicherter Hirnblutung sind in der Notaufnahme zunächst stets als Hochrisikopatienten zu betrachten.

58

## 58.6 Disposition/Empfehlung weiteres Vorgehen

Patienten mit einer ICB sollten in der Regel auf eine neurologisch-neurochirurgisch spezialisierte Überwachungsstation aufgenommen werden. Die aktuell verfügbaren Studien und Metaanalysen sind im Hinblick auf einen möglichen Behandlungsvorteil von operativen Eingriffen bei der ICB heterogen. Grundsätzlich kann ein operatives Vorgehen bei oberflächlichen, größeren Blutungen mit raumforderndem Effekt erwogen werden.

Es muss auf die strikte Senkung des Blutdrucks auf Werte < 140 mmHg geachtet werden.

Im Falle eines sich entwickelnden erhöhten Hirndrucks sollten Maßnahmen zu dessen Senkung ergriffen werden.

**MERKE**

**Maßnahmen zur Senkung des intrakraniellen Drucks**

- Oberkörperhochlagerung
- Analgosedierung
- Osmotische Therapie
- Temporäre Hyperventilation
- Hypothermie
- Anlage einer externen Ventrikeldrainage
- Hämatomausräumung

**Was wäre, wenn …**

- … es sich um eine zerebelläre Blutung gehandelt hätte?
  - Der Behandlungsablauf hätte sich nicht geändert.
- … sich im Labor eine Thrombozytopenie gezeigt hätte?
  - Dann hätte diese ggf. ausgeglichen werden müssen, um die Hämatomexpansion zu reduzieren.
- … die Blutung trotz strikter Blutdrucksenkung progredient wäre?
  - Dann sollte eine entsprechende Hirndrucktherapie erfolgen und ggf. auch ein operativer Eingriff erwogen werden.
- … der Patient einen Vitamin-K-Antagonisten einnähme?
  - Bei bestehender Antikoagulation ist die Prognose der ICB im Allgemeinen schlechter. Es sollte eine Gerinnungsnormalisierung mit 10 mg Vitamin K i. v. sowie 30–50 IG/kg KG PPSB i. v. erfolgen.
- … der Patient direkte orale Antikoagulanzien (DOAKs) einnähme?
  - Wenn verfügbar, sollte die Wirkung des DOAK mithilfe eines spezifischen Antagonisten aufgehoben werden (siehe Gerinnungstherapie bei bestehender Antikoagulation in ➤ Kap. 58.4) Ist kein spezifischer Antagonist verfügbar, sollte zur Normalisierung der Gerinnung FFP verabreicht werden.
- … es sich um eine absehbar infauste Blutung handeln würde?
  - Bitte in diesem Fall unbedingt an die mögliche Organspende des Patienten denken und bis zur weiteren Klärung eine organerhaltende Therapie einleiten, die Hirntoddiagnostik anstreben und eine Meldung an die Deutsche Stiftung Organtransplantation (DSO) geben.

### LITERATUR


Anderson CS, et al. Intensive blood pressure reduction in acute cerebral haemorrhage trial (INTERACT): a randomised pilot trial. Lancet Neurol 2008; 7: 391–399.

Anderson CS, et al. Rapid blood-pressure lowering in patients with acute intracerebral hemorrhage. New Engl J Med 2013; 368: 2355–2365.

Qureshi AI, et al. Intensive blood-pressure lowering in patients with acute cerebral hemorrhage. New Engl J Med 2016; 375: 1033–1043.

Steiner T, Unterberg A. S2k-Leitlinie: Behandlung von spontanen intrazerebralen Blutungen. Leitlinie der Deutschen Gesellschaft für Neurologie. DGNeurologie 2021; 4(6): 457–480.

Terent A, et al. Stroke unit care revisited: who benefits the most? A cohort study of 105,043 patients in Riks-Stroke, the Swedish Stroke Register. J Neurol Neurosurg Psychiatry 2009; 80: 881–887.

KAPITEL

# 59 Plötzlich heftigste Kopfschmerzen

Carsten Klingner

## Fallbericht

### Eintreffen

Eine 48 Jahre alte Patientin wird am Abend vom Rettungsdienst in die Notaufnahme gebracht. Es sei am Morgen zu akuten Kopfschmerzen und einer kurzzeitigen Bewusstlosigkeit gekommen. Als am Abend auch noch Gefühlsstörungen der linken Körperhälfte aufgetreten seien, sei der Rettungsdienst verständigt worden, bei dessen Eintreffen sie zur Zeit unscharf, sonst aber voll orientiert gewesen sei. Sie hätte über Schwindel, Übelkeit und Kopfschmerzen geklagt. Der Blutdruck sei mit 195/100 mmHg deutlich erhöht, der Blutzucker unauffällig gewesen. Auf dem Transport in die Notaufnahme habe die Patientin zweimal erbrochen.

### Ersteindruck

Patientin wach, zur Zeit unscharf orientiert, zu allen anderen Qualitäten voll orientiert. Weiterhin Schwindel, Übelkeit und Kopfschmerzen.

### Vitalwerte

GCS 14; $SaO_2$ 97 %; HF 88; RR 184/94; AF 18; T 36,8; Sx 5/10; BZ 80

### Triagekategorie

Orange

### Anamnese

Die Patientin gibt an, am Morgen des Aufnahmetages plötzlich einen heftigen Kopfschmerz verspürt zu haben. Danach sei sie auf dem Boden liegend wieder zu sich gekommen. Sie habe auch Übelkeit verspürt und erbrochen und sich daraufhin ins Bett gelegt. Beim Erwachen am Nachmittag seien die Kopfschmerzen leicht gebessert gewesen. Nun sei ihr jedoch eine Gefühlsstörung des linken Arms aufgefallen. Sie habe die Ankunft ihres Ehemanns von der Arbeit abgewartet, der dann den Rettungsdienst informiert habe. Vor dem morgendlichen Kopfschmerz sei alles völlig normal gewesen. Auch die Übelkeit und der Brechreiz seien erst nach der initialen Bewusstlosigkeit aufgetreten. Vorerkrankungen bestünden keine, auch der Blutdruck sei sonst immer normal gewesen. Eine regelmäßige Medikation nehme sie nicht ein.

✓ Fallbericht: Aus der Anamnese ergibt sich der hochgradige Verdacht auf eine intrakranielle Blutung (am ehesten eine SAB).

## 59.1 Anamnese und Differenzialdiagnose

Eine **Subarachnoidalblutung (SAB)** ist definiert als eine Blutung in den Subarachnoidalraum (Liquorraum). Das typischste Symptom ist der akut einsetzende, heftigste Kopfschmerz in einer für den Patienten bis dahin unbekannten Intensität. Die Kopfschmerzen sind häufig mit Übelkeit und Erbrechen, einer vorübergehenden Bewusstseinsstörung sowie Defiziten in der Orientierung vergesellschaftet.

Bei der angegebenen Bewusstseinsstörung sowie nachhängenden Orientierungsstörung kann man differenzialdiagnostisch auch an einen **epileptischen Anfall** denken, insbesondere da das Initialereignis nicht beobachtet wurde. Die Kopfschmerzen als der Bewusstlosigkeit vorausgehendes Erstsymptom sowie die nachfolgende Übelkeit und das Erbrechen sprechen jedoch klar gegen diese Differenzialdiagnose. Zudem sollte nach einem mehrstündigen Intervall bei einer 48-jährigen Patientin keine Orientierungsstörung nach einem epileptischen Anfall mehr nachhängen. Weiterhin spricht die sich im Verlauf entwickelnde Gefühlsstörung des linken Arms für einen persistierenden bzw. sich in Entwicklung befindlichen Prozess. Dieser Prozess muss aufgrund der anderen aufgetretenen Symptome intrakraniell lokalisiert sein.

Als weitere entfernte Differenzialdiagnose kann noch an einen **ischämischen Schlaganfall** in Kombination mit einem Frühanfall gedacht werden. Auch dies erklärt jedoch nicht die initialen Kopfschmerzen. Ischämische Schlaganfälle sind fast immer initial schmerzfrei, da das Gehirn selbst keine Schmerzrezeptoren besitzt. Kopfschmerzen können allerdings sekundär durch die raumfordernde Wirkung der Infarktschwellung entstehen. Subdurale und epidurale Blutungen gehen in aller Regel auch nicht mit plötzlich einsetzenden heftigsten Kopfschmerzen einher und sind zumeist traumatisch bedingt.

In der Zusammenschau aller anamnestischen Faktoren ergibt sich somit der hochgradige Verdacht auf eine SAB.

**MERKE**

**Definition und Epidemiologie der nichttraumatischen SAB**

- Eine SAB ist definiert als eine Blutung in den Subarachnoidalraum.
- Inzidenz: ca. 7–8/100.000 pro Jahr.
- 85 % aller nichttraumatischen SABs entstehen durch Ruptur eines intrakraniellen arteriellen Aneurysmas.
- Das mittlere Erkrankungsalter liegt um 50 Jahre mit einer 30-Tage-Letalität von ca. 25–35 %.

Das alleinige Auftreten von Kopfschmerzen – ohne weitere Symptome – bereitet differenzialdiagnostisch die größten Schwierigkeiten, vor allem wenn diese Kopfschmerzen als neu, jedoch in der Intensität nicht als vernichtend angegeben werden. Die Unsicherheit über das weitere diagnostische Vorgehen wird häufig noch verstärkt, wenn der Patient jung ist und kein MRT zur Verfügung steht. Wenn man als Arzt oder Ärztin in solchen Fällen an eine SAB denkt, dann stellt dies auch eine ausreichende Indikation für ein cCT dar. Dies gilt vor allem deshalb, weil die Gefährdung durch die Strahlenbelastung in einem extremen Missverhältnis zur Patientengefährdung bei einer nichtdiagnostizierten SAB steht. Aktuell werden ca. 5–10 % aller SABs übersehen.

**KERNAUSSAGEN**

- Das Kardinalsymptom einer SAB sind akut einsetzende, heftigste Kopfschmerzen.
- Die Kopfschmerzen können das einzige Symptom bleiben; jedoch können auch diverse neurologische Symptome mit den Kopfschmerzen einhergehen bzw. ihnen folgen.

Bei der SAB ist die Anamnese für das diagnostische Vorgehen von großer Bedeutung. Wichtig hierbei ist der genaue Verlauf der Symptome. Insbesondere muss herausgearbeitet werden, ob die Kopfschmerzen das Erstsymptom waren. Weiterhin ist wichtig zu eruieren, ob ein initiales Trauma vorgelegen hat.

**MERKE**

**Wichtige anamnestische Angaben nach einer vermuteten SAB**

- Prodromi
- Charakteristik des initialen Kopfschmerzes
- Zeitliche Reihenfolge und Ablauf der einzelnen Symptome
- Initiales Trauma

**CAVE**

Kopfschmerzen sind ein weitverbreitetes und in der Regel unspezifisches Symptom. Entscheidend bei der SAB ist der akut auftretende, heftige und in der Form unbekannte Schmerz, der allen anderen Symptomen vorausgeht.

**RED FLAGS**

**SAB**

- Heftige bis heftigste, akut einsetzende und in dieser Intensität unbekannte Kopfschmerzen
- Bewusstseinsminderung
- Meningeale Zeichen
- Fokalneurologische Ausfälle
- Übelkeit, Erbrechen

**Fallbericht**

**Untersuchungsbefund**

Patientin wach, Datum und Wochentag können nicht benannt werden, zu allen anderen Qualitäten voll orientiert, keine Aphasie, leichter Meningismus, leichte mnestische Defizite. Hautfarbe unauffällig. Herztöne rein. Bds. vesikuläres Atemgeräusch. Abdomen weich, kein Druckschmerz. Keine Unterschenkelödeme. Keine Verletzungszeichen an Kopf und Körper.

- Hirnnerven: Riechen und Schmecken anamnestisch unbeeinträchtigt, Pupillen isokor, mittelweit, LR direkt und indirekt prompt, Gesichtsfeld fingerperimetrisch intakt, Okulomotorik intakt, Hören intakt, keine faziale Parese, Sensibilität wird im Gesicht als seitengleich und unauffällig angegeben. Zungestrecken gerade
- Motorik: diskrete Pronation und Absinken im Armhalteversuch links, keine Seitendifferenz in Einzelkraftproben, Beine ohne latente oder manifeste Paresen
- Reflexe: MER seitengleich mittellebhaft, kein Pyramidenbahnzeichen
- Sensibilität: Angabe einer distal betonten Hypästhesie im Bereich des linken Arms, Rumpf und Bein nicht betroffen, keine Dysästhesie, keine Hypalgesie
- Koordinations- und Feinmotorikproben seitengleich, regelrecht

✓ Fallbericht: Bei der Untersuchung zeigen sich eine leichte Orientierungsstörung, ein Meningismus sowie ein leichtes sensomotorisches Defizit des linken Arms.

## 59.2 Körperliche Untersuchung

Bei vielen Patienten findet sich nach einer SAB allerdings auch keine klare Fokalneurologie. Dies ist besonders problematisch, da sich neurologische Defizite häufig erst im Verlauf entwickeln. Ein Meningismus fehlt häufig, wenn die Patienten direkt in die Notaufnahme eingewiesen werden, und entwickelt sich zumeist erst im Verlauf. Bei einer ausgeprägten SAB können meningitische Reizerscheinungen jedoch auch bereits initial vorhanden sein.

**RED FLAGS**

**Meningismus**

- Ein Meningismus fehlt häufig in der Frühphase der SAB.
- Fehlende Nackensteife schließt eine SAB in der Notaufnahme keinesfalls aus.

Bei einem so unspezifischen Symptom wie Kopfschmerzen sollte vor allem der Prüfung der Orientierung, der kognitiven Leistungsfähigkeit sowie mnestischen Aspekten ein breiterer Raum in der Untersuchung eingeräumt werden. Das Auffinden jedweder Form von fokalneurologischem Befund ist stets ein starkes Argument gegen einen unspezifischen Kopfschmerz. Der neurologischen Untersuchung kommt daher bei der allgemeinen Diagnostik von Kopfschmerzen eine zentrale Bedeutung zu.

**KERNAUSSAGEN**

- Gegen einen unspezifischen Kopfschmerz und für eine SAB spricht jede Form eines fokalneurologischen Defizits.
- Jeder Patient, der aufgrund von Kopfschmerzen eine Notaufnahme aufsucht, sollte komplett neurologisch untersucht werden. Die neurologische Untersuchung stellt hier eine schnelle, sensitive und nichtinvasive Untersuchungsmethode dar, die häufig bereits richtungweisend ist.

**Fallbericht**

**Erste Anordnungen und Diagnostik**

EKG, Monitor, Blutbild, cCT.

EKG

Normofrequenter Sinusrhythmus, Indifferenztyp, alle Zeiten im Limit, unauffällige ST-Strecken.

Labor

Blutbild, Gerinnung, Elektrolyte, Nierenwerte: sämtlich unauffällig.

Monitorüberwachung

Durchgehend normofrequenter Sinusrhythmus.

✓ Fallbericht: Aus der cCT-Untersuchung (➤ Abb. 59.1) ergibt sich der Nachweis einer Subarachnoidalblutung.

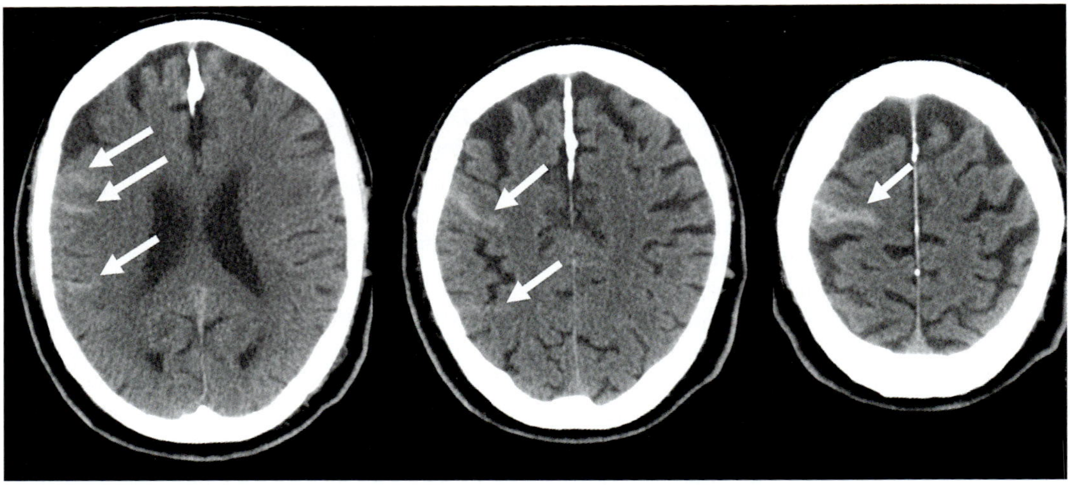

**Abb. 59.1** Signalsteigerung im Subarachnoidalraum im Sinne einer Subarachnoidalblutung [P440]

**CAVE**
Eine SAB kann, muss aber nicht mit Nackensteife einhergehen.

## 59.3 Erste Anordnungen und Diagnostik

Bei Verdacht auf eine SAB ist die wichtigste Untersuchung eine Schnittbildgebung des Schädels.

### 59.3.1 EKG

Das EKG ist eine wichtige Basisuntersuchung, die in diesem Fall für mögliche Differenzialdiagnosen der initialen Bewusstseinsstörung relevant sein kann. Im Gesamtkontext des Falls kommt dem EKG jedoch eine nachgeordnete Bedeutung zu.

### 59.3.2 Monitor

Bei initial vermuteter SAB, den deutlich erhöhten Blutdruckwerten sowie der stattgehabten Bewusstseinsstörung ist eine kontinuierliche Monitorüberwachung indiziert.

### 59.3.3 Labor

An Laborparametern sollte ein Blutbild veranlasst werden, mit dem Ziel, sowohl eine Anämie als auch eine Thrombozytopenie zu erkennen. Die Gerinnungsdiagnostik erfolgt im Hinblick auf mögliche Gerinnungsstörungen bei vermuteter SAB. Die Elektrolyt- und Glukosebestimmung sollte mögliche Differenzialdiagnosen für Orientierungsstörungen (insb. Natriumveränderungen) ausschließen. Die Bestimmung der Nierenwerte erfolgt im Hinblick auf eine mögliche Kontrastmittelgabe in der cCT-Untersuchung.

### 59.3.4 Schnittbildgebung

Die **cCT** oder die **cMRT** sind Mittel der Wahl zur Diagnostik bei Verdacht auf eine SAB. Die Auswahl der Methode sollte sich an der Verfügbarkeit und dem Alter des Patienten orientieren.

**KERNAUSSAGEN**
- Das cCT ist die wichtigste apparative Untersuchung beim Verdacht auf eine SAB. In den ersten 24 h hat die cCT eine Sensitivität von 95 %. Die MRT hat eine vergleichbare Sensitivität und sollte insbesondere bei Verfügbarkeit und jüngeren Patienten bevorzugt werden.
- Bei unauffälligem cCT und klinisch weiterhin bestehendem V. a. eine SAB sollte eine Liquorpunktion z. B. nach einer Wartezeit von 8 h angeschlossen werden, um die Frage auf eine Xanthochromie im Liquor beantworten zu können. In der Zwischenzeit sollte der Patient entsprechend der Verdachtsdiagnose behandelt werden.

59

Sollte sich in der Schnittbildgebung die Verdachtsdiagnose einer SAB bestätigen, so sollte sich eine CT-Angiografie anschließen; darüber hinaus muss der Frage nach der ursächlichen Blutungsquelle mit einer **selektiven zerebralen Katheter-Panangiografie** nachgegangen werden. Bei Nachweis eines Aneurysmas als Blutungsquelle können auch die therapeutischen Möglichkeiten abgeschätzt werden. Prinzipiell können **Aneurysmen** operativ oder durch ein neuroradiologisches Coiling ausgeschaltet werden. Die letztliche Wahl des Verfahrens hängt von vielen Faktoren ab. Aktuelle Studien zeigen einen leichten Trend zur Überlegenheit des Coilings bei den 5-Jahres-Überlebensraten in Fällen, bei denen beide Verfahren infrage kamen (Molyneux et al. 2009).

DIAGNOSE
Subarachnoidalblutung

MERKE
**Wichtige Sonderformen der SAB**

- **Perimesenzephale SAB:** Bei dieser Form der SAB findet sich der Blutungsschwerpunkt in den Zisternen um Pons und Mittelhirn. Eine Blutungsquelle lässt sich in aller Regel nicht finden.
  Verglichen mit allen anderen SABs hat diese Form eine deutlich bessere Prognose. Im Verlauf auftretende neurologische Defizite oder Rezidivblutungen sind eine Rarität.
- **Kortikale SAB:** kleine, fokal gelegene SAB, die sich häufig nur in einem einzigen Sulcus findet. Hauptlokalisation ist der Sulcus centralis oder ein benachbarter Sulcus. Hauptsymptome sind Kopfschmerzen sowie entsprechend der Blutungslokalisation auftretende fokalneurologische Ausfälle.
- **Traumatische SAB:** Entwicklung einer SAB als Folge eines Traumas. Die Diagnostik wird z. T. durch andere Traumafolgen (z. B. Kalottenfraktur nach Schädel-Hirn-Trauma) erschwert, die für typische Symptome einer SAB wie Kopfschmerzen oder auch eine kurzfristige Bewusstseinsstörung als erklärend angesehen werden kann. Nach Diagnosestellung unterscheiden sich die weitere Diagnostik, die Therapie und insbesondere die auftretenden Komplikationen nur geringfügig von der nichttraumatischen SAB. Das langfristige Risiko einer Rezidivblutung ist jedoch deutlich geringer.

MERKE
**DD Reversibles zerebrales Vasokonstriktionssyndrom (RCVS)**

Beim RCVS treten donnerschlagartige Kopfschmerzen mit einem Schmerzmaximum nach ca. 1 min auf, die in unterschiedlicher Lokalisation beginnen und sich schnell holozephal ausbreiten. Vegetative Begleitsymptome sind häufig. Oftmals kommt es zu mehreren Schmerzmaxima im Verlauf von Tagen und Wochen. Fokalneurologische Symptome können fakultativ vorhanden sein.
Mit dieser klinischen Beschreibung sind die Symptome eines RCVS einer SAB sehr ähnlich und können leicht mit dieser verwechselt werden.
Es liegen zu dieser Erkrankung keine verlässlichen epidemiologischen Daten vor. Frauen sind häufiger betroffen als Männer mit einem Altersgipfel um das 42. Lj.
Obgleich eine Vielzahl von Ursachen diskutiert wird, scheinen vasoaktive Substanzen und die postpartale Periode die Auslöser für ca. 60 % der RCVS-Fälle zu sein.

**Unterscheidung RCVS/SAB**
Eine klinische Unterscheidung ist schwierig. Richtungweisend ist der fehlende Nachweis einer SAB in der cCT bei gleichzeitigen Vasokonstriktionen in der CTA. Der in der CTA geäußerte V. a. Vasokonstriktionen kann mit dem transkraniellen Ultraschall erhärtet werden (Darstellung von Flussbeschleunigungen). Die Vasokonstriktionen sollten nach 12 Wochen nicht mehr nachweisbar sein.

**Fallbericht**

**Therapie**

- Aneurysmaausschaltung durch Coiling
- Behandlung der typischen Komplikationen einer SAB:
  - Steigender intrakranieller Druck
  - Symptomatischer Hydrozephalus
  - Vasospasmen
  - Neurogen-extrazerebrale Organfunktionsstörungen

## 59.4 Therapie

Bei der Therapie müssen prinzipiell unterschieden werden:

- Kausale Therapie: auf die Ausschaltung der Blutungsquelle gerichtet
- Symptomatische Therapie: auf die Vermeidung von SAB-assoziierten Komplikationen gerichtet

Sowohl der kausalen als auch der symptomatischen Therapie kommt eine große Bedeutung zu. Ein bestehendes Aneurysma birgt eine erhebliche Gefahr einer erneuten Blutung. Die Wahrscheinlichkeit einer Reruptur liegt bei ca. 1–2 % pro Tag im ersten Monat (Molyneux et al. 2009). Entsprechend sollte eine Aneurysmaausschaltung, falls möglich, innerhalb der ersten 72 h erfolgen.

Die symptomatische Therapie orientiert sich an den ggf. eintretenden Komplikationen. Häufig auftretende Komplikationen sind u. a. steigender intrakranieller Druck, Vasospasmen sowie neurogen-extrazerebrale Organfunktionsstörungen. Ziel ist ein arterieller Mitteldruck von 60–90 mmHg.

Die transkranielle Duplexsonografie sollte zur Detektion von **Vasospasmen** eingesetzt werden, die mit 60 mg Nimodipin alle 4 h behandelt werden sollten (Dorhout Mees et al. 2007a). Vasospasmen treten zumeist mit einer Verzögerung von mehreren Tagen und bis zu 14 Tage nach der SAB erstmals auf. Sollten sich trotz der Therapie mit Nimodipin die Vasospasmen progredient zeigen oder hierunter weitere neurologische Symptome auftreten, so kann eine lokale intraarterielle Spasmolyse erwogen werden. Diese zeigt akut in aller Regel hervorragende Effekte, muss z. T. jedoch wiederholt angewandt werden, da ihr Effekt zeitlich begrenzt ist. Dies begründet die Notwendigkeit eines längeren Beobachtungszeitraums. Thrombozytenfunktionshemmer haben in bisherigen Studien verzögerte ischämische Defizite nicht signifikant vermindern können (Dorhout Mees et al. 2007b). Ein erhöhter intrakranieller Druck kann durch Allgemeinmaßnahmen und nötigenfalls durch eine externe Ventrikeldrainage gesenkt werden.

## 59.5 Risikostratifikation

Patienten mit SAB oder V. a. SAB sind in der Notaufnahme immer als High-Risk-Patienten anzusehen.

**Fallbericht**

**Disposition/Empfehlung weiteres Vorgehen**

Aufnahme der Patientin auf einer Überwachungsstation (idealerweise auf einer neurologisch geführten Intensivstation).

## 59.6 Disposition/Empfehlungen weiteres Vorgehen

**MERKE**

Bei Patienten mit SAB ist unbedingt ein intensives Monitoring erforderlich, um typische SAB-assoziierte Komplikationen zeitnah erkennen und therapieren zu können.

Sowohl die Detektion als auch die entsprechende Therapie stellen besondere Anforderungen an das verantwortliche medizinische Personal und sollten daher auf einer Intensiv- oder Überwachungsstation mit besonderer Expertise in der Behandlung von Subarachnoidalblutungen erfolgen.

**Was wäre, wenn …**

- … der Untersuchungsbefund der Patientin unauffällig gewesen wäre?
  - Da bereits die Anamnese den Verdacht auf eine SAB nahelegt, hätte sich das weitere diagnostische Vorgehen nicht geändert.
- … das cCT unauffällig gewesen wäre?
  - In diesem Fall hätte eine Lumbalpunktion unter dem weiter bestehenden Verdacht auf eine SAB erfolgen müssen.
- … das Aneurysma nicht ausschaltbar wäre?
  - Dann müsste umso mehr auf eine Optimierung weiterer Risikofaktoren geachtet werden, um das Rezidivblutungsrisiko zu optimieren. Zu diesen Risikofaktoren zählen insbesondere Rauchen, Bluthochdruck und Alkoholmissbrauch (Feigin et al. 2005).

## LITERATUR


Dorhout Mees SM, et al. Calcium antagonists for aneurysmal subarachnoid haemorrhage. Cochrane Database Syst Rev 2007a; 3: CD000277.

Dorhout Mees SM, et al. Antiplatelet therapy for aneurysmal subarachnoid haemorrhage. Cochrane Database Syst Rev 2007b; 4: CD006184.

Feigin VL, et al. Risk factors for subarachnoid hemorrhage: an updated systematic review of epidemiological studies. Stroke 2005; 36: 2773–2780.

Feigin VL, et al. Worldwide stroke incidence and early case fatality reported in 56 population-based studies: a systematic review. Lancet Neurol 2009; 8: 355–369.

Molyneux AJ, et al. Risk of recurrent subarachnoid haemorrhage, death, or dependence and standardised mortality ratios after clipping or coiling of an intracranial aneurysm in the International Subarachnoid Aneurysm Trial (ISAT): long-term follow-up. Lancet Neurol 2009; 8: 427–433.

KAPITEL

# 60 Kopfschmerz, Anfall und Parese

Carsten Klingner

**Fallbericht**

### Eintreffen

Eine 34-jährige Patientin wird vom Rettungsdienst in der Notaufnahme aufgrund einer akuten Bewusstseinsstörung vorgestellt. Die Patientin selbst ist nicht orientiert. Man hätte einen lauten Knall gehört und sie – am ganzen Körper krampfend – auf dem Boden liegend vorgefunden.

### Ersteindruck

Patientin somnolent, nur zur Person orientiert.

### Vitalwerte

GCS 12; $SaO_2$ 99 %; HF 76; RR 125/80; AF 14; T 36,8; Sx 0/10; BZ 77

### Triagekategorie

Orange

### Anamnese

Die Patientin kann in der Aufnahmesituation keine Angaben machen. Fremdanamnestisch berichten Arbeitskollegen, dass sie bereits seit Tagen über Kopfschmerzen geklagt habe.

✓ Fallbericht: Aus der Anamnese und Fremdanamnese ergibt sich der Verdacht auf einen epileptischen Anfall. Differenzialdiagnostisch kommt hier auch noch eine konvulsive Synkope in Betracht.

## 60.1 Anamnese und Differenzialdiagnose

Ein **epileptischer Anfall** wird durch plötzliche synchrone Entladungen von zerebralen Neuronengruppen ausgelöst. Die betroffenen Hirnregionen können ihre normale Funktion nicht mehr ausführen, und es kommt zu unwillkürlichen Verhaltensmustern, z. B. zu repetitiven motorischen Entäußerungen. Je nach Art des Anfalls und betroffener Hirnregion kann es auch zu skurrilen Verhaltensweisen kommen. In dem hier geschilderten Fall ergibt sich der Verdacht auf einen primär oder sekundär generalisierten epileptischen Anfall.

Differenzialdiagnostisch kommt auch eine **Synkope** in Betracht. Die Schilderung von motorischen Entäußerungen widerspricht dieser Diagnose nicht. Erfahrene Neurolog*innen können in den meisten Fällen zwar anhand des Ablaufs der motorischen Entäußerungen zwischen Synkope und epileptischem Anfall unterscheiden, aufgrund einer anamnestischen Schilderung ist dies jedoch nicht möglich. Auch ein Zungenbiss oder Einnässen erlauben keine sichere Unterscheidung zwischen einer Synkope und einem epileptischen Anfall. Die starke und prolongierte Verwirrtheit nach der Bewusstlosigkeit ist das entscheidende Argument gegen die Synkope. Nach einer Synkope sind die Patienten in aller Regel sofort reorientiert.

**KERNAUSSAGEN**

- Ein epileptischer Anfall entsteht durch plötzliche, synchrone Entladungen von zerebralen Neuronengruppen.
- Das einzig verlässliche klinische Unterscheidungsmerkmal zwischen einem epileptischen Anfall und einer Synkope ist die Dauer der Reorientierungsphase.

Bei epileptischen Anfällen sind die Eigen- und Fremdanamnese für die diagnostische Einschätzung von entscheidender Bedeutung.

**MERKE**

Wichtig bei der Anamnese:
- Vorboten erfragen, die der Bewusstseinsstörung vorausgingen
- Fremdanamnestische Angaben zum Anfallsablauf eruieren
- Fremd- und Eigenanamnese zur Aufwachsituation berücksichtigen
- Provokationsfaktoren (z. B. Schlafmangel, Intoxikation) erheben
- Vorherige Bewusstseinsstörungen erfassen

**Fallbericht**

**Untersuchungsbefund**

Patientin somnolent, beantwortet nur Fragen zur Person; zu Zeit, Ort und Situation unscharf orientiert, keine Aphasie. Hautfarbe unauffällig. Herztöne rein. Bds. vesikuläres Atemgeräusch. Abdomen weich, kein Druckschmerz, keine Unterschenkelödeme. Keine Verletzungszeichen an Kopf und Körper.

Hirnnerven: Pupillen isokor, mittelweit, LR direkt und indirekt prompt, Gesichtsfeld per Schreckreaktion intakt, Okulomotorik intakt, Hören intakt, diskrete faziale Parese links, Sensibilität wird im Gesicht seitengleich angegeben, Herausstrecken der Zunge: gerade.

An den Extremitäten: Pronation und Absinken des linken Arms, an den Beinen keine latenten oder manifesten Paresen. Kein peripheres sensibles Defizit angegeben. Muskeleigenreflexe seitengleich mittellebhaft, kein Pyramidenbahnzeichen, Koordinations- und Feinmotorikproben seitengleich regelrecht.

✓ Fallbericht: Bei der Untersuchung zeigen sich eine leichte Vigilanzminderung, eine Desorientiertheit sowie eine leichte linksseitige Hemisymptomatik.

## 60.2 Körperliche Untersuchung

Desorientiertheit und Vigilanzminderung sind typisch für einen epileptischen Anfall. Die bestehende leichte Hemisymptomatik kann auch mit einer **Todd-Parese** und dem abgelaufenen Krampfanfall erklärt werden. Allerdings sollte eine Fokalneurologie auch zu weiteren differenzialdiagnostischen Überlegungen anregen. Stets sollten in diesen Fällen auch Erkrankungen in Betracht gezogen werden, die primär diese Fokalneurologie verursachen und erst sekundär einen Krampfanfall bedingen. Der epileptische Anfall ist in diesem Zusammenhang Symptom einer zugrunde liegenden Erkrankung. An diesbezüglichen Differenzialdiagnosen kommen insbesondere in Betracht:
- Ischämischer oder hämorrhagischer Schlaganfall
- Zerebrale Raumforderung
- Zerebrale Sinus- oder Venenthrombose

Diese Überlegungen sollten jedoch maßgeblich von der Anamnese geleitet werden. So ist eine Fokalneurologie bei einer bekannten symptomatischen Epilepsie bei einem Z. n. ischämischem Schlaganfall anders zu bewerten als im Fall eines erstmaligen epileptischen Anfalls ohne zerebrale Vorerkrankungen. Daher gilt die Regel, dass jeder erstmalige Krampfanfall immer mit besonderer Sorgfalt abgeklärt werden sollte.

**MERKE**

Jeder erstmalige epileptische Anfall sollte gründlich abgeklärt werden, da er Ausdruck einer zugrunde liegenden zerebralen Erkrankung sein kann.

**Fallbericht**

**Erste Anordnungen und Diagnostik**

EKG, Monitor, Blutbild, cCT.

**EKG**

Normofrequenter Sinusrhythmus, Indifferenztyp, alle Zeiten im Limit, unauffällige ST-Strecken.

**Labor**

Blutbild, Elektrolyte, Entzündungswerte, Nierenwerte, Gerinnungswerte, Laktat.

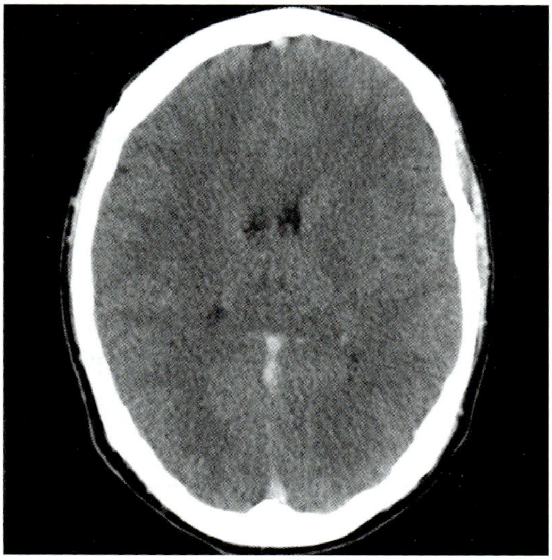

**Abb. 60.1** Initiales cCT: Hinweise für ein generalisiertes Hirnödem [P440]

**Monitorüberwachung**

Durchgehend normofrequenter Sinusrhythmus.

✓ Fallbericht: Das cCT (➤ Abb. 60.1) zeigt Hinweise für ein generalisiertes Hirnödem.

## 60.3 Erste Anordnungen und Diagnostik

Patienten mit dem Verdacht auf einen erstmaligen epileptischen Anfall sollten initial die o. g. Diagnostik noch in der Notaufnahme erhalten. Für die zerebrale Schnittbildgebung kann bei Verfügbarkeit auch ein MRT erfolgen.

### 60.3.1 EKG

Das EKG erfolgt insbesondere auch im Hinblick auf die weitere differenzialdiagnostische Abklärung zur Synkope. Bei einem gesicherten epileptischen Anfall ist das EKG von nachgeordneter Bedeutung.

### 60.3.2 Monitor

Die Monitorüberwachung sollte aufgrund der noch bestehenden Vigilanzminderung, aber auch im Hinblick auf mögliche Rezidivanfälle erfolgen.

### 60.3.3 Labor

Das Labor ist von besonderer Bedeutung, da es sowohl differenzialdiagnostische Bedeutung hat als auch ätiologische Ursachen differenzieren kann. Besonders geachtet werden sollte auf:

- **Laktat:** Hohe Laktatwerte sind ein starker Hinweis für einen epileptischen Anfall, normale Werte schließen einen epileptischen Anfall jedoch nicht aus.
- **Elektrolyte:** Elektrolytverschiebungen können epileptische Anfälle begünstigen.
- **Blutbild, Entzündungswerte:** Entzündungen senken die Krampfschwelle und sind daher ebenfalls von differenzialdiagnostischer Bedeutung.

### 60.3.4 Zerebrale Schnittbilddiagnostik

Eine Bewusstseinsstörung mit unklarem Sturzereignis sollte weiter mittels einer zerebralen Schnittbildgebung abgeklärt werden. Dies gilt insbesondere beim erstmaligen Anfall sowie beim Vorliegen einer Fokalneurologie.

**KERNAUSSAGEN**

Das Labor und eine zerebrale Schnittbildgebung sind die wichtigsten Untersuchungen bei einem epileptischen Anfall:

- Das Labor ist sowohl für die differenzialdiagnostische als auch die ätiologische Ursachenabklärung bedeutsam.
- Eine noch bestehende Fokalneurologie, ein unklares Sturzereignis oder das Erstereignis eines epileptischen Anfalls sollte mit einer zerebralen Schnittbildgebung abgeklärt werden.

Ein EEG ist bei einem Z. n. einem epileptischen Anfall eher nachrangig und sollte in der Notaufnahme nur erfolgen, wenn sich die Frage nach einem nonkonvulsiven Status epilepticus stellt.

**Fallbericht**

**Klinische Verlaufskontrolle und erweiterte Bildgebung**

Die Schnittbildgebung wird um ein cMRT erweitert. Während die Patientin auf das MRT wartet, klart sie langsam auf. Es besteht weiterhin die leichte Hemisymptomatik links.

Eigenanamnestisch berichtet die Patientin, dass auf der Arbeitsstelle plötzlich ihr linker Arm unkontrolliert gezuckt habe und sie das nicht unterdrücken konnte. Als Nächstes erinnere sie sich, dass sie in der Notaufnahme zu sich gekommen sei. Ähnliche Ereignisse, insbesondere unklare Bewusstseinsstörungen, seien bisher noch nie aufgetreten.

Die Schwere und Schwäche im linken Arm seien nicht neu, sondern hätten sich über die letzten Tage entwickelt. Seit ca. 1 Woche leide sie auch unter zunehmend heftigen, links akzentuierten Kopfschmerzen von drückendem Charakter. Einen ähnlichen Kopfschmerz kenne sie bisher nicht.

✓ Fallbericht: Die Patientin berichtet von einem bereits vor dem Anfall bestehenden fokalneurologischen Defizit.

## 60.4 Update Differenzialdiagnosen

Die Schilderung, dass die linksseitige Hemisymptomatik bereits vor dem aktuellen Ereignis bestanden habe, schließt die Interpretation dieser Symptomatik als Todd-Parese aus. Es wird ein langsam progredientes Defizit berichtet, das mit Kopfschmerzen einhergeht. Für einen ischämischen oder hämorrhagischen Schlaganfall ist dies untypisch, der sich auch in der bereits erfolgten cCT dargestellt hätte. Auch eine ursächliche progrediente Subduralblutung wäre im initialen cCT aufgefallen.

An Differenzialdiagnosen kommen nun insbesondere in Betracht:

- Raumforderung
- Zerebrale Sinus- oder Venenthrombose

Beide Ursachen sind in einer nativ durchgeführten zerebralen CT häufig nicht auszuschließen.

**Fallbericht**

**Erweiterung der Diagnostik**

- Die zerebrale Schnittbildgebung wird zur Abklärung der nun im Zentrum stehenden Differenzialdiagnosen erweitert.
- Benötigt werden eine Kontrastmittelsequenz sowie eine Darstellung der zerebralen Sinus und Venen.
- Weiterhin sollte das Labor noch um Fibrinogen und D-Dimere ergänzt werden.

## 60.5 Erweiterung der Diagnostik

Die erforderliche weitere Diagnostik kann sowohl mittels CT- als auch MRT-Bildgebung erfüllt werden. Beide Verfahren sind bzgl. der Sensitivität für Sinusthrombosen als gleichwertig anzusehen. Die MRT ist bei der Diagnostik von kortikalen Venenthrombosen überlegen.

**Fallbericht**

**Erweiterung der Diagnostik**

- Es erfolgt eine cMRT inkl. T1-Sequenz mit Kontrastmittel sowie Sinusdarstellung.
- Fibrinogen und D-Dimer 1.600 ng/ml (normal < 500).

✓ Fallbericht: Die Venografie (➤ Abb. 60.2) zeigt das Fehlen des Sinus sagittalis superior.

**DIAGNOSE**
Sinusvenenthrombose

Eine mit einer Fokalneurologie einhergehende Sinusthrombose zeigt in > 97 % der Fälle eine D-Dimer-Erhöhung (Kosinski et al. 2004). Dennoch ist die alleinige D-Dimer-Bestimmung nicht zum Ausschluss einer zerebralen Sinusvenenthrombose geeignet.

60

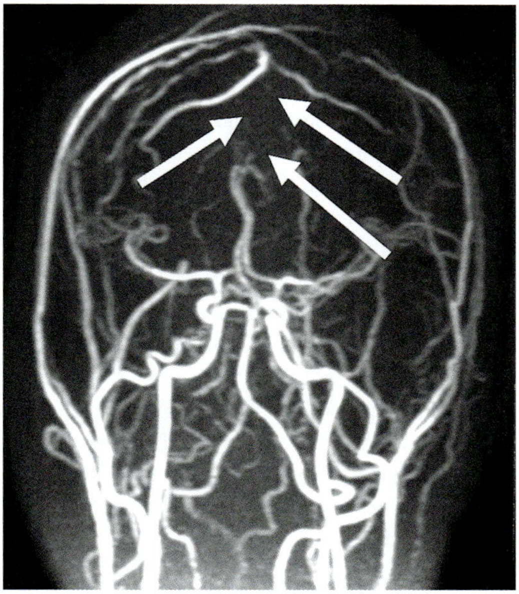

**Abb. 60.2** Zerebrale Venografie [P440]

Es handelt sich somit um eine Thrombose des Sinus sagittalis superior. Das hierdurch bestehende Abflusshindernis führte zur Entwicklung der Kopfschmerzen, der Hemisymptomatik links sowie des epileptischen Anfalls.

**MERKE**

**Zerebrale Sinus- und Venenthrombose**

- Es handelt sich um eine Thrombose von venösen Blutleitern im Gehirn mit der Folge einer venösen Abflussstauung.
- Die zerebrale Sinusvenenthrombose ist eine seltene Erkrankung mit einer Jahresinzidenz von ca. 0,2–1,5/100.000 (Devasagayam et al. 2016; Ferro et al. 2001).
- Sie stellt in aller Regel eine der schwierigsten zu diagnostizierenden Formen des Schlaganfalls dar.
- Die Diagnose kann nur mittels venöser CTA, venöser MRA oder digitaler Subtraktionsangiografie (DSA) gestellt werden. Praktisch spielt die DSA in der Diagnostik von Sinus- und Venenthrombosen keine Rolle.
- In jüngerer Zeit ist es im Zusammenhang mit COVID-19-Infektionen/-Impfungen zum Auftreten von Sinusvenenthrombosen gekommen: ➤ Box 59.1.

**BOX 59.1**

**Sinusthrombose und COVID-19**

Eine COVID-19-Infektion wie auch eine Impfung gegen SARS-CoV-2 erhöhen die Wahrscheinlichkeit der Entwicklung einer Sinusthrombose. Die Inzidenz der Sinusvenenthrombose nach COVID-19-Infektion liegt bei 3,9 pro 100.000, während die Inzidenz nach einer Impfung bei 0,41 pro 100.000 und die Spontaninzidenz bei ca. 0,04 pro 100.000 liegt. Das Risiko für die Entwicklung einer Sinusvenenthrombose ist bei einer COVID-19-Infektion damit ca. 100-mal höher als in der Allgemeinbevölkerung und 10-mal höher als nach einer Impfung (Taquet et al. 2021).

**Fallbericht**

**Therapie**

- Heparinisierung mit Ziel-PTT: 1,5- bis 2-fache Verlängerung
- Levetiracetam 500 mg i. v., dann weiter mit 1 g 1-0-1

✓ Fallbericht: Die Patientin benötigt eine Therapie, die auf die Auflösung des venösen Thrombus abzielt.

## 60.6 Therapie

Aktuell gibt es keine sicheren Daten zur Klärung der Frage, ob die i. v. Gabe von unfraktioniertem Heparin und die gewichtsadaptierte Gabe von niedermolekularem Heparin in therapeutischer Dosierung gleichwertig sind.

Neben der Gerinnungshemmung sollte eine antiepileptische Therapie erfolgen, z. B. mit Levetiracetam. Etwa 40–50 % aller Patienten mit einer zerebralen Sinus-/Venenthrombose erleiden im Verlauf epileptische Anfälle, die zu einer anhaltenden Verschlechterung ihres klinischen Zustands führen können (Ferro et al. 2008).

**MERKE**

Die Antikoagulation darf auch bei im cCT nachweisbaren zerebralen Stauungsblutungen nicht abgesetzt werden.

### Weitere Möglichkeiten der Akuttherapie

In besonders schweren Fällen – vor allem bei rascher Zustandsverschlechterung unter Heparin – gibt es noch weitere Therapiemöglichkeiten, deren Wirksamkeit und Nutzen jedoch lediglich in Fallserien evaluiert sind. Hierzu zählen:

- Thrombolyse mit rtPA intraarteriell und selektiv transvenös
- Transfemorale intravenöse Thrombektomie
- Trepanation, die bei drohender Einklemmung erwogen werden kann

**Fallbericht**

**Disposition**

Aufnahme auf die neurologische Intensivstation.

## 60.7 Disposition/Empfehlung weiteres Vorgehen

Die Patienten sollten auf einer neurologischen Intensivstation weiterbehandelt werden. Das Management von Sinusthrombosen mit einer bestehenden Fokalneurologie sollte auf einer Überwachungsstation mit besonderer Expertise in der Behandlung dieser Erkrankung erfolgen.

Weiterhin muss die Ursache der Thrombose abgeklärt werden. Die Mehrzahl aller Sinus-/Venenthrombosen lässt sich durch folgende drei Ursachen erklären:

- Orale Kontrazeptiva
- Gerinnungsstörungen
- Idiopathisch

Seltenere Ursachen sind Malignome, hämatologische Erkrankungen und Infektionen.

Die wichtigsten prothrombotischen Gerinnungsstörungen sind (Lauw et al. 2013):

- Antithrombinmangel
- Protein-C- oder Protein-S-Mangel
- Faktor-V-Leiden-Mutation
- G20210A-Prothrombin-Gen-Mutation
- Hyperhomocysteinämie

Nach der Akutphase sollte eine orale Antikoagulation mit dem Vitamin-K-Antagonisten Phenprocoumon für mindestens 12 Monate erfolgen. Eine antiepileptische Therapie sollte in der Regel nach 6–12 Monaten beendet werden.

**Fallbericht**

**Weiterer Verlauf**

In den ersten 2 Wochen kommt es zunächst zu einer deutlichen Verschlechterung der klinischen Symptomatik und nachfolgend zu einer langsamen Regredienz der Symptome.

Im Verlauf zeigt sich bildmorphologisch die langsame Auflösung der Sinusthrombose (➤ Abb. 60.3). Das MRT-FLAIR-Bild stellt ein Defektareal rechts frontal sowie leichte Marklagerveränderungen dar.

✓ Fallbericht: Die Patientin ist heute subjektiv beschwerdefrei.

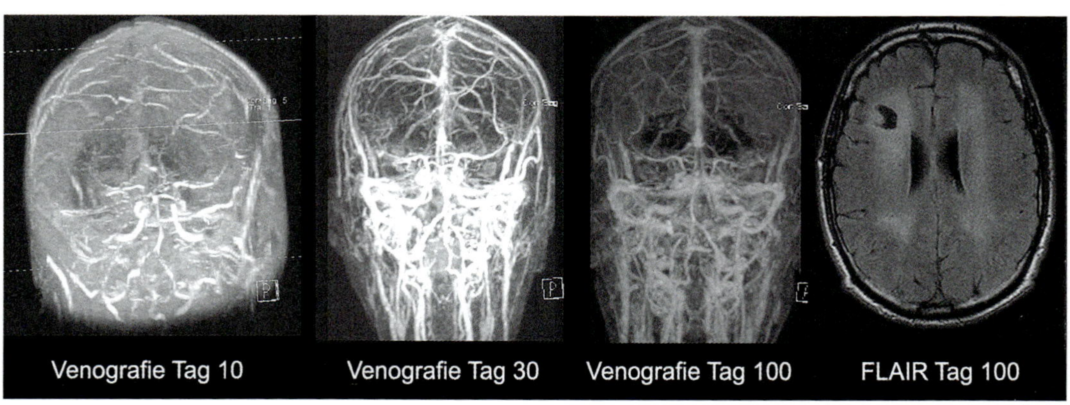


**Abb. 60.3** Venografie-Verlauf [P440]

## Was wäre, wenn ...

- ... bereits im initialen cCT eine Stauungsblutung sichtbar gewesen wäre?
  - Dann hätte sich weder das diagnostische noch das therapeutische Vorgehen geändert. Trotz der zerebralen Stauungsblutung wäre eine i. v. Heparinisierung erfolgt.
- ... die Patientin nicht durch einen Krampfanfall auffällig geworden wäre?
  - Dann hätten sich Diagnostik und Therapieeinleitung mit Sicherheit weiter verzögert und die weitere Prognose verschlechtert.
- ... die Patientin nach dem Krampfanfall bewusstseinsgemindert geblieben wäre und keine weiteren anamnestischen Angaben gemacht hätte?
  - Eine so lange Vigilanzminderung hätte an der Diagnose einer postiktalen Vigilanzminderung zweifeln lassen. Es hätten in diesem Fall die gleichen o. g. Differenzialdiagnosen, erweitert um einen nonkonvulsiven Status, in Betracht gezogen werden müssen.

### LITERATUR

Devasagayam S, et al. Cerebral venous sinus thrombosis incidence is higher than previously thought: a retrospective population-based study. Stroke 2016; 47: 2180–2182.

Ferro JM, et al. Cerebral Venous Thrombosis Portuguese Collaborative Study Group. Cerebral vein and dural sinus thrombosis in Portugal: 1980–1998. Cerebrovasc Dis 2001; 11: 177–182.

Ferro JM, et al. Early seizures in cerebral vein and dural sinus thrombosis: risk factors and role of antiepileptics. Stroke 2008; 39: 1152–1158.

Kosinski CM, et al. Do normal D-dimer levels reliably exclude cerebral sinus thrombosis? Stroke 2004; 35: 2820–2825.

Lauw MN, et al. Cerebral venous thrombosis and thrombophilia: a systematic review and meta-analysis. Semin Thromb Hemost 2003; 39: 913–927.

Taquet M, et al. Cerebral venous thrombosis and portal vein thrombosis: a retrospective cohort study of 537,913 COVID-19 cases. Lancet 2021; 39: 101061.

KAPITEL

# 61 Schiefes Gesicht

Carsten Klingner

## Fallbericht

### Eintreffen

Eine 36 Jahre alte Patientin stellt sich selbstständig in der Notaufnahme vor, da sie ein „schiefes Gesicht“ bei sich festgestellt habe.

### Ersteindruck

Patientin wach, voll orientiert, faziale Parese rechts.

### Vitalwerte

GCS 15; $SaO_2$ 97 %; HF 88; RR 124/80; AF 14; T 36,7; BZ 80

### Triagekategorie

Gelb

### Anamnese

Die Patientin gibt an, bereits beim Frühstück ein komisches Gefühl beim Kauen bemerkt zu haben. Auch sei ihr mehrfach beim Trinken Flüssigkeit aus dem rechten Mundwinkel gelaufen. Zuerst habe sie sich nichts dabei gedacht, auf ihrer Arbeitsstelle sei sie jedoch wiederholt auf ihr schiefes Gesicht angesprochen worden. Im Spiegel habe sie dann ebenfalls festgestellt, dass ihr Gesicht schief sei. Insbesondere der rechte Mundwinkel sei nach unten verzogen und ließe sich nicht wie auf der anderen Seite bewegen. Auch fühle sich nun die rechte Wange anders an als die linke. Es sei ein Gefühl wie nach einer Zahnarztspritze. An Vorerkrankungen bestehe lediglich ein latenter Hypertonus, der aktuell nicht medikamentös behandelt würde.

✓ Fallbericht: Aus der Anamnese und Fremdanamnese geht hervor, dass es sich um eine faziale Parese handelt. Die Ursache dafür ergibt sich aus der Anamnese jedoch nicht.

**DIAGNOSE**
Fazialisparese

## 61.1 Anamnese und Differenzialdiagnose

Eine **faziale Parese** beschreibt zunächst einmal lediglich den Umstand, dass die Bewegungen in dem vom Nervus (N.) facialis versorgten Gebiet eingeschränkt sind. Hierbei kann es sich um eine zentrale Ursache handeln (d. h. im Bereich des Gehirns selbst bzw. vor der motorischen Umschaltung auf den peripheren N. facialis). Es kann jedoch auch eine periphere Ursache (Läsion des N. facialis) vorliegen. Beiden Ätiologien können nun wiederum verschiedene ursächliche Erkrankungen zugrunde liegen.

Die beiden wichtigsten Differenzialdiagnosen sind die **idiopathische periphere Fazialisparese** und der **Schlaganfall**. Anamnestisch wird bei der idiopathischen peripheren Fazialisparese nicht selten eine Symptomprogredienz über 1–2 Tage berichtet, die sich so beim Schlaganfall zumeist nicht findet. Weiterhin sollte nach typischen Begleitsymptomen einer peripheren Fazialisparese gefragt werden. Hierzu gehören insbesondere Veränderungen des Hörens und des Schmeckens. Weiterhin sollte auch nach neu aufgetretenen Schmerzen im Ohrbereich gefragt werden.

**KERNAUSSAGEN**

- Die Ursache einer fazialen Parese kann sowohl peripher als auch zentral bedingt sein.
- Bei einer peripheren Ursache sollte zumeist nur der N. facialis betroffen sein, während die isolierte Affektion der vom N. facialis innervierten Muskulatur bei einer zentralen Ursache eher die Ausnahme darstellt.

**CAVE**

Die irrtümliche Verwechslung einer zentralen fazialen Parese mit einer peripheren kann für den Patienten schwerwiegende Folgen haben, insbesondere durch die Unterlassung der entsprechenden notwendigen Diagnostik. Fahimi et al. (2014) geben in ihrer Studie eine Rate von ca. 1 % Fehldiagnosen für die idiopathische Fazialisparese an.

**RED FLAGS**

**Gegen eine periphere Ursache sprechen**

- Stirnast nicht mit betroffen
- Affektion des gleichseitigen Arms (insbesondere sollte auf eine Pronation geachtet werden)

Die Anamnese sollte noch im Hinblick auf andere Differenzialdiagnosen erweitert werden. Wichtig sind hierbei vor allem Fragen nach:

- Trauma (Felsenbeinfraktur)
- Entzündungen, lancierenden Schmerzen, Gelenkbeschwerden in den letzten Wochen (Borreliose)
- B-Symptomatik (neoplastisch)

Die Borreliose stellt die häufigste symptomatische Ursache dar.

**KERNAUSSAGEN**

**Definition und Epidemiologie der idiopathischen Fazialisparese**

- Häufigste Hirnnervenläsion
- Jahresinzidenz ca. 20/100.000
- Ausgewogene Geschlechterverteilung
- Ursache: zumeist eine lokale Entzündung des N. facialis durch einen reaktivierten Herpesvirus (Peitersen 2022)

Obwohl die idiopathische Fazialisparese die mit Abstand häufigste Ursache einer peripheren Fazialisparese ist (ca. 70 %), so sollten doch auch weitere Ursachen mitbedacht werden.

**MERKE**

**Differenzialdiagnosen der peripheren Fazialisparese (Auswahl)**

- **Idiopathisch:** idiopathische periphere Fazialisparese
- **Traumatisch:** Felsenbeinfraktur
- **Entzündlich:**
  - Borreliose
  - Guillain-Barré-Syndrom
  - Herpes zoster
- **Neoplastisch:**
  - Schwannom und Meningeom
  - Cholesteatom
- **Metabolisch:** Diabetes mellitus

## Fallbericht

**Untersuchungsbefund**

Patientin wach, voll orientiert. Keine Aphasie, kein Meningismus, Hautfarbe unauffällig. Herztöne rein. Bds. vesikuläres Atemgeräusch. Abdomen weich, kein Druckschmerz. Keine Unterschenkelödeme. Keine Verletzungszeichen an Kopf und Körper.

Hirnnerven: **Riechen und Schmecken anamnestisch unbeeinträchtigt**, Pupillen isokor, mittelweit, LR direkt und indirekt prompt, GF fingerperimetrisch intakt, Okulomotorik intakt, Hören intakt. Faziale Parese rechts, alle drei Äste betreffend. Augenschluss nicht komplett möglich (Lidspalt 3 mm mit Bell-Phänomen), Stirn rechtsseitig deutlich paretisch. Sensibilität wird im Bereich der rechten Wange auf Berührung als leicht vermindert angegeben. Zungestrecken gerade. Gehörgänge unauffällig.

An den Extremitäten keine latenten oder manifesten Paresen. Kein peripheres sensibles Defizit angegeben. MER seitengleich mittellebhaft, kein Pyramidenbahnzeichen, Koordinations- und Feinmotorikproben seitengleich regelrecht.

✓ Fallbericht: Bei der Untersuchung zeigt sich eine periphere Fazialisparese rechts.

## 61.2 Körperliche Untersuchung

Die starke und deutlich sichtbare Beteiligung der Stirn sichert die Diagnose einer peripheren Fazialisparese. Wäre die Stirn nicht beteiligt gewesen, so hätte der inkomplette Lidschluss dennoch auf eine periphere Ursache hingedeutet. Bei fehlender Stirnbeteiligung und vollständigem Augenschluss ist jedoch nicht immer eine klinisch sichere Einschätzung bzgl. einer peripheren oder zentralen Ursache möglich. Im Hinblick auf die häufig assoziierten Geschmacks- und Hörveränderungen ist eine Anamnestizierung des Patienten ausreichend. Eine Objektivierung dieser Angaben ist außerhalb einer gutachtlichen Tätigkeit nicht notwendig.

Zentrum der klinischen Untersuchung bildet die sorgfältige Hirnnervenuntersuchung. Es muss festgestellt werden, ob es Hinweise für eine Beteiligung eines weiteren Hirnnervs gibt. Ein solcher Befund würde die weitere Diagnostik und ätiologische Einschätzung wesentlich verändern. Für die Untersuchung der fazialen Parese bieten sich folgende Aufforderungen an:

- Backen aufblasen
- Mund spitzen
- Zähne zeigen
- Augen schließen, Augen fest zukneifen
- Stirn runzeln

**MERKE**

**Formale Einstufung des Schweregrads**

Es gibt verschiedene Schemata, um den Schweregrad einer peripheren Fazialisparese einzuteilen. In Deutschland hat sich die House-Brackmann-Skala durchgesetzt. Die faziale Funktion wird mit einem Grad zwischen I und VI eingestuft. Grad I bezeichnet eine normale faziale Funktion, während Grad VI einer kompletten fazialen Parese entspricht (House und Brackmann 1985).

**KERNAUSSAGEN**

**Klinisches Bild der peripheren Fazialisparese**

- Einseitige Lähmung der Gesichtsmuskulatur unter Einbeziehung des Stirnastes
- Schmeckstörungen einer Zungenhälfte
- Hyperakusis (durch Lähmung des M. stapedius)

**Fallbericht**

**Erste Anordnungen und Diagnostik**

Labor

Blutbild, Entzündungswerte, Elektrolyte, Blutzucker.

✓ Fallbericht: Das Labor ist unauffällig.

## 61.3 Erste Anordnungen und Diagnostik

Patienten mit der klinisch gesicherten Diagnose einer peripheren Fazialisparese ohne komplizierende Begleitumstände benötigen nur wenig weitere Diagnostik. Ein Labor sollte erfolgen, um im Wesentlichen einen akuten Entzündungsprozess auszuschließen.

### 61.3.1 Labor

Es sollte die Bestimmung des Blutbildes und der Entzündungswerte veranlasst werden, mit dem Ziel, eine Leukozytose oder eine CRP-Erhöhung zu detektieren. Weitere Laborwerte haben bei einem ansonsten beschwerdefreien Patienten in der Diagnostik nur einen geringen Stellenwert. Beim Verdacht auf eine idiopathische Fazialisparese kann jedoch auch bereits an dieser Stelle an eine mögliche Therapie mit Kortikoiden gedacht werden. Diesbezüglich ist die Bestimmung der Elektrolyte und des Blutzuckers sinnvoll. Falls sich Hinweise für eine symptomatische Ursache der peripheren Fazialisparese ergeben, so sollte das Labor noch um Gerinnungswerte erweitert werden. Insbesondere die Bestimmung der Gerinnung ist Voraussetzung für eine ggf. noch durchzuführende Liquordiagnostik.

### 61.3.2 Apparative Diagnostik

Zurückhaltung gilt für weitere apparative Abklärungen oder Konsile. So ist eine Schnittbildgebung nicht Routine in der Diagnostik einer idiopathischen Fazialisparese, sondern nur dann erforderlich, wenn weitere Zeichen vorliegen, z. B. Kopfschmerzen, neurologische Defizite, weitere Hirnnervenausfälle. Dann ist eine rasche Schnittbildgebung und häufig auch ein eurologisches Konsil wichtig. Bei klinischen Unsicherheiten, ob es sich um eine idiopathische Fazialisparese handelt, kann auch eine elektrophysiologische Diagnostik erfolgen. Hier sind im Akutstadium insbesondere der Blinkreflex und die kanalikuläre Magnetstimulation hilfreich (Valls-Sole 2007).

Aktuell wird diskutiert, ob nicht alle Patienten mit einer vermuteten idiopathischen peripheren Fazialisparese punktiert werden sollten. Auslöser dieser Diskussion sind Befunde, nach denen bis zu 8 % aller vermuteten idiopathischen Fazialisparesen doch symptomatisch-erregerbedingt sind (Hato et al. 2007).

**KERNAUSSAGEN**

- Eine idiopathische Fazialisparese erfordert nur ein Minimum an Diagnostik.
- An Laborparametern ist die Bestimmung von Blutbild, Entzündungswerten, Elektrolyten und Blutzucker empfehlenswert.
- Untersuchungen wie z. B. eine zerebrale Schnittbildgebung oder neurologische Konsile sind nur bei Zweifeln an der Diagnose einer idiopathischen Fazialisparese erforderlich.

**MERKE**

**Vorgehen bei klinisch nicht sicher differenzierbarer peripherer oder zentraler Ursache der fazialen Parese**

- **Elektrophysiologische Diagnostik:** Die kanalikuläre Magnetstimulation und auch die Erhebung des Blinkreflexes können eine periphere Genese der fazialen Parese bereits im Frühstadium sichern.
- Ein **cMRT** kann in der Mehrzahl der Fälle einer idiopathischen Fazialisparese eine Kontrastmittelaufnahme des Nervs nachweisen (Kress et al. 2002). Weiterhin lassen sich mittels MRT viele Differenzialdiagnosen bei Verdacht auf eine zentrale Ursache klären.

**KERNAUSSAGEN**

Eine Liquorpunktion ist auf jeden Fall bei klinischem Verdacht auf eine nicht primär idiopathische periphere Fazialisparese indiziert.

**Fallbericht**

**Therapie**

25 mg Prednisolon 1-0-1 für 10 Tage (Sullivan et al. 2007).

✓ Fallbericht: Die Patientin erhält eine Therapie mit Prednisolon für 10 Tage, eine Prophylaxe gegen Hornhautulzerationen sowie die Empfehlung und Anleitung für eine physikalische Therapie.

## 61.4 Therapie

Im Zentrum der Therapie der Fazialisparese steht die orale Gabe von Kortison. Typische Therapieschemata sind 2 × 25 mg Prednisolon für 10 Tage oder einmal täglich morgens 60 mg Prednisolon für 5 Tage mit anschließender Reduktion um 10 mg/Tag.

Ein weiterer wichtiger Pfeiler der Therapie ist die Verhinderung von Sekundärkomplikationen. Insbesondere durch einen inkompletten Lidschluss sowie eine verminderte Tränenproduktion besteht die Gefahr einer Hornhautulzeration. Daher sollte bei inkomplettem Lidschluss eine Therapie mit künstlichen Tränen sowie Dexpanthenol-Augensalbe erfolgen.

Obgleich bzgl. einer physikalischen Therapie nur unzureichende Daten vorliegen, sollte den Patienten allein schon aus psychologischen Gründen eine Übungsbehandlung vor dem Spiegel empfohlen werden.

## 61.5 Risikostratifikation

Patienten mit sicherer idiopathischer peripherer Fazialisparese sind in der Notaufnahme als Patienten mit niedrigem Risiko anzusehen, während Patienten mit zentraler Fazialisparese Hochrisikopatienten sind. Kann in der Notaufnahme nicht entschieden werden, ob mit Sicherheit eine idiopathische periphere Fazialisparese vorliegt, sollte der Betroffene bis zur endgültigen Klärung als Hochrisikopatient betrachtet werden.

**Fallbericht**

**Disposition**

Entlassung nach Hause.

## 61.6 Disposition/Empfehlung weiteres Vorgehen

Patienten mit einer peripheren Fazialisparese können in den meisten Fällen ambulant behandelt werden. Bei Verdacht auf eine zentrale Fazialisparese ist in Absprache mit den neurologischen Kolleg*innen häufig eine stationäre Aufnahme erforderlich.

Es muss dringend auf die Aufklärung der Patientin im Hinblick auf mögliche Hornhautulzerationen geachtet werden.

Die Prognose einer idiopathischen peripheren Fazialisparese ist gut. In 85 % der Fälle kommt es binnen 3 Wochen zu einer Rückbildung der Symptome und in 71 % zu einer vollständigen Rückbildung innerhalb von 6 Monaten.

**Was wäre, wenn …**

- … die Patientin lediglich eine Mundastschwäche aufgewiesen hätte und keine klinische Differenzierung zwischen einer peripheren und zentralen Genese möglich gewesen wäre?
  - Dann hätte eine kanalikuläre Magnetstimulation erfolgen müssen. Ist diese nicht verfügbar, dann können die meisten relevanten zentralen Ursachen mittels cMRT ausgeschlossen werden.
- … die Patientin nicht in der Lage wäre, die Hornhautulzerationsprophylaxe selbstständig zu bewältigen, und keine Hilfe im häuslichen Umfeld hätte?
  - Im klinischen Alltag werden diese Patienten in aller Regel stationär aufgenommen, da die Klärung der ambulanten Versorgungssituation häufig die Möglichkeiten einer Notaufnahme übersteigt. Rechtfertigen kann man dies z. T. mit der Überwachung der Patienten unter der Prednisolontherapie, da diese Patienten zumeist multimorbide sind und auch Blutzuckerentgleisungen zu erwarten sind.
- … es sich sicher um eine periphere Fazialisparese gehandelt hätte, die Patientin zusätzlich jedoch eine Pathologie eines zweiten Hirnnervs aufgewiesen hätte?
  - Dann hätte eine genaue weitere Diagnostik erfolgen müssen. Der erste Schritt sollte in diesem Fall in einer Liquoruntersuchung sowie einer MRT mit Dünnschichtdarstellung des Hirnstamms bestehen.
- … die Patientin über starke Schmerzen im Ohr geklagt und die Inspektion hier Bläschen gezeigt hätte?
  - Es kann die Diagnose eine Zoster oticus gestellt werden. Letztlich ist der Mechanismus ähnlich zum angenommenen Pathomechanismus der idiopathischen Fazialisparese (beide durch Herpesviren bedingt). Dennoch würde man im Falle des Zoster oticus eine zusätzliche Behandlung mit Aciclovir einleiten. Diese kann prinzipiell oral erfolgen, jedoch empfehle ich in diesem Fall die stationäre Aufnahme, Therapieeinleitung i. v., Liquorpunktion und klinische Beobachtung, bis das Maximum der Symptomatik erreicht ist.

### LITERATUR

Fahimi J, Navi BB, Kamel H. Potential misdiagnoses of Bell's palsy in the emergency department. Ann Emerg Med 2014; 63: 428–434.

Hato N, et al. Valacyclovir and prednisolone treatment for Bell's palsy: a multicenter, randomized, placebo-controlled study. Otol Neurotol 2007; 28: 408–413.

House JW, Brackmann DE. Facial nerve grading system. Otolaryngol Head Neck Surg 1985; 93: 146–147.

Kress BP, et al. Bell's palsy: what is the prognostic value of measurements of signal intensity increases with contrast enhancement on MRI? Neuroradiology 2002; 44: 428–433.

Peitersen E. Bell's palsy: the spontaneous course of 2,500 peripheral facial nerve palsies of different etiologies. Acta Otolaryngol Suppl 2002; 549: 4–30.

Sullivan FM, et al. Early treatment with prednisolone or acyclovir in Bell's palsy. New Engl J Med 2007; 357: 1598–1607.

Valls-Sole J. Electrodiagnostic studies of the facial nerve in peripheral facial palsy and hemifacial spasm. Muscle Nerve 2007; 36: 14–20.

KAPITEL

# 62 Unsicher auf den Beinen

Wolfgang Jakob

**Fallbericht**

### Eintreffen

Ein 30-jähriger Tontechniker stellt sich wegen „Unsicherheit auf den Beinen" vor. Eine HNO-Ärztin hatte die Verdachtsdiagnose „vestibulärer Ausfall" gestellt. Da das klinische Bild nicht eindeutig ist, kommt der Patient nun in die Notaufnahme.

### Ersteindruck

Patient wach, orientiert, fühlt sich unsicher.

### Vitalwerte

GCS 15; $SaO_2$ 94 %; HF 88; RR 115/74; AF 20; T 38,5; Sx 0/10; BZ 5,3 mmol/l

### Mitgebrachte Laborwerte

Leukozyten 11.000/µl, CRP 500 mg/l, alle weiteren Blutwerte unauffällig.

### Triagekategorie

Gelb

### Anamnese

Seit gestern fühle sich der Patient „unsicher auf den Beinen", am Tag davor sei er abends „auch schon nicht mehr ganz fit" gewesen. Er beklagt leichtgradige Kopfschmerzen (3/10). Er sei nie krank gewesen, nehme keine Medikamente. Alkohol und Drogen werden verneint.

✓ Fallbericht: Anamnese und Beschwerdebild lassen an eine subakute ZNS-Erkrankung denken.

## 62.1 Anamnese und Differenzialdiagnose

Bei der subakut einsetzenden Gangunsicherheit und Gleichgewichtsstörung stellt sich die Frage nach einer peripheren Ursache (Gleichgewichtsorgan/N. vestibularis) vs. einer zentralen Ursache (Hirnstamm, Vestibulariskerne, Kleinhirn).

Die zentralen Ursachen sind potenziell gefährlich. Es kommen vaskuläre und entzündliche Ursachen infrage. Bei Letzteren ist an eine entzündliche ZNS-Erkrankung und an eine Infektion zu denken, z. B. eine Meningitis oder Enzephalitis:

- Die **Meningitis** ist unmittelbar vital bedrohlich und bedarf einer schnellen Therapie. Die Symptome sind oft – wie im vorliegenden Fall – schleichend, unspezifisch und anfangs eher gering ausgeprägt.
- Die **Herpes-Enzephalitis** zeichnet sich durch einen subakuten Beginn und ein meist ausgeprägtes Psychosyndrom (Psychose, Gedächtnisstörung, Agitation, Fehlhandlungen) aus. Meningismus ist selten, Kopfschmerzen sind häufig. Hohes Fieber ist fast immer vorhanden. Das Erstsymptom ist – wegen der temporalen Lokalisation – oft ein epileptischer Anfall. Dies ist einer der Gründe, warum ein erstmaliger Anfall so ernst zu nehmen ist. Die Diagnose wird durch die PCR im Liquor bestätigt oder ausgeschlossen. Im Zweifel wird die Punktion nach einigen Tagen wiederholt. Es wird sofort mit **Aciclovir** begonnen (3 ×/d 10 mg/kg KG). Da Aciclovir nephrotoxisch ist, muss auf eine ausreichende

Diurese geachtet werden. Pro Gramm Aciclovir ist eine Diurese von 1.000 ml erforderlich (Beispiel: 75 kg KG: 3 × 750 mg Aciclovir/Tag, mindestens 2.250 ml Diurese/Tag). Im Gegensatz zu bakteriellen Infektionen ist der Erregernachweis durch PCR auch noch nach Therapiebeginn möglich. Die Enzephalitis ist eine wichtige Differenzialdiagnose bei der akuten Psychose. Eine wichtige und häufige Differenzialdiagnose zur Herpes-Enzephalitis sind die Varicella-zoster-Enzephalitis und paraneoplastische Enzephalitiden. Die Tumoren können überall liegen. Klassische Konstellationen:
- Junge Frauen: Ovarialtumor und NMDA-Rezeptor-Enzephalitis
- „Lungenpatienten" mit Bronchialkarzinom und limbischer Enzephalitis

**KERNAUSSAGEN**
- Die Meningitis beginnt oft mit geringfügigen Symptomen.
- Der Meningismus fehlt oft.
- Kopfschmerzen sind ein fakultatives Symptom.
- Hirnnervenausfälle in Verbindung mit Fieber und Entzündungszeichen sind Warnsignale.

**RED FLAGS**
- Kopfschmerzen
- Meningismus
- Fieber
- Mentale Veränderung

Zwei dieser vier Symptome legen den Verdacht auf eine bakterielle Meningitis nahe.

Wichtig bei der Anamnese sind vor allem:
- Krankheitsgefühl
- Hauterscheinungen (Osler-Knötchen)
- Sinusitiden und Otitiden
- Reiseanamnese

**Das Auftreten von septischen Embolien (Osler-Knötchen) auf der Haut ist pathognomonisch für eine Meningokokken-Sepsis.**

**Fallbericht**

**Untersuchungsbefund**

Bei der Inspektion fällt ein Spontannystagmus nach links mit rotatorischer Komponente auf. Im Romberg-Versuch besteht eine Fallneigung nach links. Die anderen Hirnnerven weisen keine Auffälligkeiten auf. Paresen oder Sensibilitätsstörungen bestehen nicht. Die Zeigeversuche sind regelrecht. Es besteht ein leichtgradiger Meningismus.

✓Fallbericht: In der Zusammenschau weisen Anamnese, Verlauf, Fieber und Untersuchung auf eine Meningitis hin.

**DIAGNOSE**

Bakterielle Meningitis

**Fallbericht**

**Erste Anordnungen und Sofortmaßnahmen**

Behandelndes Personal und Patient tragen Mundschutz, um eine Aerosolverbreitung zu verhindern. Es wird ein zweiter Zugang gelegt, Blutkulturen werden entnommen und Dexamethason sowie Ceftriaxon und Ampicillin verabreicht. Danach erfolgt eine cCT-Bildgebung. Hinweise auf Raumforderungen finden sich nicht. Die Liquorpunktion ergibt trüben Liquor. Eine Liquordruckmessung mit Steigrohr ist sinnvoll. Meist ist der Liquordruck erheblich erhöht. Ein COVID-19-Test findet in jedem Fall statt.

## 62.2 Erste Anordnungen und Sofortmaßnahmen

Sobald der Verdacht auf eine Meningitis besteht, erfolgt die Abnahme von Blutkulturen. Danach wird mit Steroid (4 × 10 mg Dexamethason i. v.) und Minuten später mit Antibiotikum behandelt.

Die antibiotische Behandlung muss so schnell wie möglich beginnen. Alle Beteiligten erhalten sofort einen Mundschutz und Schutzbrillen. Die aktuell gebräuchlichen FFP2-Masken sind ausreichend. Auch der Patient bekommt einen Mundschutz, um eine Aerosolverbreitung zu verhindern. Man möchte den Erreger kennen, die richtigen Antibiotika geben und natürlich den Liquor gewinnen. Daher werden sofort aus dem frischen Venenzugang zwei Paar (aerob/anaerob) Blutkulturen abgenommen. Parallel wird die Frage nach Allergien, speziell solchen gegen Antibiotika, gestellt.

KERNAUSSAGEN

**Vorgehensweise**

- Schutz vor Kontamination (Mundschutz).
- Verbreitung von Meningokokken über Aerosol.
- Pneumokokken meist bei fortgeleiteten Infektionen des HNO-Bereichs.
- Listerien kommen auch in Mitteleuropa vor. Daher wird zusätzlich Ampicillin gegeben.

**Fallbericht**

**Therapie**

Der Patient erhält 10 mg Dexamethason, danach 2 g Ceftriaxon i. v. Bis zum Vorliegen der mikrobiologischen Ergebnisse wird zusätzlich mit 3 × 5 g Ampicillin behandelt, da auch in Mitteleuropa Listerieninfektionen vorkommen.

## 62.3 Therapie

Zunächst erfolgt die i. v. Gabe von 10 mg Dexamethason. Währenddessen werden die Antibiotika aufgelöst, üblicherweise 2 g Ceftriaxon und 5 g Ampicillin. Vor jeder weiteren Antibiotikagabe werden für 4 Tage je 10 mg Dexamethason gegeben. Der Fallpatient erhält 2 × 2 g Ceftriaxon und 4 × 3 g/d Ampicillin.

Die Patienten werden für 24 h isoliert und intensivstationär überwacht. Es erfolgt eine Meldung an das Gesundheitsamt, das Kontaktpersonen ermittelt.

MERKE

**Warum Kortison vor der Antibiotikagabe?**

Der Liquorraum ist „immunologisches Ausland". Ähnlich wie im Auge bei der Endophthalmitis können sich Erreger ungehindert vermehren, sind also bei Diagnosestellung in der Regel in hoher Zahl vorhanden. Trifft nun ein wirksames Antibiotikum auf diese Erreger, sterben diese rasch ab, und es fallen Toxine an. Die Toxine verursachen eine ausgeprägte Entzündungsreaktion. Daher wird als Entzündungshemmer vor der Antibiotikagabe Dexamethason gegeben.

Der Effekt ist bei Pneumokokken gut belegt, bei Tuberkulose wahrscheinlich, bei Meningokokken wohl nicht vorhanden. Bei ***Haemophilus***-Meningitis wird die Rate an Hörminderungen gesenkt. Da der Erreger bei Therapiebeginn nicht bekannt ist, wird in jedem Fall so verfahren. Bei den viralen Enzephalitiden ist kein Effekt belegt.

Als alternative Antibiotika kommen bei Meningitiden alle **Penicilline** und **Cephalosporine** in Betracht. Meningokokken und Pneumokokken sind fast auf alles empfindlich. Bei Allergien kann **Doxycyclin** eingesetzt werden, da es auch auf Borrelien wirkt und den Vorteil hat, auch oral zur Verfügung zu stehen.

Die (evtl. zusätzliche) Gabe von **Aciclovir** kann bei Verdacht auf eine Enzephalitis, negativem PCT, epileptischem Anfall und ausgeprägtem Psychosyndrom mit Verwirrtheit und Agitation sinnvoll sein.

Mit der Antibiotikagabe ist die Behandlung eingeleitet. Nun hat man Zeit gewonnen, sich um die Diagnostik zu kümmern. Es bestehen gute Chancen, dass man den Erreger in der Blutkultur gesichert hat.

KERNAUSSAGEN

Vorgehen:

- Erregersicherung vor Therapie durch Blutkultur
- COVID-19-Test
- Dexamethason vor Antibiotikum
- cCT vor Liquorpunktion
- Liquorpunktion, wenn cCT ohne Hinweis auf Massenverschiebung
- Meldung an das Gesundheitsamt bei Verdacht auf und Nachweis von Meningokokken

## 62.4 Weitere Anordnungen

### 62.4.1 Bildgebung

Das cCT wird angefertigt, um ein Hirnödem auszuschließen, das beim Punktieren gefährlich wäre.

Ein MRT ist in der Akutphase nicht wirklich hilfreich. Es kostet Zeit und erfordert einen ruhig liegenden Patienten. Im Verlauf zeigt es bei der Enzephalitis die fokalen Zeichen (Temporallappen), bei der Meningitis Abszesse, Ischämien, Sinusvenenthrombosen und das Ausmaß des Ödems.

### 62.4.2 Labor

Wichtig im Blut sind vor allem die Entzündungsparameter.

Im Liquor werden Status (Zellzahl, Eiweiß, Laktat) und Mikrobiologie bestimmt:

- Typisch für die **bakterielle Meningitis** sind: hohe Zellzahl > 2.000/µl, hohes Eiweiß (> 1 g/l) und hohes Laktat (> 4 mmol/l). Es liegt ein überwiegend granulozytäres Zellbild vor. Bei bakteriellen Meningitiden sind das PCT im Serum und das Laktat im Liquor erhöht. Ein Grampräparat zeigt die Art der Zellen (Granulozyten vs. Lymphozyten). Oft sind Erreger zu sehen (Meningokokken, Pneumokokken).
- Die **virale Meningitis** hat eine Zellzahl im Bereich von 50 bis zu mehreren 100/µl, das Laktat ist mäßig oder nicht erhöht. Es handelt sich überwiegend um Lymphozyten.
- Gemischt lymphozytär-granulozytär ist der Liquor bei **Borreliose** und **Tuberkulose**. Bei Letzterer sind die Eiweißwerte extrem hoch (Werte > 5 g/l kommen vor).

### 62.4.3 Weitere Diagnostik

Bei jeder Meningitis ist frühzeitig die Neurologie hinzuzuziehen. Die Patienten müssen auch HNO-ärztlich gesehen werden. Aus den pneumatisierten Räumen kann sich die Meningitis per continuitatem entwickeln. In manchen Fällen ist eine operative Entlastung an Nasennebenhöhlen oder am Mastoid erforderlich.

**KERNAUSSAGEN**

**Differenzialdiagnosen**

- Die **Meningitis** kann durch **Listerien** verursacht sein. Daher ist die Gabe von Ampicillin obligat, bis der Erreger definiert ist.
- Eine **Herpes-Enzephalitis** geht öfter mit epileptischen Anfällen einher. Starke kognitive Veränderungen sind die Regel. Meningismus ist selten. Das PCT ist in diesen Fällen nicht erhöht.
- Die **Frühsommer-Meningoenzephalitis** tritt – wie der Name sagt – saisonal in Endemiegebieten auf. Typisch ist ein zweigipfeliger Verlauf. Auf eine unspezifische Erkrankungsphase mit grippalen Symptomen folgen enzephalitische Symptome. Die Therapie ist symptomatisch; Virostatika sind wirkungslos.
- Es gibt eine Reihe weiterer viraler Enzephalitiden. Das Varicella-zoster-Virus (VZV) und Zytomegalieviren (CMV) kommen auch in Europa vor. Bei Reiseanamnese ist auch nach längerer Zeit an Zika-, Nipah-, Westnilviren, Tollwut und Japanische Enzephalitis zu denken.
- Auch akute HIV-Infektionen können Enzephalitiden verursachen.

**Fallbericht**

**Disposition/Empfehlung weiteres Vorgehen**

Der Patient wird intensivstationär aufgenommen und nach Beginn der Antibiotikagabe für 24 h isoliert; danach wird die Isolation beendet. Die Therapie geht über 2 Wochen. Anschließend ist eine neurologische Rehabilitationsbehandlung erforderlich.

## 62.5 Disposition/Empfehlung weiteres Vorgehen

- Patienten mit eitriger Meningitis werden intensivstationär behandelt und nach der ersten Antibiotikagabe für 24 h isoliert.
- Die Expositionsprophylaxe beim Personal erfolgt nach den Richtlinien des Robert Koch-Instituts (www.rki.de/DE/Content/Infekt/EpidBull/Merkblaetter/Ratgeber_Meningokokken.html).
- Patienten mit nichteitriger Meningitis werden nach Entscheid durch einen Neurologen in aller Regel in die entsprechende Versorgungsebene aufgenommen.

## Was wäre, wenn …

- … gleich am Anfang rote Punkte (Osler-Spots) aufgefallen wären?
  - Dann wäre die Diagnose Meningokokken-Sepsis sehr wahrscheinlich gewesen. Man hätte sofort mit Antibiotikum behandelt. Der Fokus liegt in einem solchen Fall auf der Schocktherapie (Volumen, Beatmung, Katecholamine).
- … der Patient von einer Auslandsreise zurückgekommen wäre?
  - Dann hätte sich die Liste der Differenzialdiagnosen erweitert. Je nach Reiseziel kommen virale und Protozoeninfektionen hinzu (Malaria tropica, Denguefieber, japanische Enzephalitis).
- … während der Untersuchung ein epileptischer Anfall aufgetreten wäre?
  - Anfälle kommen bei allen ZNS-Infektionen vor. Die Therapie ist symptomatisch. Das übrige Vorgehen ändert sich nicht.
- … kurz darauf eine Kontaktperson mit ähnlichen Symptomen käme?
  - Eine kontagiöse Erkrankung, zuvorderst eine Meningokokken-Infektion, erschiene sehr wahrscheinlich. Es würde eine sofortige Meldung an das Gesundheitsamt erfolgen, und der Selbstschutz würde besonders streng beachtet werden.
- … der Liquor bei der Punktion blutig gewesen wäre?
  - Die Herpes-Enzephalitis kann hämorrhagisch verlaufen. Eine Subarachnoidalblutung kann mit untypischen Symptomen einhergehen.
- … der COVID-19-Test positiv gewesen wäre?
  - Das Vorgehen ändert sich nicht. Hygienemaßnahmen und FFP2-Masken werden wie üblich eingesetzt.
- … es sich um ein Kind oder einen Jugendlichen handelt?
  - Dann hilft folgender Score weiter: www.mdcalc.com/bacterial-meningitis-score-children.

### LITERATUR

Kommission Leitlinien der Deutschen Gesellschaft für Neurologie. S2k-Leitlinie Meningoenzephalitis im Erwachsenenalter. ambulant erworbene bakterielle (eitrige). Stand: 31.12.2015 (in Überarbeitung); https://register.awmf.org/de/leitlinien/detail/030-089 (letzter Zugriff: 31.1.2023).

Robert Koch-Institut. Meningokokken, invasive Erkrankungen (Neisseria meningitidis). RKI-Ratgeber für Ärzte; www.rki.de/DE/Content/Infekt/EpidBull/Merkblaetter/Ratgeber_Meningokokken.html (letzter Zugriff: 31.1.2023).

van de Beek D, et al. Community-acquired bacterial meningitis in adults. N Engl J Med 2006; 354: 44–53.

van de Beek D, et al. for the ESCMID Study Group for Infections of the Brain (ESGIB). ESCMID guideline: diagnosis and treatment of acute bacterial meningitis. Clin Microbiol Infect 2016; 22: S437–S62.

62

KAPITEL

# 63

Wolfgang Jakob

# Geht nicht mehr

## Fallbericht

### Eintreffen

Ein 35 Jahre alter Patient wird von Angehörigen gebracht, weil er morgens nicht mehr aufstehen konnte.

### Ersteindruck

Patient wach, voll orientiert, wirkt krankt und verunsichert.

### Vitalwerte

GCS 15; $SaO_2$ 92 %; HF 90; RR 118/73; AF 19; T 36,8; Sx 0/10; BZ 87

### Triagekategorie

Gelb

### Anamnese

Der Patient fühlt sich seit dem Vortag „nicht mehr ganz auf der Höhe". Heute Morgen seien ihm die Beine nicht mehr gefolgt. Mithilfe seiner Angehörigen habe er es noch ins Auto geschafft. Ein Trauma ist nicht erinnerlich.

✓ Fallbericht: Anamnese und Erstbefund zeigen eine subakut aufgetretene Paraparese.

## 63.1 Anamnese und Differenzialdiagnose

Eine **Paraparese** ist eine Lähmung beider Beine. Wichtig ist, ob die Sensibilität mitbetroffen ist oder ob allein ein motorisches Phänomen vorliegt. Das Symptom ist sehr belastend; zügige Diagnostik und Therapie sind entscheidend für die Prognose.

**KERNAUSSAGEN**

- Subakute Paraparesen sind meist entzündlich bedingt.
- Akuten Paraparesen können vaskuläre Ursachen oder Raumforderungen zugrunde liegen.
- Eine Traumaanamnese ist sorgfältig zu erheben. Im Zweifelsfall ist strikte Immobilisation bis zur radiologischen Diagnostik und ggf. chirurgischen Versorgung erforderlich.

**RED FLAGS**

- Akuter Beginn
- Sensible Beteiligung
- Trauma

Wichtig bei der Anamnese sind vor allem folgende Punkte:

- An- oder Abwesenheit von Schmerzen
- Trauma
- Vorausgegangene Magen-Darm-Infekte
- COVID-19-Test
- COVID-19-Impfstatus

**MERKE**

**Anamnese und Befund**

- Beginn der Symptomatik?
- Kribbeln, neuropathische Schmerzen?
- Gastrointestinaler Infekt in letzter Zeit?
- COVID-19-Infektion?
- Untersuchung: Kraftprüfung, Sensibilität, Muskeleigenreflexe, Stehversuch, Koordination

**Schmerzen** sind beim Guillain-Barré-Syndrom selten. Neuropathische Schmerzen im Sinne unangenehmer Dysästhesien weisen auf eine sensible Beteiligung hin, die prognostisch eher günstig ist.

**CAVE**

Liegt ein entzündliches Geschehen vor, bedarf es zügiger Diagnostik und einer am immunologischen Geschehen orientierten Therapie. Traumata oder akute vaskuläre Geschehnisse bedürfen umgehender radiologischer Diagnostik und interventioneller oder chirurgischer Therapie.

**Fallbericht**

**Untersuchungsbefund**

Patient wach, voll orientiert. Die Beine können nicht von der Unterlage abgehoben werden. Die Sensibilität ist erhalten. Die Muskeleigenreflexe an den unteren Extremitäten sind nicht auslösbar.

✓Fallbericht: Bei der Untersuchung fehlen die Muskeleigenreflexe an den unteren Extremitäten. Die Beine können nicht allein gegen die Schwerkraft angehoben werden. Die Sensibilität ist nur geringfügig beeinträchtigt. Die leichte Berührung an den Unterschenkeln ist unangenehm (Allodynie). Der Patient kann auch mit Hilfe nicht mehr selbst stehen.



## 63.2 Körperliche Untersuchung

Es bedarf einer gründlichen klinischen Untersuchung. Bildgebung und Liquordiagnostik schließen sich an.

**KERNAUSSAGEN**

Das klinische Bild ist (fast) typisch für ein Guillain-Barré-Syndrom:
- Rascher Verlust der Stehfähigkeit.
- Ausfall der Muskeleigenreflexe.
- Kraftverlust an den unteren Extremitäten.
- Die Sensibilitätsstörung und die Allodynie kommen vor. Sie sind keine obligaten Symptome, stehen aber nicht im Widerspruch zur Diagnose.

Typisch, aber nicht obligat sind vorausgegangene gastrointestinale Infekte. Eine Assoziation mit COVID-19-Infektionen ist beschrieben.

**DIAGNOSE**

Guillain-Barré-Syndrom (GBS)

**Fallbericht**

**Erste Anordnungen und Diagnostik**

EKG, Monitor, Blutbild, MRT Neuroachse, Liquor, Elektrophysiologie.

EKG

Normofrequenter Sinusrhythmus, Indifferenztyp, alle Zeiten im Limit, unauffällige ST-Strecken.

Labor

| Parameter | Laborwert Pat. | Referenzbereich | Einheit |
|---|---|---|---|
| Hämoglobin | 12,8 | 12–16 | g/dl |
| Hämatokrit | 42 | 35–45 | % |
| Erythrozyten | 4,5 | 3,6–5,5 | Mio./µl |
| Leukozyten | 7,1 | 4–10 | Tsd./µl |
| Thrombozyten | 327 | 140–440 | Tsd./µl |
| Liquor: Zellzahl | 1 | < 5 | /µl |
| Liquor: Eiweiß | 2,1 | < 0,4 | g/l |
| IgA im Serum | 110 | 70–380 | mg/dl |

Monitorüberwachung

Durchgehend normofrequenter Sinusrhythmus.

✓Fallbericht: Die Konstellation der sog. „dissociation cyto-albuminique“ (zytoalbuminäre Dissoziation), d. h. hohes Eiweiß bei normaler, also niedriger Zellzahl, ist ein für das GBS typischer Liquorbefund.

## 63.3 Erste Anordnungen und Diagnostik

### 63.3.1 Monitor

Der Patient wird am Monitor überwacht. Bei den immunologisch bedingten Polyradikulitiden kommt es zu autonomen Störungen. Plötzliche Asystolien können die Folge sein. Neben der bei weiterem Progress drohenden Ateminsuffizienz ist dies der wesentliche Grund für die intensivstationäre Behandlung. Liegt eine COVID-19-Infektion vor, ist die respiratorische Insuffizienz häufig schwerer und die Letalität erhöht.

### 63.3.2 Labor

Der Liquorstatus ist ein wesentliches Diagnostikum. Im Fall findet sich die typische Konstellation. Es müssen weitere Parameter bestimmt werden. Wichtig sind vor allem der IgA-Spiegel und die Gangliosidantikörper.

### 63.3.3 Apparative Diagnostik

Es erfolgen eine **MRT** der Neuroachse und eine neurophysiologische Untersuchung zum Ausschluss anderer, das Syndrom möglicherweise imitierender Ursachen:

- Im MRT zeigen sich Raumforderungen, entzündliche Veränderungen und Ischämien.
- Die **Neurografie** zeigt typischerweise ausgefallene F-Wellen und eine verlangsamte motorische Leitgeschwindigkeit. Die sensiblen Leitgeschwindigkeiten sind meist nicht betroffen.

**MERKE**

Zwar ist bei den nachstehend aufgeführten Differenzialdiagnosen ein abweichender klinischer Untersuchungsbefund zu erwarten, dennoch können untypische Verläufe vorkommen.

**Fallbericht**

**Therapie**

Intensivstationäre Aufnahme, Beginn mit intravenösen Immunglobulinen (IVIG).

**MERKE**

**Differenzialdiagnosen bei akuter und subakuter Paraparese**

- **Ohne Sensibilitätsstörung:**
  - Guillain-Barré-Strohl-Syndrom
  - Spinale Ischämie
  - Gefäßprozess, Aortenaneurysma
  - Mantelkantensyndrom (bilaterale Läsion hochparietal, z. B. Meningeom der Falx, beidseitiger Art.-cerebri-anterior-Infarkt, Blutung in dieser Region)
  - Polymyositis
  - Myasthenia gravis
  - Akut verlaufende Motoneuronerkrankung (amyotrophe Lateralsklerose)
  - Stiff-Person-Syndrom
  - Botulismus
- **Mit Sensibilitätsstörung:**
  - Querschnittsmyelitis
  - Epidurale Blutung
  - Spinale Subarachnoidalblutung
  - Spinaler Abszess
  - Spinaler Tumor
  - Spinalkanalstenose (**cave:** Miktionsstörung)
  - Traumafolge

## 63.4 Therapie

Klinik und Liquorbefund sind eindeutig. Zeigt das MRT keine strukturelle Ursache, dann wird die Therapie mit **IVIG** begonnen. Der IgA-Spiegel muss im Normbereich liegen. Bei Patienten mit IgA-Mangel kann es zu Unverträglichkeit der IVIG kommen. Eine gleichwertige therapeutische Alternative ist die **Plasmapherese**. Kortikosteroide sind kontraindiziert.

**Fallbericht**

**Disposition/Empfehlung weiteres Vorgehen**

Der Patient muss auf eine Intensivstation aufgenommen werden. Eine COVID-19-Infektion wird nach den dafür bekannten Prinzipien behandelt.

## 63.5 Risikostratifikation

Patienten mit Polyneuropathie sind in der Notaufnahme als Hochrisikopatienten anzusehen. Dies gilt ganz besonders dann, wenn die Patienten Zeichen einer beginnenden oder vorhandenen Ateminsuffizienz zeigen.

## 63.6 Disposition/Empfehlung weiteres Vorgehen

Da Ateminsuffizienz und Rhythmusstörungen als vital bedrohliche Komplikationen vorkommen, müssen die Patienten auf eine Intensivstation aufgenommen werden. In manchen Fällen ist ein passagerer Schrittmacher notwendig. Der Krankheitsverlauf zieht sich über Wochen, oft auch über mehrere Monate hin. Die grundsätzlich günstige Prognose macht eine konsequente Rehabilitationsbehandlung erforderlich.



### Was wäre, wenn ...

- ... der Patient Bauchschmerzen gehabt hätte?
  - Dann hätte der dringende Verdacht auf ein Bauchaortenaneurysma bestanden.
- ... der Patient Fieber gehabt hätte?
  - Dann wäre eine bakterielle Pneumonie durch COVID-19 möglich gewesen. Dies steht nicht im Widerspruch zur Diagnose.
- ... die Muskeleigenreflexe lebhaft gewesen wären?
  - Dann wäre ein spinaler Prozess oder eine Erkrankung des 1. Motoneurons wahrscheinlich gewesen.
- ... der Patient Halluzinationen gehabt hätte?
  - Das ist ein typisches Phänomen bei einem länger verlaufenden GBS.
- ... Familienangehörige mit ähnlichen Symptomen auffallen würden?
  - Das würde eine Intoxikation, speziell einen Botulismus, wahrscheinlich machen.
- ... Augenmotilitätsstörungen und Ataxie der oberen Extremitäten das führende Symptom gewesen wären?
  - Dann hätte es sich um ein Miller-Fisher-Syndrom gehandelt, das dem GBS in Pathogenese und Therapie ähnlich ist.

**LITERATUR**

Goudarzi S, et al. Treatment options for COVID-19–related Guillain-Barré syndrome. A systematic review of literature. Neurologist 2021; 26(5): 196–224.

Sommer C, et al. S2e-Leitlinie Therapie akuter und chronischer immunvermittelter Neuropathien und Neuritiden. AWMF-Registernummer 030-130. Stand: 1.4.2018, gültig bis 31.3.2023; https://register.awmf.org/de/leitlinien/detail/030-130 (letzter Zugriff: 31.1.2023).

KAPITEL

# 64 Mein Kopf tut weh!

Wolfgang Jakob

## Fallbericht

### Eintreffen

Eine 67-jährige Patientin sucht selbst die Notaufnahme auf, da sie seit Tagen unter massiv drückenden rechtsbetonten Kopfschmerzen leidet. Solche Kopfschmerzen kenne sie nicht. Sie fühle sich schlecht, und es falle ihr schwer, Texte zu lesen und auf der Armbanduhr die Zeit abzulesen.

### Ersteindruck

Patientin wach, voll orientiert, sichtlich schmerzgeplagt.

### Vitalwerte

GCS 15; $SaO_2$ 97 %; HF 71; RR 184/84; AF 14; T 36,8; Sx 6/10; BZ 89

### Triagekategorie

Gelb

### Anamnese

Die Patientin gibt an, seit mehreren Tagen unter drückenden Kopfschmerzen zu leiden, die immer schlimmer geworden seien. Derartiges habe sie noch nie erlebt.

✓ Fallbericht: Die Patientin ist normosom. Sie gibt an, seit 3 Jahren Ramipril, 5 mg, als Antihypertensivum einzunehmen. Ihrem Hausarzt zufolge sei damit die Hypertonie gut eingestellt. Sie sei voll leistungsfähig. Weitere Erkrankungen seien nicht bekannt.

## 64.1 Anamnese und Differenzialdiagnose

Kopfschmerzen sind ein sehr häufiges Phänomen. Die primären Kopfschmerzen haben keine sonstigen Symptome. Der Untersuchungsbefund bleibt unauffällig, ebenso Labor und Bildgebung. Bedrohlich sind die sog. sekundären Kopfschmerzen. Sie sind Symptom einer Erkrankung, die ihrerseits die Prognose und die Therapie bestimmt.

Die Schmerzintensität sagt nichts über die Genese und die Gefährlichkeit von Kopfschmerzen aus. Die zentrale Frage ist, ob ein Patient Kopfschmerzen in dieser Form kennt. Bestehen daran auch nur geringste Zweifel, bedarf es der genauen Ursachenklärung.

**CAVE**

Verharmlosungen wie „ist eben Migräne" können zu dramatischen Verläufen führen.

Ein neu aufgetretener Kopfschmerz bedarf genauer diagnostischer Einordnung. Wichtig bei der Anamnese sind vor allem:

- Beginn und Verlauf der Schmerzsymptomatik
- Änderung der Schmerzqualität
- Schmerzintensität (VAS)
- Lokalisation

**MERKE**

**Wichtige anamnestische Angaben bei Kopfschmerzen**

- Qualität
- Zeitablauf (plötzlich vs. allmählich entstehend)
- Prodromi (Flimmersehen)
- Kopfschmerzqualität so bekannt?
- Vegetative Erscheinungen (Übelkeit, Erbrechen, rotes Auge, verstopfte Nase?)
- Lichtscheu, Lärmempfindlichkeit
- Beschwerden abhängig von Belastung?

**KERNAUSSAGEN**

- Primäre Kopfschmerzen zeichnen sich durch eine typische Anamnese und einen unauffälligen körperlichen und neurologischen Untersuchungsbefund aus.
- Sekundäre Kopfschmerzen sind Symptom einer – u. U. lebensbedrohlichen – Erkrankung.

### 64.1.1 Häufige Kopfschmerzursachen (Auswahl)



**MERKE**

**Spannungskopfschmerz**

- Häufigste Kopfschmerzform neben der Migräne
- Drückend – beklemmend holozephal
- Schmerzintensität niedriger als bei anderen Kopfschmerzformen

**Migräne**

- Allmählich beginnende Kopfschmerzen hoher Intensität
- Hämmernd – dröhnender Charakter
- Lichtscheu, Geräuschempfindlichkeit
- Übelkeit, Abneigung gegen Nahrungsmittel
- Bei körperlicher Belastung schlimmer
- Tendenz zum sozialen Rückzug
- Häufig seitenbetont
- IHS-Definition: ➤ Box 64.1

**Medikamenteninduzierter Kopfschmerz**

- **Cave:** Häufige Einnahmen von Analgetika verursachen Kopfschmerzen!
- Unabhängig von der Art des Analgetikums
- Tritt ab ca. 8–10 Einnahmen/Monat auf
- Therapie: konsequenter Medikamentenentzug
- Prophylaxe: kritisches Vorgehen bei der Verordnung und Verabreichung von Medikamenten, Aufklärung der Patienten

**Trigeminoautonome Kopfschmerzen**

- **Clusterkopfschmerz:**
  - Einseitig, nasale Kongestion (verstopfte Nase), Rötung des Auges, extreme Schmerzintensität (10/10)
  - Saisonal auftretend, meist Frühjahr und Herbst
  - Spricht auf Sauerstoffinhalation an
  - Therapie: Triptane, Sauerstoff, Steroide
  - Langzeitbehandlung mit Verapamil
- **Hemicrania continua:**
  - Streng einseitiger Kopfschmerz
  - Indometacin sofort wirksam
  - Ähnlich: chronisch paroxysmale Hemikranie
- **Trigeminusneuralgie:**
  - Hohe Schmerzintensität
  - Einschießender Schmerz, oft durch Berührung getriggert
  - Therapie: Carbamazepin, in schweren Fällen Phenytoin i. v. unter Intensivbedingungen

**BOX 64.1**

**IHS-Definition der Migräne**

Die International Headache Society (IHS) definiert die Migräne wie folgt:

**Migräne ohne Aura**

A) Mindestens fünf Attacken erinnerlich, welche die Kriterien B bis D erfüllen

B) Kopfschmerzattacken, die (unbehandelt oder erfolglos behandelt) 4–72 h anhalten

C) Der Kopfschmerz weist mindestens zwei der folgenden vier Charakteristika auf:
   1. einseitige Lokalisation
   2. pulsierender Charakter
   3. mittlere oder starke Schmerzintensität
   4. Verstärkung durch körperliche Routineaktivitäten (z. B. Gehen oder Treppensteigen) oder führt zu deren Vermeidung

D) Während des Kopfschmerzes besteht mindestens eines:
   1. Übelkeit und/oder Erbrechen
   2. Photophobie und Phonophobie

E) Nicht besser erklärt durch eine andere ICHD-3-Diagnose

**Migräne mit Aura**

A) Mindestens zwei Attacken, die das Kriterium B und C erfüllen

B) Eines oder mehrere der folgenden vollständig reversiblen Aurasymptome
   1. visuell
   2. sensorisch
   3. Sprechen und/oder Sprache
   4. motorisch
   5. Hirnstamm
   6. retinal

C) Mindestens drei der folgenden sechs Merkmale sind erfüllt:
   1. Wenigstens ein Aurasymptom entwickelt sich allmählich über ≥ 5 min hinweg.
   2. Zwei oder mehr Aurasymptome treten nacheinander auf.
   3. Jedes Aurasymptom hält 5–60 min an.
   4. Mindestens ein Aurasymptom ist einseitig.
   5. Mindestens ein Aurasymptom ist positiv.
   6. Die Aura wird von Kopfschmerz begleitet, oder dieser folgt ihr innerhalb von 60 min.

D) Nicht besser erklärt durch eine andere ICHD-3-Diagnose

### 64.1.2 Gefährliche Kopfschmerzursachen, Auswahl

CAVE
**Subarachnoidalblutung, Arteriitis temporalis und infektiöse Meningitis** sind drei lebensbedrohliche Erkrankungen, die erkannt und sofort behandelt werden müssen.

**Fallbericht**

**Untersuchungsbefund**

Bei der Untersuchung zeigt sich ein Klopfschmerz über der Kalotte, besonders temporal. Meningismus besteht nicht. Das Sehvermögen ist nicht sicher beeinträchtigt. Die A. temporalis ist prominent und verhärtet.

✓ Fallbericht: Die Patientin ist älter als 60 Jahre und zeigt neu aufgetretene Kopfschmerzen mit Krankheitsgefühl. Bei über 60-jährigen Patienten ist an eine Arteriitis temporalis zu denken, eine die Hirnarterien betreffende Vaskulitis.

## 64.2 Körperliche Untersuchung

Patienten mit Kopfschmerzen müssen sorgfältig und umfassend neurologisch untersucht werden.

**Fallbericht**

**Erste Anordnungen und Diagnostik**

EKG, Blutbild, BSG; CRP.

EKG

Normofrequenter Sinusrhythmus, Indifferenztyp, alle Zeiten im Limit, unauffällige ST-Strecken.

Labor

| Parameter | Laborwert Pat. | Referenzbereich | Einheit |
|---|---|---|---|
| Hämoglobin | 10,8 | 12–16 | g/dl |
| Hämatokrit | 36 | 35–45 | % |
| Erythrozyten | 3,6 | 3,6–5,5 | Mio./µl |
| Leukozyten | 12,1 | 4–10 | Tsd./µl |
| Thrombozyten | 201 | 140–440 | Tsd./µl |
| BSG | 70/100 | bis 20/30 | mm/h |
| CRP | 27 | <5 | mg/l |

Monitorüberwachung

Nicht erforderlich.

✓ Fallbericht: Das EKG ist unauffällig; im Labor zeigen sich Hinweise auf einen entzündlichen Prozess.

Die Zusammenschau von Symptomen, Risikogruppe, Labor und körperlichem Befund (Klopfschmerz temporal) weist auf eine Arteriitis temporalis hin.

DIAGNOSE
Arteriitis temporalis

## 64.3 Erste Anordnungen und Diagnostik

### 64.3.1 Labor

Der entscheidende Laborwert bei einem Verdacht auf Arteriitis temporalis ist eine **erhöhte Blutkörperchensenkungsgeschwindigkeit (BSG)**, vor allem ein Wert von > 50 mm in der ersten Stunde. Diese Laborbestimmung ist aus der Routine weitgehend verschwunden, bei dieser Erkrankung allerdings sehr wichtig. Im konkreten Fall ist der CRP-Wert mäßig erhöht. Dies kommt in ca. 25 % der Fälle vor. Ein normaler CRP-Wert schließt die Erkrankung nicht aus.

### 64.3.2 Apparative Diagnostik

Zur Diagnosesicherung ist eine Biopsie oder hochauflösende Sonografie der A. temporalis erforderlich.

64

Der neu aufgetretene Kopfschmerz macht ein cCT erforderlich, um eine SAB auszuschließen. Bei jüngeren Patientinnen käme auch eine Sinusvenenthrombose infrage.

**KERNAUSSAGEN**

**Arteriitis temporalis**

- Die Arteriitis temporalis ist eine Erkrankung, die erst ab dem 60. Lj. auftritt.
- Für die Diagnosesicherung ist die Bestimmung der BSG notwendig. Dieses sonst weitgehend verlassene Verfahren hat hier noch seine Bedeutung. Erhöhte CRP-Werte kommen in ca. 25 % der Fälle vor.
- Endgültig gesichert wird die Diagnose durch eine Biopsie und eine hochauflösende Sonografie der Temporalarterie.
- Schon beim Verdacht auf eine Arteriitis temporalis muss die Kortisontherapie jetzt beginnen.
- Die wesentliche Komplikation der Arteriitis temporalis ist die **einseitige oder beidseitige Erblindung**.

**MERKE**

**Differenzialdiagnosen**

- Subarachnoidalblutung (Liquor mit Blut)
- Reversibles zerebrales Vasokonstriktionssyndrom (RCVS; Liquor mit niedriger Zellzahl)
- Primäre ZNS-Angiitis (Liquor mit deutlich erhöhter Zellzahl)
- Glaukomanfall (schmerzhaftes Auge, Sehverminderung, Bulbus „steinhart", Übelkeit und Oberbauchbeschwerden kommen vor)

**Fallbericht**

**Therapie**

Die Patientin wird stationär aufgenommen. Sie erhält 60 mg Prednisolon p. o. Als Magenschutz wird Pantoprazol 40 mg, als Thromboseprophylaxe Enoxaparin 40 mg s. c. verabreicht. Sie wird augenärztlich vorgestellt mit der Frage nach intraokulärem Druck, Fundusveränderungen und Perimetrie.

## 64.4 Therapie

Die Akuttherapie der Arteriitis temporalis erfolgt mit 1 mg/kg KG **Prednisolon**, das oral gegeben werden kann. Magenschutz und Thromboseprophylaxe sind erforderlich. Über die nächsten Wochen soll die Dosis reduziert werden. Die zusätzliche Gabe von **Methotrexat** kann erwogen werden, allerdings erst nach längerer Therapiedauer.

**MERKE**

Die frühzeitige Steroidtherapie hilft, die Erblindung zu verhindern. Dies ist die wesentliche Komplikation dieser Erkrankung.

## 64.5 Risikostratifikation

- Primäre Kopfschmerzen sind in der Regel unangenehm, aber nicht gefährlich.
- Sekundäre Kopfschmerzen können sehr gefährlich sein.

**Fallbericht**

**Disposition/Empfehlung weiteres Vorgehen**

Diese Patientin wird stationär aufgenommen, nach der Diagnostik mit Steroiden behandelt und wird augenärztlich vorgestellt. Die Erkrankung bedroht die Arterien des Schädels; besonders bedroht ist die Retina – und damit das Sehvermögen.

## 64.6 Disposition/Empfehlung weiteres Vorgehen

**Primäre Kopfschmerzen** (Migräne, Spannungskopfschmerz, trigeminoautonome Kopfschmerzen) sind belastend, oft schwer zu diagnostizieren, aber nicht lebensgefährlich. Sie zeichnen sich durch eine charakteristische Anamnese und einen – abgesehen von vegetativen Erscheinungen – unauffälligen Untersuchungsbefund aus. Diese Patienten können ambulant behandelt werden.

**Sekundäre Kopfschmerzen** durch andere Erkrankungen (SAB, Sinusvenenthrombose, Infektionen im HNO-Bereich, Meningitis etc.) sind potenziell lebensbedrohlich und bedürfen einer sofortigen zielgerichteten und damit in der Regel stationären Diagnostik und Therapie.

## Was wäre, wenn …

- … die Patientin 30 Jahre alt gewesen wäre?
  - Dann wäre eine Arteriitis temporalis nicht infrage gekommen. Eine Sinusvenenthrombose erscheint in diesem Lebensalter hingegen wahrscheinlicher.
- … der Kopfschmerz einseitig aufträte und das Auge gerötet wäre?
  - Das könnte für einen Clusterkopfschmerz sprechen
  - oder für ein Glaukom (s. u.).
- … die Patientin gerade aus der Dialyse gekommen wäre?
  - Dann käme ein Dialysekopfschmerz infrage.
- … die Patientin angegeben hätte, dass sich der Kopfschmerz unter körperlicher Aktivität bessert?
  - Dies kommt beim Spannungskopfschmerz vor.
- … die Patientin über Sehstörungen geklagt hätte und das Auge rot und hart gewesen wäre?
  - Dies spräche für einen Glaukomanfall – ein augenärztlicher Notfall.
- … die Patientin während der Untersuchung Sprachstörungen entwickelt hätte?
  - Dann wäre eine sofortige Bildgebung einschließlich vaskulärer Diagnostik (CTA) erforderlich gewesen. In diesem Fall käme potenziell ein akut raumfordernder Prozess oder eine Ischämie infrage.

### LITERATUR

Berlit P, et al. S1-Leitlinie Zerebrale Vaskulitis und zerebrale Beteiligung bei systemischen Vaskulitiden und rheumatischen Grunderkrankungen. AWMF-Registernummer 030-085. Stand: 3.4.2018, gültig bis 2.4.2023; https://register.awmf.org/de/leitlinien/detail/030-085 (letzter Zugriff: 31.1.2023).

Headache Classification Committee of the International Headache Society (IHS). The International Classification of Headache Disorders, 3rd edition. Cephalalgia 2018; 38(1): 1–211; https://ichd-3.org/wp-content/uploads/2018/01/The-International-Classification-of-Headache-Disorders-3rd-Edition-2018.pdf (letzter Zugriff: 31.1.2023).

64

KAPITEL

# 65 Wie war die Frage?

Wolfgang Jakob

## Fallbericht

### Eintreffen

Ein 57-jähriger Patient wirkt auf seine Frau und seine Kinder plötzlich völlig desorientiert. Er erscheint sehr verunsichert und stellt immer wieder die gleichen Fragen: „Was ist denn los?" und „Wo bin ich?"

### Ersteindruck

Patient wach, desorientiert, stark verunsichert.

### Vitalwerte

GCS 13; $SaO_2$ 96 %; HF 108; RR 165/91; AF 18; T 36,8; Sx 0/10; BZ 112

### Triagekategorie

Orange

### Anamnese

Der Patient wirkt verzweifelt und stellt stereotyp die Frage, was denn los sei und wo er hier sei. Seine biografischen Daten kann er nennen.

Die Angehörigen sind selbst stark verunsichert und berichten, das Phänomen habe während eines Aufenthalts im Schwimmbad nach dem Baden plötzlich begonnen. Der Patient sei sonst nie ernsthaft krank gewesen und nehme als Antihypertensivum Ramipril ein.

✓ Fallbericht: Aus der Anamnese und der Fremdanamnese ergibt sich der Verdacht auf eine transiente globale Amnesie (TGA).

**DIAGNOSE**
Transiente globale Amnesie

## 65.1 Anamnese und Differenzialdiagnose

Eine **transiente globale Amnesie (TGA)** ist ein bis zu 24 h anhaltendes Phänomen, das sich in Ratlosigkeit und stereotyp wiederholten Fragen äußert. Die Patienten sind situativ, zeitlich und örtlich desorientiert. Die autopersonelle Orientierung ist in der Regel unbeeinträchtigt. Weitere, insbesondere sensible oder motorische, Defizite bestehen nicht.

**KERNAUSSAGEN**
- Eine TGA ist ein den Patienten stark belastendes Ereignis.
- Die sich ständig wiederholenden gleichen Fragen sind pathognomonisch.

Die Genese der TGA ist nicht bekannt. Wiederholtes Auftreten ist beschrieben.
Wichtig bei der Anamnese sind vor allem:
- Beginn der Symptomatik
- Motorische Entäußerungen
- Prodromi? (Krankheitsgefühl, Übelkeit, Paresen, Sehstörungen)
- Kognitive Fähigkeiten vor dem Ereignis

**MERKE**
**Wichtige anamnestische Angaben bei der TGA**
- Prodromi
- Vorausgegangene neurologische Erkrankungen
- Medikamenteneinnahme

**Fallbericht**

**Untersuchungsbefund**

Patient wach, zur Person orientiert; zu Ort, Zeit und Situation desorientiert. Er ist sehr unruhig, befolgt Aufforderungen (Armhalteversuch, Aufschreiben von Text) prompt. Der körperliche Untersuchungsbefund ergibt keine Auffälligkeiten.

## 65.2 Körperliche Untersuchung

Führend ist die **Orientierungsstörung**.

- Der Patient wiederholt seine Fragen ständig.
- Er selbst und die Angehörigen sind stark verunsichert.
- Die internistisch-körperliche Untersuchung ergibt keine pathologischen Befunde.
- Der Befunde der ausführlichen neurologischen Untersuchung, einschließlich einer genauen Untersuchung auf Paresen, Koordinationsstörungen (erschwerte Gang- und Standprüfungen!), Prüfung aller Sinnesqualitäten, genauer Reflexstatus, ist normal.



**KERNAUSSAGEN**

Typisch für die TGA:

- Stereotyp wiederholte Fragen.
- Desorientiertheit.
- Starke emotionale Belastung von Patient und Begleitpersonen.
- Die Symptomatik hält einige Stunden, höchstens 24 h an.
- Der völlig unauffällige körperliche Untersuchungsbefund, wie oben beschrieben, ist Voraussetzung für die Diagnose.

**Fallbericht**

**Erste Anordnungen und Diagnostik**

Alle Laborbefunde sind unauffällig.

## 65.3 Erste Anordnungen und Diagnostik

Bei einem derartigen Ereignis besteht bei Patienten, Angehörigen und Behandler*innen oft das Bedürfnis nach apparativer Diagnostik.

### 65.3.1 cMRT

Eine cMRT-Untersuchung im Verlauf ist eine Option. Punktuelle Läsionen im Hippokampus (T2-Wichtung) werden 24–72 h nach dem Ereignis beobachtet. Sie sind beweisend für die Diagnose.

Da sich keine therapeutische Konsequenz ergibt, ist eine derartige Untersuchung nicht erforderlich. Bestehen Zweifel am klinischen Bild oder liegen fokale Defizite (Paresen) vor, erfolgt das cMRT dringlich zur Diagnose einer Ischämie.

### 65.3.2 Monitor

Monitorüberwachung ist nicht erforderlich.

### 65.3.3 Labor

Von klinisch-chemischen Untersuchungen ist kein Aufschluss zu erwarten. Bei Hinweisen auf eine Intoxikation ist ein entsprechendes Screening sinnvoll. Im positiven Fall ist die Diagnose TGA nicht mehr zutreffend.

### 65.3.4 Apparative Diagnostik

Im EEG können Theta-Wellen vorkommen. Dies ist mit der Diagnose in Einklang zu bringen. Es erlaubt die Abgrenzung gegenüber nichtkonvulsiven Anfällen.

**KERNAUSSAGEN**

- Beim klassischen klinischen Bild einer TGA sind apparative Untersuchungen nicht erforderlich.
- Das Sicherheitsbedürfnis der Beteiligten führt dennoch oft zur Bildgebung.
- Ein cMRT nach mindestens 24 h kann typische hippokampale Veränderungen zeigen.

**Fallbericht**

**Therapie**

Eine Therapie ist nicht erforderlich. Der Patient wird in Begleitung entlassen. Patient und Begleitpersonen werden aufgeklärt, dass die Situation harmlos ist, sich aber möglicherweise wiederholt. Die Wiederholungsrate wird mit 12–18 % angegeben.

## 65.4 Therapie

Die Entlassung des Patienten setzt eine stabile Betreuung durch sein Umfeld voraus. Ist dies nicht gegeben, wird der Patient stationär aufgenommen.

## 65.5 Risikostratifikation

Die TGA ist ein belastendes, aber kein vital bedrohliches Krankheitsbild.

**MERKE**

**Für eine TGA sprechen:**
- Stereotyp wiederholte Fragen
- Erhaltene autopersonelle Orientierung
- Vorausgegangene psychisch belastende Situation
- Vorausgegangene Immersion in kaltes Wasser

**Gegen eine TGA sprechen:**
- Zusätzliche Symptome wie Gefühlsstörungen oder Paresen
- Kopfschmerzen
- Intoxikationszeichen

**Fallbericht**

**Disposition/Empfehlung weiteres Vorgehen**

Entlassung, falls das soziale Umfeld den Patienten für mindestens 24 h betreuen kann.

## 65.6 Disposition/Empfehlung weiteres Vorgehen

Im Wiederholungsfall ist eine stationäre Aufnahme sinnvoll. Dann erfolgen cMRT-Bildgebung und EEG.

**Was wäre, wenn …**

- … Fieber aufgetreten wäre?
  - Dann hätte der Verdacht auf eine Enzephalitis bestanden. Dies ist ein vital bedrohlicher Zustand und muss intensiv abgeklärt werden.
- … der Patient unfähig gewesen wäre, Aufforderungen zu verstehen und zu befolgen?
  - Dann läge ein anderes Krankheitsbild vor, z. B. ein Delir.
- … Verletzungen am Kopf vorgelegen hätten?
  - Dann hätte es sich um eine Amnesie bei Schädel-Hirn-Trauma gehandelt. Bildgebung und stationäre Aufnahme wären zwingend notwendig gewesen.
  - Point-of-Care-Tests auf den Serummarker GFAP sind in der Entwicklung. Es ist zu erwarten, dass damit die Bestätigung/der Ausschluss von Schädel-Hirn-Traumata zuverlässiger als mit dem cCT möglich sein wird.
- … ein Zungenbiss vorgelegen hätte?
  - Dann hätte es sich um einen postiktalen Zustand gehandelt. Ursache und Anamnese hinsichtlich eines epileptischen Anfalls hätten abgeklärt werden müssen.
- … der Patient 29 Jahre alt gewesen wäre?
  - Dann wäre die Diagnose TGA nicht infrage gekommen. Das Krankheitsbild tritt erst jenseits des 40. Lj. auf.

### LITERATUR

Agostini M, et al. Glial-fibrillary-acidic-protein (GFAP) biomarker detection in serum-matrix: functionalization strategies and detection by an ultra-high-frequency surface-acoustic-wave (UHF-SAW) lab-on-chip. Biosensors and Bioelectronics 2021; 172: 112774; https://doi.org/10.1016/j.bios.2020.112774 (letzter Zugriff: 31.1.2023).

Faust JS, Nemes A, Zaurova M. Transient global amnesia: emergency department evaluation and management. Emerg Med Pract 2016; 18 (8 Suppl Points & Pearls): S1–S2.

Sander D, et al. S1-Leitlinie Transiente globale Amnesie. AWMF-Registernummer 030-083. Stand: 1.5.2017 (in Überarbeitung); https://register.awmf.org/de/leitlinien/detail/030-083 (letzter Zugriff: 31.1.2023).

KAPITEL

# 66 Wie soll das nur weitergehen?

Wolfgang Jakob

## Fallbericht

### Eintreffen

Ein 83 Jahre alter Patient wird vom Rettungsdienst aus einer Pflegeeinrichtung in die Notaufnahme gebracht, da er seit dem Vortag keine Nahrung mehr zu sich nehmen könne. Er ist erkennbar exsikkiert und wirkt sehr krank. Der Patient ist mit einem Blasenkatheter versorgt.

### Ersteindruck

Patient wach, kachektisch, sprachverarmt, schlechter AZ.

### Vitalwerte

GCS 12; $SaO_2$ 93 %; HF 98; RR 104/74; AF 18; T 37,8; BZ 45

### Triagekategorie

Gelb

### Anamnese

Aus dem Pflegeüberleitungsbogen geht hervor, dass der Patient seit 3 Jahren und 8 Monaten in einer Pflegeeinrichtung untergebracht ist. Seit 7 Monaten ist er kaum mobil und hat Pflegegrad 3. Der ihn begleitende Sohn berichtet, dass seit 4 Tagen „gar nichts mehr ginge", der Vater kaum mehr sprechen und keine Nahrung mehr zu sich nehmen würde. Daher habe er auf einer Krankenhauseinweisung bestanden.

Eine Eigenanamnese ist nicht möglich. Zwei Seiten eines früheren Arztbriefs einer anderen Klinik und eine Medikamentenliste vom Vorjahr wurden mitgegeben.

✓ Fallbericht: Aus der Anamnese und Fremdanamnese geht hervor, dass der Patient offensichtlich ein subakutes Ernährungsproblem im Zusammenhang mit einer bereits länger bestehenden Multimorbidität und Pflegebedürftigkeit hat.

## 66.1 Anamnese und Differenzialdiagnose

Für eine Malnutrition bei multimorbiden Patienten gibt es viele Ursachen. Die Eigenanamnese ist oft schwierig bis unmöglich. Eine valide Fremdanamnese hängt von der Kompetenz der Begleitpersonen und vorhandenen Unterlagen ab. Führend ist oft die Exsikkose. Bereits geringfügige Störungen wie leichtgradige Infekte oder heiße Witterung beeinträchtigen das Schluckvermögen und die Appetenz dieser Patienten derart, dass damit eine Abwärtsspirale in Gang gesetzt wird. Die Exsikkose nimmt zu, und es kommt zur nutritiven Minderversorgung.

**KERNAUSSAGEN**

- Exsikkose und Malnutrition bei Pflegeheimbewohnern sind oft ausgeprägt.
- Die Anamnese erfordert detektivische Fähigkeiten: Fremdanamnese bei Begleitpersonen, Dokumente von früheren Aufenthalten, Medikamentenlisten, Anrufe in der Hausarztpraxis etc.
- Wichtig sind COVID-19-Test und -Impfstatus.

Zu klären ist, ob neben dem Symptom Exsikkose, das symptomatisch zu behandeln ist, andere Erkrankungen vorliegen, die einer spezifischen Therapie bedürfen. Ziel ist die schnelle Rekompensation mit der Möglichkeit der baldigen Rückführung in eine vertraute Umgebung. Unabhängig von der Diagnose

sind alle diese Patienten stark gefährdet, ein Delir zu entwickeln. Fremde Umgebung ist dabei ein wesentlicher Trigger.
Wichtig bei der Anamnese ist vor allem:

- Welche Medikamente benötigt der Patient?
- Konnten sie noch in der gewünschten Frequenz verabreicht werden?

**MERKE**

**Wichtige anamnestische Angaben bei Pflegeheimpatienten**

- Welche bestätigten Diagnosen gibt es?
- Was war der beste Zustand in den letzten 2 Monaten?
- Gibt es eine klare Dynamik, abgesehen vom jetzigen Ereignis?
- Wie wird der Patient ernährt?
- Welche Medikamente werden verabreicht?
- Welche bestätigten Indikationen gibt es?



**Fallbericht**

**Untersuchungsbefund**

Patient wach, stark eingeschränkter AZ und EZ. Orientierung nicht sicher prüfbar. Armvorhalteversuch nur mit Unterstützung möglich, rechts etwas schnelleres Absinken. Ausgeprägter Rigor, Abdomen weich, stehende Hautfalten, süßlicher Fötor, Urin konzentriert und flockig. Patient wirkt ängstlich agitiert, kaum Spontanbewegungen.

✓ Fallbericht: Bei der Untersuchung zeigen sich Zeichen eines Parkinson-Syndroms.

**DIAGNOSE**
Parkinson-Syndrom

## 66.2 Körperliche Untersuchung

Die Symptome Rigor, Tremor, Akinese und posturale Instabilität bilden zusammen die Symptomatik eines Parkinson-Syndroms.

- **Rigor:** Beim Versuch, eine Extremität zu bewegen, setzt der hohe Muskeltonus vor allem schnelleren Bewegungen Widerstand entgegen. Es kommt zum sog. **Zahnradphänomen**.
- **Tremor:** Es gibt viele Formen des Tremors. Charakteristisch für den Parkinson-Tremor ist eine Frequenz von ca. 3 Hz. Feinschlägiger Tremor passt nicht zu dieser Diagnose.
- **Akinese:** Die Bewegungsarmut ist auffällig; besonders fällt sie im Bereich der mimischen Muskulatur (mimische Starre) und der kaum verständlichen Stimme (Hypophonie) auf.
- **Posturale Instabilität:** Soweit noch mobil, sind diese Patienten von Stürzen bedroht, da ihre Statomotorik beeinträchtigt ist. Eine häufig vergesellschaftete Polyneuropathie und daraus resultierende Sensibilitätsstörungen tun ein Übriges.

**MERKE**

**Ursachen des Parkinson-Syndroms**

- Idiopathisches Parkinson-Syndrom
- Atypische Parkinson-Syndrome
- Vaskuläres Parkinson-Syndrom
- Medikamentös induziertes Parkinson-Syndrom

Eine wesentliche Ursache der akuten Zustandsverschlechterung ist die Parkinson-Erkrankung des Patienten. Von einem Parkinson-Syndrom betroffene Patienten sind häufig auf die Einnahme von 6 oder mehr Medikamenten am Tag angewiesen. Wenn wegen Schluckstörungen mehrere Dosen ausgelassen werden, tritt schnell eine Parkinson-Krise ein, die wiederum die geschilderte Problematik verstärkt.

**MERKE**

**Problemfelder bei Patienten mit Parkinson-Syndrom**

- Flüssigkeitsmangel
- Fehlende Ernährung
- Fehlende Medikamenteneinnahme
- Unerkannte Verletzungen

**Fallbericht**

**Erste Anordnungen und Diagnostik**

EKG, Monitor, Blutbild, Elektrolyte, Kreatinin, Laktat, Urinstatus, Blutkultur, Urinkultur.

EKG

Vorhofflimmern, Linkstyp, alle Zeiten im Limit, unauffällige ST-Strecken.

**Labor**

| Parameter | Laborwert Pat. | Referenzbereich | Einheit |
|---|---|---|---|
| Hämoglobin | 15,8 | 12–16 | g/dl |
| Hämatokrit | 49 | 35–45 | % |
| Erythrozyten | 5,5 | 3,6–5,5 | Mio./µl |
| Leukozyten | 15,6 | 4–10 | Tsd./µl |
| Thrombozyten | 127 | 140–440 | Tsd./µl |
| Natrium | 156 | 132–143 | mmol/l |
| Kreatinin | 224 | –60 | mg/dl |
| U-Stix | Erys +++<br>Ketonkörper +++ | | |
| PCT | 5,3 | < 0,17 | ng/ml |
| Laktat | 1,9 | –1,5 | mmol/l |

**Monitorüberwachung**

Durchgehend absolute Arrhythmie.

✓ Fallbericht: Das Labor zeigt eine Infektkonstellation und Zeichen der Exsikkose. Das EKG lässt vermuten, dass auch eine Herzerkrankung vorliegt.

## 66.3 Erste Anordnungen und Diagnostik

Infektionen und Exsikkose verschlechtern den Zustand dieser Patienten rasch. Es gilt, eine Rehydrierung und effektive Infektbehandlung zu erreichen. Die Parkinson-Medikation ist zu ermitteln und zu verabreichen.

### 66.3.1 Bildgebung

Patienten mit zentralnervösen Symptomen werden oft unkritisch einer Bildgebung unterzogen. Im geschilderten Fall ist ein akutes zusätzliches Geschehen wegen der erschwerten Untersuchbarkeit nicht gut einzuschätzen. Daher erscheint ein cCT mit der Frage nach einer Blutung oder einer neu aufgetretenen Ischämie sinnvoll, ebenso auch ein Thorax-CT mit der Frage nach Infiltraten. Der Patient ist nur einmal auf die CT-Liege zu transferieren. Ein Low-Dose-Thorax-CT bringt sehr guten Aufschluss über pulmonale Infekte.

### 66.3.2 Monitor

Ein Monitoring der Vitalwerte inkl. der Temperatur ist sinnvoll.

### 66.3.3 Labor

Das Labor dient der Quantifizierung der metabolischen Entgleisung. Eine parkinsonspezifische Laboruntersuchung ist weder möglich noch erforderlich. Ein COVID-19-Test ist obligatorisch.

**KERNAUSSAGEN**

- Die Malnutrition und der Infekt sind ursächlich für den akuten Zustand.
- Die Medikation muss ermittelt und weiter verabreicht werden.
- Untersuchungen wie z. B. cCT oder Thorax-CT zeigen zusätzliche akute Pathologien.

Finden sich im cCT schwere Pathologien (Blutungen, schwere Infekte), ist angesichts der bereits langjährigen Pflegebedürftigkeit die Indikation zu erweiterten Maßnahmen streng zu prüfen. Angehörigengespräche müssen gesucht und Dokumente wie Vorsorgevollmacht und Patientenverfügung eingeholt werden. Es ist sinnvoll, Fragen nach Reanimation, Intubation und erweiterten Intensivmaßnahmen (Dialyse, PEG) kritisch zu sehen und direkt anzusprechen.

**Fallbericht**

**Therapie**

- Volumenersatz mit Vollelektrolytlösung
- Anlage einer Magensonde
- Darüber Gabe der Dauermedikation
- Vor Medikation mit L-Dopa immer Nahrungspause

- Enterale Ernährung
- Antibiotikatherapie

✓ Fallbericht: Der Patient benötigt eine symptomatische und eine spezifische Therapie. Neben der Vollelektrolytlösung erhält er 4 × 125 mg L-Dopa/Carbidopa. Als Erstmedikation wird L-Dopa als Lutschtablette (LT) gegeben, die schnell über die Mundschleimhaut resorbiert wird und sich für die Ersttherapie eignet.

## 66.4 Therapie

Die Exsikkose und die Malnutrition müssen ausgeglichen werden. Wichtig ist, nicht zu schnell zu rehydrieren. Der Patient leidet auch an einer Herzkrankheit, die im pathologischen EKG zum Ausdruck kommt. Es ist mit einer Pumpinsuffizienz zu rechnen. Bezüglich des entgleisten Metabolismus (Ketonurie als Zeichen des Hungerstoffwechsels) gilt sinngemäß das Gleiche: Zu schnelles hochkalorisches Nahrungsangebot birgt die Gefahr eines „Refeeding-Syndroms".

Die Medikation bei Parkinson-Syndrom kann L-Dopa, Dopamin-Agonisten, COMT-Inhibitoren, NMDH-Rezeptor-Antagonisten und MAO-B-Inhibitoren enthalten.

**MERKE**

**Typische Medikation**

- **L-Dopa:**
  - mit Bensazerid
  - mit Carbidopa
  - Zusatz erforderlich, um Wirksamkeit zu gewährleisten
  - effektiv, aber mit langfristigen Wirkungsfluktuationen
- **L-Dopa-Kombinationen:**
  - Bensazerid und Carbidopa verhindern die periphere Metabolisierung und sind Voraussetzung für die Wirksamkeit.
  - Entacapon verlängert die Wirkdauer und vermindert Wirkungsfluktuationen.
- **Dopamin-Agonisten:**
  - als orale Medikation (Ropinirol, Pramipexol)
  - als transdermales Prinzip (Rotigotin) bei Patienten mit akuten Magen-Darm-Störungen, Operationen etc.
- **NMDA-Rezeptor-Antagonisten.**
  - gut wirksam in der Krise
  - i. v. Applikation möglich
  - 200 mg Amantadin in 500 ml Lösung
  - 2–4 h Applikationszeit
  - bevorzugt morgens, da aktivierend

Patienten mit Parkinson-Krankheit leiden oft unter Halluzinationen und wahnhaftem Erleben. **Antipsychotika** verursachen Parkinson-Syndrome. Dies ist eine häufige Ursache, vor allem bei Fehl- und Überdosierungen. Sie sind primär kontraindiziert.

**Erlaubte Medikamente:**
- Quetiapin 25–100 mg
- Clozapin 50–100 mg (**cave:** Blutbild!)

Patienten mit Parkinson-Syndrom sind in der Regel auf eine komplexe Medikation mit 4–6 Tagesdosen verschiedener Medikamente eingestellt. Teilweise handelt es sich um Kombinationspräparate. Es ist von zentraler Bedeutung, diese Medikation zu ermitteln und baldmöglichst wieder konsequent zu geben. Scheitert dies an gastroenterologischen Problemen, gibt es zur intravenösen oder transdermalen Gabe nur wenige parenterale Alternativen.

Alle Medikamente, die L-Dopa enthalten, sind nur wirksam, wenn sie auf nüchternen Magen verabreicht werden.

**KERNAUSSAGEN**

- Patienten mit Parkinson-Krankheit bedürfen einer differenzierten Medikation.
- Selbst kurzfristige Medikamentenpausen verursachen Verschlechterungen der Motilität.

### 66.4.1 Begleitphänomene

(Kardiale, pulmonale, urologische, orthopädische) Komorbiditäten sind häufig und müssen erkannt und behandelt werden:

- Die Degeneration betrifft auch die autonomen Funktionen des Magen-Darm-Trakts.
- In fortgeschrittenen Stadien kommt es meist zu einer demenziellen Entwicklung.
- Alle dopaminergen Medikamente können bei Überdosierung psychotische Symptome verursachen.
- Als Antipsychotika kommen Quetiapin und Clozapin infrage.

### 66.4.2 Sonderfall: atypische Parkinson-Syndrome

Die atypischen Parkinson-Syndrome ähneln dem idiopathischen Parkinson-Syndrom. Sie weisen aber zusätzliche zerebelläre und vegetative Symptome auf. Die geschilderten Probleme treten ebenso auf. Charakteristisch ist, dass L-Dopa nicht so gut wirksam ist. Demenzielle Entwicklungen sind teilweise noch ausgeprägter. Dies ist besonders bei der sog. Lewy-Körper-Demenz der Fall. Patienten mit dieser Erkrankung reagieren besonders stark auf Antipsychotika; sie sind daher zu vermeiden.

**KERNAUSSAGEN**

- Das idiopathische Parkinson-Syndrom ist eine fortschreitende Erkrankung, die schwere Funktionseinschränkungen verursacht.
- Die atypischen Parkinson-Syndrome sprechen schlechter oder gar nicht auf L-Dopa an.
- Krisen durch Infekte oder anderweitig bedingte Medikamentenpausen und Malnutrition sind bedrohlich.

**Fallbericht**

**Disposition/Empfehlung weiteres Vorgehen**

Durch die Behandlung verbessert sich der Patient deutlich. Es erfolgt die Entlassung, keine weiteren Maßnahmen.

## 66.5 Risikostratifikation

Die Risikostratifikation bei Patienten mit Parkinson-Syndrom kann komplex und schwierig sein, da nicht nur die neurologische Erkrankung selbst, sondern manchmal auch viele weitere Faktoren beachtet werden müssen, z. B. Multimorbidität, metabolische Entgleisungen, Flüssigkeitsmangel, Malnutrition und Medikation. Das Spektrum der Gefahr für den Patienten reicht von niedrig bis hoch. Die Risikostratifikation sollte daher von in der Behandlung des Parkinson-Syndroms erfahrenen Ärzt*innen durchgeführt werden.

## 66.6 Disposition/Empfehlung weiteres Vorgehen

**CAVE**

Akute Exazerbationen bei fortgeschrittenen Erkrankungen werfen ethische Probleme auf.

Es gilt frühzeitig zu klären, wie weit die Therapie eskaliert wird. Beatmung, Intensivtherapie und Reanimation sind bei fortgeschrittener degenerativer Erkrankung kritisch zu sehen. Ebenso ist die Anlage perkutaner Ernährungssonden nicht indiziert. Erfahrene Ärzt*innen müssen diese Problematik frühzeitig mit den Betreuern besprechen.

## Was wäre, wenn …

- … der Patient abwechselnd steif und sehr agitiert gewesen wäre?
  - Dann hätte es sich vermutlich um ein „On-off-Phänomen" gehandelt, das bei lang dauernder L-Dopa-Behandlung häufig auftritt.
- … der Patient Fieber gehabt hätte?
  - Dann wären eine Fokussuche, Flüssigkeitstherapie und kalkulierte Antibiotikatherapie erfolgt.
  - Eine COVID-19-Erkrankung ist zu bedenken.
- … der Patient nie zuvor solche Symptome gehabt und es sich um eine Erstmanifestation gehandelt hätte?
  - Die Differenzialdiagnose umfasst die Katatonie und das Stiff-Person-Syndrom.
  - Das Stiff-Person-Syndrom ist eine seltene autoimmune Erkrankung, die mit Rigidität, gesteigerten Reflexen, psychischen Symptomen (Agoraphobie) und Auslösung durch Umgebungsreize bestimmt ist. Ursächlich sind Autoantikörper (Glutamat-Decarboxylase/Glycin), die sich gegen neuronale Strukturen richten.
  - Sehr seltene Differenzialdiagnosen sind Tetanus und Strychninintoxikation.
- … der Patient eine Hemiparese aufgewiesen hätte?
  - Dann wäre eine sofortige Bildgebung indiziert gewesen. Das weitere Vorgehen hätte sich nach den Ergebnissen gerichtet.
- … der Patient multiple Hämatome aufgewiesen hätte?
  - Dann wären eine gezielte Suche nach weiteren Verletzungsfolgen durch vorausgegangene Stürze sowie eine genaue Anamnese hinsichtlich vorausgegangener Traumata erforderlich gewesen.



### LITERATUR

Deutsche Gesellschaft für Neurologie. S3-Leitlinie Parkinson-Syndrom, idiopathisch. AWMF-Registernummer 030-010. Stand: 1.1.2016 (in Überarbeitung); https://register.awmf.org/de/leitlinien/detail/030-010 (letzter Zugriff: 31.1.2023).

KAPITEL

# 67 Der verschüttete Kaffee

Wolfgang Jakob

## Fallbericht

### Eintreffen

Ein 27-jähriger Handelsvertreter, der in einem Einkaufszentrum an der Kaffeebar saß, gab plötzlich unverständliche Laute von sich und kippte vom Stuhl. Dabei fiel seine Kaffeetasse zu Boden und zerbrach. Er bewegte sich rhythmisch; die anderen Gäste erschraken und riefen den Rettungsdienst. Dieser traf 10 min später ein und fand den Patienten verlangsamt und desorientiert vor.

### Ersteindruck

Patient verlangsamt, zur Person teilweise orientiert.

### Vitalwerte

GCS 13; $SaO_2$ 94 %; HF 68; RR 134/75; AF 17; T 36,8; Sx 0/10; BZ 53

### Triagekategorie

Gelb

### Anamnese

Der Patient ist verhangen und erinnert sich nicht an das Ereignis. Er nehme „Nerventabletten".

✓ Fallbericht: Die Anamnese spricht für einen abgelaufenen generalisierten epileptischen Anfall. Akut besteht kein Handlungsbedarf. Antikonvulsiva und Narkotika sind nicht sinnvoll.

**DIAGNOSE**
Epileptischer Anfall

## 67.1 Anamnese und Differenzialdiagnose

Epileptische Anfälle sind in der Regel eindrucksvolle Ereignisse, die den Rettungsdienst auf den Plan rufen. Wichtig bei der Anamnese sind vor allem folgende Fragen:

- Besteht ein Anfallsleiden?
- Wann war der letzte Anfall?
- Welche Medikamente werden eingenommen?
- Bestand Compliance für die Medikamenteneinnahme?

Wenn das Anfallsleiden bekannt ist, sind nur bei Anfallshäufung in jüngster Zeit eine Umstellung der Antikonvulsiva und evtl. eine erweiterte Diagnostik erforderlich.

**MERKE**

**Mögliche Ursachen für erstmalige Anfälle**

- **Strukturelle und vaskuläre Ursachen:**
  - Tumoren und Metastasen
  - Meningitis/Enzephalitis
  - Hirnabszess
  - Schlaganfall
  - Intrazerebrale Blutungen
  - Subarachnoidalblutung
  - Sinusvenenthrombose
  - Frühere oder aktuelle Schädel-Hirn-Traumata
- **Metabolische und toxische Ursachen:**
  - Antibiotika (Chinolone, Carbapeneme)
  - Alkoholentzug oder Intoxikation
  - Drogen
  - Theophyllin
  - Hypoglykämie
  - Hyponatriämie
- **Symptome anderer Erkrankungen:**
  - Paraneoplastische Enzephalitis

**KERNAUSSAGEN**

Wichtige anamnestische Angaben nach einem epileptischen Anfall:
- Anfallsleiden bekannt?
- Dauermedikation
- Auslösefaktoren (Schlafentzug, Absetzen von Medikamenten, Alkoholgebrauch oder -entzug, Hypoglykämie)
- Schmerzen als Hinweis auf Verletzungen
- Provokationsfaktoren (z. B. Flackerlicht)

Differenzialdiagnostisch kommt ein dissoziativer Anfall in Betracht.

**MERKE**

**Differenzialdiagnostik dissoziative Anfälle**

Die dissoziativen Anfälle werden oft als epileptische Anfälle gedeutet und wie solche behandelt. Alle technischen Untersuchungen ergeben hier Normalbefunde. Die Bewegungsmuster sind oft asynchron; sie können durch Berührung und verbale Intervention beendet werden, beginnen dann aber oft von Neuem. Es handelt sich um eine schwer therapierbare psychiatrische Erkrankung. Medikamente sind wirkungslos und wegen ihrer Nebenwirkungen schädlich. Übertherapie (Sedativa, Narkose, Intubation) ist zu vermeiden.

Derartige Anfälle treten oft in der Öffentlichkeit auf. Sie dauern meist länger (> 2 min) als epileptische Anfälle. Verletzungen sind sehr selten, Zungenbisse ebenso. Bei der körperlichen Untersuchung reagieren die Pupillen regelrecht; meist werden die Augen zusammengekniffen (➤ Tab. 67.1).

Haben Erwachsene Kuscheltiere in solchen Situationen dabei, ist dies ein in der Literatur gut belegter Hinweis auf eine dissoziative Genese.

Wichtig ist, dass dissoziative Anfälle häufig und schwer therapierbar sind. Die Patienten haben selbst keine Kontrolle über ihr Verhalten. Die häufige Bezeichnung „psychogener Anfall" ist nicht korrekt.

**Fallbericht**

**Untersuchungsbefund**

Der Patient ist unruhig und verlangsamt. Auf mehrfaches Nachfragen nennt er seinen Vornamen korrekt. Er hat eingenässt und eingekotet. Die Pupillen sind mittelweit und reagieren etwas verzögert konsensuell auf Licht. Aus einem Mundwinkel rinnt ein Blutfaden. Bei der Inspektion der Mundhöhle, die etwas schwierig ist, weil der Patient den Mund nicht öffnen will, zeigt sich eine Verletzung am Zungenrand rechts.

✓ Fallbericht: Der Untersuchungsbefund zeigt die typischen Symptome nach einem Anfall. Die postiktale Verlangsamung ist Folge des Anfalls und selbstlimitierend.

## 67.2 Körperliche Untersuchung

Bei der Untersuchung ist auf Verletzungen zu achten. Es kommen Wirbelkörperfrakturen vor, die nicht unmittelbar ersichtlich sind.

**KERNAUSSAGEN**

- Die genannten Anfallsfolgen bedürfen keiner Therapie.
- Verletzungen werden nach unfallchirurgischen Prinzipien versorgt.

**Tab. 67.1** WESTCOPS-Score zur Identifizierung dissoziativer Anfälle (nach Makhija et al. 2010)

| | | |
|---|---|---|
| **W** | Waxing and waning symptoms | Symptome wechseln in ihrer Intensität |
| **E** | Eye closure | Augen geschlossen; Kneifen beim Versuch, sie zu öffnen |
| **S** | Side-to-side head movements | Kopfschütteln |
| **T** | Time | Dauer > 3 min |
| **C** | Crying | Lautäußerungen während des Anfalls |
| **O** | Out-of-phase movements | Desynchronisierte Bewegungen der Extremitäten |
| **P** | Pelvic thrusting | Hochwerfen des Beckens („Arc de circle") |
| **S** | Soft toy | Kuscheltier beim erwachsenen Patienten |
| ≥ 2 Punkte positiv: dissoziativer Anfall | | |

**Fallbericht**

**Erste Anordnungen und Diagnostik**

EKG, Monitor, Blutbild, Medikamentenspiegel.

EKG

Normofrequenter Sinusrhythmus, Indifferenztyp, alle Zeiten im Limit.

Labor

Grundsätzlich können von allen Antiepileptika die Spiegel bestimmt werden. Bei Folgenden gehört die Bestimmung zur Routine und ist üblicherweise in den Labors anzufordern, in der Regel sogar im Notfallprogramm:
- Carbamazepin
- Valproinsäure
- Phenytoin

✓ Fallbericht: Der Patient präsentiert den typischen Zustand nach einem abgelaufenen Anfall. Sobald Verletzungsfolgen ausgeschlossen sind, kann er mit dem Hinweis, seine Dauermedikation sorgfältig einzunehmen, entlassen werden. Auf Straßenverkehrsverbot, speziell Autofahrverbot, wird nochmals hingewiesen.

**MERKE**

Bei Auffälligkeiten im EKG ist eine stationäre Aufnahme erforderlich. Es gibt eine Assoziation von Anfallsleiden mit plötzlichen Todesfällen (Sudden Unexplained Death in Epilepsia Patients [SUDEP]). Rhythmusstörungen oder ST-Veränderungen können Prodromi sein. Die QT-Zeit und die frequenzkontrollierte $QT_c$-Zeit sind präzise zu bestimmen. Eine Verlängerung ist ein Hinweis auf hereditäre Kanalerkrankungen (Brugada-Syndrom etc.) oder Medikamentennebenwirkungen.

## 67.3 Erste Anordnungen und Diagnostik

Wenn es sich um einen Anfall im Rahmen eines bereits bekannten Anfallsleidens handelt, ist die Untersuchung auf Anfallsfolgen (Verletzungen) wichtig.

**KERNAUSSAGEN**
- Ein Anfall bei bekanntem Anfallsleiden bedarf keiner umfangreichen Diagnostik.
- Bei einem erstmaligen Anfall ist die Ursache zu klären.

Auch die Einnahme der Antikonvulsiva ist zu überprüfen. Spiegelbestimmungen im Serum helfen dabei. Zweck der Spiegelbestimmung ist, eine Vorstellung von der Einnahmecompliance des Patienten zu bekommen. Überdosierungen von Carbamazepin verursachen typische Verwirrtheitszustände und eine sakkadierte Blickfolge.

**KERNAUSSAGEN**
- Ein Anfall bei bekannter Epilepsie bedarf keiner weiteren Therapie.
- Die Medikamentencompliance wird überprüft (Spiegelbestimmung).
- Es besteht Straßenverkehrsverbot.

**Fallbericht**

**Therapie**

Keine.

## 67.4 Therapie

Eine Therapie ist nicht erforderlich. Patienten nach derartigen Anfällen werden oft „übertherapiert". Gerade deshalb wird mehrfach betont, dass keine Akuttherapie erforderlich ist.

## 67.5 Risikostratifikation

Erstmalige Anfälle im Erwachsenenalter sind als symptomatische Anfälle einzustufen. Folgende Maßnahmen sind erforderlich:
- Klinische Untersuchung auf fokale Ausfälle (z. B. Sensibilitätsstörungen, Paresen)
- Labor: Entzündungsparameter, Blutbild, Gerinnung, metabolische Störungen
- Zerebrale Bildgebung (möglichst MRT)

- Danach (!) Liquordiagnostik
- EEG

## 67.6 Disposition und weiteres Vorgehen

Patienten mit Anfällen im Rahmen eines bekannten Anfallsleiden können in der Regel entlassen werden, wenn sie sich erholt haben, wieder voll orientiert sind und sich bei diesem Ereignis keine wesentlichen Verletzungen zugezogen haben.

Bei erstmaligen Anfällen muss im Einzelfall entschieden werden, ob eine stationäre Aufnahme in einer neurologischen Fachabteilung sinnvoll ist. In diesen Fällen gilt, dass sie Symptom einer neu aufgetretenen Erkrankung sein können. Man unterscheidet **„Gelegenheitsanfälle"** mit eindeutiger Provokation (Schlafentzug, Flackerlicht, Hypoglykämie, Alkoholgebrauch oder -entzug etc.) von **unprovozierten Anfällen**. Beginnt ein unprovozierter Anfall mit fokalen Zeichen (z. B. motorische Entäußerungen einer Hand oder einer anderen Körperregion), gefolgt von einem generalisierten Anfall, ist besondere Vorsicht geboten. Diese Patienten sollten bei einem ersten Anfall immer in einer neurologischen Abteilung aufgenommen werden.

### Was wäre, wenn ...

- ... der Patient über Rückenschmerzen geklagt hätte?
  - Im Rahmen von Anfällen kann es zu Wirbelfrakturen kommen. Eine Bildgebung und ggf. unfallchirurgische Versorgung wären dann erforderlich gewesen.
- ... der Patient in der Notaufnahme einen erneuten Anfall erlitten und bei der Untersuchung die Augen zusammengekniffen hätte?
  - Dies wäre ein typisches Symptom dissoziativer Anfälle.
- ... der Patient 39,4 °C Fieber gehabt hätte?
  - Dann hätte der Verdacht auf eine Meningitis oder Enzephalitis mit symptomatischen Anfällen bestanden.
- ... im Drogenscreening die Amphetamine positiv gewesen wären?
  - Drogen können prokonvulsiv wirken.
- ... der Patient wegen eines Harnwegsinfekts aktuell Ciprofloxacin eingenommen hätte?
  - Chinolone können Anfälle auslösen.

**LITERATUR**

Elger CE, Berkenfeldt R, et al. S1-Leitlinie Erster epileptischer Anfall und Epilepsien im Erwachsenenalter. AWMF-Registernummer 030-041. Stand: 30.4.2017 (in Überarbeitung); https://register.awmf.org/de/leitlinien/detail/030-041 (letzter Zugriff: 31.1.2023).

Fritzsche K, et al. Dissoziative Anfälle. Dtsch Arztebl Int 2013; 110(15): 263–268.

Makhija K, et al. 'WESTCOPS' – a scoring system to differentiate non epileptic from epileptic motor seizures. Presented at: American Academy of Neurology Meeting. Toronto, Canada, 10–17 April 2010 (Abstract S.05.002).

KAPITEL

# 68 Was ist mit meinem Kind?

Wolfgang Jakob

## Fallbericht

### Eintreffen

Eine 24-jährige Patientin wird vom Rettungsdienst aus einer Frauenarztpraxis in die Notaufnahme gebracht. Sie befindet sich in der 27. Woche ihrer ersten Schwangerschaft. Bei der Vorsorgeuntersuchung war ein Blutdruck von 200/100 mmHg aufgefallen.

### Ersteindruck

Patientin wach, voll orientiert, ängstlich.

### Vitalwerte

GCS 15; $SaO_2$ 95 %; HF 88; RR 212/119; AF 24; T 36,8; Sx 0/10; BZ 89

### Triagekategorie

Gelb

### Anamnese

Die Patientin gibt an, in der 27. Woche ihrer ersten Schwangerschaft zu sein. Bei der Frauenärztin sei ein hoher Blutdruck aufgefallen, sie habe jetzt Kopfschmerzen. Außerdem sehe sie verschwommen.

Die Patientin wird in Seitenlage verbracht, und es wird ein Monitoring etabliert. Plötzlich kommt es zu einem tonisch-klonischen Anfall.

✓ Fallbericht: Die Anamnese wies zunächst auf eine bedrohliche symptomatische Schwangerschaftshypertonie hin. Ein besonderes Gefahrenzeichen ist eine Sehstörung, da ihr sehr schnell ein Krampfanfall folgen kann.

**DIAGNOSE**

Eklampsie

**KERNAUSSAGEN**

- Hypertonie ist das Leitsymptom einer Schwangerschaftsgestose.
- Generalisierte Anfälle können jederzeit auftreten.
- Eine COVID-19-Infektion begünstigt das Auftreten von Eklampsien.

## 68.1 Anamnese und Differenzialdiagnose

Eine **Hypertonie in der Schwangerschaft** bedroht Mutter und Kind. Für das Kind gefährlich sind die Vasokonstriktion und die Minderperfusion der uteroplazentaren Einheit.

Epileptische Anfälle in der Spätschwangerschaft sind in der Regel Anfälle im Rahmen einer Gestose (Eklampsie). Dabei handelt es sich um ein in der Schwangerschaft, manchmal aber auch erst nach der Geburt auftretendes Krankheitsbild.

**RED FLAGS**

Zu den Warnzeichen für eine Gestose gehören:

- Arterielle Hypertonie mit hohen Werten ($RR_{syst}$ > 200 mmHg)
- Proteinurie

Kopfschmerzen, Unwohlsein und Sehstörungen können dem Anfall vorausgehen. Der Ablauf des Anfalls (Semiologie) unterscheidet sich nicht von einem generalisierten Anfall anderer Genese.

**MERKE**

**Zeichen einer Eklampsie**

- Anfälle
- Hypertonie
- Proteinurie

Die Trias Hypertonie, Proteinurie und Krampfanfall ist typisch für eine Eklampsie.

Bei Anfällen in der Schwangerschaft müssen aber noch andere **Differenzialdiagnosen** bedacht werden:

- Sinusvenenthrombose
- Symptomatische Epilepsie anderer Ursache

Die **Sinusvenenthrombose** ist eine in der Schwangerschaft gehäuft auftretende vaskuläre Erkrankung des Gehirns. Durch die venöse Abflussstörung kommt es zu Hirnödem und Stauungsblutungen. Die Symptome sind oft unspezifisch:

- Kopfschmerzen
- Sehstörungen
- Mentale Veränderungen
- Epileptische Anfälle

**Fallbericht**

**Untersuchungsbefund**

Der Anfall limitiert sich selbst. Es kam zu einem charakteristischen lateralen Zungenbiss. Die Patientin klart allmählich auf, bleibt aber somnolent.

## 68.2 Körperliche Untersuchung

Die Situation ist für Mutter und Kind vital bedrohlich. Es gilt, die unmittelbare Vitalbedrohung abzuwenden und eine Behandlungsstrategie festzulegen. Die körperliche Untersuchung erfolgt zunächst nach dem ABCDE-Schema.

**KERNAUSSAGEN**

- Die Vitalfunktionen werden nach den bekannten Prinzipien des ABCDE-Schemas gesichert.
- Die kausale Therapie ist die Beendigung der Schwangerschaft durch Sectio caesarea.

**Fallbericht**

**Erste Anordnungen und Diagnostik**

Intravenöser Zugang, Blutbild, Leberwerte, Blasenkatheter, Urinanalyse, Monitor.

Labor

| Parameter | Laborwert Pat. | Referenzbereich | Einheit |
|---|---|---|---|
| Hämoglobin | 14,8 | 12–16 | g/dl |
| Hämatokrit | 46 | 35–45 | % |
| Erythrozyten | 5,5 | 3,6–5,5 | Mio./µl |
| Leukozyten | 17,1 | 4–10 | Tsd./µl |
| Thrombozyten | 124 | 140–440 | Tsd./µl |
| Proteine im Urin | ++ | - | |

Monitorüberwachung

Durchgehend tachykarder Sinusrhythmus, $SaO_2$ 93 %, RR 220/120 mmHg.

✓ Fallbericht: Das Monitoring zeigt eine hypertensive Kreislauflage. Die Leukozytose erklärt sich durch die Schwangerschaft und den stattgehabten Anfall.

## 68.3 Erste Anordnungen und Diagnostik

Ist die klinische Diagnose Eklampsie klar und fehlen weitere Auffälligkeiten, dann sind in der Notaufnahme außer den Laboruntersuchungen und dem Monitoring meist keine weiteren apparativen Untersuchungen erforderlich. Die Beurteilung der Schwangerschaft und des weiteren Vorgehens muss notfallmäßig durch Gynäkolog*innen erfolgen.

Eine Bildgebung ist bei klarer Diagnose Eklampsie nicht sinnvoll. Sie kommt nur dann in Betracht, wenn Zweifel an der klinischen Diagnose bestehen. Priorität hat eine rasche gynäkologische Weiterbehandlung.

**KERNAUSSAGEN**

- Eine Eklampsie ist für Mutter und Kind vital bedrohlich.
- Meist treten diese Situationen im letzten Trimenon auf. Mehrlingsschwangerschaften erhöhen das Risiko, ebenso vergleichbare Episoden bei früheren Schwangerschaften.
- Auch postpartal (!) können derartige Erkrankungen noch vorkommen
- Die wichtigsten Maßnahmen in der Notaufnahme sind die Anfallsprophylaxe mit Magnesium und die Kontrolle des Blutdrucks durch Antihypertensiva.
- Die Aufnahme/Verlegung in eine gynäkologische Abteilung bzw. ein Perinatalzentrum ist dringlich.

**Fallbericht**

**Therapie**

Die Patientin erhält 4 g Magnesium über Infusion und 12,5 mg Dihydralazin i. v.

## 68.4 Therapie

Die wichtigsten Maßnahmen sind die Prophylaxe erneuter Anfälle und die Hypertoniebehandlung. Die Anfallsprophylaxe erfolgt in diesen Fällen mit Magnesium (!).

### 68.4.1 Anfallsprophylaxe

**Magnesium** 4–6 g in 30 min, danach 1 g/h

- Vorgehen: 10 ml 50-prozentige Magnesiumlösung mit 10 ml NaCl 0,9 % verdünnen, langsam injizieren.
- Danach 20 ml 50-prozentige Magnesiumlösung in 500 ml G5 % mit 50 ml/h.
- Klinisches Kriterium sind die Patellarsehnenreflexe, die noch schwach auslösbar bleiben sollten.
- Eine Überdosierung ist unwahrscheinlich; sie äußert sich in Muskelschwäche und Bradykardie.

### 68.4.2 Hypertoniebehandlung

**Urapidil** 12,5–25 mg i. v.

- RR-Abfall unter MAP 80 mmHg vermeiden.
- Dihydralazin 12,5 mg i. v., danach 2–6 mg/h.

### 68.4.3 Gynäkologische Weiterbehandlung

Priorität hat die rasche gynäkologische Weiterbehandlung, in aller Regel durch notfallmäßige Sectio caesarea.

**Fallbericht**

**Disposition/Empfehlung weiteres Vorgehen**

Die Patientin wird in eine geburtshilfliche Klinik verlegt, in der sich auch ein Level-1-Perinatalzentrum befindet.

## 68.5 Risikostratifikation

Patientinnen mit der Verdachts- oder gesicherten Diagnose HELLP-Syndrom, Präemklampsie oder Eklampsie sind in der Notaufnahme stets als Hochrisikopatientinnen zu betrachten.

## 68.6 Disposition/Empfehlung weiteres Vorgehen

Bei Patientinnen mit HELLP-Syndrom, Präeklampsie und Eklampsie handelt es sich um schwerwiegende Notfälle, die in einer gynäkologischen Fachabteilung behandelt werden müssen. Nach den Erstmaßnahmen in der Notaufnahme muss eine möglichst zügige Aufnahme bzw. Verlegung erfolgen. Verfügt das Krankenhaus über ein Level-1-Geburtshilfezentrum, kann die Patientin verbleiben. Unter Monitoring und konsequenter Therapie wird versucht, die Schwangerschaft zu erhalten. Die Entscheidung über das weitere Vorgehen sowie den Zeitpunkt und die Art der Entbindung obliegt erfahrenen Gynäkolog*innen.

## Was wäre, wenn ...

- ... die Patientin länger bewusstlos geblieben wäre?
  - Dann wären umgehend eine Intubation und MRT-Bildgebung erforderlich gewesen.
- ... die Patientin Oberbauchschmerzen gehabt hätte?
  - Dann hätte der dringende Verdacht auf ein HELLP-Syndrom bestanden (**H**ypertension – **E**levated **L**iver Enzymes – **L**ow **P**latelets).
- ... es bereits die dritte Schwangerschaft gewesen wäre?
  - Eklampsien können auch bei Wiederholungsschwangerschaften vorkommen.
- ... die Patientin Luftnot gehabt hätte?
  - Dann hätte es sich vermutlich um ein hypertensives Lungenödem gehandelt. Die Therapie besteht in einer Blutdrucksenkung; im Extremfall sind Diuretika erforderlich.
- ... die Patientin stark adipös gewesen wäre?
  - Adipositas ist ein typischer Risikofaktor für Eklampsie.

### LITERATUR

Deutsche Gesellschaft für Gynäkologie und Geburtshilfe e.V. (DGGG) et al. 2Sk-Leitlinie Hypertensive Schwangerschaftserkrankungen: Diagnostik und Therapie. AWMF-Registernummer 015-018. Stand: 1.5.2019, gültig bis 30.4.2024 (in Überarbeitung); https://register.awmf.org/de/leitlinien/detail/015-018 (letzter Zugriff: 7.12.2022).

# XI Psychiatrische Notfälle

XI

KAPITEL

# 69 Aggressiv und angriffslustig

Philipp Gotthardt und Martin Fandler

## Fallbericht

### Eintreffen

Ein 34-jähriger Patient wird durch den Rettungsdienst mit Handverletzung nach einer körperlichen Auseinandersetzung eingeliefert.

### Ersteindruck

Patient wach, blutende Schnittwunde der rechten Hand, kein akutes ABC-Problem, Patient stark agitiert.

### Vitalwerte

GCS 15; $SaO_2$ 97 %; HF 108; RR 134/81; AF 18; T 35,9; Sx 4/10; BZ 103

### Triagekategorie

Gelb

### Anamnese

Der Patient gibt an, von der Polizei betrogen worden zu sein; zuvor habe er mit einem Kumpel gestritten, sei von diesem an der Hand verletzt und bestohlen worden. Der Patient schimpft lautstark über die Polizei und das Rettungsdienstpersonal. Es imponiert ein starker Alkoholgeruch.

Nach Angaben des Rettungsdienstes kam es am Einsatzort zu einer körperlichen Auseinandersetzung zwischen dem Patienten und einem Kontrahenten. Erst nach Eintreffen der Polizei habe der Streit aufgelöst werden können. Der Patient sei nie bewusstlos oder kreislaufinstabil gewesen. Laut Polizei sei ein Atemalkohol von 1,5 ‰ gemessen worden.

✓ Fallbericht: Aus der Anamnese kann auf eine Schnittverletzung der Hand nach tätlicher Auseinandersetzung geschlossen werden. Der Patient ist aggressiv und mutmaßlich alkoholisiert. Schmerzen werden verneint; es wird dem anwesenden Personal gedroht. Tetanusimpfschutz besteht.

**DIAGNOSE**
Erregungszustand

## 69.1 Anamnese und Differenzialdiagnose

**Erregungszustände** stellen eine über die normale Reaktion hinausgehende Antwort des Patienten auf das Umfeld dar. Ursächlich können sowohl belastende Ereignisse oder Gefühle als auch zugrunde liegende Erkrankungen wie Demenz oder Alkoholintoxikation sein.

Wichtig ist die schnelle Identifikation des auslösenden Faktors, um eine ursächliche Therapie einzuleiten. Weiterhin sollte anamnestisch nach Hinweisen für eine Eigen- oder Fremdgefährdung gesucht werden. Insbesondere im Umgang mit intoxikierten Patienten ist Vorsicht geboten. Bei Anhaltspunkten für eine akute Gefährdung von Personal sollte frühzeitig geeignete Hilfe durch die Polizei angefordert werden. Der ethnische und/oder soziale Hintergrund oder das Geschlecht lassen dabei keine Aussage über das Gefährdungspotenzial zu. Hinweisend können lediglich Berichte über vorherige Ereignisse sein.

**KERNAUSSAGEN**

- Erregungszustände können aus einer inadäquaten Reaktion auf das Patientenumfeld als auch aus Erkrankungen oder Intoxikationen selbst resultieren.
- Insbesondere in der Frühphase sollte eine Fremdgefährdung zeitnah ausgeschlossen werden.

Differenzialdiagnostisch müssen auslösende Erkrankungen bedacht werden. Ein häufiger Auslöser von Erregungszuständen kann **Schmerz** oder auch Harndrang sein. Insbesondere bei Patienten mit eingeschränkten Kommunikationsmöglichkeiten (z. B. Sprachschwierigkeiten, Demenz) können diese Faktoren schnell übersehen werden. Weiterhin sollte eine **hirnorganische Ursache** (z. B. Krampfanfall, intrakranieller Druck) differenzialdiagnostisch ausgeschlossen werden. Erregungszustände im Rahmen einer Verwirrtheit können durch **metabolische Entgleisungen** verursacht oder – gerade bei älteren Patienten – Ausdruck eines **Infekts** sein. Zusammenfassen kann man die infrage kommenden Ursachen mit der „FIND ME“-Mnemonik (➤ Tab. 69.1).

**MERKE**

**Differenzialdiagnosen der akuten Verwirrtheit/ Erregung**

**Tab. 69.1** FIND ME: Mnemonik zur Evaluation der Ursache von Erregungs- und Verwirrtheitszuständen (Heiner und Moore 2018) [E606-007]

| | |
|---|---|
| **F**unktional | Psychiatrische Erkrankungen (Demenz, Schizophrenie), Schmerz |
| **I**ntoxikation | Insb. Medikamente, Alkohol, Drogen |
| **N**eurologisch | Postiktal nach Krampfanfall, intrakranielle Blutung, Hirndruck |
| **D**rogen | Insb. Alkohol, Spice, Methamphetamin |
| **M**etabolisch | Elektrolytentgleisung, Hyper-/Hypoglykämie |
| **E**ndokrinologisch | z. B. Hyperthyreose |

**Fallbericht**

**Untersuchungsbefund**

Patient wach, voll orientiert, deutlich agitiert. Hautfarbe unauffällig. Herztöne rein. Bds. vesikuläres Atemgeräusch. Abdomen weich, kein Druckschmerz. Keine Unterschenkelödeme. An der rechten Handfläche imponiert eine ca. 3 cm lange, klaffende, stark blutende Risswunde.

Bis auf die Agitation sonst neurologisch grob unauffälliger Patient.

✓ Fallbericht: Bei der Untersuchung zeigen sich keine Auffälligkeiten, die auf eine gefährliche Ursache der Erregung hindeuten. Ein neurologisches Defizit ergibt sich nicht. Außer der stark blutenden Risswunde der rechten Handfläche ergeben sich keine Auffälligkeiten.

## 69.2 Körperliche Untersuchung

Die körperliche Untersuchung bei agitierten Patienten ist oft schwierig. Es gilt insbesondere die Wahrung des Eigenschutzes. Die Untersuchung sollte einerseits mögliche Ursachen der Agitation identifizieren und andererseits sicherstellen, dass keine relevanten Befunde übersehen werden. An Anamnese und körperlicher Untersuchung orientiert sich auch die weitere notwendige apparative Diagnostik.

**KERNAUSSAGEN**

Nachdem die Ursache der Erregung anhand der FIND-ME-Merkhilfe festgestellt wurde (➤ Tab. 69.1), sollte eine bedarfsgerechte Diagnostik erfolgen.

## 69.3 Erste Anordnungen und Diagnostik

Häufig steht im Rahmen einer Agitation zunächst das Management des Patienten im Vordergrund. Vor Therapie und Diagnostik der Grunderkrankungen muss eine Kooperation zwischen Patient und Behandlungsteam erreicht werden. Eine Zwangsbehandlung darf nur in Ausnahmefällen bei Vorliegen einer akuten Eigen- oder Fremdgefährdung unter größtmöglicher Wahrung der Patientenautonomie erfolgen.

69

**Fallbericht**

**Verlauf**

Der Patient benötigt außer einer Wundversorgung keine weitere Diagnostik. Plötzlich springt er vor der Wundversorgung von der Behandlungsliege auf und läuft fluchend auf den Flur, wo er in eine Ecke uriniert. Bei Annäherung des Personals macht er Drohgebärden und tritt gegen Stühle.

Bis zum Eintreffen der Polizei beschädigt der Patient weiter Mobiliar. Nach Eintreffen der Polizei wird er von den Beamt*innen niedergerungen und mit Handschellen fixiert. Eine Beruhigung des weiterhin stark agitierten Patienten tritt erst durch Sedierung mittels Midazolam intranasal ein. Anschließend kann die Wundbehandlung durchgeführt werden.

✓ Fallbericht: Unter Wahrung des Eigenschutzes und nach Eintreffen der Polizei wird die initial nur physische Fixierung durch eine Sedierung ergänzt, um die notwendige Wundversorgung zu ermöglichen.

## 69.4 Therapie/Management

Um die Therapie von lebensbedrohlichen Erkrankungen und Verletzungen durchführen zu können oder eine Eigen- oder Fremdgefährdung zu unterbinden, müssen erregte Patienten nach einem Stufenschema unter Wahrung des Eigenschutzes behandelt werden.

Deutet sich ein aggressives Verhalten an, kann ein beruhigendes Verhalten häufig einen Zugang zum Patienten ermöglichen. Ein sog. **Talk-down** sollte dabei folgende Schlüsselelemente enthalten (Richmond et al. 2012):

- Abstand halten (persönlichen Raum und Intimität respektieren, Eigenschutz).
- Nicht provozieren (entspanntes, defensives Auftreten).
- Verbal Kontakt aufbauen (direktes Gespräch mit dem Patienten, nicht über Dritte).
- Gefühle und Bedürfnisse thematisieren („Was ärgert Sie? Wie kann ich helfen?").
- Antworten des Patienten spiegeln („Verstehe ich Sie richtig, dass …?").
- Zustimmung oder Ablehnung ernst nehmen (wahre Fakten bestätigen, falsche Äußerungen respektieren; „Ich kann verstehen, dass Sie das so empfinden").
- Klare Regeln und Grenzen formulieren.
- Hoffnung und Entscheidungsmöglichkeiten anbieten („Möchten Sie lieber liegen oder sitzen?", „Nach der Behandlung können Sie sich erstmal ausruhen").

Es sollte vermieden werden, auf Drohgebärden reagieren, falsche Versprechungen zu machen und den Patienten zu bedrohen oder einzuschüchtern.

Wenn auf verbalem Weg keine Beruhigung erreicht werden kann oder ein direkter Patientenkontakt dringend erforderlich ist, dann kann eine Fixierung des Patienten notwendig werden. Jede physische Fixierung des Patienten stellt einen erheblichen Eingriff in dessen Freiheit dar und darf daher nur bei einer anders nicht abzuwendenden Gefahr für den Patienten oder Dritte erfolgen.

Die initiale **medikamentöse Sedierung** sollte bei fehlendem i. v. Zugang intranasal über einen Mucosal Application Device (MAD) erfolgen (> Abb. 69.1).

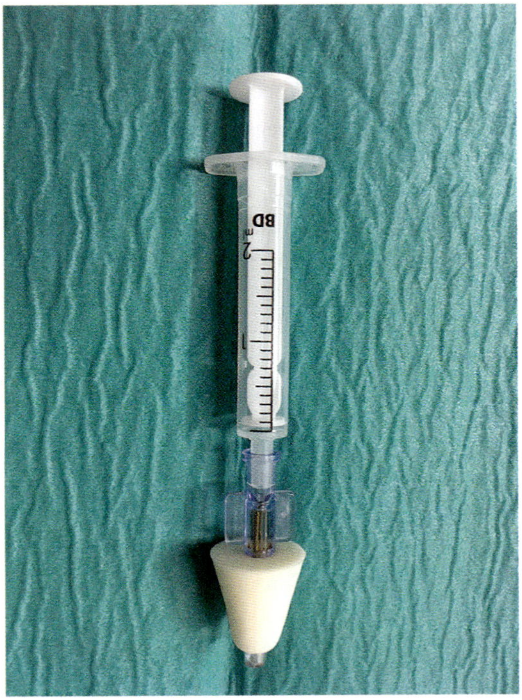


**Abb. 69.1** MAD mit 2-ml-Spritze zur intranasalen Medikamentengabe [> P449/P451]

69

Hierüber lässt sich initial 1 ml Wirkstoff pro Nasenloch applizieren. Geeignet ist insbesondere **Midazolam** (hohe Konzentration 5 mg/ml, Dosierung initial 5–10 mg intranasal). Bei liegendem i. v. Zugang kann zudem die Gabe von **Propofol** (initial 30–50 mg i. v.) erwogen werden. Bei schweren Erregungszuständen können bei ausbleibender Wirkung jeweils auch deutlich höhere Dosen titriert notwendig werden. Im Umgang mit Sedativa muss immer an eine unerwartet tiefe Sedierung mit notwendiger Atemwegssicherung und Beatmung gedacht und eine entsprechende Ausrüstung vorgehalten werden.

Als Notfallmaßnahme beim massiv agitierten, abwehrenden Patienten kann auch eine rasche Sedierung durch intramuskuläre Gabe von hoch dosiertem **Ketamin** erwogen werden. Hier tritt die Wirkung noch schneller ein als bei intranasaler Gabe von Midazolam; gleichzeitig kann sofort nach Applikation der „Rückzug" angetreten werden.

Nach aktuellen Empfehlungen sind sehr hohe Dosen notwendig: 4–5 mg/kg Ketamin (bzw. 2–2,5 mg/kg S-Ketamin) werden als i. m. Bolus z. B. im Bereich des M. vastus lateralis oder des M. gluteus maximus – in der absoluten Notfallsituation auch durch Kleidungsstücke hindurch – appliziert. Als unerwünschte Wirkungen sind (sehr selten) Apnoe, Laryngospasmus und Hypersalivation beschrieben. Wie bei jeder Notfallsedierung sollte auch in dieser Situation eine evtl. notwendige Atemwegssicherung und Kreislaufstabilisierung nach Sedierung antizipiert und bereitgehalten werden.

Eine **physische Fixierung** sollte durch das Behandlungsteam nur nach Sicherstellung des Eigenschutzes durchgeführt werden. Die Polizei sollte zur Herstellung der Sicherheit und als rechtliche Absicherung frühzeitig hinzugezogen werden. Um eine adäquate physische Fixierung durchzuführen, ist insbesondere ausreichend Personal notwendig. Pro Extremität wird eine Person benötigt, eine weitere Person sollte den Kopf kontrollieren. Wenn verfügbar, sollte eine 5-Punkt-Fixierung von Armen, Beinen und Bauch erfolgen. Unmittelbar nach Fixierung sollte der Patient entkleidet und auf gefährliche Gegenstände durchsucht werden.

Eine physische und eine medikamentöse Fixierung setzen ein engmaschiges Monitoring und eine personelle Überwachung voraus. Das Fortbestehen der Notwendigkeit muss regelmäßig evaluiert und die Fixierung schnellstmöglich wieder aufgehoben werden (Fogel und Steinert 2012).

**Fallbericht**

**Risikostratifikation**

Der Patient hat bereits vor Exazerbation seiner Aggression Anzeichen für drohende Gefahr gezeigt und sich verbal aggressiv verhalten.

✓ Fallbericht: Sowohl aus der Anamnese bei Z. n. körperlicher Auseinandersetzung als auch aus der drohenden und aggressiven Kommunikation des Patienten kann ein Gewaltpotenzial abgeleitet werden. Spätestens die Gewalt gegenüber Objekten und die direkten Drohungen gegenüber dem Personal zeigen eine Hochrisikosituation an und erfordern entsprechende Maßnahmen zur Gefahrenabwehr.

## 69.5 Risikostratifikation

Bei Personen in schwerem Erregungszustand ist eine regelmäßige Risikostratifikation zur Evaluation des Eigenschutzes und einer Eigen- und Fremdgefährdung notwendig.

### 69.5.1 Zeichen von Gewalt

Üblicherweise kann drohende Gewalt von Personen bereits frühzeitig identifiziert werden. Eine genaue Beobachtung des Patienten ist hierfür notwendig, um bereits Frühstadien von Aggressivität zu erkennen (Rice und Moore 1991):

- Provozierendes Verhalten
- Offensives/aggressives Auftreten
- Unnötig laute/schreiende Äußerungen
- Unruhiges Verhalten/sprunghafte Gemütslage
- Erhöhter Muskeltonus (verspannte Gesichtsmuskeln, geballte Fäuste, angespannte Armmuskulatur)
- Gewalt gegenüber Gegenständen/dem eigenen Körper

Bereits bei frühen Anzeichen drohender Gewalt sollte reagiert werden. Vorbeugende Maßnahmen ermöglichen den sicheren und angstfreien Umgang mit aggressiven Patienten und verhindern häufig weitere Eskalationen.

**KERNAUSSAGEN**

- Gewaltbereitschaft lässt sich häufig erkennen; auf Frühzeichen sollte aktiv geachtet werden.
- Präventives Verhalten schafft im Notfall Ressourcen und ermöglicht eine sichere Patientenversorgung.

### 69.5.2 Vorsichtsmaßnahmen

Insbesondere vorbeugende Maßnahmen sind zur Vermeidung von Schäden durch aggressive Patienten effektiv und erleichtern den Umgang mit Extremsituationen. Die Sicherheit für Personal und Patienten kann mit einfachen Verhaltensweisen durch das behandelnde Personal, durch Berücksichtigung baulicher und räumlicher Gegebenheiten und durch das Vorhalten von Hilfsmitteln präventiv bereits deutlich erhöht werden.

Im Umgang mit Patienten sollte stets auf die Wahrung der Intimsphäre geachtet werden. Eine unnötige Annäherung stellt bereits für viele Menschen eine Missachtung der Privatsphäre dar und sollte nur nach Zustimmung erfolgen. Provokationen durch Patienten richten sich meist gegen das Personal als Platzhalter für das Gesundheitssystem und die Situation des Patienten. Die Wahrung von Professionalität und der sachliche Umgang vermindern Konfliktsituationen zwischen Angreifer und Behandelnden und beugen einer unnötigen Eskalation vor.

Aggressive Patienten sollten niemals durch eine einzelne Person versorgt werden; die Identifikation von Aggressivität sollte frühzeitig im Team kommuniziert werden. Es sollte sich dann stets eine zweite Person im Raum befinden. Fluchtwege sollten frei erreichbar sein und der Patient möglichst von gefährlichen Gegenständen (Skalpell, Sauerstoffflaschen etc.) getrennt werden. Bei gehfähigen Patienten eignet sich zur räumlichen Trennung zwischen Patient und Behandelnden z. B. eine Patientenliege.

Bei drohender Eskalation sollte frühzeitig Hilfe angefordert werden. Notwendige Medikamente und Fixierungsmittel sollten vorbereitet und das weitere Vorgehen im Team festgelegt werden.

**KERNAUSSAGEN**

- Wahrung von Distanz zum aggressiven Patienten; aggressiven Patienten niemals allein versorgen
- Klare Kommunikation im Team
- Professionelles und vorausschauendes Verhalten
- Freihalten von Fluchtwegen

**Fallbericht**

**Disposition/Empfehlung weiteres Vorgehen**

Nach Abklingen der Sedierung und abgeschlossener Wundbehandlung kann der weiterhin aggressive Patient nach Feststellung seiner Haft-/Gewahrsamstauglichkeit in die Obhut der Polizei übergeben werden.

## 69.6 Disposition/Empfehlung weiteres Vorgehen

Die Disposition von aggressiven Patienten ist meist schwierig. Besteht eine weitere Behandlungsindikation, so ist eine Versorgung von fixierten und aggressiven Patienten in der Regel nur auf Intensivstationen möglich.

Aggressive Patienten können nach abgeschlossener Behandlung bei Fortbestehen von gewalttätigem Verhalten auch an die Polizei zur Verbringung in Polizeigewahrsam übergeben werden. Das Prüfen der Haft-/Gewahrsamstauglichkeit unterliegt dabei regional unterschiedlichen Bestimmungen, kann aber allgemein durch die behandelnden Ärzt*innen festgestellt werden.

## Was wäre, wenn ...

- ... der Patient eine Waffe gezogen und Mitpatienten bedroht hätte?
  - Eigenschutz geht vor; ein Eingreifen kann vom medizinischen Personal nicht erwartet werden. Deshalb hätte unverzüglich die Polizei alarmiert und Personal sowie Mitpatienten hätten, soweit möglich, in Sicherheit gebracht werden müssen.
- ... der Patient eine weitere Behandlung im Krankenhaus benötigt, sie aber verweigern würde?
  - Ein orientierter und entscheidungsfähiger Patient darf über die Durchführung einer Behandlung selbst entscheiden. Liegt eine akute Eigen-/oder Fremdgefährdung vor, kann eine Zwangsbehandlung nach PsychKG notwendig werden.
- ... der Patient anfangs aggressiv aufgetreten ist, sich dann aber allmählich beruhigt?
  - Auch dann sind Vorsichtsmaßnahmen weiter angebracht, da es möglich wäre, dass die Stimmung des Patienten wieder umschlägt.

### LITERATUR

Fogel D, Steinert T. Aggressive und gewalttätige Patienten – Fixierung. Lege artis 2012; 2: 28–33.

Heiner JD, Moore GP. The combative and difficult patient. In: Rosen's Emergency Medicine: Concepts and Clinical Practice. 9th ed. Philadelphia: Elsevier/Mosby 2018, Ch. 189.

Rice M, Moore G. Management of the violent patient – therapeutic and legal considerations. Emerg Med Clin North Am 1991; 9(1): 13.

Richmond JS, et al. Verbal de-escalation of the agitated patient: consensus statement of the American Association for Emergency Psychiatry Project BETA De-escalation Workgroup. West J Emerg Med 2012; 13(1): 17–25.

KAPITEL

# 70 Zittrig

Martin Fandler und Philipp Gotthardt

## Fallbericht

### Eintreffen

Ein 52-jähriger Patient wird von einem Angehörigen in die Notaufnahme gebracht. Er fühle sich sehr schlecht und sei heute Nachmittag immer wieder etwas „langsam" gewesen, habe viel geschwitzt und gezittert.

### Ersteindruck

Patient wach, orientiert, zittrig.

### Vitalwerte

GCS 15; $SaO_2$ 96 %; HF 125; RR 149/87; AF 20; T 37,2; Sx 0/10; BZ 101

### Triagekategorie

Grün

### Anamnese

Der Patient gibt an, es gehe es ihm heute schlechter. Pflegezustand und Kleidung wirken leicht vernachlässigt. Olfaktorisch steht zu vermuten, dass der Patient sich seit einigen Tagen nicht gewaschen hat. Der aufgeregte Angehörige – mit ähnlichem äußerem Erscheinungsbild wie der Patient – riecht stark nach Alkohol. Er gibt nach einem längeren Gespräch an, dass der Patient seit gestern keinen Alkohol getrunken habe, da ein guter Bekannter kürzlich und plötzlich nach langer Alkoholkrankheit verstorben sei.

Außer einer langjährigen Alkoholkrankheit seien keine weiteren Erkrankungen und keine Dauermedikation des Patienten bekannt.

✓ Fallbericht: Aus der Fremdanamnese lässt sich vermuten, dass es sich um die Symptome eines akuten Alkoholentzugs handelt.

**DIAGNOSE**
Alkoholentzugssyndrom

## 70.1 Anamnese und Differenzialdiagnose

Das Alkoholentzugssyndrom ist ein Symptomkomplex, der sich zeigt, wenn nach chronischem Alkoholkonsum entweder absoluter oder relativer Mangel an Alkohol besteht.

Die Ausprägung der Symptome ist sehr variabel; in der akuten Form findet sich meist eine Mischung aus Zittern, psychomotorischer Unruhe, Schwitzen und Schlafstörungen sowie häufig Tachykardie oder Blutdruckanstieg. Es können auch Krampfanfälle (sog. Entzugskrampf), Synkopen und ein Delir auftreten. Typischerweise treten die ersten Symptome ca. 6 h nach dem letzten Alkoholkonsum auf – auch oft bei noch deutlich erhöhtem Blutalkoholspiegel.

Ein ausgeprägtes **Delir** tritt meist nach ca. 2–4 Tagen auf. Patienten mit Entzugserscheinungen trotz erhöhten Alkoholspiegels haben ein besonders hohes Risiko für schwere Verläufe und Delir. Auch Patienten mit völlig anderen Problemen, die in der Notaufnahme überwacht oder prolongiert behandelt werden, können im Verlauf der Warte- oder Behandlungszeit ein Alkoholentzugssyndrom entwickeln. Bei der schweren Verlaufsform des Alkoholentzugssyndroms mit Delir ist unbehandelt eine Mortalität von bis zu 15 % beschrieben.

Die Anamnese kann durchaus herausfordernd sein. Auch wenn einige Patienten vielleicht schon häufiger wegen einer Alkoholproblematik in Behandlung waren, besteht gerade bei Alkoholabhängigen häufig eine ausgeprägte Tendenz, die Krankheit und aktuelle Symptome zu verleugnen. Hier ist ein konkretes Nachfragen und professionelles Ansprechen von Alkoholkonsum wichtig.

Wegen der oft diffusen Symptomatik sind besonders bei unklarer Anamnese zahlreiche Differenzialdiagnosen zu bedenken, insbesondere wenn als primäre Symptome Vigilanzänderung und Hyperthermie/Fieber auftreten. Hier muss an eine Infektion (z. B. Meningitis) bzw. Sepsis ebenso gedacht werden wie an mögliche Traumafolgen (z. B. intrakranielle Blutung) oder metabolische Entgleisungen (z. B. mit Hyper- oder Hypoglykämie).

Erschwerend kommt hinzu, dass viele Patienten mit chronischem Alkoholabusus durch ihre Lebensumstände ein erhöhtes Risiko für unerkannte Erkrankungen und komplikative Verläufe haben (u. a. Infekte, Elektrolytstörungen, kardiovaskuläre Erkrankungen, gastrointestinale Blutungen).

**KERNAUSSAGEN**

- Das akute Alkoholentzugssyndrom ist eine klinische Diagnose und kann sich in einer großen Bandbreite von Symptomen äußern.
- Häufige Symptome sind Schwitzen, Zittern, psychomotorische Unruhe sowie Tachykardie und Hypertonie.
- Eine genaue Anamnese ist wichtig; ein vermuteter chronischer Alkoholkonsum sollte konsequent und in professioneller Manier erfragt werden.
- Differenzialdiagnostisch sollten besonders Infektionen, Traumafolgen und Elektrolytentgleisungen bedacht werden.

**Fallbericht**

**Untersuchungsbefund**

Patient wach, soweit orientiert. Haut überwärmt und gerötet, Tachykardie. Keine Atemnot oder Schmerzen, bis auf ausgeprägtes Zittern der Hände. Keine fokale Neurologie oder Zeichen für Trauma.

✓ Fallbericht: Bei der Untersuchung zeigen sich bis auf das Zittern und eine Tachykardie keine relevanten Auffälligkeiten.

## 70.2 Körperliche Untersuchung

Bei der körperlichen Untersuchung ist es wichtig, mögliche Differenzialdiagnosen zu bedenken. Daher sind eine ausführliche Untersuchung und ein spezieller Fokus auf Verletzungen und neurologische Auffälligkeiten notwendig. Eine Prüfung der Orientiertheit ist obligat und hat Konsequenzen für die weitere Behandlung.

### 70.2.1 Krampfanfall

Entzugskrämpfe können bereits kurz nach dem letzten Alkoholkonsum auftreten; dabei handelt es sich meist um kurze, selbstlimitierende tonisch-klonische Krämpfe. Typischerweise treten Entzugskrämpfe erst nach langjährigem chronischem Alkoholkonsum auf. Ein Status epilepticus oder prolongierte Anfälle sind eher untypisch und sollten daher niedrigschwellig neurologisch abgeklärt werden.

### 70.2.2 Delir

Patienten mit einem schweren Verlauf eines Alkoholentzugssyndroms entwickeln häufig ein Entzugsdelir. Dieses präsentiert sich neben Hypertonie, Tachykardie und Hyperthermie auch durch Agitation, Halluzinationen und Desorientiertheit.

**KERNAUSSAGEN**

- Bei Verdacht auf ein Alkoholentzugssyndrom sollte eine ausführliche Untersuchung erfolgen.
- Alkoholentzug kann Krampfanfälle oder ein Delir auslösen.

**Fallbericht**

**Erste Anordnungen und Diagnostik**

Atemalkoholtest, EKG, BGA, Labor.

**Atemalkoholtest**

0,4 ‰ Atemalkoholgehalt.

EKG

Unauffällige Sinustachykardie mit 120/min, keine Endstreckenveränderungen.

BGA

| Parameter | Laborwert Pat. | Referenzbereich | Einheit |
|---|---|---|---|
| pH | 7,36 | 7,35–7,45 | |
| Kalium | 3,2 | 3,5–4,5 | mmol/l |
| Natrium | 134 | 135–145 | mmol/l |
| Glukose | 92 | 70–110 | mg/dl |
| BE | –1 | ± 2 | mmol/l |

✓ Fallbericht: Es zeigt sich eine Sinustachykardie ohne Auffälligkeiten, die BGA bietet eine milde Hypokaliämie. Der Atemalkoholtest zeigt eine noch bestehende Alkoholkonzentration an; bei bereits seit 1 Tag pausiertem Alkoholkonsum ist von einem deutlich erhöhten „Normalspiegel" des Patienten auszugehen.

## 70.3 Erste Anordnungen und Diagnostik

Stabile Patienten mit normalen Vitalwerten und unauffälliger Untersuchung benötigen häufig keine breite Abklärung. Sofern allerdings weitere Differenzialdiagnosen außerhalb des reinen Alkoholentzugs wahrscheinlich erscheinen, sollte die Diagnostik entsprechend erweitert werden.

### 70.3.1 Atemalkoholtest

Bei Patienten mit bekanntem chronischem Alkoholabusus ist eine Atemalkoholtestung sinnvoll, bei häufigeren Aufenthalten können diese Werte hilfreich sein, um ein Gefühl für den „normalen" Alkoholspiegel des jeweiligen Patienten zu bekommen.

### 70.3.2 Labor

Patienten mit chronischem Alkoholkonsum haben ein deutlich erhöhtes Risiko für Elektrolytentgleisungen. Daher sollten diese auch bei leichten Verlaufsformen z. B. durch eine venöse BGA mit inkludierter Elektrolyt- und Glukosebestimmung abgeklärt werden.

Eine erweiterte Labordiagnostik (u. a. Blutbild, Infektparameter, Leberwerte; ggf. Lumbalpunktion) sollte bei Verdacht auf weitere Erkrankungen in der Aufnahmeuntersuchung entsprechend angefordert werden.

### 70.3.3 EKG

Bei Tachykardie sollte unbedingt ein EKG geschrieben werden, denn auch wenn es eine gute Erklärung für die Tachykardie gibt, können Rhythmusstörungen parallel auftreten.

### 70.3.4 Apparative Diagnostik

Wenn keine Warnzeichen wie akute Desorientiertheit, fokalneurologische Defizite, stattgehabtes Trauma oder andere Beschwerden vorhanden sind, sollte apparative Diagnostik in diesem Fall zurückhaltend erfolgen. Bei kompliziertem Verlauf (Delir, Krampfanfall) oder nach Schädelprellung ist ein cCT obligat.

**KERNAUSSAGEN**

- Die notwendige Diagnostik bei Verdacht auf ein Alkoholentzugssyndrom hängt stark von den in Betracht gezogenen Differenzialdiagnosen ab. Zumindest sollten Elektrolyte, Glukose und Alkoholkonzentration bestimmt werden.
- Bei kompliziertem Verlauf bzw. Delir kann eine ausführliche Abklärung notwendig sein, insbesondere sollten ZNS-Differenzialdiagnosen und eine Infektion bedacht werden.



**Fallbericht**

**Therapie**

Symptomatische Behandlung nach Bedarf, primär Benzodiazepine.

✓ Fallbericht: Der Patient erhält orales Lorazepam. Eine weitere Therapie ist aktuell beim stabilen und orientierten Patienten nicht notwendig.

## 70.4 Therapie

Beim Alkoholentzugssyndrom ist zwischen leichter Symptomatik und schweren Verläufen mit Delir zu unterscheiden.

### 70.4.1 Leichte Verlaufsform

Bei der leichten Verlaufsform ist eine symptomatische Behandlung mit Benzodiazepinen indiziert. Hier ist eine orale Gabe oft ausreichend, z. B. mit Lorazepam 1–2,5 mg.

### 70.4.2 Schwere Verlaufsform

#### Entzugskrampf

Ein prolongierter Entzugskrampf kann effektiv mit Benzodiazepinen (i. v. oder bei fehlendem i. v. Zugang intramuskulär oder intranasal) behandelt werden, z. B. Midazolam 2–10 mg.

Die prophylaktische Gabe von Antikonvulsiva zur Vermeidung von Krampfanfällen ist umstritten und sollte nur bei stattgehabten Anfällen erwogen werden, z. B. Oxcarbazepin 300 mg (2×/d).

#### Delir

Ein akutes Alkoholentzugsdelir sollte rasch und aggressiv behandelt werden. Hierzu gehören primär allgemeine supportive Maßnahmen wie Volumengabe, Ausgleich etwaiger Elektrolytstörungen, Verbringung in ruhige Umgebung, Deeskalation und bei aggressiven Patienten notfalls auch eine Fixierung.

Gleichzeitig erfolgt die spezifische medikamentöse Therapie:

- Benzodiazepine (z. B. initial Midazolam 2–10 mg i. v., dann Dauertherapie z. B. mit Lorazepam 4–6×/d 1 mg p. o./i. v.).
- Thiamin (Vitamin $B_1$) 100 mg 2×/d p. o./i. v.

Gegebenenfalls kann die Therapie um eine kontinuierliche Clonidin-Gabe erweitert werden (30–90 µg/h). In der Literatur umstritten ist die Gabe von Antipsychotika wie Haloperidol. Bei schwerem Delir mit ausgeprägt agitiertem Verlauf, Wahn oder Halluzinationen kann Haloperidol mit Benzodiazepinen kombiniert werden. Bei extrem agitierten Patienten kann auch eine tiefere Sedierung (z. B. mit Propofol) notwendig sein.

**MERKE**

**Medikamentöse Therapie des Alkoholentzugs**

- **Leichter Verlauf (ohne Delir):**
  - Benzodiazepine oral
- **Schwerer Verlauf (mit Delir):**
  - Volumengabe, Korrektur von Elektrolytstörungen
  - Benzodiazepine
  - Thiamin
  - Ggf. Clonidin, Antipsychotika, Propofol
- **Krampfanfälle:**
  - Benzodiazepine
  - Ggf. Krampfprophylaxe

**Fallbericht**

**Disposition/Empfehlung weiteres Vorgehen**

Entlassung, Empfehlung für Entzugseinrichtung/Praxen mit Erfahrung.

✓ Fallbericht: Das Zittern des Patienten bessert sich auf Gabe von Lorazepam, die Tachykardie ist rückläufig. Er ist durchgehend stabil und orientiert. Eine stationäre psychiatrische Behandlung bzw. Entzugsbehandlung wünscht er aktuell ausdrücklich nicht. Der Patient wird daher nach Hause entlassen.

## 70.5 Disposition/Empfehlung weiteres Vorgehen

Orientierte Patienten ohne schwerwiegende Komplikationen können im Anschluss an die Therapie nach Hause entlassen und bei Entzugswunsch an geeignete ambulante oder stationäre Einrichtungen verwiesen werden. Auch eine akute Entgiftung kann bei glaubhaftem Behandlungswunsch sinnvoll sein, um eine zumindest intermittierende Rückführung der Patienten in das gewohnte soziale Umfeld zu ermöglichen.

Bei schwerem Verlauf mit Delir ist eine stationäre Behandlung unbedingt notwendig, dies meist im Umfeld einer Intensiv- oder IMC-Station. Teilweise verfügen auch spezialisierte psychiatrische Einrichtungen über die Kompetenz und Überwachungsmöglichkeiten, um Patienten mit Alkoholdelir zu versorgen.

## Was wäre, wenn …

- … der Patient nicht voll orientiert gewesen wäre?
  - Dann wären alternative Differenzialdiagnosen (neurologische Erkrankung, Infektion, Elektrolytstörung) zu bedenken gewesen; ebenso hätte es sich aber auch um ein beginnendes Delir handeln können. Eine stationäre Überwachung wäre hier indiziert gewesen.
- … der Patient nach kurzer Wartezeit massiv agitiert und aggressiv geworden wäre?
  - Dann wäre die Orientiertheit des Patienten zu prüfen gewesen (unter Wahrung des Eigenschutzes!).
  - Bei nicht vorhandener Orientierung oder akuter Fremd- bzw. Selbstgefährdung kann eine akute Zwangsbehandlung notwendig sein (Notfallsedierung mit Benzodiazepinen, weitere Diagnostik zum Ausschluss möglicher Differenzialdiagnosen, Behandlung des Delirs).
- … der Patient nach der Entlassung gefragt hätte, ob er nun weiter trinken solle, um eine erneute Entzugssymptomatik zu vermeiden?
  - In diesem Fall wäre eine ehrliche Antwort nötig: Wenn der Patient bereits nach kurzer Alkoholkarenz starke Symptome zeigt, wird ein Entzug nur unter ärztlicher Aufsicht und mit medikamentöser Unterstützung gute Chancen auf Erfolg haben. Wenn der Patient dies aktuell nicht wünscht, kann er Entzugssymptome nach Abklingen der Benzodiazepin-Wirkung nur durch einen – individuell höchst unterschiedlichen – „Mindestspiegel" an Alkohol vermeiden.
- … der Patient laut seinem Angehörigen auf den Kopf gestürzt wäre?
  - Dann hätte eine kranielle Bildgebung veranlasst werden müssen, um Traumafolgen auszuschließen; ferner wäre eine ausführliche Anamnese in Bezug auf ein mögliches Schädel-Hirn-Trauma angezeigt gewesen.
- … der Patient angegeben hätte, bereits zahlreiche Benzodiazepine konsumiert zu haben, um die Symptomatik zu lindern?
  - Dann hätte eine weitere Benzodiazepin-Gabe nur vorsichtig erfolgen dürfen. Wichtig ist in diesem Fall eine genaue Anamnese bzgl. der Einnahme (z. B. Retardpräparate, Dosis?). Zudem wäre in diesem Fall wahrscheinlich eine stationäre Aufnahme erforderlich gewesen.

### LITERATUR


Haas G. Alkoholentzugsdelir und akute Komplikationen. Notfall Rettungsmed 2016; 19: 22–27.

Kloss B, Bruce T. Pocket Toxicology Flashcards. New York: McGraw-Hill 2014.

Kosten T, O'Connor P. Management of drug and alcohol withdrawal. N Engl J Med 2003; 348(18): 1786–1795.

S3-Leitlinie Screening, Diagnostik und Behandlung alkoholbezogener Störungen. AWMF-Registernummer 076-001. Stand: 1.1.2021, gültig bis 31.12.2024; https://register.awmf.org/de/leitlinien/detail/076-001 (letzter Zugriff: 22.1.2023).

KAPITEL

# 71

Philipp Gotthardt und Martin Fandler

# Die Schwangere, die keine war

## Fallbericht

### Eintreffen

Eine 59 Jahre alte Patientin trifft selbstständig in der Notaufnahme ein. Sie schreit bereits bei Ankunft das Personal an, dass sie schwanger sei, und versucht, unmittelbar Zugang zu den Behandlungsräumen zu erhalten. Das Erheben der Vitalparameter kann bei der abwehrenden Patientin nur eingeschränkt erfolgen. Wild gestikulierend gibt sie aufgeregt an, Presswehen zu haben und eine Risikogeburt zu erwarten.

### Ersteindruck

Patientin wach, agitiert, kreislaufstabil.

### Vitalwerte

GCS 15; $SaO_2$ 99 %; HF 102; RR 152/91; AF 18; T 36,2; Sx k. A.; BZ 109

### Triagekategorie

Gelb

### Anamnese

Eine strukturierte Anamneseerhebung ist nur erschwert möglich. Es werden Presswehen und eine Schwangerschaft in der 39. Woche mit Zwillingen angegeben. Die Patientin berichtet, in ambulanter psychiatrischer Behandlung zu sein. Weitere Angaben werden verweigert, ebenso die Einsicht in Mutterpass oder Personalien. Zwischen freudigem Lachen und aggressiv-ängstlichem Verhalten wird schnell gewechselt. Hinter dem anwesenden Klinikpersonal werden fremde Personen (Pfarrer, Busfahrerin) vermutet.

✓ Fallbericht: Eine Schwangerschaft erscheint aufgrund des Gesamtaspekts eher unwahrscheinlich. Eine akute Psychose muss angenommen werden.

**DIAGNOSE**
Akute Psychose

## 71.1 Anamnese und Differenzialdiagnose

Als **akute Psychose** bezeichnet man den zeitweisen Verlust des Realitätsbezugs mit qualitativer Bewusstseinstrübung. Insbesondere in der Initialbehandlung ist dabei die Unterscheidung zwischen organischer und nichtorganischer Psychose relevant. Während akute **organische Psychosen** oft aus einer potenziell behandelbaren Erkrankung resultieren und nur ein Symptom darstellen, ist bei der **nichtorganischen Psychose** nach der akuten Symptomkontrolle eine psychiatrische Weiterbehandlung unerlässlich.

Die differenzialdiagnostische Abklärung von Psychosen ist komplex. Als Ursache müssen neben einer **Intoxikation** auch **metabolische und endokrine Entgleisungen** sowie **Vitaminmangelzustände** in Betracht gezogen werden. Insbesondere bei älteren Patienten ist eine plötzliche Wesensveränderung oder Psychose häufig das erste Symptom einer **Infektion**. Weiterhin kann sich eine akute Psychose aus einer **strukturellen Hirnschädigung**, z. B. aufgrund eines **Schädel-Hirn-Traumas** oder eines **intrakraniellen Tumors**, oder als **Medikamentennebenwirkung** entwickeln (Huff 2014).

KERNAUSSAGEN

**Mögliche Ursachen für eine akute Psychose**

- Intoxikation
- Exazerbation einer psychiatrischen Grunderkrankung
- Metabolische/endokrine Entgleisung, Vitaminmangelzustände
- Strukturelle Hirnerkrankungen (Trauma, Ödem, Tumor)
- Infektionen

**Hinweise für eine somatogene Ursache** einer Psychose sind (Talbot-Stern et al. 2000):

- Vorerkrankungen (z. B. Stoffwechselkrankheiten)
- Abwesenheit einer psychiatrischen Grunderkrankung
- Einnahme von Medikamenten mit psychoaktiven Nebenwirkungen
- Auftreten im späten Erwachsenenalter (Alter > 40 Jahre)
- Plötzliche Symptommanifestation mit fluktuierendem Charakter

In der akuten Psychose ist eine strukturierte Anamneseerhebung selten möglich. Wichtig ist die frühzeitige Evaluation einer Selbst-/oder Fremdgefährdung, um die Notwendigkeit einer geschlossenen stationären Unterbringung einzuschätzen.

Insbesondere Angehörige und Begleitpersonen (Polizei und Rettungsdienst) können dabei wichtige Informationen über Auffindesituation und Lebensumstände liefern und den Verdacht auf eine Intoxikation erhärten.

Sofern sich Patienten bereits in ambulanter psychiatrischer Therapie befinden, sollte unbedingt Rücksprache mit den bisher behandelnden Psychiater*innen/Psycholog*innen gehalten werden.

RED FLAGS

- Erstdiagnose (insb. ohne erkennbaren Auslöser)
- Androhung von Gewalt (Anzeichen von Selbst-/Fremdgefährdung)
- Fehlende soziale Stabilität (Familie, Lebenspartner, Freunde, Betreuer)
- Fieber/Infektzeichen
- Metabolische Entgleisung
- Zurückliegendes Trauma

MERKE

**Wichtige (fremd-)anamnestische Angaben bei Vorliegen einer Psychose**

- (Antipsychotische) Dauermedikation?
- Ambulante Anbindung?
- Soziales Umfeld/Betreuung?
- Zurückliegendes Schädel-Hirn-Trauma?
- Relevante Vorerkrankungen, insbesondere Tumor?
- Medikation?

**Fallbericht**

**Untersuchungsbefund**

Patientin wach, agitiert, zur Person orientiert. Hautfarbe rosig. Herztöne rein. Bds. vesikuläres Atemgeräusch. Abdomen weich, kein Druckschmerz, kein Anhalt für Schwangerschaft. Keine Ödeme. Keine Verletzungszeichen an Kopf und Körper. Pupillen isokor, bds. direkt/indirekt lichtreagibel, kein Meningismus, grobe Kraft seitengleich, wirkt verwahrlost.

✓ Fallbericht: Bei der Untersuchung zeigen sich keine Auffälligkeiten und kein Anhalt für das Vorliegen einer Schwangerschaft.

## 71.2 Körperliche Untersuchung

Neben der Abklärung einer akuten Psychose sollte stets eine allgemeine körperliche Untersuchung erfolgen. Psychiatrisch erkrankten Patienten fehlt aufgrund von sozialer Isolation häufig der Zugang zu medizinischer Versorgung. Eine zunächst imponierende psychiatrische Erkrankung kann eine anderweitige Erkrankung als eigentlichen Vorstellungsgrund schnell maskieren.

Die körperliche Untersuchung sollte die Suche nach neurologischen Defiziten, Infektzeichen und Hinweisen auf ein zurückliegendes Trauma umfassen.

KERNAUSSAGEN

**Fokus der körperlichen Untersuchung**

- Äußerliche Verletzungszeichen (Prellmarken etc.)
- Abnorme Vitalwerte, z. B. Tachykardie, Hypotonie, Fieber
- Neurologische Defizite/Meningismus

Stets an übersehene Erkrankungen abseits der Psychose denken.

**Fallbericht**

**Erste Anordnungen und Diagnostik**

Laborwerte.

Labor

| Parameter | Laborwert Pat. | Referenz-bereich | Einheit |
|---|---|---|---|
| Hämoglobin | 13,1 | 12,0–16,0 | g/dl |
| Hämatokrit | 39 | 35–45 | % |
| Erythrozyten | 4,7 | 3,6–5,5 | Mio./µl |
| Leukozyten | 8,9 | 4,0–10,0 | Tsd./µl |
| Thrombozyten | 265 | 140–440 | Tsd./µl |
| Natrium | 132 | 135–145 | mmol/l |
| Kalium | 3,9 | 3,5–4,5 | mmol/l |
| Kreatinin | 0,7 | 0,5–1,0 | mg/dl |
| Harnstoff | 32 | 10–50 | mg/dl |
| CRP | 0,2 | < 0,5 | mg/dl |
| TSH | 3,4 | 2,7–4,2 | mIE/l |
| β-HCG | 0 | < 5 | U/l |

✓ Fallbericht: Labor, EKG und Monitor sind unauffällig. Es gibt keinen Hinweis für eine intrazerebrale Genese – ein cCT ist unnötig.

# 71.3 Erste Anordnungen und Diagnostik

Die Akutdiagnostik dient dem Ausschluss organischer Ursachen.

## 71.3.1 EKG

Die Durchführung eines EKG erweist sich bei psychotischen Patienten meist als schwierig und ist nur bei Vorliegen entsprechender Risikofaktoren (Brustschmerz, Luftnot, Synkope) indiziert.

## 71.3.2 Monitor

Eine Monitorüberwachung ist in der akuten Psychose selten möglich; spätestens eine Sedierung setzt jedoch eine Monitorüberwachung voraus. Die Monitorierung (mindestens EKG, RR, $SaO_2$) fixierter Patienten ist obligat. Zusatznutzen, wenn auch nicht Ziel der Monitorüberwachung, ist das frühzeitige Bemerken einer Flucht des Patienten. Durch gesetzliche Vorgaben kann eine 1:1-Überwachung erforderlich sein.

## 71.3.3 Labor

Die Abklärung der akuten Psychose sollte in jedem Fall Elektrolyte und Entzündungswerte (Blutbild/CRP) sowie Blutzucker umfassen. In seltenen Fällen kann ein psychotischer Zustand durch eine thyreotoxische Krise ausgelöst sein und durch Bestimmung des TSH ausgeschlossen werden. Bei anamnestischen Hinweisen auf eine gestörte Leberfunktion (z. B. Alkoholabusus, Ikterus, Hepatitis) ist an eine hepatische Enzephalopathie zu denken, weshalb Ammoniak und Lebersynthesewerte in die Labordiagnostik eingeschlossen werden müssen.

## 71.3.4 Apparative Diagnostik

Bei Verdacht auf ein Schädel-Hirn-Trauma oder das Vorliegen einer Tumorerkrankung mit intrakranieller Ausbreitung ist ein cCT indiziert.

**KERNAUSSAGEN**

- Metabolische Entgleisungen und Infektionen müssen laborchemisch ausgeschlossen werden.
- Eine Infektion und Exsikkose müssen insbesondere bei älteren Patienten ausgeschlossen werden.
- Bei Verdacht auf einen intrakraniellen Prozess oder ein Schädel-Hirn-Trauma sollte eine zerebrale Bildgebung wie die cCT veranlasst werden.

**MERKE**

**Notfallmedizinische Abklärung der Psychose**

- **Ausschluss metabolischer und endokriner Entgleisungen:**
  - Hyponatriämie
  - Hyper-/Hypoglykämie
  - Exsikkose
  - Hyper-/Hypothyreose
- **Ausschluss von Intoxikation:**
  - Medikamentenassoziiert
  - Alkohol-/Drogenintoxikation/unerkannter Suizidversuch
- **Sonstige Ursachen:**
  - Schädel-Hirn-Trauma
  - Intrakranielles Geschehen (Hirntumor, intrakranielle Blutung, Ischämie)
  - Infektion (Meningitis, Enzephalitis, Sepsis)
  - Demenz
  - Enzephalopathie (z. B. hypertensiv)
  - Wernicke-Enzephalopathie

**Fallbericht**

**Therapie**

- Medikamentöse Abschirmung/Sedierung durch 2 mg Lorazepam
- Talk-down unter Beachtung des Eigenschutzes

✓ Fallbericht: Die Patientin kann durch Talkdown und ein niedrig dosiertes, orales Benzodiazepin adäquat beruhigt werden.

## 71.4 Therapie

Das initiale Behandlungsziel ist nach Ausschluss reversibler Ursachen die Symptomkontrolle.

Medikamentös sind insbesondere **Benzodiazepine** zur initialen Sedierung geeignet. Vor allem die intranasale Applikation eignet sich besonders am agitierten und wehrhaften Patienten unter Beachtung des Eigenschutzes.

Der Einsatz des hochpotenten Antipsychotikums **Haloperidol** kann insbesondere bei Vorliegen einer ausgeprägten Plussymptomatik (Halluzinationen, wahnhaftes Empfinden) erwogen und gut durch Benzodiazepine ergänzt werden. In jedem Falle sollte eine Applikation aber oral oder intramuskulär erfolgen (2,5–10 mg). Nach intravenöser Verabreichung ist wegen der Gefahr von malignen Rhythmusstörungen unter QT-Zeit-Verlängerung eine Monitorüberwachung für 24 h notwendig.

Bei Verdacht auf eine schizoaffektive Störung oder ein akutes hyperaktives Delir kann das atypische Antipsychotikum **Risperidon** in einer Dosierung von 1–2 mg appliziert werden.

Bei akuter Eigen- und Fremdgefährdung kann eine physische Fixierung des Patienten notwendig werden. Die Anwendung von unmittelbarem Zwang ist dabei Aufgabe der Polizei. Eine alleinige physische Fixierung verbietet sich; es sollte stets eine Kombination mit einem Sedativum unter Erhalt der Schutzreflexe und Sicherstellung einer ausreichenden Monitorüberwachung erfolgen (Gerstein 2015).

## 71.5 Disposition/Empfehlung weiteres Vorgehen

Ist im Rahmen der akuten Psychose eine akut reversible organische Ursache ausgeschlossen worden und besteht keine Eigen- oder Fremdgefährdung, dann ist prinzipiell eine weitere ambulante Therapieanbindung möglich. Aufgrund der meist mangelnden Absprachefähigkeit des Patienten ist hierbei insbesondere die Rücksprache mit Angehörigen oder Betreuer*innen des Patienten essenziell.

### 71.5.1 Ambulante Behandlungsindikation

Patienten mit einer chronischen psychiatrischen Erkrankung können u. U. im ambulanten Behandlungssetting belassen werden. Klare Richtlinien zur Entscheidungsfindung existieren dabei nicht. In der Praxis sollte eine Entlassung stets im Konsens mit den betreuenden Angehörigen und weiterbehandelnden Ärzt*innen erfolgen. In ➤ Tab. 71.1 sind Argumente für und gegen eine ambulante Behandlung aufgeführt, die bei der Entscheidungsfindung helfen können.

**Tab. 71.1** Entscheidungshilfe ambulante Behandlung

| Pro | Kontra |
|---|---|
| • Sicheres soziales Umfeld<br>• Sichere ambulante Weiterversorgung<br>• Betreuung durch Angehörige | • Erstdiagnose<br>• Neue Begleiterkrankungen<br>• Fehlende ambulante Unterstützung<br>• Unsichere Selbstversorgung |

## 71.5.2 Geschlossene Unterbringung, Zwangseinweisung

Besteht eine Eigen- oder Fremdgefährdung, so muss im Sinne des Patienten entsprechend dem Psychisch-Kranken-Gesetz (PsychKG) eine Zwangsbehandlung eingeleitet werden. Die Einzelheiten regeln die jeweiligen Landesgesetze. Eine Zwangsbehandlung kann ausschließlich auf richterliche Anordnung erfolgen. Eine Eilanordnungskompetenz einer gesetzlichen Betreuerin besteht nicht.

Im Rahmen der Initialversorgung müssten daher hocherregte, aggressive oder massiv selbstgefährdete Patienten bis zur richterlichen Entscheidung häufig fixiert werden, wobei im Sinne des Patienten meist eine ergänzende Sedierung notwendig wird (Petit und Klein 2013).

**KERNAUSSAGEN**

- Eine ambulante Behandlung kann nur nach Sicherstellung der weiteren Betreuung und medizinischen Anbindung erfolgen.
- Eine Zwangsbehandlung ist nur in Ausnahmefällen (bei akuter Eigen- oder Fremdgefährdung) indiziert und kann nicht nur auf Wunsch der gesetzlichen Betreuerin stattfinden.

**Fallbericht**

**Disposition/Empfehlung weiteres Vorgehen**

Verlegung in eine psychiatrische Klinik, keine weiteren Maßnahmen.

✓ Fallbericht: Die Patientin stimmt einer weiteren stationären Therapie zu und kann nach Rücksprache mit der aufnehmenden Klinik durch einen KTW verlegt werden.

**Was wäre, wenn …**

- … die Patientin plötzlich geflüchtet wäre?
  - Wenn eine Eigen- oder Fremdgefährdung vermutet wird, muss eine Suche durch die Polizei erfolgen.
- … die Patientin sich gegen eine indizierte Verlegung in die Psychiatrie gewehrt hätte?
  - Dann hätte gemäß Psychisch-Kranken-Gesetz (PsychKG) durch die zuständige Behörde eine Zwangsbehandlung geprüft und eingeleitet werden müssen; die alleinige Zustimmung der Betreuerin reicht in diesem Fall nicht aus.
- … die Klinik keine psychiatrische Abteilung und keinen psychiatrischen Konsildienst hätte?
  - Dann wäre meist eine Verlegung in eine Klinik für Psychiatrie erforderlich.

**LITERATUR**

Gerstein P. Emergent treatment of schizophrenia. Updated 11/2018; http://emedicine.medscape.com/article/805988 (letzter Zugriff: 22.1.2023).
Huff JS. Confusion. In: Marx JA, Hockberger RS, Walls RM (eds.): Rosen's Emergency Medicine. Concepts and Clinical Practice. Philadelphia: Mosby Elsevier 2014; 101.
Huff JS. Evaluation of abnormal behavior in the emergency department – UpToDate 12/2021; www.uptodate.com/contents/evaluation-of-abnormal-behavior-in-the-emergency-department (letzter Zugriff: 22.1.2023).
Petit M, Klein J. Psychisch Kranke: Zwangsbehandlung mit richterlicher Genehmigung wieder möglich. Dtsch Arztebl 2013; 110(9): A-377/B-347/C-347.
Talbot-Stern J, Green T, Royle T. Psychiatric manifestations of systemic illness. Emerg Med Clin North Am 2000; 18(2): 199.

KAPITEL

# 72 Beziehungsprobleme

Philipp Gotthardt und Martin Fandler

## Fallbericht

### Eintreffen

Ein 22 Jahre alter Patient wird durch den Rettungsdienst begleitet, der von den Eltern alarmiert worden war, nachdem sie ihren somnolenten Sohn in seinem Zimmer neben einem Abschiedsbrief und leeren Tablettenblistern gefunden hatten. Während der Übergabe wirkt der Patient weinerlich und müde.

### Ersteindruck

Patient subjektiv beschwerdefrei, voll orientiert.

### Vitalwerte

GCS 14; $SaO_2$ 97 %; HF 76; RR 112/68; AF 13; T 35,9; Sx 0/10; BZ 97

### Triagekategorie

Gelb

### Anamnese

Der Patient gibt an, wegen einer Beziehungskrise nicht mehr leben zu wollen. Er habe daher alle auffindbaren Tabletten eingenommen (2 × 1 mg Lorazepam, 4 × 500 mg Paracetamol, 12 × 125 mg Magnesium). Relevante Vorerkrankungen bestünden nicht, die besorgten Eltern verneinen vorbestehende Ereignisse.

✓ Fallbericht: Aus der Anamnese ergibt sich ein Suizidversuch durch Medikamenteneinnahme in vermutlich nicht lebensbedrohlicher Menge.

**DIAGNOSE**
Suizidalität

## 72.1 Anamnese und Differenzialdiagnose

**Suizidalität** umschreibt einen psychischen Zustand, der das gezielte Herbeiführen des eigenen Todes thematisiert. Dabei umfasst das Spektrum der Suizidalität die gedankliche Beschäftigung mit der Selbsttötung bis hin zu konkreten Suizidhandlungen. Ein **Suizidversuch** ist ein selbstinitiierter Verhaltensablauf einer Person, die zum Zeitpunkt der Initiierung annimmt, dass der Ablauf der Handlung zum eigenen Tod führt (Falkai et al. 2014).

Nach einem Suizidversuch steht die notfallmedizinische Versorgung der Verletzungsfolgen zunächst im Vordergrund. Nach abgeschlossener Behandlung muss jedoch die weitere psychiatrische Versorgung organisiert werden.

Häufig ergibt sich auch ohne stattgehabten Suizidversuch aus der Eigen- und Fremdanamnese der Verdacht auf das Vorliegen von Suizidalität. Notfallmediziner*innen müssen in der Lage sein, Suizidalität durch strukturierte Anamnese zu erkennen und eine Risikostratifikation durchzuführen. Erste Schritte sind dabei das Formulieren des Verdachts und das gezielte Nachfragen im vertraulichen Patientengespräch.

**KERNAUSSAGEN**

- Die notfallmedizinische Behandlung nach Suizidversuch umfasst den Ausschluss einer akuten Lebensgefahr und die Organisation der Weiterversorgung.
- Eine akute Suizidalität muss durch Notfallmediziner*innen erkannt und evaluiert werden.

**RED FLAGS**

**Risikofaktoren für Suizidalität (McLean et al. 2008)**

- Vorherige Suizidversuche
- Suizid in der Familie
- Psychische Erkrankungen (insb. Depression)
- Alkohol-/Drogenabhängigkeit
- Impulsiver/aggressiver Charakter
- Soziale Isolation
- Verlust (Partnerschaft, finanziell, Arbeitsplatz)
- Schwere Erkrankung

**Fallbericht**

**Untersuchungsbefund**

Patient müde, voll orientiert. Hautfarbe unauffällig. Herztöne rein. Bds. vesikuläres Atemgeräusch. Abdomen weich, kein Druckschmerz. Keine Unterschenkelödeme. Keine Verletzungszeichen an Kopf und Körper.

✓ Fallbericht: Bei der Untersuchung zeigen sich keine Auffälligkeiten.

## 72.2 Körperliche Untersuchung

Die körperliche Untersuchung bei Suizidalität orientiert sich an den vorliegenden Symptomen und an den Verletzungsfolgen eines evtl. vorliegenden Suizidversuchs.

**KERNAUSSAGEN**

Die körperliche Untersuchung nach Suizidversuch ist unverzichtbar und sollte umfassen:

- Fokussierte körperliche Untersuchung, orientiert an der Art des Suizidversuchs
- Hinweise für abgelaufene, ggf. unentdeckte Suizidversuche (Narben)
- Durchsuchung bzgl. versteckter Gegenstände für erneute Suizidversuche

**Fallbericht**

**Erste Anordnungen und Diagnostik**

Labordiagnostik.

EKG

Normofrequenter Sinusrhythmus, Indifferenztyp, Zeiten in der Norm, unauffällige Erregungsrückbildung.

Labor

| Parameter | Laborwert Pat. | Referenzbereich | Einheit |
|---|---|---|---|
| Hämoglobin | 14,2 | 12–16 | g/dl |
| Hämatokrit | 37 | 35–45 | % |
| Erythrozyten | 3,9 | 3,6–5,5 | Mio./µl |
| Leukozyten | 8,9 | 4,0–10,0 | Tsd./µl |
| Thrombozyten | 327 | 140–440 | Tsd./µl |
| γ-GT | 32 | < 40 | U/l |
| GOT | 15 | < 35 | U/l |
| GPT | 13 | < 35 | U/l |

Monitorüberwachung

Durchgehend normofrequenter Sinusrhythmus. Stabile Sauerstoffsättigung.

✓ Fallbericht: Labor und Monitor sind unauffällig.

## 72.3 Erste Anordnungen und Diagnostik

Wie die körperliche Untersuchung wird auch die apparative Abklärung von der Symptomatik des Patienten oder der Art des vorliegenden Suizidversuchs bestimmt.

### 72.3.1 EKG

Ein EKG wird nach Suizidversuch, insbesondere nach einem Selbsttötungsversuch im Zusammenhang mit

Strom (Fön in Badewanne etc.) oder der Intoxikation potenziell kardial wirksamer Medikamente notwendig. Insbesondere ist ein EKG in folgenden Situationen indiziert:

**CAVE**

EKG, insb. bei Suizidversuch durch:

| | |
|---|---|
| • Betablocker: | → Herzfrequenz |
| • Stromunfall: | → Extrasystolen, rhythmogene Ereignisse |
| • Antidepressiva: | → QT-Zeit |
| • Digitoxin: | → typische Zeichen einer Überdosierung |

### 72.3.2 Monitor

Die Durchführung einer Monitorüberwachung ist von der Art des Selbsttötungsversuchs abhängig und kann ohne Anhalt für eine drohende Kreislaufinstabilität, rhythmogene Ereignisse oder Abfall der Sauerstoffsättigung unterlassen werden. Insbesondere nach der Einnahme von oralen Sedativa und Analgetika sollten bzgl. des Monitorings die Resorptions- und die Anschlagzeit beachtet werden.

### 72.3.3 Labor/Apparative Diagnostik

Die weitere Diagnostik wird durch das Vorliegen von Begleiterkrankungen und die Art des Suizidversuchs bestimmt. Standardisierte Abklärungsempfehlungen können nicht gegeben werden.

**KERNAUSSAGEN**

Körperliche Untersuchung und sonstige Diagnostik orientieren sich an den Beschwerden des Patienten und an der Art eines evtl. vorausgehenden Suizidversuchs.

**Fallbericht**

**Therapie**

Akut ist in der Notaufnahme keine spezifische Therapie der Suizidalität möglich. Bei weiterhin bestehendem Suizidrisiko muss die Beaufsichtigung des Patienten sichergestellt sein.

✓ Fallbericht: Aktuell ist keine akute Therapie notwendig, die eingenommene Medikamentenmenge kann als ungefährlich eingestuft werden.

## 72.4 Therapie

Nach Abschluss der medizinischen Versorgung des Patienten muss eine Risikostratifikation hinsichtlich einer ggf. fortbestehenden Suizidalität durchgeführt werden.

In der Praxis ist die Einschätzung einer vorliegenden Suizidalität auch für erfahrene Psychiater*innen oft nicht sicher möglich. Ein stattgehabter Suizidversuch ist ein unabhängiger Risikofaktor für das Vorliegen von Suizidalität, der daher eine weitere Therapie bedingt. Die psychiatrische Vorstellung muss vor Entlassung erfolgen.

**Fallbericht**

**Risikostratifikation**

Der Patient äußert Hoffnungslosigkeit und eine kaum zu ertragende Trauer nach der Trennung von seiner Freundin. Er fragt gezielt nach Medikamenten, die einen schmerzlosen und schnellen Tod bewirken.

## 72.5 Risikostratifikation

Bei Vorliegen eines Suizidversuchs mit Selbsttötungsabsicht muss immer von einer Eigengefährdung ausgegangen werden. Der Verlust einer Beziehung gilt dabei ebenso als Risikofaktor wie die weiterbestehende Suizidabsicht und Hoffnungslosigkeit, auch wenn im Falle dieses Patienten ein familiärer Rückhalt positiven Einfluss auf die weitere Prognose haben kann.

Die Risikostratifikation bei Verdacht auf das Vorliegen von Suizidalität erfolgt über eine strukturierte Anamnese mit Erhebung von gefährdenden und protektiven Faktoren. Wichtig ist insbesondere das

Ansprechen eines Verdachts durch die behandelnden Ärztin.

**MERKE**

Die Angst, das Ansprechen von Suizidalität könne den Patienten erst auf den Gedanken bringen, ist unbegründet. Die meisten suizidalen Patienten geben auf Nachfrage offen Auskunft über Absichten und Gedankenwelt; umgekehrt äußern nur wenige Patienten etwaige Suizidgedanken, ohne konkret dazu aufgefordert zu werden.

Eine Risikostratifikation stellt immer eine Zusammenschau aus klinischem Eindruck bzw. „Bauchgefühl" des Untersuchers und der Summe der einflussnehmenden Faktoren dar.

### 72.5.1 Gefährdende Faktoren

- **Psychische Erkrankungen** gehen allgemein mit einem deutlich erhöhten Suizidrisiko einher. Insbesondere nach Entlassung aus einer stationären Behandlung besteht über einen Zeitraum von bis zu 1 Jahr ein erhöhtes Risiko für Suizidalität. Depression, bipolare Störung, **Betäubungsmittelabhängigkeit**, Schizophrenie und Angststörungen sind mit einer erhöhten Gefahr für Selbsttötungsabsichten assoziiert.
- **Vorausgehende Suizidversuche** stellen den relevantesten prädiktiven Faktor für einen drohenden Suizid dar und erhöhen die Wahrscheinlichkeit für einen drohenden Suizid um den Faktor 5–6.
- Insbesondere **jugendliches (14–25 Jahre) und hohes Patientenalter (> 65 Jahre)** sind mit einer erhöhten Wahrscheinlichkeit für Suizidalität vergesellschaftet. Während Frauen statistisch etwa zweimal häufiger Suizidversuche unternehmen als Männer, versterben Männer dreimal häufiger an selbigen.
- Ein **niedriger gesellschaftlicher Status und ein niedriger Bildungsstand** erhöhen die Wahrscheinlichkeit für Suizidalität ebenso wie **Einsamkeit** und das Fehlen enger sozialer Kontakte (Schreiber und Culpepper 2016).

**MERKE**

**Protektive und gefährdende Faktoren bei Verdacht auf Suizidalität (Orman 2011)**

**Risikofaktoren**
- **Auslöser:** akutes Ereignis, schwerer Verlust (Job, Unterstützung, Beziehung, Finanzen)
- **Alter:** Häufung in den Altersgruppen der 15- bis 24-Jährigen und der über 65-Jährigen
- **Zugang zu Waffen/Gift/Medikamenten**
- **Vorausgehender Suizidversuch**
- **Substanzmittelmissbrauch:** Suizidalität ist unter Einfluss von Drogen/Alkohol deutlich erhöht
- **Vorausgehende psychiatrische Behandlung**
- **Depression/Hoffnungslosigkeit**
- **Schwere Erkrankung:** insb. Patienten mit nicht kurativ therapierbarer Krankheit
- **Mangelnde soziale Unterstützung:** bezogen auf die Wahrnehmung des Patienten

**Hochrisikofaktoren**
- **Verlust rationalen Denkens:** Psychose, Agitation, lähmende Angst
- **Vorstellung des Suizids:** Gedanken an eine Selbsttötung stellen einen Hochrisikofaktor dar, umgekehrt schließt das Verneinen solcher Gedanken ein Risiko nicht aus.
- **Vorbereiteter oder konkreter Plan:** Die konkrete Planung des Suizids stellt eine Red Flag dar; relevant ist die Selbsttötungsabsicht, nicht die Art der Durchführung.

**Protektive Faktoren**
- **Soziale Unterstützung:** familiäres Umfeld, Freundeskreis (intakte Ehe mit Kindern gilt als besonders protektiv)
- **Zukunftsorientierung:** konkrete Planung für zukünftige Ereignisse
- **Therapeutische Anbindung:** Offenheit für und Wunsch nach Therapie

### 72.5.2 Protektive Faktoren

Protektive Faktoren können das Risiko bei vorliegender oder vermuteter Suizidalität senken:
- Insbesondere die **Unterstützung durch Familie oder Freundeskreis** hat einen positiven Einfluss auf die weitere Distanzierung von Suizidgedanken.
- Ebenso gelten feste **Zukunftspläne** und Absichten als protektiv.
- Auch ein **Behandlungswunsch** durch den Patienten oder eine Anbindung an eine bereits

**bestehende Therapie** sind statistisch mit einem verminderten Suizidalitätsrisiko vergesellschaftet. Insgesamt bleibt die Einschätzung der Suizidalität eine Einzelfallentscheidung. Epidemiologisch abgeleitete Risikofaktoren können zwar bei der Einschätzung hilfreich sein, sind jedoch weder zum Ein- noch zum Ausschluss von Suizidalität geeignet.

**KERNAUSSAGEN**

- Die Risikostratifikation soll anhand einer strukturierten Anamnese erfolgen.
- Ein Verdacht auf vorliegende Suizidalität sollte gegenüber dem Patienten offen angesprochen werden.

**Fallbericht**

**Disposition/Empfehlung weiteres Vorgehen**

Der Patient wird über eine Verlegung in die Psychiatrie zur weiteren Therapie aufgeklärt. Da der Patient zustimmt, ist eine Zwangsunterbringung nach PsychKG nicht erforderlich.

## 72.6 Disposition/Empfehlung weiteres Vorgehen

Bei akuter Suizidalität muss eine stationäre psychiatrische Unterbringung erfolgen. Es besteht eine erhebliche Eigengefährdung, die bei Ablehnung einer Behandlung eine Unterbringung nach PsychKG erforderlich macht.

Die weitere Therapie umfasst neben einer Behandlung evtl. zugrunde liegender psychischer Störungen auch die Evaluation durch eine Psychiaterin und die Erarbeitung adäquater Lösungen der Probleme, die zur Suizidalität geführt haben.

**Was wäre, wenn …**

- … die Intoxikation zu einem Kreislaufstillstand geführt hätte? Hätte man in diesem Fall reanimieren müssen?
  - Eine Selbsttötungsabsicht kommt in der Regel keiner Willensäußerung im Sinne einer Patientenverfügung gleich. Im vorliegenden Fall hätte demnach eine Reanimation durchgeführt werden müssen.
- … der Patient zunächst internistisch behandelt werden müsste?
  - Eine akute somatische Behandlung müsste dann zwar vorgezogen werden, darf eine psychiatrische Vorstellung aber keinesfalls ersetzen. Während der stationären Behandlung muss daher der besondere Schutzbedarf einer suizidalen Person berücksichtigt werden.
- … die Psychiaterin keine stationäre Behandlungsnotwendigkeit feststellen und dem Patienten erlauben würde, die Notaufnahme zu verlassen?
  - Eine gute Lösung wäre es, wenn die Eltern den Patienten abholen und die nächste Zeit beaufsichtigen, protektive Familienverhältnisse vorausgesetzt.

**LITERATUR**

Falkai P, et al. Diagnostisches und Statistisches Manual Psychischer Störungen – DSM-5®. Dt. Ausgabe. 1. A Bern: Hogrefe 2014; 1096 ff.

McLean J, et al. Risk and protective factors for suicide and suicidal behavior: a literature review. 2008; https://dspace.stir.ac.uk/bitstream/1893/2206/1/Suicide%20review1.pdf (letzter Zugriff: 22.1.2023).

Orman R. TRAAPPED SILO SAFE Mnemonic. 2011; https://emergencysuicide.wordpress.com/traaped-silo-safe-mnemonic/ (letzter Zugriff: 22.1.2023).

Schreiber J, Culpepper L. Suicidal ideation and behavior in adults. UpToDate 2022; www.uptodate.com/contents/suicidal-ideation-and-behavior-in-adults (letzter Zugriff: 22.1.2023).

# XII Intoxikationen

XII

KAPITEL

# 73 Treppensturz?

Philipp Gotthardt und Martin Fandler

**Fallbericht**

### Eintreffen

Ein 36-jähriger Patient wird über den Schockraum mit Verdacht auf ein schweres Schädel-Hirn-Trauma bei Z. n. Treppensturz angemeldet. Bei der Übergabe zeigt sich ein nach Alkohol riechender, verlangsamter Patient, kein akutes ABC-Problem.

### Ersteindruck

Patient alkoholisiert, verlangsamt, primär keine sichtbaren Verletzungen.

### Vitalwerte

GCS 14; $SaO_2$ 96 %; HF 94; RR 152/91; AF 17; T 35,7; Sx k. A.; BZ 82

### Triagekategorie

Orange

### Anamnese

Die Notärztin gibt an, den Patienten bewusstlos im Hausflur vor der Treppe liegend vorgefunden zu haben. Sie sei durch den Nachbarn alarmiert worden, der den Patienten auf dem Weg zur Arbeit gefunden habe. Die Notärztin vermutet einen Treppensturz in alkoholisiertem Zustand mit resultierendem Schädel-Hirn-Trauma.

Der Patient selbst flucht laut und wünscht seine sofortige Entlassung. Ein Treppensturz wird auf direktes Nachfragen verneint. Der Patient gibt an, wegen starken Schwindels nach dem Verlassen einer Kneipe ein Nickerchen gehalten zu haben.

✓ Fallbericht: Fremdanamnestisch besteht der Verdacht auf ein Schädel-Hirn-Trauma. Der Patient verneint ein Trauma, wirkt aber stark alkoholisiert.

## 73.1 Anamnese und Differenzialdiagnose

**KERNAUSSAGEN**

- Das Leitsymptom Alkoholintoxikation (Verwendung des Begriffs als Synonym für Ethanolvergiftung) geht häufig mit Begleitverletzungen einher.
- Bei alkoholisierten Patienten besteht aufgrund ihrer schwierigen Führbarkeit und teils ablehnenden Haltung ein hohes Risiko für Unterversorgung.

Der Begriff Alkoholintoxikation wird oft synonym mit **Ethanolvergiftung** verwendet. Prinzipiell fallen auch die wesentlich gefährlicheren Intoxikationen mit Methanol, Ethylenglykol oder anderen Alkoholderivaten unter den Begriff Alkoholintoxikation.

Eine **Alkoholintoxikation** geht in etwa 10 % der Fälle mit weiteren Verletzungen einher. Alkoholisierte Patienten haben aufgrund der teils einhergehenden Lebensumstände und ihrer oft schwierigen Führbarkeit bei der Vorstellung in der Notaufnahme ein erhöhtes Risiko für versäumte diagnostische Maßnahmen und Behandlungen.

Die Anamnese muss neben einer ausführlichen Erhebung der eingenommenen Alkoholmenge und weiterer Betäubungsmittel auch Raum für das Äußern sonstiger Beschwerden lassen. Zudem muss an wichtige differenzialdiagnostische Ursachen für die Bewusstseinstrübung gedacht werden.

Die mit einem Rausch meist einhergehende Verwirrtheit kann bei alkoholisierten Patienten auch von

**Elektrolytstörungen** hervorgerufen werden. Symptome eines Thiaminmangels können fälschlich mit denen der Alkoholintoxikation verwechselt werden. Eine **Wernicke-Enzephalopathie** muss also aktiv in Betracht gezogen werden. Der gern übersehene Klassiker, die **Blutzuckerentgleisung**, sollte wie bei jedem bewusstseinsgetrübten Patienten ausgeschlossen werden.

Metabolische Entgleisungen sind dabei meist die Folge des akuten und chronischen Alkoholmissbrauchs, können aber auch aus einer durch die Alkoholintoxikation maskierten Begleiterkrankung resultieren.

**Epileptische Anfälle** stellen die häufigste neurologische Erkrankung von Alkoholabhängigen dar und können sowohl durch Entzug als auch durch Alkoholintoxikation hervorgerufen werden. Nur die Anamnese kann nach einem Krampfanfall zwischen Erstereignis und bekannter Epilepsie differenzieren und somit die weitere notwendige Abklärung definieren.

Über Rettungsdienst und begleitende Personen ist oft zu erfahren, ob ein **Trauma** stattgefunden hat. Sollte eine Fremdanamnese über Angehörige oder die Hausärztin möglich sein, gibt diese oft Aufschluss über das Ausmaß des Alkoholabusus und die allgemeine häusliche Versorgung.

Abschließend muss auch eine drohende **Entzugssymptomatik** frühzeitig erkannt werden. Im Rahmen der Anamnese sollte daher aktiv nach Entzugserscheinungen (Unruhe, Zittern, Schwitzen) gefragt werden, um eine symptomatische Behandlung einleiten zu können.

**MERKE**

**Wichtige anamnestische Angaben bei Alkoholintoxikation**

- Begleitende Einnahme von Medikamenten oder Drogen
- Stattgehabtes Trauma
- (Behandlungsbedürftige) Vorerkrankungen
- Aktuelle Entzugserscheinungen

**Fallbericht**

**Untersuchungsbefund**

Patient agitiert, voll orientiert. Keine sichtbaren Blutungen; Herztöne rein, bds. vesikuläres Atemgeräusch. Abdomen weich, kein Druckschmerz. Keine sonstigen Verletzungszeichen an Kopf und Körper. Neurologischer Status unauffällig, Pupillen bds. isokor, lichtreagibel, unauffällige Okulomotorik.

✓ Fallbericht: Bei der körperlichen Untersuchung ergeben sich primär keine Auffälligkeiten; die strukturierte Untersuchung wird allerdings durch die Agitation des Patienten erschwert.

## 73.2 Körperliche Untersuchung

Insbesondere Patienten mit chronischer Alkoholabhängigkeit haben ein erhöhtes Sturzrisiko. Die körperliche Untersuchung sollte daher einen standardisierten Body-Check nach Traumafolgen und Begleitsymptomen umfassen. Zusammenfassend unterscheidet sich die primäre körperliche Untersuchung nicht von der üblichen Untersuchung eines Patienten. Aufgrund des hohen Risikos für übersehene Beschwerden muss jedoch insbesondere bei diesen oft schwierigen Patienten eine gewissenhafte Untersuchung erfolgen.

Bei chronisch alkoholkranken Patienten sollte zudem stets an die **Wernicke-Enzephalopathie** gedacht werden. Die klassische Trias aus Enzephalopathie, Gangataxie und okulomotorischer Dysfunktion ist dabei in der Praxis oft schwierig von den Symptomen der Alkoholintoxikation zu unterscheiden. Einen hohen Stellenwert zur Differenzierung hat daher die **Augenuntersuchung**. Dabei deutet insbesondere das Vorliegen eines horizontalen Nystagmus oder von Doppelbildern als Folge einer Ophthalmoplegie auf das Vorliegen einer Wernicke-Enzephalopathie hin.

**KERNAUSSAGEN**

- Nach den Folgen eines unentdeckten Traumas muss explizit gesucht werden.
- Die körperliche Untersuchung muss behandlungsbedürftige Begleiterkrankungen identifizieren.

**Fallbericht**

**Erste Anordnungen und Diagnostik**

Monitor, cCT + CT HWS, Blutbild, Alkoholspiegel, venöse BGA.

Labor

| Parameter | Laborwert Pat. | Referenzbereich | Einheit |
|---|---|---|---|
| Hämoglobin | 12,2 | 12,0–16,0 | g/dl |
| Hämatokrit | 31 | 35–45 | % |
| Erythrozyten | 3,6 | 3,6–5,5 | Mio./µl |
| Leukozyten | 5,1 | 4,0–10,0 | Tsd./µl |
| Thrombozyten | 135 | 140–440 | Tsd./µl |
| Blutalkohol | 1,8 | | ‰ |

| Venöse Blutgasanalyse | |
|---|---|
| pH | 7,35 |
| $pO_2$ | 54 mmHg |
| $pCO_2$ | 36 mmHg |
| $HCO_3^-$ | 23 mmol/l |
| Natrium | 142 mmol/l |
| Kalium | 3,8 mmol/l |
| Chlorid | 112 mmol/l |
| Glukose | 145 mg/dl |
| Laktat | 2,1 mmol/l |
| Hämoglobin | 13,4 g/dl |

Monitorüberwachung

Durchgehend normofrequenter Sinusrhythmus.

EKG

Sinusrhythmus, 72/min, Indifferenztyp, keine signifikanten Erregungsrückbildungsstörungen, Zeiten in der Norm.

cCT + CT HWS

Unauffälliger Befund, insbesondere keine Verletzungszeichen. Kein Anhalt für knöcherne Verletzungen der HWS.

✓ Fallbericht: Labor, EKG und cCT + CT HWS sind bis auf den Alkoholspiegel unauffällig.

**DIAGNOSE**

Alkoholintoxikation

73

## 73.3 Erste Anordnungen und Diagnostik

Patienten mit Alkoholintoxikation benötigen bei Aufnahme insbesondere eine bedarfsorientierte Diagnostik, abhängig von ihrem ursächlichen Vorstellungsgrund.

### 73.3.1 Monitor

Eine Monitorüberwachung bei Alkoholintoxikation orientiert sich am Grad der Bewusstseinstrübung sowie an Begleiterkrankungen und -verletzungen. Eine Atemwegsverlegung wird dabei durch die $SaO_2$-Überwachung erst spät erkannt, eine Aspiration u. U. überhaupt nicht. Zum frühzeitigen Erkennen von Atemstillstand und Hypoventilation sollte daher zur respiratorischen Überwachung solcher Patienten eine **Kapnografie** über Nasenbrille erwogen werden. Abschließend entbindet eine Monitorüberwachung nicht von einer engmaschigen klinischen Evaluation des Patientenzustands.

Sollte eine physische Fixierung bei Eigen- oder Fremdgefährdung erforderlich sein, dann sind ein engmaschiges Monitoring und die Überwachung der Patienten unabhängig von ihrer Grunderkrankung obligat.

### 73.3.2 Labor

Um das Ausmaß der Alkoholintoxikation zu bestimmen, bietet sich eine **Bestimmung der Blutalkoholkonzentration** an. Alternativ kann auch die Konzentration von Alkohol in der Ausatemluft bestimmt werden; diese Messmethode ist häufig schneller verfügbar, birgt allerdings ein höheres Risiko von Fehlbestimmungen. Insbesondere Alkohol im Mund-/Rachenraum führt zu erhöhten Messwerten.

Die Alkoholkonzentration im Körper korreliert nicht mit dem klinischen Schweregrad. Insbesondere chronisch alkoholabhängige Patienten tolerieren hohe

Alkoholkonzentrationen ohne klinische Auffälligkeiten. Weiterhin muss berücksichtigt werden, dass erst kurz vor dem Messzeitpunkt konsumierter Alkohol verspätet resorbiert wird und ein späterer Anstieg der Blutalkoholkonzentration möglich ist.

Die üblicherweise in einer **Blutgasanalyse** eingeschlossene Bestimmung von Säure-Base-Status, Elektrolyten, Laktat und Blutglukose schließt häufige Komplikationen und Begleiterkrankungen im Rahmen eines Alkoholkonsums aus.

Eine **Ketoazidose** kann bereits nach einmaligem Konsum größerer Mengen Alkohols auftreten. Weiterhin kann eine **metabolische Azidose** mit Laktatanstieg und daraus resultierender **vergrößerter Anionenlücke** auftreten (➤ Box 73.1). Durch den Abbau von Alkohol fällt NADH an und unterhält die Ketose und das Anfallen von Laktat, das bei kompromittierter Leberfunktion leichter kumuliert. Differenzialdiagnostisch müssen jedoch stets andere Ursachen für eine Laktatämie ausgeschlossen werden. Eine vergrößerte Anionenlücke kann bei Keto- und Laktatazidose auftreten, allerdings auch auf die gefährliche **Methanolvergiftung** hindeuten.

**BOX 73.1**

**Anionenlücke**

- **Berechnung:** $([Na^+]+[K^+]) - ([Cl^-]+[HCO_3^-])$
- **Normwert:** 3–11 mmol/l
- **KUSSMAUL** als Akronym für mögliche Ursachen einer vergrößerten Anionenlücke:
  - **K**etoazidose
  - **U**rämie
  - **S**alicylatintoxikation
  - **M**ethanolintoxikation
  - **A**ethylenglykolintoxikation
  - (**U**rämie)
  - **L**aktatazidose

(nach Kimmel et al. 2016)

Sollte eine **Aceton- oder Isopropanolvergiftung** im Raum stehen, so ist die Anionenlücke unverändert und nur die osmotische Lücke im Serum vergrößert. Zur schnellen Differenzierung bei Verdacht auf Intoxikation mit unklaren Alkoholderivaten kann daher die Bestimmung der Serumosmolarität hilfreich sein.

Eine weitere Komplikation im Zusammenhang mit Alkoholkonsum ist die **„beer potomania"**. Das meist hypotone Bier übersteigt mit einem durchschnittlichen Natriumgehalt von 30 mmol/l die renal maximal mögliche Verdünnung des Urins mit minimal 50 mmol/l. Es folgt ein Anstieg von freiem Wasser mit folgender Hyponatriämie und Hypoproteinämie. Neurologische Auffälligkeiten von Vigilanzstörungen bis hin zu epileptischen Anfällen können die Folge sein.

Zusammenfassend sollte sich die Labordiagnostik außer an alkoholassoziierten Störungen am klinischen Bild des Patienten orientieren. Insbesondere chronisch alkoholkranke Patienten haben ein erhebliches Risiko für unentdeckte Begleiterkrankungen.

### 73.3.3 Apparative Diagnostik

Die apparative Diagnostik sollte sich wie die Labordiagnostik am klinischen Bild und am Vorstellungsgrund orientieren. Da Stürze ein oftmals mit Alkohol assoziierter Vorstellungsgrund sind, steht oft die Frage nach einem cCT im Raum. Dieses ist bei vermutetem Sturz auf den Kopf häufig indiziert. Einerseits ist die neurologische Beurteilbarkeit unter Alkoholeinfluss eingeschränkt, andererseits sind Schutzreflexe bei Stürzen unter Alkohol vermindert, sodass das entstandene Trauma unterschätzt werden kann. Auch eine Verletzung der HWS ist in diesem Kontext häufig. Gerade bei nur sehr eingeschränkter klinischer Beurteilbarkeit sollte eine bildgebende Diagnostik zum Frakturausschluss großzügig erfolgen.

**KERNAUSSAGEN**

- Der Blutalkoholspiegel kann bei der Einschätzung der Alkoholintoxikation helfen.
- Die Labordiagnostik sollte mögliche metabolische Entgleisungen identifizieren und sich ansonsten an Begleitsymptomen orientieren.
- Nach einem Schädel-Hirn-Trauma unter Alkoholeinfluss ist ein cCT indiziert.
- Die sonstige Diagnostik orientiert sich an der Klinik.

**Fallbericht**

**Therapie**

Der Patient benötigt keine spezifische Therapie.

## 73.4 Therapie

Eine Alkoholintoxikation mit Ethanol bedarf üblicherweise keiner spezifischen Behandlung. Die Therapie orientiert sich daher an der Symptomatik sowie an Begleiterkrankungen und Verletzungen. Bei Somnolenz kann ein Monitoring, bei komatösen Zuständen eine Atemwegssicherung notwendig werden. Die Indikationen hierfür ergeben sich aus der entsprechenden Klinik.

Bei Verdacht auf eine **Methanol- oder Ethylenglykolvergiftung** sollte umgehend eine Therapie mit **Fomepizol** (15 mg/kg über 30–45 min) erwogen werden. Fomepizol hemmt die Aktivität von Alkoholdehydrogenase und damit den Abbau der Alkoholderivate zu ihren toxischen Metaboliten. Bei verspäteter Gabe von Fomepizol kann eine **Hämodialyse** zur Elimination der toxischen Metaboliten nötig werden. Die Gabe von Ethanol als Antidot im Rahmen einer Methanolvergiftung ist seit Einführung von Fomepizol obsolet und sollte nur in Ausnahmefällen und bei mangelnden Alternativen erfolgen (Desel und Müller 2016).

**Fallbericht**

**Disposition/Risikostratifikation/ Empfehlung weiteres Vorgehen**

Ob ein Patient entlassen werden kann, ergibt sich aus dem Alkoholpegel, vor allem aber aus den Symptomen der Intoxikation.

✓ Fallbericht: Nach Abschluss der Diagnostik fordert der entnervte Patient bei einem Atem-Alkoholspiegel von 1,3 ‰ seine Entlassung. Seinem Wunsch kann bei Gang-, Stand- und Entscheidungsfähigkeit entsprochen werden.

## 73.5 Risikostratifikation

Die Risikostratifikation einer isolierten Alkoholintoxikation orientiert sich an der Blutalkoholkonzentration und am klinischen Bild des Patienten.

## 73.6 Disposition/Empfehlung weiteres Vorgehen

Allgemein gelten Patienten mit einem Blutalkoholspiegel von < 2–3 ‰ als entlassungsfähig, wenn sie gang-, stand- und handlungssicher sind und ein Nachtrunk ausgeschlossen werden kann. Hierbei sollte der selbstständige Gang mit Richtungsänderung und Stand geprüft werden. Der Patient sollte vollständig orientiert sein und seine aktuelle Situation und ärztliche Anweisungen in eigenen Worten wiedergeben können. Ein Nachtrunk bezeichnet die Gefahr, dass kurz vor medizinischem Kontakt oder der Vorstellung in der Notaufnahme große Mengen an Alkohol konsumiert wurden und nach Entlassung ein stark ansteigender Plasmaalkoholspiegel möglich ist.

Feste Promillegrenzwerte zur Entlassung existieren nicht; führend ist die klinische Einschätzung des Patienten im Rahmen seiner Intoxikation. Die Entscheidungskriterien zur Entlassung sollten daher aus forensischen Gründen dokumentiert werden.

**KERNAUSSAGEN**

- Orientierte Patienten mit Gang-, Stand- und Handlungssicherheit können im Allgemeinen entlassen werden.
- Ein (relevanter) Nachtrunk sollte ausgeschlossen sein.
- Die Voraussetzungen einer Entlassung sollten gut dokumentiert sein.

73

## Was wäre, wenn …

- … der Patient mit einem Blutalkoholspiegel von 3 ‰ vollkommen verwirrt plötzlich die Notaufnahme unbemerkt verlassen hätte?
  - In diesem Fall wäre eine akute Lebensgefahr vor abgeschlossener Diagnostik nicht auszuschließen. Ein solcher Patient ist aufgrund des Intoxikationsgrades nicht in der Lage, seine Situation zu begreifen, und muss daher bei akuter Eigengefährdung durch die Polizei gesucht werden.
- … der Patient während des Wartens in der Notaufnahme einen Krampfanfall erlitten hätte?
  - Eine Krampfbehandlung kann mit Benzodiazepinen (z. B. Lorazepam) erfolgen. Bei bekannten Alkoholentzugskrämpfen kann auch die Gabe von Carbamazepin erwogen werden.
- … der Patient typische Angina-pectoris-Beschwerden äußern würde, das Krankenhaus aus Angst vor Entzugserscheinungen aber verlassen will?
  - Die symptomatische Behandlung von Entzugserscheinungen ist Aufgabe der behandelnden Ärztin. Insbesondere alkoholkranke Patienten haben meist keine gute ambulante Anbindung. Die Indikation zur stationären Behandlung sollte großzügig gestellt werden unter ausreichender symptomatischer Entzugsbehandlung.

### LITERATUR

Desel H, Müller D. Alte und neue Drogen – Vorgehen im Notfall. Anästh Intensivmed 2016; 57: 182–194.

Kimmel M, Alscher D. Störungen des Säure-Basen-Haushaltes und der Anionenlücke. Dtsch Med Wochenschrift 2016; 141(21): 1549–1554.

Kosten T, O'Connor P. Management of drug and alcohol withdrawal. N Engl J Med 2003; 348: 1786–1795.

Kumle B, Kumle K, Steinecke V. Alkoholintoxikation. In: Kluge S, Markewitz A (Hrsg.): DIVI Jahrbuch 2016/2017. München: Elsevier Urban & Fischer 2016; 411–421.

S1-Leitlinie Delir und Verwirrtheitszustände inklusive Alkoholentzugsdelir. AWMF-Registernummer 030-006. Stand: 5.12.2020, gültig bis 4.12.2025; https://register.awmf.org/de/leitlinien/detail/030-006 (letzter Zugriff: 22.1.2023).

KAPITEL

# 74

Martin Fandler und Philipp Gotthardt

# Schlaftabletten genommen

**Fallbericht**

### Eintreffen

Eine 23-jährige Patientin wird vom Notarzt und Rettungsdienst in die Notaufnahme gebracht. Sie habe vor wenigen Stunden zahlreiche „Schlaftabletten" eingenommen und wäre dann zunehmend eingetrübt. In der stabilen Seitenlage und unter Sauerstoffgabe waren die Vitalwerte der Patientin während des Transports stabil.

### Ersteindruck

Patientin somnolent; auf Schmerzreiz verzögerte, gezielte Reaktion.

### Vitalwerte

GCS 11 (E2V4M5); $SaO_2$ 96 %; HF 65; RR 107/72; AF 17; T 35,6; Sx 0/10; BZ 109; Mydriasis

### Triagekategorie

Orange

### Anamnese

In der Durchsicht der vom Rettungsdienst mitgebrachten Medikamentenblister wird eine Maximaldosis von 15 mg (15 × 1 mg) Lorazepam sowie 200 mg (20 × 10 mg) Diazepam und 100 mg (10 × 10 mg) Zolpidem errechnet. Ob andere Medikamente eingenommen wurden, lässt sich auch bei der Befragung der Angehörigen nicht sicher feststellen; die vermutete Einnahmezeit war ca. 2 h vor der Vorstellung in der Notaufnahme. Ein Sturz oder ein Krampfanfall seien nicht beobachtet worden.

✓ Fallbericht: Aus den Umständen vor Ort und der Fremdanamnese ist von einer Medikamentenüberdosierung, potenziell in suizidaler Absicht, auszugehen.

**DIAGNOSE**
Sedativ-hypnotisches Toxidrom

## 74.1 Anamnese und Differenzialdiagnose

Die **unklare Medikamentenintoxikation** ist eine klinische Herausforderung, insbesondere wenn die eingenommenen Präparate und die exakte Menge nicht bekannt sind. Vom Rettungsdienst werden zwar oft vor Ort gefundene Tablettenblister mitgebracht, doch häufig ist unklar, wie viele Tabletten davon in der akuten Situation auf einmal eingenommen wurden. Nicht immer stimmen auch die Angaben der Patienten. Im Sinne der Patienten sollte man primär vom „Worst Case" ausgehen – also alle gefundenen leeren Blister als potenziell aktuell eingenommene Medikamente werten. Bei unklarer Situation sind oft der subjektive Eindruck von der Situation vor Ort und das „Bauchgefühl" des Rettungsdienstpersonals sehr hilfreich.

Die **Giftnotrufzentralen** können aber auch bei unklaren Vergiftungen sehr wichtige Hinweise geben, daher kann auch in dieser Situation ein Anruf sinnvoll und hilfreich sein.

Intoxikierte Patienten sollten – insbesondere bei unklaren Präparaten und Mengen – primär nach dem vorherrschenden **Toxidrom** behandelt werden. Ein Toxidrom beschreibt einen Symptomkomplex bei intoxikierten Patienten und kann häufig die Therapie in die richtige Richtung lenken. Häufige Toxidrome sind ➤ Tab. 74.1 zu entnehmen.

74

**Tab. 74.1** Häufige Toxidrome

| Toxidrom | Symptome | Noxen (Auswahl) |
|---|---|---|
| **Anticholinerges Toxidrom** | Mydriasis, Sehstörungen, trockene Haut und Schleimhäute, Harnverhalt, Obstipation, Flush, Myoklonien, Delir, Krampfanfälle, Tachykardie | Antihistaminika, Trizyklika, Antiparkinson-Mittel, Atropin, Scopolamin, Benzodiazepine, Inhalationsnarkotika |
| **Cholinerges Toxidrom** | Miosis, Hypersalivation, Diarrhö, Inkontinenz, Schweißausbruch, Bradykardie, Bronchorrhö, evtl. Bronchospasmus | Insektizide (z.B. Organophosphate), Physostigmin, Nikotin |
| **Opioidtoxidrom** | Miosis, Somnolenz, Bradypnoe bis zu Apnoe, Hypotonie | Opioidhaltige Medikamente (Tabletten, i.v. Präparate, Pflaster), Heroin bzw. Heroin-Analoga |
| **Sedativ-hypnotisches Toxidrom** | Unterschiedliche Pupillen, Somnolenz, Bradypnoe, Hypotonie | Benzodiazepine bzw. Benzodiazepin-Analoga, Barbiturate, Alkohol, verschiedene Drogen (GHB/GBL, Cannabisderivate) |
| **Sympathomimetisches Toxidrom** | Mydriasis, Tachykardie, Hypertonie, Haut oft feucht, selten Krampfanfälle, teils Delir mit Agitation bis zu Aggression | Kokain, Amphetamine (u.a. Crystal Meth), Koffein, Ephedrin, Ecstasy (MDMA) |
| **Halluzinogenes Toxidrom** | Meist Mydriasis, Tachykardie, Verwirrung, teils Nystagmus | LSD, Ecstasy (und Analoga, MDMA), Ketamin, Designerdrogen inkl. synthetischer Cannabinoide – Spice, psychotrope Pilze |

Einige Medikamente, insbesondere aber moderne Designerdrogen können je nach Patient, Präparat und aktuellem Mischverhältnis sowie vorhandener Begleitmedikation auch höchst unterschiedliche Toxidrome hervorrufen.

Gleichzeitig ist natürlich auch bei Patienten mit vermuteter Intoxikation eine anderweitige Ursache der Symptomatik zu bedenken. Hier sind bei Vigilanzminderung eine Hypoglykämie, ZNS-Pathologien (insb. Schlaganfall, Blutung), metabolische Ursachen, eine Elektrolytentgleisung und eine Infektion in Betracht zu ziehen.

**KERNAUSSAGEN**

- Die genaue Anamnese und die Durchsicht asservierter Medikamentenpackungen sind für die weitere Behandlung von zentraler Bedeutung.
- Unklare Intoxikationen werden in Toxidrome eingeteilt.
- Bei jeder vermuteten Intoxikation sind mögliche alternative Diagnosen unbedingt in Betracht zu ziehen.

**Fallbericht**

**Untersuchungsbefund**

Patientin somnolent, auf starken Schmerzreiz verzögerte, jedoch orientiert wirkende Antwort. Mydriasis mit träger Pupillenreaktion. Erhaltene Schutzreflexe (u. a. kein Schnarchen, kein Speichelfluss). Keine Einstichstellen. Keine Verletzungen/Prellmarken. Keine fokale Neurologie. Übrige Untersuchung ohne Auffälligkeiten.

✓ Fallbericht: Bei der Untersuchung zeigt sich ein sedativ-hypnotisches Toxidrom ohne Hinweis auf fokalneurologische Ausfälle oder Trauma.

## 74.2 Körperliche Untersuchung

Bei der körperlichen Untersuchung sind nach der Sichtung und Sicherung der Vitalfunktionen (nach ABCDE-Schema) einige besondere Schwerpunkte hilfreich, um in der Diagnosestellung erfolgreich zu sein:

- Pupillendiagnostik (insb. ausgeprägte Mydriasis vs. Miosis)

- Neurologischer Status (insb. Hinweis auf fokalneurologische Defizite)
- Untersuchung und Entkleidung „von Kopf bis Fuß“ (insb. Hinweis auf Trauma oder Einstichstellen, klebende Schmerzpflaster)

Bei der Untersuchung und Entkleidung besonders auf Selbstschutz z. B. vor spitzen Gegenständen in der Kleidung achten! Beim Verdacht auf eine Intoxikation im industriellen Umfeld auch an eine mögliche Kontamination des Patienten bzw. seiner Kleidung denken.

**KERNAUSSAGEN**

Bei der Untersuchung des potenziell intoxikierten Patienten ist besonders auf den Selbstschutz zu achten. Dann liegt ein spezieller Fokus auf:
- Pupillendiagnostik
- Neurologische Auffälligkeiten
- Verletzungen inkl. Einstichstellen

**Fallbericht**

**Erste Anordnungen und Diagnostik**

Monitor mit Pulsoxymetrie, BGA sowie Spiegelbestimmung Salicylate, Paracetamol, Trizyklika und EKG.

Venöse Blutgasanalyse (inkl. Elektrolyte)

| Parameter | Laborwert Pat. | Referenzbereich | Einheit |
|---|---|---|---|
| pH | 7,41 | 7,35–7,45 | |
| Kalium | 4,1 | 3,5–4,5 | mmol/l |
| Natrium | 140 | 135–145 | mmol/l |
| Glukose | 107 | 70–110 | mg/dl |
| BE | –2 | ± 2 | mmol/l |

Die Spiegel von Salicylaten, Paracetamol und Trizyklika sind negativ.

Monitorüberwachung

Durchgehend normofrequenter Sinusrhythmus. Sauerstoffsättigung 99 % bei Raumluft.

EKG

Normofrequenter Sinusrhythmus, Indifferenztyp, alle Zeiten im Limit, unauffällige ST-Strecken.

✓ Fallbericht: Bei der Patientin erfolgte eine Diagnostik mittels venöser BGA, Spiegelbestimmung häufiger bzw. besonders gefährlicher Co-Intoxikationen sowie EKG und Monitor inkl. Sauerstoffsättigung.

## 74.3 Erste Anordnungen und Diagnostik

Die mögliche apparative Diagnostik bei vigilanzgeminderten, potenziell intoxikierten Patienten ist extrem breit. Je genauer die Anamnese und die erhaltenen Informationen sind, desto spezifischer kann die Abklärung erfolgen. Als Mindeststandard sollten EKG, Monitorüberwachung und venöse BGA (unbedingt mit Elektrolyten und Blutzucker) erfolgen.

### 74.3.1 Monitor

Mithilfe der Monitorüberwachung (EKG, $SaO_2$) lässt sich bei somnolenten Patienten eine Zustandsverschlechterung rasch erkennen.

Falls verfügbar, kann eine endexspiratorische Kapnografie via Nasenbrille zur Überwachung von somnolenten Patienten sehr hilfreich sein.

### 74.3.2 Labor

Um die Stabilität von intoxikierten Patienten einzuschätzen und einige bedrohliche Krankheitsbilder rasch ausschließen zu können, ist eine Blutgasanalyse mit Elektrolyten und Blutzucker sehr effektiv.

Bei der möglichen Co-Intoxikation mit Alkohol sollte, wenn ein Atemalkoholtest mangels Mitarbeit nicht möglich ist, der Blutalkoholwert bestimmt werden.

Bei Patienten mit anderen Symptomen oder Differenzialdiagnosen, insbesondere bei Verdacht auf Infekt oder relevante Verletzung, kann eine deutlich breitere laborchemische Abklärung (Blutbild, Gerinnung, Entzündungsparameter, Organparameter) notwendig sein.

### 74.3.3 EKG

Das EKG hilft insbesondere bei völlig unklaren Intoxikationen oder der Sorge, dass proarrhythmogene Medikamente (z. B. Digitalis-Präparate, TZA) eingenommen wurden (➤ Kap. 74.3.1). Neben Rhythmusstörungen sind insbesondere eine auffällige Verbreiterung des QRS-Komplexes oder $QT_c$-Zeit-Verlängerung relevant.

### 74.3.4 Apparative Diagnostik

Die Nutzung von apparativer Diagnostik richtet sich insbesondere nach den möglichen Differenzialdiagnosen. Häufig kann z. B. ein cCT sinnvoll sein, um schwere intrakranielle Pathologien auszuschließen. Bei Stürzen oder Hinweisen auf ein Trauma sollte die Indikation zur Bildgebung großzügig gestellt werden.

### 74.3.5 „Tox-Screen"/Urindiagnostik

Der vielfach genutzte, weil günstige und rasch verfügbare Urinschnelltest kann bei völlig unklaren Intoxikationen gewisse Verdachtsmomente (insb. in Bezug auf längeren, wiederholten Medikamenten- oder Drogenabusus) erhärten.

Da diese Tests jedoch eine **hohe Rate an falsch positiven und falsch negativen Ergebnissen** aufweisen und zahlreiche Drogen (u. a. viele Designerdrogen) im Standardtest nicht nachweisbar sind, sollte eine Therapie nicht allein auf dem Ergebnis eines toxikologischen Urinscreenings basieren; zudem sollten die Ergebnisse kritisch mit den klinischen Befunden und der Anamnese korreliert werden (Moeller et al. 2008).

#### Blutspiegelbestimmung von Medikamenten

Die Spiegelbestimmung von verschiedenen Medikamenten ist nur an großen Zentren regelhaft verfügbar und auch dort häufig nur auf spezifische Medikamente beschränkt. Zudem kommen die Ergebnisse oft deutlich zu spät, um für die Initialbehandlung hilfreich zu sein; die Wartezeit sollte Stabilisierungsmaßnahmen nicht verzögern. Bei Unklarheit kann die Giftnotrufzentrale sehr nützlich sein (und ggf. notwendige Speziallabors oder -zentren empfehlen).

Bei unklaren Medikamentenintoxikationen kann (wenn verfügbar) die rasche Bestimmung von Salicylaten, Paracetamol und Trizyklika im Blut nützlich sein – dies sind die Medikamente, bei denen ggf. eine rasche, zielgerichtete Intensivbehandlung, z. B. mittels Dialyse oder Antidottherapie, nötig ist.

**KERNAUSSAGEN**

- Eine fokussierte Diagnostik beinhaltet zumindest Elektrolyte und BZ sowie EKG und Monitorüberwachung.
- Je nach Differenzialdiagnostik kann breite Bildgebung notwendig sein.
- Ein „Tox-Screen" im Urin ist für die Akutbehandlung häufig nicht relevant und kann durch falsche Ergebnisse in die Irre führen.
- Bei unklarer Tablettenintoxikation kann die Spiegelbestimmung von Salicylaten, Paracetamol und Trizyklika zum Ausschluss bedrohlicher Begleitintoxikationen hilfreich sein.

**Fallbericht**

**Therapie**

Die Patientin wird weiter überwacht. Es werden 50 g medizinische Kohle via Magensonde appliziert. Auf eine spezifische Antidottherapie wird bei insgesamt unklarer Intoxikation verzichtet; bei intakten Schutzreflexen erfolgt vorerst auch keine Intubation.

✓ Fallbericht: Die Patientin erhält, obwohl seit der Einnahme bereits einige Stunden vergangen sind, medizinische Kohle, da eine große Menge Tabletten vermutet wird, sowie zusätzlich eine supportive Therapie. Sie wird engmaschig überwacht. Bei Vigilanzverschlechterung oder Verlust der Schutzreflexe ist man auf eine Atemwegssicherung jederzeit vorbereitet.

## 74.4 Therapie

Bei Patienten mit unklarer Intoxikation steht die Sicherung der Vitalfunktionen im Vordergrund. Danach kann die Behandlung der Intoxikation bzw. des jeweiligen Toxidroms erfolgen.

## 74.4.1 Allgemeine Therapie

Patienten mit unklarer Tablettenintoxikation sollten mit medizinischer Kohle behandelt werden. Vom größtmöglichen Effekt der Kohle ist auszugehen, wenn sich die Medikamente noch im Magen befinden (innerhalb der ersten 1–2 h). Bei größeren Tablettenmengen wurden auch bei späterer Applikation noch Wirkungen berichtet. Nicht bzw. nicht ausreichend wirksam ist medizinische Kohle u. a. bei Alkoholen, Metallen (z. B. Lithium), Zyaniden, Säuren und Laugen.

Bei der Kohlegabe ist besonders auf den Schutz der Atemwege zu achten. Bei relevant vigilanzgeminderten Patienten sollte die Gabe mittels Magensonde erfolgen, um eine mögliche Aspiration zu verhindern.

Die Dosis bei medizinischer Kohle beträgt 1 g/kg KG = 50–100 g (aufgelöst in etwa 500–1.000 ml Trinkwasser).

Die aktive Magenspülung, die vor einigen Jahren noch deutlich häufiger durchgeführt wurde, hat heute kaum noch klinische Relevanz. Bei Einnahme großer Tablettenmengen kann es je nach Präparat (z. B. Quetiapin retard; ggf. bei anderen Retard-Präparaten) zur Bildung von Tablettenklumpen (sog. Pharmakobezoaren) kommen; hier kann im Einzelfall eine endoskopische Bergung noch vor Gabe von medizinischer Kohle erwogen werden (nach Kohlegabe ist die Sicht in der Endoskopie meist extrem eingeschränkt). Da nach Bildung von Pharmakobezoaren die Wirkstofffreisetzung erst deutlich verspätet eintritt, sind die Patienten bei Vorstellung oft noch nahezu symptomfrei. Durch die gastroskopische Intervention kann daher eine effektive primäre Giftelimination insbesondere bei großer Tablettenanzahl erreicht werden.

## 74.4.2 Spezifische (Antidot-)Therapie

Ist die Art der Intoxikation definitiv klar und ein Antidot verfügbar, kann dieses (ggf. nach Rücksprache mit der Giftnotrufzentrale) verabreicht werden. Hier sollte aber unbedingt auf die Wirkung und die Wirkdauer von Antidot sowie Noxe geachtet werden. Ein klassisches Beispiel ist die Opioidintoxikation und die Gabe von Naloxon (➤ Kap. 77).

Im Fall einer reinen **Benzodiazepinintoxikation** kann die Gabe von **Flumazenil** erwogen werden, jedoch ist unbedingt auf die meist deutlich kürzere Halbwertszeit von Flumazenil im Vergleich zu den eingenommenen Medikamenten und die Absenkung der Krampfschwelle durch Flumazenil zu achten.

Auf eine „probatorische" Gabe von Antidoten, also die Verabreichung eines Antidots, um durch die Reaktion des Patienten auf die Intoxikation zu schließen, sollte **unbedingt verzichtet** werden, ebenso auf die Gabe eines „Komacocktails" aus mehreren Antidoten (z. B. Naloxon + Flumazenil + Physostigmin). Hier riskiert man nicht nur schwere Nebenwirkungen durch die Antidote (z. B. ein schwerer Krampfanfall bei Flumazenil), sondern auch verstärkte und potenziell bedrohliche Wirkungen anderer, zusätzlich eingenommener Noxen.

**KERNAUSSAGEN**

- Neben der Sicherung der Vitalfunktionen („ABC-Stabilisierung") steht die meist symptomatische Behandlung des Toxidroms im Vordergrund.
- Bei kürzlich zurückliegender Tablettenintoxikation sollte medizinische Kohle oral, bei vigilanzgeminderten Patienten via Magensonde verabreicht werden.
- Die Gabe von spezifischen Antidoten bleibt spezifischen Intoxikationen vorbehalten. Die unterschiedliche Wirkdauer von Antidot und Noxe sollte unbedingt beachtet werden.
- Die Gabe von Antidoten „auf Verdacht" wird **nicht** empfohlen.

**Fallbericht**

### Disposition/Empfehlung weiteres Vorgehen

- Verlegung auf IMC-Station zur Überwachung und ggf. zur relevanten symptomatischen Behandlung
- Nach dem Aufklaren psychiatrische Vorstellung zur Abklärung von Suizidalität

✓ Fallbericht: Zur weiteren Überwachung erfolgt die Verlegung der Patientin auf die IMC-Station. Hier klart die Patientin in den folgenden Stunden zunehmend auf, wird schließlich psychiatrisch evaluiert und im Verlauf zur weiteren stationären psychiatrischen Behandlung übernommen.

74

## 74.5 Risikostratifizierung

Die Risikostratifizierung ist in Fällen wie diesem immer eine Einzelfallentscheidung. Das Risiko hängt ab von Einnahmezeitpunkt, Gefährlichkeit der Substanz, eingenommener Menge und anderen, z. T. nur schwer einschätzbaren Faktoren. Besonders gefährlich sind Mischintoxikationen, auch eine Co-Ingestion von Alkohol kann das Risiko signifikant erhöhen. Zu beachten ist, dass bei noch nicht lange zurückliegendem Einnahmezeitpunkt immer eine weitere Resorption der eingenommenen Stoffe möglich ist. Die Giftnotrufzentralen sind bei der Risikobeurteilung oft eine große Hilfe.

## 74.6 Disposition/Empfehlung weiteres Vorgehen

Bei vigilanzgeminderten Patienten ist eine stationäre Überwachung auf einer Intensiv- oder einer IMC-Station obligat. Bei Einnahme verschiedener Medikamente kann es auch im Verlauf noch zu einer Befundverschlechterung kommen, sodass Atemwegssicherung oder andere Notfallmaßnahmen zeitnah notwendig werden.

### Was wäre, wenn …

- … die Patientin keine oder nur schwach erhaltene Schutzreflexe gezeigt hätte?
  - Dann hätte eine Atemwegssicherung mit Intubation erfolgen müssen.
- … der Rettungsdienst neben der Patientin auch mehrere leere Tablettenblister mit Paracetamol gefunden hätte?
  - Dann hätte auch ohne laborchemischen Beweis so schnell wie möglich eine gewichtsadaptierte Therapie mit Acetylcystein (ACC) eingeleitet werden müssen.
- … die Patientin am Kopf eine Prellmarke oder eine kleine Platzwunde gehabt hätte?
  - Dann hätte bei der bewusstseinsgetrübten Patientin die Differenzialdiagnose eines Schädel-Hirn-Traumas bestanden. In diesem Fall hätte eine rasche Bildgebung mittels cCT erfolgen und je nach Klinik der Patientin unfall- bzw. neurochirurgische Unterstützung hinzugezogen werden müssen.
- … die Patientin vom Notarzt probatorisch bereits Flumazenil, Naloxon und Physostigmin erhalten hätte und darunter kurz etwas wacher geworden wäre?
  - Das hätte in der Differenzialdiagnostik nicht geholfen; im Verlauf hätte dann noch genauer auf erneuten Vigilanzverlust durch Abklingen der Antidotawirkung bzw. Nebenwirkungen wie Krampfanfälle geachtet werden müssen.
  - Bei zeitnah notwendiger Intubation hätte hier die fehlende/verminderte Wirksamkeit einiger Narkosemedikamente (u. a. Opioide, Benzodiazepine) bedacht werden müssen.
- … der Urinschnelltest positive Ergebnisse für Opioide, Benzodiazepine und Amphetamine gezeigt hätte?
  - Dies hätte die Therapie in der Notaufnahme nicht signifikant verändert. Richtig positive Befunde (vgl. die zahlreichen falsch negativen Reaktionen mit Medikamenten) können auch einen Konsum in den letzten Tagen anzeigen.

### LITERATUR

Desel H, Müller D. Alte und neue Drogen – Vorgehen im Notfall. Anästh Intensivmed 2016; 57: 182–194.

Kloss B, Bruce T. Pocket Toxicology Flashcards. New York: McGraw-Hill 2014.

Lott C, et al. European Resuscitation Council Guidelines 2021. Cardiac arrest in special circumstances. Resuscitation 2021; 161: 152–219.

Moeller K, et al. Urine drug screening: practical guide for clinicians. Mayo Clin Proc 2008; 1: 66–76.

Müller D, Desel H. Common causes of poisoning – etiology, diagnosis and treatment. Dtsch Arztebl Int 2013; 110(41): 690–700.

Tenenbein M. Do you really need that emergency drug screen? Clin Toxicol 2009; 47: 286–291.

Zellner T, et al. Applikation von Aktivkohle bei Vergiftungen. Dtsch Arztebl 2019; 116: 311–317.

Zilker T. Akute Intoxikationen bei Erwachsenen – was Sie wissen sollten. Dtsch Med Wochenschr 2014; 139: 31–46.

KAPITEL

# 75

Martin Fandler und Philipp Gotthardt

# Partytime – zu viel erwischt?

## Fallbericht

### Eintreffen

Eine 35-jährige Patientin wird vom Rettungsdienst in Begleitung der Polizei bei „Agitation, Verdacht auf unklare Intoxikation" in die Notaufnahme gebracht.

Auf einer Party habe die Patientin laut anderen Anwesenden wohl „zu viel erwischt", sie habe etwas geschnupft. Schon beim Ausladen aus dem Rettungswagen ist die agitiert wirkende und in einem Schwall redende Patientin zu hören.

### Ersteindruck

Patientin wach, fraglich orientiert, agitiert, Logorrhö, ausgeprägte Mydriasis.

### Vitalwerte

GCS 15; $SaO_2$ 99 %; HF 132; RR 150/70; AF 30; T 37,9; Sx 0/10; BZ 78

### Triagekategorie

Gelb

### Anamnese

Während die agitierte Patientin auf jede Frage begeistert und langatmig antwortet, aber nicht zugeben möchte, was sie konsumiert hat, kann der Notfallsanitäter angeben, dass auf der Party wohl vermutlich Kokain und Crystal konsumiert wurde. Er berichtet, dass der Notruf von anderen Partygästen wegen der zunehmenden Agitation der Patientin erfolgt sei; bereits vor Ort sei die Patientin einem Gespräch nicht sehr zugänglich gewesen. Medikation sei noch keine verabreicht worden.

✓ Fallbericht: Die Patientin präsentiert sich mit einem agitiert-sympathomimetischen Toxidrom; anamnestisch wurden Amphetamine bzw. Kokain konsumiert.

**DIAGNOSE**
Sympathomimetisches Toxidrom

## 75.1 Anamnese und Differenzialdiagnose

Kokain und Amphetamine haben nach Konsum rasch eine hohe Bioverfügbarkeit. Während Kokain primär über die Schleimhäute (nasal, oral, auch rektal, vaginal) aufgenommen wird, können verschiedene Amphetamine (insb. das aktuell in der Drogenszene weit verbreitete Crystal Meth) teils auch intravenös konsumiert werden.

Bei Patienten mit sympathomimetischem Toxidrom ist initial eine Unterscheidung zu agitiert-psychotischen Patienten häufig schwierig und nur mittels genauer Fremdanamnese und selbst dann oft nur eingeschränkt möglich.

Ebenso sollten andere Ursachen für den Zustand des Patienten unbedingt differenzialdiagnostisch in Betracht gezogen werden, hierzu zählen: Delir, Hypoglykämie, Hypoxie und Elektrolytstörungen (s. auch allgemeines Vorgehen beim akut intoxikierten Patienten, ➤ Kap. 74).

Kokain sowie auch Amphetamine erzeugen durch direkte sympathomimetische Wirkung eine Erhöhung von Herzfrequenz und Blutdruck, Mydriasis sowie allgemeine Wachheit, Agitation und Euphorie. Durch erhöhten myokardialen Sauerstoffverbrauch und erhöhte Neigung zu Vasospasmen kann es auch zu Thoraxschmerzen und Palpitationen kommen. Ähnliche Symptome treten auch potenziell nach dem Konsum von synthetischen Cathinonen („Badesalz") auf.

### 75.1.1 Kokain

Das Abhängigkeitspotenzial von Kokain ist allein durch die als sehr positiv und aktivierend beschriebene Wirkung sehr groß. **Crack** ist eine kristallartig anmutende, durch „Aufkochen" und Hinzufügen von Backpulver veränderte Form von Kokain, die primär geraucht wird. Die Wirkung von Crack ist ebenso wie das Suchtpotenzial nochmals deutlich stärker, insbesondere aber mit einem wesentlich verkürzten und intensiveren Wirkungseintritt nach Konsum einhergehend als beim klassischen Kokain.



Als zentralnervöse Symptome zeigen sich immer wieder u. a. Krampfanfälle, fokale Neurologie, Schlaganfall oder intrazerebrale Blutung – die vermutete Pathologie besteht in zerebraler Vasokonstriktion.

### 75.1.2 Amphetamine

Insbesondere **Methamphetamin** („Crystal") ist neben dem klassischen „Speed" zunehmend weit verbreitet. Dieser primär nasal konsumierte („geschnupfte") Wirkstoff erzeugt neben Euphorie auch starke Glücksgefühle und sexuelles Verlangen.

Relativ häufig sind jedoch vor allem auch Halluzinationen, Agitation und Aggression.

**KERNAUSSAGEN**

- Bei einem vermuteten sympathomimetischen Toxidrom ist eine ausführliche Anamnese unerlässlich.
- Differenzialdiagnosen sind insbesondere Psychose, Hypoglykämie und Hypoxie sowie Elektrolytstörungen.
- Kokain und Amphetamine können mittels direkter sympathomimetischer Wirkung häufig eine Tachykardie und Hypertonie auslösen.

**Fallbericht**

**Untersuchungsbefund**

Patientin orientiert, (sehr) wach. Mydriasis. Tachypnoe um 25/min ohne RG. Es zeigt sich eine Tachykardie um 125/min mit einem Blutdruck von 157/80 mmHg. Auf genaue Nachfrage klagt die Patientin über leichten Kopfschmerz, sonst gibt sie weder andere Schmerzen noch akute Beschwerden an. Traumazeichen oder fokalneurologische Ausfälle finden sich nicht.

✓ Fallbericht: Bei der Untersuchung zeigen sich primär die bereits bekannte Tachykardie und Hypertonie sowie leichter Kopfschmerz.

## 75.2 Körperliche Untersuchung

Besonders wichtig bei der Untersuchung von Patienten mit sympathomimetischem Toxidrom ist eine adäquate Untersuchung des kardiovaskulären Systems mit Durchführung eines EKG und der Frage nach Palpitationen und thorakalem Schmerz.

Ferner ist eine fokussierte neurologische Untersuchung nötig, da z. B. Kokain eine Vielzahl von neurologischen Symptomen, aber auch direkte Pathologien auslösen kann.

Wie bei allen intoxikierten Patienten ist eine Untersuchung auf Verletzungen und Traumazeichen obligat.

**KERNAUSSAGEN**

Ausführliche körperliche Untersuchung mit Fokus auf:
- Herz-Kreislauf inkl. EKG
- Neurologische Symptomatik

**Fallbericht**

**Erste Anordnungen und Diagnostik**

EKG, Monitor, BGA mit Elektrolyten und Glukose, Schwangerschaft/Toxine im Urin.

EKG

Tachykarder Sinusrhythmus, Linkstyp, alle Zeiten im Limit, unauffällige ST-Strecken.

Venöse Blutgasanalyse (inkl. Elektrolyte)

| Parameter | Laborwert Pat. | Referenzbereich | Einheit |
|---|---|---|---|
| pH | 7,37 | 7,35–7,45 | |
| Kalium | 3,7 | 3,5–4,5 | mmol/l |
| Natrium | 146 | 135–145 | mmol/l |
| Glukose | 78 | 70–110 | mg/dl |
| BE | −1 | ± 2 | mmol/l |

**Monitorüberwachung**

Durchgehende Sinustachykardie.

**Urin-Schnelltest**

Schwangerschaft negativ. Amphetamine und Kokain positiv.

✓ Fallbericht: Es ergeben sich eine Sinustachykardie und im Urin ein positiver Nachweis von Kokain und Amphetaminen.

## 75.3 Erste Anordnungen und Diagnostik

Wichtig ist hier (s. auch > Kap. 74), dass der Urinbefund nur eingeschränkt hilfreich ist: Der im Test nachgewiesene Konsum kann bereits einige Stunden bis zu 1–2 Tage zurückliegen; gleichzeitig gibt es eine relevante Anzahl von Substanzen, die im Urinscreening entweder potenziell falsch positive Werte abbilden oder nicht oder noch nicht nachweisbar sind.

### 75.3.1 EKG

Bei Patienten mit sympathomimetischem Toxidrom, insbesondere jedoch bei Konsum von Kokain und Crack sollte unbedingt ein EKG abgeleitet werden. Hier sollte besonders auf Folgendes geachtet werden:

- **Ischämiezeichen:** Hinweis auf akute myokardiale Ischämie
- **Extrasystolie** (häufig): Hinweis auf potenziell arrhythmogene Wirkung
- **QRS-Verbreiterung/Blockbild:** Hinweis auf schwere Intoxikation und direkt kardiotoxische Wirkung

### 75.3.2 Monitor

Eine Monitorüberwachung sollte bei ausgeprägter Tachykardie oder Zeichen für Ischämie, vermehrte Extrasystolie oder Veränderung des QRS-Komplexes durchgeführt werden. Hier lassen sich potenziell auftretende Arrhythmien frühzeitig erkennen.

### 75.3.3 Labor

Bei leichter Symptomatik ist eine BGA mit Elektrolyten und Glukose ausreichend. Sollten jedoch thorakale Beschwerden oder Dyspnoe bzw. andere Symptome auftreten, ist eine breitere Labordiagnostik inkl. Troponin indiziert.

Bei langer Liegedauer (eher bei Mischintoxikationen zu erwarten) oder maximaler physischer Anstrengung kann es auch zu Formen der Rhabdomyolyse kommen; bei Verdacht sollten CK und Nierenretentionsparameter mit untersucht werden.

### 75.3.4 Apparative Diagnostik

Primär ist keine apparative Diagnostik notwendig. Dies ändert sich beim Auftreten neurologischer Symptome; dann sollte unbedingt ein cCT in enger Absprache mit den neurologischen Kolleg*innen durchgeführt werden.

**KERNAUSSAGEN**

- Bei tachykarden Patienten ist das EKG diagnostischer Standard.
- Laborchemisch ist eine Bestimmung der Blutgase mit Elektrolyten und Glukose ausreichend, bei thorakalen oder anderen Beschwerden muss sie jedoch unbedingt erweitert werden.
- Weitere apparative Diagnostik wie eine cCT sollte nur bei neurologischer Symptomatik durchgeführt werden.

**Fallbericht**

**Therapie**

Primär supportive Therapie mit Benzodiazepinen und i. v. Volumengabe.

✓ Fallbericht: Die Patientin erhält eine symptomatische Therapie mit Lorazepam 2,5 mg p. o. Ihr Zustand und die Beschwerden bessern sich in den folgenden Stunden unter Monitorüberwachung rasch.

75

## 75.4 Therapie

Häufig ist bei Patienten mit sympathomimetischem Toxidrom eine supportive Therapie ausreichend.

### 75.4.1 Agitation

75

Bei starker Agitation oder Unwohlsein wird als primäre Therapie eine **Benzodiazepin**-Gabe empfohlen. Diese kann niedrig dosiert oral begonnen werden (z. B. Lorazepam 1–2,5 mg p. o.), bei ausgeprägtem Verlauf auch durchaus intravenös (z. B. Midazolam 2–5 mg i. v.).

Bei massiver Agitation, Desorientiertheit und Aggression kann es notwendig sein, Patienten mit Unterstützung von Polizei oder speziell geschulten Kräften zu sedieren. Eine Möglichkeit ist der Einsatz von hoch konzentriertem intranasalem Midazolam (s. auch ➤ Kap. 69) und im Verlauf die fraktionierte bzw. kontinuierliche Gabe von Propofol.

### 75.4.2 Hypertension, Tachykardie

Auch bei Hypertension und Tachykardie gelten **Benzodiazepine** als Erstlinienmedikament. Häufig reicht die Gabe aus, um die Symptome abschließend zu behandeln. Bei einem hypertensiven Notfall (Hypertension mit Zeichen von Endorganschaden) kann zusätzlich Nitro-Spray oder Urapidil eingesetzt werden.

Betablocker waren in der Behandlung von Tachykardien und Hypertonie im Rahmen einer Kokain- bzw. Amphetaminintoxikation lange umstritten. Die aktuelle Studienlage deutet jedoch darauf hin, dass diese problemlos in diesem Kontext einsetzbar sind.

### 75.4.3 Thoraxschmerz: Verdacht auf akutes Koronarsyndrom

Die erhöhte Neigung zu Vasospasmen kann auch typische thorakale Beschwerden auslösen. Patienten mit derartigen Beschwerden sollten orale oder intravenöse Benzodiazepine sowie orales Nitro-Spray erhalten: Hierunter sind die Symptome häufig rückläufig. Bei typischen Beschwerden und persistierend auffälligem EKG sollte der Patient wie ein allgemeiner Patient mit ACS behandelt werden (ohne Gabe von Betablockern).

**KERNAUSSAGEN**

- Das Erstlinienmedikament beim sympathomimetischen Toxidrom ist ein Benzodiazepin.
- Betablocker können bei Tachykardie eingesetzt werden, bei führender Agitation sollten jedoch zunächst Benzodiazepine appliziert werden.

**Fallbericht**

**Disposition/Empfehlung weiteres Vorgehen**

Die Überwachung findet für einige Stunden in einer der Notaufnahme zugehörigen Überwachungseinheit statt. Nachdem sich die Beschwerden der Patientin gebessert haben, wird sie auf eigenen Wunsch gang-, stand- und verhandlungssicher nach Hause entlassen.

✓ Fallbericht: Da die Patientin voll orientiert ist und keine Zeichen für eine schwerwiegende Komplikation zeigt (keine ACS-Symptomatik, keine Rhythmusstörungen), ergibt sich aktuell keine Indikation für eine weitere stationäre Behandlung.

## 75.5 Risikostratifikation

Die Risikostratifikation hängt stark von den vorliegenden Befunden ab. Während Patienten mit ausschließlichem Erregungszustand beim Fehlen weiterer Symptome und Befunde häufig Low-Risk-Patienten sind, müssen Patienten mit hochgradiger Erregung, erheblichen Veränderungen der Vitalwerte, kardialer, neurologischer oder psychiatrischer Symptomatik oder mit signifikantem Trauma als High-Risk-Patienten eingestuft werden.

## 75.6 Disposition/Empfehlung weiteres Vorgehen

- Patienten mit sympathomimetischem Toxidrom ohne weitere Symptome, unauffälliger Überwachung und adäquatem Aufklaren können ohne weitere Maßnahmen entlassen werden.
- Patienten mit initialen thorakalen Beschwerden, jedoch unauffälligem EKG und unauffälligem Troponin sollten bis zur Symptomfreiheit am Monitor überwacht werden. Wenn das Troponin und Verlaufs-EKGs nach 2–3 h unauffällig sind, kann die Entlassung erfolgen.
- Bei erhöhtem kardialem Risiko, persistierenden Beschwerden oder abnormalem EKG sollte eine Abklärung wie bei nicht intoxikierten Patienten mit Verdacht auf ein akutes Koronarsyndrom stattfinden.



### Was wäre, wenn …

- … die Patientin starke Thoraxschmerzen und ein auffälliges EKG gehabt hätte?
  - Dann wäre primär die Gabe von Benzodiazepinen und eine kardiale Abklärung analog zum ACS-Algorithmus erfolgt.
- … die Patientin massiv agitiert, aggressiv und fremdgefährdend gewesen wäre?
  - Dann wäre möglicherweise eine Notfallsedierung notwendig gewesen.
- … die Patientin ausgeprägte neurologische Symptome gezeigt hätte?
  - Dann wären nach Glukose- und Elektrolytbestimmung eine rasche cCT-Untersuchung und neurologische Einbindung erfolgt.
- … die Patientin zwar im Schwall geredet und weite Pupillen gehabt hätte, jedoch voll orientiert, gang- und standsicher gewesen wäre und keine Behandlung gewünscht hätte?
  - Dann hätte die Patientin auf eigene Verantwortung nach Hause entlassen werden müssen.
- … die Patientin neben Amphetaminen auch sedierende Medikamente konsumiert hätte?
  - Dann wäre potenziell mit wechselhaften Symptomen (Agitation – Somnolenz) zu rechnen und die Überwachungszeit entsprechend zu verlängern gewesen.

### LITERATUR


Boyer E, Seifert S, Hernon C. Methamphetamine: acute intoxication. UpToDate 2022; www.uptodate.com/contents/methamphetamine-acute-intoxication (letzter Zugriff: 22.1.2023).

Desel H, Müller D. Alte und neue Drogen – Vorgehen im Notfall. Anästh Intensivmed 2016; 57: 182–194.

Drogenbeauftragte der Bundesregierung, BMG, BÄK, DGPPN. S3-Leitlinie Methamphetamin-bezogene Störungen. AWMF-Registernummer 038-024. Stand: 2016; www.dgppn.de/_Resources/Persistent/42b731d6180ceeaceae551fc8ae2a1b54eea591a/S3-LL-Methamphetamin_lang.pdf (letzter Zugriff: 22.1.2023).

Kloss B, Bruce T. Pocket Toxicology Flashcards. New York: McGraw-Hill 2014.

Lott C, et al. European Resuscitation Council Guidelines 2021. Cardiac arrest in special circumstances. Resuscitation 2021; 161: 152–219.

Müller D, Desel H. Common causes of poisoning – etiology, diagnosis and treatment. Dtsch Arztebl Int 2013; 110(41): 690–700.

Nelson L, Odujebe O. Cocaine: acute intoxication. UpToDate 2022; www.uptodate.com/contents/cocaine-acute-intoxication (letzter Zugriff: 22.1.2023).

Zilker T. Akute Intoxikationen bei Erwachsenen – was Sie wissen sollten. Dtsch Med Wochenschr 2014; 139: 31–46.

KAPITEL

# 76 Heiß, blind, verwirrt

Martin Fandler und Philipp Gotthardt

**Fallbericht**

### Eintreffen

Eine 53-jährige Patientin wird durch den Rettungsdienst mit „Desorientiertheit" in die Notaufnahme gebracht. Der Notfallsanitäter hat bei seiner Anamnese erfahren, dass die Patientin wohl vor mehreren Stunden im Rahmen einer psychischen Krise mehrere Tabletten eingenommen habe.

### Ersteindruck

Patientin wach, delirant, nicht orientiert. Warme, gerötete und trockene Haut. Mydriasis.

### Vitalwerte

GCS 12 (E4V3M5); $SaO_2$ 99 %; HF 127; RR 152/71; AF 25; T 38,5; Sx nicht erhebbar

### Triagekategorie

Orange

### Anamnese

Die Angehörigen geben an, dass die Patientin zuletzt vermehrt Streit und Probleme mit ihrem Lebensgefährten gehabt habe, vor etwa 6 h habe sie dann ca. 20–50 Tabletten à 50 mg Dimenhydrinat („das Einzige, was im Haus war") eingenommen. Sie wäre dann sehr müde gewesen und man habe sie schlafen gelassen. In der letzten Stunde hätte sie Fieber bekommen, wäre sehr verwirrt gewesen, habe über Sehstörungen geklagt und nach unsichtbaren Dingen gegriffen.

✓ Fallbericht: Es zeigt sich eine vital stabile, nicht voll orientierte Patientin mit einer Tablettenintoxikation. Die Kombination aus Hyperthermie, Verwirrtheit und Sehstörungen weist auf ein anticholinerges Toxidrom hin.

## 76.1 Anamnese und Differenzialdiagnose

Das **anticholinerge Toxidrom** ist ein Symptomkomplex, der oft schwierig von alternativen Diagnosen zu unterscheiden ist oder gleichzeitig mit anderen schweren Vergiftungssymptomen auftreten kann. Klassische und rasch auffallende Symptome sind (u. a.) Mydriasis, trockene, heiße und gerötete Haut, Sehstörungen und Verwirrtheit sowie Tachykardie.

Eine große Zahl an Medikamenten kann dieses Syndrom auslösen; häufig genutzte Präparate sind u. a. trizyklische Antidepressiva, Antihistaminika, Spasmolytika, Parkinson-Medikamente sowie Atropin. Auch bei Drogenintoxikationen, insbesondere nach Konsum von Stechapfelblättern oder bei (meist akzidenteller) Vergiftung mit der Belladonna-Lilie können sich typische anticholinerge Symptome zeigen; ebenso existieren Fallberichte zu postoperativem Auftreten.

Die Frage nach kürzlich konsumierten Drogen oder „natürlichen" Substanzen wie selbstgebrauten Kräuterzubereitungen sollte ebenso gestellt werden wie nach neu begonnener Medikation (vor allem bei älteren Patienten).

Differenzialdiagnostisch ist hier insbesondere die Infektion bis hin zur Sepsis, in deren Rahmen auch ein Delir auftreten kann, in Betracht zu ziehen. Da zahlreiche Medikamente anticholinerge Symptome erzeugen, können diese auch als (Begleit-)Symptomatik im Rahmen einer Intoxikation (z. B. mit Trizyklika) auftreten.

**KERNAUSSAGEN**

- Das anticholinerge Toxidrom ist eine klinische Diagnose. Differenzialdiagnostisch muss auch eine Infektion bzw. Sepsis erwogen werden.
- Eine detaillierte Anamnese ist oft notwendig, um etwaige Ursachen für die anticholinerge Wirkung zu erfragen.

**Fallbericht**

**Untersuchungsbefund**

- Patientin wach, nicht voll orientiert. Delirant wirkend. Ausgeprägte Mydriasis. Keine fokalneurologischen Ausfälle, kein Meningismus.
- Haut gerötet, trocken und warm. Tachykardie, Vesikuläratmung bds. Leise Darmgeräusche. Keine Verletzungszeichen.



✓ Fallbericht: Bei der Untersuchung bestätigen sich viele der bereits bei der Anamnese auffälligen Befunde. Der Verdacht auf ein anticholinerges Toxidrom bestätigt sich.

**DIAGNOSE**

Anticholinerges Toxidrom

## 76.2 Körperliche Untersuchung

Beim anticholinergen Toxidrom treffen zahlreiche Symptome aufeinander; nicht alle müssen in gleicher Ausprägung auftreten (➤ Tab. 76.1).

Im Rahmen des anticholinergen Toxidroms können Krampfanfälle auftreten. Nicht typisch (und potenziell hinweisend auf eine andere Ursache der Symptomatik) sind respiratorische Beschwerden oder Brustschmerz.

Wirkung und Symptomatik werden durch die kompetitive Bindung an muskarinergen Acetylcholinrezeptoren erzeugt, die u. a. an der glatten Muskulatur in Darm, Herz und Lunge, im ZNS sowie an Schweiß- und Speicheldrüsen vorhanden sind.

**Tab. 76.1** Anticholinerge Symptome

| | |
|---|---|
| **Tachykardie** | Wirkung an kardialen Rezeptoren |
| **Flush/gerötete Haut** | Periphere Vasodilatation zur Hitzeregulierung, da keine Schweißproduktion stattfindet |
| **Trockene Haut (Anhidrose)** | Inhibition der Schweißdrüsen |
| **Hyperthermie** | Durch Verminderung des Schwitzens |
| **Mydriasis und Verschwommensehen** | Wirkung an Rezeptoren für Pupillendilatation und Akkommodation |
| **Agitation, Delir, Halluzinationen, Bewusstseinsstörung** | Wirkungen an zentralnervösen Rezeptoren erzeugen u. a. Agitation, Angstzustände, Sprachstörungen, Psychose, Verwirrung, Bewusstseinsstörung, Krampfanfall |
| **Harnverhalt** | Rezeptoren an Blase und Urethrasphinkter verhindern Miktion und reduzieren Harndrang |
| **Leise/nicht vorhandene Darmgeräusche** | Rezeptoren an glatter Muskulatur des Darms gehemmt |

**MERKE**

Ein möglicher Merksatz für das anticholinerge Toxidrom lautet:
„Blind wie ein Maulwurf, rot wie Rosen, trocken wie die Wüste, heiß wie die Sonne" (basierend auf dem englischsprachigen Spruch: „Blind as a bat, mad as a hatter, red as a beet, hot as a desert, dry as a bone").

**Fallbericht**

**Erste Anordnungen und Diagnostik**

EKG, BZ, Labor mit Blutbild, Elektrolyte, Nieren- und Entzündungsparameter, evtl. cCT.

EKG

Tachykarder Sinusrhythmus, Indifferenztyp, alle Zeiten im Limit, unauffällige ST-Strecken.

Monitorüberwachung

Anhaltende Sinustachykardie, Blutdruckwerte unverändert.

Labor

| Parameter | Laborwert Pat. | Referenz-bereich | Einheit |
|---|---|---|---|
| Hämoglobin | 12,8 | 12,0–16,0 | g/dl |
| Hämatokrit | 42 | 35–45 | % |
| CRP | < 0,5 | < 0,5 | mg/dl |
| Leukozyten | 8,2 | 4,0–10,0 | Tsd./µl |
| Kreatinin | 0,91 | 0,5–1 | mg/dl |
| Natrium | 137 | 135–145 | mmol/l |
| Kalium | 4,2 | 3,5–4,5 | mmol/l |

✓ Fallbericht: Im EKG zeigt sich bis auf einen tachykarden Sinusrhythmus ein unauffälliger Befund; im Labor kein Hinweis auf akuten Infekt, Blutzucker normwertig.

## 76.3 Erste Anordnungen und Diagnostik

Die Untersuchungen bei Patienten mit anticholinergem Toxidrom bestehen im Großen und Ganzen darin, gefährliche Differenzialdiagnosen ein- oder auszuschließen.

### 76.3.1 EKG

Bei jedem Patienten mit relevanter Tachykardie ist ein EKG obligat. Steht eine unklare Intoxikation im Raum, sollte auch auf typische EKG-Veränderungen wie QRS-Verbreiterung, $QT_c$-Verlängerung oder Arrhythmien geachtet werden.

### 76.3.2 Blutzucker

Bei allen Patienten mit Vigilanzänderung oder -minderung ist spätestens in der Notaufnahme eine umgehende Blutzuckerdiagnostik durchzuführen.

### 76.3.3 Labor

Laborchemisch sollten neben möglichen Elektrolytstörungen auch Nierenfunktionsstörungen und Hinweise auf Infektion überprüft werden.

### 76.3.4 Weitere Diagnostik

- Bei neurologischen Auffälligkeiten sollte zeitnah ein cCT durchgeführt werden.
- Wenn eine **Sepsis** die Ursache der aktuellen Symptomatik sein könnte, sind eine rasche Fokussuche und leitliniengerechte Therapie essenziell.
- Eine zeitkritische Differenzialdiagnose ist die Meningitis. Besteht hier ein entsprechender Verdacht, sollte schnellstmöglich mit der Diagnostik und Therapie begonnen werden.

**KERNAUSSAGEN**

- Bei Verdacht auf ein anticholinerges Toxidrom sollten gefährliche Differenzialdiagnosen rasch klinisch und diagnostisch ausgeschlossen werden. Dazu zählen insbesondere Infektionen und Elektrolytstörungen.
- Ein Verdacht auf Meningitis oder Sepsis muss schnell erkannt und therapiert werden.

**Fallbericht**

**Therapie**

- Benzodiazepin-Gabe: Midazolam 3 mg i. v.
- Physostigmin: 0,5–2 mg langsam (0,5 mg über 5 min) i. v.

✓ Fallbericht: Die Patientin erhält initial Midazolam, um die Delirsymptome unter Kontrolle zu bekommen. Bei Verdacht auf ein schweres anticholinerges Toxidrom kann Physostigmin unter Monitoring und engmaschiger klinischer Kontrolle appliziert werden. Darunter bessert sich das Delir der Patientin deutlich.

## 76.4 Therapie

Bei unklarem Delir kann die Gabe von Benzodiazepinen hilfreich sein, um den Patienten adäquat untersuchen zu können. Haloperidol sollte auch bei ausgeprägtem Delir wegen seiner potenziell anticholinergen Nebenwirkungen unbedingt vermieden werden! Bei Harnverhalt sollte die Anlage eines Blasenkatheters erfolgen.

### 76.4.1 Physostigmin



Beim anticholinergen Toxidrom wird Physostigmin als Antidot aufgeführt. Auf die Gabe von Physostigmin sollte verzichtet werden, wenn es sich um eine Mischintoxikation oder um eine völlig unklare Anamnese handelt – ein „Ausprobieren" der Wirksamkeit wird ohne weitere Differenzialdiagnostik nicht empfohlen. Als **Nebenwirkungen** der Gabe können Bradykardien und Krampfanfälle, Erbrechen und Übelkeit sowie evtl. Asthmaanfälle oder Inkontinenz auftreten. Relative Kontraindikationen sind daher u. a. asthmatische Vorerkrankungen der Lunge, Epilepsie, KHK und Herzrhythmusstörungen.

Vor der Gabe sollte der Patient an einen EKG-Überwachungsmonitor angeschlossen werden; ferner sollte Atropin verfügbar sein.

Physostigmin wird langsam (über 5 min) i. v. appliziert; die Startdosis beträgt 0,5–2 mg. Wenn im Verlauf erneut ein Delir auftritt, kann die Gabe alle 20–30 min wiederholt werden.

Bei schwerer cholinerger Symptomatik nach Gabe von Physostigmin, insbesondere eine Bradykardie, kann **Atropin** als Anticholinergikum appliziert werden.

Leichte Verläufe ohne Delir benötigen meist keine Physostigmin-Gabe; die Symptome bessern sich meist nach einigen Stunden Überwachung. Falls trotz des typischen Symptomkomplexes und der Anamnese keinerlei Besserung auf Physostigmin eintritt, sollte zeitnah nach anderen Differenzialdiagnosen gesucht werden.

### 76.4.2 Kohle

Bei kürzlich zurückliegender Intoxikation sollte medizinische Kohle (50–100 g) appliziert werden – bei wachen Patienten oral, bei vigilanzgeminderten oder ausgeprägt deliranten Patienten ggf. über Magensonde.

**Fallbericht**

**Disposition/Empfehlung weiteres Vorgehen**

Verlegung auf eine IMC-Station.

✓ Fallbericht: Die Patientin hatte ein ausgeprägtes anticholinerges Syndrom, daher wird sie auch nach Abklingen der Symptomatik mehrere Stunden stationär überwacht. Auf der IMC-Station muss in den kommenden Stunden möglicherweise noch mehrfach Physostigmin appliziert werden.

## 76.5 Risikostratifikation

Je nach Ausprägung ist eine große Bandbreite des Risikos von mäßig bis sehr schwer möglich. Die klinische Präsentation, vor allem die Vitalfunktionen und das Ausmaß der Bewusstseinsstörung, bestimmt die Risikostratifikation. Dabei muss berücksichtigt werden, dass aufgrund der Darmatonie eine verzögerte Nachresorption der eingenommenen Substanzen möglich ist.

## 76.6 Disposition/Empfehlung weiteres Vorgehen

Bei schwerem anticholinergem Toxidrom ist eine Aufnahme und stationäre Überwachung, meist auf einer IMC- oder Intensivstation, erforderlich. Auch bei leichten Verläufen ohne die Notwendigkeit einer Physostigmin-Gabe sollten die Patienten erst mehrere Stunden nach Symptomfreiheit entlassen werden.

Wie bei anderen mit möglicherweise selbstverletzenden Hintergründen erfolgten Intoxikationen sollte vor jeder Entlassung eine mögliche Suizidalität geprüft werden.

## Was wäre, wenn …

- … die Patientin nur leichte Agitation, Hyperthermie und Mydriasis gezeigt hätte?
  - Dann wäre die Gabe von Physostigmin initial nicht nötig gewesen, jedoch eine engmaschige Überwachung bzgl. einer etwaigen Verschlechterung.
- … die Patientin eine große Anzahl verschiedener Tabletten (u. a. Sedativa und Blutdruckmedikation) eingenommen hätte?
  - Dann hätte eine schwere Mischintoxikation vorgelegen. In diesem Fall wird die Gabe von Physostigmin nicht empfohlen, da die symptomatische Behandlung etwaiger anticholinerger Symptome nicht im Vordergrund steht und das Potenzial für schwere Nebenwirkungen hat.
- … die Patientin zwar die typischen Symptome aufgewiesen hätte, die Anamnese jedoch völlig unklar gewesen wäre?
  - Dann hätte bei der Differenzialdiagnostik noch genauer auf mögliche andere Diagnosen geachtet werden müssen. Hierzu zählen insbesondere die Mischintoxikation und die Infektion/Sepsis.
- … die Patientin neben der oben genannten Symptomatik noch Nackensteifigkeit gezeigt hätte?
  - Dann hätte es sich auch um Symptome einer Meningitis handeln können. Besteht dieser Verdacht, sind eine rasche antiinfektive Therapie sowie eine cCT und Lumbalpunktion durchzuführen.
- … die Patientin die Antihistaminika erst vor einer knappen Stunde eingenommen und leichte Symptome ohne Delir gezeigt hätte und „nur mal nachfragen“ wollte?
  - Dann wäre eine mehrstündige Überwachung notwendig gewesen, und es hätte medizinische Kohle appliziert werden können.

76

### LITERATUR

Desel H, Müller D. Alte und neue Drogen – Vorgehen im Notfall. Anästh Intensivmed 2016; 57: 182–194.

Kloss B, Bruce T. Pocket Toxicology Flashcards. New York: McGraw-Hill 2014.

Müller D, Desel H. Common causes of poisoning – etiology, diagnosis and treatment. Dtsch Arztebl Int 2013; 110(41): 690–700.

Su M, Goldman M. Anticholinergic poisoning. UpToDate 2022; www.uptodate.com/contents/anticholinergic-poisoning (letzter Zugriff: 22.1.2023).

Tintinalli J, et al. Tintinalli's Emergency Medicine. A Comprehensive Study Guide. 9th ed. New York: McGraw-Hill 2019.

KAPITEL

# 77

Martin Fandler und Philipp Gotthardt

# Bewusstlos, vom Bahnhof ...

## Fallbericht

### Eintreffen

Ein ca. 30-jähriger Patient wird nach Vorankündigung („Intox vom Bahnhof") durch den Rettungsdienst somnolent in die Notaufnahme transportiert. Er sei „ein Bekannter", der alle paar Tage mit Intoxikationen aufgenommen werde.

### Ersteindruck

Patient somnolent, diskret zyanotische Lippen.

### Vitalwerte

GCS 9; $SaO_2$ 90 % bei 2 l $O_2$ via Nasenbrille; HF 47; RR 109/82; AF 7; T 35,2; Sx nicht erhebbar; BZ 84

### Triagekategorie

Orange

### Anamnese

Die Notfallsanitäterin berichtet, dass der Patient kaum ansprechbar von Passanten an der Treppe einer öffentlichen Toilette aufgefunden worden sei. Neben ihm habe Spritzbesteck gelegen, das die Polizei beschlagnahmt habe. Ein Trauma oder ein Krampfanfall sei nicht beobachtet worden.

Ein Blick in die zahlreichen Vordokumente des Patienten bestätigt die Aussagen des Rettungsdienstes: Bei diesem Patienten ist ein chronischer intravenöser Heroinabusus bekannt, zudem eine Hepatitis C.

✓ Fallbericht: Aus der Fremdanamnese und den Vordokumenten ist von einer erneuten Opioidintoxikation auszugehen.

## 77.1 Anamnese und Differenzialdiagnose

Während die „klassische" Intoxikation mit i. v. Heroin in der Gesamtzahl der Drogenkonsumenten in Deutschland zunehmend seltener wird, zeigt sich in den USA aktuell eine „Epidemie" mit steigendem Heroinkonsum. Dies wird auch auf die zunehmende und wohl etwas sorglose Verschreibung von starken Opioidanalgetika zurückgeführt. In Deutschland sind neben Heroin eher Intoxikationen mit opioidhaltigen Medikamenten (z. B. Fentanyl und Tilidin) verbreitet.

Opioide wirken an zahlreichen Neurotransmittern und erzeugen eine große Bandbreite an Symptomen. Dosisabhängig wird die Wirkung von euphorisierend bis hin zu analgetisch, sedierend beschrieben. Insgesamt überwiegt beim **Opioidtoxidrom** jedoch eher der sedierende Effekt.

Außer bei Drogenkonsumenten kann sich ein Opioidtoxidrom vor allem bei älteren Patienten im Rahmen veränderter, erhöhter oder akzidentell falsch eingenommener Medikation (z. B. bei transdermalen Schmerzpflastern) entwickeln. Wirkstärke und Halbwertszeit sind je nach konsumiertem oder verabreichtem Wirkstoff höchst unterschiedlich und reichen von wenigen Minuten bis zu mehreren Stunden/Tagen bei retardierter Form.

Wie bei allen Patienten mit Intoxikationen sind relevante Differenzialdiagnosen unbedingt in Betracht zu ziehen – beim Opioidtoxidrom zählen dazu vor allem Hypoglykämie, Elektrolytstörung, Infektion und intrakranielles Geschehen.

Bei den neuen synthetischen Opioiden sind auch einzelne Fälle von Mydriasis bzw. unauffällige Pupillen beschrieben.

**KERNAUSSAGEN**

- Das Opioidtoxidrom zeichnet sich durch Miosis, Sedierung und Bradypnoe aus.
- Außer bei Drogenkonsumenten tritt das Opioidtoxidrom potenziell auch bei älteren Patienten mit opioidhaltiger Medikation auf.

**Fallbericht**

**Untersuchungsbefund**

Patient komatös, in stabiler Seitenlage oder mit Esmarch-Handgriff Atemfrequenz von 7/min und Rückgang der Zyanose; ohne Freihalten der Atemwege Apnoe. Ausgeprägte Miosis („Stecknadelpupillen"). Lungenauskultation unauffällig. Multiple ältere und frische Einstichstellen, sonst keine signifikanten Traumazeichen.

✓ Fallbericht: Es zeigen sich die typischen Befunde eines Opioidtoxidroms.



**DIAGNOSE**

Opioidtoxidrom

## 77.2 Körperliche Untersuchung

Bei Patienten mit Opioidtoxidrom ist neben der allgemeinen Notfalluntersuchung (ABC) besonders auf die Pupillendiagnostik, die Atemfrequenz und eine komplette Untersuchung „von Kopf bis Fuß" Wert zu legen. Ebenso ist auf Hinweise für alternative Diagnosen oder bisher übersehene Problematiken (z. B. Hinweise auf Trauma) zu achten.

Zu den Symptomen des Opioidtoxidroms zählen neben **Sedierung, Bradypnoe** und typischer **Miosis** auch potenziell abgeschwächte Darmgeräusche oder Hypotonie.

Besonders wichtig ist bei unklaren Intoxikationen der **Selbstschutz** bei der Untersuchung! Scharfe oder spitze Gegenstände in Taschen und Kleidung (Spritzen etc.) können rasch zu Verletzungen führen, und initial somnolente Patienten können bei der Untersuchung plötzlich agitiert-aggressiv reagieren. Daher ist es empfehlenswert, bei der körperlichen Untersuchung und Entkleidung langsam und im Team vorzugehen, um Eigengefährdung (z. B. durch noch am Patienten befindliche Spritzen oder andere scharfe Gegenstände) zu vermeiden. Der Teamleader sollte vor Beginn der Untersuchung nochmals explizit auf diese Gefahren hinweisen.

### 77.2.1 Atemfrequenz

Da die Atemfrequenz noch immer ein unterschätzter Parameter ist und die Messung immer wieder ungenau oder nicht erfolgt, sollte insbesondere bei intoxikierten Patienten besonders darauf geachtet werden. Die Veränderung der Atemfrequenz unter Therapie hat relevante Konsequenzen für die weitere Behandlung.

### 77.2.2 Untersuchung „von Kopf bis Fuß"

Bei der Untersuchung der Haut können insbesondere transdermale Schmerzpflaster sowie Einstichstellen gefunden werden. „Vergessene" oder mehrfach geklebte Schmerzpflaster waren bereits in einigen berichteten Fällen Grund für ein ausgeprägtes Opioidtoxidrom – nicht nur beim älteren Patienten.

**KERNAUSSAGEN**

- Beim Opioidtoxidrom treten typischerweise Sedierung, Miosis und Bradypnoe auf.
- Die Messung der Atemfrequenz hat therapeutische Konsequenz und sollte korrekt erfolgen.
- Bei einer „Kopf bis Fuß"-Untersuchung können außer Einstichstellen auch transdermale Opioidpflaster gefunden werden.

**Fallbericht**

**Erste Anordnungen und Diagnostik**

Monitoring mit $SaO_2$, ggf. Kapnografie per Nasenbrille, Atemfrequenz-Messung, vBGA mit Blutzuckerbestimmung.

**Monitorüberwachung**

Durchgehend normofrequenter Sinusrhythmus. Atemfrequenz erniedrigt, Sauerstoffsättigung 90 %. Kapnografie 50 mmHg.

**BGA mit Blutzucker**

Grenzwertige Hypoxie und Hyperkapnie in der BGA und BZ 92 mg/dl.

✓ Fallbericht: Im Monitor zeigt sich der Patient mit persistierender Bradypnoe und Ateminsuffizienz.

## 77.3 Erste Anordnungen und Diagnostik

Bei relativ klarer Anamnese und unauffälligem Untersuchungsbefund kann je nach klinischer Einschätzung auf eine breitere Diagnostik verzichtet werden. Wichtig sind das Monitoring zur Überwachung der respiratorischen Situation sowie der Ausschluss einer Hypoglykämie.

### 77.3.1 Monitor

Ein Monitoringsystem mit recht verlässlicher Messung der Atemfrequenz (nur bei bewusstseinsgetrübten Patienten sinnvoll) kann die Wirksamkeit von Therapiemaßnahmen überwachen. Die kontinuierliche Pulsoxymetrie ist bei Opioidtoxidrom und Vigilanzminderung obligat, jedoch muss klar sein, dass sich ein Abfall der peripheren Sauerstoffsättigung oft erst mit deutlicher Verzögerung nach Atemstillstand zeigt (30–90 s, teils auch länger). Besonders effektiv in der Messung der Atemfrequenz und insbesondere der frühzeitigen Erkennung von Apnoe, allerdings nicht ubiquitär verfügbar, ist die nichtinvasive endexspiratorische Kapnografie via Nasenbrille.

### 77.3.2 BGA mit Glukose

Eine Hypoglykämie sollte bei jedem vigilanzgeminderten Patienten ausgeschlossen werden. Eine venöse BGA mit Elektrolyten und Glukosemessung kann auch einige relevante metabolische Entgleisungen ausschließen.

### 77.3.3 Erweiterte Diagnostik

Eine erweiterte Diagnostik ist insbesondere bei unklaren (Misch-)Intoxikationen notwendig. Hier sind ein EKG sowie eine Laborentnahme mit breiter Diagnostik und Spiegelbestimmung, z. B. für Paracetamol, Trizyklika und Salicylate, sinnvoll. Ferner ist eine Ausweitung der Diagnostik bei anderen möglichen Differenzialdiagnosen wie Trauma, Infektion oder langer Liegedauer (Rhabdomyolyse) notwendig.

**KERNAUSSAGEN**

- Obligat in der Diagnostik ist der Ausschluss einer Hypoglykämie.
- Eine dauerhafte Überwachung der Oxygenierung und Atemfrequenz bei Vigilanzminderung und Opioidtoxidrom sollte unbedingt erfolgen.
- Erweiterte Diagnostik ist sinnvoll, wenn alternative Diagnosen im Raum stehen (Infekt, Trauma, längere Liegedauer).

**Fallbericht**

**Therapie**

- Sauerstoffgabe
- Naloxon-Gabe: titriert nach Wirksamkeit, im Verlauf kontinuierliche Gabe

✓ Fallbericht: Es wird vorsichtig Naloxon 0,1 mg i. v. verabreicht und bei der Applikation darauf geachtet, dass langsam „von unten“ dosiert wird.

## 77.4 Therapie

Primär liegt der Fokus auf der Stabilisierung und Oxygenierung des Patienten. Ein völlig apnoischer Patient sollte mittels Beutel-Masken-Beatmung oder supraglottischem Atemweg beatmet werden. Eine Intubation ist nicht immer notwendig, falls eine reine Opioidintoxikation vermutet und die Opioidwirkung antagonisiert wird.

Mit dem Wirkstoff **Naloxon** steht ein potentes Antidot bei Opioidintoxikationen zur Verfügung.

### Naloxon

Naloxon ist ein effektiver Antagonist und kann die Wirkung von Opioiden rasch aufheben. Hierin liegt auch die Herausforderung bei der Applikation: Wird zu wenig appliziert, ist die Wirkung zu gering; bei zu hoher Dosis können starke Entzugssymptome bis hin zu einer ausgeprägten **Psychose mit Agitation und Aggression** auftreten und das Personal gefährden.

Generell ist es bei Gabe von Naloxon nicht das Ziel, den Patienten völlig erwachen zu lassen, sondern die Wirkung des Opioids so weit zu dämpfen, dass adäquate Schutzreflexe und eine adäquate Atemfrequenz erreicht werden. Daher sollte – außer bei Patienten in der absoluten Apnoe – die Wirkung langsam und „von unten" titriert werden. Ziel ist eine Atemfrequenz von $\geq$ 12/min.



Beim Auftreten akuter, schwerer Entzugserscheinungen sollten diese nicht mit Opioidgabe, sondern supportiv, ggf. mit Benzodiazepinen behandelt werden.

Die Applikation von Naloxon erfolgt intravenös, ist aber auch intramuskulär und intranasal möglich. Besonders bei Patienten mit jahrelangem i. v. Drogenabusus ist die Etablierung eines i. v. Zugangs eine große Herausforderung. Hier kann z. B. die intranasale Gabe von Naloxon die Zeit überbrücken. Als Startdosierung beim spontan atmenden Patienten werden **0,05–0,1 mg i. v.** empfohlen.

Wichtig ist, die Wirkungszeit von Naloxon im Hinterkopf zu behalten: ca. 60 min. Die Wirkung der meisten Opioide ist deutlich länger, weshalb eine kontinuierliche oder repetitive Gabe bis zum Abklingen der Opioidwirkung empfohlen wird. Eine mögliche praxisnahe Applikationsform ist nach Bolusgabe die Auflösung von z. B. 3 Ampullen zu 0,4 mg Naloxon in 500 ml kristalloider Infusionslösung und Titration der Infusionsgeschwindigkeit nach Wirkung/Atemfrequenz.

**KERNAUSSAGEN**

- Der primäre Fokus beim Opioidtoxidrom ist die Stabilisierung der Oxygenierung.
- Naloxon ist ein effektives Antidot. Wichtig zu beachten ist jedoch:
  - Langsam „von unten" titrieren, um plötzliche Aggression/Agitation zu vermeiden.
  - Bei erschwertem intravenösem Zugang ist auch eine intramuskuläre oder intranasale Gabe möglich.
  - Die Halbwertszeit von Naloxon bzw. des Opioids sollte bedacht und Naloxon repetitiv/kontinuierlich appliziert werden.

**Fallbericht**

**Disposition/Empfehlung weiteres Vorgehen**

- Überwachung auf Monitoring-Einheit, ggf. IMC
- Vor Entlassung Prüfung der Vigilanz ohne Wirkung von Naloxon

✓ Fallbericht: Unter der niedrigdosierten kontinuierlichen Gabe von Naloxon konnte eine adäquate Atemfrequenz und Vigilanz des Patienten erreicht werden. Dies wurde unter engmaschiger Überwachung auf einer Monitoring-Einheit (z. B. IMC-Station) fortgesetzt und der Patient im Verlauf entlassen.

## 77.5 Disposition/Empfehlung weiteres Vorgehen

Ein Patient mit Opioidtoxidrom sollte engmaschig auf einer Intensiv- oder IMC-Station überwacht werden.

Nach Abklingen der Wirkung sollte ein Patient zumindest 2–3 h ohne Naloxon-Gabe stabil und wach sein, bevor seine Entlassung sinnvoll möglich ist. Aufgrund eines möglichen Harnverhalts unter Opioiden sollte möglichst ein selbstständiges Urinieren des Patienten vor Entlassung erfolgen und dokumentiert werden.

### Was wäre, wenn …

- … der Patient zwar vom Bahnhof gekommen und enge Pupillen gehabt hätte, aber keine weiteren Informationen verfügbar gewesen wären?
  - Dann wäre jedenfalls eine breitere Diagnostik nötig gewesen. In einem solchem Fall ist ein Opioidtoxidrom keinesfalls die einzige Differenzialdiagnose.
- … der Patient im Verlauf nach dem Aufklaren angegeben hätte, mehrere Päckchen Heroin als Body-Packer zu transportieren?
  - Dann hätte dies mittels Röntgen-Abdomen oder CT verifiziert und der Patient bis zum Ausscheiden der Pakete überwacht werden müssen. Das Risiko besteht in der Ruptur eines Pakets und massiver Intoxikation bzw. gastrointestinalen Pathologien durch die Fremdkörper.
- … der Patient beim Eintreffen in der Notaufnahme plötzlich apnoisch geworden wäre?
  - Dann hätte während der Anlage eines i. v. Zugangs eine Masken-Beutel-Beatmung (bzw. eine Beatmung mittels supraglottischer Atemwegshilfe) erfolgen sollen; die Initialdosis von Naloxon wäre dann höher gewesen: 0,4–1 mg.
- … der Patient laut Rettungsdienst wohl mehrere Stunden vigilanzgemindert in einer Ecke gelegen hätte?
  - Dann hätte die Gefahr eines Liegetraumas mit Rhabdomyolyse bestanden, was eine breitere Abklärung inkl. Labor (mit Infektparametern, Nierenretentionswerten und CK) nötig gemacht hätte.
- … der Patient beim Eintreffen wegen einer präklinischen Naloxon-Gabe völlig wach und orientiert gewesen wäre?
  - Dann wäre wegen der potenziell kürzeren Halbwertszeit von Naloxon im Vergleich zu Opioiden eine Mindestüberwachungszeit von 2–3 h erforderlich gewesen. Verweigert der Patient dies trotz entsprechender Aufklärung, ist nach lokalen Vorschriften zu prüfen, ob volle Einwilligungsfähigkeit besteht oder eine Zwangsbehandlung durchgeführt werden muss.



#### LITERATUR


Desel H, Müller D. Alte und neue Drogen – Vorgehen im Notfall. Anästh Intensivmed 2016; 57: 182–194.

Kloss B, Bruce T. Pocket Toxicology Flashcards. New York: McGraw-Hill 2014.

Lott C, et al. European Resuscitation Council Guidelines 2021. Cardiac arrest in special circumstances. Resuscitation 2021; 161: 152–219.

Müller D, Desel H. Common causes of poisoning – etiology, diagnosis and treatment. Dtsch Arztebl Int 2013; 110(41): 690–700.

Stolbach A, Hoffman R. Acute opioid intoxication in adults. UpToDate 2022; www.uptodate.com/contents/acute-opioid-intoxication-in-adults (letzter Zugriff 22.1.2023).

Zilker T. Akute Intoxikationen bei Erwachsenen – was Sie wissen sollten. Dtsch Med Wochenschr 2014; 139: 31–46.

KAPITEL

# 78 Dramatische Lebenskrise

Martin Fandler und Philipp Gotthardt

## Fallbericht

### Eintreffen

Eine 19-jährige Patientin wird vom Notarzt in die Notaufnahme gebracht. Sie habe in suizidaler Absicht mehrere Tabletten eingenommen und sei somnolent gewesen. Vor Ort wurden zahlreiche leere Schachteln mit Antidepressiva gefunden und vom Rettungsdienst mitgebracht. Auf den letzten Metern vor dem Krankenhaus habe sich der Zustand der Patientin nochmals deutlich verschlechtert; es hätte sich zudem ein arrhythmisches Monitor-EKG geboten.

### Ersteindruck

Patientin somnolent, nicht orientiert, schnarchende Atmung, blass, kritisch krank wirkend.

### Vitalwerte

GCS 9 (E2V2M5); $SaO_2$ 91 %; HF 54, arrhythmisch; RR 95/62; AF 12; T 37,7; Sx nicht beurteilbar; BZ 82

### Triagekategorie

Rot

### Anamnese

Nach Durchsicht der mitgebrachten Medikamentenschachteln zeigt sich eine geschätzte maximale Einnahmemenge von 1.500 mg Amitriptylin (15 × 100 mg) und 1.000 mg Doxepin (10 × 100 mg), beides trizyklische Antidepressiva (TZA). Von Angehörigen hatte der Rettungsdienst erfahren, dass sich die Patientin bereits seit einigen Monaten wegen familiärer Schwierigkeiten in einer schweren Krise befunden und sich die verschiedenen Präparate wohl gezielt „zusammengespart" und von anderen Angehörigen besorgt habe, um diese in großer Menge einzunehmen.

✓ Fallbericht: Es besteht der Verdacht auf eine schwere, lebensbedrohliche Intoxikation mit TZA.

**DIAGNOSE**
Antidepressiva-Intoxikation

## 78.1 Anamnese und Differenzialdiagnose

Bei einer hoch dosierten Intoxikation mit Antidepressiva besteht je nach Präparat potenziell akute Lebensgefahr. Umso schwieriger ist die Differenzierung der eingenommenen Medikamente, insbesondere bei vigilanzgeminderten oder unkooperativen Patienten. Essenziell ist in einem solchen Fall die Fremdanamnese durch Angehörige und das vor Ort tätige Rettungspersonal, ggf. auch durch behandelnde Ärzt*innen/Psychiater*innen, die über Medikamentenverschreibungen informiert sind (➤ Kap. 74).

Typische Zeichen einer Intoxikation mit Antidepressiva sind: **Sedierung** bis hin zu tiefer Bewusstlosigkeit, aber auch Verwirrung und Halluzinationen. Teils kommt es zu anticholinergen Symptomen wie Hyperthermie, Flush und Mydriasis (➤ Kap. 76). Ebenso sind bei einigen Wirkstoffen schwere **kardiale Nebenwirkungen** wie Hypotonie und lebensbedrohliche Arrhythmien möglich.

Einen Überblick über die Symptome bei einer relevanten Überdosis „typischer" Antidepressiva gibt ➤ Tab. 78.1.

Bei einer unklaren Mischung verschiedener Antidepressiva oder völlig unklarer Anamnese muss im

**Tab. 78.1** Symptome bei Überdosierung „typischer" Antidepressiva

| Antidepressiva-Klasse | Symptome einer Überdosierung |
|---|---|
| **Serotonin-Wiederaufnahmehemmer (SSRI),** z. B. Citalopram | Müdigkeit, selten Krampfanfall, Serotonin-Syndrom |
| **Serotonin-Noradrenalin-Wiederaufnahmehemmer (SNRI),** z. B. Venlafaxin | Krampfanfall, Serotonin-Syndrom, Hypertension, selten Hypotension oder lebensbedrohliche Arrhythmie |
| **Trizyklische Antidepressiva (TZA) und TZA-Analoga,** z. B. Amitriptylin | Anticholinerges Syndrom, lebensbedrohliche Arrhythmien, Bewusstseinstrübung, Krampfanfälle |
| **Monoaminoxidasehemmer (MAO-Hemmer),** z. B. Moclobemid | Serotonin-Syndrom, Hypotension |

Notfall von der schlimmstmöglichen Kombination ausgegangen und entsprechend gehandelt werden.

78

**KERNAUSSAGEN**

- Bei zahlreichen verschiedenen Medikamenten und Kombinationstherapien ist eine symptomorientierte Differenzierung beim akut intoxikierten Patienten nicht sinnvoll möglich.
- Bei unklarer Anamnese ist vom geschätzten „Worst Case" auszugehen.

**Fallbericht**

**Untersuchungsbefund**

Patientin somnolent, teils schnarchende Atmung; Mydriasis. Irregulärer Herzschlag/Arrhythmie, kühle Extremitäten bei Hypotonie.

Keine offensichtlichen frischen Verletzungen, jedoch zahlreiche vernarbte Schnitte an Oberschenkeln und Unterarmen.

✓ Fallbericht: Bei der Untersuchung zeigt sich eine Patientin mit bedrohtem Atemweg (A-Problem), grenzwertiger Oxygenierung (potenzielles B-Problem), Schockzeichen (C-Problem) und Vigilanzminderung (D-Problem) ohne auffällige akute Traumazeichen.

## 78.2 Körperliche Untersuchung

Trizyklische Antidepressiva führen zu einer Vielzahl von Symptomen. Die Patienten können – kurz nach der Ingestion noch stabil und wach – rasch dramatisch verfallen.

### 78.2.1 Kardiale Symptomatik

Neben einer Sinustachykardie zeigt sich häufig eine relevante Hypotension mit Schockzeichen. Ebenso treten Arrhythmien bis hin zu Kammertachykardie (VT) und Kammerflimmern (VF) auf.

### 78.2.2 ZNS-Symptomatik

Von leichter Müdigkeit bis hin zum Delir (vor allem im Rahmen eines anticholinergen Syndroms) bis hin zu tiefer Bewusstlosigkeit ist eine große Bandbreite an Symptomen möglich. Ebenso können Krampfanfälle auftreten.

**KERNAUSSAGEN**

Patienten mit relevanter TZA-Intoxikation sind häufig kritisch krank. Betroffen sind vor allem das kardiovaskuläre und das zentralnervöse System:

- Hypotonie, Schock, Arrhythmien
- Müdigkeit, Delir, Bewusstseinstrübung, Krampfanfälle

**Fallbericht**

**Erste Anordnungen und Diagnostik**

- Stabilisierung der ABC-Problematik (Intubation und Beatmung, Kreislaufstabilisierung)
- Monitoring, Blutentnahme (BGA mit **Glukose** und breites Labor inkl. Spiegel für TZA, Paracetamol und Salicylate)

**ABC-Stabilisierung**

Notfallmäßige Gefäßzugänge, Intubation und Beatmung, Katecholamin- und Volumengabe.

**Monitoring**

Sinusbradykardie, deutliche QRS-Verbreiterung.

Labor und arterielle BGA

| Parameter | Laborwert Pat. | Referenzbereich | Einheit |
|---|---|---|---|
| pH | 7,1 | 7,35–7,45 | |
| Kalium | 5,2 | 3,5–4,5 | mmol/l |
| Laktat | 14 | < 2 | mmol/l |
| BE | –12 | ± 2 | mmol/l |
| Glukose | 92 | 70–110 | mg/dl |
| TZA-Spiegel | Eingang lange nach abgeschlossener Notfallbehandlung | | |

✓ Fallbericht: Im EKG und bei der Monitorüberwachung zeigen sich breite QRS-Komplexe; in der venösen BGA unterstreicht ein erhöhtes Laktat den potenziell instabilen Zustand der Patientin. Laborchemisch zeigt sich im späteren Verlauf ein deutlich erhöhter TZA-Spiegel.
Die kritisch kranke Patientin bedarf, während die Initialdiagnostik durchgeführt wird, einer sofortigen Notfalltherapie. Es erfolgen die notfallmäßige Intubation und eine Katecholamintherapie.

## 78.3 Erste Anordnungen und Diagnostik

### 78.3.1 ABC-Stabilisierung

Bei kritisch Kranken gilt – wenn möglich – der Grundsatz: „Resuscitate before you intubate." Sofern klinisch vertretbar, sollte der hämodynamische Zustand des Patienten stabilisiert werden. Danach erfolgt die Intubation unter optimierten Bedingungen und verbesserten Erfolgschancen.

### 78.3.2 Monitoring/EKG

Bei TZA-Intoxikationen ist ein Zeichen für relevante kardiale Toxizität die **Verbreiterung der QRS-Komplexe > 100 ms**. Ebenso kann sich eine teils schenkelblockartige, teils bizarre Veränderung der QRS-Komplexe und eine Verlängerung der QT- und PQ-Zeiten entwickeln; je breiter die Komplexe, desto höher ist die Wahrscheinlichkeit von Krampfanfällen und ventrikulären Tachykardien.

Wegen der jederzeit möglichen lebensbedrohlichen Arrhythmien sollten Patienten mit TZA-Intoxikation kontinuierlich am Monitor überwacht werden.

### 78.3.3 Labor

Neben der bei jeder Vigilanzminderung obligaten Glukosemessung hilft eine rasche POCT-Blutgasanalyse, wichtige Elektrolytstörungen wie auch einen entgleisten Säure-Basen-Haushalt schnell zu erkennen.

Die TZA-Spiegelbestimmung ist besonders bei völlig unklaren Intoxikationen im Verlauf hilfreich; realistisch gesehen wird deren Ergebnis bei kritisch kranken Patienten allerdings erst deutlich nach der Notfalltherapie vorliegen.

### 78.3.4 Apparative Diagnostik

Ist die Ursache der Vigilanzminderung nicht klar, sollte nach Stabilisierung des Patienten ein cCT durchgeführt und engmaschige Rücksprache mit den neurologischen Kolleg*innen gehalten werden.

**KERNAUSSAGEN**

- Typische Zeichen einer potenziell bedrohlichen TZA-Intoxikation sind: anticholinerges Syndrom, reduzierte Vigilanz und verbreiterte QRS-Komplexe im EKG.
- Die Diagnose einer vermuteten TZA-Intoxikation erfolgt aufgrund der Anamnese und der Klinik. Die TZA-Spiegelbestimmung kann im Verlauf hilfreich sein, ist aber für die initiale Notfalltherapie selten relevant.
- Eine engmaschige Monitorüberwachung ist wegen des schwer einschätzbaren Verlaufs obligat.

**Fallbericht**

**Therapie**

- Intubation und Beatmung, Katecholamin- und Volumengabe
- Kohlegabe via Magensonde
- Gabe von Natriumbikarbonat und vorbeugende Vorbereitung einer Intralipidtherapie

✓ Fallbericht: Nach der initial stabilisierenden Notfalltherapie erfolgen nun die spezifischen, auf die Intoxikation bezogenen Interventionen mit der Gabe von Natriumbikarbonat und Kohle.

## 78.4 Therapie

Nach allgemeiner Behandlung der A-, B-, und C-Problematik ist eine spezifische Therapie indiziert; diese richtet sich nach dem allgemeinen Zustand des Patienten.



### 78.4.1 Kohle

Die Gabe von medizinischer Kohle, insbesondere bei kürzlich (1–2 h) erfolgten Intoxikationen, kann eine weitere Medikamentenwirkung verhindern (➤ Kap. 74.4.1). Die Applikation erfolgt oral oder bei Vigilanzminderung via Magensonde.

### 78.4.2 Natriumbikarbonat

Bei TZA-Intoxikation mit Hypotension und/oder Arrhythmien sollte rasch Natriumbikarbonat verabreicht werden (Dosis: 8,4 % 1–2 mval = ml pro kg KG rasch i. v.; meistens zumindest eine Kurzinfusion mit 100 ml).

Ein möglicher Wirksamkeitsnachweis ist die Verkürzung der QRS-Komplexe im EKG/Monitorausdruck bzw. die Besserung der Hypotonie. Zeigt sich keine Wirkung, kann die Gabe nach 5–10 min wiederholt werden. Bei Therapieerfolg sollte eine kontinuierliche Therapie mit Natriumbikarbonat begonnen werden (25–50 mval/h).

**CAVE**

Natriumbikarbonat darf keinesfalls über den gleichen Venenzugang verabreicht werden wie die Katecholamine!

Gleichzeitig sollte der pH-Wert des Patienten engmaschig überwacht werden; der pH-Zielwert liegt etwa bei 7,50–7,55. Überwacht werden müssen – insbesondere bei prolongierter Gabe – auch Kalium, Natrium und der allgemeine Volumenstatus.

### 78.4.3 Physostigmin

Bei Zeichen eines anticholinergen Syndroms sollte Physostigmin erwogen werden: 0,5 mg langsam über 5 min i. v. Bei schwerem Verlauf mit Vigilanzminderung, Koma, Tachykardie > 140/min können bis zu 2 mg Physostigmin langsam i. v. verabreicht werden.

### 78.4.4 Weitere Therapeutika

Erstlinienmedikament bei Krampfanfällen sind **Benzodiazepine**. Bei trotz Natriumbikarbonattherapie persistierenden Arrhythmien kann die Gabe von **Lidocain** (1–1,5 mg/kg KG i. v. Bolus, dann 60–240 mg/h) und bei schwersten Verläufen als letzte Möglichkeit eine Intralipidtherapie („Lipid Rescue") oder eine extrakorporale Kreislaufunterstützung (ECLS mittels vaECMO) erwogen werden (➤ Kap. 79.4.2).

**CAVE**

- **Flumazenil** ist bei Patienten mit vermuteter TZA-Intoxikation (auch wenn zusätzlich Benzodiazepine eingenommen wurden) **kontraindiziert**, da es zu schweren Krampfanfällen kommen kann.
- **Amiodaron** ist wegen der möglichen zusätzlichen QT-Zeit-Verlängerung potenziell gefährlich.
- **Klasse-Ia- und -Ic-Antiarrhythmika** können durch ihre Natriumkanalwirkung die TZA-Wirkung noch verstärken.
- **Betablocker** sollten bei Tachykardie ebenso kritisch hinterfragt werden. (Die Tachykardie ist meist schockbedingt, Betablocker könnten diese verschlechtern.) Ist eine extrakorporale Kreislaufunterstützung (ECLS/ECMO) verfügbar (oder ein Transport in ein entsprechendes Zentrum denkbar), sollte möglichst auf die Intralipidgabe verzichtet werden, da nach dieser Therapie ECMO- (und auch Dialyse-)Filter verstopfen und eine effiziente Therapie unmöglich machen können.

**KERNAUSSAGEN**

- Natriumbikarbonat ist neben allgemein stabilisierenden Maßnahmen das primäre Therapeutikum bei Intoxikation mit TZA.
- Weitere relevante Therapeutika sind:
  - Benzodiazepine (bei Krampfanfällen)
  - Lidocain (bei persistierenden Rhythmusstörungen)
- Kontraindiziert sind: Flumazenil, Amiodaron (bzw. andere Klasse-Ia- und -Ic-Antiarrhythmika).

**Fallbericht**

**Disposition/Empfehlung weiteres Vorgehen**

Verlegung auf Intensivstation, Absprache bzgl. Intralipidgabe.

✓ Fallbericht: Unter der Gabe von Natriumbikarbonat werden die QRS-Komplexe etwas schmaler. Zur weiteren Behandlung wird die Patientin auf die Intensivstation verlegt. Hier benötigt sie initial hohe Katecholamindosen, stabilisiert sich jedoch am Folgetag und kann schließlich im Verlauf komplikationslos extubiert werden.

## 78.5 Risikostratifikation

Patienten mit TZA- oder anderen Antidepressiva-Intoxikationen sollten in der Notaufnahme bis zum Beweis des Gegenteils als Hochrisikopatienten betrachtet werden.

## 78.6 Disposition/Empfehlung weiteres Vorgehen

Kritisch kranke Patienten sollten unbedingt auf eine Intensivstation verlegt werden, bei schwerer kardiovaskulärer Instabilität möglichst in ein Zentrum mit toxikologischer Expertise. Auch nicht instabile Patienten benötigen wegen der möglichen Arrhythmien ein engmaschiges Monitoring.

78

**Was wäre, wenn …**

- … die Patientin nur leicht somnolent gewesen wäre?
  - Dann hätte zwar die Intubation nicht stattfinden müssen, eine engmaschige Überwachung und Therapie jedoch schon.
- … die Patientin vermutlich nur SSRI und nur unwahrscheinlich noch „ein paar Tabletten Amitriptylin“ eingenommen hätte?
  - Dann hätte trotzdem der „Worst Case“ behandelt werden müssen – zumindest mittels engmaschiger Überwachung, Kohlegabe und EKG-Monitoring wegen eines verbreiterten QRS-Komplexes.
- … die Patientin nur wenige Tabletten Amitriptylin, jedoch große Mengen an Benzodiazepinen eingenommen hätte?
  - Dann hätte man trotzdem auf die Gabe von Flumazenil verzichten und die Patientin ggf. intubieren sollen, falls eine Vigilanzminderung dies erfordert hätte.
- … die Patientin primär eine Herzfrequenz von 35/min gehabt hätte?
  - Dann hätte neben der erwähnten Therapie auch eine externe bzw. im Verlauf interne Schrittmachertherapie durchgeführt werden können.
- … die Patientin zusätzlich eine Prellmarke am Kopf aufgewiesen hätte?
  - Dann hätte zeitnah eine kranielle Bildgebung (cCT) veranlasst werden müssen.

## LITERATUR

Desel H, Müller D. Alte und neue Drogen – Vorgehen im Notfall. Anästh Intensivmed 2016; 57: 182–194.

Hüser C. Physostigmin. ToxDocs 2019; http://toxdocs.de/2019/physostigmin/ (letzter Zugriff: 22.1.2023).

Kloss B, Bruce T. Pocket Toxicology Flashcards. New York: McGraw-Hill 2014.

Lott C, et al. European Resuscitation Council Guidelines 2021. Cardiac arrest in special circumstances. Resuscitation 2021; 161: 152–219.

Müller D, Desel H. Common causes of poisoning – etiology, diagnosis and treatment. Dtsch Arztebl Int 2013; 110(41): 690–700.

Salhanick S. Tricyclic antidepressant poisoning. UpToDate 2022; www.uptodate.com/contents/tricyclic-antidepressant-poisoning (letzter Zugriff: 22.1.2023).

Zilker T. Akute Intoxikationen bei Erwachsenen – was Sie wissen sollten. Dtsch Med Wochenschr 2014; 139: 31–46.

KAPITEL

# 79 Omas Tabletten

Martin Fandler und Philipp Gotthardt

**Fallbericht**

### Eintreffen

Ein 23-jähriger Patient wird nach Vorankündigung „Tablettenintoxikation, akzidentell" intubiert und beatmet in den Schockraum der Notaufnahme gebracht. Der von Geburt an intelligenzgeminderte junge Mann hatte mehrere Tabletten seiner Großmutter wohl ohne suizidale Absicht eingenommen und war kurz danach zunehmend müde und schwach geworden.

### Ersteindruck

Patient intubiert und invasiv beatmet.

### Vitalwerte

GCS 3; $SaO_2$ 100 %; HF 40; RR 86/40; AF 16; T 36,1; Sx nicht erhebbar; BZ 95

### Triagekategorie

Rot

### Anamnese

Die Notärztin berichtet von einer wohl akzidentellen Ingestion zahlreicher Tabletten Metoprolol und Amlodipin; die mitgebrachten leeren Blister ergeben eine errechnete Menge von 2.186 mg (23 × 95 mg) Metoprolol, fraglich auch 70 mg (14 × 5 mg Amlodipin) vor etwa 4 h. Andere Tablettenpackungen seien vor Ort nicht gefunden worden, der Patient sei wohl auch nur kurze Zeit unbeobachtet gewesen. Vor Ort sei der Atemweg des Patienten bei Vigilanzminderung nicht mehr sicher gewesen, weshalb die Notärztin eine Intubation durchgeführt habe. Bei Bradykardie seien bereits insgesamt 2 mg Atropin verabreicht worden.

✓ Fallbericht: Die Anamnese lässt eine schwere Intoxikation mit Betablockern, evtl. in Kombination mit Kalziumantagonisten vermuten.

**DIAGNOSE**

Intoxikation mit Betablockern und Kalziumantagonisten

## 79.1 Anamnese und Differenzialdiagnose

Eine Intoxikation mit Betablockern kann bei entsprechender Dosis rasch lebensbedrohlich sein. Es kommt zu einer Alpha- und Beta-Rezeptorblockade und entsprechender Wirkung.

Insbesondere Patienten mit schweren Mischintoxikationen von Betablockern und Kalziumantagonisten oder trizyklischen Antidepressiva (TZA) haben eine hohe Mortalität, da sich die kardiodepressive und arrhythmogene Wirkung potenziell verstärkt.

Auch wenn die (maximale) Menge und Art der eingenommenen Medikamente klar zu sein scheint, sollten insbesondere bei akuter Vigilanzminderung wichtige Differenzialdiagnosen wie Hypoglykämie, zentralnervöses Geschehen (u. a. Schlaganfall und Hirnblutung) sowie Elektrolytstörungen und Infekt als Ursachen bedacht werden (allgemeines Vorgehen beim akut intoxikierten Patienten: ➤ Kap. 74).

**KERNAUSSAGEN**

- Intoxikationen mit Betablockern sind potenziell lebensbedrohlich; besonders gefährlich ist die Begleitintoxikation mit Kalziumantagonisten oder TZA.
- Auch bei einer vermeintlich klaren Intoxikation sollten bei Vigilanzminderung andere Differenzialdiagnosen bedacht werden, u. a. Hypoglykämie, Elektrolytstörung, Infekt und ZNS-Erkrankungen (Schlaganfall/Blutung).

**Fallbericht**

**Untersuchungsbefund**

Patient intubiert, Lunge bds. belüftet. Hypotensiv und blass. Keine Verletzungszeichen. Keine Einstichstellen. Pupillen bds. eng, träge lichtreaktiv.

## 79.2 Körperliche Untersuchung

Die meisten Symptome bei einer Überdosierung von Betablockern treten innerhalb von 2–6 h auf, eine verzögerte Symptomatik (> 24 h) ist bei einigen Retardpräparaten möglich.

**Typische Symptomatik:**

- Hypotension und Bradykardie bis hin zu schwerem kardiogenem Schock
- Delir, Bewusstseinstrübung, Krampfanfall (teilweise im Rahmen des Schockgeschehens)
- Ebenso möglich: Auftreten von Bronchospasmus oder Hypoglykämie

Frühzeichen eines kardiogenen Schocks sind bei – initial teils noch normalen Vitalwerten – Marmorierung („Mottling") insbesondere an den Knien; peripher kühle Extremitäten und Kaltschweißigkeit. Auch eine erhöhte Atemfrequenz sollte ein dringliches Warnzeichen sein.

Wie bei allen Patienten mit Intoxikationen sollte eine ausführliche Untersuchung „von Kopf bis Fuß" erfolgen; ein Fokus liegt neben der Pupillendiagnostik auf neurologischen Auffälligkeiten und möglichen Verletzungen (allgemeines Vorgehen beim akut intoxikierten Patienten: ➤ Kap. 74).

**KERNAUSSAGEN**

- Eine Betablockerintoxikation zeigt sich primär durch kardiovaskuläre Wirkungen (Hypotonie, Bradykardie) sowie zentralnervöse Symptomatik.
- Bei Betablockerintoxikation kann eine Hypoglykämie auftreten.
- Erhöhte Atemfrequenz oder „Mottling" sind häufige Warnzeichen noch vor dem Auftreten von ausgeprägter Hypotonie und Bradykardie.

**Fallbericht**

**Erste Anordnungen und Diagnostik**

Monitor und EKG, orientierende Echokardiografie, breite Blutentnahme mit BGA inkl. Salicylate, Paracetamol, TZA.

**EKG**

Ausgeprägte Sinusbradykardie, Steiltyp, unauffällige ST-Strecken.

**Monitorüberwachung**

Durchgehende Sinusbradykardie und Hypotonie um 80/40 mmHg.

**Labor**

| Parameter | Laborwert Pat. | Referenzbereich | Einheit |
|---|---|---|---|
| pH | 7,25 | 7,35–7,45 | |
| Laktat | 6,1 | < 2 | mmol/l |
| BE | –6 | ± 2 | mmol/l |

✓ Fallbericht: Es zeigt sich ein bradykarder, hypotoner Patient mit einer Laktatazidose, klinisch am ehesten im Rahmen der Kreislaufdepression.

## 79.3 Erste Anordnungen und Diagnostik

Bei kritisch kranken Patienten ist ein kontinuierliches, ggf. invasives Monitoring unerlässlich. Aufgrund der hohen Toxizität ist auch bei initial nicht stark betroffenen Patienten eine umfassende Überwachung wichtig.

### 79.3.1 EKG

Zahlreiche Intoxikationen erzeugen EKG-Veränderungen (➤ Tab. 79.1). Besonders bei direkt kardiovaskulär wirkenden Medikamenten wie Betablockern, Antihypertensiva, Antiarrhythmika oder Antidepressiva

**Tab. 79.1** Mögliche EKG-Zeichen bei Intoxikationen

| | |
|---|---|
| **AV-Block** | u. a. Betablocker, Kalziumkanalblocker, Digitalispräparate, Opioide, Sedativa |
| **QRS- bzw. QT-Verlängerung** | u. a. Lithium, zahlreiche Antidepressiva, Antihistaminika, Antiarrhythmika, Antibiotika |
| **Bradykardie/ Bradyarrhythmie** | Betablocker, Kalziumantagonisten, Digitalispräparate, Clonidin, Cholinergika |
| **Supraventrikuläre Tachykardie** | Amphetamine, Kokain, Anticholinergika, Schilddrüsenhormonpräparate |
| **Ventrikuläre Tachykardie** | Amphetamine, Kokain, trizyklische Antidepressiva, Digitalispräparate |

(insb. TZA) sind diese EKG-Veränderungen häufig zu sehen.

Bei Betablockerintoxikation sind Sinusbradykardien und AV-Blockaden (PQ-Verlängerungen) häufig. Je nach Schwere der Intoxikation kann sich jede Form der Bradyarrhythmie bis hin zur Asystolie präsentieren.

### 79.3.2 Monitor

Monitoring ist bei einer potenziellen Betablockerintoxikation obligat. Bei hypotonen Patienten mit Gefahr eines kardiogenen Schocks ist auch ein invasives Monitoring (arterielle Druckmessung etc.) sinnvoll und hilfreich.

### 79.3.3 Labor

Die BGA mit Elektrolyten und Glukose hilft, einige Differenzialdiagnosen auszuschließen. Gleichzeitig kann ein deutlich erhöhtes Laktat noch vor anderen Zeichen vor einem beginnenden kardiogenen Schock warnen.

### 79.3.4 Echokardiografie

Bei potenziell kardial wirksamen Medikamenten und Kreislaufdepression hilft eine orientierende Echokardiografie mit der raschen visuellen Einschätzung der linksventrikulären Pumpfunktion.

### 79.3.5 Bildgebung

Hier gilt das allgemeine Vorgehen beim intoxikierten Patienten: Besteht der Verdacht auf eine intrakranielle Pathologie, sollte nach Stabilisierung zeitnah eine Bildgebungsdiagnostik (meist cCT) durchgeführt werden.

**KERNAUSSAGEN**

- Zahlreiche Intoxikationen erzeugen EKG-Veränderungen.
- EKG und Monitoring sind bei Betablockerintoxikation unbedingt notwendig.
- Neben klinischen Untersuchungsbefunden sind erhöhte Laktatwerte häufig eines der ersten Warnzeichen eines manifesten Schocks.

**Fallbericht**

**Therapie**

- Verifikation Intubation, Anlage ZVK und Arterie
- Spezifische Therapie (Atropin, Glukagon, Kalzium, Insulin/Glukose)
- Katecholamintherapie (initial periphervenös, dann über ZVK)
- Erwägen von ECLS/ECMO, bei mangelnder Verfügbarkeit alternativ Intralipidtherapie

✓ Fallbericht: Dieser Patient benötigt eine allgemeine lebensrettende Therapie mit Beatmung und Katecholaminen sowie eine spezifische Therapie für die Intoxikation mit Betablockern/ Kalziumantagonisten.

## 79.4 Therapie

Neben der allgemeinen Sicherung der Vitalfunktionen sowie ggf. Kohlegabe steht für die Intoxikation mit Betablockern (bzw. potenziell mit Kalziumantagonisten) eine breite Palette an Medikamenten zur Verfügung.

Beim leicht bis mittelschwer betroffenen Patienten kann die Therapie schrittweise erfolgen, beim Schwerkranken sollten alle genannten Therapien parallel verfolgt werden.

**MERKE**

- Allgemeine Therapie: Volumengabe, Atropin
- Spezifische Therapie: Glukagon, Kalzium
- Katecholamintherapie: Adrenalin
- Insulin: Hoch dosiertes Insulin/Glukose

Bei schwersten Verläufen kann außerdem eine i. v. Lipidgabe erwogen werden, bei Arrhythmien bzw. breitem QRS-Komplex die Gabe von Natriumbikarbonat (➤ Kap. 78.4.2), bei ventrikulärer Tachyarrhythmie die Gabe von Magnesium sowie bei schwerer Bradykardie externes oder transvenöses Pacing, als letzte Möglichkeit ggf. auch extrakorporale Kreislaufunterstützung.

79

## 79.4.1 Allgemeine Kreislauftherapie

Bei Hypotonie sollte der Patient i. v. **Volumen** erhalten. Bei Bradykardie kann ein Therapieversuch mit **Atropin** unternommen werden; hierdurch lässt sich häufig bereits eine ausreichende Stabilisierung erreichen. Bei anhaltender Bradykardie sollte die Therapie analog zum kardiogenen Schock mit Katecholaminen erfolgen.

## 79.4.2 Spezifische Therapie

Als Erstlinienmedikament wird häufig **Glukagon** empfohlen. Hierzu wird ein langsamer Bolus von 5 mg über 1 min i. v. appliziert. Bei mangelnder Wirksamkeit folgt nach ca. 10 min ein weiterer Bolus. Eine Nebenwirkung von Glukagon ist starkes Erbrechen. Hier sollte prophylaktisch z. B. Ondansetron (4–8 mg i. v.) gegeben werden. In Deutschland ist die hoch dosierte Gabe von Glukagon jedoch nicht weitverbreitet.

Zudem sollte wegen der Einnahme von Kalziumkanalblockern auch **Kalzium** verabreicht werden: 30 ml Kalziumglukonat 10 %, was (unter Monitoring des Kalziumspiegels) bis zu dreimal wiederholt werden kann.

### Katecholamine

Als primäres Katecholamin wird bei Betablockerintoxikation **Adrenalin** empfohlen. In der Peri-Arrest-Situation ist die „Push-Dose"-Gabe (1 mg Suprarenin ad 100 ml NaCl → 10 ml abziehen und milliliterweise applizieren) möglich; im Verlauf sollte die kontinuierliche Gabe via Perfusor erfolgen, um einen Ziel-MAP von ≥ 60 mmHg zu erreichen (Startdosis z. B. 0,5 mg/h). Adrenalin kann bei persistierender Hypotonie im Verlauf um Noradrenalin ergänzt werden.

### Insulin/Glukose

Hoch dosierte **Insulingabe** hat potenziell positive inotrope Effekte bei Intoxikationen mit Betablockern und Kalziumantagonisten. Hier wird im Anschluss an die Korrektur einer (relativen) Hypokaliämie und Hypoglykämie nach einem Bolus von 1 IE/kg eine kontinuierliche Gabe von 0,5 IE/kg/h Insulin begonnen, die bis zu 10 IE/kg/h erhöht werden kann. Mit einer gleichzeitigen Glukoseinfusion muss der Glukosewert zwischen 100 und 200 mg/dl gehalten werden.

Ein engmaschiges Monitoring und eine frühzeitige Korrektur von Glukose und Kalium sind hier unbedingt notwendig! Zumindest in der ersten Stunde sollte der Glukosewert ca. alle 15–20 min kontrolliert werden.

### ECMO/ECLS + Intralipidtherapie

Bei persistierender Instabilität sollte die Etablierung einer **extrakorporalen Kreislaufunterstützung (ECLS) mittels venoarterieller ECMO** erwogen werden. Ist diese am Haus nicht verfügbar, sollte die Verlegung in ein ECMO-Zentrum frühzeitig geplant werden.

Ist keine ECLS verfügbar oder der Patient nicht verlegungsfähig, kann als letzte medikamentöse Maßnahme beim instabilen Patienten im Einzelfall eine **Lipidtherapie** („Lipid Rescue") angewendet werden.

Neben der Nutzung dieser Therapie bei Lokalanästhetika-Intoxikationen ist auch die Nutzung u. a. bei TZA (➢ Kap. 78.4.3), Kalziumantagonisten und Betablockern beschrieben worden. Hierzu werden (ggf. nach Rücksprache mit dem nächsten Giftnotruf) 1–1,5 ml/kg 20-prozentige Lipid-Ernährungslösung als Bolus verabreicht (max. 3 Boli), danach erfolgt eine kontinuierliche Gabe von 15–30 ml/kg/h über 30–60 min – die Gesamt-Maximaldosis beträgt 12,5 mg/kg (bei 80 kg KG: 1.000 ml). Unerwünschte Wirkungen sind u. a.: Fettembolie, Hypertriglyzeridämie und Veränderung einiger Labortests (z. B. Kreatinin, Lipase, ggf. Glukose). Durch die Lipidgabe können Dialysefilter und ECMO-Oxygenatoren verstopfen, sodass bei geplanten extrakorporalen Ersatzverfahren keine Intralipidtherapie erfolgen sollte.

**KERNAUSSAGEN**

- Neben einer allgemeinen Sicherung der Vitalfunktionen sollte ein Patient bei Intoxikation mit Betablockern und Kalziumantagonisten je nach Schwere der Symptomatik Folgendes erhalten:
  - Atropin
  - Volumen
  - Glukagon
  - Kalzium
  - Insulin/Glukose
  - Katecholamine (Noradrenalin, Adrenalin)
- Bei schwersten Verläufen sollte eine extrakorporale Kreislaufunterstützung (ECLS/ECMO) oder notfalls die sog. Intralipidtherapie („Lipid Rescue") in Betracht gezogen werden.

**Fallbericht**

**Disposition/Empfehlung weiteres Vorgehen**

Verlegung auf Intensivstation, engmaschige Überwachung; ggf. Verlegung in Kardio-Zentrum mit extrakorporaler Kreislaufunterstützung.

✓ Fallbericht: Bei diesem schweren Verlauf ist eine komplexe intensivmedizinische Behandlung dringlich indiziert. Sollten im eigenen Haus keine Möglichkeiten zur extrakorporalen Zirkulation verfügbar sein, kann eine frühzeitige Verlegung in ein Zentrum indiziert sein.

## 79.5 Disposition/Empfehlung weiteres Vorgehen

Die Behandlung schwerstbetroffener Patienten mit Betablockerintoxikation ist im Verlauf komplex und erfordert große notfall- und intensivmedizinische Kompetenz. Nach initialer Stabilisierung sollte eine frühzeitige Verlegung auf eine Intensivstation erfolgen.

Aber auch leicht betroffene oder asymptomatische Patienten benötigen eine engmaschige Überwachung.

**Was wäre, wenn …**

- … der Patient nach Einnahme einiger Betablocker asymptomatisch gewesen wäre?
  - Dann hätte zumindest eine 6- bis 8-stündige Überwachung erfolgen müssen.
- … der Patient asymptomatisch und einige der Medikamente Retardpräparate gewesen wären?
  - Dann wäre eine Überwachung zumindest für 24 (–48) h angezeigt gewesen.
- … der Patient nur eine leichte Hypotonie und Sinusbradykardie gezeigt hätte?
  - Dann hätten eine engmaschige Überwachung sowie eine Volumen- bzw. Atropingabe bei Bedarf potenziell ausgereicht.
- … der Patient während der Therapie einen Kreislaufstillstand erlitten hätte?
  - Dann wäre die Versorgung nach den ERC-Leitlinien abgelaufen; ggf. hätte unter Reanimation eine Intralipidgabe oder eine ECLS erwogen werden sollen.
- … der Patient stabil gewesen wäre, jedoch bei Auskultation Hinweise auf eine deutliche bronchiale Spastik gezeigt hätte?
  - Dann hätte er symptomatisch mit inhalativen Betamimetika behandelt werden müssen.

**LITERATUR**

Barrueto F. Beta blocker poisoning. UpToDate 2022; www.uptodate.com/contents/beta-blocker-poisoning (letzter Zugriff: 22.1.2023).

Desel H, Müller D. Alte und neue Drogen – Vorgehen im Notfall. Anästh Intensivmed 2016; 57: 182–194.

Hüser Ch. Vergiftungen mit Betablockern. ToxDocs.de 2021; http://toxdocs.de/2021/betablocker (letzter Zugriff: 2822.1.2023).

Kloss B, Bruce T. Pocket Toxicology Flashcards. New York: McGraw-Hill 2014.

Levine M, et al. Systematic review of the effect of intravenous lipid emulsion therapy for non-local anesthetics toxicity. Clin Toxicol 2016; 54(3): 194–221.

Lott C, et al. European Resuscitation Council Guidelines 2021. Cardiac arrest in special circumstances. Resuscitation 2021; 161: 152–219.

Müller D, Desel H. Common causes of poisoning – etiology, diagnosis and treatment. Dtsch Arztebl Int 2013; 110(41): 690–700.

Zilker T. Akute Intoxikationen bei Erwachsenen – was Sie wissen sollten. Dtsch Med Wochenschr 2014; 139: 31–46.

# XIII Traumatologische Notfälle

XIII

KAPITEL

# 80 Klettersturz

Jochen Lührs und Lorenz Lampl

## Fallbericht

### Eintreffen

Der bodengebundene Notarzt bringt einen 28-jährigen Patienten in den Schockraum, der beim Sportklettern in einem nahegelegenen Klettergebiet aus ca. 8 m Höhe auf einen steinigen Untergrund gestürzt sei. In seiner Übergabe an das Schockraumteam berichtet der Notarzt, dass er den Atemweg mittels Intubation gesichert habe. Während des Transports habe sich nun die Oxygenierung verschlechtert bei Verdacht auf Thoraxtrauma. Das Abdomen sei fraglich gespannt bei beginnender Kreislaufinstabilität. Eine offene US-Fraktur habe er reponiert und geschient.

### Ersteindruck

Patient intubiert, kontrolliert beatmet, analgosediert, tachykard und blass.

### Vitalwerte

GCS 3; $SaO_2$ 91 %; HF 115; RR 95/53; P. m. 28; T 35,4

### Triagekategorie

Rot

### Anamnese

Fremdanamnestisch berichtet der Kletterpartner des Verunfallten, dass er beim Vorstiegsklettern den Halt verloren habe und gestürzt sei. Die Seilsicherung sei aus dem Fels gebrochen, sodass er ungebremst auf dem mit Steinen durchsetzten Boden aufgeschlagen sei. Anfangs sei er noch ansprechbar gewesen, bei Eintreffen des Notarztes aber zunehmend eingetrübt. Bei Verdacht auf eine Mehrfachverletzung habe sich der Notarzt zur Atemwegssicherung mit Narkose entschieden und eine Infusionstherapie begonnen. Von Vorerkrankungen und Eigenmedikation wusste der Kletterpartner nichts zu berichten. Der Abtransport aus dem steilen Gelände habe sich mühsam gestaltet und sei von Kräften der Bergwacht und der Feuerwehr unterstützt worden.

✓ Fallbericht: Verdacht auf Polytraumatisierung bei Mehrfachverletzung. Führend ist ein Thoraxtrauma. Atemwegssicherung mittels endotrachealer Intubation und kontrollierter Beatmung. Infusionstherapie begonnen und Aufrechterhalten der Narkose. Zügiger Transport in ein Traumazentrum.

**DIAGNOSE**
Polytrauma

## 80.1 Anamnese und Differenzialdiagnose

Der Begriff **Polytrauma** steht für eine gleichzeitig entstandene Verletzung mehrerer Körperregionen oder Organsysteme. Dabei ist bereits eine einzelne dieser Verletzungen oder die Kombination mehrerer für den Betroffenen lebensbedrohlich. Das Ausmaß der vitalen Gefährdung ist oft zu Beginn der Versorgung nicht eindeutig ersichtlich. Somit kann man bereits bei einer Mehrfachverletzung die Diagnose Polytrauma stellen, wenn eine akute Lebensbedrohung angenommen werden muss oder nicht sicher ausgeschlossen werden kann (➤ Tab. 80.1).

Ein Polytrauma entsteht in der Regel im Zusammenhang mit einem schweren Unfall und bedeutet stets einen kritischen Notfall (ca. 1–2 % aller Notarzteinsätze). Bis zu 20 % aller Polytraumata enden tödlich.

**Tab. 80.1** Definition Polytrauma anhand von Scores

| | |
|---|---|
| **Abbreviated Injury Scale (AIS)** | Berechnung des Schweregrads jeder Einzelverletzung |
| **Injury Severity Score (ISS)** | Bewertende Summation der Einzelverletzungen: ISS = Σ (3 Haupt-AIS$^2$) |
| **Definition: Polytrauma** | ISS ≥ 16 |

**Traumaursachen** sind zu 70 % im Straßenverkehr angesiedelt; 10 % sind Arbeitsunfälle, bei den übrigen handelt es sich um Unfälle im häuslichen Umfeld und um Sportunfälle. In mitteleuropäischen Breitengraden überwiegen stumpfe Verletzungsmuster. Im Gegensatz dazu verschiebt sich das Verhältnis zu penetrierenden Verletzungen in Ländern mit liberaleren Waffengesetzen erheblich, so z. B. in den USA oder in Südafrika. Insbesondere in der heutigen Zeit des globalen Terrorismus haben Stich-, Schuss- und Explosionsverletzungen deutlich zugenommen.

## 80.2 Schockraummanagement

Polytraumatisierte Patienten müssen in einem Krankenhaus höherer Versorgungsstufe in einem Schockraum aufgenommen und versorgt werden. Hierfür eignen sich regionale und **überregionale Traumazentren**. Ihre Aufgaben beinhalten im Wesentlichen die lückenlose Aufnahmebereitschaft (24 h/365 Tage), die Vorhaltung von Intensiv- und Operationskapazitäten sowie die Verfügbarkeit aller für die Versorgung notwendigen Fachdisziplinen. Regionale Traumzentren unterscheiden sich von überregionalen durch ihre eingeschränkte Kapazität und ihre eingeschränkte Kompetenz in der Behandlung besonders komplexer Verletzungen. Ist ein primärer und zeitgerechter Transport in ein (über-)regionales Zentrum nicht möglich, kann im Klinikverbund eines Traumanetzwerks auch primär ein lokales Traumazentrum die Notfallversorgung und ggf. die erste chirurgische Stabilisierung übernehmen. Bei Bedarf erfolgt eine sekundäre Verlegung zur gezielten Weiterbehandlung in eine Klinik der höheren Versorgungsstufe.

Der Schockraum sollte sich in unmittelbarer Nähe der Liegendkrankeneinfahrt befinden und die CT-Diagnostik in direkter Nachbarschaft, idealerweise im Schockraum baulich integriert sein.

**KERNAUSSAGEN**

- Unter einem Polytrauma versteht man gleichzeitig entstandene Verletzungen mehrerer Körperregionen oder Organsysteme, die einzeln oder in Kombination lebensbedrohlich sind.
- Die klinische Versorgung erfolgt idealerweise in einem regionalen oder überregionalen Traumazentrum.

Welcher Traumapatient im Schockraum (SR) behandelt wird, richtet sich nach den in ➤ Box 80.1 zusammengefassten Aufnahmekriterien.

**BOX 80.1**

**Aufnahmekriterien Schockraum**

**Empfehlungsgrad A:**

a) Störung der Vitalparameter:
- $RR_{syst}$ < 90 mmHg nach Trauma
- GCS < 9 nach Trauma
- Atemstörungen/Intubationspflicht nach Trauma

b) Offensichtliche Verletzungen:
- Penetrierende Verletzungen der Rumpf-/Halsregion
- Schussverletzungen der Rumpf-/Halsregion
- Frakturen von mehr als zwei proximalen Knochen
- Instabiler Thorax
- Instabile Beckenfraktur
- Amputationsverletzung proximal der Hände/Füße
- Verletzungen mit neurologischer Querschnittsymptomatik
- Offene Schädelverletzung
- Verbrennung > 20 % KOF von Grad ≥ 2b

**Empfehlungsgrad B:**

a) Unfallmechanismus bzw. -konstellation:
- Sturz aus > 3 m Höhe
- Verkehrsunfall
- Frontalaufprall mit Intrusion von > 50–75 cm
- Geschwindigkeitsveränderung von Δ > 30 km/h
- Fußgänger-/Zweiradkollision
- Tod eines Insassen
- Ejektion eines Insassen

Die adäquate Versorgung eines Polytraumas erfordert ein gut strukturiertes **Schockraummanagement**. Das **Schockraumteam** ist klar definiert und besteht grundsätzlich aus:

- Unfallchirurgie/Chirurgie Facharztqualität
- Chirurgie/Unfallchirurgie Weiterbildung
- Anästhesie Facharztqualität

80

- Notaufnahme Fachpflegekraft
- Anästhesie Fachpflegekraft
- Röntgen-MTA

Der **Teamleader** ist für den organisatorischen Ablauf verantwortlich und sollte durch eine erfahrene Fach- oder Oberärztin bzw. einen erfahrenen Fach- oder Oberarzt abgebildet sein. Neben hoher medizinischer Fachkompetenz erfordert die Teamleitung zudem Führungsqualität und Kommunikationstalent. In enger Absprache mit den anderen beteiligten Fachdisziplinen legt der Teamleader den diagnostischen Ablauf fest und plant dringliche operative Eingriffe. Bei Bedarf wird das Basisteam um entsprechende Fachdisziplinen erweitert.

Der Prozessablauf im Schockraum ist algorithmenbasiert. Etablierte Stufenkonzepte bauen aufeinander auf und erlauben es, aus einer Vielzahl unterschiedlicher Optionen entsprechende Prioritäten abzuleiten, die das weitere Vorgehen bestimmen. Seit vielen Jahren haben sich für die Schwerverletztenversorgung klar strukturierte und verbindliche Kurskonzepte wie z. B. **Advanced Trauma Life Support (ATLS®)** und **European Trauma Course (ETC)** etabliert. Die gemeinsame „Sprache" nach dem cABCDE-Schema erlaubt ein definiertes und allen Mitgliedern des Teams verständliches vertikales und horizontales Arbeiten. Insbesondere parallel verlaufende Arbeitsprozesse erfordern ein Höchstmaß an Flexibilität, besonders dann, wenn die Verletzungsschwere einer hohen Dynamik unterliegt. Dies kann sogar dazu führen, dass eine laufende Versorgung zugunsten einer Notoperation oder Intervention abgebrochen werden muss.

Das strukturierte Vorgehen (Algorithmus) beim Traumapatienten gegliedert sich in vier Phasen:

1. Anmeldung und Übergabe des Patienten
2. Primary Survey mit Adjuncts und Reevaluation
3. Secondary Survey mit Adjuncts und Reevaluation
4. Therapieentscheidung

Nachdem ein polytraumatisierter Patient durch den Rettungsdienst bei der Notfallkoordinatorin angemeldet wurde, erfasst diese die prähospitalen Verdachtsdiagnosen und alarmiert das SR-Team. Der Schockraum wird auf einwandfreie Funktion überprüft. In Abhängigkeit der Informationen über den Zustand des Patienten kann es erforderlich sein, zusätzliche vorbereitende Maßnahmen (z. B. das Bereithalten von Blut- und Gerinnungsprodukten) zu treffen. Schutzkleidung inkl. einer Rundum-Röntgenschürze ist für die Teammitglieder obligat.

Zum Zeitpunkt der Patientenübergabe sollte das komplette SR-Team anwesend sein. Die **Patientenübergabe** erfolgt in ruhiger, sachlicher und konzentrierter Atmosphäre (➤ Box 80.2). Umlagerungsmaßnahmen während dieser Phase haben zu unterbleiben. So wird sichergestellt, dass die wesentlichen Informationen an das gesamte SR-Team weitergegeben und Informationsverluste minimiert werden. Ausnahmen bilden akut vital bedrohliche Situationen, die sofortiger Maßnahmen bedürfen (z. B. Reanimation).

**BOX 80.2**

**Relevante Inhalte des Übergabegesprächs**

- Unfallhergang (Zeitpunkt, Mechanismus, weitere Unfallopfer, Traumabelastung, Fahrzeugdeformationen)
- Patient (Identität, Eigen- und/oder Fremdanamnese)
- Klinischer Erstbefund und prähospitaler Verlauf (Atemweg, Atmung/Beatmung, Kreislaufsituation, Neurologie)
- Durchgeführte diagnostische und therapeutische Maßnahmen (Medikamente, Infusionen, invasive Maßnahmen wie z. B. Thoraxdrainage)
- Besonderheiten (z. B. Aspiration, Inhalationstrauma)

## Fallbericht

### Untersuchungsbefund

**c:** Keine äußerlich sichtbare kritische Blutung.

**A:** Patient ist endotracheal intubiert und kontrolliert beatmet, Stifneck liegt suffizient an.

**B:** Deutlich abgeschwächtes Atemgeräusch auf der rechten Seite sowie Krepitation und Prellmarke rechte laterale Thoraxwand. Halsvenen sind nicht gestaut, Sättigung 88 %.

**C:** Herzfrequenz jetzt bei 122/min und $RR_{syst}$ 87 mmHg. Periphere Rekapillarisierungszeit ist verlängert, Radialispuls schwach und schnell. Das Abdomen ist weich. Die Untersuchung des Beckens ergibt keine eindeutige Aussage bzgl. der Stabilität. Im Ultraschall zeigt sich freie Flüssigkeit im Morrison-Pouch und Douglas-Raum, kein Perikarderguss, jedoch fehlendes Pleuragleiten rechts.

**D:** Patient ist narkotisiert, GCS 03, Pupillen bds. eng und träge lichtreagibel.

**E:** Komplettes Entkleiden: Kopf und Gesicht unauffällig, Prellmarke rechter Beckenkamm, rechtes oberes Sprunggelenk achsgerecht reponiert und geschient, Z. n. offener Luxation. Übrige Extremitäten unauffällig. Temp. 35,4 °C, Akren kühl, rechter Fuß ist aber gut durchblutet, Puls A. dorsalis pedis bds. vorhanden.

✓ Fallbericht: Bei der Untersuchung bestätigt sich der hochgradige Verdacht auf einen (Spannungs-)Pneumothorax. Zudem besteht der Verdacht auf eine intraabdominale Blutung sowie ein Beckentrauma. Die offene Sprunggelenksluxationsfraktur ist reponiert, keine relevante Blutung.

## 80.2.1 Körperliche Untersuchung: Primary Survey

Im Anschluss an die Patientenübergabe beginnt das SR-Team mit dem **Primary Survey**. Durch das parallele Arbeiten werden innerhalb kürzester Zeit erste klinische Hinweise auf die Verletzungsschwere sowie akut vital bedrohliche Situationen erarbeitet. Gleichzeitig können notwendige stabilisierende Maßnahmen eingeleitet werden. Für das Anästhesieteam liegt der Schwerpunkt in dieser Phase auf der Sicherstellung der Oxygenierung, Atemwegssicherung und Kreislaufstabilisierung. Die körperlich-klinische Untersuchung wird von der Chirurgin durchgeführt. Parallel dazu erfolgt mit dem Ultraschall die erste bildgebende Diagnostik. Hier wird nach dem eFAST-Konzept (extended Focused Assessment with Sonography for Trauma) der Thorax nach Hinweisen für Pneumothorax, Hämatothorax und Perikarderguss abgesucht und im Abdomen nach freier Flüssigkeit gefahndet. Die Gesamtbehandlung folgt dem cABCDE-Schema (➤ Tab. 80.2).

Folgende Grundsätze sind bei der Behandlung von Schwerverletzten immer zu beachten:

- „Treat first, what kills first“
- „Do not further harm“
- „Reevaluate the patient and your treatment strategies“

Hinweise auf lebensbedrohliche Verletzungen sind in ➤ Tab. 80.3 zusammengefasst.

**Tab. 80.2** cABCDE-Schema

| | | |
|---|---|---|
| c | Critical bleeding | „Stop the bleeding“: Kontrolle kritischer externer Blutungen |
| A | Airway | Freimachen der Atemwege unter Schutz der HWS |
| B | Breathing | Sicherung der Ventilation |
| C | Circulation | Blutungskontrolle, Wiederherstellung der Kreislaufstabilität |
| D | Disability | Orientierender neurologischer Status |
| E | Exposure | Entkleiden und Temperaturkontrolle |

**RED FLAGS**

**Tab. 80.3** Symptome/Befunde, die Hinweise auf lebensbedrohliche Verletzungen geben

| Symptom/Befund | Hinweis auf |
|---|---|
| Steigender Beatmungsdruck | Pneumothorax, Atemwegsverlegung oder Wachheit |
| Hohes Laktat | Relevante Organhypoxie |
| Herzrhythmusstörungen | Myokardschädigung oder SHT mit kritischer Hirndruckerhöhung |
| Fehlender oder schwacher Puls in Kniekehlen und Leisten bds. ohne äußere Verletzung der Extremitäten | Aortendissektion durch Dezelerationstrauma |
| „Swinging heart“ im Echo | Perikardtamponade |
| Bradykardie mit Hypotonie | V. a. traumatische Myelonverletzung |

**Fallbericht**

### Erste Anordnungen und Diagnostik

Sofortige Anlage einer Beckenschlinge sowie unmittelbare Durchführung einer Minithorakotomie in Bülau-Position mit Einlage einer Thoraxdrainage. Zum bestehenden weißen und grünen Zugang wird eine orangefarbene Kanüle in die linke Ellenbeuge gelegt. Darüber Blutentnahme mit großem Labor, venöser BGA und Blut für die Rotem®-Analyse. Anschließend Infusionstherapie mit balancierten kristallinen

Lösungen und Fortführen der Narkose mit Fentanyl und Midazolam. Kontinuierliche Monitor- und Beatmungsparameterüberwachung. Es wird eine CT-Polytraumaspirale angestrebt.

**Monitorüberwachung**

Tachykarder Sinusrhythmus.

**Venöse BGA**

Hb 8,5 g/dl; Hkt 23 %; Laktat 5,2 mmol/l; Na 144 mmol/l; K 3,8 mmol/l.

✓ Fallbericht: Nach erfolgreicher Entlastung eines Spannungspneumothorax stabilisiert sich die Kreislaufsituation kurzfristig deutlich. Das erniedrigte Hämoglobin spricht für eine Blutungsanämie. Das erhöhte Laktat gibt einen Hinweis auf Organischämie. Bei anhaltender Blutungssituation werden 4 Blutkonserven „0 neg", 4 lyophilisierte Plasmen und 2 g Fibrinogen zur Gabe vorbereitet und 1 g Tranexamsäure direkt appliziert. Weitere blutgruppenidentische Konserven und Frischplasmen werden in der Blutbank bestellt.

### 80.2.2 Erste Anordnungen und Diagnostik

Von außen sichtbare **kritische Blutungen**, die beim Eintreffen des Patienten im Schockraum noch nicht suffizient unter Kontrolle oder bisher nicht in Erscheinung getreten sind, sollen bereits zu Beginn des Algorithmus behandelt werden. Hierzu zählen vor allem Extremitätenverletzungen, die dem Tourniquet zugänglich sind, sowie stark blutende Weichteilverletzungen, die mit hämostyptischen Verbandstoffen und Methoden des Packings tamponiert und kontrolliert werden können.

Das Hauptanliegen neben der Blutungskontrolle ist eine suffiziente Oxygenierung. Hierzu wird ein offener und **sicherer Atemweg** benötigt. Ist dies nicht der Fall oder droht der Atemweg zu verlegen, so muss er durch geeignete Maßnahmen unter ständiger Protektion der Halswirbelsäule gesichert werden. Versagen alle herkömmlichen Atemwegssicherungen, so bleibt als Ultima Ratio nur der chirurgische Atemweg.

Im nächsten Schritt erfolgt die Ventilationskontrolle der Lunge. Entsprechende klinische Hinweise bei der Auskultation, hohe Atemfrequenz, Schockzeichen, Hypoxiezeichen wie auch fehlendes Pleuragleiten im Ultraschall sind Zeichen für einen vital bedrohlichen **Spannungspneumothorax**, der unmittelbar entlastet werden muss. Die Nadeldekompression stellt eine primäre und schnelle Entlastung dar, die definitive Versorgung muss allerdings durch eine Minithorakotomie mittels Drainageneinlage erfolgen.

Die Gewebeperfusion kann nur durch einen ausreichenden Volumenstatus und suffiziente kardiale Pumpleistung erbracht werden. Kritische Blutungen nach innen und außen müssen erkannt und kontrolliert werden, daher hat das **„Stop the bleeding"** relevanter äußerer Blutungen ganz zu Beginn eine hohe Priorität. Kreislaufinstabilität mit Symptomen des Blutungsschocks wie z. B. Hypotonie ($RR_{syst}$ < 90 mmHg), Tachykardie (HF > 100/min), Agitation oder Kaltschweißigkeit, aber auch verzögerte Rekapillarisierungszeit sind klinische Zeichen eines bedrohlichen Blutverlusts. Die körperliche Untersuchung erfasst äußere Blutungen durch z. B. offene/geschlossene Frakturen großer Röhrenknochen, Amputationen, penetrierende Verletzungen, Hinweise auf Beckenfrakturen und Weichteilverletzungen. Sofern noch nicht durch den Rettungsdienst geschehen, werden Frakturen der Extremitäten achsengerecht reponiert und geschient; bei Verdacht auf Beckenverletzungen sollte ein „pelvic sheeting" mit Beckenschlinge/Beckenzwinge durchgeführt werden. So lässt sich der Blutaustritt aus den großen Knochen z. T. deutlich verringern. Innere Blutungen des Körperstamms sind sehr schwierig zu erkennen. Eine Abwehrspannung des Abdomens kann ein Zeichen innerer Blutungen sein, aber auch Schmerzen und Wachheit bedeuten. Mit der Ultraschall-eFAST-Untersuchung können allerdings rasch relevante Hinweise für intraabdominale und intrathorakale Blutungen erkannt werden.

**CAVE**

Retroperitoneale Blutungen und intraabdominale Blutungen < 500 ml lassen sich sonografisch nicht zuverlässig diagnostizieren.

Zur **Volumentherapie** erhält der Schwerverletzte mindestens zwei großlumige periphervenöse Zugänge. Durch die Reaktion des Patienten auf einen de-

80

finierten Volumenbolus oder Lagerungsmaßnahmen (passives Leg-Raising-Manöver) lässt sich das Ausmaß des Blutverlusts abschätzen. Zur Volumentherapie sollen balancierte kristalline, isotone Vollelektrolytlösungen, gepuffert mit Malat oder Acetat, eingesetzt werden. Beim polytraumatisierten Patienten mit hypotonen Kreislaufverhältnissen und stumpfem/penetrierendem Trauma oder SHT können hypertone Lösungen zur Anwendung kommen. Im Rahmen der permissiven Hypotonie sollte bei aktiven Blutungen ein MAP von 65 mmHg und in Kombination mit einem SHT ein MAP von 85–90 mmHg angestrebt werden.

Der **neurologische Status** umfasst eine Überprüfung des Bewusstseins. Anwendung finden das AVPU-Schema und die Glasgow Coma Scale (GCS). Hinzu kommen der Pupillenstatus und die orientierende Untersuchung von Motorik und Sensibilität. Einschränkungen der Bewusstseinslage haben unterschiedliche Ursachen. Minderperfusion, zerebrale Hypoxie Hypothermie, SHT und Medikamentenwirkung sind beim Polytrauma häufig, aber auch Stoffwechselstörungen, Intoxikationen oder andere Erkrankungen können ursächlich und sogar vor dem Verletzungsereignis aufgetreten sein. Der Bewusstseinszustand unterliegt einer Dynamik und kann sich sehr schnell ändern, weshalb eine ständige Reevaluation nötig ist.

Zur orientierenden Ganzkörperuntersuchung gehört das komplette **Entkleiden** des Patienten, um keine relevanten Verletzungen zu übersehen. Einem weiteren **Auskühlen** ist entgegenzuwirken. Geeignet sind vorgewärmte Decken, aktive Wärmedecken und ein entsprechend vorgewärmter Schockraum.

80

**KERNAUSSAGEN**

- Aktive kritische äußere Blutungen haben Behandlungspriorität.
- Das Etablieren eines sicheren Atemwegs bei suffizienter Ventilation ist der Schlüssel zur optimalen Gewebeoxygenierung.
- „Stop the bleeding" ist ein multimodales Konzept zur Blutstillung.
- Die frühzeitige Infusionstherapie verbessert die Gewebeperfusion und wirkt damit der Organhypoxie entgegen.
- Bewusstseinsstörungen können unterschiedliche Ursachen haben.
- Der Hypothermieprophylaxe kommt eine zentrale Aufgabe zu.

**Fallbericht**

**CT-Polytraumaspirale und weitere Bildgebung**

Erste Ergebnisse: keine intrakranielle, Kalotten- oder Gesichtsschädelverletzung, Thoraxtrauma mit Rippenserienfrakturen dorsolateral 4–10 mit Hämatopneumothorax und Lungenkontusion, Leberlazeration mit aktiver Blutungsfahne im Segment 7, Beckentrauma mit Frakturen des Os pubis und des Os ischii rechts und intraforaminale Sakrumfraktur mit Einblutung ins kleine Becken, keine Verletzung der Wirbelsäule. Sprunggelenkfraktur rechts mit mehreren Fragmenten.

**Rotem®-Analyse**

In der Rotem®-Analyse zeigt sich ein Fibrinogenmangel. Zeichen der Hyperfibrinolyse liegen zum aktuellen Zeitpunkt noch nicht vor.

✓ Fallbericht: Am Ende des Primary Survey und der CT-Diagnostik wird der Entschluss zur sofortigen Laparotomie und Anlage eines Beckenfixateurs mit dem Ziel der Blutstillung gestellt. Nachdem ein Shaldon-Katheter in die rechte V. subclavia sowie ein Katheter in die A. radialis gelegt wurden, muss die weitere Schockraumversorgung abgebrochen werden, um den Patienten zügig in den OP zu verlegen.

## 80.3 Therapie

### 80.3.1 Adjuncts zum Primary Survey

Ergänzend zum ersten Maßnahmenblock des Primary Survey wird venöses Blut abgenommen. Priorität hat die **venöse BGA**, da sie unmittelbar bettseitig die ersten Blutwerte präsentiert. Neben Blutbild, klinischer Chemie und plasmatischen Gerinnungsparametern kann auch bettseitig eine **viskoelastische Gerinnungsdiagnostik** wertvolle Erkenntnisse liefern. Zur Beurteilung einer Myokardkontusion ist die Bestimmung der **Herzenzyme** unerlässlich. Wichtige Marker der Gewebehypoxie sind das **Laktat** und der **Base Excess**.

Bereits unmittelbar nach der Patientenumlagerung wird ein Standardmonitoring angelegt. Puls, Blutdruck und Sauerstoffsättigung werden beim beatmeten Patienten um entsprechende Beatmungsparameter, insbesondere die **Kapnografie**, erweitert. Die Bestimmung der Körperkerntemperatur, z. B. mit einem digitalen Ohrthermometer, gibt wertvolle Hinweise auf eine mögliche Hypothermie mit entsprechenden Störungen des Gerinnungssystems.

Nach Beenden des Primary Survey werden die gewonnenen Erkenntnisse zusammengetragen, um das weitere Vorgehen festzulegen. Wann immer möglich, erfolgt eine bildgebende radiologische Diagnostik. Bei vital gefährdeten Patienten sollte eine **Ganzkörper-CT** („Traumaspirale") mit Kontrastmittel erfolgen.

**MERKE**

Die CT-Traumaspirale ist sehr schnell, das Aufbereiten und die Interpretation der vielen hundert Schnittbilder durch die Radiologie braucht allerdings seine Zeit!

Wenn der Patient zu instabil ist oder die Klinik nicht über ein CT verfügt, fertigt man alternativ konventionelle Röntgenaufnahmen von Thorax, Becken, HWS und ggf. der Extremitäten und der Wirbelsäule an. Repetitive und jederzeit durchführbare **eFAST-Untersuchungen** können dynamische Prozesse der großen Körperhöhlen aufzeigen. Mit oder ohne radiologische Diagnostik kann es erforderlich sein, die reguläre SR-Versorgung zugunsten einer sofortigen Operation zur chirurgischen Blutstillung (z. B. Laparotomie, Thorakotomie) im Sinne der Damage Control Surgery abzubrechen. Solche Prozeduren können, wenn organisatorisch vorgehalten, auch direkt im SR erfolgen.

**CAVE**

Ein nicht durchgeführtes CT erhöht das Risiko, relevante Verletzungen nicht zeitgerecht zu erkennen (z. B. ICB oder Gefäßdissektionen).

**KERNAUSSAGEN**

- Im Primary Survey finden erste und wesentliche Stabilisierungsmaßnahmen statt. Viele Prozesse laufen parallel ab.
- Der cABCDE-Algorithmus kann beliebig oft wiederholt werden und dient der Reevaluation.
- Das erste bildgebende Verfahren ist die Sonografie. Erst danach folgt die radiologische Diagnostik.

### 80.3.2 Gerinnungs- und Transfusionsmanagement

Die **traumainduzierte Koagulopathie** ist bereits 15 min nach Trauma nachweisbar. Etwa 30 % der Polytraumatisierten haben bei Ankunft im Schockraum eine relevante Koagulopathie. Dieses eigenständige Krankheitsbild hat deutliche Einflüsse auf das Überleben. Daher gehören die frühzeitige und wiederholte Basis-Gerinnungsdiagnostik (plasmatisch und zellulär) sowie die Blutgruppenbestimmung zur Routine. Ergänzend sollten viskoelastische Testverfahren bettseitig frühzeitig eingesetzt werden. Zum SR-Algorithmus gehört auch ein an die Klinik angepasstes **Massivtransfusions- und Gerinnungstherapieprotokoll**.

Der Beginn der Therapie richtet sich immer individuell nach dem Verletzungsgrad, dem Ausmaß des Blutverlusts, der Kreislaufsituation und der Oxygenierung. Nach Stabilisierung und Normovolämie ist ein Ziel-Hb von 7–9 g/dl anzustreben. Wenn es die Zeit zulässt, sind blutgruppenidentische Erythrozytenkonzentrate zu bevorzugen. Bei vital bedrohlichem Blutverlust können zunächst auch Konserven der Blutgruppe 0 neg verwendet werden. Erfolgt die Gerinnungstherapie mit Frischplasmen/lyophilisierten Plasmen, dann ist ein Verhältnis von FFP : EK : TK von 4 : 4 : 1 anzustreben. Bei der Verwendung von Gerinnungsfaktorkonzentraten sollte die Gabe mit geeigneten Messverfahren gesteuert werden. Ein Fibrinogenmangel ist auf Werte über 2,0 g/l anzuheben. Zur Bekämpfung einer möglichen Hyperfibrinolyse ist bei massiv blutenden Patienten die Gabe von 1 g Tranexamsäure, auch präklinisch, über 10 min indiziert. Ggf. kann eine zweite Gabe über 8 h folgen. Weitere Ziele sind Normokalzämie, Normothermie und eine ausgeglichene pH-Situation.

### 80.3.3 Secondary Survey

Besteht keine dringliche Indikation zur sofortigen operativen oder interventionellen Versorgung, so beginnt der Secondary Survey. In diesem Block wird eine sehr ausführliche Untersuchung des Patienten von Kopf bis Fuß durchgeführt. Die körperliche Untersuchung wird eingehend wiederholt. Hier kommt der „Log-Roll" (Untersuchung der Körperrückseite, rektal-digitale und äußerliche Untersuchung der Wirbelsäule) hinzu.

Bei Bedarf werden spezielle Röntgenaufnahmen der Extremitäten, Gefäßdopplerdarstellungen, Wundversorgungen und Verbände angefertigt. Je nach Notwendigkeit wird das anästhesiologische Monitoring um arterielle, zentralvenöse und Urinkatheter sowie Magensonde erweitert. Bei instabilen Patienten bietet die Anlage eines großlumigen Shaldon-Katheters erhebliche Vorteile hinsichtlich der Infusions- und Katecholamintherapie. Mithilfe eines Fast-Flow-Flüssigkeitserwärmers (z. B. Belmont® Rapid Infuser) können kurzfristig größere Infusionsmengen appliziert werden. Ergänzende Maßnahmen wie 12-Kanal-EKG, Tetanusschutz und Beginn einer Antibiotikatherapie müssen entschieden werden.

Die kontinuierliche Reevaluation des Patienten nach den Regeln des cABCDE-Schemas ist essenziell. Ein Schwerverletzter unterliegt einer hohen Dynamik mit schnellen Veränderungen der Körperfunktionen. Diese gilt es permanent zu monitoren und ggf. zu reagieren. Demaskieren sich in der Diagnostik weitere Befunde (z. B. Mittelgesichtsverletzungen, Bulbustrauma), so sind, sofern verfügbar, gezielt Konsiliarärzt*innen zu Rate zu ziehen.

**CAVE**

Bei mangelnden Ressourcen sollte frühzeitig an die Möglichkeit einer Verlegung in ein geeignetes Zentrum gedacht werden.

**KERNAUSSAGEN**

- Im Secondary Survey werden eingehende körperliche sowie ergänzende apparative Untersuchungen durchgeführt.
- Das Monitoring wird ergänzt und das weitere Vorgehen geplant.

**Fallbericht**

**Disposition/Empfehlung weiteres Vorgehen**

Operative Erstversorgung. Danach intensivmedizinische Behandlung und weitere Stabilisierung. Vorbeugen von Komplikationen wie MOV, Sepsis und Thrombosen. Im Verlauf operative Ausversorgung und Rehabilitation.

✓ Fallbericht: In der operativen Erstversorgung wird eine Leberruptur verklebt und gepackt. Zudem findet sich ein Mesenterialeinriss, der zu einer Dünndarmsegmentresektion führt. Das Abdomen wird mit einem Abdomen-Vakuumverband vorübergehend verschlossen. Eine Second-Look-OP ist in 2–3 Tagen geplant. Das Becken erhält einen Fixateur externe von ventral, die Sprunggelenkfraktur wird ebenfalls mit einem Fixateur externe stabilisiert; auf den Weichteildefekt wird ein Vakuumverband angelegt. Nach der 4-stündigen Operation und einer Massivtransfusion gelangt der Patient kreislaufstabil auf die Intensivstation.

## 80.4 Disposition/Empfehlung weiteres Vorgehen

Abhängig von den Diagnosen und dem Zustand des Patienten muss abschließend ein umfassendes Therapiekonzept etabliert sein. Zudem muss festgelegt werden, wohin der Patient nach Beendigung der SR-Versorgung verlegt wird (Intensivstation, IMC-Station oder OP). Einige Patienten müssen erst intensivmedizinisch stabilisiert werden, bevor sie längeren operativen Prozeduren unterzogen werden können.

Besondere Untersuchungen/Interventionen:

- Notfall-MRT beim komplexen Wirbelsäulentrauma zur Beurteilung des Myelons und der Bänderstrukturstabilität
- Radiologische Intervention zur Gefäßembolisation oder endovaskulären Therapie bei Intimadissektion, Gefäßzerreißung oder Aortenruptur
- ICP-Sondenanlage zur Steuerung der Hirndrucktherapie

Die **Dokumentation** der Polytraumaversorgung ist von großer Bedeutung. Auch wenn dies unmittelbar nicht direkt möglich ist, so sollte sie doch zeitnah erfolgen. Die dokumentierten Informationen über Diagnosen, Unfalldetails, durchgeführte therapeutische und medikamentöse Maßnahmen sind für die weiterbehandelnden Kolleg*innen von höchster Wichtigkeit. Aber es wird damit auch die Basis zur Qualitätssicherung geschaffen; zudem lassen teilnehmende Kliniken Daten in das Traumaregister der DGU zur Traumaforschung einfließen. Die inhaltliche Grundlage bildet das bundeseinheitliche Notaufnahmeprotokoll nach den Vorgaben der Deutschen Interdisziplinären Vereinigung für Intensiv- und Notfallmedizin (DIVI).

Trotz der großen Belastung des SR-Teams bei der Polytraumaversorgung muss zu gegebener Zeit mit den **Angehörigen** gesprochen werden, die über Art und Schwere der Verletzungen sowie das weitere Vorgehen zu unterrichten sind. Gelegentlich ergeben sich aus dem Gespräch neue Erkenntnisse über den Unfallhergang sowie Vorerkrankungen, Allergien und Dauermedikation.

**CAVE**

Es gibt immer wieder auch internistische oder neurologische Ursachen, die vor einer Polytraumatisierung bestanden und ursächlich für das Unfallereignis sind.

Trotz differenzierter klinischer Untersuchung und hochwertiger apparativer Diagnostik liegt bei der komplexen Traumaversorgung die Häufigkeit der **„missed injuries“** bei 5–35 %. Die häufigsten übersehenen Verletzungen liegen im Bereich der großen Gelenke, der Hände und der Füße. Daher ist es umso wichtiger, nach 24–36 h eine erneute klinische Untersuchung (Tertiary Survey), z. B. auf der Intensivstation, durchzuführen.

**MERKE**

- Das Polytrauma ist eine Mehrfachverletzung mit vitaler Gefährdung hoher Letalität.
- Die traumainduzierte Koagulopathie ist ein eigenständiges Krankheitsbild.
- Polytraumatisierte Patienten müssen in sog. Traumazentren versorgt werden, in denen eine 24/7-Schockraumversorgung vorgehalten wird.
- Es wird streng nach dem cABCDE-Algorithmus vorgegangen.
- Gute Trainingskonzepte sind ATLS® und ETC.
- Die Polytraumaversorgung ist sehr aufwendig und hochkomplex und erfordert paralleles Arbeiten auf höchstem Niveau.
- Schnelle dynamische Veränderungen der Patientenstabilität erfordern höchste Aufmerksamkeit, eine ständige Reevaluation und gezielte, aber zugleich konsequente Handlungsentscheidungen.

## Was wäre, wenn …

- … der Patient im eFAST einen traumatischen Perikarderguss gehabt hätte?
  - Solange der Erguss sich nicht kreislaufwirksam zu einer Perikardtamponade entwickelt, ist erst einmal keine Intervention vonnöten. Bei Verschlechterung muss die Perikardpunktion oder -fensterung erwogen werden.
- … der Patient bei Eintreffen im Schockraum eine aktive arterielle Blutung aus dem Unterschenkel bei anliegendem Tourniquet gehabt hätte?
  - Dann hätte man proximal des Tourniquets ein zweites angelegt und so stark zugedreht, dass die Blutung zum Stillstand kommt.
- … der Patient ein schwerstes Becken- und Abdominaltrauma mit starken inneren Blutungen gehabt hätte?
  - Eine solche Situation kann den Einsatz der REBOA (Resuscitative Endovascular Balloon Occlusion of the Aorta) als Ultima Ratio indizieren.
- … der Patient unter laufender mechanischer Reanimation in den Schockraum gekommen wäre?
  - Dann hätten zunächst reversible Ursachen (Perikardtamponade, Spannungspneumothorax, Hypovolämie und Hypoxie) ausgeschlossen werden müssen. Zum Fortführen der Herzdruckmassage (HDM) kann eine mechanische Reanimationshilfe verwendet oder auch mittels Thorakotomie eine offene HDM durchgeführt werden.

## LITERATUR


Deutsche Gesellschaft für Unfallchirurgie. Weißbuch Schwerverletzten-Versorgung. 3. erw. A. 2019; www.traumaregister-dgu.de/fileadmin/user_upload/191007_dgu_weissbuch_schwerverletztenversorgung_3al_2019_web.pdf (letzter Zugriff: 22.1.2023).

Helm M, et al. Innerklinisches Traumamanagement – Vergleich aktueller Kurskonzepte. Notfallmedizin up2date 2010; 5: 9–22.

Hilbert-Carius P, et al. Versorgung von Schwerverletzten: Update der S3-Leitlinie Polytrauma/Schwerverletzten-Behandlung 2016. Anaesthesist 2017; 66: 195–206.

Lott C, et al. The European Trauma Course (ETC) and the team approach: past, present and future. Resuscitation 2009; 80: 1192–1196.

Lott C, et al. European Resuscitation Council Guidelines 2021: Cardiac arrest in special circumstances. Resuscitation 2021; 161: 152–219.

Maegele M, et al. Early viscoelasticity-based coagulation therapy for severely injured bleeding patients: report of the consensus group on the consensus conference 2014 for formulation of S2k guidelines. Anaesthesist 2015; 64: 778–794.

Morrison JJ, et al. A systematic review of the use of resuscitative endovascular balloon occlusion of the aorta in the management of hemorrhagic shock. J Trauma Acute Care Surg 2016; 80: 324–334.

Rossaint R, et al. The European guideline on management of major bleeding and coagulopathy following trauma: fourth edition. Crit Care 2016; 20: 100.

S3-Leitlinie Polytrauma/Schwerverletzten-Behandlung 2016. AWMF-Registernummer 187-023. Stand: 1.7.2016 (in Überarbeitung); https://register.awmf.org/de/leitlinien/detail/187-023 (letzter Zugriff: 22.1.2023).

KAPITEL

# 81

Marc Michael Ventzke und Lorenz Lampl

# Nur ein kleiner Unfall

## Fallbericht

### Eintreffen

Die Notärztin bringt nach Voranmeldung einen 18-jährigen Patienten in die Notaufnahme. Er sei von einem mit Schrittgeschwindigkeit aus einer Ausfahrt herausrollenden Pkw auf Höhe der Knie erfasst worden, auf den Gehweg gestürzt und kurzzeitig bewusstlos gewesen. Beim Eintreffen der Notärztin wach, desorientiert, Amnesie zum Ereignis, Zephalgie und starke motorische Unruhe, sodass eine leichte Sedierung erforderlich gewesen sei. Der Patient klagt über Übelkeit.

### Ersteindruck

Unruhiger Patient, inadäquate Äußerungen, klagt jedoch wiederholt über Kopfschmerzen und erbricht.

### Vitalwerte

GCS 13 (4/3/6); $SaO_2$ 100 % unter 5 l/min $O_2$ via Maske; AV-Ersatzrhythmus 47/min; AF 12; T 36,6; Sx 3/10; BZ 112

### Triagekategorie

Orange

### Anamnese

Eine Eigenanamnese des Patienten ist nicht möglich. Der Notärztin wurde durch den Fahrzeuglenker sowie Fußgänger*innen berichtet, dass der Patient das Fahrzeug nicht bemerkt habe, da er Kopfhörer trug. Er sei im Bereich der Knie berührt worden und mit dem Kopf auf dem Gehweg aufgeprallt; kein Überrollen. Danach sei er ca. 1–2 min bewusstlos gewesen. Nach Angabe der an der Einsatzstelle eingetroffenen Eltern bestehe eine Hepatitis-B-Infektion. Medikamente – insb. Thrombozytenaggregationshemmer oder Antikoagulanzien – würden nicht eingenommen.

✓ Fallbericht: Die Fremdanamnese und der Ersteindruck ergeben die Diagnose Schädel-Hirn-Trauma; daneben muss eine HWS-Verletzung ausgeschlossen werden. Zudem gilt es, auch Begleitverletzungen wie eine relevante Kniegelenkverletzung auszuschließen.

**DIAGNOSE**
Schädel-Hirn-Trauma

## 81.1 Anamnese und Differenzialdiagnose

Das Schädel-Hirn-Trauma (SHT) ist definiert als Folge einer externen Gewalteinwirkung auf den Kopf mit nachfolgender Hirnfunktionsstörung oder Verletzung des Gehirns. Die Zeichen können sein:

- Desorientiertheit oder Verwirrtheit
- Bewusstseinstrübung oder Bewusstlosigkeit
- Posttraumatische Amnesie
- Andere neurologische Auffälligkeiten wie z. B. fokalneurologische Ausfälle, Krampfanfall oder nachgewiesene intrakranielle Pathologien

Hierdurch grenzt sich das SHT von der Schädelprellung ab, bei der keine Beeinträchtigung der Hirnfunktion vorliegt.

Besteht durch eine Verletzung der Dura mater eine Verbindung vom Schädelinnern nach außen, so spricht man von einem offenen SHT.

Durch die Gewalteinwirkung kann Hirngewebe irreversibel geschädigt werden (**Primärschaden**), die

Primärläsion kann jedoch auch Zellen enthalten, die sich wieder erholen können. Der Primärschaden kann durch die Therapie nicht bzw. nur sehr schlecht beeinflusst werden. Daher müssen sich alle Bemühungen darauf konzentrieren, einen **Sekundärschaden** zu vermeiden, d. h. eine weitere Schädigung des Gehirns durch eine Reihe von durch den Primärschaden ausgelösten Reaktionen wie z. B. Störung der Blut-Hirn-Schranke, Ausbildung eines vasogenen Hirnödems und schließlich Zelluntergang. Im Vordergrund steht daher, optimale Bedingungen für die rettbaren Gehirnzellen zu schaffen, d. h. das Aufrechterhalten bzw. Herstellen von **Normotonie, Normoxie, Normoglykämie und Normokapnie** bei kontrolliert ventilierten Patienten.

Das SHT selbst kann unterschiedliche Ausprägungen annehmen. Allgemein wird zwischen leichtem, mittelschwerem und schwerem SHT unterschieden. Hierzu bedient man sich unterschiedlicher Kriterien: z. B. Glasgow Coma Scale, Grad der Bewusstlosigkeit oder Koma oder Ausprägung der Amnesie. Die geläufigste Einteilung ist die nach der **Glasgow Coma Scale (GCS)**, da diese am reproduzierbarsten erscheint und eine beobachterunabhängige Verlaufskontrolle ermöglicht. Die WHO unterscheidet drei Schweregrade (➤ Tab. 81.1).

Uneinigkeit besteht jedoch darüber, ob Patienten mit einer GCS von 13 noch einem leichten SHT zuzuordnen sind, da es Hinweise darauf gibt, dass Patienten ab einer GCS von 13 und kleiner bereits eine Verschlechterung ihres Outcomes aufweisen. Zumindest sollten Patienten mit einem GCS von 13 als Patienten mit höherem Risiko betrachtet werden.

Der **(Fremd-)Anamnese** kommt eine besondere Bedeutung zu, da aus dem Unfallhergang wichtige Rückschlüsse auf Kinematik und mögliche Verletzungsschwere sowie etwaige Begleitverletzungen gezogen werden können. Sie sollte vor allem folgende Punkte umfassen:

- Unfallhergang (z. B. Sturzhöhe, Geschwindigkeit des Fahrzeugs, Beschädigung am Fahrzeug, getragener Helm etc.)
- Bewusstseinsstatus (initiale Bewusstlosigkeit und deren Dauer)
- Verlauf (Eintrübung etc.)
- Erbrechen, Zephalgie, stattgehabter Krampfanfall
- Medikamente (Thrombozytenaggregationshemmer, Antikoagulanzien)

Der Verdacht auf ein SHT ergibt sich daher eindeutig aus der Anamnese (stattgehabtes Trauma) und der körperlichen, insbesondere der neurologisch orientierenden, Untersuchung.

Differenzialdiagnostisch muss bei Patienten mit Koma nach Trauma vor allem an eine Intoxikation sowie an metabolische (vor allem Hypoglykämie!) oder endokrine Ursachen gedacht werden.

**Tab. 81.1** WHO-Schweregradeinteilung des Schädel-Hirn-Traumas

| Schweregrad des SHT | Glasgow Coma Scale |
|---|---|
| Leicht | 15–13 |
| Mittelschwer | 12–9 |
| Schwer | 8–3 |

**KERNAUSSAGEN**

- Das SHT ist Folge einer externen Gewalteinwirkung auf den Kopf mit Hirnfunktionsstörung.
- Anhand der GCS wird zwischen leichtem, mittlerem und schwerem SHT unterschieden.
- Die Anamnese liefert wichtige Hinweise auf eine intrakranielle Verletzung.

**Fallbericht**

**Körperliche Untersuchung**

Suffiziente Schutzreflexe, anliegender Immobilisationskragen der Halswirbelsäule, Pulmo seitengleich ventiliert, Thorax stabil, Cor auskultatorisch unauffällig, Pulsstatus regelrecht, keine relevante äußere Blutung, Abdomen weich, Becken und Oberschenkel stabil, Prellmarke rechte Kalottenhälfte und kleine, nicht blutende Kopfplatzwunde okzipital, motorisch unruhiger Patient, bewusstseinsgetrübt, Erbrechen, Pupillen isokor, bewegt alle 4 Extremitäten ohne motorisches Defizit seitengleich.

## 81.2 Körperliche Untersuchung

Bei Verdacht auf ein SHT muss neben einer vollständigen körperlichen Untersuchung (um **Begleitverletzungen** nicht zu übersehen) der Schwerpunkt auf einer fokussierten **neurologischen Untersuchung** liegen:

- Bewusstseinsklar, bewusstseinsgetrübt, bewusstlos?
- Amnesie (antegrad; oder retrograd mehr als 30 min vor Ereignis)?
- Pupillomotorik (Isokorie, Lichtreagibilität)?
- Motorische Funktion der Extremitäten (seitengleich)?
- Sofern beurteilbar: Orientiertheit, Hirnnervenstatus und Sprachfunktion?
- Hinweise auf Schädel(basis)fraktur?

Zudem sollte die Glasgow Coma Scale (GCS) erhoben und der Zeitpunkt der Untersuchung dokumentiert werden. Die GCS erlaubt eine Verlaufskontrolle und ist unabhängig vom Untersucher reproduzierbar; die Ergebnisse sind daher auch direkt vergleichbar.

Mit sinkender GCS nehmen das Risiko intrakranieller Komplikationen und die Notwendigkeit einer Operation zu. Bei Patienten mit SHT und kurzzeitigem Bewusstseinsverlust oder Amnesie sowie einer GCS von 15 beträgt der Anteil an klinisch relevanten zerebralen Pathologien 5 % und steigt bei einer GCS von 13 auf bis zu 41 %.

Bei bewusstlosen bzw. sedierten Patienten ist die GCS jedoch umstritten, da lediglich die beste motorische Funktion als prognostisch ungünstiges Zeichen der Bewusstlosigkeit herangezogen wird und andere neurologische Parameter wie z. B. die Pupillomotorik keine Beachtung finden.

**KERNAUSSAGEN**

- Bei Patienten mit SHT muss neben einer fokussierten neurologischen Untersuchung auch eine komplette körperliche Untersuchung stattfinden, um etwaige Begleitverletzungen nicht zu übersehen.
- Ein allgemein akzeptiertes und einfach anzuwendendes Instrument zur Verlaufsdokumentation ist die Glasgow Coma Scale.
- Die neurologische Untersuchung muss nach Erheben des initialen Status im Verlauf wiederholt werden, um Verschlechterungen rechtzeitig erkennen zu können.

**Fallbericht**

### Erste Anordnungen und Diagnose

Monitoring, eFAST, sofortige kranielle Schnittbildgebung.

### Monitor-EKG

AV-Ersatzrhythmus mit 47 Schlägen/min.

### eFAST

Keine freie Flüssigkeit abdominal, kein Perikarderguss, kein Hinweis auf Pneumothorax.

### CCT und CT HWS

Schädelbasisfraktur parasagittal rechts, Subduralblutung linkshemisphärisch, Mittellinienverlagerung nach rechts. HWS ohne Pathologie.

✓ Fallbericht: Trotz des scheinbaren Bagatelltraumas und der bis auf den Kopf unauffälligen körperlichen Untersuchung erfolgt eine eFAST z. A. relevanter intraabdominaler Verletzungen. Die Schnittbildgebung des Kopfes bestätigt die Diagnose Schädel-Hirn-Trauma mit radiologischen Zeichen einer raumfordernden Blutung. Eine begleitende HWS-Verletzung liegt nicht vor. Die weitere Untersuchung des Kniegelenks wird bei im Vordergrund stehender intrakranieller Verletzung bis auf Weiteres zurückgestellt.

## 81.3 Erste Anordnung und Diagnostik

Die radiologische Diagnostik (natives Kopf-CT) muss bei Verdacht auf ein SHT dringend zeitnah durchgeführt werden, da diese für das weitere Vorgehen weichenstellend ist. Bei Patienten mit SHT und Bewusstlosigkeit versteht sich die Bildgebung von selbst.

Schwieriger gestaltet es sich bei Patienten mit einem vermeintlich leichten Trauma und „guter“ GCS. Scores wie z. B. die *Canadian CT Head Injury/Trauma Rule* oder die *New Orleans/Charity Head Trauma/Injury Rule* können die Entscheidung unterstützen. Für das Kindesalter gibt es eigene Entscheidungsunterstützungen, z. B. den PECARN *Pediatric Head Injury/Trauma Algorithm*. Alle genannten Scores finden sich z. B. bei mdcalc.com.

81

RED FLAGS

**Indikationen für Nativ-CT bei SHT gemäß S2e-Leitlinie**

- Koma
- Bewusstseinstrübung
- Amnesie
- Andere neurologische Störungen
- Mehrfaches Erbrechen in engem zeitlichem Zusammenhang zum Trauma
- Krampfanfall
- Zeichen einer Schädelfraktur, V. a. Impressionsfraktur oder penetrierende Verletzung
- V. a. Liquorfistel
- Hinweise auf Gerinnungsstörung/Therapie mit Antikoagulanzien

Darüber hinaus soll im Zweifel in folgenden Situationen ein CT angefertigt werden:

- Unklare Unfallanamnese
- Starke Kopfschmerzen
- Intoxikation
- Hinweise auf ein Hochenergietrauma

Da bei bis zu 15 % der Patienten mit SHT eine **begleitende HWS-Verletzung** vorliegt, müssen auch hier ein radiologischer Verletzungsausschluss und die Immobilisation erfolgen.

Intrakranielle Blutungen, egal welcher Genese, gehen je nach Art der Schädigung häufig mit EKG-Veränderungen (Herzrhythmusstörungen, ST-Strecken-Veränderungen) einher. Im Verlauf sollte daher ein 12-Kanal-EKG geschrieben werden; dieses ist aber nicht vordringlich erforderlich. Eine Monitorüberwachung ist jedoch obligat, um vor allem den bei Hirndruck und drohender Herniation auftretenden Cushing-Reflex (Bradykardie und Hypertonie) frühzeitig zu erfassen.



**Fallbericht**

**Disposition/Empfehlung weiteres Vorgehen**

Im cCT zeigt sich ein subdurales Hämatom. Verlegung des Patienten zur Hämatomentlastung in den OP, dort Intubation, im Anschluss Intensivtherapie.

## 81.4 Therapie

Die Therapie zielt vor allem auf die Verminderung des Sekundärschadens ab. Die Bandbreite der therapeutischen Maßnahmen ist groß und reicht von symptomatischer Therapie bis zum neurochirurgischen Eingriff. Das Vorgehen sollte zwischen den Kolleg*innen der Unfallchirurgie, der Neurochirurgie und evtl. weiterer Fachgebiete abgestimmt werden.

Große Bedeutung kommt der Oxygenierung zu; ein Absinken der Sauerstoffsättigung unter 90 % sollte verhindert werden. Ab einer GCS von ≤ 8 sollte die Intubation durch einen erfahrenen Intubateur geprüft werden. An nächster Stelle folgt die Erhaltung der Perfusion. Der systolische Blutdruck sollte bei Erwachsenen nicht unter 90 mmHg sinken.

KERNAUSSAGEN

- Durch hirnprotektive Therapie soll eine weitere Schädigung von Hirnzellen vermieden werden.
- Zielgrößen sind: Normoxie, Normokapnie, Normotonie, Normoglykämie.

## 81.5 Risikostratifikation

Die Risikostratifikation hängt neben anderen Faktoren von der klinischen Symptomatik und Entwicklung, den körperlichen und radiologischen Befunden, aber auch von Alter, Begleitverletzung und Medikation wie z. B. einer Antikoagulation ab. Für eine erste Einschätzung eignet sich die auf der Glasgow Coma Scale basierende SHT-Schweregradeinteilung nach WHO (➤ Tab. 81.1). Begleitende Intoxikationen (z. B. Alkohol) sollten als potenziell risikoerhöhend gewertet werden. In die Überlegungen zur Risikostratifikation sollte immer einbezogen werden, dass sich Patienten mit SHT zeitnah verschlechtern können.

## 81.6 Disposition/Empfehlung weiteres Vorgehen

Bei nicht raumfordernden Pathologien im CT ist die Kontaktaufnahme mit einer neurochirurgischen Fachabteilung erforderlich, da diese entscheiden muss, ob es sich um eine operationspflichtige Verletzungsfolge handelt und mit welcher zeitlichen Dringlichkeit diese versorgt werden muss.

Liegt jedoch eine raumfordernde intrakranielle Verletzung vor (Hirndruckzeichen, Mittellinienverlagerung), so handelt es sich um eine absolut dringliche Operationsindikation, die keinerlei Aufschub duldet, da hier Minuten über das Outcome entscheiden können.

Liegt ein mittleres oder schweres SHT vor, so ist die stationäre Aufnahme selbstverständlich, oft auf einer Intensivstation. Bei einer Überwachungsindikation sind die lokalen Gegebenheiten einzubeziehen: Durchaus anspruchsvoll kann sich die Frage in Krankenhäusern ohne neurochirurgische Fachdisziplin im Hause oder in der näheren Umgebung gestalten. Vor allem bei Patienten mit höherem Risiko für einen schwerwiegenden Verlauf ist die Sinnhaftigkeit einer Überwachung in einem Haus ohne angeschlossene Neurochirurgie im Falle einer erforderlich werdenden Intervention zu überprüfen. Gerade in diesen Fällen kommt der interdisziplinären Diskussion des Patienten besondere Bedeutung zu.

Bei einem leichten SHT kann eine ambulante Behandlung möglich sein, wenn die Patienten schnell beschwerdefrei sind, wenn sie sich in sichere häusliche Überwachung begeben können und keine anderen Gefahrenzeichen, relevanten Begleitverletzungen, Intoxikationen und Komorbiditäten aufweisen. Dies ist eine Einzelfallentscheidung, die erfahrene Kolleg*innen der (Neuro-)Traumatologie treffen sollten. In allen Zweifelsfällen empfiehlt sich zumindest eine mehrstündige Überwachung, z. B. in einem Beobachtungsbett der Notaufnahme.

### Was wäre, wenn …

- … der Patient ein unauffälliges CT gehabt hätte?
  - Dann hätte er stationär aufgenommen werden und neurologisch überwacht werden müssen. Indikationen für eine stationäre Aufnahme sind:
    - Operativ zu versorgende Verletzungsfolgen
    - Bewusstseinsstörung/Bewusstlosigkeit (anamnestisch/immer noch anhaltend)
    - Neurologische Störungen
    - Schädelfraktur
    - Liquoraustritt oder offene Schädel-Hirn-Verletzung im CT
- … der Patient eine GCS von 14 oder 15 und ein unauffälliges Kopf-CT hätte?
  - Dann könnte er nach vollständigem Abarbeiten der CDC-Checkliste (Projekt HEADS UP) auch nach Hause entlassen werden, wenn keine Kontraindikationen hierfür vorliegen.
- … der Patient alkoholintoxikiert gewesen wäre?
  - Dies hätte die Beurteilung erschwert und das Risiko erhöht. In diesem Fall hätte eine Überwachung erfolgen müssen.
- … der Patient anfangs beschwerdefrei wäre, dann aber anfangen würde, mehrmals zu erbrechen?
  - Das ist ein Alarmzeichen, und der Patient müsste umgehend reevaluiert werden.

## LITERATUR

Badjatia N, et al. Guidelines for prehospital management of traumatic brain injury, 2nd edition. Prehosp Emerg Care 2008; 12 (Suppl 1): S1–S52.

Carney N, et al. Guidelines for the management of severe traumatic brain injury, fourth edition. Neurosurgery 2017; 80(1): 6–15.

Centers for Disease Control and Prevention (CDC). Heads Up to Clinicians: Updated Mild Traumatic Brain Injury Guideline for Adults. 2008; www.cdc.gov/traumaticbraininjury/pdf/tbi_clinicians_factsheet-a.pdf (letzter Zugriff: 22.1.2023).

Centers for Disease Control and Prevention (CDC). Mild traumatic brain injury and concussion. Information for adults. 2008; www.cdc.gov/traumaticbraininjury/pdf/TBI_Patient_Instructions-a.pdf (letzter Zugriff: 22.1.2023).

Centers for Disease Control and Prevention (CDC). What to expect after a concussion. 2008; www.cdc.gov/traumaticbraininjury/pdf/tbi_wallet_card-a.pdf (letzter Zugriff: 22.1.2023).

Jagoda AS, et al., American College of Emergency Physicians, Centers for Disease Control and Prevention. Clinical policy: neuroimaging and decision-making in adult mild traumatic brain injury in the acute setting. Ann Emerg Med 2008; 52: 714–748.

New Zealand Guidelines Group for ACC. Traumatic brain injury: diagnosis, acute management and rehabilitation. 2007; www.moh.govt.nz/notebook/nbbooks.nsf/8b635a98811e8aed85256ca8006d4e51/0757c6a4f02fb1a5cc257a6d00812e59?OpenDocument (letzter Zugriff: 22.1.2023).

National Institute for Health and Care Excellence (NICE). Head injury: assessment and early management. Clinical guideline [CG176]. January 2014; last updated: September 2019; www.nice.org.uk/guidance/cg176 (letzter Zugriff: 22.1.2023).

S2e-Leitlinie Schädel-Hirn-Trauma im Erwachsenenalter. AWMF-Registernummer 008-001. Stand: 2.12.2015 (in Überarbeitung); https://register.awmf.org/de/leitlinien/detail/008-001 (letzter Zugriff: 22.1.2023).

World Health Organization (WHO). Neurological Disorders: public health challenges. Geneva: World Health Organization 2006; www.who.int/publications/i/item/9789241563369 (letzter Zugriff: 22.1.2023).

KAPITEL

# 82 Sturz von der Laderampe

Johannes Böer

## Fallbericht

### Eintreffen

Einweisung mit Rettungsdienst, immobilisiert auf dem Spineboard.

### Ersteindruck

Laut Rettungsdienstübergabe 50-jähriger Lkw-Fahrer, Sturz rückwärts von der Laderampe. Initial Atemnot, spontan sistiert, gibt Schmerzen im Bereich des Thorax und der BWS an.

### Vitalwerte

GCS 15; $SaO_2$ 94 %; HF 96; RR 130/80; AF 20; T 36,8; Sx 4/10

### Triagekategorie

Gelb

### Anamnese

Der Patient berichtet, dass er rückwärts von einer ca. 1 m hohen Laderampe gestürzt sei. Direkt nach dem Sturz habe er für wenige Sekunden das Gefühl gehabt, keine Luft zu bekommen, das habe sich dann schnell wieder gebessert. Jetzt spüre er vor allem Schmerzen im Rücken (5/10). Zudem störe ihn das angelegte Stifneck®.

**DIAGNOSE**
Thoraxtrauma

## 82.1 Anamnese und Differenzialdiagnose

Die Unfallanamnese deutet auf ein Thoraxtrauma und eine Wirbelsäulenverletzung hin. Die Sturzhöhe lässt eine Abschätzung zu, wie hoch die einwirkende Energie war. Es sollte immer eine sorgfältige Ganzkörperuntersuchung erfolgen, da insbesondere bei stark schmerzhaften eindeutigen Befunden häufig Begleitverletzungen übersehen werden können. Die Wirbelsäule ist insbesondere bei Unfallmechanismen, die sie stark stauchen, oder bei zu starker Beugung oder Drehung gefährdet. Ein Sturz auf den Brustkorb mit flachem Untergrund wird eher vom Brustkorb abgefangen, eine Wirbelsäulenverletzung ist bei diesem Unfallmechanismus selten.

Beim Thoraxtrauma müssen auf der Grundlage mancher Leitsymptome sofort therapeutische Maßnahmen durchgeführt werden. Der Pneumothorax z. B. ist eine der häufigsten Ursachen von vermeidbaren Todesfällen nach Thoraxtrauma.

**KERNAUSSAGEN**
Der Pneumothorax ist eine der häufigsten Ursachen von vermeidbaren Todesfällen nach Thoraxtrauma.

## 82.2 Körperliche Untersuchung

Bei bewusstseinsklaren Patienten kann entsprechend ➤ Tab. 82.1 leitsymptomorientiert vorgegangen werden.

**Tab. 82.1** Leitsymptome beim Thoraxtrauma

| Leitsymptom | Ursache, Verdachtsdiagnose |
|---|---|
| Atemabhängiger Schmerz, Dauerschmerz lokal an Thoraxwand | Rippenfraktur, Pneumothorax, Sternumfraktur<br>Aortenverletzung, Contusio cordis |
| Gestaute Halsvenen, Zyanose | Spannungspneumothorax, Herzbeuteltamponade |
| Abgeschwächtes Atemgeräusch | Pneumothorax, Hämatothorax, Zwerchfellruptur |
| Bluthusten | Verletzung Lunge, Bronchialverletzung |

**Fallbericht**

### Untersuchungsbefund

Patient wach und orientiert zu Zeit, Ort, Person und Situation. HWS im Stifneck®, keine Schmerzangabe, kein Druckschmerz (DS) im Schädelbereich. DS rechts lateral der Wirbelsäule in Höhe der 8–10. Rippe. An der Brustwirbelsäule besteht kein DS oder Stauchungsschmerz, kein Hämatom über Dornfortsätzen sichtbar oder tastbar. Oberflächliche Schürfwunde an beiden Schulterblättern. Lunge bds. seitengleiches vesikuläres Atemgeräusch. Abdomen weich, Becken stabil. Extremitäten unauffällig, insb. an den Handgelenken weder DS noch Schwellung.

✓ Fallbericht: Bei der Untersuchung deutet kein Befund auf eine schwere Verletzung hin. Die Prellmarke und Schürfwunde über den Schulterblättern liefern jedoch einen Hinweis auf die Krafteinwirkung. Für eine Verletzung der Wirbelsäule gibt es klinisch keinen Anhalt. Es besteht der Verdacht auf eine Rippenfraktur. Ein unauffälliger auskultatorischer Befund schließt einen Pneumothorax jedoch nicht aus.

## 82.3 Erste Anordnungen und Diagnostik

**Fallbericht**

### Erste Anordnungen und Diagnostik

Monitoring, i. v. Zugang, Analgesie mit Metamizol, Sonografie.

### eFAST-Sonografie

Intraabdominal unauffälliger Befund, keine freie Flüssigkeit in Morrison- oder Koller-Pouch oder retrovesikal nachweisbar, kein Perikarderguss, bds. kein Pleuraerguss. Rechts ventral im Oberlappenbereich kein Lungengleiten nachweisbar, hier stehende Luftsäule mit Reverberationen; in Höhe 5. ICR medioklavikular dann Nachweis eines Lungenpunkts, damit Verdacht auf Mantelpneumothorax (➤ Abb. 82.1 und ➤ Abb. 82.2).

Lungenpunkt (grauer Pfeil, ➤ Abb. 82.2) im Ultraschallbild: Übergang gesunde Lunge mit B-Linien (links), rechts Reverberationen bei Pneumothorax. Links zeigt sich ein schmaler Saum Flüssigkeit im Pleuraspalt (blau), rechts findet sich ein echoreicher Luftreflex (rot) im Pleuraspalt.

### Monitorüberwachung

Normale Sauerstoffsättigung, minimale Tachypnoe und normofrequenter Sinusrhythmus.

### Röntgen-Thorax und Hemithorax rechts

Unauffälliger Röntgenbefund, kein Pneumothorax im Nativröntgen erkennbar (➤ Abb. 82.3). Keine Rippenfraktur sichtbar.

✓ Fallbericht: Monitor und Röntgen sind unauffällig. Im Ultraschall zeigt sich ein Mantelpneumothorax.

Der Verdacht auf einen Pneumothorax ergibt sich häufig aus der Anamnese und dem klinischen Befund. Ein kleiner Mantelpneumothorax kann jedoch zunächst klinisch unbemerkt bleiben und erst zu einem späteren Zeitpunkt einen vollständigen Lungenkollaps verursachen. Die Sonografie hat daher als diagnostisches Verfahren in den letzten Jahren zunehmend an Bedeutung gewonnen. Lässt sich sonografisch die atemsynchrone Verschiebung der viszeralen Pleura („Lungengleiten") darstellen, ist der Pneumothorax an dieser Stelle ausgeschlossen. Zusätzlich lassen sich an der Oberfläche der Pleura visceralis laserähnliche echoreiche Artefakte darstellen, die als B-Linien bezeichnet werden und einen Pneumothorax

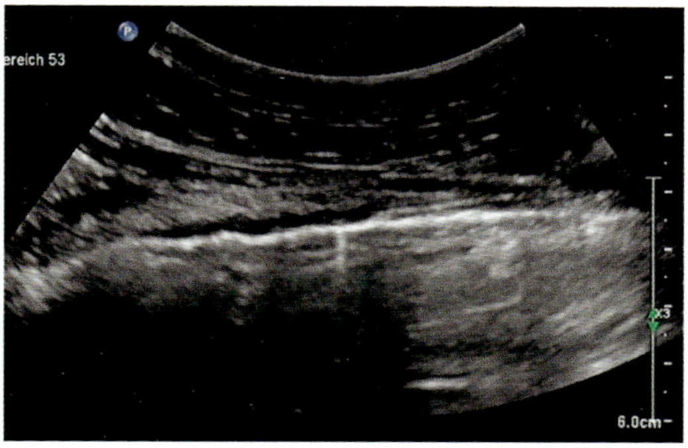

**Abb. 82.1** Thoraxsonografie. Lungenpunkt im Ultraschallbild: Übergang gesunde Lunge mit B-Linie (links), rechts Reverberationen bei Pneumothorax [T951]

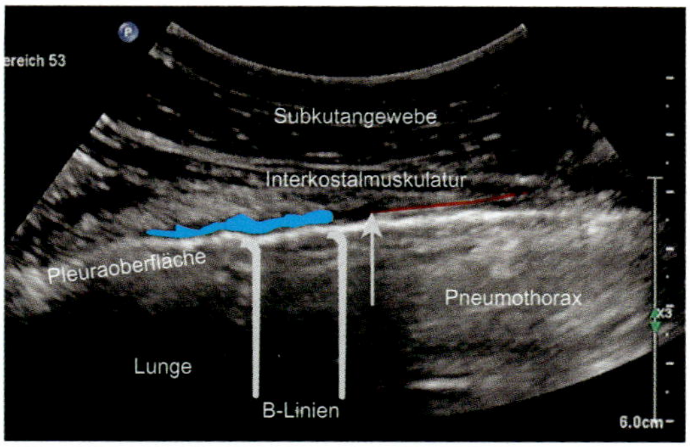


**Abb. 82.2** Thoraxsonografie mit Erläuterungen [T951]

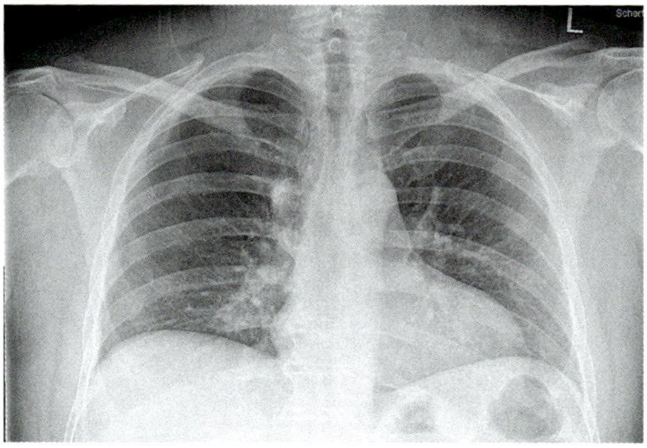

**Abb. 82.3** Der Röntgen-Thorax ist unauffällig, obwohl ein Mantelpneumothorax vorliegt. [T951]

ebenfalls ausschließen. Liegt beim Pneumothorax die Lunge nicht mehr der Thoraxwand an, zeigt sich eine „stehende" Luftsäule, die Totalreflexion mit Wiederholungsartefakten verursacht (Volpicello et al. 2012). Zur Pneumothorax-Diagnostik ist die Sensitivität des Ultraschalls deutlich höher als der Röntgen-Thorax (88–91 vs. 50–52 %; Azad et al. 2015). Besteht im Ultraschall der Verdacht auf einen Pneumothorax, so muss zur Bestimmung der Größenausdehnung ein Röntgenbild angefertigt werden.

Bezüglich der Fragestellung Pneumothorax und Rippenfraktur ist der Ultraschall sensitiver als der Röntgen-Thorax. Frakturen der ersten oder zweiten Rippe sind selten und Folge einer massiven Gewalteinwirkung. Zeigt der Röntgenbefund eine „hohe" Fraktur, muss eine Nerven- und Gefäß- oder Organverletzung sorgfältig ausgeschlossen werden (Weigel und Nerlich 2011). Hier sollte ein Thorax-CT mit Kontrastmittel angefordert werden.

**KERNAUSSAGEN**

- Die Sonografie besitzt für die Fragestellung Pneumothorax und Rippenfraktur eine höhere Sensitivität als der Röntgen-Thorax und sollte daher primär bei entsprechendem Verdacht durchgeführt werden.
- Stürze ab 1 m Höhe sollten mittels eFAST untersucht werden.
- Besteht sonografisch der Verdacht auf einen Pneumothorax, muss zur Bestimmung der Größenausdehnung sowie zur Unterscheidung bei Bullae oder anderen Differenzialdiagnosen ein Röntgen-Thorax angefertigt werden.
- Bei Verdacht auf ein schweres Thoraxtrauma sollte eine CT-Thorax-Untersuchung angefordert werden.

**Fallbericht**

**Risikostratifikation**

Bei dem Patienten liegt ein stumpfes Thoraxtrauma ohne akute vitale Bedrohung vor.

## 82.4 Therapie

Die Mini-Thorakotomie ist der sicherste Weg, eine Thoraxdrainage ohne Verletzung innerer Organe zu platzieren. Zur Orientierung gilt das „Triangle of Safety", das von der queren Verlängerung der Mamillenlinie, der Hinterkante des M. pectoralis major und der Vorderkante des M. latissimus dorsi gebildet wird. Eine zu tief eingebrachte Thoraxdrainage birgt das Risiko einer Leber- oder Milzverletzung, sodass der Interkostalraum im Zweifel gezählt werden sollte.

82

Die Mamillenlinie dient nur zur Orientierung und ist oft variabel. Nach Desinfektion erfolgt die Lokalanästhesie mit ca. 10 ml subkutanem Depot, die Nadel wird am Oberrand der 5. Rippe vorgeschoben und das schmerzempfindliche Periost sowie 3 mm tiefer unter Aspiration auch die Pleura mit Lokalanästhesie betäubt. Eine milde Sedierung mit Midazolam und Ketanest für die Prozedur ist hilfreich. Nach erneuter Desinfektion und Abdecken erfolgt ein Hautschnitt über der ertasteten 5. Rippe in der mittleren bis vorderen Axillarlinie. Die Subkutis wird scharf durchtrennt, und mit der Schere wird dann durch wiederholtes Spreizen die Interkostalmuskulatur auseinandergedrängt. Anschließend wird die Pleura mit dem Finger durchstoßen. So kann der tastende Finger die intrathorakalen Verhältnisse daraufhin überprüfen, ob tatsächlich ein Pneumothorax vorliegt. Die Drainage wird dann mit zurückgezogenem Führungsstab eingebracht und mit einer U-Naht fixiert. Über ein Wasserschloss wird ein Sog angelegt, der die Lunge wieder vollständig zur Ausdehnung bringt. Der Sog wird auf −10 bis −20 cm Wassersäule eingestellt. Neue tragbare digitale Pumpensysteme können diesen Sog automatisch aufrechterhalten und sowohl Sekret- als auch Luftfistelverlauf aufzeichnen.

Beim traumatischen Pneumothorax und Hämatothorax werden größere Thoraxdrainagen (ab 20 Ch.) empfohlen, während nach iatrogenem Pneumothorax auch kleinere Saugdrainagen (≤ 14 Ch.) oder sogar die direkte Abpunktion der Luft als ausreichend angesehen werden. Kleinlumige Thoraxdrainagen (≤ 14 Ch.) bieten ähnliche Erfolgsraten wie großlumige Thoraxdrainagen, sind dabei weniger schmerzhaft und mit einer geringeren Komplikationsrate verbunden (vgl. Terada et al. 2020; S3-Leitlinie Spontanpneumothorax).

Die weitere Versorgung erfolgt dann auf einer thorax- oder unfallchirurgischen Station.

## 82.5 Risikostratifikation

Die Einteilung des Thoraxtrauma wird anhand des Unfallmechanismus vorgenommen:

- Stumpfes vs. penetrierendes Thoraxtrauma
- Direktes Trauma vs. Dezelerationstrauma
- Uni- oder bilaterales Trauma

Grundsätzlich wird bei allen Traumata zwischen akuter vitaler Bedrohung und nicht akut bedrohlichem Trauma unterschieden. Im angloamerikanischen Raum wird von den „Deadly Dozen", den 12 typischen thorakalen Verletzungen gesprochen, die unbehandelt in der Regel tödlich verlaufen. Hier wird zwischen 6 sofort behandlungsbedürftigen Verletzungen („Lethal Six") und den 6 typischen, leicht zu übersehenden („Hidden Six") Verletzungen unterschieden (➤ Tab. 82.2; Yamamoto et al. 2005).

**Tab. 82.2** Die 12 vital bedrohlichen Thoraxverletzungen (Yamamoto et al. 2005)

| „The Lethal Six" | „The Hidden Six" |
|---|---|
| • Spannungspneumothorax<br>• Akute Atemwegsverlegung<br>• Herzbeuteltamponade<br>• Offener Pneumothorax<br>• Hämatothorax<br>• Instabiler Thorax | • Thorakale Aortenruptur<br>• Lungenkontusion<br>• Contusio cordis<br>• Verletzung von Trachea und Bronchien<br>• Zwerchfellruptur<br>• Ösophagusruptur |

**Fallbericht**

### Disposition/Empfehlung weiteres Vorgehen

Aufnahme auf die Überwachungsstation der Notaufnahme, Röntgenkontrolle Thorax am Folgetag, bei Zunahme Atemnot sofort.

✓ Fallbericht: Die Überwachung des Patienten war unauffällig, über die Nacht keine Auffälligkeiten und keine Atemnot. Am nächsten Morgen zeigt sich bei der Röntgen-Thorax-Kontrolle in der Notaufnahme eine Zunahme des Mantelpneus (➤ Abb. 82.4).

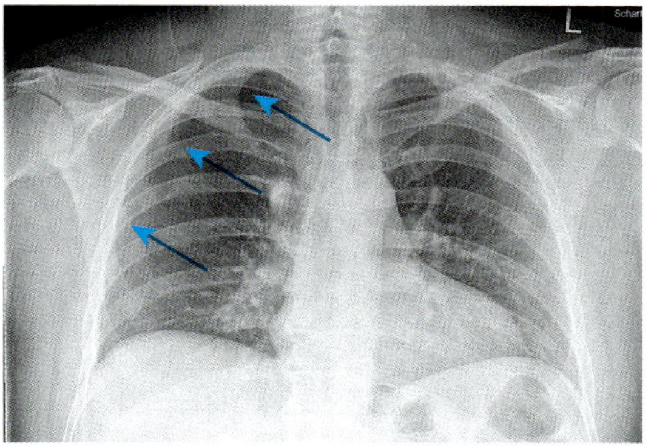

**Abb. 82.4** Zunahme Mantelpneumothorax, 14 h nach Trauma bei klinisch unauffälliger Überwachung. Blaue Pfeile markieren die Pleuralinie. [T951]

## 82.6 Disposition/Empfehlung weiteres Vorgehen

Patienten mit Mantelpneumothorax sind überwachungspflichtig, ein Pneumothorax kann in der Größe zunehmen oder sich sogar zu einem Spannungspneumothorax entwickeln.

Klinisch fällt ein Pneumothorax in der Regel durch ein abgeschwächtes Atemgeräusch und einen hypersonoren Klopfschall auf. Beim Spannungspneumothorax zeigen sich häufig eine obere Einflussstauung, ein Blutdruckabfall und eine Bradykardie. Unter Beatmung wird ein Spannungspneumothorax rasch progredient symptomatisch.

**Fallbericht**

**Therapie**

Der Patient erhält eine Thoraxdrainage (20 Ch.) über Mini-Thorakotomie in Bülau-Position im 4. ICR in der mittleren bis vorderen Axillarlinie (sog. Triangle of Safety). Die Anlage erfolgt in Lokalanästhesie mit 10 ml Xylonest und abschirmender Sedierung mit Midazolam/Ketanest.

**Was wäre, wenn …**

- … kein Ultraschall erfolgt wäre?
  - Dann wäre der Patient entlassen worden und hätte sich (hoffentlich) nach Auftreten von Atemnot wieder vorgestellt.
- … sich der Patient eine Rippe gebrochen hätte?
  - Rippenfrakturen deuten auf eine größere lokale Gewalteinwirkung hin, bei mehreren Frakturen steigt das Risiko für Begleitverletzungen von Interkostalgefäßen und Pneumothorax. Bei einer Rippenserienfraktur von drei Rippen wäre der Patient bei hohem Risiko für einen Pneumo- oder Hämatothorax in jedem Fall stationär aufgenommen worden.
- … die Thoraxdrainage nichts fördern und sich im Schlauch auch kein Einfluss der Atmung auf die Flüssigkeit im Schlauch zeigen würde?
  - Dann bestünde der Verdacht einer Fehllage. Die Lagekontrolle im Röntgenbild kann die Fehllage bestätigen oder ausschließen. Liegt die Drainage korrekt, muss ggf. eine zweite Drainage eingelegt werden.
- … die Thoraxdrainage sehr viel Luft fördern bzw. auch nach Stunden weiter „blubbern“ würde?
  - Vermutlich liegt dann eine „Fistel“ von Luft aus der Lunge in die Pleura vor. Unter dem Sog verschließen sich die Fisteln meist von selbst. Eine größere Lungenverletzung sollte im CT ausgeschlossen werden. „Fistelt“ der Patient weiter, muss ggf. eine Thorakoskopie erfolgen.
- … sich aus der Drainage schwallartig hellrotes Blut entleeren würde?
  - Es bestünde der Verdacht auf eine arterielle Verletzung. Die Blutmenge im Zeitverlauf muss genau dokumentiert werden, um feststellen zu können, ob es sich um eine aktive Blutung handelt. Die aktive Blutung aus einer verletzten Interkostalarterie (durch Rippenfraktur oder iatrogen) stellt eine gefährliche Komplikation dar. Die Indikation zur operativen Revision und Thorakoskopie sollte bei fortbestehender Blutung frühzeitig gestellt werden.
- … der Patient nach der Thoraxdrainage sehr starke Schmerzen hätte?
  - Nach der Anlage der Thoraxdrainage sollte eine großzügige Schmerztherapie erfolgen. Liegt die Thoraxdrainage an der Pleurakuppel an, kann dies atemabhängige Schmerzen verursachen, die Drainage sollte ca. 3–5 cm zurückgezogen werden.

## LITERATUR

Azad A, et al. Validity of ultrasonography to diagnosing pneumothorax: a critical appraisal of two meta-analyses. CJEM 2015; 17(2): 199–201.

S3-Leitlinie Diagnostik und Therapie von Spontanpneumothorax und postinterventionellem Pneumothorax. Langfassung. AWMF-Registernummer 010-007. Stand: 5.3.2018, gültig bis 4.3.2023; https://register.awmf.org/de/leitlinien/detail/010-007 (letzter Zugriff: 22.1.2023).

Terada T, et al. How emergency physicians choose chest tube size for traumatic pneumothorax or hemothorax: a comparison between 28Fr and smaller tube. Nagoya J Med Sci 2020; 82(1): 59–68.

Volpicelli G, et al. International evidence-based recommendations for point-of-care lung ultrasound. Intensive Care Med 2012; 38(4): 577–591.

Weigel B, Nerlich M. Praxisbuch Unfallchirurgie. 2. A. Berlin: Springer 2011.

Yamamoto L, et al. Thoracic trauma: the deadly dozen. Crit Care Nurs Q 2005; 28(1): 22–40.

KAPITEL

# 83 Giebelsturz

Sebastian Schaaf, Robert Schwab und Arnulf Willms

## Fallbericht

### Eintreffen

Ein 48-jähriger Patient wird vom Rettungsdienst analgosediert, spontan atmend und auf einer Vakuummatratze immobilisiert in den Schockraum gebracht. Vorausgegangen war ein Sturz aus großer Höhe (etwa 4 m). Bei Eintreffen des Rettungsdienstes war der Patient ansprechbar und klagte über starke Schmerzen im Abdomen, im rechten Unterarm und Unterschenkel. Verabreichte Medikamente: Analgosedierung (Esketamin 25 mg, Midazolam 3 mg), Fibrinolysehemmung (Tranexamsäure 1 g), Volumentherapie (1.000 ml Ringer-Acetat-Lösung).

### Ersteindruck

Somnolenter Patient, blass-kaltschweißige Haut, länglich-quere Prellmarke im Mittelbauch (➤ Abb. 83.1), achsengerecht geschientes Handgelenk rechts, steril abgedeckte Wunde am rechten Unterschenkel. Er klagt weiterhin vor allem über zunehmende Schmerzen im Abdomen.

### Vitalwerte

GCS 13; SO2 97 % unter $O_2$ 4 l/min via Nasenbrille; AF 13; HF 112; RR 90/65; T 35,6; BZ 102; Schmerz 6/10

### Triagekategorie

Rot

### Anamnese

Bei dem Versuch, ein Schwalbennest am Giebel seines Hauses zu entfernen, habe der auf einer Leiter stehende Patient das Gleichgewicht verloren und sei abgestürzt. Dabei landete er bäuchlings auf der bereitgestellten Schubkarre. Seine Ehefrau habe den Knall gehört und den Rettungsdienst alarmiert. Er könne sich bis zum Eintreffen der Rettungskräfte an alles erinnern. Auch fremdanamnestisch besteht kein Anhalt für eine initiale Bewusstlosigkeit. Keine Allergien, außer Bluthochdruck (Amlodipin 5 mg/d) und Hyperlipoproteinämie (Simvastatin 20 mg/d) keine Nebenerkrankungen, keine Vor-OPs, keine Antikoagulanzien.

✓ Fallbericht: Die Kreislaufparameter lassen auf einen Volumenmangelzustand schließen.

**DIAGNOSE**
Stumpfes Abdominaltrauma

## 83.1 Anamnese und Differenzialdiagnose

Die Beachtung des Unfallhergangs (Kinematik) ist neben dem Ersteindruck für die initialen Rettungsmaßnahmen ebenso wichtig wie für die weitere Diagnostik und Therapie. Um Informationsverluste bei Übergabeprozessen zu vermeiden, sollten standardisierte Kommunikationsmethoden angewandt werden

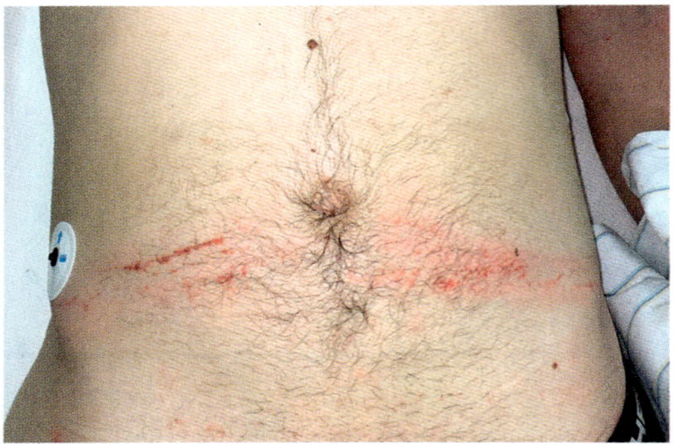

**Abb. 83.1** Prellmarke quer im Mittelbauch [T950]

(S3-Leitlinie 2016). In bestimmten Fällen kann die Fotodokumentation der Unfallstelle die Übergabe unterstützen.

Im vorliegenden Fall muss von einem kritischen Patienten ausgegangen werden. Das Fehlen von Atemwegs- und Atmungsproblemen darf nicht darüber hinwegtäuschen, dass durch den Sturz aus 4 m Höhe erhebliche Kräfte auf den Patienten eingewirkt haben. Die Prellmarke am Bauch beweist im Fall zwar ein stumpfes Abdominaltrauma (➤ Abb. 83.1), aber auch bei fehlenden Prellmarken muss eine intraabdominale Verletzung bei adäquater Kinematik stets vermutet werden. 25 % aller polytraumatisierten Patienten mit (Injury Severity Score ≥ 16) haben ein Abdominaltrauma, wobei es sich in 95 % um stumpfe Traumata handelt (Lechler et al. 2014).

**MERKE**

**Mögliche Verletzungen beim stumpfen Abdominaltrauma**

- Lazeration parenchymatöser Organe (Milz-, Leber-, Pankreas-, Nierenruptur)
- Darmkontusion/-perforation
- Gefäßrupturen/-abrisse

Insbesondere muss an eine nicht komprimierbare Blutung gedacht werden. Neben dem Schädel-Hirn-Trauma ist die abdominale Massenblutung hauptverantwortlich für das frühe Versterben polytraumatisierter Patienten (Lechler et al. 2014).

Ein Volumenmangelschock muss unmittelbar erkannt und behandelt werden. In der Traumasituation sind „direkte“ Kriterien wie das Tasten peripherer Pulse, die Rekapillarisierungszeit (< 2 s) und das Hautkolorit vorrangig zu beachten. Automatisch gemessene Werte sind störanfällig, und Blutdruck sowie Herzfrequenz zeigen mitunter erst verspätet einen Schock an. Der sog. Schockindex ($RR_{syst}$/HF) ist heute obsolet. Eine Klassifikation des Volumenmangelschocks zeigt ➤ Tab. 83.1. Die angegebenen Werte sind ein Anhalt, und es bedarf im Zweifel stets der kritischen Reevaluation des Patienten.

**MERKE**

Ab der ersten Minute an den Wärmeerhalt denken! Die meisten schwer traumatisierten Patienten sind unterkühlt. Weiterhin müssen beeinflussbare Faktoren wie Verdünnung durch Überinfusion und Azidose durch Hypotension/Schock antizipiert werden, um die Gerinnung nicht weiter zu kompromittieren.

**Fallbericht**

**Körperliche Untersuchung und Erstmaßnahmen**

Da der Patient hypoton, aber stabil ist (permissive Hypotension), können ein Trauma-CT und konventionelle Röntgenaufnahmen der verletzten Extremität durchgeführt werden.

## 83.2 Körperliche Untersuchung

Aufgrund der Kinematik ist die Schockraumalarmierung indiziert (Grad-B-Empfehlung) (S3-Leitlinie 2016). Zunächst erfolgt nach der Übernahme des

**Tab. 83.1** Klassifikation des Volumenmangelschocks adaptiert nach ATLS® (American College of Surgeons 2012)

| Kriterien | Klasse 1 | Klasse 2 | Klasse 3 | Klasse 4 |
|---|---|---|---|---|
| **Blutverlust** (ml) | < 750 | 750–1.500 | 1.500–2.000 | > 2.000 |
| **Blutverlust** (%) | < 15 | 15–30 | 30–40 | > 40 |
| **Puls** ($min^{-1}$) | < 100 | 100–120 | 120–140 | > 140 |
| **Blutdruck** | normal | normal | hypotensiv | hypotensiv |

Patienten vom Rettungsdienst eine zügige, **strukturierte klinische Untersuchung** nach dem ABCDE-Schema (S3-Leitlinie 2016). Dies dient zum einen der Reevaluation übergebener Befunde und zum anderen der Suche nach bisher unerkannten Verletzungen. Insbesondere bereits angelegte Schienen, Druckverbände und Tourniquets müssen auf suffizienten Sitz geprüft werden (Blutung steht? Durchblutung, Motorik, Sensibilität?). Unter Stabilisierung des Achsenskeletts und der HWS wird der Patient auf die Seite gedreht, um den Rücken auf offene Wunden, die Wirbelsäule auf Stufenbildung und den Analsphinkter auf Tonusverlust zu prüfen.

Der Stellenwert der klinischen Abdomenuntersuchung in der Traumasituation ist vor dem Hintergrund aller verfügbaren Diagnostik nicht unumstritten. Beim wachen und ansprechbaren Patienten ist eine relevante abdominale Verletzung bei unauffälligem Untersuchungsbefund zwar unwahrscheinlich (hoher negativer prädiktiver Wert) (Rostas et al. 2015), dennoch schließt eine unauffällige klinische Untersuchung eine intraabdominale Verletzung nicht aus (S3-Leitlinie 2016).

**Fallbericht**

**Diagnostik**

Zweiter venöser Zugang, Monitoring, BGA, Labor mit Blutgruppenbestimmung und Kreuzblut, eFAST-Sonografie.

## 83.3 Erste Anordnungen und Diagnostik

Präklinisch kann und innerklinisch soll eine **fokussierte Sonografie des Abdomens und des Thorax** im Rahmen des Primary Survey durchgeführt werden, um Blutungen in der Brust-/Bauchhöhle, einen Perikarderguss oder einen Pneumothorax schnell zu erkennen (eFAST, *extended Focused Assessment with Sonography in Trauma)*. In Abhängigkeit von der Expertise der Anwender*innen sind eine hohe Sensitivität und Spezifität (> 90 %) für den Nachweis intraabdominaler Blutungen und Organschäden erwiesen (von Ow und Osterwalder 2012). Entscheidend ist jedoch, dass keine Zeitverzögerung durch die Untersuchung entsteht.

**RED FLAGS**

- Im Fall **kreislaufinstabiler Verhältnisse** und beim Nachweis von freier intraabdominaler Flüssigkeit erfolgt keine weitere Diagnostik. Der Patient muss unmittelbar operiert werden.
- Ein **Spannungspneumothorax** wird unmittelbar mittels Nadeldekompression entlastet und anschließend ebenso wie ein **Hämato-/Pneumothorax** umgehend durch Anlage einer großlumigen (mindestens (ca. 24 Ch) Thoraxdrainage behandelt.
- Ein kreislaufrelevanter **Perikarderguss** wird ultraschallgestützt von subxiphoidal punktiert.

Der Umfang von Diagnostik und Therapie beim Abdominaltrauma orientiert sich an der Kreislaufstabilität des Patienten (Lechler et al. 2014).

**MERKE**

**Permissive Hypotension**

Nicht komprimierbare Blutungen (vor allem Thorax, Abdomen, Becken) können sich bei normo-/hypertonen Kreislaufverhältnissen verstärken. Die einzige Therapie besteht in der umgehenden operativen Stillung. In der präoperativen Phase hat sich demnach das Konzept etabliert, einen systolischen Blutdruck von etwa 90 mmHg (Mitteldruck 65 mmHg) zu tolerieren. Dies gilt nicht beim Vorliegen eines Schädel-Hirn-Traumas, das die Aufrechterhaltung eines Mitteldrucks von 85–90 mmHg erfordert.

Auch die Durchführung der CT sollte keine wesentliche zeitliche Verzögerung nach sich ziehen. Deshalb ist die Integration eines leistungsfähigen CT-Scanners in den Schockraum anzustreben. Die rasante technische Entwicklung der CT-Geräte hat zu immer kürzeren Untersuchungszeiten und detaillierten Befunden geführt.

Die genaue Kenntnis aller Traumafolgen ist wichtig für ein tragfähiges therapeutisches Konzept. Dies kann je nach Ressourcensituation auch die notfallmäßige Stabilisierung und Weiterverlegung bedeuten. ➤ Tab. 83.2 veranschaulicht einige solcher Szenarien. In Abhängigkeit der lokalen Versorgungsrealität kommt der **vorausschauenden Therapieplanung** große Bedeutung zu.

**Tab. 83.2** Mögliche Befunde und therapeutische Konsequenzen

| Befund | Problem | Konsequenz |
|---|---|---|
| **Freie intraabdominale Flüssigkeit** | Kreislaufinstabilität | Abbruch Diagnostik, Notfalllaparotomie |
| **Komplexe Verletzung** (z. B. Leberlazeration [≥ AAST IV]) | Vor Ort nicht definitiv versorgbar/fehlende Fachabteilung | Stabilisierung, Damage Control Surgery (Packing), Verlegung |
| **Persistierende Blutung aus einzelnem Gefäß** | Invasivität der Notfalllaparotomie | Interventioneller Gefäßverschluss (Embolisation, Coiling) |
| **Geringgradige parenchymatöse Organverletzung** (z. B. Milzhämatom AAST II) | Invasivität der Notfalllaparotomie, Organerhalt, Dünndarmkontusion? | Konservatives Management mit engmaschiger Kontrolle (zweizeitige Ruptur, Latenzzeit bei kontusionsbedingter Darmperforation), ggf. diagnostische Laparoskopie |

**Fallbericht**

**Therapie**

Weitere **Stabilisierung** des Patienten unter Gabe von u. a. 2 blutgruppenkompatiblen Erythrozytenkonzentraten, 1 g Tranexamsäure, 4 g Fibrinogen sowie unmittelbar präoperative Antibiose (Cefuroxim und Metronidazol). Bei unklarem Impfstatus wurde eine aktive und passive Tetanusimmunisierung verabreicht.

Die eFAST-Sonografie zeigt eine intraabdominale Blutung, und der Patient beginnt einen Peritonismus zu entwickeln.

Aufgrund der intraabdominalen Blutung und der wahrscheinlichen Darmperforation mit beginnendem Peritonismus besteht die Indikation zur **Notfalllaparotomie**.

## 83.4 Therapie

Insbesondere bei Eingriffen mit hohem Kontaminationsrisiko sollte eine **perioperative Antibiotikaprophylaxe** erwogen werden. Der positive Effekt auf die Wundinfektionsraten ist in der Literatur hinreichend belegt (Ebenhoch 2017). Die frühzeitige Gabe (idealerweise 30–60 min vor dem Hautschnitt) ist elementar.

**MERKE**

**Medikation bei stumpfem Abdominaltrauma**

Die perioperative **Antibiotikaprophylaxe** ist beim Abdominaltrauma generell indiziert.
Hinsichtlich der Gabe von **Tranexamsäure** empfiehlt sich ein differenziertes Vorgehen. Die frühzeitige Gabe von 1 g Tranexamsäure als Kurzinfusion binnen 1 h ab Trauma, gefolgt von 1 g über 8 h, kann das Risiko, an einer schweren Blutung zu versterben, signifikant reduzieren (CRASH-2-Studie: Roberts 2013; S3-Leitlinie 2016). Jedoch stehen thrombembolische Risiken und die recht niedrige tatsächliche Inzidenz der Hyperfibrinolyse (2–18 % im Trauma) dem zu breiten, unkritischen Einsatz entgegen (Hofer et al. 2020).

Die primären Ziele der **Traumalaparotomie** sind **Blutstillung und Kontaminationskontrolle**. Befundabhängig werden intraabdominale Blutungen und Organschäden behandelt. Die Blutstillung an parenchymatösen Organen erfolgt mittels Elektrokoagulation (mono-/bipolarer Strom, Argon-Plasmakoagulation), Parenchymnähten, Fibrinkleber sowie Hämostyptika.

**Verletzungen parenchymatöser Organe** können nach AAST (American Association for Surgery in Trauma, www.aast.org) klassifiziert werden. Während unter kontrollierten Bedingungen (Überwachung, klinische, laborchemische und sonografische Kontrolle) geringgradige, oberflächliche Hämatome und Lazerationen konservativ ausheilen oder organerhaltende Resektions- oder Embolisationsverfahren versucht werden können, bleibt bei ausgedehnten Lazerationen und kompletten Organrupturen häufig nur die Resektion. Den häufigsten Fall stellt dabei sicherlich die Splenektomie dar. Singuläre lebensnotwendige Organe dürfen nur sparsamst reseziert werden; umso größere Bedeutung kommt einem organerhaltenden Vorgehen zu.

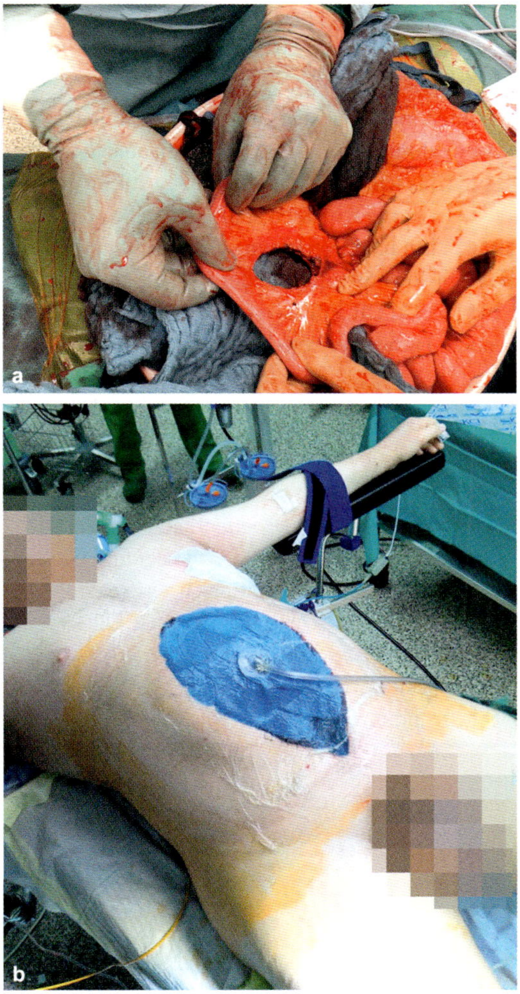


**Abb. 83.2** **a** Introperativer Situs mit Mesoeinriss; **b** Laparostoma [T950]

Die häufigsten **Hohlorganverletzungen** beim stumpfen Abdominaltrauma sind Läsionen des Dünndarms, gefolgt von Kolon-, Rektum- und Magenläsionen (Lechler et al. 2014). Typisch für Dezelerationstraumata (Hochrasanz-Verkehrsunfall, Sturz aus großer Höhe) sind ferner wie im Fall dargestellte darmnahe Mesoeinrisse („bucket handle injuries", ➤ Abb. 83.2) (American College of Surgeons 2012). **Darmverletzungen** werden ebenfalls in Abhängigkeit der Schädigung versorgt. Reine Serosaverletzungen oder kleine Perforationen können übernäht werden, bei ausgedehnteren Defekten wird das betroffene Segment reseziert (Dünndarm). Beim Dickdarm kann bei kleinen Läsionen exzidiert und übernäht werden. Bei ausgedehnteren Verletzungen bleibt oft nur die anatomische Resektion (z. B. Hemikolektomie).

Bei instabilen, polytraumatisierten und kritisch kranken Patienten hat sich in den letzten Jahrzehnten das Prinzip der **Damage Control Surgery (DCS)** etabliert. Dem Vorgehen liegt die Annahme zugrunde, dass die definitive operative Versorgung aller Verletzungen einen Second Hit, also eine Zweittraumatisierung nach dem Initialereignis darstellt. Demgegenüber werden im Rahmen der DCS nur unmittelbar lebensrettende Eingriffe durchgeführt, z. B.:

- Laparotomie und Exploration, Blutstillung, Packing lazerierter Organe, Splenektomie
- Diskontinuitätsresektion des Darms (Stomaanlage, Hartmann-Situation)
- Fixateur-externe-Anlage bei Frakturen großer Knochen
- Trepanation bei Hirnödem und Blutung

Die schockbedingte **letale Trias aus Azidose, Hypothermie und Koagulopathie** ist in der Traumasituation auf die Hämorrhagie zurückzuführen, sodass die Beseitigung der Blutungsursache initial die einzige lebensrettende Maßnahme ist (Friemert 2017; Lechler et al. 2014). Da jedoch die derangierte Physiologie dadurch allein nicht zu verbessern ist, schließt sich eine Stabilisierungsphase auf der Intensivstation an, bevor definitive Eingriffe ermöglicht werden („window of opportunity") (Güsgen et al. 2017). Sinngemäße Konzepte gibt es mittlerweile in der Unfallchirurgie (Damage Control Orthopedics), der Anästhesie/Intensivmedizin (Damage Control Resuscitation) und Radiologie (Damage Control Radiology). Interventionelle Techniken wie z. B. die selektive Angiografie und Embolisation ermöglichen die schnelle und wenig invasive Beherrschung insbesondere starker parenchymatöser Blutungen (von Ow und Osterwalder 2012).

**MERKE**

**Damage-Control-Konzepte**

Ziele der Damage-Control-Konzepte sind die Blutungs- und die Kontaminationskontrolle unter Minimierung des operativen Traumas und schnellstmöglicher Verbesserung der Patientenphysiologie (Güsgen et al. 2017).

Speziell das Management ausgeprägter Abdominaltraumata und deren Komplikationen hat die Technik des **Laparostomas** in den letzten Jahren revolutioniert. Stand der Technik sind heutzutage standardisierte Behandlungsalgorithmen (z. B. Koblenzer Algorithmus; Willms et al. 2015), welche die Vorteile der Vakuumtherapie (Flüssigkeitsmanagement, Sekretdrainage) und der Faszientraktion (gute Prognose für späteren Bauchdeckenverschluss) verbinden.

Bei selektierten – kreislaufstabilen – Patienten, wenig ausgedehnten Abdominalverletzungen, vorhandener Ausstattung und chirurgischer Expertise gewinnen heutzutage auch **konservative, organerhaltende Behandlungsansätze** („non-operative management") und **minimalinvasive Operationstechniken** (Laparoskopie) an Bedeutung. Eine engmaschige klinische, laborchemische und sonografische Verlaufskontrolle ist notwendig, und die Option zur sofortigen Notfalllaparotomie sollte immer bestehen.

Ein mögliches Vorgehen ist in ➤ Abb. 83.3 zusammengefasst.

Bei Traumapatienten und offenen, insbesondere verschmutzten Wunden muss immer an eine **Tetanusinfektion** gedacht werden. Immerhin werden in Deutschland jährlich zwischen 6 und 28 Tetanusfälle (2005–2014) gemeldet, von denen viele einen letalen Ausgang nehmen (Robert Koch-Institut 2016). Neben der sachgerechten chirurgischen Versorgung je nach Wundbefund kommt eine aktive oder passive Tetanusimmunisierung in Betracht. Ein differenziertes Vorgehen zur Tetanus-Postexpositionsprophylaxe bieten die Website und Publikationen des Robert Koch-Instituts.

## 83.5 Risikostratifikation

Patienten mit stumpfem Bauchtrauma sollten in der Notaufnahme stets als Hochrisikopatienten betrachtet werden, bis schwere intraabdominale und andere Verletzungen ausgeschlossen sind. Beim Nachweis einer intraabdominalen Verletzung bleibt die Einschätzung als High-Risk-Situation in der Notaufnahme bis zur Übergabe an OP, Intensivstation oder weiterversorgendem Fachgebiet bestehen.

**Fallbericht**

**Disposition/Empfehlung weiteres Vorgehen**

Nach 4-tägigem Intensivaufenthalt kann der Patient auf die Normalstation verlegt und nach insgesamt 10-tägigem komplikationsfreiem Verlauf nach Hause entlassen werden. Die Radiusfraktur zeigt sich in der Röntgenkontrolle nach 6-wöchiger konservativer Therapie regelrecht durchbaut.

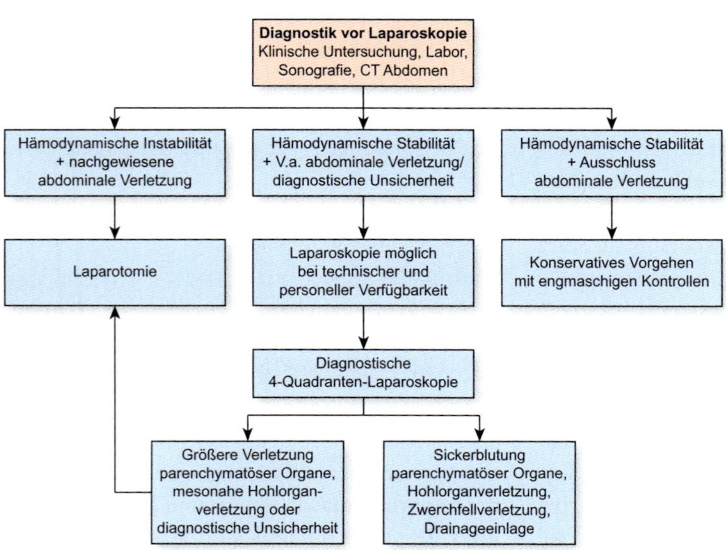


**Abb. 83.3** Möglicher Algorithmus unter Nutzung aller therapeutischen Modalitäten [P462]

## 83.6 Disposition/Empfehlung weiteres Vorgehen

Bei stumpfen Abdominaltraumata ist die frühzeitige Hinzuziehung erfahrener Chirurg*innen von großer Bedeutung. Entscheidungen über z. B. operatives oder konservatives Vorgehen, Aufnahme auf Normalstation, IMC-Station oder Intensivstation und die etwaige Verlegung in ein Traumazentrum höherer Versorgungsstufe fallen in seine Verantwortlichkeit.

### Was wäre, wenn …

- … der Patient beim Eintreffen drucklos und kaltschweißig gewesen wäre?
  - Dann hätte die Stabilisierung der Kreislaufsituation oberste Priorität gehabt. Unter weiterer Beachtung des Prinzips der permissiven Hypotension bestehen die folgenden Optionen (TREMA-Guidelines v3.0, Oktober 2018):
    - 500-ml-Bolus einer kristalloiden Lösung (z. B. Ringer-Acetat).
    - 200-ml-Bolus einer hypertonen Kochsalzlösung (10 % NaCl), falls zu Beginn der Behandlung noch nicht erfolgt („small volume resuscitation“). Dabei sollte beachtet werden, dass eine Gesamtmenge von 1.000 ml kristalloider/kolloidaler Lösung aufgrund einer drohenden Verdünnungskoagulopathie vermieden werden sollte.
    - Kreislaufunterstützung mittels Cafedrin/Theodrenalin (2 ml auf 8 ml NaCl verdünnt) und/oder Noradrenalin, titriert als Bolus (10–100 µg-weise, 1 : 10 oder 1 : 100 verdünnt) oder mittels Perfusor (1–20 µg/min) nach Wirkung.
    - Zusätzlich Vorbereitung EKs 0 neg und Gerinnungsmanagement.
- … der Patient zusätzlich Schmerzen über dem rechten Thorax angegeben und im Verlauf eine rasch progrediente Hypotonie und Vigilanzminderung geboten hätte?
  - Dann wäre die unmittelbare Reevaluation nach dem ABCDE-Schema angezeigt und die Verdachtsdiagnose eines Spannungspneumothorax rechts gestellt worden.
  - Die unmittelbare Nadeldekompression (Thoraxentlastungsnadel, notfalls i. v. Zugang (14G, orange)) in Monaldi-Position stellt in dem Fall die lebensrettende Sofortmaßnahme dar.
  - Anschließend sollte eine Thoraxdrainage rechts angelegt werden.
- … der Patient wegen Vorhofflimmerns antikoaguliert gewesen wäre, z. B. mit Vitamin-K-Antagonisten oder mit einem DOAK?
  - Dadurch ist das Blutungsrisiko nochmals erhöht. Im klinischen Setting kann die Gabe von Vitamin K (mind. 10 mg), FFP und einem Prothrombinkomplex-Präparat (PPSB, 25–50 E/kg KG) bei Vitamin-K-Antagonisten (Marcumar®, Falithrom®) erwogen werden. Für den Fall, dass ein DOAK eingenommen wurde, steht nur für Dabigatran (Pradaxa®) ein Antidot zur Verfügung. Mit Idarucizumab (2 × 2,5 g/50 ml als aufeinanderfolgende Infusion oder Bolus) kann die Dabigatran-Wirkung innerhalb einiger Minuten aufgehoben werden (Maegele et al. 2016). Für alle anderen DOAKs stehen keine Antidota zur Verfügung. Es kann die Gabe von PPSB (25–50 E/kg KG), im Einzelfall auch die Gabe von aktiviertem PPSB (50 E/kg KG) oder rekombinantem Faktor VIIa (90 µg/kg KG) erwogen werden (Maegele et al. 2016).
- … der Patient während der Versorgung im Schockraum bewusstlos geworden wäre und eine einseitig weite Pupille entwickelt hätte?
  - Diese Situation muss an eine Hirnblutung mit beginnender Einklemmung durch ein Hirnödem denken lassen. Die Kombination aus einer abdominalen Blutung und einer Hirnblutung ist äußerst gefährlich und für alle Beteiligten anspruchsvoll. In dieser Situation muss die Festlegung des Managements in enger Absprache zwischen Viszeral-, Neurochirurgie und Anästhesisie erfolgen, da

z. B. hinsichtlich des Kreislaufmanagements widerstrebende Therapieziele existieren (abdominale Blutung – permissive Hypotension; zerebrale Blutung – Aufrechterhaltung eines MAP von 85–90 mmHg zur Verhinderung sekundärer Hirnschäden). In extremis muss eine simultane Kraniotomie und Laparotomie erfolgen, wobei vorher alle verfügbaren Alternativen (Angiografie, sequenzielle operative Therapie) gründlich abgewogen werden müssen.

- … der Patient eine perforierende Abdominalverletzung gehabt hätte, z. B. nach einem Messerstich?
  - Freiliegende Darmschlingen werden steril abgedeckt. Das weitere Prozedere unterscheidet sich nicht grundlegend. Das Ausmaß der möglichen Diagnostik hängt vom Kreislaufzustand ab. Eine chirurgische Exploration sollte in jedem Fall erfolgen, wobei unter kontrollierten Bedingungen und verfügbaren Ressourcen auch ein minimalinvasives Vorgehen (diagnostische Laparoskopie) infrage käme.

## LITERATUR


American College of Surgeons. Advanced Trauma Life Support® Student Course Manual Ninth Edition. Chicago: American College of Surgeons 2012.

Ebenhoch M. Abdominaltrauma und Antibiotikaprophylaxe. Trauma Berufskrankh 2017; 19: S109–S111.

Friemert B. „Stop the bleeding" beim Traumapatienten. Trauma Berufskrankh 2017; 19: S67–S69.

Güsgen C, et al. Damage Control Surgery. Trauma Berufskrankh 2017; 19: S80–S87.

Hofer S, et al. Tranexamsäure in den ersten Stunden der Traumaversorgung. Notarzt 2020; 36: 98–110.

Lang M. Missed injuries beim Abdominaltrauma – Gibt es diagnostische Lücken in der Schockraumdiagnostik? Trauma Berufskrankh 2017; 19: S64–S66.

Lechler P, et al. Diagnostik und Therapie des Abdominaltraumas. Unfallchirurg 2014; 117(3): 249–259; Quiz 260–261.

Maegele M, et al. Direkte orale Antikoagulanzien in der traumatologischen Notaufnahme. Dtsch Arztebl Int 2016; 113(35–36): 575–582.

Robert Koch-Institut. Tetanus-Todesfall bei ungeimpfter Rentnerin – ein Fallbericht aus Bayern. Epid Bull 2016; 30: 269–272; www.rki.de/DE/Content/Infekt/EpidBull/Archiv/2016/Ausgaben/30_16.pdf?__blob=publicationFile (letzter Zugriff: 22.1.2023).

Roberts I, et al. The CRASH-2 trial: a randomised controlled trial and economic evaluation of the effects of tranexamic acid on death, vascular occlusive events and transfusion requirement in bleeding trauma patients. Health Technol Assess 2013 Mar; 17(10): 1–79.

Rostas J, et al. The validity of abdominal examination in blunt trauma patients with distracting injuries. J Trauma Acute Care Surg 2015; 78(6): 1095–1101.

S3-Leitlinie Polytrauma/Schwerverletzten-Behandlung. AWMF-Registernummer 187-023. Stand: 1.7.2016 (in Überarbeitung); https://register.awmf.org/de/leitlinien/detail/187-023 (letzter Zugriff: 22.1.2023).

TREMA für Combat Casualty Care, Version 3.0, Stand Oktober 2018, https://www.trema-europe.de/wp-content/uploads/2018/10/TREMA-e.V.-Guidelines-fuer-TCCC-3.0.pdf (letzter Zugriff: 22.1.2023).

von Ow D, Osterwalder J. Sonographisches Schockraummanagement beim Trauma – Etabliertes Verfahren beim Traumamanagement. Klinikarzt 2012; 41(1): 23–27.

Willms A, et al. Management of the open abdomen using vacuum-assisted wound closure and mesh-mediated fascial traction. Langenbecks Arch Surg 2015; 400(1): 91–99.

KAPITEL

# 84 Sturz mit Pferd

Björn Hossfeld und Lorenz Lampl

## Fallbericht

### Eintreffen

Eine 41-jährige Reiterin wird vom Rettungsdienst ohne Notarztbegleitung liegend und mit Beckengurt versorgt in die Notaufnahme gebracht.

### Ersteindruck

Patientin wach, voll orientiert. Schmerzen vor allem dorsal unter dem offensichtlich unzureichend geschlossenen Beckengurt (➤ Abb. 84.1).

### Vitalwerte

GCS 15; $SaO_2$ 97 %; HF 104; RR 155/85; AF 14; T 36,8; Sx 6/10; BZ 113

### Triagekategorie

Gelb

### Anamnese

Die Patientin berichtet, ihr Pferd sei vor ca. 2 h beim Geländeritt auf einem Wiesenhang gestrauchelt und mit ihr gestürzt. Der anfänglich starke Schmerz sei zunehmend besser geworden. Das Pferd sei allein nach Hause gelaufen; sie selbst habe telefonisch eine Freundin alarmiert, die sie mit dem Auto abgeholt habe. Erst zurück im Reitstall habe man dann bei fortbestehenden Schmerzen auf Drängen eines Reitlehrers den Rettungsdienst alarmiert. Auf den von der RTW-Besatzung angelegten Beckengurt reagierte die Patientin mit Unverständnis, da dieser ihr mehr Schmerzen bereitete als zuvor; deshalb sei der Gurt während des Transports gelockert worden.

✓ Fallbericht: Aus Anamnese und Fremdanamnese geht hervor, dass es sich um einen Sturz mit dem Pferd handelt. Stürze vom Pferd sind definitionsgemäß „Stürze aus großer Höhe". Erschwerend kommt hier hinzu, dass die Reiterin nicht vom Pferd, sondern mit dem Pferd gestürzt ist.

**DIAGNOSE**
Beckentrauma

## 84.1 Anamnese und Differenzialdiagnose

Ein **Sturz aus großer Höhe** ist definiert als Sturz aus einer Höhe von mehr als der doppelten Körpergröße des Stürzenden; diese wird zumindest für die Kopfhöhe bei Reitern annähernd erreicht. Besonders schwere Verletzungen werden bei gemeinsamen Stürzen von Pferd und Reiter beschrieben, da der Sturzverlauf dazu führen kann, dass der Reiter zeitweise unter dem Gewicht des Pferds eingeklemmt oder gar vom Pferdekörper „überrollt" wird.

Schröter et al. (2016) berichten in einer Analyse von 667 Reitsportunfällen über 89 (13,4 %) Beckenverletzungen, von denen die meisten auf Stürze bei Ausritten im Gelände zurückzuführen waren. Allerdings kam es nur bei insgesamt 22,5 % zu Frakturen des Beckens; dreimal häufiger sind die oft nicht weniger schmerzhaften Beckenprellungen beschrieben.

Problematisch und prognoserelevant sind bei Beckenverletzungen die mitunter massiven **Blutungen**: So ist die häufigste Todesursache beim Beckentrauma der aus dem Blutverlust resultierende **hämorrhagische Schock**. Ursprung der ausgeprägten Blutungen sind vor allem Verletzungen des präsakralen Venen-

**Tab. 84.1** Einschätzung des Blutverlustes nach Bone (2008) [E470]

| Volumenmangel | HF | RR | Klinik |
|---|---|---|---|
| < 15 % | normal | normal | • minimal<br>• körpereigene Kompensationsmechanismen |
| 15–30 % | ↑ | normal | • verzögerte Kapillarfüllung<br>• Tachypnoe<br>• Ängstlichkeit |
| 30–40 % | ↑↑ | ↓ | • periphere Vasokonstriktion<br>• Tachypnoe<br>• Bewusstseinseinschränkung |
| > 40 % | ↑↑ | ↑↓ | • kalte, blasse Haut<br>• Bewusstseinstrübung |

plexus. Gefäßverletzungen in diesem Bereich sind prähospital nicht komprimierbar und können innerhalb weniger Minuten zu einem starken Blutverlust führen. Weitere Blutungen finden sich im Bereich der frakturierten spongiösen Knochenflächen. Arterielle Blutungen sind in diesem Bereich selten (10–20 %).

Prähospital ist eine Abschätzung des Blutverlusts in das Becken nur eingeschränkt möglich; es bleibt lediglich die Möglichkeit, Rückschlüsse aus dem Traumamechanismus sowie aus physiologischen Parametern zu ziehen; orientierend kann hier die Gradeinteilung nach Bone hilfreich sein (➤ Tab. 84.1).

In der Notfallaufnahme bzw. im Schockraum helfen laborchemische (Hb, Hkt, BE) sowie radiologische (Angiografie des Beckens) Befunde, das Ausmaß der Blutung zu beurteilen. Friese et al. (2007) konnten zeigen, dass die Sensitivität der *Focused Assessment Sonography for Trauma* (FAST) zur Beurteilung einer Blutung bei Beckenfrakturen nicht ausreichend ist.

**KERNAUSSAGEN**

- Das Risiko für eine Beckenverletzung bei Unfällen im Reitsport liegt bei 13 %.
- Etwa ein Viertel der Betroffenen erleidet eine Fraktur; die übrigen tragen schmerzhafte Prellungen des Beckens davon.
- Blutungen aus dem präsakralen Venenplexus können schnell zu einem hämorrhagischen Schock führen.
- Prähospital helfen v. a. physiologische Parameter, das Ausmaß des Blutverlusts abzuschätzen.
- Im Schockraum/in der Notfallaufnahme können laborchemische und radiologische Befunde (Angiografie des Beckens) Hinweise auf das Ausmaß des Blutverlusts geben.
- Die Abdomensonografie besitzt keine ausreichende Sensitivität zur Beurteilung von Blutungen beim Beckentrauma.

**Fallbericht**

**Externe Beckenstabilisierung**

Die Patientin wurde vom Rettungsdienst mit einem Beckengurt (Modell T-POD®, Pyng Medical) versorgt (➤ Abb. 84.1), der jedoch während des Transports zum Patientenkomfort gelockert wurde.

Die Möglichkeit, dass sich Blutungen spontan tamponieren, ist im Becken nicht gegeben, da das Blut Ausweichmöglichkeiten nach intrapelvin und retroperitoneal hat. Der Einsatz eines Beckengurts als Methode der ersten Wahl zur Stabilisierung soll das intrapelvine Volumen verkleinern. **Beckengurte**

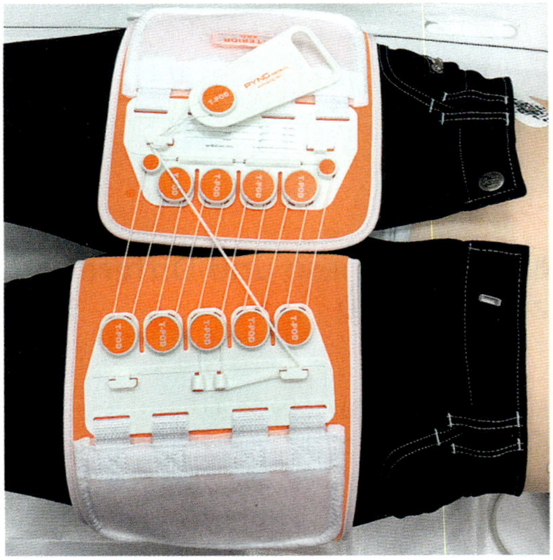

**Abb. 84.1** Beckengurt (Modell T-POD®, Pyng Medical) [P454]

sind dabei sehr effektiv, da sich jede Verringerung des Beckenradius mit 4-facher Potenz auf das intrapelvine Volumen auswirkt.

Die aktuelle europäische Richtlinie zum Management von Blutungen bei schwerem Trauma empfiehlt bei Patienten mit Verdacht auf eine Beckenringverletzung und hämorrhagischen Schock die frühzeitige Kompression und Stabilisierung des Beckenrings. Aus dem Traumaregister der Deutschen Gesellschaft für Unfallchirurgie (DGU, www.traumaregister.de) ist ersichtlich, dass die Zeit zwischen dem Unfalleintritt und der Aufnahme des Patienten in einer Klinik im Mittel etwa 70 min beträgt; addiert werden muss ein durchschnittliches Zeitintervall von 24 min, bis eine CT durchgeführt wird. Diese lange Zeit unterstreicht die Notwendigkeit einer bereits prähospital durchzuführenden externen Stabilisierung des Beckens, die eine positive Auswirkung auf die Letalität haben soll, obwohl aktuell publizierte Untersuchungen dies nicht sicher bestätigen konnten.

**MERKE**
Die frühzeitige Anlage eines Beckengurts ist bei Verdacht auf eine Fraktur grundsätzlich richtig.

Shlamovitz et al. (2009) verglichen bei 1.502 Traumapatienten, von denen 115 radiologisch gesichert eine Beckenfraktur und 34 wiederum eine mechanisch instabile Beckenfraktur erlitten hatten, die **manuelle Stabilitätsprüfung** mit der Inspektion des Beckens und der Schmerzangabe bei wachen Patienten (GCS > 13). Dabei konnten sie zeigen, dass die Sensitivität von Schmerz und Deformität höher ist als die der mechanischen Untersuchung. Allerdings demonstrierten Pehle et al., dass von 928 untersuchten Patienten bei 51, deren Becken bei der manuellen Untersuchung klinisch instabil war, 96 % eine Beckenfraktur aufwiesen. Dies bestätigt den hohen positiven prädiktiven Wert der manuellen Stabilitätsprüfung.

Dementsprechend empfiehlt die Arbeitsgruppe Trauma des Deutschen Rates für Wiederbelebung eine einmalige behutsame, orientierte Stabilitätsprüfung des Beckens bereits an der Unfallstelle, v. a. im Hinblick auf eine „Aufklappbarkeit". Die Anlage eines Beckengurts soll erfolgen, wenn Unfallmechanismus, Schmerzangabe und v. a. die Stabilitätsprüfung den Verdacht auf eine Beckenverletzung nahelegen, besonders aber, wenn eines oder mehrere dieser Zeichen mit einer Kreislaufinstabilität vergesellschaftet sind.

**MERKE**
Die Anlage eines Beckengurts erfolgt nach der Anamnese v. a. bei hämodynamischer Instabilität. Eine manuelle Stabilitätsprüfung kann helfen, die Beckenfraktur von proximalen Oberschenkelfrakturen zu unterscheiden.

Im Fallbeispiel wurde der Beckengurt gelockert; damit ist seine Effektivität nicht mehr gewährleistet. Dementsprechend ist es wichtig, dass Patienten zur Toleranz des Kompressionsschmerzes analgetisch versorgt werden.

**MERKE**
Die Anlage des Beckengurts kann für die Patienten schmerzbedingt sehr unangenehm sein, sodass zur Toleranz des Kompressionsschmerzes eine Analgosedierung des Patienten notwendig werden kann.

**MERKE**
**Korrekte Positionierung des Beckengurts**
Die effektive Kompression des Beckens wird erreicht, wenn der Beckengurt auf Höhe der Trochanteres majores der Oberschenkel platziert wird (➤ Abb. 84.2). Die zu hohe Anlage über den Beckenschaufeln würde die Symphyse und Iliosakralgelenke nicht komprimieren, sondern die Dislokation der Frakturenden ggf. verstärken.

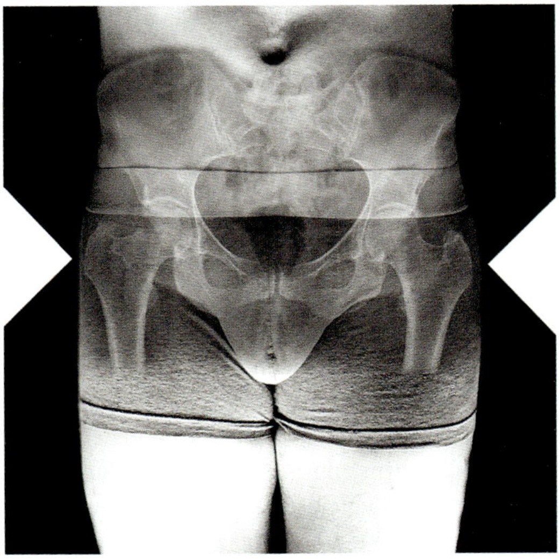

**Abb. 84.2** Die korrekte Positionierung des Beckengurts [P454]

**Fallbericht**

**Untersuchungsbefund**

Patientin wach, voll orientiert. Kreislaufstabil. Herztöne rein. Bds. vesikuläres Atemgeräusch. Abdomen weich, Schmerzangabe im Bereich des dorsalen Beckens mit deutlicher Verstärkung bei manueller bilateraler Kompression der Beckenschaufeln.

✓ Fallbericht: Die Patientin ist kreislaufstabil. Die Inspektion des Beckens ergibt keine Auffälligkeiten, allerdings werden Schmerzen in diesem Bereich beklagt, die durch manuelle Kompression verstärkt werden. Damit muss ein Beckentrauma angenommen werden.

## 84.2 Körperliche Untersuchung

Gemäß S3-Leitlinie Polytrauma und Schwerverletztenversorgung muss bei einem wahrscheinlichen Beckentrauma mit Kreislaufinstabilität der Beckenring schnellstmöglich – wenn nicht bereits prähospital erfolgt – mit einem Beckengurt geschlossen werden.

Ist bereits prähospital ein Beckengurt angelegt worden, soll dieser nicht wieder für eine manuelle Stabilitätsprüfung geöffnet werden. Allerdings muss auf die richtige Position des Beckengurts geachtet werden, da ein zu hoch angelegter Beckengurt die Beckenschaufeln komprimiert, wodurch die Frakturen im Bereich des vorderen und/oder hinteren Beckenrings weiter disloziert werden und der Beckengurt in dieser Position nicht zur Verringerung des intrapelvinen Volumens beiträgt. Der richtige Anlageort ist auf Höhe der Trochanteren (➤ Abb. 84.2).

Die körperliche Untersuchung besteht aus einer vollständigen äußeren Inspektion des Beckenbereichs mit der Suche nach Wunden, Prellmarken oder Hämatomen, der Inspektion der Körperöffnungen mit vaginaler und rektaler Untersuchung und der Begutachtung des Urins zum Ausschluss von Blutungen. Die Palpation und die manuelle klinische Stabilitätstestung des Beckens können helfen, Verletzungen des Beckens von solchen der proximalen Oberschenkelknochen zu unterscheiden.

Insgesamt kommt der Kreislaufsituation besondere Beachtung zu: Miller et al. (2003) haben gezeigt, dass im Rahmen eines Beckentraumas bei Nichtansprechen des Blutdrucks auf eine Volumentherapie mit einer 30-prozentigen Spezifität auf eine relevante intrapelvine Blutung geschlossen werden kann. Im Umkehrschluss lasse sich bei einem systolischen Blutdruck von > 90 mmHg mit hoher Wahrscheinlichkeit eine relevante Blutung ausschließen. Diese Überlegung findet sich auch in der Unterteilung der Patienten in „Responder" und „Non-Responder" gemäß dem Advanced Trauma Life Support (ATLS®).

**Fallbericht**

**Erste Anordnung und Diagnostik**

Abnahme von Laborblut (Blutbild, Gerinnung) sowie Analgesie durch titrierende und gewichtsadaptierte Gabe von Piritramid bis zu einem Sx von 3/10.

✓ Fallbericht: Da die Patientin kreislaufstabil ist, muss nicht von einer relevanten Blutung im Becken ausgegangen werden.

## 84.3 Erste Anordnungen und Diagnostik

### 84.3.1 Labor

An Laborparametern sollten Blutbild und Gerinnung veranlasst werden, mit dem Ziel, eine Blutung oder Anämie zu erkennen. Bei Frauen im gebärfähigen Alter sollte eine mögliche Schwangerschaft erfragt oder laborchemisch ausgeschlossen werden. Gerade bei kreislaufstabilen Patientinnen kann mit der Entscheidung zur radiologischen Bildgebung auf das Vorliegen eines Schwangerschaftstests gewartet werden.

Bei bestehender Schwangerschaft und vaginaler Blutung sollte an die mögliche Induktion eines Aborts durch das Beckentrauma gedacht werden. Eine frühzeitige Einbeziehung und engmaschige Mitbetreuung durch die gynäkologische Fachabteilung ist in solchen Fällen unverzichtbar.

**Fallbericht**

**Bildgebende Diagnostik**

Da die Patientin eine Schwangerschaft aktuell nicht sicher ausschließen kann, wird nach negativem Schwangerschaftstest im Labor eine Computertomografie des Beckens und des Abdomens durchgeführt. Als Befund ergibt sich lediglich eine **Fraktur des Steißbeins**, die zwar äußerst schmerzhaft, aber nicht therapiebedürftig ist.

### 84.3.2 Bildgebende Diagnostik

Für die weiterführende Diagnostik wird eine CT des Beckens und/oder eine Röntgenübersichtsaufnahme des Beckens gefordert (GoR A).

Die hohe Verfügbarkeit von Beckengurten in der prähospitalen Notfallrettung und die entsprechende Ausbildung des Rettungspersonals, diese frühzeitig einzusetzen, können einen Einfluss auf die radiologische Diagnostik nehmen. Beispielsweise können sich bei korrekt angelegtem Beckengurt rein ligamentäre Sprengungen der Symphyse (Open-Book-Verletzung) so geschlossen darstellen, dass sie radiologisch nicht unmittelbar zu erkennen sind.

Ballard et al. (1999) und Mackersie et al. (1989) haben in prospektiven Studien gezeigt, dass Beckenfrakturen mit einem erhöhten Risiko für intraabdominale Organläsionen einhergehen: Damit ist eine CT-Diagnostik von Abdomen und Becken sinnvoll.

**MERKE**

**Radiologische Zeichen bei Beckeninstabilität**

In der bildgebenden Diagnostik wird auf folgende Zeichen einer Beckeninstabilität geachtet:

- Verletzungen der Beckenknochen im Sinne von Frakturen
- Erweiterung der Symphyse
- Erweiterung der Iliosakralfugen
- Versatz der Beckenschaufeln in horizontaler und/oder vertikaler Richtung
- Verletzungen im Bereich der LWS inkl. Querfortsatzfrakturen

**CAVE**

Dabei muss stets bedacht werden, dass ein korrekt angelegter Beckengurt eine Instabilität des Beckens kaschieren kann und dass die Dislokation im Moment des Unfalls möglicherweise deutlich ausgeprägter war als im Moment der Diagnostik.

**Fallbericht**

**Therapie**

Die Patientin wird mit der Empfehlung einer Analgesie mit Ibuprofen in die hausärztliche Weiterversorgung entlassen.

✓ Fallbericht: Diese Patientin benötigt keine spezifische Therapie.

## 84.4 Therapie

Die Entscheidungen zur Therapie von Beckenverletzungen können komplex sein und hängen vor allem von der Schwere und der Lokalisation der Verletzung ab. Überschreitet der Schweregrad den einer Kontusion oder bestehen Zweifel am Ausmaß der Verletzung, dann sollten erfahrene Kolleg*innen der Unfallchirurgie hinzugezogen werden, die dann das weitere therapeutische Vorgehen festlegen.

## 84.5 Risikostratifikation

Das Spektrum des Risikos einer Beckenverletzung reicht von sehr niedrig, z. B. bei einer Prellung, bis sehr hoch, z. B. bei hämodynamischer Instabilität bis hin zur Exsanguination. Bei Beckenfrakturen sollte die Risikostratifikation durch erfahrene Unfallchirurg*innen erfolgen. Bei ersten Zeichen einer hämodynamischen Instabilität oder Begleitverletzungen ist diese Risikoabschätzung nicht nur unverzichtbar, sondern auch zeitkritisch.

## 84.6 Disposition/Empfehlung weiteres Vorgehen

Beckenverletzungen mit dem Schweregrad einer Kontusion können i. d. R. entlassen und ambulant weiterversorgt werden. Bei Verletzungen oberhalb dieses Schweregrads gilt das Gleiche wie für das Festlegen der Therapie: Dann sollten erfahrene Unfallchirurg*innen hinzugezogen werden, um über das weitere Vorgehen zu entscheiden.

### Was wäre, wenn ...

- ... die Patientin nach dem Sturz nicht selbst gelaufen wäre?
  - Dann wäre der Transport unmittelbar mit dem Rettungsdienst erfolgt; bei Verdacht auf eine relevante Beckenfraktur hätte eine Notarztindikation zur Analgesie und Kreislaufstabilisierung bestanden.
- ... die Patientin bei Aufnahme Zeichen der Kreislaufinstabilität geboten hätte?
  - Dann wäre die Aufnahme über den Schockraum erfolgt und die radiologische Diagnostik zum Ausschluss einer Blutung unmittelbar durchgeführt worden.
- ... die Patientin schwanger gewesen wäre und eine niedrige Wahrscheinlichkeit für eine Beckenfraktur vorgelegen hätte?
  - Im vorliegenden Fallbericht hatte die Patientin zwar Schmerzen im Bereich des Beckens, war jedoch selbst nach dem Sturz noch gelaufen und zu keinem Zeitpunkt kreislaufinstabil. Dementsprechend hätten bei bestehender Schwangerschaft folgende Optionen bestanden:
    - Beobachten der Patientin und radiologische Diagnostik nur bei Beschwerdepersistenz oder nach der vermuteten 12. SSW (Abschluss der Organogenese)
    - Durchführung eines Low-Dose-Scans mit einem modernen Computertomografen der neuesten Generation
    - MRT (s. u.)
    - Nutzen-Risiko-Abwägung im Hinblick auf die therapeutische Konsequenz der radiologischen Diagnostik (ein frakturiertes Becken kann u. U. auch Komplikationen für die Schwangerschaft bedeuten)
- ... die Patientin schwanger gewesen wäre und eine höhere Wahrscheinlichkeit für eine Beckenfraktur bestanden hätte?
  - Die radiologische Diagnostik bei Schwangeren erfordert stets eine kritische Abwägung: Es gilt zu beurteilen, ob das Risiko durch eine nicht erkannte Verletzung das potenzielle Risiko für den Feten durch die Untersuchung übersteigt. Bei modernen Computertomografen wird die Gefahr für den Feten gering eingeschätzt, wenn die Bildgebung oberhalb des Zwerchfells oder unterhalb der Knie der Mutter stattfindet. Alternativ kann in vielen Fällen eine radiologische Diagnostik auch mittels Sonografie und Magnetresonanztomografie (MRT) stattfinden. Dabei gilt eine MRT ohne Kontrastmittel im 2. und 3. Trimenon als unbedenklich (neuere Literatur und Leitlinien bewerten mittlerweile auch das 1. Trimenon als unkritisch). Auf eine Kontrastmittelgabe sollte jedoch verzichtet werden, da eine teratogene Wirkung des verwendeten Gadoliniums für das 1. Trimenon angenommen wird und dies später nephrotoxisch auf den Feten wirken kann. Eine Fraktur beim Beckentrauma lässt sich in der MRT jedoch ohne Kontrastmittel ausschließen.

## LITERATUR


Bakhshayesh P, et al. Effectiveness of noninvasive external pelvic compression: a systematic review of the literature. Scand J Trauma Resusc Emerg Med 2016; 24: 73–82.

Ballard RB, et al. An algorithm to reduce the incidence of false-negative FAST examinations in patients at high risk for occult injury. J Am Coll Surg 1999; 189: 145–150.

Bone LB. Emergency treatment of the injured patient. In: Browner BD, et al. (eds.). Skeletal Trauma. Vol. 1. Philadelphia: Saunders 2008; 127–145.

Culemann U, et al. Aktuelle Behandlung der Beckenringfraktur. Unfallchirurg 2014; 117: 145–161.

Friese RS, et al. Abdominal ultrasound is an unreliable modality for the detection of hemoperitoneum in patients with pelvic fracture. J Trauma 2007; 63: 97–102.

Knops SP, et al. Randomised clinical trial comparing pressure characteristics of pelvic circumferential compression devices in healthy volunteers. Injury 2011; 42: 1020–1026.

Kumle B, Kaiser B. Beckenschlinge und externe Beckenstabilisation. Notfallmedizin up2date 2016; 11: 321–327.

Mackersie RC, et al. Intra-abdominal injury following blunt trauma. Identifying the high-risk patient using objective risk factors. Arch Surg 1989; 124: 809–813.

Miller PR, et al. External fixation or arteriogram in bleeding pelvic fracture: initial therapy guided by markers of arterial hemorrhage. J Trauma 2003; 54: 437–443.

Pehle B, et al. Wertigkeit der körperlichen und radiologischen Basisdiagnostik des Beckens in der Schockraumbehandlung. Unfallchirurg 2003; 106: 642–648.

Roessler MS, et al. Externe, nichtinvasive Beckenstabilisatoren – wann ist die Anlage indiziert? Notfall Rettungsmedizin 2021; 24: 1079–1090.

Rossaint R, et al. The European guideline on management of major bleeding and coagulopathy following trauma: fourth edition. Crit Care 2016; 20: 100.

S3-Leitlinie Polytrauma/Schwerverletzten-Behandlung. AWMF-Registernummer 187-023. Stand: 1.7.2016 (in Überarbeitung); https://register.awmf.org/de/leitlinien/detail/187-023 (letzter Zugriff: 22.1.2023).

Schröter C, et al. Beckenverletzungen im Reitsport. Notfall Rettungsmed 2016; 19: 679.

Shlamovitz GZ, et al. How (un)useful is the pelvic ring stability examination in diagnosing mechanically unstable pelvic fractures in blunt trauma patients? J Trauma 2009; 66: 815–820.

Verbeek DO, et al. Acute management of hemodynamically unstable pelvic trauma patients: time for a change? Multicenter review of recent practice. World J Surg 2008; 32: 1874–1882.

KAPITEL

# 85

Holger Gässler und Lorenz Lampl

# Nur aufgefahren...

## Fallbericht

### Eintreffen

Ein 26-jähriger männlicher Patient wird vom Rettungsdienst in die Notaufnahme gebracht. Er sei als angeschnallter Fahrer eines Pkw innerorts mit ca. 30–40 km/h auf ein stehendes Fahrzeug aufgefahren; der Airbag habe ausgelöst.

Beim Eintreffen des Rettungsdienstes habe der Patient bereits neben dem gering deformierten Pkw gestanden. Er sei wach, voll orientiert und kardiopulmonal unauffällig gewesen und habe nicht über Schmerzen geklagt. Er gab an, zu keinem Zeitpunkt bewusstlos gewesen zu sein, und kann sich an den gesamten Unfallvorgang erinnern.

Nach Verbringen des Patienten in den Rettungswagen erfolgten umgehend eine HWS-Immobilisation mittels Immobilisationskragen sowie die Erhebung der Vitalparameter, die allesamt unauffällig waren. Anschließend wurde der weiterhin beschwerdefreie Patient in die Notaufnahme transportiert.

### Ersteindruck

Patient wach, voll orientiert und beschwerdefrei.

### Vitalwerte

HF 86; RR 138/78; $SaO_2$ 98 %; AF 14; GCS 15; Sx 0/10; T 36,5; BZ 112

### Triagekategorie

Grün

### Anamnese

Zum Unfallhergang gibt der Patient an, während des Fahrens kurz auf sein Radio gesehen zu haben. Als er wieder auf die Fahrbahn blickte, habe er bemerkt, dass das Fahrzeug vor ihm zum Stillstand gekommen war. Trotz Vollbremsung habe er den Auffahrunfall nicht verhindern können. Zum Zeitpunkt des Aufpralls habe die Geschwindigkeit wohl noch ca. 30–40 km/h betragen. Er sei angeschnallt gewesen, und der Airbag habe ausgelöst. Der Patient kann sich an alles erinnern und war zu keinem Zeitpunkt bewusstlos. Er sei anschließend ohne fremde Hilfe aus dem Pkw ausgestiegen.

Der Patient klagt nicht über Beschwerden oder Schmerzen, insbesondere auch nicht über neurologische Ausfälle. Er habe keine relevanten Vorerkrankungen, nehme keine Dauermedikation ein, und es seien auch keine Allergien bekannt.

✓ Fallbericht: Anamnestisch und unter Berücksichtigung des Unfallmechanismus ist hier von einem Beschleunigungstrauma der Halswirbelsäule (HWS) auszugehen.

**DIAGNOSE**
HWS-Beschleunigungstrauma

# 85.1 Anamnese und Differenzialdiagnose

Unter einem **Beschleunigungstrauma** der HWS versteht man eine *„brüske passive, aufgezwungene, meist unerwartet einwirkende Beschleunigung, die ausreicht, um eine relevante Translations- und Retroflexionsbewegung der HWS hervorzurufen"* (S1-Leitlinie 2020). Die Diagnose des Beschleunigungstraumas ist primär rein deskriptiv und beschreibt nicht das Ausmaß der Verletzung – hierfür bedarf es einer gezielten Anamnese und körperlichen Untersuchung, ggf. ergänzt um radiologische Diagnostik. Dementsprechend gilt es, folgende Differenzialdiagnosen abzuklären:

- HWS-Distorsion
- HWS-Fraktur
- Diskoligamentäre Instabilität
- Bandscheibenvorfall
- SCIWORA *(Spinal Cord Injury WithOut Radiographic Abnormality)*

**KERNAUSSAGEN**

- Das Beschleunigungstrauma der HWS entsteht durch eine passive Translations- und Retroflexionsbewegung der HWS.
- Dabei können Beschwerdebild (von asymptomatisch bis Querschnittsymptomatik) und Verletzungen (muskuloskelettal, knöchern, Rückenmark) stark variieren.

Das weitere Vorgehen sowie der Umfang der apparativen Diagnostik richten sich stark nach der Anamnese und dem Untersuchungsbefund. Als Algorithmus hierfür kann die *Canadian C-Spine Rule* (Stiell et al. 2001; vgl. ➤ Abb. 85.1) herangezogen werden, bei der sowohl patientenseitige als auch unfallbedingte Risikofaktoren sowie der Untersuchungsbefund des Patienten in die Entscheidung, ob eine radiologische Diagnostik notwendig ist oder eine HWS-Verletzung ausgeschlossen werden kann, mit einfließen.

Anamnestisch muss hierfür der Unfallhergang möglichst genau geklärt werden (Mechanismus, Geschwindigkeit, beteiligte Fahrzeuge). Weiterhin gilt es, den Bewusstseinszustand des Patienten sowie seine Beschwerden zu erfassen (insb. Schmerzen im HWS-Bereich, neurologische Symptome, ablenkende Verletzungen). Zur Vervollständigung der Anamnese gehört das Erfragen von Vorerkrankungen (Vorbestehende Wirbelsäulenbeschwerden?), Dauermedikation

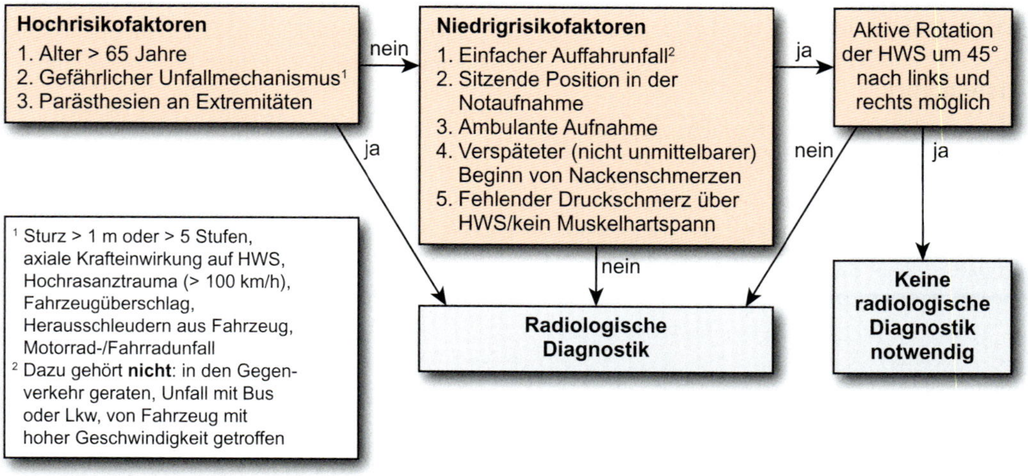


**Abb. 85.1** *Canadian C-Spine Rule* zur Entscheidung über die Notwendigkeit einer radiologischen Diagnostik bei HWS-Beschleunigungstrauma (übersetzt nach Stiell et al. 2001). Voraussetzung ist ein wacher (GCS 15) und voll orientierter Patient, der kardiopulmonal stabil ist. [P452]

(Chronische Schmerztherapie?) sowie bekannte Allergien/Medikamentenunverträglichkeiten.

**RED FLAGS**

- Alter ≥ 65 Jahre
- Parästhesien in den Extremitäten
- Unmittelbar nach Unfall vorhandene Nackenschmerzen
- Bewusstseinstrübung
- Relevante ablenkende Begleitverletzung
- Gefährlicher Unfallmechanismus (Hochrasanztrauma > 100 km/h, Pkw-Kollision mit Lkw oder Bus, Fahrzeugüberschlag oder Herausschleudern der Insassen aus dem Fahrzeug, Motorrad-/Fahrradunfall, Sturzhöhe > 1 m, axiale Stauchung der HWS)

**KERNAUSSAGEN**

- Die Anamnese muss neben dem Bewusstseinszustand aktuell vorhandene Beschwerden (ablenkende Begleitverletzung) sowie im Falle von HWS-Beschwerden den Zeitpunkt des Auftretens (unmittelbar/verzögert) erfassen.
- Der Unfallmechanismus muss möglichst genau geklärt werden (wenn möglich eigen- und fremdanamnestisch). Hierfür spielen Geschwindigkeit/Höhe, Art des Fahrzeugs und Einwirken der Kräfte auf den Körper eine entscheidende Rolle.
- Zur Vervollständigung der Anamnese sind (vor allem muskuloskelettale und neurologische) Vorerkrankungen, Dauermedikation (z. B. chronische Schmerztherapie) und Allergien abzufragen.

**Fallbericht**

**Untersuchungsbefund**

Patient wach, voll orientiert, GCS 15. Kein ABCDE-Problem. Keine offenen Verletzungen. Bodycheck (primär unter Aussparung der Wirbelsäule) unauffällig. Keine neurologischen Auffälligkeiten, insbesondere kein sensomotorisches Defizit. Anschließend Untersuchung der Wirbelsäule, hierzu vorsichtiges Öffnen des HWS-Immobilisationskragens: kein Druckschmerz über Dornfortsätzen oder paravertebraler Muskulatur, kein Hartspann, vorsichtige aktive Bewegung in der HWS uneingeschränkt möglich (45°-Rotation, dann Ante-/Retroflexion), restliche Wirbelsäule unauffällig.

✓ Fallbericht: Der körperliche Untersuchungsbefund ist komplett unauffällig; es ergeben sich keine Hinweise auf eine Verletzung der HWS.

## 85.2 Körperliche Untersuchung

Der Ablauf der körperlichen Untersuchung erfolgt zweigeteilt: Zuerst wird eine generalisierte Untersuchung zum Ausschluss von Begleitverletzungen durchgeführt, welche die Aussagekraft der HWS-Untersuchung beeinflussen könnten. Anschließend erfolgt eine symptomorientierte, zielgerichtete Untersuchung der HWS:

- Bei der **generalisierten Untersuchung** muss das Augenmerk auf akute vital bedrohliche Zustände gelegt werden (z. B. Beeinträchtigung der Atmung durch Schädigung des Halsmarks mit Funktionsverlust des N. phrenicus), bevor eine körperliche Untersuchung (Bodycheck) zum Ausschluss relevanter ablenkender Begleitverletzungen erfolgt. Hierbei wird auch auf neurologische Auffälligkeiten durch Überprüfung der Sensomotorik an den oberen und unteren Extremitäten geachtet.
- Nach Überprüfung aller Kriterien der *Canadian C-Spine Rule* erfolgt abschließend die **zielgerichtete Untersuchung der HWS**. Dazu wird der HWS-Immobilisationskragen vorsichtig geöffnet, bevor zunächst eine Inspektion des Halses durchgeführt wird (Hämatom, Wunde, Prellmarke oder Fehlhaltung). Danach werden die HWS-Dornfortsätze und die paravertebrale Muskulatur auf Druckschmerz und Muskelhartspann überprüft. Sollten sich bis hierhin keine Auffälligkeiten ergeben, kann der Patient nun den Kopf vorsichtig um jeweils 45° nach links und rechts rotieren, bevor eine ebenfalls vorsichtige Ante- und Retroflexion durchgeführt werden. Für den gesamten Untersuchungsablauf gilt, dass bei Feststellung einer Pathologie die Untersuchung abgebrochen und die HWS-Immobilisation mittels Kragen wieder aufgenommen wird. In diesem Fall ist eine radiologische Bildgebung obligat.

**KERNAUSSAGEN**

- Die körperliche Untersuchung gliedert sich in zwei Teile. Zuerst erfolgt eine Ganzkörperuntersuchung zum Ausschluss vital bedrohlicher Zustände, relevanter ablenkender Begleitverletzungen und neurologischer Auffälligkeiten.
- In einem zweiten Schritt wird, bei Erfüllen aller Kriterien der *Canadian C-Spine-Rule*, gezielt die HWS

untersucht. Dies erfolgt nach vorsichtigem Öffnen des Immobilisationskragens in der Reihenfolge Inspektion, Palpation und aktive Bewegung.
- Sollte während eines Untersuchungsschritts eine Pathologie der HWS festgestellt werden, wird die Untersuchung abgebrochen, die Immobilisation wieder aufgenommen und eine radiologische Diagnostik veranlasst.

**Fallbericht**

**Erste Anordnungen und Diagnostik**

Im vorliegenden Fall wird keine weiterführende Diagnostik benötigt.

## 85.3 Erste Anordnungen und Diagnostik

Neben den erhobenen Basisvitalparametern bedarf es keiner weiteren (kontinuierlichen) Überwachung (Monitoring), da der Unfallmechanismus klar ist und es keinen Anhalt für eine internistische Ursache gibt. Ein i. v. Zugang ist nicht notwendig und, da der Patient beschwerdefrei ist, bedarf es überdies keiner Analgesie oder einer anderen Medikation.

Sollten neben dem HWS-Beschleunigungstrauma weitere Verletzungen vorhanden sein, beeinflussen diese maßgeblich das weitere Vorgehen (siehe andere Kapitel zur Traumatologie).

### Apparative Diagnostik

Die Entscheidung zur Notwendigkeit einer radiologischen Diagnostik bei isoliertem HWS-Beschleunigungstrauma erfolgt mithilfe der Anamnese und Untersuchung gemäß der *Canadian C-Spine Rule* (Stiell et al. 2001; ➤ Abb. 85.1). In diesem Fallbeispiel ergeben sich keine Hochrisikofaktoren, ein einfacher Auffahrunfall als Niedrigrisikofaktor und eine unauffällige Untersuchung der HWS. Folglich bedarf es keiner Röntgenaufnahme.

Ist eine radiologische Diagnostik indiziert, so wird mindestens ein **konventionelles Röntgen** der HWS **in 3 Ebenen** (a.-p., seitlich, Dens-Zielaufnahme) empfohlen, wobei hier darauf geachtet werden muss, dass die gesamte HWS (inkl. HWK 7) beurteilbar ist. Trotz geringerer Strahlenbelastung bei der konventionellen Röntgenuntersuchung gehen die Empfehlungen der Fachgesellschaften, insbesondere wenn eine fokalneurologische Auffälligkeit besteht, zunehmend in Richtung einer primären Diagnostik mittels **Computertomografie** (CT). Diese ist sensitiver und schneller, darüber hinaus ist es damit sogar teilweise möglich, diskoligamentäre Verletzungen zu detektieren (S3-Leitlinie 2016; American College of Surgeons 2018).

Sind CT-Untersuchungen weiterer Körperregionen (z. B. Schädel-CT bei Schädel-Hirn-Trauma) notwendig, sollte die HWS-Diagnostik ebenfalls primär mittels CT erfolgen. Ein weiteres Argument zugunsten der CT-Diagnostik ist, dass konventionelle Röntgenaufnahmen mit liegendem Immobilisationskragen hinsichtlich ihrer Aussagekraft oft unzureichend sind (vor allem Beurteilung des Dens, zervikothorakaler Übergang).

Eine **Magnetresonanztomografie (MRT)** als primäre Untersuchung wird aufgrund der niedrigen Sensitivität für Frakturen nicht empfohlen. Sie ist in der Regel nur bei neurologischen Auffälligkeiten ohne CT-morphologisches Korrelat sowie bei neurologisch nicht beurteilbaren Patienten mit Verletzungen der Wirbelsäule (z. B. zur Abklärung eines intraspinalen epiduralen Hämatoms) indiziert (S3-Leitlinie 2016).

**KERNAUSSAGEN**

- Die Entscheidung zur Notwendigkeit einer radiologischen Diagnostik der HWS wird anhand der *Canadian C-Spine Rule* getroffen.
- Ist eine radiologische Diagnostik der HWS indiziert, so muss diese mindestens mittels konventionellem Röntgen in 3 Ebenen (a.-p., seitlich, Dens-Zielaufnahme) erfolgen.
- Aufgrund höherer Sensitivität sollte allerdings die Indikation zur Durchführung einer CT trotz höherer Strahlenbelastung großzügig erfolgen, vor allem, wenn CT-Untersuchungen weiterer Körperregionen notwendig sind oder fokalneurologische Auffälligkeiten bestehen.
- Die MRT ist als primäres Diagnostikum nicht geeignet; sie bleibt speziellen Indikationen vorbehalten.

**Fallbericht**

**Therapie**

Der Patient benötigt keine Therapie.

## 85.4 Therapie

Nach Ausschluss einer HWS-Verletzung mittels *Canadian C-Spine Rule* sowie bei Fehlen von Begleitverletzungen bedarf es keiner akuten Therapie. Für die HWS-Distorsion wird bei Beschwerdefreiheit keine prophylaktische Gabe von Medikamenten empfohlen. Die Verordnung eines Schanz-Kragens wird als eher kontraproduktiv erachtet und daher ebenfalls nicht empfohlen (S1-Leitlinie 2020).

Sollten neben der HWS-Distorsion Begleitverletzungen vorliegen, orientiert sich die weitere Therapie an diesen.

**Fallbericht**

**Risikostratifikation**

Nach den Harbour-View-Kriterien liegt kein Hochrisikofaktor vor, der eine weitergehende Diagnostik erfordern würde.

## 85.5 Risikostratifikation

Neben den Hochrisiko- und Niedrigrisikofaktoren der *Canadian C-Spine Rule,* die über die Notwendigkeit radiologischer Diagnostik entscheiden, existiert mit den **Harbour-View-Kriterien** (Hanson et al. 2000) ein Vorhersagemodell, dessen Ziel es ist, anhand von sechs Parametern diejenigen Patienten zu identifizieren, bei denen die Wahrscheinlichkeit einer HWS-Fraktur > 5 % beträgt (➤ Box 85.1).

**BOX 85.1**

**Harbour-View-Kriterien (nach Hanson et al. 2000)**

**Unfallmechanismus:**
1. Verkehrsunfall mit hoher Geschwindigkeit (> 60 km/h)
2. Verkehrsunfall mit Tod eines Autoinsassen
3. Sturz aus großer Höhe (> 3 m)

**Klinische Parameter:**
1. Schweres SHT oder intrazerebrale Blutung im CT
2. Neurologische Symptome im Zusammenhang mit HWS-Trauma
3. Becken- oder multiple Extremitätenfrakturen

Liegen ein oder mehrere Kriterien vor, empfehlen die Autoren die radiologische HWS-Diagnostik primär mittels CT. Da bei diesen Kriterien eine direkte Verknüpfung zum Schädel-Hirn-Trauma vorliegt, ist vorgesehen, in diesen Fällen die CT-HWS-Diagnostik immer mit einem Schädel-CT zu kombinieren.

**Fallbericht**

**Disposition/Empfehlung weiteres Vorgehen**

Entlassung, Aufklärung über das mögliche Auftreten von Nackenschmerzen.

## 85.6 Disposition/Empfehlung weiteres Vorgehen

Die meisten Patienten mit einem HWS-Beschleunigungstrauma können nach Hause entlassen werden. Sie müssen über die Möglichkeit des Auftretens von Nackenschmerzen in den kommenden Tagen aufgeklärt werden und erhalten hierfür eine Bedarfsmedikation (z. B. Ibuprofen 400 mg p. o. bei Bedarf, bis zu 3 ×/Tag). Des Weiteren müssen die Patienten darüber informiert werden, dass sie sich im Falle neu auftretender neurologischer Symptome umgehend ärztlich vorstellen müssen.

Werden bei den bildgebenden Untersuchungen Verletzungen festgestellt, dann erfolgt die weitere Diagnostik, Therapie und Disposition nach den Weisungen der Unfallchirurgen.

85

## Was wäre, wenn …

- … sich der Unfall mit höherer Geschwindigkeit (z. B. 80 km/h) ereignet hätte?
  - Dann hätte dieser Patient primär im Schockraum eines Traumazentrums versorgt werden müssen (z. B. nach ATLS-Struktur).
- … der Patient bewusstseinsgetrübt gewesen wäre und keine Angaben zur Unfallursache hätte machen können?
  - Dann hätte neben dem Schädel-Hirn-Trauma auch an eine andere Ursache des Unfalls gedacht (Hypoglykämie, Alkohol, Herz-Kreislauf, Krampfanfall etc.) und die Diagnostik entsprechend erweitert werden müssen. Ein Vorgehen nach der *Canadian C-Spine Rule* wäre dann nicht mehr möglich.
- … wahrscheinlich ein relevantes Schädel-Hirn-Trauma vorgelegen hätte?
  - Auch hier wäre ein Vorgehen nach der *Canadian C-Spine Rule* nicht angezeigt gewesen, und es hätten ein Schädel-CT sowie eine HWS-CT veranlasst werden müssen.
- … zusätzlich der Verdacht auf eine Beckenfraktur vorgelegen hätte?
  - In einem solchen Fall wäre das Risiko einer Wirbelsäulenverletzung deutlich höher, weshalb die radiologische Abklärung der gesamten Wirbelsäule erfolgen sollte.
- … sich im Rahmen der Diagnostik eine HWS-Fraktur gezeigt hätte?
  - Dann wäre als nächster Schritt zwingend eine radiologische Diagnostik der gesamten Wirbelsäule erforderlich gewesen, da in einem nicht unerheblichen Anteil weitere Frakturen (auch entfernt von der HWS-Fraktur) vorliegen könnten.

### LITERATUR

American College of Surgeons Committee on Trauma. Advanced Trauma Life Support (ACLS). 10th ed. Chicago, USA: American College of Surgeons 2018; 140.

Hanson JA, et al. Cervical spine injury: a clinical decision rule to identify high-risk patients for helical CT screening. Am J Roentgenol 2000; 174(3): 713–717.

S1-Leitlinie Beschleunigungstrauma der Halswirbelsäule. AWMF-Registernummer 030-095. Stand: 23.8.2020, gültig bis 22.8.2025; https://register.awmf.org/de/leitlinien/detail/030-095 (letzter Zugriff: 22.1.2023).

S3-Leitlinie Polytrauma/Schwerverletzten-Behandlung. AWMF-Registernummer 187-023. Stand: 1.7.2016 (in Überarbeitung); https://register.awmf.org/de/leitlinien/detail/187-023 (letzter Zugriff: 22.1.2023).

Stiell IG, et al. The Canadian C-Spine Rule for radiography in alert and stable trauma patients. JAMA 2001; 286(15): 1841–1848.

KAPITEL

# 86 Sturz auf den Arm

Christian Pietsch

**Fallbericht**

### Eintreffen

Ein 27-jähriger Patient wird mit dem Rettungsdienst in die Notaufnahme gebracht. Nach einem Sturz auf den rechten Arm hat er jetzt Schmerzen im rechten Schultergelenk und kann den Arm im Schultergelenk schmerzbedingt nicht mehr heben.

### Ersteindruck

Patient in gutem AZ, rechter Arm mit Schlinge ruhiggestellt.

### Vitalwerte

GCS 15; RR 165/85; HF 92; $SaO_2$ 97 %; Sx 6 (VAS)

### Triagekategorie

Gelb

### Anamnese

Der Patient berichtet, dass er beim Gehen auf Glatteis ausgerutscht und auf den rechten Arm gestürzt sei. Unmittelbar danach habe er starke Schmerzen in der rechten Schulter verspürt und könne nun den Arm nicht mehr heben. Die Bewegung im Ellenbogen und im Handgelenk sei bei fixiertem Schultergelenk aber möglich. Eine Vorverletzung der rechten Schulter ist nicht bekannt.

✓ Fallbericht: Der Unfallmechanismus und die Beschwerden lassen an eine Verletzung im Bereich der Schulter oder des Oberarms denken.

## 86.1 Anamnese und Differenzialdiagnose

Bei einer Verletzung im Bereich des rechten Schultergelenks oder des proximalen Oberarms muss neben einer subkapitalen Fraktur des Humerus vor allem an eine Luxation des Humeroglenoidalgelenks gedacht werden. Dabei sind Verletzungen des Schultereckgelenks und vor allem auch bei älteren Patienten Sehnenverletzungen (Rotatorenmanschettenruptur) zu berücksichtigen.

Die Schulterluxation ist die häufigste Luxation der großen Gelenke. Unterschieden werden dabei die **vordere (anteriore)** (95–97 % der Fälle), die **hintere (posteriore)** (2–4 %) und die seltene **untere (inferiore) Schulterluxation** (< 1 %), bei welcher der Humeruskopf in der Axilla zu liegen kommt. Meistens wird dabei der Arm nach oben gehalten (**Luxatio erecta**).

Auslösender Mechanismus ist ein plötzlicher Hebelmechanismus mit Abduktion und Außenrotation (vordere Schulterluxation) bzw. die plötzliche Adduktion und Innenrotation (hintere Schulterluxation).

Auslösende Ereignisse können neben Unfällen vor allem bei der hinteren Schulterluxation auch Krampfanfälle und Stromunfälle sein, bei denen es durch die Kontraktionen der Muskulatur zu Luxationen kommen kann. Seltener können angeborene Schwächen und Überdehnbarkeit der ligamentären Strukturen ursächlich für eine Luxation sein (z. B. Ehlers-Danlos-Syndrom, Marfan-Syndrom). In diesem Fällen können Luxationen auch durch Bagatellverletzungen ausgelöst werden.

Kommt es durch eine Schulterluxation zu einer bleibenden Gelenkinstabilität, können bereits bei Bagatelltraumen wiederholt Luxationen auftreten. Man spricht dann von der habituellen Schulterluxation. Eine chronische Schulterinstabilität kann zur Omarthrose führen und sollte deswegen behandelt werden.

Typische Begleitverletzungen betreffen die Gelenkkapsel, das Glenoid (Bankart-Läsion) und den Humeruskopf (Hill-Sachs-Delle). Verletzungen von Glenoid und Gelenkkapsel ohne knöcherne Beteiligung sind in der konventionellen Röntgendiagnostik nicht sichtbar und können daher leicht übersehen werden.

**KERNAUSSAGEN**

- Die Schulterluxation ist die häufigste Luxation der großen Gelenke.
- Die vordere Schulterluxation ist die häufigste Form der Schulterluxation (ca. 95–97 %).
- Begleitverletzungen der Gelenkkapsel und des Glenoids kommen häufig vor und können unbehandelt zu einer chronischen Instabilität des Schultergelenks führen. Da sie ohne knöcherne Beteiligung in der konventionellen Röntgendiagnostik nicht feststellbar sind, werden sie leicht übersehen.
- Die persistierende Schulterinstabilität kann zur habituellen Schulterluxation führen, bei der Luxationen bereits durch ein Bagatelltrauma hervorgerufen werden können.

**Fallbericht**

**Untersuchungsbefund**

Rechter Arm in Schlinge ruhiggestellt. Unauffällige Palpation der Clavicula. Im Bereich des Schultergelenks rechts leere Schultergelenkpfanne, vor allem im Seitenvergleich gut tastbar. Ventral tastbarer Humeruskopf. Palpation von Oberarm, Ellenbogen, Unterarm, Handgelenk und Hand unauffällig. Sensibilität der gesamten oberen Extremität unauffällig. Radialispuls gut tastbar.

**DIAGNOSE**

Vordere Schulterluxation rechts

## 86.2 Körperliche Untersuchung

Der Unfallmechanismus und der typische Untersuchungsbefund sprechen für eine **vordere (anteriore) Luxation** des Schultergelenks. Bei dieser Form der Luxation lässt sich auf der verletzten Seite zwar das Akromion tasten, die typische Rundung des Humeruskopfes fehlt aber. Im Zweifelsfall kann die Untersuchung der unverletzten Gegenseite weiterhelfen. Im Rahmen der Erstuntersuchung muss der neurovaskuläre Status (Pulse und Sensibilität) überprüft und dokumentiert werden. Eine Sensibilitätsstörung durch eine Schädigung des N. axillaris besteht üblicherweise am lateralen proximalen Oberarm.

Eine **hintere (posteriore) Luxation** des Schultergelenks kann in der Notaufnahme leicht übersehen werden, da im Gegensatz zur vorderen Schulterluxation der Humeruskopf in seiner typischen Position tastbar ist. Die Patienten können die Schulter allerdings nicht außenrotieren.

Eine Rarität stellt die **inferiore Schulterluxationen** dar, bei welcher der Humeruskopf unter dem Glenoid zu liegen kommt. Der Patient kommt mit erhobenem Arm und kann diesen nicht absenken. Durch den Humeruskopf kann der Plexus leicht in Mitleidenschaft gezogen werden.

**KERNAUSSAGEN**

- Bei der vorderen Schulterluxation wird der Arm vom Patienten gestützt; Rotation und Abduktion werden vermieden.
- Der Humeruskopf ist bei der vorderen Schulterluxation nicht tastbar. Im Zweifelsfall Gegenseite untersuchen.
- Hyposensibilität am proximalen lateralen Oberarm ist ein Hinweis für Läsion des N. axillaris.
- Hintere Schulterluxationen treten oft nach Krampfanfällen oder Stromunfällen auf und können leicht übersehen werden.
- Die inferiore Luxation der Schulter ist eine Rarität mit typischem klinischem Bild.

**Fallbericht**

**Erste Anordnungen und Diagnostik**

Röntgen

Es werden Röntgenaufnahmen der Schulter im a.-p. Strahlengang und in Y-Scapula-Ansicht veranlasst (➤ Abb. 86.1).

✓ Fallbericht: Die Röntgendiagnostik zeigt eine anteriore Schulterluxation ohne Nachweis einer knöchernen Läsion.

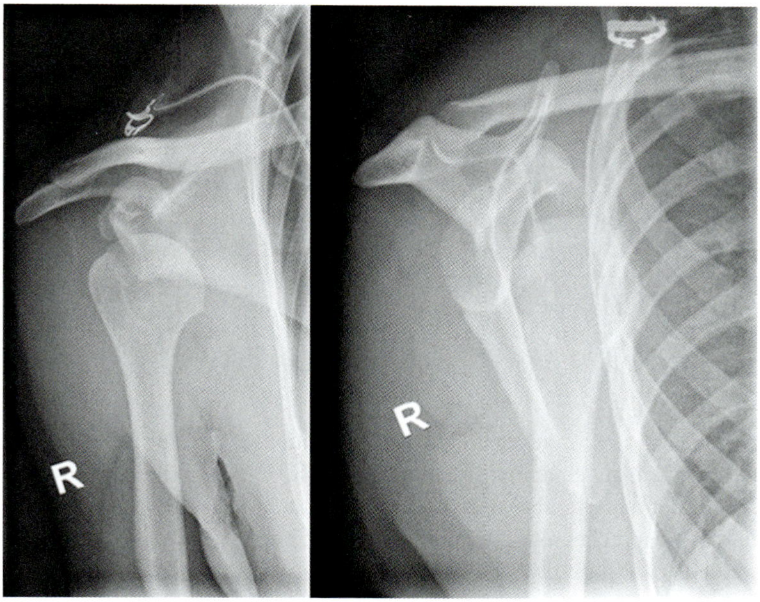


**Abb. 86.1** Rechte Schulter mit anteriorer Schulterluxation [T180]

## 86.3 Erste Anordnungen und Diagnostik

Die Röntgendiagnostik dient zusätzlich dem Ausschluss von Frakturen (Humeruskopffraktur, Abriss des Tuberculum majus) und anderen ossären Läsionen (Hill-Sachs-Delle, knöcherne Bankart-Läsion). Ein besonderes Augenmerk sollte auf nichtdislozierte Humeruskopffrakturen gerichtet werden. Bei der Durchführung der Röntgenaufnahmen muss auf eine korrekte Technik geachtet werden. Insbesondere die hintere Luxation kann bei nicht korrekten Aufnahmen übersehen werden: In der a.-p. Aufnahme erscheint das Tuberculum majus durch die Innenrotation zu fehlen, der Humeruskopf hat die Erscheinungsform einer Glühbirne. Die Überlappung von Kopf und Pfanne ist größer als üblich.

Die CT stellt im Rahmen der Primärdiagnostik keine Routineuntersuchung dar und bleibt besonderen Fragestellungen vorbehalten, in denen z. B. die Ausprägung knöcherner Begleitverletzungen geklärt werden soll.

**Fallbericht**

**Therapie**

Geschlossene Reposition, danach Gilchrist-Verband.

## 86.4 Therapie

### 86.4.1 Vordere Schulterluxation

In der Literatur sind verschiedene Repositionsmanöver für die **vordere Schulterluxation** beschrieben (➤ Box 86.1). Wichtig ist, dass die Manöver langsam und ohne plötzlichen Kraftaufwand durchgeführt werden. Durch übermäßige Gewalt können Frakturen oder Plexusschäden entstehen.

**BOX 86.1**

**Repositionstechniken für die anteriore Schulterluxation (Auswahl)**

- **Technik nach Arlt:** Der Patient sitzt seitlich auf einem Stuhl mit hoher gepolsterter Lehne. Die verletzte Achsel ruht auf der Lehne. Nun wird der Arm bei 90° Beugung im Ellenbogen langsam und schonend nach axial gezogen.
- **Technik nach Kocher:** In Rückenlage wird der Arm in 90° Flexion des Ellenbogens bis etwa 70–90° außenrotiert. Unter Beibehalten der Außenrotation wird der Arm weitestmöglich adduziert. Abschließend wird die Schulter innenrotiert, sodass die Hand der verletzten Seite auf der gegenseitigen Schulter zu liegen kommt.

- **Technik nach Hippokrates:** Der Patient liegt auf dem Rücken. Die Ärztin stützt ihre der Patientenseite zugewandte Ferse ohne Schuh als Hypomochlion in die Axilla. Der Arm des Patienten wird am Handgelenk unter leichter Außenrotation für mehrere Minuten axial gezogen, bis die Muskulatur entspannt ist. Dann wird der Arm adduziert und die Schulter reponiert.
- **Technik nach Milch:** In Rückenlage wird der Arm des Patienten langsam abduziert. Bei vollständiger Abduktion wird der Arm in Längsrichtung gezogen und leicht außenrotiert. Zusätzlich kann mit der patientennahen Hand der Humeruskopf leicht nach kranial gedrückt werden.

Bei vorsichtigem Vorgehen und je nach Repositionstechnik kann auf eine Analgosedierung oftmals verzichtet werden. Hierüber muss aber von Fall zu Fall und in Absprache mit dem Patienten entschieden werden.

Nach der Reposition wird erneut der neurovaskuläre Status überprüft. Zuvor festgestellte Parästhesien sollten sich unmittelbar nach der Reposition bessern. Neu aufgetretene Parästhesien oder Pulsdefizite sind verdächtig für eine iatrogene Läsion und bedürfen unmittelbarer Abklärung. Danach wird der Arm mittels Verband ruhiggestellt (z. B. Gilchrist).

Zum Abschluss wird die verletzte Schulter noch einmal in zwei Ebenen geröntgt (a.-p. und Y-Scapula), um das Repositionsergebnis zu dokumentieren (➤ Abb. 86.2).

### 86.4.2 Hintere Schulterluxation und Luxatio erecta

- Die Reposition der **hinteren Schulterluxation** erfordert meist eine ausreichende Analgosedierung oder eine Kurznarkose mit Muskelrelaxation. In Rückenlage wird der Arm des Patienten unter axialem Zug innenrotiert. Danach wird die Schulter anteflektiert und adduziert, die Innenrotation noch verstärkt. Abschließend wird vorsichtig außenrotiert. Durch dorsalen Druck auf den Humeruskopf kann die Reposition unterstützt werden.
- Zur Reposition der **Luxatio erecta** wird diese unter Gegenzug durch ein um den Oberkörper gewickeltes Tuch axial gezogen und langsam adduziert.

**KERNAUSSAGEN**

- Die geschlossene Reposition erfolgt langsam und ohne ruckartige Bewegungen.
- Extremer Kraftaufwand oder extreme Bewegungen sind zu vermeiden. Es droht die Gefahr von Frakturen.
- Zuvor festgestellte Parästhesien sollten sich unmittelbar nach Reposition bessern.
- Nach einer Reposition neu auftretende Parästhesien oder fehlende Pulse sprechen für eine iatrogene Verletzung im Rahmen der Reposition.

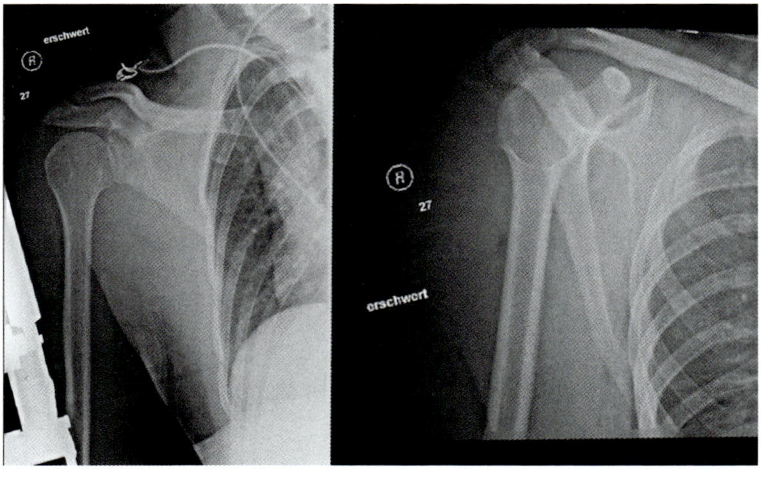


**Abb. 86.2** Röntgenkontrolle nach geschlossener Reposition [T180]

### 86.4.3 Ruhigstellung

Die Schulter von Patienten mit vorderer und unterer Schulterluxation wird in Adduktion und Innenrotation, z. B. mit einem Gilchrist-Verband, für 2–3 Wochen ruhiggestellt. Dabei ist der Bewegungsumfang im Ellenbogen und Handgelenk freigegeben. Die Schulter sollte mit Pendelübungen („kreisende Acht") bewegt werden, um der Gefahr einer Frozen Shoulder entgegenzuwirken. Die weitere Mobilisation sollte unter physiotherapeutischer Übungsbehandlung erfolgen.

Für die hintere Luxation wird von manchen Autoren die Ruhigstellung der Schulter in Neutralstellung empfohlen.

### 86.4.4 Unfallchirurgische Vorstellung

Die meisten Schulterluxationen können konservativ behandelt werden. Falls eine geschlossene Reposition nicht möglich ist oder Frakturen (auch knöcherne Bankart-Läsionen und ausgedehnte Hill-Sachs-Dellen) vorliegen, muss der Patient unfallchirurgisch vorgestellt werden. Dies gilt auch für den Fall, dass trotz erfolgreicher Reposition ein sensibles Defizit verbleibt oder fehlende Pulse festgestellt werden.

**MERKE**

**Indikationen zur chirurgischen Mitbeurteilung/-behandlung**

- Nicht reponible Schulterluxation
- Nicht retinierbare Schulterluxation
- Stark dislozierter knöcherner Bankartschaden, insb. bei dezentriertem Glenohumeralgelenk
- Ausgedehnte Kopfimpression (vor allem hintere Luxation)
- Nach Reposition stark disloziert stehendes oder sekundär disloziertes Tuberculum majus
- Rezidivluxation trotz regelrechter Ruhigstellung
- Luxationsfraktur

**Fallbericht**

**Disposition/Empfehlung weiteres Vorgehen**

Entlassung. Ambulante orthopädische/unfallchirurgische Weiterbehandlung.

## 86.5 Risikostratifikation

Patienten mit Schulterluxation sind in der Notaufnahme meist als Moderate-Risk-Patienten zu betrachten, beim Vorliegen von neurologischen oder vaskulären Störungen jedoch als Hochrisikopatienten.

## 86.6 Disposition/Empfehlung weiteres Vorgehen

Bei fehlenden Hinweisen für eine knöcherne Verletzung kann eine ambulante Weiterbehandlung erfolgen.

Eine kurzfristige ambulante orthopädische/unfallchirurgische Kontrolle erfolgt zur Beurteilung der Rotatorenmanschette und Schulterstabilität sowie zur Einleitung physiotherapeutischer und ggf. ergänzender diagnostischer Maßnahmen (z. B. MRT).

## Was wäre, wenn …

- … der Patient beim Eintreffen in der Klinik keinen tastbaren Radialispuls auf der verletzten Seite bei gut tastbarem Puls auf der Gegenseite gehabt hätte?
  - Dann hätte bei dieser Anamnese und diesem klinischen Befund auch ohne vorherige Bildgebung eine umgehende Reposition erwogen werden müssen.
- … nach erfolgreicher Reposition Sensibilitätsstörungen an der betroffenen Extremität vorlägen?
  - Dann müsste umgehend eine unfallchirurgische Mitbeurteilung angefordert werden.
- … auf den Röntgenbildern der Schulter nach Reposition am Rand des Glenoids eine knöcherne Absprengung zu sehen wäre?
  - Dann müsste eine unfallchirurgische Mitbeurteilung bei V. a. einen knöchernen Labrumabriss (Bankart-Läsion) erfolgen.

### LITERATUR


Deutsche Gesellschaft für Orthopädie und Unfallchirurgie (DGOU). S1-Leitlinie Posttraumatische Schulterinstabilität. AWMF-Registernummer 187-107. Stand: 8.3.2019. gültig bis 7.3.2024; https://register.awmf.org/de/leitlinien/detail/187-017 (letzter Zugriff: 26.1.2023).

Sherman S, et al. Shoulder dislocation and reduction. UpToDate 2016; www.uptodate.com/contents/shoulder-dislocation-and-reduction (letzter Zugriff: 26.1.2023).

White T, et al. McRae's Orthopaedic Trauma und Emergency Fracture Management. 3rd ed. Edinburgh: Elsevier 2016; 146–156.

KAPITEL

# 87 Mit Inlineskates in die Notaufnahme

Johannes Böer

**Fallbericht**

**Eintreffen**

Selbsteinweiser, kommt zu Fuß (bzw. auf Inlineskates) in die Notaufnahme.

**Ersteindruck**

Patient stabil; stützt die verletzte durch die gesunde Hand.

**Vitalwerte**

Initial keine Erhebung.

**Triagekategorie**

Grün

**Anamnese**

Der Patient berichtet, dass er beim ersten Frühlingsausflug mit den Inlinern – leider ohne Protektoren – gestürzt und direkt auf die ausgestreckte Hand gefallen sei. Das Handgelenk sei angeschwollen, und er könne die Hand nicht mehr richtig einsetzen. Wenn er die verletzte Hand mit der anderen unterstütze, habe er nur wenig Schmerzen.

## 87.1 Anamnese und Differenzialdiagnose

Das Unterarmtrauma stellt eine häufige Verletzung dar; einer zeitnahen Diagnostik und Wiederherstellung der Funktion kommt große Bedeutung zu. Außer auf knöcherne Verletzungen an Radius und Ulna ist auf Handwurzelverletzungen zu achten und das Ellenbogengelenk zu untersuchen.

**Fallbericht**

**Untersuchungsbefund**

Lokalbefund: Schwellung und Druckschmerz über distalem Unterarm radial- und ulnarseitig, Beweglichkeit im Handgelenk schmerzhaft reduziert. Keine Wunde. Sensibilität Finger erhalten, kein Druckschmerz in Tabatière. Radialis- und Ulnarispuls tastbar. Ellenbogen und Schultergelenk unauffällig.

✓ Fallbericht: Der Untersuchungsbefund spricht für eine isolierte Handgelenkverletzung.

## 87.2 Körperliche Untersuchung

Die Radiusfraktur tritt meist als isolierte Verletzung auf. Von den Untersuchungsbefunden spricht keiner für eine Begleitverletzung. Es handelt sich um eine geschlossene Fraktur ohne Weichteilschaden. Ist die Haut geschädigt, besteht bei Frakturen ein höheres Risiko für eine Infektion, die den Heilungsprozess verzögern kann.

In der klinischen Untersuchung findet sich in der Regel eine Schwellung oder sogar sichtbare Fehlstellung im Bereich des distalen Radius, und die Hand kann aufgrund von Schmerzen nicht normal eingesetzt werden. Bewegung im Handgelenk verstärkt die Schmerzen; bei Nervenbeteiligung können Gefühlsstörungen auftreten.

**MERKE**

**Hinweise auf eine komplexere Verletzung am Handgelenk**

- Schmerzen im Handwurzelbereich
- Sensibilitätsstörungen
- Weichteilverletzungen in Kombination mit Frakturen
- Funktionelle Einschränkungen oder > 1 Woche nach Trauma persistierende Beschwerden

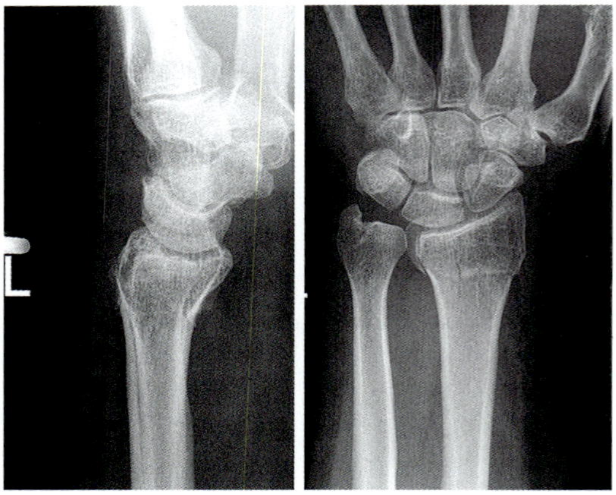


**Abb. 87.1** Distale Extensionsfraktur des Radius ohne wesentliche Dislokation [T951]

**Fallbericht**

**Erste Anordnungen und Diagnostik**

Röntgen Handgelenk in 2 Ebenen (a.-p. und seitlich).

Röntgen Handgelenk

Im Röntgenbild des Handgelenks in zwei Ebenen zeigt sich eine gering nach dorsal dislozierte Radiusfraktur (➤ Abb. 87.1).

✓Fallbericht: Die Röntgenaufnahme bestätigt den Verdacht auf eine distale Radiusfraktur.

**DIAGNOSE**

Distale Radiusfraktur

## 87.3 Erste Anordnungen und Diagnostik

Bei **Kindern im Wachstumsalter** kann die Fraktursonografie als primäre Bildgebung eingesetzt werden. Wulstfrakturen sind sonografisch oft besser darstellbar als im Röntgenbefund, zudem kann gerade im Wachstumsalter in einigen Fällen auf eine unnötige Strahlenbelastung verzichtet werden (Ackermann und Eckert 2015).

Bei **Erwachsenen** spielt die Sonografie zur Frakturdiagnostik keine Rolle, die Strahlenbelastung einer Röntgenaufnahme der Extremität liegt bei 0,01–0,1 mSv und damit im Bereich von 2–20 Tagen der effektiven Dosen der natürlichen Strahlenexposition.

**KERNAUSSAGEN**

- Der Sturz auf die ausgestreckte Hand ist eine sehr häufige Unfallursache. Auch junge Patienten sind durch sportliche Aktivitäten betroffen. Neben der Radiusfraktur sind Verletzungen der Handwurzel mit Frakturen oder Luxationen oder auch Bandverletzungen zu finden, die im Nativröntgen oft schwer zu diagnostizieren sind (Sauerbier et al. 2015).
- Besteht eine Diskrepanz zwischen auffälliger Klinik und nativ-radiologisch unauffälligem Röntgenbefund, so ist die Ruhigstellung in einer Gipsschiene mit einer klinischen Kontrolluntersuchung nach wenigen Tagen die sicherste Vorgehensweise.

**Fallbericht**

**Therapie**

- Ruhigstellung in einer Unterarm-Castschiene in Funktionsstellung
- Diskussion der Therapieoptionen mit konservativer vs. operativer Therapie. Bei Y-Fraktur mit Einstrahlung ins Gelenk und dorsaler Trümmerzone Entscheidung zur operativen Therapie und Osteosynthese mittels winkelstabiler Platte
- Einplanung und OP-Vorbereitung des Patienten für den Folgetag oder nach Abschwellen im Verlauf der Woche

## 87.4 Therapie

- Frische Frakturen werden mit einer gepolsterten Castschiene versorgt. Das Handgelenk wird in der Funktionsstellung mit 20–30° Dorsalextension und 0° Abduktion ruhiggestellt. Der Cast sollte bis zur proximalen Hohlhandbeugefalte reichen, sodass ein Faustschluss weiter möglich ist (Weigel und Nerlich 2011).
- Sind Radius und Ulna frakturiert, so muss die Pronation/Supination ebenfalls eingeschränkt werden, weshalb die Ruhigstellung in diesen Fällen in einer Oberarm-Castschiene erfolgt.
- Zirkuläre Gipsverbände bieten zwar eine bessere Stabilität, bei frischen Frakturen wird jedoch

primär immer eine Schiene angelegt, da die posttraumatische Schwellung erst mit Verzögerung voll ausgeprägt sein kann. Wird eine Fraktur konservativ behandelt, so erfolgt in der Regel nach wenigen Tagen der Wechsel auf eine zirkuläre Ruhigstellung oder eine Orthese.

Die distale Radiusfraktur ist die häufigste Fraktur des Menschen. Die Diskussion um die optimale Versorgung dieser Verletzung hat sich in den letzten Jahren durch neue winkelstabile Implantate gewandelt. Das Ausheilen in deutlicher Bajonettfehlstellung wird nur noch in wenigen Sonderfällen toleriert. Ziel ist die Wiederherstellung von Gelenkfläche und Achse, sodass die Funktion wiederhergestellt werden kann. Das optimale Verfahren zur Versorgung ist weiterhin Gegenstand von Studien (Anderson et al. 2017).

**MERKE**

Die Frakturversorgung erfolgt entsprechend dem Dislokationsgrad, dem Frakturtyp und den individuellen Patientenfaktoren.

Die historische **Einteilung nach dem Unfallmechanismus** mit der Extensionsfraktur (Colles-Fraktur) nach Sturz auf die dorsalextendierte Hand sowie die Flexionsfraktur (Smith-Fraktur), bei welcher der Sturz auf die palmarflektierte Hand erfolgt, finden auch weiterhin Anwendung. Etwa 90 % der Frakturen entstehen beim Sturz auf die ausgestreckte Hand, den sog. Colles-Typ. Zur Therapieplanung hat sich im deutschen Raum jedoch die AO-Einteilung durchgesetzt (➤ Abb. 87.2): Die A-Frakturen bezeichnen die extraartikulären Frakturen; bei den B-Frakturen besteht

87

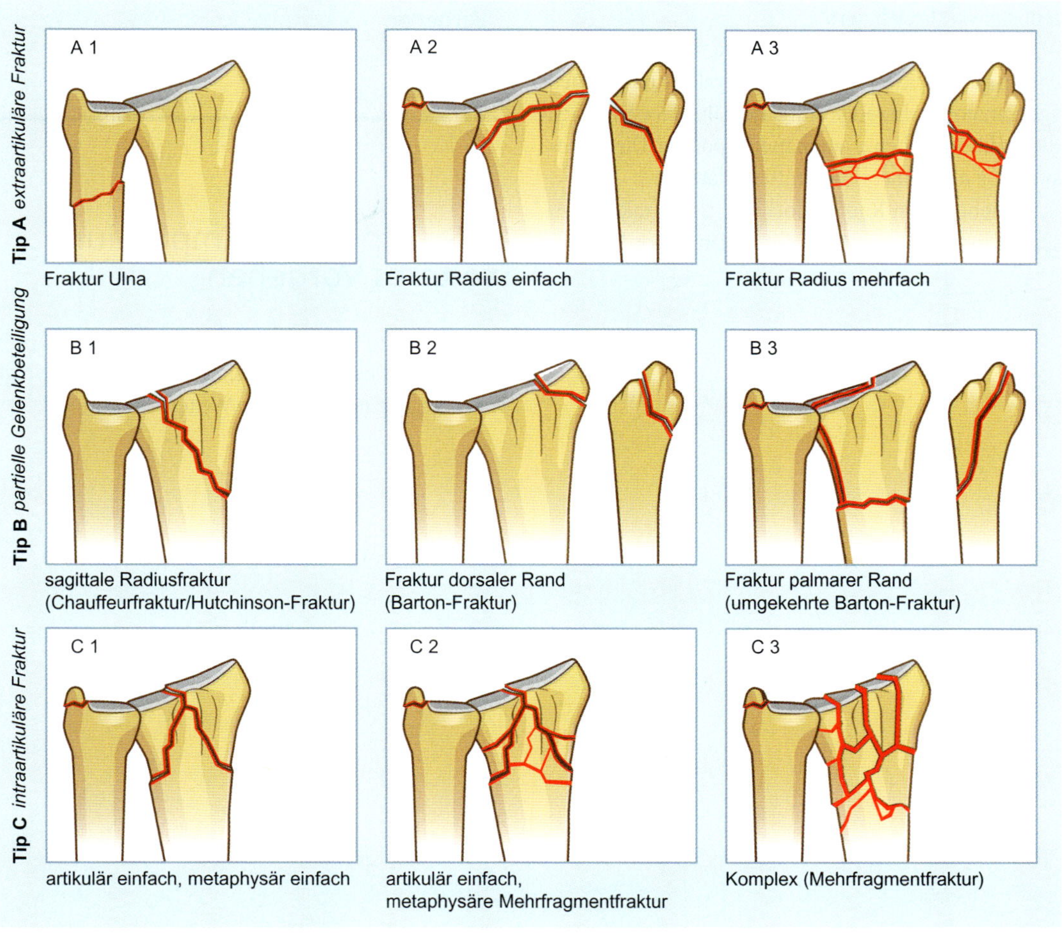


**Abb. 87.2** Klassifikation der distalen Radiusfraktur [L255]

eine partielle Gelenkbeteiligung, und die C-Frakturen umfassen intraartikuläre und metaphysäre Frakturen.

Die **Indikation zur Operation** wird bei stark verschobenen Brüchen gestellt, bei Frakturen mit Gelenkstufe und bei instabilen Frakturen, bei denen eine Dislokation zu vermuten ist (Stürmer 2015). Bei komplexen intraartikulären Frakturen ist eine CT-Untersuchung sinnvoll.

Eine Sonderform ist die **Galeazzi-Fraktur**, bei der es zusätzlich zur distalen Radiusfraktur zu einer Luxation der Ulna im distalen Radioulnargelenk (DRUG) kommt. Die Zerreißung der Membrana interossea hat bei der früher üblichen konservativen Behandlung in 90 % der Fälle schlechte Ergebnisse gezeigt, sodass der Bruch reponiert und osteosynthetisch versorgt werden muss (vgl. Weigel/Nerlich 2011). Nach Reposition des Radius ist die Luxation im distalen Radioulnargelenk meist behoben. Die Radiusfraktur wird mittels Plattenosteosynthese fixiert.

Die Fraktur der proximalen Ulna mit Radiusköpfchenluxation wird als **Monteggia-Fraktur** bezeichnet. Nach anatomischer Reposition der Ulna reponiert sich die Radiusköpfchenluxation meist spontan. Die Osteosynthese der Ulna erfolgt mittels Platte.

Ist neben dem Radius noch die Ulna frakturiert, spricht man von einer **kompletten Unterarmfraktur**.

**KERNAUSSAGEN**

- Stabile, wenig dislozierte Frakturen ohne Gelenkbeteiligung können konservativ versorgt werden. Die Dauer der Ruhigstellung bei konservativer Behandlung beträgt 6 Wochen. Die osteosynthetische Versorgung bietet aber auch bei diesen Frakturen den Vorteil einer frühfunktionellen Nachbehandlung. Meist ist nach Plattenosteosynthese die Fraktur belastungsstabil versorgt, sodass eine frühfunktionelle, gipsfreie Weiterbehandlung möglich ist.
- Die Indikation zur Operation wird bei stark verschobenen Brüchen gestellt, bei Frakturen mit Gelenkstufe und bei instabilen Frakturen, bei denen eine Dislokation zu erwarten ist.
- Bei schlechter Knochenqualität und hohem Lebensalter wird die Indikation zur operativen Versorgung weniger streng gestellt.

**Fallbericht**

**Disposition/Empfehlung weiteres Vorgehen**

Aufnahme auf Normalstation oder nüchterne Aufnahme am OP-Tag.

## 87.5 Disposition/Empfehlung weiteres Vorgehen

Bei einer Radiusfraktur als einziger Verletzung erfolgt in der Regel eine ambulante Weiterbehandlung.

### Was wäre, wenn …

- … eine Kribbelparästhesie oder sensible Ausfälle im Versorgungsgebiet des N. medianus vorhanden gewesen wären?
  - Bei Verdacht auf ein Medianuskompressionssyndrom sollte die Fraktur primär operiert und der Nerv durch Spaltung des Lig. carpi transversum (Karpaltunnel) entlastet werden.
- … der Bruch stark verschoben wäre und es keine zeitnahe OP-Kapazität gäbe?
  - Dann würden Bruchspaltanästhesie, Aushang und Reposition im Mädchenfänger sowie Cast-Anlage erfolgen.
- … die Ulna auch gebrochen wäre?
  - Bei einer kompletten Unterarmfraktur muss auch die Pronation/Supination mit ruhiggestellt werden. Daher benötigen die Patienten zur initialen Ruhigstellung in der Regel einen Oberarmgips.
- … es sich bei dem Patienten um ein Kind mit Schaftfraktur und noch offenen Wachstumsfugen gehandelt hätte?
  - Das Therapieschema für Kinder unterscheidet sich je nach Fraktur von der Versorgung der Erwachsenen. Distale Radiusfrakturen haben ein gutes Korrekturpotenzial und können insbesondere bei Kindern < 10 Jahren häufig konservativ behandelt werden. Je jünger das Kind ist, desto schneller erfolgt die Frakturheilung und umso kürzer ist eine Ruhigstellung notwendig.
- … der Patient im Bereich der Handwurzel Schmerzen gehabt hätte und die Röntgenaufnahme des Handgelenks unauffällig gewesen wäre?
  - Dann wären ergänzende Aufnahmen der Handwurzel (Stecher-Aufnahme) indiziert gewesen. Eine passagere Ruhigstellung in Funktionsstellung und fachchirurgische Kontrolle nach 3 Tagen ist immer eine sichere Vorgehensweise. Bei Verdacht auf eine Kahnbeinfraktur erfolgt die Ruhigstellung im Unterarmgips mit Daumeneinschluss. Bestehen Zweifel über die Beteiligung des Kahnbeins im Röntgenbild, sollte zur Klärung eine CT durchgeführt werden, in der eine Fraktur mit ausreichender Sicherheit dargestellt werden kann. Die CT-Untersuchung kann auch im Rahmen der fachchirurgischen Weiterbehandlung ergänzt werden und muss nicht initial im Rahmen der Notfallversorgung erfolgen.
- … der Patient eine OP ablehnen würde?
  - Die konservative Therapie ist bei einer Vielzahl der Fälle möglich. Häufig treten jedoch sekundäre Repositionsverluste auf, sodass diese Patienten sorgfältig aufgeklärt werden müssen und engmaschig nachkontrolliert werden sollten.

**LITERATUR**

Ackermann O, Eckert K. Fraktursonographie in der Notaufnahme. Notfall + Rettungsmedizin 2015; 18(6): 483–491.

Anderson MS, et al. Outcomes after distal radius fracture treatment with percutaneous wire versus plate fixation: meta-analysis of randomized controlled trials. J Surg Orthop Adv 2017; 26(1): 7–17.

S2e-Leitlinie Distale Radiusfraktur des Erwachsenen. AWMF-Registernummer 012-015. Stand: 1.3.2021, gültig bis 28.2.2026; https://register.awmf.org/de/leitlinien/detail/012-015 (letzter Zugriff: 22.1.2023).

Sauerbier M, et al. Die Handchirurgie. München: Elsevier Urban & Fischer 2015.

Weigel B, Nerlich M. Praxisbuch Unfallchirurgie. 2. A. Berlin: Springer 2011.

KAPITEL

# 88

Johannes Böer

# Nur ein kleiner Schnitt

## Fallbericht

**Eintreffen**

Ein 10-jähriger Junge kommt mit den Eltern in die Notaufnahme (Selbsteinweisung).

**Ersteindruck**

Schnittwunde am Finger, wurde verbunden, habe am Anfang sehr stark geblutet.

**Vitalwerte**

Keine Erhebung.

**Triagekategorie**

Grün

**Anamnese**

Der 10-jährige Patient berichtet, dass er beim Schnitzen mit einem scharfen Messer abgerutscht sei und sich dabei am Ringfinger verletzt habe. Die Wunde habe sehr stark geblutet und sei von den Eltern verbunden worden.

✓ Fallbericht: Die Anamnese beschreibt eine Schnittverletzung an einem der Finger.

## 88.1 Anamnese und Differenzialdiagnose

Schnittverletzungen an der Hand kommen häufig vor. Bedingt durch die geringe Weichteildeckung an der Hand liegen wichtige Strukturen dicht beieinander. Typische Verletzungsmuster sind Schnitt- oder Stichverletzungen durch Messer, Glasscherben oder auch Konservendosen, aber auch Arbeitsunfälle mit Verletzungen an Kreissägen oder Schleifgeräten. Seltener können auch schwere Quetschverletzungen oder stumpfe Gewalt eine Sehnenverletzung verursachen.

Für die Funktion der Hand sind die **Sensibilität und Beweglichkeit** von immenser Bedeutung. Kleine Stich- oder Schnittwunden können eine geringe Verletzungsschwere vortäuschen und werden auch vom Patienten häufig bagatellisiert.

Da Sensibilitätsstörungen in der Akutsituation oft nicht wahrgenommen werden und Beugefunktionen teilweise kompensiert werden können, müssen Nerven- und Sehnenverletzungen nach einer Schnittwunde sorgfältig untersucht und ausgeschlossen werden.

In der Anamnese muss erfragt werden, in welcher Streck- oder Beugestellung die Verletzung passiert ist. Dies erleichtert es, die Stelle der möglichen Sehnenverletzung aufzufinden. Unvollständige Durchtrennungen einer Sehne können eine intakte Funktion zeigen und daher in der klinischen Untersuchung unbemerkt bleiben. Daher sollte der Schnitt bei Zweifeln oder bei Verdacht auf eine Sehnenverletzung erweitert werden. Wird eine **Schnitterweiterung** notwendig, sollte diese entsprechend der **Bruner-Inzision** im sog. **Zickzackmuster** erfolgen. Werden Beugesehnenverletzungen erst verzögert bemerkt und diagnostiziert, haben sie häufig schlechtere funktionelle Ergebnisse als bei primärer Versorgung.

Zum Verständnis des Risikos für **Begleitverletzungen am Finger** ist die anatomische Lage von Nerv und Arterien von Bedeutung. Stellt man sich einen Querschnitt durch ein Fingergrundglied und korrespondierend dazu das Ziffernblatt einer Uhr vor, so liegt die Strecksehne bei 12 Uhr und die Beugesehne bei 6 Uhr. Die Gefäß-Nerven-Bündel verlaufen am Finger lateral und medial bei „4–5 und 7–9 Uhr", wobei die Nerven ventral, d. h. „vor" der Fingerarterie verlaufen (Lippert 2000). Kommt es zu einer arteriellen Verletzung bei einer beugeseitigen Schnittwunde, so besteht der hochgradige Verdacht auf eine begleitende **Nervenverletzung**.

Bei einer quer verlaufenden Schnittführung über den Finger ist bei entsprechender Schnitttiefe auch eine **Sehnenbeteiligung** zu erwarten. Bei erhaltener Sehnenfunktion ist die Stellung während der Verletzung zu erfragen. Wurde z. B. mit der Faust gegen eine Wand geschlagen und dabei die Strecksehne verletzt, so kann die Sehne bei Untersuchung mit gestreckten Fingern intakt sein, da das verletzte Sehnenstück sich durch die Extension weiter proximal befindet. Bei Verdacht auf eine Sehnenverletzung ist die **Schnitterweiterung** zur Revision zu erwägen und die Indikation hierzu großzügig zu stellen.



Der **Daumen** nimmt durch die zusätzlichen Bewegungsmöglichkeiten des Daumensattelgelenks zusammen mit Daumenend- und Daumengrundgelenk eine Sonderstellung ein. Während im Grund- und Endgelenk nur Flexion und Extension möglich sind, ermöglicht das Daumensattelgelenk Abduktion, Adduktion sowie Opposition und Reposition. Bei Schnittverletzungen im Daumenballenbereich sollten eine sorgfältige funktionelle Untersuchung und Dokumentation erfolgen. Bei Verletzungen mit Muskel- und oder Sehnenbeteiligung wird daher die Versorgung unter bestmöglichen Bedingungen im OP erfolgen.

**KERNAUSSAGEN**

- Durch die geringe Weichteildeckung liegen wichtige Strukturen an Hand und Fingern dicht beieinander.
- Sensibilitätsstörungen werden in der Initialphase oft nicht wahrgenommen und müssen gezielt untersucht werden. Bei einer stark (arteriell) blutenden Schnittwunde auf der Beugeseite liegt meist eine Nervenverletzung vor.
- Beugefunktionen der Finger können teilweise kompensiert werden.
- Bei Verdacht auf eine Sehnenverletzung ist eine Schnitterweiterung zu erwägen und häufig auch zur Versorgung der Verletzung notwendig.

**Fallbericht**

**Untersuchungsbefund**

Quer verlaufende Schnittwunde über die Fingerbasis des 4. Fingers, beugeseitig. Arteriell imponierende Blutung radialseitig am Wundrand. Distale Durchblutung unauffällig, normales Kolorit und normale Rekapillarisierungszeit. Radialseitig längs verlaufende Kribbelparästhesie. Die Zwei-Punkt-Diskrimination beträgt ulnarseitig 3 mm, radialseitig 10 mm. In Ruhestellung fällt ein erhöhter Beugetonus der anderen Finger auf, die Beugung im Grundgelenk ist möglich. Bei Fixierung der anderen Langfinger kann im proximalen Interphalangealgelenk (PIP) nicht gebeugt werden, bei Fixierung des Mittelglieds keine aktive Beugung im Endglied (DIP) möglich.

✓ Fallbericht: Der vorliegende Untersuchungsbefund spricht für eine Verletzung von oberflächlicher und tiefer Beugesehne sowie des radialseitigen Hautnervs. Die Wunde sollte unter bestmöglichen Voraussetzungen revidiert und versorgt werden.

**DIAGNOSE**

Beugesehnenverletzung am Finger

## 88.2 Körperliche Untersuchung

In der klinischen Untersuchung sollte Wert auf die Prüfung der Beugefunktion und der Fingernerven gelegt werden (➤ Abb. 88.1).

Zur **Prüfung der Beugefunktion** wird die Hand flach auf die Unterlage gelegt, die anderen Langfinger werden fixiert. Zur Prüfung der oberflächlichen Beugesehne wird der betroffene Finger im Grundglied fixiert und der im DIP-Gelenk gestreckte Finger soll distal gebeugt werden. Zur Prüfung der tiefen Beugesehne erfolgt die Fixierung im Mittelglied, sodass isoliert die Beugung im Endglied eine funktionierende tiefe Beugesehne nachweist.

Die Sensibilität wird über Kribbelparästhesie oder Hypästhesie an bestimmten Hautarealen geprüft; zur genaueren Differenzierung einer nervalen Verlet-

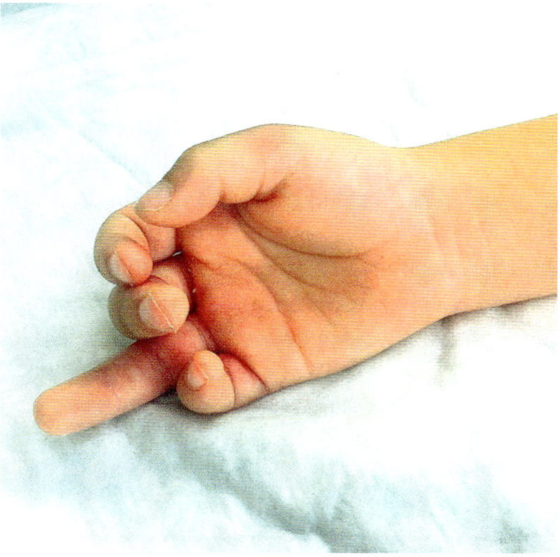

**Abb. 88.1** Der Beugesehnentonus wird bei kompletter Verletzung beider Sehnen nicht auf den betroffenen Finger übertragen. [T951]

zung bietet sich die Überprüfung der **Zwei-Punkt-Diskrimination** an. Als Zwei-Punkt-Diskrimination wird die Fähigkeit bezeichnet, beim gleichzeitigen Aufsetzen zweier taktiler Stimuli ein oder zwei Punkte zu unterscheiden. An der Fingerkuppe können Abstände von 2–4 mm wahrgenommen werden. Getestet werden kann dies mit einer aufgebogenen Büroklammer oder einem speziellen Untersuchungsgerät.

Da dieser Zwei-Punkt-Diskriminator in der Notaufnahme nicht immer vorhanden ist, kann der Test auch mit einer aufgebogenen Büroklammer erfolgen. Die Enden werden in dem zu testenden Abstand auseinandergebogen und gleichzeitig aufgesetzt. Der Patient darf dabei nicht auf den getesteten Finger schauen.

**KERNAUSSAGEN**

- Quer verlaufende Schnittwunden in Sehnennähe gelten immer als verdächtig für eine Verletzung tieferliegender Strukturen. Die Überprüfung von Durchblutung, Sensibilität und Motorik muss sorgfältig erfolgen und dokumentiert werden.
- Strecksehnen müssen in der Stellung zum Zeitpunkt der Verletzung überprüft werden; häufig ist hierfür eine Schnitterweiterung notwendig.
- Beugesehnen werden für jeden Finger isoliert überprüft. Bei Fixierung der anderen Finger erfolgt die Prüfung von oberflächlicher und tiefer Beugesehne durch Fixierung im Fingermittelglied bzw. durch Fixierung der anderen Finger.
- Kribbel- und Hypästhesien sind häufige Begleiterscheinungen, die auch durch Schwellung, Kontusion oder Hämatom auftreten können. Eine aufgehobene Zwei-Punkt-Diskrimination an der verletzten Fingerseite spricht für eine Nervenverletzung.

**Fallbericht**

**Erste Anordnungen und Diagnostik**

Steriler Verband, Zwei-Punkt-Diskrimination, OP-Vorbereitung.

## 88.3 Erste Anordnungen und Diagnostik

Röntgenbilder der Hand oder des Fingers sind bei schweren Verletzungen, Verdacht auf knöcherne Beteiligung oder Fremdkörpereinsprengung indiziert.

**Fallbericht**

**Therapie**

Operative Versorgung durch erfahrene Operateurin, Sehnennaht und mikrochirurgische Nervennaht.

✓ Fallbericht: Diese operative Versorgung des Patienten konnte primär erfolgen, der postoperative Verlauf war ohne Besonderheiten.

## 88.4 Therapie

Bei Beugesehnenverletzungen sollte die primäre Versorgung angestrebt werden. Sind keine handchirurgisch versierten Operateur*innen verfügbar ist, dann kann initial lediglich die Hautnaht erfolgen und die Operation geplant innerhalb von 1 Woche durchgeführt werden.

Die Sehnenenden werden durch Schnitterweiterung aufgesucht und mittels modifizierter Kirchmayr-Naht adaptiert; wichtig ist, die Ringbänder zu erhalten. Verletzte Nerven sollten spannungsfrei adaptiert und mikrochirurgisch genäht werden. Die Dauer der Ruhigstellung richtet sich nach der Art der Verletzung und individuellen Patientenfaktoren.

## 88.5 Disposition/Empfehlung weiteres Vorgehen

Die Funktionsfähigkeit der Beugesehnen ist für die Greiffunktion der Hand von zentraler Bedeutung. Die Nachbehandlung nach Beugesehnenverletzung soll Rerupturen vermeiden sowie Verwachsungen und Beugekontrakturen minimieren. Um ein Verkleben der Sehne mit der Umgebung zu verhindern, erfolgt die Nachbehandlung dynamisch. Die **funktionell-dynamische Nachbehandlung** gelingt in der Regel in einer Schiene mit Gummizügel, sodass aktiv gestreckt werden kann und der Finger passiv gebeugt wird (Weigel und Nerlich 2011). Durch die passive Beugung wird die genähte Sehne entlastet, und es besteht keine Belastung durch aktive Beugung; die Strukturen werden dennoch bewegt und Verklebungen vermindert. Häufig werden zusätzlich noch Übungen zur passiven Mobilisation ergänzt.



### Was wäre, wenn …

- … keine handchirurgische Mitbeurteilung/Versorgung möglich wäre?
  - Dann kann die Primärnaht der Wunde erfolgen und die Vorstellung zur Weiterbehandlung ambulant organisiert werden. Beugesehnenverletzungen sollten möglichst in der ersten Woche operativ versorgt werden (Sauerbier et al. 2015).
- … Fremdkörper sichtbar gewesen wären?
  - Wunden müssen immer auf verbliebene Fremdkörper untersucht werden. Verschmutzte Wunden werden mit NaCl-Lösung ausgespült und alle sichtbaren Fremdkörper entfernt.
- … wenn die Verletzung im Bereich des Daumenballens läge?
  - Im Daumenballen ist die Verletzung der Daumenballenmuskeln häufig, da diese direkt unter der Oberfläche liegen. Die klinische Funktionsprüfung sollte sorgfältig durchgeführt und die Wunde operativ revidiert werden.
- … die Schnittwunde klaffen würde und der Knochen sichtbar wäre?
  - Längs verlaufende Schnittwunden mit sichtbarem Knochen sind häufig ein eindrucksvolles klinisches Bild, an der Strategie zur Wundversorgung ändert sich jedoch nichts. Tiefe Wunden sollten sorgfältig gespült und auf verbliebene Fremdkörper untersucht werden. Bei Verletzung des Periosts oder bei Frakturen sollte eine Antibiose verordnet werden.
- … wenn ein Hautstück fehlen würde und die Haut nicht adaptiert werden könnte?
  - Kleine Wunddefekte könnten in der Regel durch Einzelknopfnähte in der Umgebung etwas verkleinert werden und heilen sekundär ab. Freiliegender Knochen oder Sehen müssen von Gewebe bedeckt sein und, wenn die Haut nicht anders mobilisiert und zur Deckung verwendet werden kann, über Verschiebeplastiken oder Lappenplastik operativ versorgt werden.
- … wenn eine Schnittwunde an der Seite eines Fingers läge und stark bluten würde?
  - Stark blutende Wunden an der Fingerseite sind verdächtig auf eine Verletzung der arteriellen Gefäße; hier ist meist auch der Hautnerv verletzt. Es sollte eine sorgfältige klinische Untersuchung und Dokumentation erfolgen. Bei Nervenverletzungen erfolgt die handchirurgische Vorstellung.

### LITERATUR

Lippert H. Lehrbuch Anatomie. Bd. Vol. 5. A. München: Elsevier Urban & Fischer 2000.

Sauerbier M et al. Die Handchirurgie. München: Elsevier Urban & Fischer 2015.

Weigel B, Nerlich M. Praxisbuch Unfallchirurgie. 2. A. Berlin: Springer 2011.

KAPITEL

# 89 Volltreffer

Johannes Böer

## Fallbericht

### Eintreffen

Der Patient wird durch den Rettungsdienst liegend von einem Sportplatz in die Notaufnahme gebracht.

### Ersteindruck

Patient wach, sediert, Unterschenkel in Schiene fixiert.

### Vitalwerte

GCS 14; $SaO_2$ 97 %; HF 80; RR 115/75; AF 20; T 36,8; Sx 4/10; BZ 89

### Triagekategorie

Gelb

### Anamnese

Übergabe Rettungsdienst: 26-jähriger Patient. Beim Fußballspiel habe er einen Tritt gegen den Unterschenkel erhalten. Der Unterschenkel sei extrem schmerzhaft. Eine Wunde sei verbunden worden, und die Schiene habe man erst mit Sedierung anlegen können.

Der Patient berichtet, dass er beim Zweikampf um den Ball in einer Drehbewegung gewesen sei, als der Mitspieler ihn am Schienbein getroffen habe. Er habe starke Schmerzen im Unterschenkel bekommen, sei dann am Boden gelegen und habe vor Schmerzen nicht mehr aufstehen können.

## 89.1 Anamnese und Differenzialdiagnose

Der Unfallmechanismus hat große Auswirkung auf die Form der Verletzung. Bei Extremitätenverletzungen kann es sich um isolierte knöcherne oder um Weichteilgewebeverletzungen handeln, aber auch um die Kombination beider. Schwere Verletzungen können systemische Auswirkung auf den Organismus haben.

Bei der klinischen Untersuchung nach einer Extremitätenverletzung wird hinsichtlich einer ossären Beteiligung zwischen sicheren und unsicheren Frakturzeichen unterschieden.

- Zu den **sicheren Frakturzeichen** zählen die sichtbare Fehlstellung oder Stufenbildung, sichtbare Knochenfragmente oder eine tastbare Krepitation. Bei Vorliegen sicherer Frakturzeichen sollte auf die Durchführung klinischer Tests verzichtet werden.
- Zu den **unsicheren Frakturzeichen** zählen das Hämatom sowie die bekannten klassischen Entzündungszeichen Dolor (Schmerz), Tumor (Schwellung), Rubor (Rötung), Calor (Wärme) und die Functio laesa (eingeschränkte Funktionsfähigkeit).

Grobe Fehlstellungen sollten unter Längszug frühzeitig in die natürliche Stellung reponiert werden. Die Zugkräfte auf die Weichteile in luxierter Stellung verschlechtern die Wundheilung und führen zu Sekundärschäden. Druckläsionen durch spitze Knochenfragmente können durch eine verminderte Durchblutung des Gewebes zu Nekrosen führen, die einen schlechten Einfluss auf die Heilung haben.

**MERKE**

**Sichere Frakturzeichen**

- Fehlstellung oder Stufenbildung
- Sichtbare Knochenfragmente
- Tastbare Krepitation

Grobe Fehlstellungen sollten baldmöglichst unter Längszug in die natürliche Stellung gebracht werden. Liegen sichere Frakturzeichen vor sollte auf die Durchführung weiterer klinischer Tests verzichtet werden.

**Fallbericht**

**Untersuchungsbefund**

- Patient wach und voll orientiert, Wirbelsäule unauffällig, Abdomen weich, Becken stabil
- Unterschenkel in Schiene ruhiggestellt, blutig durchgeschlagener Verband bei ca. 3 cm großer Rissquetschwunde über der Tibia, hier freiliegender Knochen sichtbar. Achsgerechte Stellung, Stufe an proximaler Tibia sichtbar. Sprunggelenk und Hüfte kein Druckschmerz. A. dorsalis pedis und A. tibialis posterior tastbar, keine Sensibilitätsstörung.

✓ Fallbericht: Der klinische Befund zeigt sichere Frakturzeichen; damit liegt eine offene Unterschenkelfraktur vor.



**DIAGNOSE**

Offene Unterschenkelfraktur

## 89.2 Körperliche Untersuchung

Der Unfallmechanismus für Unterschenkelfrakturen muss große Kraftwirkung mit sich bringen. Typischerweise sind es direkte Traumata (Anpralltraumen), Rotationsverletzungen oder Stauchungsverletzungen, die Tibiaschaftfrakturen verursachen.

Angrenzende Gelenke müssen mit untersucht und der neurovaskuläre Status muss erhoben werden. Sind Pulse nicht oder seitendifferent tastbar, sollte eine dopplersonografische Untersuchung zum Ausschluss einer Gefäßläsion erfolgen.

Eine offene Fraktur stellt einen dringlichen Notfall dar, der baldmöglichst operativ versorgt werden sollte. Durch den geringen Weichteilmantel über der Tibia sind offene Frakturen hier am häufigsten.

**KERNAUSSAGEN**

Eine offene Fraktur stellt einen dringlichen Notfall dar, der baldmöglichst operativ versorgt werden sollte.

**Fallbericht**

**Erste Anordnungen und Diagnostik**

Monitoring, Analgesie z. B. mit Piritramid 7,5 mg i. v., Antibiose (z. B. Cefazolin 1 g i. v.).

Röntgen Unterschenkel in 2 Ebenen

Im Röntgenbild zeigt sich eine proximale Unterschenkelfraktur mit deutlicher Dislokation (➤ Abb. 89.1). Wegen der Weichteilverletzung handelt es sich um eine offene Fraktur, die eine dringliche Indikation zur operativen Versorgung darstellt.

Labor

| Parameter | Laborwert Pat. | Referenzbereich | Einheit |
|---|---|---|---|
| Hämoglobin | 12,8 | 12,0–16,0 | g/dl |
| Hämatokrit | 42 | 35–45 | % |
| Erythrozyten | 4,5 | 3,6–5,5 | Mio./µl |
| Leukozyten | 7,1 | 4–10 | Tsd./µl |
| Thrombozyten | 327 | 140–440 | Tsd./µl |
| Quick (INR) | 99 (1,0) | | % |
| PTT | 40 | | s |

**Fallbericht**

**Erste Anordnungen und Diagnostik**

Es erfolgt die Vorbereitung zur OP mit Blutentnahme, EKG, chirurgischer Aufklärung sowie Prämedikation. Die Schmerztherapie wird je nach Schmerzintensität noch weiter ergänzt. Die erste Antibiotikadosis sollte baldmöglichst noch in der Notaufnahme verabreicht werden.

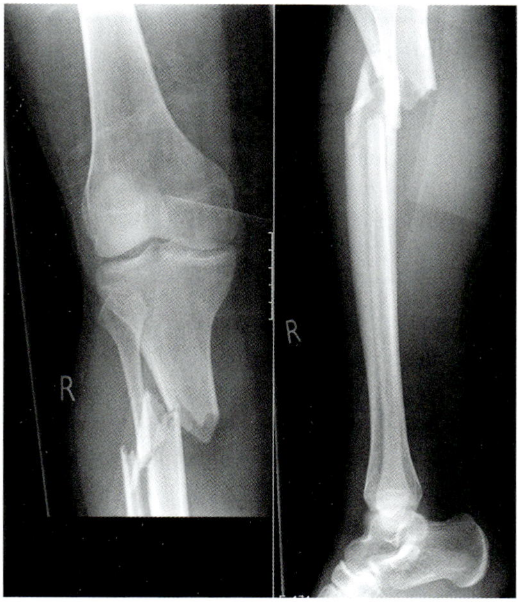

**Abb. 89.1** Dislozierte Unterschenkelfraktur [T951]

## 89.3 Erste Anordnungen und Diagnostik

Wurde eine offene Fraktur beschrieben, so sollte der Verband zur Reduzierung der Wundinfektionsgefahr, wenn möglich, erst im OP bei der operativen Versorgung entfernt werden. Die Wunde sollte allerdings exakt beschrieben werden und muss gut dokumentiert sein. Da die Indikation zur Operation an dieser Wunde festgemacht wird, muss man sich auf die Beschreibung verlassen können; bei Zweifeln sollte der Befund überprüft werden. Die Möglichkeit der Bilddokumentation kann sowohl präklinisch als auch im klinischen Umfeld eingesetzt werden und ermöglicht die visuelle Informationsweitergabe, ohne dass der Verband erneut geöffnet werden muss.

Zudem ist eine Schiene zur Ruhigstellung wichtig, sodass möglichst wenig Keime durch die Instabilität in das umgebende Gewebe manipuliert werden. Eine in achsgerechter Stellung angebrachte Schiene trägt erheblich zur Schmerzreduktion bei.

**KERNAUSSAGEN**

- Bei offenen Frakturen sollte frühzeitig ein Breitbandantibiotikum verabreicht werden.
- Der Tetanusschutz sollte überprüft und ggf. aufgefrischt werden.

**Fallbericht**

**Risikostratifikation**

Der Patient hat sich eine offene Unterschenkelfraktur zugezogen. Der klinische Befund beschreibt eine Rissquetschwunde > 1 cm, sodass eine 2° offene Unterschenkelfraktur vorliegt.

## 89.4 Risikostratifikation

Offene Frakturen stellen eine dringliche Indikation zur operativen Versorgung dar. Mit zunehmendem Schweregrad steigt das Risiko für eine Weichteilinfektion von 0–2 % im Grad I auf bis zu 25–50 % im Grad IIIC (Gustilo und Mendoza 1984; ➤ Tab. 89.1).

**KERNAUSSAGEN**

Mit zunehmendem Schweregrad bei offener Fraktur steigt das Risiko für eine Weichteilinfektion.

**Tab. 89.1** Schweregradeinteilung bei offener Fraktur nach Gustilo und Anderson (1976; Gustilo und Mendoza 1984)

| Grad | Beschreibung |
|---|---|
| I | Nicht verschmutzte Durchbrechung der Haut von innen nach außen (< 1 cm), einfache Quer- oder kurze Schrägfraktur |
| II | Ausgedehnter Weichteilschaden > 1 cm, Muskelquetschung, einfache Quer- oder kurze Schrägfraktur mit kleiner Trümmerzone |
| III | Ausgedehnter Weichteilschaden unter Einbeziehung von Haut, Muskulatur und neurovaskulären Strukturen |
| • IIIA | • Großer Weichteildefekt, Knochen mit vitalem Periost bedeckt |
| • IIIB | • Knochen liegt deperiostiert über weiter Strecke frei, massive Kontamination |
| • IIIC | • Gleichzeitiges Vorliegen einer rekonstruktionspflichtigen Arterienverletzung |

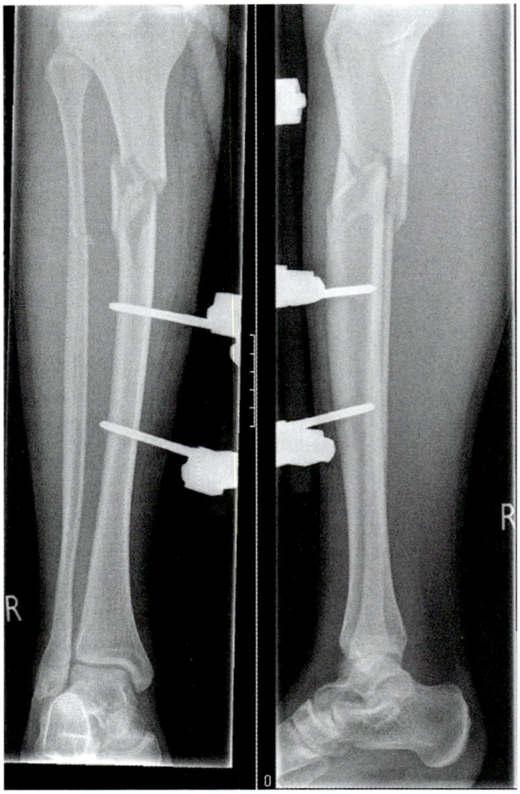


Abb. 89.2 Versorgung mit Fixateur externe [T951]

## Fallbericht

### Therapie

Es erfolgen die operative Versorgung der Komplikationswunde sowie die Reposition und Ruhigstellung im Fixateur externe (➤ Abb. 89.2). Nach Weichteilkonditionierung findet der Verfahrenswechsel auf einen Marknagel als intramedullärem Kraftträger statt (➤ Abb. 89.3).



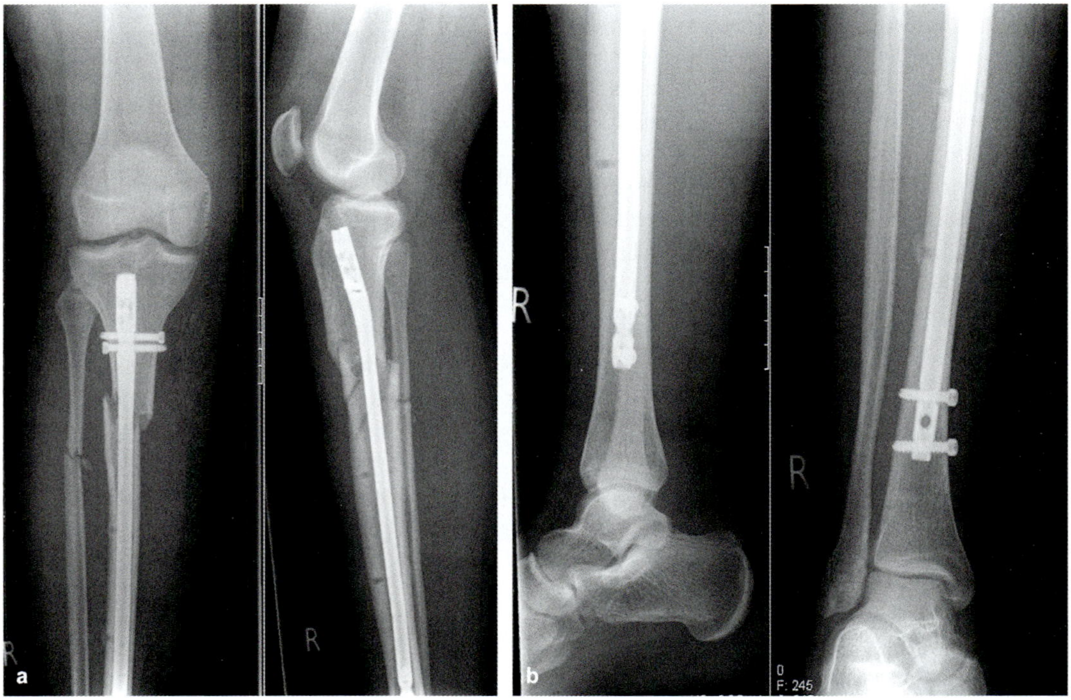


Abb. 89.3 Versorgung mit Marknagel, Röntgenbefund von Knie- und Sprunggelenk [T951]

## 89.5 Therapie

Die operative Versorgung der Komplikationswunde erfolgt durch mechanische Reinigung und Entfernung aller sichtbaren Fremdkörper. Kontusionierte Hautränder werden exzidiert und zerstörtes Gewebe und Fettgewebe entfernt. Freiliegende Knochenteile werden sorgfältig gereinigt. Ein primärer Wundverschluss wird angestrebt. Ist aufgrund von zu großen Defekten oder ausgeprägter Schwellung kein spannungsfreier Wundverschluss möglich, so kann die Wunde über eine Vakuumversiegelung temporär versorgt werden (Norris et al. 2020; Al-Sadi et al. 2020).

**Fallbericht**

**Disposition/Empfehlung weiteres Vorgehen**

Nach operativer Versorgung der Tibiafraktur wird der Patient zur Überwachung auf eine Normalstation aufgenommen. Das Bein wird hochgelagert und gekühlt. Eine Standard-Schmerzmedikation wird verordnet und verabreicht. Falls es zu starken Schmerzen kommt, wird die diensthabende Ärztin zur Beurteilung eines Kompartmentsyndroms informiert.

## 89.6 Disposition/Empfehlung weiteres Vorgehen

Beim Fehlen weiterer Verletzungen oder Gefahrenzeichen können Patienten mit Unterschenkelfrakturen auf einer Normalstation versorgt werden. Dort muss jedoch eine weitere Beobachtung gewährleistet sein.

Neben Weichteilinfektionen und Thrombosen gehört das **Kompartmentsyndrom** zu den häufigen Komplikationen nach Unterschenkelfrakturen. Durch Blutungen nach Trauma in Muskellogen kann die Kapillarpermeabilität gestört werden und damit ischämische Symptome erzeugen. Manipulation bei der Frakturreposition oder ein Operationstrauma durch Implantation eines Tibianagels können das Risiko noch erhöhen. Patienten klagen über stärkste bohrende Schmerzen, die bei Muskeldehnung verstärkt werden und ähnlich wie Ischämieschmerzen durch Schmerzmittel nur schwer zu beherrschen sind. Zu den Spätsymptomen zählen Sensibilitätsstörungen und motorische Ausfälle sowie Blässe oder livide Hautverfärbungen (Fleischmann 2012). Ein tastbarer Puls schließt ein Kompartmentsyndrom nicht aus, da es sich um eine Mikrozirkulationsstörung handelt und der arterielle Zustrom erst in einem sehr späten Stadium vermindert wird. Bei einem drohenden oder manifesten Kompartmentsyndrom muss die notfallmäßige Indikation zur Fasziotomie gestellt werden. Der subfasziale Druck kann mittels Messsonden quantifiziert werden.

Zur subfaszialen Druckmessung wird eine Kanüle bzw. Messsonde in das betroffene Gebiet eingeführt, die über ein Schlauchsystem mit einem Messgerät verbunden ist. Ein normaler Gewebedruck liegt unter 10 mmHg. Beim Druckanstieg im Gewebe steigt auch der venöse Druck, sodass die arteriovenöse Druckdifferenz immer weiter abnimmt, bis schließlich die Gewebeperfusion zum Erliegen kommt. Steigt der Druck auf 30–40 mmHg, wird die Indikation zur Entlastungsoperation gestellt.

Daher ist die engmaschige postoperative Überwachung sehr wichtig, denn etwa 7 % der Patienten mit Unterschenkelfraktur entwickeln ein Kompartmentsyndrom (Shadgan et al. 2015).

## Was wäre, wenn …

- … außer der Fraktur keine Wunde vorgelegen hätte?
  - Dann wäre die primäre Versorgung mittels Marknagel möglich gewesen.
- … die Wunde stark verschmutzt gewesen wäre?
  - Die operative Wundversorgung ermöglicht die bestmögliche Versorgung. Neben der mechanischen Reinigung kann ein Vakuumverband über einige Tage ein „offenes" Ausheilen und Abtransportieren von Wundsekret ermöglichen. Die definitive Versorgung mit Marknagel erfolgt dann erst nach vollständigem Abheilen bzw. Sauberkeit der Komplikationswunde.
- … die Wunde stark spritzend geblutet hätte?
  - Ein Druckverband kann auch eine arteriell blutende Wunde bis zur operativen zeitnahen Versorgung in der Regel stoppen. Der Dokumentation des peripheren Pulsstatus und der Geweberekapillarisierungszeit kommt dann besondere Bedeutung zu. Bei starker Blutung und länger dauerndem Transportweg kann ein Tourniquet angelegt werden.
- … der Patient den Fuß nicht hätte dorsalflektieren können?
  - Die klinische Untersuchung ist bei sicheren Frakturzeichen und starken Schmerzen oder analgosedierten, nicht kooperativen Patienten oft eingeschränkt. Die Untersuchung wird so gut wie möglich durchgeführt und dokumentiert. Eine Sehnenverletzung wird in der operativen Wundversorgung sichergestellt. Bei eingeschränkten Untersuchungsmöglichkeiten ist die Vervollständigung der Dokumentation später nachzuholen oder für die weiterbehandelnden Kolleg*innen zu vermerken.
- … der Unterschenkel blass ausgesehen hätte und keine Fußpulse zu tasten gewesen wären?
  - Dann hätte der Verdacht auf eine Gefäßverletzung oder Gefäßdissektion mit peripherer Durchblutungsstörung bestanden. Die Gefäße sollten mit dem Dopplergerät oder per Farbdopplersonografie aufgesucht werden. Präklinisch sollte auch in dieser Situation eine achsgerechte Reposition unter Längszug erfolgen, da bei starken Fehlstellungen oder Frakturfragmenten Gefäße abgedrückt werden können. Im Zweifel ist eine Angiografie angezeigt.
- … im Röntgenbild keine Fraktur zu sehen gewesen wäre, der Patient aber über stärkste Schmerzen geklagt hätte?
  - Die Untersuchung der Weichteile und die Beurteilung bzgl. eines Kompartmentsyndroms sind bei einem Unterschenkeltrauma mit einzubeziehen. Ebenso sollten die angrenzenden Gelenke genau untersucht werden. Auch eine Fissur kann sich im ersten Röntgenbild verbergen. Eine stationäre Aufnahme auf die Überwachungsstation und eine Verlaufsbeurteilung wären dann angezeigt.

### LITERATUR

Al-Sadi O, et al. Tibiaschaftfrakturen. Orthopädie und Unfallchirurgie up2date 2020; 15(1): 43–64.

Fleischmann T. Klinische Notfallmedizin. Zentrale und interdisziplinäre Notaufnahmen. München: Elsevier Urban & Fischer 2012.

Gustilo RB, Anderson JT. Prevention of infection in the treatment of one thousand and twenty-five open fractures of long bones: retrospective and prospective analyses. J Bone Joint Surg Am 1976; 58(4): 453–458.

Gustilo RB, Mendoza RM. Problems in the management of type III (severe) open fractures: a new classification of type III open fractures. J Trauma 1984; 24(8): 742–746.

Norris BL, et al. Femurschaftfrakturen. In: Stannard J, et al. (Hrsg.): Spezielle Unfallchirurgie. 2., vollst. überarb. u. erw. A. Stuttgart: Thieme 2020: 808–838.

Shadgan B, et al. Risk factors for acute compartment syndrome of the leg associated with tibial diaphyseal fractures in adults. J Orthop Traumatol 2015; 16(3): 185–192.

KAPITEL

# 90 Umgeknickt

Christian Pietsch

## Fallbericht

### Eintreffen

Ein 27 Jahre alter Patient stellt sich selbstständig in der Notaufnahme vor, nachdem er beim Laufen auf einer Rasenfläche mit dem rechten Fuß umgeknickt ist.

### Ersteindruck

Junger Patient, Schonhinken, Schwellung am rechten Außenknöchel (➤ Abb. 90.1, ➤ Abb. 90.2).

### Vitalwerte

GCS 15; Sx 3

### Triagekategorie

Grün

### Anamnese

Der Patient berichtet, dass er ca. 1 h zuvor beim Fußballspielen „mit dem Fuß umgeknickt" sei. Nun habe er Schmerzen im Bereich des Sprunggelenks. Der Patient hat keine wesentlichen Vorerkrankungen und nimmt keine Medikamente regelmäßig ein. Vorverletzungen der rechten unteren Extremität werden verneint.

✓ Fallbericht: Aus der Anamnese lässt sich am ehesten ein Supinationstrauma des oberen Sprunggelenks (OSG) ableiten.

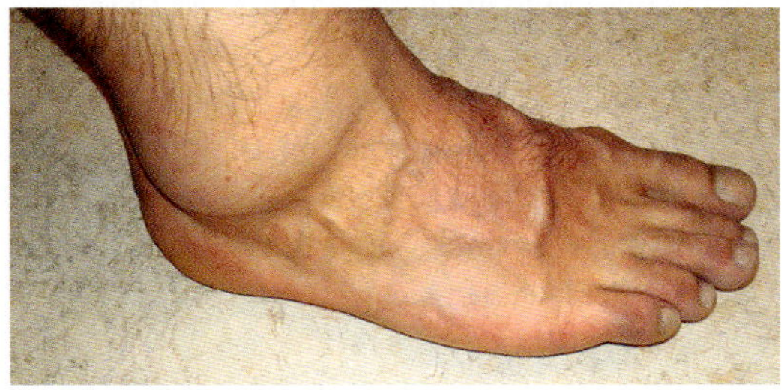

**Abb. 90.1** Rechter Außenknöchel des Patienten [T180]

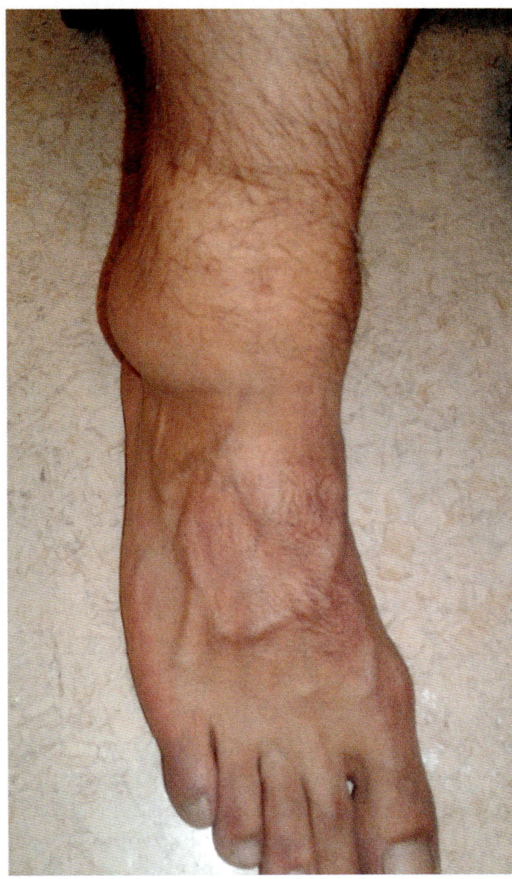

**Abb. 90.2** Ansicht des oberen Sprunggelenks (OSG) von vorn [T180]

## 90.1 Anamnese und Differenzialdiagnose

Bei einem **Supinationstrauma des OSG** kommt es zu einer ruckartigen Senkung des lateralen Fußrandes mit einer starken Flexion des Fußrückens. Dadurch gerät der laterale Bandapparat des OSG plötzlich massiv unter Zug. Auch die Syndesmose (Bandverbindung von Fibula und Tibia) wird gedehnt. Der laterale Mittelfuß wird ebenfalls stark belastet.

Infolge eines OSG-Supinationstraumas können folgende Verletzungen auftreten:
- Distorsion des Bandapparats des OSG
- Ruptur der lateralen Ligamente
- Fraktur der Basis des Os metatarsale V
- Malleolarfrakturen
- Syndesmosenruptur/Maisonneuve-Fraktur
- Verletzungen des Talus und des Kalkaneus

Das Supinationstrauma des OSG gilt als die am häufigsten auftretende Verletzung überhaupt.

90

**KERNAUSSAGEN**
- Das Supinationstrauma des Sprunggelenks ist die am häufigsten auftretende Verletzung.
- Als Folge eines Supinationstraumas am Sprunggelenk können relevante Verletzungen auftreten, die einer gründlichen Anamnese und Untersuchung nicht entgehen dürfen.

Wichtig bei der **Anamnese** sind vor allem folgende Fragen:
- Wie war der Unfallhergang?
- Sind die Schmerzen und eine etwaige Schwellung unmittelbar nach dem Unfall oder mit zeitlicher Verzögerung (z. B. über Nacht) aufgetreten?
- Ist die Vollbelastung möglich?

Typischerweise berichten Patienten, dass sie mit dem Fuß an einer Kante oder auf unebener Fläche (z. B. Kopfsteinpflaster, Rasen o. Ä.) umgeknickt sind.

Schmerzen und Schwellungen, die mit zeitlicher Verzögerung aufgetreten sind, sprechen eher für eine Bandverletzung als für das Vorliegen einer Fraktur. Ist die Vollbelastung möglich, liegt wahrscheinlich eher eine Distorsion/Ruptur im Bereich des OSG vor.

**MERKE**

**Wichtige anamnestische Angaben nach Supinationstrauma des OSG**
- Unfallhergang?
- Sofortschmerz?
- Vollbelastung nach Unfall und in der Notaufnahme möglich?

**Fallbericht**

**Untersuchungsbefund**

Hinkendes Gangbild, deutliche Schwellung im Bereich des Malleolus lateralis. Keine Druckdolenz über dem Unterschenkel, keine Druckschmerzen am dorsalen Malleolus lateralis, wohl aber ventral des Malleolus lateralis, verstärkt durch Supinationsstress. Keine Druckdolenz über dem Malleolus medialis, kein Druckschmerz über der Syndesmose, keine Schmerzen über dem Mittel- und Vorfuß, insbesondere nicht über dem lateralen Fußrand. Im Übrigen sind Durchblutung, Motorik und Sensibilität der rechten unteren Extremität intakt.

✓ Fallbericht: Bei der Untersuchung zeigen sich neben einer Schwellung im Bereich des Malleolus lateralis deutliche Druckschmerzen ventral des Außenknöchels. Anamnese und sichtbare Befunde sprechen für eine Verletzung des lateralen Bandapparats des rechten OSG.

## 90.2 Körperliche Untersuchung

Neben der Anamnese ist die gründliche Untersuchung des gesamten Unterschenkels für die weitere Diagnostik von entscheidender Bedeutung, um keine der o. g. Unfallfolgen zu übersehen.

Die Untersuchungsbefunde in ➤ Tab. 90.1 sollten Anlass zu weiterer Abklärung geben.

### 90.2.1 Untersuchungsgang

- Für die vollständige Untersuchung wird die proximale Fibula direkt unterhalb des Kniegelenks

**Tab. 90.1** Indikationen zur weiteren diagnostischen Abklärung

| Befund | Mögliche Verletzung |
|---|---|
| Schmerzen im Unterschenkel | Syndesmosenverletzung/ Maisonneuve-Fraktur |
| Schmerz am lateralen Fußrand | Metatarsale-V-Basisfraktur (Jones-Fraktur) |
| Druckschmerz am hinteren Malleolus lateralis | Fraktur des Malleolus lateralis |
| Schmerzen über Kalkaneus/ unterem Sprunggelenk | Kalkaneus-/Talusfraktur |

über dem Fibulakopf und -hals palpiert, anschließend der übrige Fibulaschaft. Bei Schmerzen in diesem Bereich sollten Röntgenbilder des gesamten Unterschenkels angefertigt werden, um eine Maisonneuve-Fraktur nicht zu übersehen.

- Danach werden der Malleolus lateralis sowie die Region über den Außenbändern (Ligg. talofibulare anterius et posterius, Lig. calcaneofibulare) und der Syndesmose abgetastet.
- Anschließend werden der mediale Unterschenkel von proximal nach distal (Tibiaschaft, Malleolus medialis, Lig. deltoideum) sowie Ferse und Achillessehne untersucht.
- Der Verdacht auf eine Syndesmosenverletzung liegt vor, wenn bei seitlicher Kompression des mittleren Unterschenkels Schmerzen über dem vorderen OSG angegeben werden.
- Abschließend werden der ipsilaterale Mittel- und Vorfuß palpiert, besonders die Basis des Os metatarsale V.

**MERKE**

Zu jeder Extremitätenuntersuchung gehört außerdem die Erfassung des neurovaskulären Status (Pulse und Sensibilität).

## 90.2.2 Prüfung des Bandapparats

Eine Übersicht über Untersuchungen zur Prüfung des Bandapparats im Bereich des OSG gibt ➤ Box 90.1.

**BOX 90.1**

**Tests zur Prüfung von Bandverletzungen des oberen Sprunggelenks**

- **Kompressionstest:** Kompression der Fibula gegen die Tibia in Unterschenkelmitte löst Schmerzen am Lig. tibiofibulare anterior aus als Hinweis für eine Syndesmosenverletzung.
- **Außenrotationsstress:** Außenrotation des Fußes gegen den fixierten Unterschenkel. Positiv bei Schmerzen über dem Lig. tibiofibulare anterior als Hinweis auf Syndesmosenverletzung.
- **Talusvorschub:** Die Untersucherin fixiert mit einer Hand den Unterschenkel auf der Liege. Mit der anderen Hand zieht sie die Ferse des Patienten nach vorn. Lässt sich der Fuß im Seitenvergleich mit der unverletzten Extremität weiter nach vorn ziehen, ist der Test positiv. Nach akuten Verletzungen ist die Aussagekraft durch Schwellung und Muskelanspannung allerdings reduziert.
- **Seitliche Aufklappbarkeit:** Der Fuß wird bei fixiertem Unterschenkel an der Ferse gegriffen und nach medial bewegt. Der Grad der lateralen Aufklappbarkeit wird mit der unverletzten Gegenseite verglichen. Wie beim Talusvorschub ist die Aussagekraft bei der frischen Verletzung limitiert.

**KERNAUSSAGEN**

- Ein standardisierter Untersuchungsgang ist essenziell.
- Funktionstests ergänzen die standardisierte Untersuchung.
- Der neurovaskuläre Status muss immer erhoben und dokumentiert werden.

**Fallbericht**

### Erste Anordnungen und Diagnostik

Entlastung (Rollstuhl), Eiskompresse, Röntgen.

Röntgen

Röntgen des OSG a.-p. und in 20° Innenrotation (➤ Abb. 90.3).

✓ Fallbericht: Das Röntgenbild zeigt keine Frakturen. Ebenso fehlen indirekte Hinweise für eine Syndesmosenverletzung.

**DIAGNOSE**

Außenbandruptur OSG rechts

90

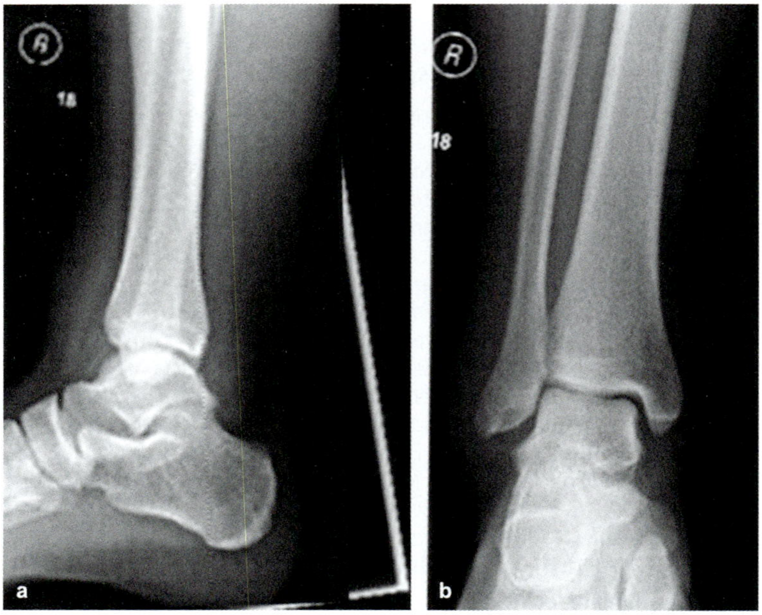


**Abb. 90.3** Röntgenaufnahme des rechten OSG in 2 Ebenen [T180]



## 90.3 Erste Anordnungen und Diagnostik

In den meisten Fällen eines OSG-Supinationstraumas ohne klinische Zeichen für eine knöcherne Verletzung ist die Röntgendiagnostik unauffällig. Ihre routinemäßige Durchführung ist bei einem Supinationstrauma des OSG daher nicht notwendig.

Als Entscheidungshilfe für die Frage, welche Patienten eine Röntgendiagnostik des OSG bzw. des Fußes benötigen, hat sich die *Ottawa Ankle Rule* bewährt. Damit lassen sich diejenigen Patienten identifizieren, bei denen eine Röntgenuntersuchung durchgeführt werden sollte.

### Ottawa Ankle Rule

Eine **Röntgenuntersuchung des OSG** ist nur bei Patienten indiziert, die Schmerzen in der Knöchelregion haben *und* eines der folgenden Symptome aufweisen:
- Schmerzen am Hinterrand des Malleolus lateralis
- Schmerzen am Hinterrand des Malleolus medialis
- Keine Vollbelastung mehr möglich, weder nach dem Unfall noch zum Zeitpunkt der Vorstellung in der Notaufnahme

Eine **Röntgenuntersuchung des Fußes** ist nur notwendig bei Schmerzen in der Knöchelregion *und* bei Vorliegen eines der folgenden Symptome:
- Schmerzen über der Basis des Os metatarsale V
- Schmerzen über dem Os naviculare
- Keine Vollbelastung mehr möglich, weder nach dem Unfall noch zum Zeitpunkt der Vorstellung in der Notaufnahme

**KERNAUSSAGEN**
- Anamnese und klinische Untersuchung sind die wertvollsten diagnostischen Maßnahmen.
- Die *Ottawa Ankle Rule* ist ein wertvolles Instrument, um Patienten zu erkennen, bei denen eine Röntgenuntersuchung durchgeführt werden sollte.

**Fallbericht**

**Therapie**

Symptomatische Therapie.

✓ Fallbericht: Der Patient wird nach dem PECH-Schema versorgt (➤ Kap. 90.4.1).

## 90.4 Therapie

### 90.4.1 Versorgung der Bandverletzung

Alle lateralen Bandverletzungen lassen sich nach einem festen Schema versorgen. Das Behandlungsziel liegt in der Bekämpfung der lokalen inflammatorischen Reaktion und Schwellung sowie der Erhaltung des vollen Bewegungsumfangs.

In den ersten Tagen nach einer lateralen Bandverletzung wird der Patient nach dem PECH-Schema versorgt (➤ Tab. 90.2).

Nach Abklingen der akuten Symptomatik sollte der Patient dazu angehalten werden, den Fuß aktiv zu bewegen (Flexion, Extension, kreisende Fußbewegung). Bei leichten Verletzungen kann rasch zur Vollbelastung übergegangen werden. Eine Orthese ist nicht notwendig. Bei moderaten Bandverletzungen kann unter Schutz einer Orthese ebenfalls rasch zu einer Vollbelastung übergegangen werden.

Bei ausgeprägteren Bandverletzungen sollte neben einer Immobilisation für einige Tage und einer Orthese auch eine frühfunktionelle physiotherapeutische Behandlung erwogen werden.

Solange eine Immobilisation vorliegt, müssen das thrombembolische Risiko und die Indikation zur Thromboseprophylaxe überprüft werden.

**KERNAUSSAGEN**

- Die *Ottawa Ankle Rule* stellt ein sicheres Instrument zur Einschätzung der Notwendigkeit einer Röntgendiagnostik dar.
- Die meisten OSG-Verletzungen können initial ohne unfallchirurgische Beteiligung behandelt werden.
- In bestimmten Situationen muss noch in der Notaufnahme eine unfallchirurgische Mitbehandlung erfolgen.

**Tab. 90.2** PECH-Schema

| | |
|---|---|
| **P**ause | Entlastung nach Maßgabe der Beschwerden |
| **E**is | Kälteapplikation |
| **C**ompression | Anlage eines Kompressionsverbands |
| **H**ochlagerung | Zum Rückgang der Schwellung |

**Fallbericht**

**Unfallchirurgische Vorstellung**

Im vorliegenden Fall besteht kein Hinweis für eine komplizierte Verletzung. Eine unfallchirurgische Mitbehandlung ist aktuell nicht erforderlich.

## 90.5 Risikostratifikation und unfallchirurgische Vorstellung

Der größte Teil der Supinationstraumata des OSG ist unkompliziert. Eine unfallchirurgische Vorstellung des Patienten zum Zeitpunkt der Behandlung in der Notaufnahme ist allerdings in folgenden Situationen erforderlich:

- Nachweis von oder Verdacht auf Frakturen
- Nachweis von oder Verdacht auf Syndesmosenverletzungen
- Verdacht auf Sehnenverletzungen
- Verdacht auf offene Gelenkverletzungen
- Unklare Verletzungsmuster
- Auffälliger neurovaskulärer Status
- Diskrepanz zwischen festgestellten Verletzungen und Beschwerden des Patienten

**Fallbericht**

**Disposition/Empfehlung weiteres Vorgehen**

Entlassung, keine weiteren Maßnahmen.

✓ Fallbericht: Der Patient weist eine moderate Verletzung des OSG-Bandapparats auf. Nach einer Behandlung gemäß dem PECH-Schema kann er aus der Notaufnahme entlassen werden. Nach einigen Tagen sollte eine ambulante Kontrolle erfolgen.

## 90.6 Disposition/Empfehlung weiteres Vorgehen

Eine stationäre Behandlung von Patienten mit Verletzungen des Bandapparats ist in der Regel nicht notwendig. Bei klinischem Verdacht auf eine Fraktur im Bereich des OSG oder der Fußwurzel ohne Korrelat im konventionellen Röntgenbild kann ggf. in einzelnen Fällen eine **CT** erforderlich sein.

Bei Zeichen einer Syndesmosenverletzung sollte zum Nachweis eine **MRT** des Unterschenkels durchgeführt werden. Damit sind auch Verletzungen im Bereich des Talus zuverlässig nachweisbar. Die MRT ist auch indiziert, wenn der Patient nach einigen Wochen immer noch über Beschwerden klagt, die aufgrund der eingeschätzten Verletzung nicht zu erwarten sind.

Die Entscheidung, ob die weitere Behandlung hausärztlich oder unfallchirurgisch bzw. orthopädisch erfolgen soll, hängt von der individuellen Qualifikation des Hausarztes bzw. der Hausärztin ab und sollte diesen überlassen werden.

### Was wäre, wenn …

- … der Patient zwar am Notfallort, nicht aber in der Notaufnahme hätte auftreten können?
  - Dann wäre eine Röntgenaufnahme indiziert gewesen.
- … der Patient ungewöhnliche, nicht zu erklärende Schmerzen geklagt hätte?
  - Dann hätte im Zweifel ein Unfallchirurg hinzugezogen werden müssen.
- … sich auf dem Röntgenbild eine Fraktur oberhalb der Syndesmose (Weber-C-Fraktur) gezeigt hätte?
  - Dann hätte eine OP-Indikation bestanden.

90

#### LITERATUR

Ottawa Ankle Rule; www.mdcalc.com/ottawa-ankle-rule (letzter Zugriff: 26.1.2023).

Stiell IG, et al. Decision rules for the use of radiography in acute ankle injuries. Refinement and prospective validation. JAMA 1993; 269: 1127.

White T, Mackenzie S, Gray A. McRae's Orthopaedic Trauma und Emergency Fracture Management. 3rd ed. Edinburgh: Elsevier 2016; 472–479.

KAPITEL

# 91 Löschversuch

Oliver Horn

## Fallbericht

### Eintreffen

Eine 24-jährige Patientin wird abends mit dem Rettungsdienst in die Notaufnahme gebracht. Sie sitzt auf der Trage, hustet und bekommt Sauerstoff über eine Maske. Ihr rechter Unterarm ist verbunden. Am linken Handrücken liegt ein i. v. 18G-Zugang, ein EKG-Monitoring ist installiert.

### Ersteindruck

Die Patientin ist wach. Ihre Kleidung riecht stark verraucht. Sie äußert starke Schmerzen am rechten Unterarm, klingt heiser, hustet und ist situativ aufgeregt.

### Vitalwerte

GCS 15; $SaO_2$ 96 % unter 15 l $O_2$; AF 14; HF 94; RR 135/80; Sx 7/10

### Triagekategorie

Orange

### Anamnese

Die Patientin gibt an, dass es vor ca. 45 min zu einem Brand in ihrer Wohnung gekommen sei. Sie habe noch versucht, das Feuer mit einer Decke zu ersticken, und sich dabei am rechten Arm verletzt. Außerdem sei sie eine gewisse Zeit mit dem Brandrauch in Kontakt gewesen.

Die Patientin ist altersentsprechend gesund. Keine häusliche Dauermedikation. Kein Nikotingenuss. Keine bekannten Allergien. Der Tetanusimpfstatus sei intakt. Seitens des Rettungsdienstes wurde der Wundbereich mit einem sterilen Brandwundenverbandtuch abgedeckt. Ebenso sei mittels eines Puls-CO-Oxymeters ein CO-Hb von 12 % gemessen und Sauerstoff über eine $O_2$-Maske gegeben (15 l/min) worden.

✓ Fallbericht: Aus der Anamnese und der Fremdanamnese geht hervor, dass es sich um ein Verbrennungstrauma und ein Inhalationstrauma mit CO-Intoxikation handelt.

**DIAGNOSE**
Verbrennungsunfall

## 91.1 Anamnese und Differenzialdiagnose

Unter **Verbrennung** versteht man im Allgemeinen eine thermische Verletzung durch Temperaturen, welche die Regulationsfähigkeit der Haut überfordern und zu Gewebeschädigungen führen. Dies kann durch heiße Flüssigkeiten (Verbrühung), Dämpfe oder Gase, heiße Stoffe oder Kontaktflächen, Flammeneinwirkung und Explosionen, starke Sonneneinstrahlung, elektrischen Strom oder Reibung geschehen. Überschreitet eine Verbrennungsverletzung ein gewisses Maß, so kann es sekundär zum Kreislaufschock und zu entzündlichen Allgemeinreaktionen (SIRS oder Sepsis) bis hin zum Multiorganversagen (MOV) kommen. Die Gesamtheit dieser systemischen Störungen bezeichnet man als **Verbrennungskrankheit**.

Ein **Inhalationstrauma** kann durch das Einatmen von Rauch oder heißen Gasen entstehen. Es kann isoliert oder als Begleitverletzung bei Verbrennungen vorkommen. Man unterscheidet dabei:

- **Chemische Schädigung** des Tracheobronchialbaums durch Rauchgasnoxen oder Rußpartikel
- **Systemische Schädigung** mit Störung des Sauerstofftransports und der Zellatmung durch z. B. Kohlenmonoxid
- **Direkte Hitzeschädigung** an den Schleimhäuten der Atemwege

**KERNAUSSAGEN**

**Wichtige anamnestische Angaben nach einem Verbrennungs-/Inhalationstrauma:**
- Wie war der Unfallmechanismus (z. B. Begleitverletzungen bei Explosion oder Rettung aus geschlossenen Räumen)?
- Besteht eine eingeschränkte Hypoxietoleranz (z. B. COPD, KHK)?
- Handelt es sich um ein Kleinkind?
- Liegt eine Gravidität vor?

**CAVE**

Der Rauch von Gebäude- oder Fahrzeugbränden enthält neben zahlreichen inhalativen Reizstoffen auch systemisch wirkende Gifte, u. a. Kohlenmonoxid (CO) und Zyanwasserstoff (HCN)!

**Fallbericht**

**Körperliche Untersuchung**

Junge Patientin, wach und orientiert. Normwertige Kreislaufparameter. Geringe Rußspuren im Gesicht und im Bereich der Nasenlöcher. Unauffällige Mund-Rachen-Schleimhaut. Pulmo: bds. belüftet, leichter exspiratorischer Stridor; Cor: HT rein und rhythmisch. Leichte Kopfschmerzen. Keine Dyspnoe.

Die rechte Handinnenfläche ist gerötet, und im Bereich des rechten Unterarms finden sich beugeseitig auf ca. 15 × 10 cm mehrere Brandblasen. Das Areal ist deutlich schmerzhaft, die Hautanhangsgebilde sind intakt.

✓ Fallbericht: Die Patientin hat eine 1-prozentige Verbrennung Grad 1 der rechten Hand und eine 1- bis 2-prozentige Verbrennung Grad 2a des rechten Unterarms. Der exspiratorische Stridor weist auf ein Inhalationstrauma hin.

## 91.2 Körperliche Untersuchung

Die körperliche Untersuchung erfolgt als **Primary Survey** nach dem **ABCDE-Schema**. Zur Beurteilung des Schweregrads einer thermischen Verletzung werden benötigt:
- Verbrannte Körperoberfläche (VKOF) in %
- Tiefenausdehnung (Grad 1–4)
- Lokalisation

### 91.2.1 Einschätzung der verbrannten Körperoberfläche (VKOF)

Die VKOF kann mittels der **Neunerregel nach Wallace** bei Erwachsenen oder unabhängig vom Lebensalter nach der **Handflächenregel**abgeschätzt werden. Bei Letzterer entspricht die Hand inkl. der Finger des Patienten ca. 1 % der VKOF.

Das Erythem (Verbrennung I°) wird nicht zur VKOF gerechnet.

Zur genaueren Bestimmung und Dokumentation der VKOF kann die Tabelle nach Lund und Browder verwendet werden (Ergänzungsbericht schwere Verbrennungen der DGUV: www.dguv.de/medien/formtexte/aerzte/f_1008/f1008-2.pdf).

### 91.2.2 Einschätzung der Tiefenausdehnung

Die Einschätzung der Verbrennungstiefe ist ➤ Tab. 91.1 zu entnehmen.

Hinweise auf ein **Inhalationstrauma** sind u. a. Heiserkeit, Stridor, Hustenreiz, Dyspnoe, Rußspuren im Gesicht sowie Rußspuren und/oder Schleimhautirritationen im Nasen- und Mund-Rachen-Raum, Kopfschmerzen bis hin zur Bewusstlosigkeit. Bei diesen Patienten ist unter sorgfältiger Berücksichtigung der erhobenen Befunde eine großzügigere Indikation zur Intubation zu stellen.

### 91.2.3 Begleitverletzungen und Intoxikationen

**CAVE**

Trotz der manchmal beeindruckenden Verbrennungen dürfen Begleitverletzungen und Intoxikationen niemals übersehen werden.
Begleitverletzungen und Intoxikationen sind bei Verbrennungsunfällen häufig und können die Prognose sehr verschlechtern.

91

**Tab. 91.1** Einschätzung der Tiefenausdehnung

| Einteilung (Grad) | Klinisches Bild | Verbrennungstiefe |
|---|---|---|
| 1 | Rötung, Schwellung, starker Schmerz, intaktes Epithel | Epidermal |
| 2a | Blasenbildung, starker Schmerz, feuchter hyperämischer Wundgrund, prompte Rekapillarisierung, Hautanhangsgebilde intakt | Oberflächlich dermal |
| 2b | Blasenbildung; weißlicher, feuchter Wundgrund; mäßiger Schmerz, fetzenförmige Epidermolyse, gestörte Rekapillarisierung, Hautanhangsgebilde partiell vorhanden | Tief dermal, Haarfollikel und Schweißdrüsenausführungsgänge mitbetroffen und teilweise zerstört |
| 3 | Trockene, weiße, elfenbeinfarbige Hautnekrose bis hin zur Verkohlung; Verlust von Hautanhangsgebilden; keine Schmerzen | Komplett dermal |
| 4 | Verkohlung | Unterhautfettgewebe, evtl. Muskel, Sehnen, Knochen und Gelenke |

**Fallbericht**

**Erste Anordnungen und Diagnostik**

Fortführung der Sauerstofftherapie; Routinelabor und art. BGA; 12-Kanal-EKG; Monitorüberwachung; Vorbereitung der medikamentösen Schmerztherapie und Wundversorgung; Wechsel der verrauchten Kleidung.

**Blutgasanalyse arteriell (nach 30 min präklinischer Sauerstofftherapie)**

- Hämoglobin-Konzentration 14,4 g/dl
- Carboxyhämoglobin (COHb) 8 % (Nichtraucher < 2 %; Raucher < 6 % [bis 10 %])

**Monitorüberwachung**

EKG unauffällig (Linkstyp, keine ERBS, keine ST-Strecken-Veränderungen), Sinusrhythmus, normwertige RR- und Pulswerte, $SpO_2$ im Verlauf 99 % unter $O_2$-Maske mit Reservoir (> 8 l/min).

✓ Fallbericht: In der art. BGA (POCT) zeigt sich nach ca. 30-minütiger präklinischer Sauerstofftherapie ein COHb von 8 %. Die sonstigen Laborparameter (u. a. Laktat und CK), EKG und Kreislaufparameter sind normwertig.

## 91.3 Erste Anordnungen und Diagnostik

**MERKE**

- Eine Verbrennung ist wie jedes Trauma nach dem ABCDE-Schema zu managen!
- Bei vielen Patienten findet sich zusätzlich zum Verbrennungstrauma auch ein situationsbedingtes Inhalationstrauma. Daher immer die Atemwege inspizieren und die Lunge auskultieren.
- Betroffene Kleidungsstücke und Schmuck sind ggf. Hitzespeicher und sollten entfernt werden. Fest verbackene Kleidungsstücke (Synthetik) werden umschnitten.
- Die häufigste Verletzungsursache ist bei Erwachsenen die direkte Flammeneinwirkung inkl. Verpuffung (54 %) und bei Kindern die Verbrühung (74 %).

### 91.3.1 Monitor

Eine Monitorüberwachung in der Notaufnahme ist dann indiziert, wenn mit pulmonalen oder kardialen Komplikationen eines Verbrennungs- bzw. Inhalationstraumas zu rechnen ist.

### 91.3.2 Labor

An Laborparametern sind eine arterielle BGA (inkl. COHb und MetHb) sowie ein Routinelabor (u. a. CK, Laktat) zu erheben.

**MERKE**

**Kohlenmonoxid wird im Blut als Carboxyhämoglobin (COHb) gemessen und als prozentualer Anteil der Hb-Konzentration angegeben.**

- Eine venöse BGA ist hierfür prinzipiell ausreichend. Zur Beurteilung des Gasaustausches sollte aber mindestens eine arterielle BGA durchgeführt werden.
- Kohlenmonoxid hat eine 200- bis 300-fach höhere Bindungsaffinität zum Hämoglobinmolekül als Sauerstoff. Daher ist ein „guter" $SpO_2$-Wert kritisch zu hinterfragen.

Bei **schwereren Verbrennungsmustern** sind die gleichen Laborparameter wie bei einem Polytrauma zu erheben. Besonderes Augenmerk gilt hierbei dem Laktat und der CK, die in der Initialphase 2-stündlich gemessen werden sollten, sowie der Temperaturüberwachung zur frühzeitigen Detektion einer möglichen Hypothermie.

### 91.3.3 Apparative Diagnostik

**CAVE**

Die üblichen Pulsoxymeter erkennen Kohlenmonoxid nicht und ergeben daher falsch-zu-hohe Sauerstoffsättigungen.



Eine Röntgen-Thorax-Aufnahme sollte aus Gründen der stationären Verlaufsbeurteilung in den ersten 24 h nach Inhalationstrauma angefertigt werden.

Die Rettung aus geschlossenen Räumen, Rußpartikel oder Rötungen der oberen Luftwege sind Hinweise auf ein Inhalationstrauma. Mittels **Bronchoskopie** kann eine thermische Schädigung des trachealen und bronchialen Epithels diagnostiziert werden. Ein Inhalationstrauma kann aber dadurch weder zuverlässig nachgewiesen noch ausgeschlossen werden.

**MERKE**

**Fotodokumentation**

Nicht nur aus forensischen Gründen sollte eine ausführliche Fotodokumentation angefertigt werden.

**Fallbericht**

**Therapie**

Weiterführung der normobaren Oxygenierung, Salbutamol-Verneblung, Analgesie, Wundversorgung.

Blutgasanalyse venös (nach insgesamt 75 min Sauerstofftherapie)

- Hb-Konzentration 14,4 g/dl
- COHb 4 %

✓ Fallbericht: Die Patientin bekommt zur Schmerztherapie i. v. 7,5 mg Piritramid. Es erfolgt eine Maskenverneblung mit 1,25 mg Salbutamol (1 Ampulle) und die Weiterführung der normobaren Sauerstofftherapie für weitere 45 min.

Es wird eine Wundreinigung mit Débridement unter aseptischen Bedingungen durchgeführt. Für die anschließende Versorgung (➤ Tab. 91.2) werden Okklusionsverbände mit inaktiven, aktiven oder biologischen Managementsystemen verwendet.

Der Stridor ist nach Verneblung regredient. Nach venöser BGA wird die Sauerstofftherapie beendet. Eine erneute venöse BGA-Kontrolle nach weiteren 2 h ergibt ein COHb von 2 %.

## 91.4 Therapie

### 91.4.1 CO-Intoxikation

**MERKE**

**Das Antidot zur Behandlung der CO-Intoxikation ist Sauerstoff.**

Da die Elimination des CO mit steigendem Sauerstoffpartialdruck beschleunigt wird, ist eine hohe inspiratorische Sauerstoffkonzentration anzustreben. Bei normobarer Oxygenierung mit 100 % Sauerstoff beträgt die CO-Eliminationshalbwertszeit ca. 40–80 min.

### 91.4.2 Prinzipien der Wundversorgung bei Verbrennungen

➤ Tab. 91.2.

Tab. 91.2 Wundversorgung bei Verbrennungen

| Verbrennungsgrad | Maßnahmen |
|---|---|
| 1 | Konservative Therapie, Anwendung kühlender Salben |
| 2a | Blasenabtragung, Anwendung von Salben mit antimikrobiellem Zusatz, Auflage von alloplastischen Hautersatzmaterialien, regelmäßige Verbandwechsel, Beobachtung auf Nachtiefen |
| 2b | Blasenabtragung, tangentiale Nekrosektomie nach eindeutiger Tiefenzuordnung, Hauttransplantation |
| 3 | Je nach Tiefe der Verbrennung epifasziales Débridement oder tangentiale Nekrosektomie, Hauttransplantation |
| 4 | Ausgiebiges Débridement, oft komplexe Rekonstruktionen (z. B. freie Lappenplastiken) |

### 91.4.3 Weitere Hinweise zur Therapie der Verbrennung

- Eine systemische Antibiotikaprophylaxe sollte nicht erfolgen (ausgenommen perioperativ).
- Der Einsatz von Antibiotika sollte sich nach gezielter mikrobiologischer Diagnostik an den Grundsätzen des Antibiotic Stewardship (ABS) orientieren.
- Keine prophylaktische Kortisongabe.
- Die Schmerztherapie reicht von z. B. Ibuprofen bei kleineren geringgradigen Verbrennungen bis hin zu Opioiden.
- Zur Analgosedierung bei Wundversorgung eignet sich z. B. Ketanest-S in Kombination mit Midazolam.
- Sollte der Tetanusimpfstatus nicht ermittelt werden können oder unzureichend sein, muss er im Zweifel komplettiert werden.
- Beim schwerbrandverletzten Patienten ist auf einen adäquaten Wärmeerhalt zu achten.

**Fallbericht**

**Disposition/Empfehlung weiteres Vorgehen**

Stationäre Aufnahme zur Verlaufsbeobachtung. Wundkontrolle am nächsten Tag.

✓ Fallbericht: Die Patientin wird bei leichtem Inhalationstrauma mit CO-Intoxikation stationär zur 24-stündigen Verlaufskontrolle aufgenommen. Die Wundkontrolle des Verbrennungstraumas erfolgt am nächsten Tag. Aufgrund des Verletzungsmusters braucht die Patientin keinem Brandverletztenzentrum zugeführt zu werden.

## 91.5 Risikostratifikation

Bei Verbrennungen richtet sich die Risikostratifizierung vor allem nach der Fläche der II°- oder III°-gradig verbrannten Haut und dem Alter. Weitere Faktoren sind die Lokalisation der Verbrennungen, Begleitverletzungen und Komorbiditäten. Die in ➤ Kap. 91.6 aufgeführten Indikationen für eine Verlegung in ein Brandverletztenzentrum sind zugleich Kriterien eines erhöhten oder hohen Risikos.

Ein Inhalationstrauma kann mit einem hohen bis sehr hohen Risiko für den Patienten verbunden sein. Dies gilt insbesondere bei Vorliegen neurologischer Auffälligkeiten, z. B. Bewusstseinsstörungen oder hohen CO-Werten. Beginnt die Sprache sich zu verändern, z. B. kloßig zu werden, so besteht ein hohes Risiko für das Auftreten einer Atemwegsverlegung.

## 91.6 Disposition/Empfehlung weiteres Vorgehen

Hautverbrennungen mit kleiner Fläche und günstiger Lokalisation können ambulant behandelt werden. Dabei ist zu berücksichtigen, dass das volle Ausmaß vor allem der Verbrennungstiefe anfangs nicht immer schon abzusehen ist und auch z. B. eine Blasenbildung verzögert noch sehr stark sein kann. Die Entscheidung über eine etwaige ambulante Behandlung sollte von in Verbrennungen erfahrenen Traumatolog*innen getroffen werden.

Aufgrund der möglichen **Spätwirkungen eines Inhalationstraumas (bis zu 36 h)** ist die Indikation zur stationären, ggf. intensivmedizinischen Aufnahme großzügiger zu stellen.

**MERKE**

**Indikationen für die stationäre Behandlung in Brandverletztenzentren**

- Verbrennungen an Gesicht/Hals, Händen, Füßen, Anogenitalregion, Achselhöhlen, Bereichen über großen Gelenken oder sonstiger komplizierter Lokalisation
- Verbrennungen Grad 2 von 10 % und mehr KOF
- Verbrennungen Grad 3
- Verbrennungen durch Elektrizität inkl. Blitzschlag
- Verätzungen durch Chemikalien
- Mechanische Begleitverletzungen
- Inhalationstrauma
- Verbrennungspatienten mit Begleiterkrankungen oder Verletzungen, welche die Behandlung erschweren
- Verbrennungspatienten, die eine spezielle psychologische Betreuung, eine psychiatrische Betreuung oder eine physikalische Narbenbehandlung benötigen

**Auskunft über bundesweit verfügbare Verbrennungsbetten** erteilt die ZA-Schwerbrandverletzte der Berufsfeuerwehr Hamburg (www.hamburg.de/feuerwehr/108006/brandbettenvermittlung-feuerwehr-hamburg/):
- Telefon: 040/42851–4950 (24/7)
- E-Mail: einsatzmeldungen@feuerwehr.hamburg.de

## Was wäre, wenn …

- … die Patientin schwerverbrannt im Schock gewesen wäre?
  - Dann hätte sie nach intensivmedizinischen Standards versorgt werden müssen. Den Volumenbedarf eines Schwerbrandverletzten kann man anhand der **Baxter-Parkland-Formel** abschätzen:
    4 ml/kg KG/% VKOF in 24 h. Davon sollen 50 % der errechneten Volumenmenge (mit balancierter Vollelektrolytlösung) in den ersten 8 h ab Traumazeitpunkt infundiert werden.
    Die hoch dosierte Gabe von Vitamin C (66 mg/kg KG/h über 24 h) kann bei Verbrennungen über 25 % VKOF u. a. zur Minderung des oxidativen Stresses erwogen werden.
- … die Patientin im Falle zirkulärer Thoraxverbrennungen Grad III mit initial eingeschränkter Beatmungsfähigkeit aufgefallen wäre?
  - In diesem Fall wäre die frühe Escharotomie in der erstversorgenden Klinik indiziert gewesen. Als Escharotomie bezeichnet man die Inzision des starren Wundschorfs durch geschwungene Entlastungsschnitte der oberflächlichen Haut.
- … die Patientin ein schweres Inhalationstrauma erlitten hätte?
  - Dann hätte sie jeweils mit 100 % Sauerstoff entweder nichtinvasiv beatmet (NIV) oder intubiert und beatmet werden müssen. Auch wäre ggf. eine hyperbare Sauerstofftherapie (HBO) in einem Druckkammerzentrum zu erwägen gewesen.
  - Eine Bronchoskopie ist dann niederschwellig in Betracht zu ziehen.
  - Bei schweren Rauchgasintoxikationen mit Bewusstseinsstörungen ist die Gabe von Cyanokit® (Hydroxycobalamin, Vitamin $B_{12}$) zu erwägen. Wegen der Gefahr der Komplexbildung darf es nicht mit Natriumthiosulfat gemeinsam gegeben werden.
- … die Patienten schwanger gewesen wäre?
  - Dann hätte eine hyperbare Oxygenierung erwogen werden müssen. Dies ist eine Einzelfallentscheidung, die zusammen mit Spezialist*innen getroffen werden muss.

### LITERATUR

Bührer G, et al. Chirurgische Behandlung von Verbrennungen. Hautarzt 2017; 68: 385–392.

Deutsche Gesellschaft für Verbrennungsmedizin (DGV). Verbrennungsregister Jahresberichte; https://verbrennungsmedizin.de/verbrennungsregister/jahresberichte (letzter Zugriff: 22.1.2023).

Deutsche Interdisziplinäre Vereinigung für Intensiv- und Notfallmedizin e.V. S2k-Leitlinie Diagnostik und Therapie der Kohlenmonoxidvergiftung. AWMF-Registernummer 040-012. Stand: 4.11.2021, gültig bis 3.11.2026; https://register.awmf.org/de/leitlinien/detail/040-012 (letzter Zugriff: 22.1.2023).

Kaiser G, Schaper A. Akute Kohlenmonoxidvergiftung, Notfall + Rettungsmedizin 2012; 5: 429–435.

S2k-Leitlinie Behandlung thermischer Verletzungen des Erwachsenen. AWMF-Registernummer 044-001. Stand: 2/2021 (in Überarbeitung); https://register.awmf.org/de/leitlinien/detail/044-001 (letzter Zugriff: 22.1.2023).

KAPITEL

# 92

Christian Pietsch

# Unter Spannung

## Fallbericht

### Eintreffen

Ein 35-jähriger Elektriker wird mit dem Rettungswagen in die Klinik gebracht, weil er mit der Hand an ein unter elektrischer Spannung stehendes Metallteil geraten war. Er habe sich kurz unwohl gefühlt, jetzt ginge es ihm aber bereits wieder besser.

### Ersteindruck

Patient wach. Erster Eindruck unauffällig. Kreislaufüberwachung und EKG-Monitoring bereits installiert.

### Vitalwerte

GCS 15; RR 135/77; HF 67; AF 16; $SaO_2$ 98 %; Sx 0/10

### Triagekategorie

Gelb

### Anamnese

Der Patient gibt an, dass er bei Arbeiten an der Elektroinstallation (230 V Wechselstrom) eines Wohngebäudes mit der rechten Hand an einen unter Spannung stehenden Leiter geraten sei. Der Kontakt sei nur sehr kurz gewesen, und er sei auch nicht an dem unter Spannung stehenden Teil „kleben geblieben". Er habe sich nach dem Ereignis unwohl gefühlt und leichten Schwindel sowie Übelkeit verspürt. Deswegen hätten seine Kollegen auch den Rettungsdienst alarmiert. Er fühle sich immer noch „wackelig in den Knien", ansonsten sei er aber beschwerdefrei. Wesentliche Vorerkrankungen werden verneint.

✓ Fallbericht: Der Patient hat einen typischen Stromunfall erlitten.

**DIAGNOSE**
Stromunfall

## 92.1 Anamnese und Differenzialdiagnose

Beim Großteil der Stromunfälle handelt es sich um Kontakt mit Niederspannung (unterhalb 1.000 V). In den meisten Fällen kommt es nur zu einem sehr kurzen Kontakt mit der Spannungsquelle. Allerdings sind auch im Niederspannungsbereich relevante Verletzungen möglich, die eine stationäre Behandlung erforderlich machen.

Das Ausmaß der Schädigung ist außer von der Stromspannung von der Stromart (Gleich- oder Wechselspannung), dem Körperwiderstand, der Frequenz und der Dauer des Stromflusses abhängig.

Neben einer direkten Einwirkung des Stromflusses auf den Körper können relevante Verletzungen auch dadurch ausgelöst werden, dass Patienten nach dem Stromkontakt z. B. von einer Leiter stürzen. Besonders bei Patienten, die nicht selbst zum Unfall und zu den Begleitumständen Auskunft geben können, muss analog zur Polytraumaversorgung nach entsprechenden Verletzungen gesucht werden.

Nur ein geringer Teil der Stromunfälle steht im Zusammenhang mit Hochspannung (ab 1.000 V). Diese Fälle gehen in der Regel mit schwersten Verbrennungen einher und enden nicht selten tödlich.

**KERNAUSSAGEN**

- Den Großteil der Stromunfälle stellen Niederspannungsunfälle dar.
- Das Ausmaß der Verletzungen ist abhängig von Stromspannung, Stromstärke, Körperwiderstand, Frequenz und Dauer der Einwirkung.
- Auch ein kurzer Kontakt zu einer Niederspannungsquelle (sog. Wischer) kann relevante Verletzungen auslösen.
- Hochspannungsunfälle gehen meist mit schweren Verbrennungen einher.
- Stürze infolge von Stromverletzungen können relevante Verletzungen verursachen.

**Fallbericht**

**Untersuchungsbefund**

Junger Patient, keine sichtbaren Verletzungszeichen, insbesondere keine Strommarken, Puls regelmäßig, Cor und Pulmo auskultatorisch unauffällig. Abdomen weich, Becken stabil. Durchblutung, Motorik und Sensibilität aller vier Extremitäten sind unauffällig. Aktuell fühlt sich der Patient noch etwas „wackelig", ansonsten werden keine Beschwerden geschildert.

✓ Fallbericht: Unauffälliger Untersuchungsbefund.

## 92.2 Körperliche Untersuchung

Bei den meisten Patienten lässt sich nach einem Niederspannungsunfall ein unauffälliger körperlicher Befund erheben. Wichtig für das weitere Vorgehen ist die Suche nach Strommarken und sonstigen Verletzungen. Dabei muss berücksichtigt werden, dass Gewebeschäden auf dem Leitungsweg durch den Körper auftreten können und sich der äußeren Erkennung entziehen. Ebenso ist an Frakturen oder Luxationen zu denken, wenn Patienten über Schmerzen in den Extremitäten klagen.

**KERNAUSSAGEN**

- Nach Stromunfällen besteht oft ein unauffälliger körperlicher Befund.
- Nach Strommarken muss gesucht werden.
- Begleitende Weichteilverletzungen und Frakturen oder Luxationen können auch bei Niederspannungsunfällen auftreten.

**Fallbericht**

**Erste Anordnungen und Diagnostik**

EKG, Monitor, Labordiagnostik.

**EKG**

Normofrequenter Sinusrhythmus, Indifferenztyp, alle Zeiten im Limit, unauffällige ST-Strecken.

**Labor**

| Parameter | Laborwert Pat. | Referenzbereich | Einheit |
|---|---|---|---|
| Troponin T hs | < 3 | < 5 | ng/l |
| CK | 246 | 38–174 | U/l |
| Kreatinin | 1,07 | 0,67–1,17 | mg/dl |
| Natrium | 143 | 135–145 | mmol/l |
| Kalium | 4,3 | 3,3–4,6 | mmol/l |

**Monitorüberwachung**

Durchgehend normofrequenter Sinusrhythmus.

✓ Fallbericht: EKG, Labor und Monitorüberwachung sind unauffällig. Die geringe CK-Erhöhung kann im Rahmen des Stromunfalls oder körperlicher Aktivität gesehen werden und ist klinisch unerheblich.

## 92.3 Erste Anordnungen und Diagnostik

Neben der klinischen Untersuchung sind nur wenige weitere Untersuchungen notwendig.

### 92.3.1 EKG

Das EKG stellt die wichtigste Untersuchung im Zusammenhang mit einem Stromunfall dar, da Arrhythmien und andere EKG-Veränderungen ausgeschlossen werden müssen. Um zu beurteilen, ob etwaige EKG-

Veränderungen neu aufgetreten sind, sollten nach Möglichkeit Vorbefunde herangezogen werden.

### 92.3.2 Labor

Laboruntersuchungen sind nach Niederspannungsunfällen nur notwendig, wenn der Patient über Beschwerden klagt oder EKG-Veränderungen aufweist.

**Herzenzyme** und **Kreatinkinase** (CK) geben Aufschluss über myokardiale oder muskuläre Schäden. Bei hohen CK-Werten oder ausgeprägten muskulären Beschwerden sollte außerdem das **Myoglobin** zur rechtzeitigen Erkennung eines **Crush-Syndroms** bestimmt werden.

### 92.3.3 Monitorüberwachung

Eine Monitorüberwachung ist nur bei Patienten erforderlich, die nach einem Stromunfall über Beschwerden klagen oder bei denen auffällige EKG- oder Laborbefunde festgestellt werden.

**Fallbericht**

**Therapie**

Stationäre Aufnahme, Monitorüberwachung für 12–24 h.

✓ Fallbericht: Der Patient klagt über unspezifische Beschwerden. Deswegen wird er zum kardialen Monitoring stationär aufgenommen.

## 92.4 Therapie

Wenn Patienten nach einem Niederspannungsunfall beschwerdefrei sind, ihr Untersuchungsbefund unauffällig ist und ein unauffälliges EKG vorliegt, sind weitere Behandlungsmaßnahmen nicht notwendig. Diese Patienten können nach Hause entlassen werden. Einen Beleg für ein erhöhtes Arrhythmierisiko in derartigen Fallkonstellationen gibt es nicht.

Stationär aufgenommen werden müssen Patienten mit folgenden Auffälligkeiten:

- Bewusstseinsveränderungen
- Kreislaufstillstand
- EGK-Veränderungen
- Weichteilschäden und Verbrennungen

Im Allgemeinen wird in diesen Fällen eine Monitorüberwachung für 12–24 h empfohlen.

**KERNAUSSAGEN**

Nach einem Niederspannungsunfall können Patienten nach Hause entlassen werden, wenn

- sie beschwerdefrei waren und sind,
- ihr Untersuchungsbefund unauffällig ist und
- das EKG keine Auffälligkeiten aufweist.

**Fallbericht**

**Disposition/Empfehlung weiteres Vorgehen**

24-h-Monitorüberwachung.

✓ Fallbericht: Der Patient wird für 24 h überwacht. Am nächsten Tag ist er beschwerdefrei. EKG-Veränderungen liegen nicht vor, sodass er entlassen werden kann (➤ Abb. 92.1).

## 92.5 Disposition/Empfehlung weiteres Vorgehen

Dass Patienten, die nach einem Niederspannungsunfall beschwerdefrei sind und ein normales EKG sowie einen unauffälligen Untersuchungsbefund aufweisen, entlassen werden können, wird durch mehrere Untersuchungen gestützt. Auch der Fachverband Erste Hilfe der Deutschen Gesetzlichen Unfallversicherung (DGUV) schlägt dies so vor.

Für das Vorgehen nach Niederspannungsunfällen bei Patienten mit Beschwerden gibt es keine einheitlichen Empfehlungen. Hier empfiehlt die DGUV eine **stationäre Behandlung** in folgenden Fällen:

- Anhaltende Auffälligkeiten im EKG
- Bewusstseinsverlust nach dem Stromschlag
- Bestehende kardiale Vorerkrankungen

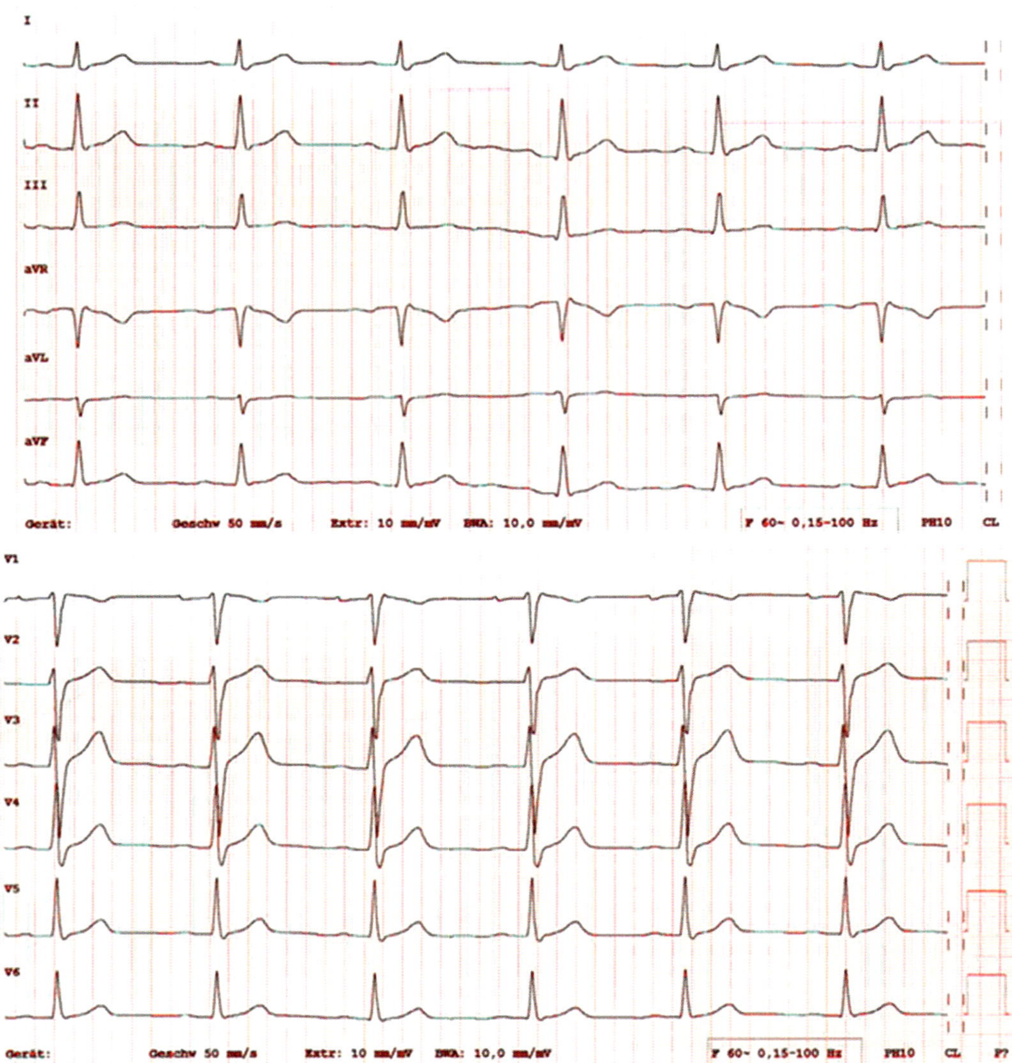


**Abb. 92.1** 12-Kanal-EKG [T180]

- Z. n. längerem Stromdurchfluss durch „Klebenbleiben"
- Subjektive Beschwerden wie z. B. Benommenheit, Herzstiche, Herzschmerzen, Atemnot
- Verletzungen nach Sekundärunfällen
- Verbrennungen durch Störlichtbögen oder Strommarken, die eine tiefere Gewebsschädigung vermuten lassen
- Schwangerschaft der Verunfallten

## Was wäre, wenn …

- … der Patient am Unfallort nach dem Unfall bewusstlos gewesen wäre?
  - Dann hätte ein cCT erwogen und der Patient unter kontinuierlicher EKG- und Vitalzeichenkontrolle stationär aufgenommen werden müssen.
- … sich Strommarken an den Händen gezeigt hätten?
  - Dann hätte man von stärkeren Schäden an den Weichteilen ausgehen müssen.
- … der Patient über starke Schmerzen in der Schulter des betroffenen Arms geklagt hätte?
  - Dann hätte an Begleitverletzungen (Frakturen, Luxationen) gedacht und neben einer gründlichen körperlichen Untersuchung auch eine Röntgendiagnostik erwogen werden müssen.
- … die Stromleitung mehr als 1.000 V gehabt hätte?
  - Dann hätte es sich um einen Hochspannungsunfall mit in der Regel wesentlich schwereren Verletzungen gehandelt. In diesen Fällen sind eine sehr sorgfältige Abklärung und eine stationäre Aufnahme zur Beobachtung erforderlich.
- … ein Patient nach Kontakt mit Hochspannung über starke Muskelschmerzen klagen würde?
  - Dies kann ein Hinweis auf eine thermische Muskelzellschädigung sein, die von außen nicht erkennbar ist. Dann wäre eine Bestimmung und Beobachtung von CK und Myoglobin erforderlich.

### LITERATUR

Deutsche Gesetzliche Unfallversicherung (DGUV). Fachbereich Erste Hilfe. Stromunfall. Ärztliche Vorstellung notwendig. Stand: September 2016; www.dguv.de/medien/fb-erstehilfe/de/pdf/stromunfall-2016.pdf (letzter Zugriff: 26.1.2023).

Searle J, et al. Cardiac monitoring in patients with electrical injuries – an analysis of 268 patients at the Charité hospital. Dtsch Arztebl Int 2013; 110(50): 847–853.

Waldmann V, et al. Electrical cardiac injuries: current concepts and management. Eur Heart J 2018; 39: 1459–1465.

# XIV Verschiedene Notfälle

XIV

KAPITEL

# 93 Segeltörn ins Wasser gefallen...

Thomas Plappert

**Fallbericht**

### Eintreffen

Ein 69-jähriger Patient kommt mit dem Notarztwagen intubiert und beatmet in die Notaufnahme. Er war beim Aufsteigen auf sein Segelboot abgerutscht und zwischen die Boote ins Hafenbecken gestürzt.

### Ersteindruck

Patient ist narkotisiert, intubiert und kontrolliert beatmet. Er ist nass und verdreckt.

### Vitalwerte

GCS 3; $SaO_2$ 92 % bei Beatmung mit 100 % Sauerstoff; HF 82; RR 110/70; AF 12; T 35,8; Sx 0/10; BZ 286

### Triagekategorie

Orange

### Anamnese

Die Notärztin berichtet, dass der Patient an diesem Morgen gemeinsam mit seiner Ehefrau zu einem Tagestörn habe aufbrechen wollen (Außentemperatur um 20 °C, sonnig, Windstärke 4–6). Beim Aufsteigen mit einer Kiste Proviant in der Hand sei er ausgerutscht und zwischen die Boote ins Hafenbecken gestürzt. Als seine Frau bemerkte, dass er sich den Kopf angeschlagen und offenbar das Bewusstsein verloren hatte, sei sie sofort hinterhergesprungen und habe ihn über Wasser gehalten. Es habe einige Zeit gedauert, bis andere Segler ihre Hilferufe gehört und ihr dann geholfen hätten, ihren noch immer leicht vigilanzgeminderten, dafür nun agitierten Mann aus dem Wasser und auf den Schwimmsteg zu ziehen. Dorthin kam dann auch das Rettungsteam, das den Patienten hypoxisch (initiale $SaO_2$ 76 %) nach einer offensichtlichen Aspiration vorfand. Die Notärztin entschied sich zur Reoxygenierung mit CPAP, dann zur Einleitung einer Narkose und Notfallintubation, was problemlos gelang.

Laut Ehefrau bestehen an Vorerkrankungen eine KHK und eine arterielle Hypertonie; die Unterlagen des Krankenhauses weisen einen NSTEMI mit Stenting von RIVA und RCX bei flussrelevanten Stenosen vor etwa 3 Jahren aus. Allergien seien keine bekannt.

✓ Fallbericht: Der Patient war nach einem Sturz ins Wasser wohl wegen eines Schädel-Hirn-Traumas (SHT) zunächst bewusstlos, hat Brackwasser aspiriert und wurde hypoxisch und agitiert vorgefunden.

**DIAGNOSE**
Ertrinkungsunfall

## 93.1 Anamnese und Differenzialdiagnose

Ertrinkungsunfälle sind seltene Ereignisse, und die wenigsten Behandlungsteams haben große Erfahrung mit solch komplexen Bildern. Die Erfassung der Anamnese und Ableitung der möglichen Störungen aus dem Unfallhergang haben für die weitere Versorgung erhebliche Bedeutung, da in einigen Fällen die Versorgung sowohl einem Trauma- als auch einem ACLS-Algorithmus folgen muss. Konkret müssen folgende Fragen beantwortet werden:

**MERKE**

**Anamnese bei Ertrinkungsunfällen**

- Warum war der Patient im Wasser (z. B. Trauma, Synkope vor dem Eintauchen, Suizidalität, erschöpfter Schwimmer)?
- War der Patient mit dem Kopf unter Wasser (Submersion) oder nur im Wasser (Immersion)?
- Wie lange war der Patient im Wasser (Auskühlung, Volumenverschiebung)?
- Ist eine Verletzung durch Ereignisse vor einem Sturz ins Wasser, durch den Sturz, schwimmende Teile oder die Rettung aus dem Wasser denkbar (z. B. Tiefe des Sturzes, Tiefe des Wassers, stehendes oder fließendes Gewässer, Rettung über Hindernisse oder aus der Tiefe etc.)?
- In welche Art von Flüssigkeit ist der Patient eingetaucht (klares Wasser, Brackwasser, Gülle, Chemikalien etc.)?
- Ist eine Aspiration denkbar?

**Fallbericht**

**Anamnese**

Im vorliegenden Fall führte ein Abrutschen zu einem Sturz von ca. 1–1,5 m bis auf die Wasseroberfläche mit Eintauchen in das ca. 3 m tiefe Hafenbecken. Der Patient ist wohl mit dem Kopf an seinem Boot angeschlagen, war initial bewusstlos. Er ist untergetaucht (Submersion) und hat Brackwasser aspiriert.

Damit folgt die Versorgung primär einem ACLS-Algorithmus mit jedoch mindestens einem CT von Schädel und HWS (initiale Bewusstlosigkeit und nun eingeschränkte neurologische Beurteilbarkeit nach relevantem Trauma und bei Thrombozytenaggregationshemmung).

Die Agitiertheit des Patienten kann eine Folge des SHT, das er sich beim Sturz zugezogen hat, oder auch der Hypoxie sein. Die Indikation zur Narkoseeinleitung und endotrachealen Intubation in dieser Situation großzügig zu stellen, ist eine gute Entscheidung. Dass mithilfe des CPAP eine Reoxygenierung vor einer Rapid Sequence Induction (RSI) durchgeführt wurde, spricht für eine sehr erfahrene Notärztin und einen gut ausgestatteten Rettungsdienst, der moderne Behandlungskonzepte umsetzen kann.

**Fallbericht**

**Untersuchungsbefund**

Patient narkotisiert und kontrolliert beatmet. Lunge bds. belüftet mit grobblasigen Rasselgeräuschen bds. Vom Rettungsdienst entkleidet, in Rettungsdecken gehüllt. Zentralisiert, Pulse allseits palpabel. Der gesamte Körper ist feucht und mit Resten von Brackwasser, Algen u. Ä. belegt, Haare nass. Herztöne überlagert. Abdomen weich, indolent, keine abnormen Resistenzen. Keine Unterschenkelödeme, periphere Pulse allseits palpabel. Kleine Platzwunde an der rechten Schläfe und deutliches Hämatom dort. Am Rücken mehrere langstreckige Kratzer und Risswunden.

✓ Fallbericht: Im ersten Schritt erfolgt eine Beurteilung nach dem ABCDE-Schema. Die körperliche Untersuchung offenbart Reste von Brackwasser aus dem Seglerhafen auf der Haut und wahrscheinlich auch in der Lunge, eine Verletzung am Kopf, die der Patient sich wohl im Rahmen des Sturzes zugezogen hat, und Schleifspuren am Rücken, da der Patient von Ersthelfern rücklings auf den Schwimmsteg gezogen wurde.

## 93.2 Körperliche Untersuchung

Bei einer Übergabe/Übernahme kritisch kranker oder schwerverletzter Patienten hat sich ein **Check der Vitalfunktionen nach dem ABCDE-Schema** als rasche Möglichkeit zur Orientierung erwiesen; damit lassen sich lebensbedrohliche Zustände bzw. Fehlfunktionen von Medizinprodukten rund um die Übergabesituation erkennen bzw. ausschließen.

Anschließend erfolgt eine komplette körperliche Untersuchung im kraniokaudalen Untersuchungsgang. Diese gründlich durchzuführen ist essenziell, insbesondere, wenn der Patient nicht bei Bewusstsein oder nicht voll orientiert ist.

## Fallbericht

### Erste Anordnungen und Diagnostik

- Labor: BGA, kleines Blutbild, CRP, Kreatinin, Gerinnung
- Monitor, Röntgen-Thorax, cCT

#### EKG

Normokarder Sinusrhythmus, Indifferenztyp, alle Zeiten im Limit, unauffällige ST-Strecken.

#### Labor

| Parameter | Laborwert Pat. | Referenzbereich | Einheit |
|---|---|---|---|
| Hämoglobin | 12,5 | 12–16 | g/dl |
| Hämatokrit | 36 | 35–45 | % |
| Erythrozyten | 3,6 | 3,6–5,5 | Mio./µl |
| Leukozyten | 18,4 | 4–10 | Tsd./µl |
| Thrombozyten | 310 | 140–440 | Tsd./µl |
| pH | 7,27 | 7,35–7,44 | |
| $pO_2$ venös | 40 | | mmHg |
| $pCO_2$ venös | 72 | | mmHg |
| BE | –3,1 | | mmol/l |
| Natrium | 134 | 130–145 | mmol/l |
| Kalium | 3,8 | 3,5–4,5 | mmol/l |
| Laktat | 3,22 | | mg/dl |

✓ Fallbericht: Die Werte der BGA zeigen eine milde respiratorische Azidose, vornehmlich aufgrund der Hypoxie. Die Blutgasanalyse ergibt einen Überblick über die Situation des Gasaustauschs. Im konkreten Fall zeigt sich nach der erheblichen Aspiration von Brackwasser trotz der Beatmung mit 100 % Sauerstoff eine deutliche Hypoxie. Die übrigen sofort verfügbaren Werte sind unauffällig.

### Röntgen-Thorax

Die Röntgenaufnahme des Thorax zeigt eine annähernd komplette Verschattung beider Lungen (➤ Abb. 93.1).

✓ Fallbericht: Der Röntgenbefund passt zum klinischen Eindruck einer nach Aspiration stark geschädigten Lunge.

### CT Schädel und HWS

In der Computertomografie zeigt sich weder eine zerebrale Pathologie noch ein Hinweis auf ein HWS-Trauma.

### Monitorüberwachung

- Durchgehend normokarder Sinusrhythmus, Sauerstoffsättigung 92 % mit 100 % $O_2$
- Blutdruck um 120/70 mmHg

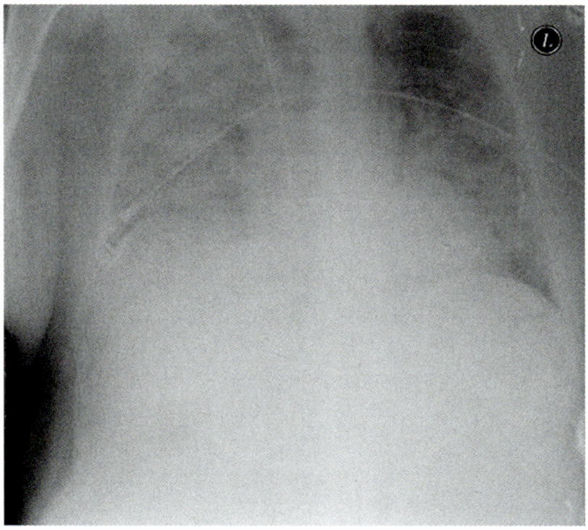


**Abb. 93.1** Röntgen-Thorax im Liegen [P461]

## 93.3 Erste Anordnungen und Diagnostik

Insbesondere bei längerem Aufenthalt im Wasser kommt es durch den hydrostatischen Druck auf das Gewebe zu erheblichen Flüssigkeitsverschiebungen nach intravasal und schließlich zu einem Flüssigkeitsverlust durch vermehrte Diurese. Laborchemisch kann sich daher eine **Hämokonzentration** zeigen.

Die früher getroffene Unterscheidung zwischen Süßwasser- und Salzwasserertrinken ist nach den Forschungen der letzten Jahre klinisch irrelevant; insbesondere die jahrzehntelang postulierten Veränderungen der Elektrolyte sind im Alltag nicht nachweisbar. Die einzig wichtige Unterscheidung ist, ob es sich um klares, sauberes Wasser oder eine verunreinigte oder etwa giftige oder ätzende Flüssigkeit handelt.

**Fallbericht**

**Therapie**

- Intensivierte Beatmungstherapie
- Arterielle Verweilkanüle
- Zentraler Venenkatheter
- Antibiotische Therapie, insbesondere müssen auch Fäkalkeime abgedeckt werden
- Bronchoskopie
- Ggf. Lungenersatzverfahren evaluieren

✓ Fallbericht: Es erfolgt eine intensivmedizinische Basisversorgung.

## 93.4 Therapie

Fraglos benötigt der Patient eine Intensivtherapie. Eine weitere Diagnostik in der Notaufnahme ist zunächst nicht erforderlich.

**Fallbericht**

**Risikostratifikation**

Hohes Risiko.

## 93.5 Risikostratifikation

Es gibt kein validiertes Tool zur Risikostratifizierung. Für Patienten wie im geschilderten Fall besteht fraglos ein hohes Risiko: Eine Behandlung mit Methoden der Intensivmedizin musste bereits an der Einsatzstelle initiiert werden. Dies resultiert aus dem Untertauchen in Brackwasser, den Begleitverletzungen des Patienten und auch möglichen Vorerkrankungen.

Wichtig ist zu wissen, dass sich Patienten nach einem Ertrinkungsunfall in den folgenden Stunden noch erheblich verschlechtern können. Eine abschließende Beurteilung sollte daher nicht zu früh erfolgen.

**Fallbericht**

**Disposition/Empfehlung weiteres Vorgehen**

- Aufnahme auf eine Intensivstation
- Differenzierte Beatmungstherapie, ggf. Einleitung extrakorporaler Lungenersatzverfahren

## 93.6 Disposition/Empfehlung weiteres Vorgehen

Droht eine weitere Verschlechterung unter Beatmung, können extrakorporale Verfahren zur Oxygenierung oder $CO_2$-Elimination erforderlich werden. Wenn möglich, sollte dies bereits gleich bei der Auswahl der Intensiveinheit bedacht bzw. sollten Optionen zur Verlegung geprüft werden, solange der Patient unter intensivmedizinischen Bedingungen transportfähig ist.

Bei Patienten, die auch nur leichte Zeichen einer respiratorischen Beeinträchtigung (z. B. Husten oder Tachypnoe) zeigen, sollte die Indikation zur stationären Aufnahme großzügig gestellt werden. Liegen Zeichen einer beginnenden oder bestehenden Hypoxie vor, dann ist die Aufnahme auf eine Intensivstation indiziert.

Bei allen Ertrinkungsunfällen ist zu bedenken, dass sich die Patienten noch einige Zeit nach dem Ereignis schnell und erheblich verschlechtern können, sodass eine mehrstündige Beobachtung in der Notaufnahme, z. B. in der Beobachtungsstation, niederschwellig erfolgen sollte.

Eine ambulante Behandlung ist bei nur kurzzeitigem Eintauchen ohne Aspiration und bei Vorliegen von Normothermie vertretbar.

## Was wäre, wenn …

- … der Patient kreislaufinstabil gewesen wäre?
  - Im Rahmen der Schockraumversorgung muss in einem solchen Fall eine vollständige Erstuntersuchung nach den Vorgaben des ATLS- und des ACLS-Algorithmus erfolgen. Als Schockursachen kommen bei Ertrinkungsunfällen sowohl Traumafolgen als auch Volumenmangel durch die Volumenverschiebung nach Eintauchen oder im weiteren Verlauf ein septisches Geschehen nach Aspiration von z. B. Brackwasser in Betracht. Zudem muss das mögliche Ereignis, das zum Sturz bzw. zum Ertrinken geführt hat, als mögliche Ursache bedacht werden.
- … der Patient hypotherm (z. B. Körperkerntemperatur knapp um 30 °C) gewesen wäre?
  - Dann hätte unter Beurteilung der Vitalfunktionen und Begleitverletzungen und evtl. einer kurzen Beobachtung rasch entschieden werden müssen, ob der Patient durch unterstützende Maßnahmen wie z. B. Warmluftdecken wieder erwärmt werden könnte oder ob invasivere Maßnahmen wie ein intravasales Temperaturmanagement eingesetzt werden müssten.
- … sich im cCT eine Hirnblutung gezeigt hätte?
  - Dann hätte die Behandlung gleichzeitig durch Kolleg*innen der Notfallmedizin, der Intensivmedizin, der Neurochirurgie und evtl. der Anästhesie erfolgen müssen. Wenn nicht alle Fachgebiete vor Ort vertreten sind, z. B. die Neurochirurgie, muss der Patient durch einen Intensivtransport u. U. sehr schnell in ein Zentrum verlegt werden.
- … sich ein Tauchunfall ereignet hätte?
  - Bei Tauchunfällen ist ebenfalls anhand einer exakten Anamnese zu klären, mit welcher Art von Schädigung zu rechnen ist: Neben Verletzungen oder der Exazerbation einer vorbestehenden Erkrankung sind insbesondere Dekompressionsfolgen oder ein Barotrauma zu bedenken. Hilfe erhält man hier über die Homepage der Gesellschaft für Tauch- und Überdruckmedizin (www.gtuem.org), auf der auch Telefonnummern von Taucherärzten und Überdruckkammern zu finden sind.

### LITERATUR

Plappert T, et al. Notfälle durch Umwelteinflüsse. In: Fleischmann T, Hohenstein C (Hrsg.): Klinische Notfallmedizin. München: Elsevier Urban & Fischer 2020; 582–583.

KAPITEL

# 94

Thomas Plappert

# Coole Sache

## Fallbericht

### Eintreffen

Ein 39-jähriger Patient kommt mit dem Rettungswagen in die Notaufnahme. Er war am Bahnhof von Reisenden somnolent vorgefunden worden. Dem Rettungsteam wie auch dem Team der Notaufnahme ist er als „Quartalstrinker" gut bekannt und war in dieser Woche bereits zweimal in der Notaufnahme. Normalerweise wird er immer rasch aggressiv.

### Ersteindruck

Patient liegt auf der Trage des Rettungsdienstes in stabiler Seitenlage, hat eingenässt, wirkt verdreckt.

### Vitalwerte

GCS 11; $SaO_2$ 97 % unter Sauerstoff 8 l/min; HF 82, unregelmäßig am Pulsoxymeter, weitere Messungen wehrt der Patient ab. BZ im RTW 98

### Triagekategorie

Orange

### Anamnese

Eine Eigenanamnese ist nicht möglich. Das Team des Rettungswagens berichtet: Der Patient sei als „Quartalstrinker" gut bekannt und in den letzten Tagen mehrfach in ein Krankenhaus gefahren worden. Er liege immer am Rathaus oder am Bahnhof, wo ihn heute die ersten Kunden vor dem Eingang des Reisezentrums gefunden hätten.

Laut Klinikinformationssystem war der letzte Aufenthalt in der Notaufnahme vor 2 Tagen mit „Abbruch durch Patient" nach ca. 4 h Überwachung. Den vorliegenden Dokumenten zufolge keine Allergien und keine Dauermedikation. Vor mehreren Jahren einmal eine Entwöhnungsbehandlung, aber Rückfall nach wenigen Wochen, mindestens einmal auch Kontakt mit illegalen Drogen.

✓ Fallbericht: Der Patient ist bewusstseinsgemindert, wehrt jedoch mehr oder weniger gezielt Maßnahmen ab. Es besteht ein langjähriger Alkoholabusus, sonst sind keine relevanten Vorerkrankungen erfasst.

## 94.1 Anamnese und Differenzialdiagnose

Zu beachten ist, dass eine Eigenanamnese nicht möglich ist und auch keine Angaben über die Ereignisse der letzten Stunden vorliegen. Besonders häufig – das kennt jeder, der länger in einer Notaufnahme gearbeitet hat – dominieren in solchen Situationen Vermutungen die weitere Versorgung: „Wer immer alkoholisiert kommt, ist wohl auch heute betrunken; wenn keine Vorerkrankungen bekannt sind, treten wohl auch akut keine Erkrankungen auf" etc. Diese Reaktionen sind menschlich und entsprechen den typischen Denkweisen, die unser Gehirn vorgibt und die im Alltag außerhalb der Notfallmedizin nützliche Hilfen sind, um den Alltag gut zu bewältigen. In der Notfallmedizin sind sie als „Fixierungsfehler" bekannt. Auch das vorschnelle Beenden der Abklärungen („premature closure") ist ein häufiges und bekanntes Phänomen. Erfahrene Notfallmediziner*innen begegnen diesen Situationen mit besonderer Vorsicht – auch Vorsicht gegenüber sich selbst und den eigenen Einschätzungen.

**Fallbericht**

**Untersuchungsbefund**

Der Patient ist somnolent, wehrt auf gröbere Reize gezielt ab, GCS 11. Auf beruhigendes Zureden und vorsichtigen, respektvollen Körperkontakt reagiert er ruhig und lässt eine weitere Untersuchung und sogar ein teilweises Entkleiden zu.

- Cor: normale Herztöne, keine Geräusche. Pulmo: normale Atemgeräusche, keine Nebengeräusche, soweit bei Auskultation im Liegen von ventral beurteilbar. Kein Foetor ex ore. Abdomen: weich, indolent, keine Organomegalien, keine abnormen Resistenzen, keine Abwehrspannung, normale Darmgeräusche.
- Im kraniokaudalen Untersuchungsgang keine eindeutigen Verletzungszeichen.
- Neurologie: kein Meningismus, Spontanbewegungen aller Extremitäten, Babinski bds. positiv, Pupillen seitengleich, sehr träge. Folgt Aufforderungen nicht. Nebenbefundlich zeigt sich die Kleidung des Patienten feucht und mit Exkrementen durchtränkt.
- Im Verlauf kann die Erfassung der Vitalzeichen komplettiert werden: AF 12; Sx 0/10; T 31,2 °C (Ohr, bds. mehrfach kontrolliert, eine rektale Messung lässt der Patient nicht zu).

✓ Fallbericht: Die körperliche Untersuchung ergibt keine Verletzungen, jedoch eine Hypothermie und diffuse neurologische Befunde, die nicht klar einer fokalen Läsion zuzuschreiben sind.

**DIAGNOSE**
Hypothermie

94

## 94.2 Körperliche Untersuchung

Bei bewusstseinsgetrübten Patienten, bei denen eine Anamnese nicht möglich ist, kommt der körperlichen Untersuchung eine besondere Bedeutung zu. Oftmals ist es, abweichend vom normalen Vorgehen in der Notaufnahme, auch erst in dieser Situation möglich, die Vitalzeichen komplett zu erfassen. In diesem Fall zeigt sich eine deutliche Hypothermie. Wenngleich bei solch niedrigen Werten die tympanale Messung ungenau ist, muss oftmals in der Situation ein Kompromiss zwischen dem wünschenswerten Standard und dem erreichbaren Ziel gefunden werden. Der beidseits positive Babinski-Test wie auch die langsame, aber seitengleiche Lichtreaktion der Pupillen können im Rahmen der Hypothermie auftreten und sind nicht vorderhand verdächtig, Symptome einer zeitkritischen Läsion zu sein.

**Fallbericht**

**Erste Anordnungen und Diagnostik**

Labor: BGA, kleines BB, Elektrolyte, Tox-Screening und Blutalkoholspiegel, BZ, Kreatinin, Harnstoff, ASAT, ALAT, AP, γ-GT, Ammoniak, CRP.

EKG

Normokarder Sinusrhythmus, Indifferenztyp, alle Zeiten im Limit, unauffällige ST-Strecken.

Labor

| Parameter | Laborwert Pat. | Referenzbereich | Einheit |
|---|---|---|---|
| Hämoglobin | 13,9 | 12–16 | g/dl |
| Hämatokrit | 40 | 35–45 | % |
| Erythrozyten | 4,2 | 3,6–5,5 | Mio./µl |
| Leukozyten | 12,4 | 4–10 | Tsd./µl |
| Thrombozyten | 310 | 140–440 | Tsd./µl |
| pH | 7,31 | 7,35–7,44 | |
| $pO_2$ venös | 42 | | mmHg |
| $pCO_2$ venös | 32 | | mmHg |
| BE | –4 | | mmol/l |
| Natrium | 134 | 130–145 | mmol/l |
| Kalium | 4,1 | 3,5–4,5 | mmol/l |
| Laktat | 4,22 | | mg/dl |
| INR | 1,3 | | |
| Blutalkohol | 0,0 | 0,0 | ‰ |
| Opioide | negativ | negativ | |
| Barbiturate | negativ | negativ | |
| Benzodiazepine | negativ | negativ | |

Monitorüberwachung

- Zitterartefakte. Soweit beurteilbar, durchgehend normokarder Sinusrhythmus, Sauerstoffsättigung 97 % bei Raumluft
- Blutdruck um 120/70 mmHg

✓ Fallbericht: Laborchemisch zeigen sich in den ersten zurückkehrenden Werten keine Hinweise auf eine Intoxikation.

## 94.3 Erste Anordnungen und Diagnostik

Die Labordiagnostik bei Patienten mit akuten Bewusstseinsstörungen umfasst die häufigsten metabolischen Ursachen und die wichtigsten Intoxikationen. Diese breite Abklärung, die in der Regel noch durch ein cCT ergänzt wird, kommt immer dann zur Anwendung, wenn die Genese der Bewusstseinsstörung unklar und der Verlauf akut ist und der Verdacht auf eine lebensbedrohliche Störung im Raum steht. Bei Patienten mit einer **Alkoholintoxikation** im Rahmen eines bekannten chronischen Ethylismus, die sich nach typischer Vorgeschichte mit typischem klinischem Bild präsentieren, findet pragmatischerweise häufig nach Anamnese und körperlicher Untersuchung keine weitere umfassende apparative Diagnostik statt. Auch die Ermittlung des absoluten Alkoholgehalts im Blut ist für die weitere Behandlung in diesen Fällen unerheblich, da in der Regel die Überwachung während der Ausnüchterungsphase das einzige Ziel ist.

Wenn sich diese Patienten jedoch anders als gewöhnlich präsentieren und Zweifel daran bestehen, dass sie an diesem Tag Alkohol oder Drogen konsumiert haben, oder wenn der Patient ganz und gar unbekannt ist, so ist eine umfassende Standarddiagnostik angezeigt. Im vorliegenden Fall kommt dabei zutage, dass der Patient, der in den vergangenen Tagen mehrfach alkoholisiert und aggressiv in der ZNA aufgefallen war, nun somnolent und mit 0,0 ‰ alles andere als betrunken ist.

**Fallbericht**

**Therapie**

- Wiedererwärmung mittels Warmluftgebläse, vom Stamm ausgehend
- Überwachung auf IMC- oder Intensivstation

## 94.4 Therapie

Noch in der Notaufnahme sollte eine Wiedererwärmung begonnen und der Patient darunter überwacht werden. Hierfür wird der Patient entkleidet; nasse Unterwäsche muss entfernt werden. Eine konsequente Therapie bis zur Rückbildung der Symptome kann weitere aufwendige Diagnostik ersparen bzw. ein atypischer klinischer Verlauf kann eine Ausweitung der Diagnostik erzwingen. Auch ist eine gute Therapie in einer gut ausgestatteten und kompetent besetzten ZNA in der Lage, den Patienten so weit zu stabilisieren, dass eine Aufnahme auf die Intensivstation nicht erforderlich wird, sondern eine weitere Überwachung bis zum Erreichen der Normaltemperatur auf einer IMC-Station durchgeführt werden kann (➤ Tab. 94.1). Dies schont die Ressourcen des Krankenhauses.

**Fallbericht**

**Risikostratifikation**

Hohes Risiko. Umgehende, intensive Behandlung erforderlich.

## 94.5 Risikostratifikation

Ab einer mittelschweren Hypothermie mit einer Körperkerntemperatur von etwa 32 °C ist der Patient als vital gefährdet zu betrachten, unter 28 °C besteht akute Lebensgefahr.

Die Hypothermie bei diesem Patienten ist als mittelschwer zu klassifizieren und erfordert eine sofortige Behandlung. Neben der Gefährdung durch die unmittelbaren Folgen der Hypothermie besteht schon durch

**Tab. 94.1** Hypothermie: Stadien und Therapie

| Stadium | Klinische Zeichen | Therapie |
|---|---|---|
| **Milde Hypothermie** (35–32 °C) | Tachypnoe, Tachykardie, Hyperventilation<br>Ataxie, Dysarthrie, Verkennungen, Vigilanz höchstens leicht eingeschränkt | Vorsichtig lagern<br>Warme (42 °C) Elektrolytlösungen i. v.<br>Entfernen nasser Kleidung, Decken etc. zum Wärmeerhalt |
| **Mittelschwere Hypothermie** (32–28 °C) | Eher Bradykardie, Tachykardie bei Hypoglykämie, Medikamentenüberdosierung oder Hypovolämie<br>Vigilanzminderung | Zusätzlich:<br>Warmluftgebläse (zuerst am Stamm!) |
| **Schwere Hypothermie** (< 28 °C) | Hypotonie, Bradykardie, Kreislaufinsuffizienz, Areflexie und Koma | Zusätzlich:<br>Hämodialyse, Herz-Lungen-Maschine oder andere intravasale Verfahren |

die Bewusstseinstrübung mit abgeschwächten Schutzreflexen eine zusätzliche Gefahr für den Patienten.

**Fallbericht**

**Disposition/Empfehlung weiteres Vorgehen**

Unter der Therapie mit warmen Infusionen und einer Erwärmung des Körperstamms mit einer Wärmedecke steigt die Temperatur, und der Patient wird langsam wacher und kooperativer. Er spürt die Zeichen des vegetativen Entzugs nun deutlich und erhält eine medikamentöse Therapie zur Prophylaxe eines Delirs sowie Vitamin $B_1$ i. v. zur Vermeidung einer Wernicke-Enzephalopathie. Diese Behandlung wird auf der IMC-Station fortgesetzt.

## 94.6 Disposition/Empfehlung weiteres Vorgehen

Die Wiedererwärmung sollte schon in der Notaufnahme beginnen. Bei gutem Ansprechen und nach Abschluss der Diagnostik ist eine Verlegung auf die IMC-Station zur weiteren Überwachung und bis zum Erreichen von Normothermie möglich. Dabei muss auf ein möglicherweise drohendes Entzugsdelir geachtet werden.

## Was wäre, wenn …

- … der Patient schwer hypotherm gewesen wäre?
  - Dann wäre ein invasiveres Verfahren zur Wiedererwärmung (z. B. eine Hämodialyse oder der Einsatz der Herz-Lungen-Maschine) indiziert gewesen. Hier muss bereits frühzeitig im Rettungsdienst die geeignete Zielklinik ausgewählt werden.
- … der Patient einen Herz-Kreislauf-Stillstand erlitten hätte?
  - Das Phänomen des **„Bergungstodes"**, also des Herz-Kreislauf-Stillstands als Folge von zu heftigen Bewegungen, die einen plötzlichen Einstrom kalten Blutes aus den Kapazitätsgefäßen der Extremitäten zum Herzen auslösen, ist eine reale Gefahr. Gerade präklinisch, häufig beschrieben bei schwierigen Rettungsmanövern etwa von Schiffbrüchigen oder Lawinenopfern, kostet dieses Phänomen Menschenleben. Daher gilt es, hypotherme Patienten schonend zu lagern und zu transportieren. Reanimationsmaßnahmen bleiben oft frustran, da Katecholamine und Defibrillation bei schwerer Hypothermie wirkungslos sein können. Dennoch gilt es unbedingt, eine Reanimation bei hypothermen Patienten zu starten und bis zum Erreichen der Normothermie fortzuführen, denn Einzelfallberichte zeigen in der Gruppe der Überlebenden ein manchmal erstaunlich gutes neurologisches Outcome.

### LITERATUR

Plappert T et al. Notfälle durch Umwelteinflüsse. In: Fleischmann T, Hohenstein C (Hrsg.): Klinische Notfallmedizin. Band I: Wissen. München: Elsevier Urban & Fischer 2020; 579–580.

KAPITEL

# 95 Heiß hier!

Thomas Plappert

## Fallbericht

### Eintreffen

Ein 49-jähriger Patient kommt wegen eines Kollapses mit dem Rettungswagen in die Notaufnahme.

### Ersteindruck

Patient liegt auf der Trage des Rettungsdienstes, wirkt apathisch und geschwächt.

### Vitalwerte

GCS 12; $SaO_2$ 97 %; HF 122; RR 160/80; AF 19; T 39,9; Sx 0/10; BZ 186

### Triagekategorie

Orange

### Anamnese

Der Patient kommt mit dem Rettungswagen in die Notaufnahme. Er war als Freiwilliger Feuerwehrmann bei einem Waldbrand im Einsatz. Während der über Stunden andauernden Löscharbeiten war es ihm immer schlechter gegangen, und schließlich war er kollabiert. Die Eigenanamnese ist schwierig: Der Patient antwortet nur auf energische Ansprache und nur mit Ja und Nein, wobei letztlich unklar bleibt, ob er voll orientiert ist.

Er gehörte wohl zu den ersten Feuerwehrleuten an der abgelegenen Einsatzstelle und war mit seinem Trupp bis dicht an den Brandherd vorgedrungen. Nach Herstellung einer Wasserversorgung über eine weite Strecke hatten sie mit der Brandbekämpfung begonnen. Das Rettungsteam konnte ihn erst ca. 1 h, nachdem er kollabiert war, von einem Traktor übernehmen, da dies das einzige Fahrzeug war, das den Patienten überhaupt erreichen konnte. Für ein Trauma ergibt sich kein Anhalt.

Nach Angaben seiner Kolleg*innen sei er immer fit gewesen. Über Vorerkrankungen sei nichts bekannt, seine Vorsorgeuntersuchung zur Atemschutztauglichkeit habe er vor ½ Jahr problemlos bestanden.

✓ Fallbericht: Auffällig ist, dass der bisher gesunde Patient im Rahmen eines Feuerwehreinsatzes bei einem Waldbrand im Sommer apathisch wurde und nun eine deutlich reduzierte Bewusstseinslage zeigt.

## 95.1 Anamnese und Differenzialdiagnose

Die Anamnese ist lediglich über das Rettungsdienstteam zu erheben, das selbst nicht an der Einsatzstelle war und weder den Patienten noch die aktuellen Umstände und Auslöser des Ereignisses kennt. In diesem Fall ist neben der Anamnese eine besonders gründliche körperliche und auch apparative Untersuchung vonnöten.

Bei einem solchen Ereignis kommen in erster Linie Differenzialdiagnosen infrage, die mit Teilaspekten des Ereignisses in Beziehung stehen: Einwirkungen durch den Brandrauch (etwa CO-Vergiftung oder Zyanidvergiftung), durch die Hitze (etwa Hitzschlag oder Hitzeerschöpfung) oder durch Hitze und Anstrengung induzierte Exazerbationen internistischer Erkrankungen. So haben Feuerwehrleute im Einsatz etwa ein deutlich erhöhtes Risiko, kardiovaskuläre Notfälle zu erleiden.

**Fallbericht**

### Untersuchungsbefund

Der Patient ist weckbar, antwortet aber allenfalls mit Ja und Nein; desorientiert, öffnet seine Augen auf Aufforderung, reagiert gezielt auf Schmerzreize, GCS 12. Er trägt volle Schutzausrüstung. Cor: normale Herztöne, keine Geräusche, tachykard. Pulmo: normale Atemgeräusche, keine Nebengeräusche. Abdomen: weich, indolent, keine Organomegalien, keine abnormen Resistenzen, keine Abwehrspannung, normale Darmgeräusche. Neurologie: kein Meningismus, kein fokalneurologisches Defizit, Pupillen seitengleich, zögerliche Lichtreaktion. Integument: gerötet, heiß, keine äußerlichen Verletzungszeichen, keine Hämatome oder Blutungen, kein Anhalt für Frakturen.

✓ Fallbericht: Die körperliche Untersuchung zeigt eine deutliche Beeinträchtigung der Bewusstseinslage und eine auffällige Rötung des Integuments. Die Körpertemperatur ist stark erhöht.

## 95.2 Körperliche Untersuchung

Wichtig ist, neurologische Defizite auszuschließen, da dies auf zeitkritische Verletzungen oder Erkrankungen hindeuten kann. An nächster Stelle steht auf der Prioritätenliste der Ausschluss eines relevanten Traumas anhand von Anamnese und körperlicher Untersuchung.

**Fallbericht**

### Erste Anordnungen und Diagnostik

Labor: Gerinnung, kleines BB, Elektrolyte: Na, K, Cl, $HCO_3$, Ca, BGA, BZ, CK, ASAT, ALAT, Kreatinin, Harnstoff, COHb, Gerinnung (INR, aPTT, PT), Troponin.

#### EKG

Tachykarder Sinusrhythmus, Indifferenztyp, alle Zeiten im Limit, unauffällige ST-Strecken.

#### Labor

| Parameter | Laborwert Pat. | Referenzbereich | Einheit |
|---|---|---|---|
| Hämoglobin | 16,9 | 12–16 | g/dl |
| Hämatokrit | 50 | 35–45 | % |
| Erythrozyten | 4,2 | 3,6–5,5 | Mio./µl |
| Leukozyten | 17,4 | 4–10 | Tsd./µl |
| Thrombozyten | 310 | 140–440 | Tsd./µl |
| pH | 7,31 | 7,35–7,44 | |
| $pO_2$ venös | 42 | | mmHg |
| $pCO_2$ venös | 22 | | mmHg |
| COHb | 0,8 | | % |
| BE | –4,1 | | mmol/l |
| Natrium | 148 | 130–145 | mmol/l |
| Kalium | 4,4 | 3,5–4,5 | mmol/l |
| Laktat | 3,22 | | mg/dl |
| INR | 0,9 | | |
| Quick | 100 | | % |

#### Monitorüberwachung

Durchgehend tachykarder Sinusrhythmus, Sauerstoffsättigung 97 % unter Sauerstoffgabe 8 l/min, Blutdruck um 150/90 mmHg. Die Vigilanz ist nach wie vor eingeschränkt, der Patient weiter desorientiert und bewusstseinsgetrübt.

✓ Fallbericht: Es finden sich Zeichen der Hämokonzentration und der metabolischen Azidose.

**DIAGNOSE**
Hitzschlag

## 95.3 Erste Anordnungen und Diagnostik

Der Patient zeigt eine respiratorisch kompensierte metabolische Azidose, einen leicht erhöhten Anfall von Laktat und ein normales Carboxyhämoglobin (COHb). Mit der erhöhten Körpertemperatur ergibt sich daraus der hochgradige Verdacht auf einen Hitzschlag. In der Folge müssen unter Flüssigkeitsgabe sowohl die BGA als auch die Muskelenzyme engmaschig kontrolliert werden. Ein Zusammenhang zwischen der körperlich anstrengenden Arbeit in schwerer Schutzkleidung bei großer Hitze und dem Ereignis ist plausibel. Die Diagnostik zielt auf einen Ausschluss anderer Ursachen der Hyperthermie und der Desorientiertheit sowie auf die Detektion der vielen möglichen Komplikationen eines Hitzschlags.

Im Rahmen des Hitzschlags kann es zu einem **SIRS** („systemic inflammatory response syndrome") mit Endorganschäden an Muskeln, Nieren, Leber und Lunge kommen. Die Folgen können sein: akutes Nierenversagen, Rhabdomyolyse, akutes Leberversagen oder akutes Atemversagen. Daneben können auch Störungen der Blutgerinnung auftreten: disseminierte Koagulopathie, gastrointestinale Blutungen bzw. Ischämien, spontane Einblutungen, z. B. mit Entwicklung eines Kompartmentsyndroms. Hinzu kommen Dyselektrolytämien und metabolische Entgleisung. Neurologische Symptome sind ein wichtiges Kriterium für die Diagnose Hitzschlag und reichen vom Krampfanfall bis zum Delir.

**Fallbericht**

**Therapie**

- Volumengabe
- Physikalische Kühlung durch Abduschen mit kühlem Wasser

## 95.4 Therapie

Bei einem Hitzschlag mit relevanten neurologischen und metabolischen Problemen ist aufgrund der hohen Mortalität des Krankheitsbildes die umgehende Einleitung einer Therapie mit **sofortigem Beginn einer Kühlung und Volumenersatz** und die **regelmäßige Kontrolle der Körperkerntemperatur** erforderlich. Für die Messung der Körperkerntemperatur ist nur die rektale Messung zugelassen, eine Alternative ist die kontinuierliche Messung der Blasentemperatur. Die Kühlung muss physikalisch erfolgen; eine medikamentöse Kühlung ist wirkungslos. Als Maßnahmen kommen Abduschen mit kühlem Wasser, kalte Umschläge oder kalte (Teil-)Bäder. Kalte Infusionslösungen sind nur begrenzt wirkungsvoll und reichen in der Regel nicht aus. In besonderen Fällen ist der Einsatz von Kühlungssystemen im Rahmen der Intensivtherapie zu erwägen.

Das Etablieren von Maßnahmen zum aktiven Temperaturmanagement ist für große Notaufnahmen ebenso wie für Intensivstationen eine Standardtechnik. Da ein Hitzschlag insgesamt ein seltenes, aber sehr bedrohliches Krankheitsbild ist, gibt es keine Studien, welche die Überlegenheit oder Unterlegenheit des einen oder anderen Verfahrens zeigen. Pragmatisch ist daher, das System zu verwenden, mit dem die meiste Erfahrung besteht.

Besondere Beachtung verdient das zentrale Nervensystem: Im Falle eines Hitzschlags kann es zur Ausbildung eines ausgeprägten Hirnödems kommen, das erkannt und behandelt werden muss.

**MERKE**

Die Morbidität und die Mortalität bei einem Hitzschlag sind direkt von der Dauer der Erhöhung der Körperkerntemperatur abhängig. Die entscheidende Maßnahme ist daher die Kühlung!

**Fallbericht**

**Risikostratifikation**

Ein Hitzschlag mit dem obligaten Merkmal Beeinträchtigung der Bewusstseinslage ist immer mit einem hohen Risiko verbunden und erfordert eine Intensivtherapie.

✓ Fallbericht: Dieser Feuerwehrmann ist ein Hochrisikopatient, der nach sofortiger Kühlung und Volumengabe in der Notaufnahme auf die Intensivstation verlegt wird.

## 95.5 Risikostratifikation

Es gibt kein validiertes Tool zur Risikostratifikation. Patienten mit Hitzschlag sind in der Regel Hochrisikopatienten. Bei einer trotz Temperatursenkung persistierenden neurologischen Symptomatik kann ein Hirnödem vorliegen, das per se mit einem weiter erhöhten Risiko verbunden ist.

**Fallbericht**

**Disposition/Empfehlung weiteres Vorgehen**

- Intensivtherapie, physikalische Kühlung
- Volumenersatz; ggf. Beatmung
- CT des Schädels (Hirnödem?)

## 95.6 Hitzschlag mit oder ohne Überanstrengung

Ein Hitzschlag, der durch Hitzeexposition, ungeeignete Bekleidung und große körperliche Anstrengung verursacht wurde, ist eher selten und häufig nicht schwer zu erkennen. Besondere Risikokonstellationen wie im Fallbeispiel der Feuerwehrmann bei einem Waldbrand oder z. B. Athlet*innen oder Soldat*innen bei Hitze weisen hier oft den Weg.

Wesentlich schwieriger ist ein Hitzschlag bei Patienten zu erkennen, die nicht ersichtlich körperlicher Anstrengung und Hitze ausgesetzt waren. Dabei handelt es sich nicht selten um ältere Menschen in überwärmten Wohnungen bei Sommerhitze. Diese Menschen sind durch ein im Alter vermindertes Temperaturregulationsvermögen und ein gesenktes Durstempfinden besonders gefährdet. Zu bedenken ist auch, dass die Fähigkeit zur Temperaturkontrolle durch Krankheiten und Medikamente weiter erheblich beeinträchtigt sein kann. Die unverkennbare Klimaveränderung begünstigt das Auftreten solcher Fälle.

Wird ein älterer Mensch mit Bewusstseinsstörung und stark erhöhter Temperatur aufgefunden, dann kann die Differenzialdiagnose zwischen Hitzschlag und Sepsis zu Beginn der Abklärung schwierig sein und sich erst im weiteren Verlauf klären lassen. In diesen schwierigen Fällen empfehlen sich eine breite diagnostische Abklärung und Therapie.

## 95.7 Disposition/Empfehlung weiteres Vorgehen

Patienten mit Hitzschlag müssen in der Regel auf einer Intensivstation weiterbehandelt werden. Oft ist die Durchführung einer zerebralen Bildgebung vor Aufnahme auf die Intensivstation in Begleitung des ZNA-Teams sinnvoll. Da das Hirnödem eine häufige und prognosebestimmende Komplikation ist, wird die Indikation zur Durchführung eines cCT großzügig gestellt. Nicht zuletzt dient dies dem Ausschluss lebensbedrohlicher Differenzialdiagnosen der akuten Bewusstseinsstörung.

## Was wäre, wenn ...

- ... der Patient erschöpft, somnolent und dehydriert, die Körpertemperatur aber normal gewesen wäre?
  - Die wahrscheinlichere Diagnose wäre dann eine Hitzeerschöpfung gewesen, die aufgrund der Wasser- und Elektrolytverluste ebenfalls mit leichter neurologischer Symptomatik einhergehen kann. In diesem Fall wäre die großzügige Volumensubstitution die Therapie der Wahl.
- ... der Patient bewusstseinsklar und normotherm gewesen wäre, aber über starke intermittierende Krämpfe in der Beinmuskulatur beidseits geklagt hätte?
  - Dann wären Hitzekrämpfe durch Elektrolytverschiebungen wahrscheinlich gewesen, die durch Elektrolytlösung behandelt werden.
- ... der Patient bewusstlos, aber normal hydriert und normotherm gewesen wäre?
  - Dann hätte kein Hitzeschlag vorgelegen, und die Suche nach der Ursache der Bewusstseinsstörung hätte ganz anders ablaufen müssen, z. B. mit der Prüfung auf Trauma, metabolische Störung, Intoxikation u. a.
- ... der Patient schon seit dem Vortag über Kopfschmerzen und Fieber geklagt hätte, die jetzt schlimmer geworden wären? Er habe sich nur zum Einsatz geschleppt, um seine Kameraden nicht im Stich zu lassen, berichten diese.
  - Wenn das Fieber schon seit dem Vortag bestanden hätte, dann hätte z. B. auf ein infektiöses Geschehen, z. B. eine Meningitis oder Sepsis, untersucht werden müssen.

### LITERATUR

Epstein Y, Yanovich A. Heatstroke. N Engl J Med 2019; 380: 2449–2459.

Lipman GS, Gaudio FG, Eifling KP, et al. Wilderness Medical Society Clinical Practice Guidelines for the Prevention and Treatment of Heat Illness: 2019 Update. Wilderness Environ Med 2019; 30(4S): S33–S46.

Plappert T et al. Notfälle durch Umwelteinflüsse. In: Fleischmann T, Hohenstein C (Hrsg.): Klinische Notfallmedizin. Band I: Wissen. München: Elsevier Urban & Fischer 2020; 578.

# KAPITEL 96

Christoph Hüser

# Sushi mit Folgen

## Fallbericht

Aus einem Sushi-Restaurant bringt der Rettungsdienst eine 21-jährige Patientin mit „Kreislaufproblemen" in die Notaufnahme. Sie habe während des Essens akut sowohl komische Hautempfindungen als auch Schwindel und Ohnmachtsgefühle entwickelt und bei Progredienz den Rettungsdienst alarmiert.

### Ersteindruck

Auf den ersten Eindruck erscheint die Patientin mittelmäßig beeinträchtigt. Obwohl wach und vollständig orientiert, zeigt sich ein leichter psychomotorischer Erregungszustand, und der initiale Blick erfasst eine Hautrötung und Quaddeln im Bereich der einsehbaren Hautpartien.

### Vitalwerte

RR 95/56; HF 116; AF 24; $SaO_2$ 93 %; T 36,7; Sx 0; GCS 15; BZ 132

### Triagekategorie

Orange

### Anamnese

Die Patientin sei von einem Kollegen zum Essen in einem Sushi-Restaurant eingeladen worden, da sie noch nie Sushi gegessen habe; bis zum Eintreffen dort habe sie sich fit und gesund gefühlt. Noch beim Genuss diverser Sushi-Gerichte mit Sojasoße habe sie ein Kribbeln im Mund verspürt. Einige Minuten später habe sie erst Juckreiz im ganzen Körper und dann Hautquaddeln entwickelt, und ihr sei schwindelig und schlecht geworden. Außerdem rumore ihr Bauch und sie fürchte, bald Durchfall zu bekommen.

✓ Fallbericht: Die Patientin zeigt Schockzeichen.

## 96.1 Anamnese und Differenzialdiagnose

Prinzipiell kommen verschiedene Genesen des Schocks in Betracht: kardiogen, distributiv oder hypovoläm. Dabei sind alle Formen des Schocks lebensgefährlich, und es sollten schon während der Diagnosefindung erste therapeutische Schritte, insbesondere die Etablierung von (möglichst zwei großlumigen) i. v. Zugängen sowie bei Hinweisen auf distributiven oder hypovolämen Schock die i. v. Volumengabe erfolgen.

**KERNAUSSAGEN**

- Ein Schock kann kardiogener, distributiver oder hypovolämer Genese sein und bedeutet immer Lebensgefahr.
- Bereits im Erstangriff können hier therapeutische Schritte wie die Etablierung eines i. v. Zugangs mit Flüssigkeitsgabe sinnvoll sein.

## Fallbericht

### Untersuchungsbefund

Patientin wach und allseitig orientiert. Haut diffus gerötet, Rötung auf Druck wegdrückbar, teils Urtikaria. Leichtgradige Schwellung beider Lippen. Herztöne tachykard ohne Herzgeräusche, vesikuläres Atemgeräusch. Abdomen weich, kein Druckschmerz, lebhafte Darmgeräusche.

✓ Fallbericht: Über den Schock hinaus sind mit Haut und Abdomen weitere Organsysteme betroffen.

## 96.2 Körperliche Untersuchung

Hier kann oft – auch unter Zuhilfenahme der orientierenden Sonografie und Echokardiografie – in Zusammenschau mit der Anamnese die Genese des Schocks eingegrenzt werden. Die erhobenen Befunde in Assoziation zum Verzehr bisher unbekannter Speisen weisen auf eine anaphylaktische Reaktion als Auslöser hin.

**DIAGNOSE**
Anaphylaktischer Schock

**MERKE**
An eine anaphylaktische Reaktion sollte bei Vorliegen einer der folgenden drei Symptomkonstellationen gedacht werden:

1. Plötzliches Auftreten von **Haut-/Schleimhautsymptomen** (Juckreiz, Urtikaria, Angioödem, Flush …) *plus* **respiratorische Symptome** (Dyspnoe, Giemen, Hypoxämie …) *oder* **auf Blutdruckabfall hinweisende Symptome** (Schwindel, Synkope, Hypotonie …)
2. (Wahrscheinlicher) Allergenkontakt mit akuten **Symptomen in mindestens zwei der folgenden Organsysteme: Haut, GI-Trakt, Atemtrakt, Kreislaufsystem**
3. Blutdruckabfall plus Kontakt zu einem für den Patienten bekannten Allergen

**Fallbericht**

**Erste Anordnungen und Diagnostik**

Monitorüberwachung, EKG, Labor (BB, Kreatinin, Natrium, Kalium, CRP, BGA).

Monitoring

Durchgehend tachykarder Sinusrhythmus; RR 90/50; $SaO_2$ 92–94 %; AF 28.

EKG

Tachykarder Sinusrhythmus von 122/min, Indifferenztyp, normale Zeiten, keine Erregungsrückbildungsstörungen.

Labor

| Parameter | Laborwert Pat. | Referenzbereich | Einheit |
|---|---|---|---|
| Hämoglobin | 15 | 12–16 | g/dl |
| Thrombozyten | 175 | 140–440 | Tsd./µl |
| Leukozyten | 9,5 | 4–10 | Tsd./µl |
| Natrium | 142 | 135–148 | mmol/l |
| Kalium | 4,7 | 3,5–4,8 | mmol/l |
| Kreatinin | 1,0 | 0,5–1,2 | mg/dl |
| CRP | 2,5 | < 5 | mg/dl |
| BGA | Laktat normwertig | | |

✓ Fallbericht: Monitoring und Labor bieten keine krankheitsspezifischen Hinweise. Im **Monitoring** findet sich eine moderate Sinustachykardie mit positivem Schockindex. Durch das unauffällige **Labor** ist ein prinzipiell denkbarer septischer Schock differenzialdiagnostisch praktisch ausgeschlossen.

## 96.3 Erste Anordnungen und Diagnostik

Bei anaphylaktischem Schock sollten stets sofort und möglichst parallel diagnostische und therapeutische Maßnahmen erfolgen: zwei venöse Zugänge, Volumengabe, bei Bedarf Sauerstoff, ebenfalls bei Bedarf antiobstruktive Medikation, Monitoring, EKG, BGA, Labor, Vorbereitung Adrenalin i. m. Es gibt jedoch keinen für eine Anaphylaxie spezifischen Laborwert, der das Vorgehen in der Notaufnahme ändern würde. Alle Maßnahmen sollten nicht nur bei einem anaphylaktischen Schock erfolgen, sondern auch bei einer Anaphylaxie, die mehr als Hautsymptome bietet, da Anaphylaxien schnell in einen anaphylaktischen Schock übergehen können.

**Fallbericht**

**Therapie**

0,5 mg Adrenalin i. m.
Ergänzend: $H_1$-Blocker (z. B. 4 mg Dimetinden) sowie Glukokortikoide (z. B. 250 mg Prednisolon) i. v.

## 96.4 Therapie

Medikament der ersten Wahl bei der Anaphylaxie ist **Adrenalin,** das in dieser Situation so schnell wie möglich in einer Dosierung von 0,5 mg i. m. appliziert werden sollte. Die weitverbreitete Zurückhaltung bzgl. der Gabe von **Adrenalin i. m.** ist ungerechtfertigt. Die Gabe ist sicher und hoch effektiv. Der hohe Sicherheitslevel der i. m. Gabe von Adrenalin zeigt sich auch in der weitverbreiteten Rezeptierung von Adrenalin-Autoinjektoren zur Selbstapplikation. Bei fehlender ausreichender Wirkung darf eine zweite i. m. Gabe in derselben Dosierung erfolgen, alternativ auch eine i. v. Gabe. Hierbei ist zu beachten, dass Letztere um Potenzen niedriger dosiert wird: Es werden Boli von 5–10 µg verabreicht (z. B. 1 mg Adrenalin in 100 ml NaCl 0,9 %, hieraus dann je ein 0,5- bis 1-ml-Bolus). Dieses Konzept der *Push Dose Pressors* ist generell ein gut funktionierendes und sicheres Konzept für die überbrückende Verwendung von Noradrenalin oder Adrenalin in verschiedenen Schocksituationen. Die i. m. Gabe von Adrenalin ist allerdings in der überwiegenden Anzahl der Fälle ausreichend.

Durch Vasodilatation und „capillary leakage" kann bei Anaphylaxie und vor allem bei anaphylaktischem Schock eine ausgeprägte Hypovolämie entstehen, welche die Gabe großer Mengen an kristalliner Infusionslösung erforderlich machen kann: 1–3 Liter sind, je nach Ansprechen, nicht ungewöhnlich. Die Volumengabe ist jedoch additiv zur Adrenalin-Gabe und nicht als Ersatz zu sehen.

Tritt bei einer Anaphylaxie ein Bronchospasmus auf, so bestehen die ersten Maßnahmen in der Gabe von Sauerstoff und Adrenalin i. m. sowie der Inhalation von Beta-2-Mimetika.

Die deutsche Leitlinie empfiehlt nachgeordnet noch die i. v. Gabe eines **$H_1$-Blockers** und eines **Glukokortikoids**. Zur Wirksamkeit dieser Medikamente gibt es jedoch nur wenig Evidenz, und die Wirkung wird eher überschätzt. Antihistaminika entfalten ihre Wirkung erst nach ca. 30 min und lindern nur die Haut-/Schleimhautsymptome. Für die Glukokortikoidgabe ist die Evidenz mit einer möglicherweise nur geringeren Anzahl an biphasischen Reaktionen noch viel schwächer; international wird sie deshalb zunehmend kritischer gesehen; in den aktuellen Leitlinien (z. B. aus Großbritannien) wird davon abgeraten.

**Fallbericht**

**Risikostratifikation**

Der Zustand der Patientin entspricht formal dem Stadium 3, also einer schwereren Anaphylaxie.

## 96.5 Risikostratifikation

Die traditionelle vierstufige Stadieneinteilung der Anaphylaxie (➤ Tab. 96.1) ist für die klinische Risikostratifizierung nur bedingt geeignet, da es sich bei der Anaphylaxie um ein extrem dynamisches Erkrankungsbild handelt.

Vielmehr ist es sinnvoll, eine Anaphylaxie klinisch von einer generalisierten allergischen Reaktion durch das zusätzliche Vorliegen eines A-, B- oder C-Problems zu unterscheiden und bei Vorliegen einer Anaphylaxie von einem Worst-Case-Szenario auszugehen.

Besondere Risikokonstellationen sind **vorbekannte Allergien** mit schweren Verläufen und allgemeine Komorbiditäten, vor allem aus dem kardiovaskulären Formenkreis. Ein weiteres Kriterium der Risikostratifizierung ist die **Art der Allergenexposition**. Intravenös verabreichte Medikamente und Insektenstiche haben bei anaphylaktischen Reaktionen meist perakute Verläufe; orale Expositionen nehmen eine Mittelstellung hinsichtlich der Akuität ein, während

**Tab. 96.1** Schweregradskala zur Klassifizierung anaphylaktischer Reaktionen* (Ring et al. 2021; License CC BY 4.0) [F802-004]

| Grad | Haut- und subjektive Allgemeinsymptome | Abdomen | Respirationstrakt | Herz-Kreislauf |
|---|---|---|---|---|
| I | • Juckreiz<br>• Flush<br>• Urtikaria<br>• Angioödem | – | – | – |
| II | • Juckreiz<br>• Flush<br>• Urtikaria<br>• Angioödem | • Nausea<br>• Krämpfe<br>• Erbrechen | • Rhinorrhö<br>• Heiserkeit<br>• Dyspnoe | • Tachykardie (Anstieg > 20/min)<br>• Hypotension (Abfall > 20 mmHg systolisch)<br>• Arrhythmie |
| III | • Juckreiz<br>• Flush<br>• Urtikaria<br>• Angioödem | • Erbrechen<br>• Defäkation | • Larynxödem<br>• Bronchospasmus<br>• Zyanose | Schock |
| IV | • Juckreiz<br>• Flush<br>• Urtikaria<br>• Angioödem | Erbrechen | Atemstillstand | Kreislaufstillstand |

* Die Klassifizierung erfolgt nach den schwersten aufgetretenen Symptomen (kein Symptom ist obligatorisch).

dermale oder inhalative Expositionen meist eher langsamere Verläufe bieten.

**Fallbericht**

**Disposition/Empfehlung weiteres Vorgehen**

Kurzstationäre Aufnahme der Patientin auf ein Monitorbett in der Beobachtungsstation der Notaufnahme zur mehrstündigen klinischen Überwachung. Die Entlassung erfolgt erst nach mehreren Stunden und nach deutlicher klinischer Besserung.

## 96.6 Disposition/Empfehlung weiteres Vorgehen

Monitorbetten, z. B. auf der Beobachtungsstation der Notaufnahme, sind ein guter Dispositionsort für Patienten mit Anaphylaxie, sofern diese dort über einen Zeitraum von mehreren Stunden oder bei Bedarf länger überwacht und regelmäßig klinisch beurteilt werden können. Hinsichtlich der sinnvollen Überwachungsdauer der Patienten bestehen uneinheitliche Empfehlungen der verschiedenen Fachgesellschaften. Hintergrund dieser Differenzen sind vor allem unterschiedliche Interpretationen der **Häufigkeit und Relevanz von biphasischen Reaktionen**, die je nach Studie und Definition in < 1 bis > 20 % aller Fälle und in seltenen Fällen bis zu 78 h nach stattgehabter Normalisierung vorkommen. Klinisch relevante Zweitreaktionen mit Notwendigkeit einer Rehospitalisierung jenseits der 6- bis 8-Stunden-Marke sind selten, weshalb diese häufig als pragmatische Überwachungszeit verwendet wird.

Allen Patienten, die eine anaphylaktische Reaktion erlitten haben, sollte zudem neben der Empfehlung zu einer ambulanten allergologischen Basisdiagnostik bereits in der Notaufnahme ein Notfallset mit Adrenalin-Autoinjektor verschrieben werden; zugleich sollten sie in die Anwendung eingewiesen werden.

Verschiedene Fachgesellschaften empfehlen zudem eine 1- bis 3-tägige Weiterführung der Therapie in Form einer täglichen Gabe eines oralen Glukokortikoids und eines $H_1$-Blockers.

## Was wäre, wenn …

- … die Patientin keinerlei Hautsymptome aufgewiesen hätte?
  - Eine anaphylaktische Reaktion ganz ohne Hautsymptome tritt in ca. 20 % der Fälle auf. Vermutlich liegt die Dunkelziffer noch viel höher. Dermale Symptome sind zur Diagnosestellung nicht zwingend erforderlich.
- … die Patientin auf die i. m. Gabe von Adrenalin nur eine unzureichende Reaktion gezeigt hätte?
  - In diesem Fall kann auch die intravenöse Gabe von Adrenalin erwogen werden. Dabei ist peinlichst genau auf eine entsprechende Verdünnung zu achten. Praktisch kann eine Ampulle des i. m. zu verabreichenden Präparats in 100 ml Aqua oder NaCl 0,9 % gelöst und dann in Boli von 0,5–1 ml verabreicht werden, was jeweils 5–10 µg Adrenalin entspricht.
- … die Patientin deutlichere Zeichen einer Atemwegsbeteiligung gezeigt hätte?
  - Eine Atemwegsverlegung ist neben der Reanimationssituation das Worst-Case-Szenario der Anaphylaxie. Schwellungen von Zunge, Rachen und Glottis können zu einer „Cannot intubate, cannot ventilate"-Situation führen, die in einer Notfallkoniotomie enden kann, was glücklicherweise sehr selten vorkommt. Trotzdem sollte man sich zusammen mit dem Team mental darauf vorbereiten und das Equipment griffbereit haben.
- … die Patientin eine weitere kurzstationäre Abklärung nach beginnender Verbesserung abgelehnt hätte?
  - Diese Situation ist klinisch nicht unüblich, da sich vielen Patienten die Sinnhaftigkeit der Überwachungszeit mit fehlender weiterer Diagnostik oder Therapie nicht erschließt. Da es für die optimale Überwachungszeit auch keine Evidenz gibt, sollte man pragmatisch vorgehen, d. h. eine vollständige Aufklärung über seltene biphasische Verläufe und die o. g. Empfehlungen bzgl. einer weiteren Antihistaminika-Gabe und Adrenalin-Autoinjektor-Verschreibung durchführen.
- … die Patientin keine rasche ambulante allergologische Abklärung erhielte?
  - Auch diese Konstellation ist nicht unüblich, da eine allergologische Anbindung regional ggf. schwierig zu etablieren ist. Aus diesem Grund wird hier nochmals auf die Notwendigkeit einer Rezeptierung des Autoinjektors bereits aus der Notaufnahme heraus hingewiesen.

### LITERATUR

Cardona V, et al. World Allergy Organization Anaphylaxis Guidance 2020. World Allergy Organ J 2020; 13(10): 100472.

Dodd A, et al. Evidence update for the treatment of anaphylaxis. Resuscitation, 2020; 163: 86–96.

Ring J et al. Leitlinie zu Akuttherapie und Management der Anaphylaxie – Update 2021. Allergo J Int 2021; 30: 1–25.

Shaker M, Wallace D, Golden DBK. Anaphylaxis – a 2020 practice parameter update, systematic review, and Grading of Recommendations, Assessment, Development and Evaluation (GRADE) analysis. J Allergy Clin Immunol 2020; 145(4): 1082–1123.

KAPITEL

# 97

Christoph Hüser

# Keine dicke Lippe riskieren!

## Fallbericht

### Eintreffen

Eine 19-jährige Frau stellt sich fußläufig in der Notaufnahme vor und beklagt eine deutliche, objektivierbare Schwellung der Ober- und Unterlippen.

### Ersteindruck

Abgesehen von der Lippenschwellung wirkt die Patientin systemisch nicht beeinträchtigt, das Ausmaß der Schwellung ist allerdings beträchtlich.

### Vitalwerte

GCS 15; $SaO_2$ 99 %; HF 95; RR 150/76; AF 13; T 36,7; Sx 0/10; BZ 102

### Triagekategorie

Gelb

Die genaue Einteilung richtet sich danach, ob die Symptome als drohende Atemwegsverlegung interpretiert werden. Rasche Progredienz, Stridor oder Schluckstörung sind Anzeichen hierfür und rechtfertigen die Triagekategorie „Orange".

### Anamnese

Bereits am Vorabend habe die Patientin ein Spannungsgefühl in der Lippe registriert, morgens sei sie dann mit der optisch auffälligen Schwellung erwacht. Seit dem Morgen habe diese dann immer weiter zugenommen. Keine Verletzung, auch kein Fieber.

In der Vorgeschichte hatte sie immer wieder anfallsartige Bauchschmerzen, oft mit Durchfall, die meist nach 2–3 Tagen spontan verschwunden und zyklus- sowie nahrungsunabhängig gewesen seien. Bisher habe man trotz intensiver Abklärung (inkl. Darmspiegelung) keine Erklärung hierfür gefunden und die Beschwerden einem Reizdarmsyndrom zugeordnet. Allergien oder Vormedikation bestehen nicht.

✓ Fallbericht: Grundsätzlich ist beim Leitsymptom Lippenschwellung zwischen lokalen infektiös-entzündlichen Ursachen, traumatischen Ursachen und einem Angioödem zu differenzieren. Ein Trauma scheidet im vorliegenden Fall aus. Eine Infektion ist möglich, wenn auch wenig wahrscheinlich.

## 97.1 Anamnese und Differenzialdiagnose

Angioödeme entstehen durch eine lokal erhöhte Durchlässigkeit des Gefäßendothels und werden in drei Formen unterteilt:

- **Histaminvermittelte Angioödeme:** Sie sind die häufigste Ursache von Angioödemen im Gesichtsbereich und treten seltener bei einer Urtikaria, häufiger im Rahmen **allergischer Reaktionen** auf. Betroffen sind häufig das Gesicht, die Lippen und/oder die Zunge. Bei allergischer Genese haben die Patienten weitere Symptome einer allergischen Reaktion wie (z. T. generalisierte) Hautreaktionen mit Juckreiz und Quaddelbildung, Magen-Darm-Beschwerden, Asthma oder eine Schocksymptomatik.
- **Bradykininvermittelte Angioödeme:**
  - **Medikamenteninduzierte Angioödeme:** Sie sind die zweithäufigste Ursache von Angioödemen im Gesichtsbereich und werden

meist durch **ACE-Hemmer** ausgelöst. Dabei sind in absteigender Häufigkeit Zunge, Lippen und Pharynx die typischen Manifestationsorte. Etwa die Hälfte der Fälle manifestiert sich innerhalb von 6 Monaten nach Beginn der Medikation, eine Erstmanifestation kann aber auch Jahre nach Therapiestart auftreten.

- **Hereditäre (angeborene) Angioödeme:** Sie sind die seltenste Ursache von Angioödemen im Gesicht und entstehen durch einen C1-Esterase-Inhibitor-Mangel, der einen Bradykininüberschuss bedingt. Hierdurch treten anfallsartig, langsam progrediente Angioödeme auf, die oft mehrere Tage bis zur spontanen Regredienz anhalten. Dabei sind häufig Darm, Extremitäten oder Genitalbereich betroffen; nur etwa 4 % der Attacken betreffen das Gesicht. Gefürchtet und früher häufig tödlich sind Larynxödeme, die etwa bei jedem vierten Patienten mit Gesichtsschwellung (1 % absolut) auftreten. Eine Schwellung von Pharynx oder Zunge ist untypisch. Die Erstmanifestation liegt meist im ersten oder zweiten Lebensjahrzehnt. Sehr selten kann der C1-Inhibitor-Mangel auch erworben sein (vor allem im Rahmen lymphoproliferativer Erkrankungen). Im Labor zeigt sich ein Komplementverbrauch mit erniedrigtem C4.

**KERNAUSSAGEN**

- Schwellungen von Zunge und Rachen sprechen für ein histaminvermitteltes oder medikamenteninduziertes Angioödem. Bei einer allergischen Genese findet sich eine entsprechende Begleitsymptomatik, beim medikamentenvermittelten Angioödem fast immer eine ACE-Hemmer-Einnahme.
- Eine Schwellung von Zunge und Rachen ist untypisch für das hereditäre Angioödem. Meist finden sich in der Vorgeschichte Hinweise für bereits abgelaufene Angioödeme, oder die Patienten kennen die Diagnose bereits.

**Fallbericht**

**Untersuchungsbefund**

Patientin wach, voll orientiert. Hautfarbe unauffällig. Herztöne rein. Bds. vesikuläres Atemgeräusch. Kein Stridor, keine Spastik. Abdomen weich, kein Druckschmerz. Keine Unterschenkelödeme. Keine Verletzungszeichen an Kopf und Körper. Deutliche Schwellung von Ober- und Unterlippe, Zunge allenfalls geringgradig geschwollen. Rachen reizlos, enoral keine Rötung oder Effloreszenzen.

**DIAGNOSE**

Angioödem

## 97.2 Körperliche Untersuchung

Patienten mit einem nicht histaminvermittelten **Angioödem** weisen in der körperlichen Untersuchung meist jenseits der die Vorstellungsursache betreffenden Klinik keine weiteren Auffälligkeiten auf.

Eine moderate stressbedingte Tachykardie ist ein mögliches Epiphänomen bei Atemwegsbeteiligung oder Aufregung. Eine bereits bestehende kloßige Sprache oder ein Stridor sind Hinweise auf eine Beteiligung von unterhalb des Pharynx gelegenen Strukturen und damit ein absolutes Alarmsignal.

**RED FLAGS**

Symptome, die auf eine drohende Dekompensation hinweisen können und Anlass zur dringlichen endoskopischen Darstellung der Atemwege geben sollten:

- Kloßige Sprache
- Hypersalivation
- Stridor

**Fallbericht**

**Erste Anordnungen und Diagnostik**

Monitoring, EKG, Labor mit C4.

Monitoring

Durchgehend normofrequenter bis grenztachykarder Sinusrhythmus.

EKG

Sinusrhythmus, 92/min, Indifferenztyp, normale Zeiten, keine Erregungsrückbildungsstörungen.

✓ Fallbericht: Monitoring und EKG der Patientin sind unauffällig.

## 97.3 Erste Anordnungen und Diagnostik

Patienten mit einem Angioödem zeigen klinisch unterschiedlich schwere Verläufe: Während die Schwellung beim histaminvermittelten Angioödem eher rasch progredient ist, entwickeln sich ACE-Hemmer-induzierte oder hereditäre Angioödeme langsam über Stunden, bevor es meist nach wenigen Tagen zur einer Spontanremission kommt. Aufgrund des variablen Verlaufs und der wenigen, aber möglichen, schweren Verläufe mit Atemwegsverlegung sollten alle Patienten mit Angioödem unmittelbar nach Vorstellung zunächst monitorüberwacht werden.

**KERNAUSSAGEN**

Patienten mit Angioödem sind potenziell lebensgefährlich betroffen und bedürfen immer einer Monitorüberwachung.

**Fallbericht**

**Therapie**

Aufgrund fehlender Begleitsymptome einer allergischen Reaktion und des stabilen Zustands der Patientin wird zunächst auf die Tripeltherapie aus $H_1$-Blockern, Kortikoiden und vor allem Adrenalin verzichtet und eine Verlaufsbeobachtung am Monitor initiiert. Bei erniedrigtem C4 im Labor, typischem Manifestationsalter und wahrscheinlichen Angioödemen des Abdomens in der Vorgeschichte (unklare, anfallsartige Bauchschmerzen) erhält die Patientin im Verlauf dann 30 mg Icatibant s. c.

## 97.4 Therapie

Bei **Angioödemen** ohne Hinweis auf eine allergische Genese bzw. Urtikaria ist eine unspezifische Therapie einer histaminvermittelten Reaktion nicht sinnvoll. Da histamin- und bradykininvermittelte Angioödeme in der klinischen Realität oft nicht gut voneinander zu differenzieren sind und das histaminvermittelte dem bradykininvermittelten Angioödem numerisch weit überlegen ist, wird die antiallergische Basistherapie im Alltag oft dennoch gegeben – wohl wissend, dass bei einem bradykininvermittelten Angioödem hierdurch keine nennenswerte Besserung zu erwarten ist. Bei langsamer Dynamik und fehlender Atemwegsgefährdung darf von diesem Prozedere jedoch durchaus Abstand genommen und zunächst der Verlauf engmaschig überwacht werden.

Wenn die vorbekannte Diagnose eines **hereditären Angioödems** besteht oder dieses klinisch hochwahrscheinlich ist und Gesicht oder Larynx betroffen sind, sollte die spezifische Therapie mit einem **purifizierten C1-Inhibitor-Konzentrat** (z. B. Berinert® 20 IE/kg KG i. v.) oder einem **Bradykininrezeptor-Antagonisten** (z. B. Icatibant 30 mg s. c.) erfolgen. Eine Wirkung ist bei beiden nach etwa 30 min zu erwarten. Da mit Icatibant als subkutane Fertigspritze eine einfach zu applizierende Selbsttherapie vorhanden ist, stellen sich die meisten Patienten mit bekanntem hereditären Angioödem heute gar nicht mehr in der Notaufnahme vor, sondern therapieren sich selbst.

Eine spezifische Therapie des **medikamentenassoziierten Angioödems** steht nicht zur Verfügung. Nach anfänglich erfolgversprechenden Daten weist die aktuelle Literatur auch nicht auf einen ausreichenden Effekt der zur Verfügung stehenden purifizierten C1-Inhibitor-Konzentrate oder Bradykininrezeptor-Antagonisten hin. Ob diese im Einzelfall als Therapieversuch bei drohender Atemwegsverlegung doch angewendet werden, bleibt dem behandelnden Arzt überlassen.

Bei allen Angioödemen im direkten Atemwegsbereich muss die **Sicherung des Atemwegs** die höchste Priorität haben. Sind die Red Flags (➤ Kap. 97.2) klinisch nachweisbar, sollte die Beteiligung tieferer Strukturen im Larynxbereich mittels (HNO-ärztlicher) Laryngoskopie ausgeschlossen und die möglicherweise notwendige bronchoskopische oder gar chirurgische Atemwegssicherung vorbereitet werden.

**Fallbericht**

**Risikostratifikation**

Die Patientin leidet unter einer starken, aktuell auf die Lippen beschränkten lokalen Schwellung bei hochwahrscheinlichem Vorliegen eines hereditären Angioödems. Ein Larynxödem ist in etwa jedem vierten Fall zu erwarten, weshalb eine Hochrisikosituation vorliegt und die spezifische Therapie mit Icatibant erfolgt.

## 97.5 Risikostratifikation

Eine standardisierte Risikostratifikation existiert für das Angioödem nicht. Die hohe Varianz des Krankheitsbildes und die potenzielle Gefahr der Atemwegsverlegung bedingen jedoch ein generell hohes Risiko.

**Fallbericht**

**Disposition/Empfehlung weiteres Vorgehen**

Die Patientin wird in der Notaufnahme monitorüberwacht und häufig klinisch kontrolliert. Nach etwa 2 h ist die Schwellung abgeklungen und die Patientin beschwerdefrei.

## 97.6 Disposition/Empfehlung weiteres Vorgehen

Solange sich die Klinik der Patientin auf eine Schwellung im Mundbereich beschränkt und keine Zeichen einer drohenden Atemwegsverlegung nachweisbar sind, ist eine Behandlung im monitorisierten Bereich der Notaufnahme, z. B. der Beobachtungsstation der Notaufnahme, oder einer IMC-Station gerechtfertigt. Eine Verlegung auf eine Intensivstation ist nur dann notwendig, wenn durch die klinische Dynamik die baldige Atemwegssicherung notwendig erscheint. Nach dem Anschlagen der spezifischen Therapie ist auch die Überwachung auf Normalstation vertretbar. Zur Entlassung sollte bei Erstdiagnose eines hereditären Angioödems im direkten Arztkontakt die Anbindung an eine dermatologische oder HNO-ärztliche Spezialsprechstunde organisiert werden, um die rasche Bestätigung der Diagnose und Verordnung eines Notfallsets zu gewährleisten.

**Was wäre, wenn …**

- … die Patientin schwanger gewesen wäre?
  - Es existieren nur Daten aus Beobachtungsstudien, und die aktuelle deutsche Leitlinie gibt keine konkret gewichtete Therapieempfehlung. Für den C1-Esterase-Inhibitor Berinert® besteht jedoch die wohl beste Erfahrung in der Therapie von Schwangeren.
- … sich die Atemwegssituation der Patientin verschlechtert hätte?
  - Dann hätte die zusätzliche Gabe von Berinert® und Glukokortikoiden, $H_1$-Blocker sowie ggf. auch Adrenalin erwogen werden müssen. Zudem sollte eine Atemwegsverlegung immer von Beginn an bedacht und die Atemwegssicherung inkl. Bronchoskopie und chirurgischem Atemweg – die engste Stelle ist im Larynxbereich auch subglottisch zu erwarten – vorbereitet werden. Es kann sinnvoll sein, frühzeitig anatomische Landmarken für eine Koniotomie zu markieren (ggf. sonografisch gestützt), um so den Stressfaktor in einer kritischen Situation zumindest etwas zu reduzieren.
- … die Patientin auf eine Entlassung gedrängt hätte?
  - Ähnlich der Anaphylaxie existiert auch beim Angioödem keine etablierte Leitlinie mit Hinweisen auf die Dauer der Überwachungsnotwendigkeit. Insgesamt ist jedoch von einer eher längeren Klinik auszugehen und insbesondere bei Erstdiagnose oder bei Verzicht auf eine spezifische Therapie eine stationäre Überwachung von mindestens 24 h zu empfehlen. Eine Entlassung würde somit nach entsprechender Aufklärung gegen ärztlichen Rat erfolgen.
- … die Patientin über unspezifische Hautempfindungen ohne objektivierbares Exanthem als Begleitsymptom geklagt hätte?
  - Bei schwer differenzierbarer Ätiologie wäre eine antiallergische Medikation aus einem Antihistaminikum, evtl. plus Glukokortikoid, ein akzeptabler Therapieversuch.
- … das Angioödem durch ACE-Hemmer induziert gewesen wäre?
  - Dann wäre die Aufnahme auf eine IMC-Station notwendig gewesen. ACE-Hemmer sollten abgesetzt werden, spontane Rezidive können dennoch meist innerhalb von 4 Wochen, seltener bis zu 1 Jahr nach dem Absetzen auftreten.

## LITERATUR

Bernstein JA, et al. Angioedema in the emergency department: a practical guide to differential diagnosis and management. Int J Emerg Med 2017; 10(1): 15.

Bork K, et al. Leitlinie: Hereditäres Angioödem durch C1-Inhibitor-Mangel. Allergo Journal 2019; 28(1): 31–47.

Hahn J, Hoffmann TK, Bock B. Angiooedema. Dtsch Arztebl Int 2017; 114(29–30): 489–496.

KAPITEL

# 98 Blutige Nase

Isabel Lück

## Fallbericht

### Eintreffen

Ein 80-jähriger Patient wird von der Besatzung eines RTW mit einem blutdurchtränkten Handtuch im Gesicht auf einer Trage sitzend in die Notaufnahme gefahren.

### Ersteindruck

Der Patient hat ein normales Hautkolorit und atmet etwas angestrengt an dem ihm auf die Nase gedrückten Handtuch vorbei. Ansonsten ist er jedoch orientiert und alert.

### Vitalwerte

GCS 15; $SaO_2$ 95 %; HF 96; RR 160/74; AF 19; T 36,9; Sx 1/10; BZ 162

### Triagekategorie

Gelb

### Anamnese

Der Patient gibt an, dass er im Winter immer mit trockenen Schleimhäuten zu kämpfen habe. In den letzten Tagen sei die Nase zunehmend „dicht" gewesen; deshalb habe er bereits ein Nasenspray benutzt. Nach dem Schneuzen sei es zu einer unstillbaren Blutung aus dem linken Nasenloch gekommen. Da er sich wegen des metallischen Geschmacks zudem übergeben musste, habe seine Ehefrau den Rettungsdienst gerufen. Es sei schon früher wiederholt zu Nasenbluten gekommen, vor allem in den Wintermonaten. Die Blutungen seien aber bisher immer zu Hause stillbar gewesen. Ein Trauma oder eine OP im Gesichtsbereich werden vom Patienten verneint.

Er würde eine Blutverdünnung bei einer Herzrhythmusstörung einnehmen. Zudem seien ein Diabetes und ein Bluthochdruck bekannt. Vor 2 Jahren sei er mit einem Herzinfarkt stationär behandelt gewesen. Regelmäßiger Alkoholkonsum wird verneint. Sonstige Blutungszeichen wie schwarzer Stuhl seien nicht aufgetreten. Eine Anämie ist nicht bekannt.

Vormedikation: Metformin, Ramipril, Metoprolol, Hydrochlorothiazid, Amlodipin, Rivaroxaban, Acetylsalicylsäure (ASS).

✓ Fallbericht: Es liegt eine einseitige Epistaxis vor. Relevante Differenzialdiagnosen gibt es keine, sofern anamnestisch ein Trauma und damit eine komplexere Situation ausgeschlossen werden kann.

**DIAGNOSE**
Epistaxis

## 98.1 Anamnese und Differenzialdiagnose

Die **Epistaxis** ist ein häufiges klinisches Leitsymptom und ein häufiger Vorstellungsgrund in der Notaufnahme; betroffen sind außer Kindern (< 10 Jahre) vornehmlich Patienten im mittleren und höheren Lebensalter (> 50 Jahre). In der Anamnese sind neben dem **zeitlichen Verlauf (Rezidive?) und der Intensität der Blutung** auch **prädisponierende Faktoren** wichtig.

Risikofaktoren für eine Epistaxis sind neben dem Alter **Vorerkrankungen** wie chronische Niereninsuffizienz, Alkoholabusus, vaskuläre Erkrankungen (Morbus Osler), Koagulopathien und arterieller Hypertonus.

Eine **Vormedikation** wie eine therapeutische Antikoagulation oder Thrombozytenaggregationshemmung, aber auch steroidhaltiges Nasenspray, Phosphodiesterase-5-Inhibitoren oder NSAR (Ibuprofen) sind ebenfalls mit einem erhöhten Risiko verbunden. Wichtig ist auch hier zu bedenken, dass eine bestehende Betablockertherapie eine Tachykardie maskieren kann.

**Ursächlich** kann eine trockene Nasenschleimhaut (durch Heizungsluft, Sauerstoffapplikation über eine Nasenbrille/High-Flow-Brille, Drogenabusus [z. B. von Kokain]) sein. Zudem kann eine Epistaxis auch traumatisch bedingt sein, am häufigsten nach einem digitalen Trauma („Nasebohren"), bei Kindern durch nasale Ingestion von Fremdkörpern sowie durch eine Verletzung der Schleimhaut bei Anlage einer Magensonde. Selten können auch Neoplasien ursächlich sein (Fibrome, Adenome).

**RED FLAGS**

- Bekannte Gerinnungsstörungen
- Bekannte Teleangiektasien
- (Duale) Thrombozytenaggregationshemmung und/oder Antikoagulanzien
- Vorbestehende Anämie
- Akut im Blutungsbereich voroperierte Patienten

Neben der Blutung aus der Nase treten häufig **Begleitsymptome** wie Übelkeit und Erbrechen aufgrund der ematogenen Wirkung von Blut auf.

Nebenbefundlich kann zudem ein erhöhter Blutdruck gemessen werden, der aber meist sekundär, also stressbedingt, auftritt und nicht ursächlich für die Epistaxis an sich ist (die Blutungszeit aber möglicherweise verlängert). Bei sehr hohen systolischen Werten muss jedoch immer auf Symptome einer hypertensiven Krise geachtet werden (Kopfschmerzen, Schwindel).

Bei kreislaufrelevanter Blutung können Symptome einer dekompensierten Anämie wie bei jedem hämorrhagischen Schock mit einer Minderperfusion auftreten. Vor allem bei bekannter KHK sollte nach Angina-Äquivalenten gefragt werden, da eine relative Myokardischämie unter einer Anämie auftreten kann. Des Weiteren ist die Frage nach sonstigen Blutungszeichen hilfreich (schwarzer Stuhl, Makrohämaturie etc.)

**MERKE**

**Wichtige Punkte in der Anamnese**

- Zeitlicher Verlauf der Blutung (Rezidive?)
- Intensität der Blutung
- Risikofaktoren (Vorerkrankungen, Medikamente, Trauma, trockene Schleimhäute)
- Begleitsymptome (Erbrechen, Zeichen einer dekompensierten Anämie, sonstige Blutungszeichen)

## 98.2 Körperliche Untersuchung

Bei der körperlichen Untersuchung muss im ersten Schritt anhand des **ABCDE-Schemas** die Stabilität des Patienten beurteilt werden. Zusätzlich sollte auf Hinweise auf ein (Gesichts-)Trauma oder Gerinnungsstörungen (Petechien bei Thrombopenie, Leberhautzeichen bei $C_2$-Abusus) geachtet werden.

Sofern der Patient als stabil eingestuft wird, ist im zweiten Schritt zu beurteilen, ob die **Blutung persistiert** oder durch die bereits (präklinisch) erfolgten Maßnahmen **sistiert** hat. Dies erfolgt mit einer endonasalen und auch enoralen Inspektion (Ist Blut an der hinteren Rachenwand sichtbar?).

**KERNAUSSAGEN**

**Untersuchung**

- ABCDE stabil?
- Sistierte oder persistierte Epistaxis?
- Enorale und endonasale Inspektion

**Fallbericht**

**Untersuchungsbefund**

Der Patient sitzt aufrecht auf der Trage, ist wach und ansprechbar. Die Lungen sind bds. belüftet mit vesikulärem Atemgeräusch, eine Sauerstoffapplikation ist nicht notwendig, die Atemfrequenz ist nur leicht erhöht. Die Rekapillarisierungszeit liegt bei < 2 s, der Blutdruck ist leicht erhöht bei systolisch 160 mmHg.

Aus dem linken Nasenloch zeigt sich weiter eine sickernde Blutung, bis auf einzelne Koagel ist nichts weiter einsehbar. Das rechte Nasenloch ist unauffällig, enoral zeigt sich eine dünne Blutstraße im Bereich der Rachenhinterwand. Es finden sich keine Zeichen eines Traumas. Das Hautkolorit ist normal ohne Hinweise auf Petechien, Hämatome oder Leberhautzeichen.

✓ Fallbericht: Bei diesem Patienten handelt es sich um eine persistierende Blutung aus dem linken Nasenloch; die Blutstraße an der Rachenhinterwand kann auf eine posteriore Blutung hinweisen. Weitere diagnostische und therapeutische Maßnahmen sind notwendig.

## 98.3 Erste Anordnungen und Diagnostik

Die Erstmaßnahmen folgen dem **ABCDE-Schema** (erforderlichenfalls Atemwegssicherung, Sauerstoffgabe, Anlage von 2 peripheren Zugängen, Point-of-Care-Diagnostik mittels BGA, Blutzucker, Kreuzblutabnahme, Volumengabe, ggf. Transfusionen mit 0-negativ bzw. Behandlung eines hämorrhagischen Schocks). Dies ist bei einer Epistaxis jedoch nur in sehr seltenen Fällen notwendig. Diese Maßnahmen und auch die weitere endonasale Diagnostik sollten mit entsprechender **Kontaminationsprophylaxe/Schutzausrüstung** erfolgen (Kittel, Brille, Maske). Auch die Kleidung des Patienten sollte durch einen Kittel geschützt werden.

Die meisten Patienten kommen stabil in die Notaufnahme. **Hypertensive Werte** sind meist sekundär und sollten nur bei Persistenz nach gestoppter Blutung oder bei Hinweisen auf eine hypertensive Krise gesenkt werden.

Bei persistierender Blutung sollte eine erneute **manuelle Kompression** (Daumen und Zeigefinger) für mindestens 10–15 min erfolgen. Überraschend häufig wird diese Maßnahmen ambulant/präklinisch nicht ausgereizt, sodass ein erneuter Versuch unmittelbar nach Vorstellung in der Notaufnahme unternommen werden kann. Wenn dies selbstständig nicht möglich ist, kann eine Kompression mithilfe zusammengeklebter Mundspatel erfolgen. Der Patient sollte, wenn möglich, leicht nach vorne gelehnt sitzen und eine **Sniffing-Position** einnehmen. Enorales Blut muss ausgespuckt werden. Zudem sollten die generellen Maßnahmen bei einer Blutung eingehalten werden (Azidose vermeiden, auf Wärmeerhalt achten, da eine kältebedingte Koagulopathie auch bei einer Epistaxis vermieden werden sollte).

Indikationen für eine **Labordiagnostik** sind neben der Kreislaufinstabilität (s. o.) auch eine bestehende Antikoagulation bzw. eine vermutete Koagulopathie sowie eine vermutete oder bekannte Anämie.

Beim Entschluss zu einer Blutentnahme sollte immer gleichzeitig auch eine **Zugangsanlage** erfolgen. Die Blutentnahme sollte neben der Point-of-Care-Diagnostik (venöse BGA) auch eine Gerinnungs- und Blutbildkontrolle und – bei reduziertem Hb in der BGA – eine Kreuzblutabnahme zur Blutgruppenbestimmung beinhalten. Bei vermuteter Nieren- oder Leberinsuffizienz können auch diese Parameter mitbestimmt werden.

Bei fehlenden sonstigen Blutungszeichen ist ein reduzierter Hb in der BGA entweder ein Zeichen für eine chronische Anämie mit reduziertem Hb als Ausgangswert oder Hinweis auf eine bereits länger bestehende Epistaxis. Im Zweifel (z. B. bei fehlenden Vergleichswerten) sollte man von Letzteren ausgehen und aggressiver therapieren.

Bei Risikofaktoren für eine relative Myokardischämie unter einer Anämie/Blutung (Tachykardie oder Hypoxämie bei bekannter KHK, Angina-pectoris-Beschwerden etc.) sollte ein **Monitoring** (HF, RR, $SaO_2$) durchgeführt sowie ein **12-Kanal-EKG** geschrieben werden.

**Fallbericht**

### Erste Anordnungen und Diagnostik

Aufgrund der bestehenden Risikofaktoren (insb. der bekannten KHK sowie der Antikoagulation) erfolgt ein Monitoring. Zudem wird ein 12-Kanal-EKG geschrieben und bei der Zugangsanlage eine venöse BGA/Blutbild- und Gerinnungskontrolle abgenommen.

EKG

Vorhofflimmern HF 96/min, Linkstyp, normale Zeiten, keine Erregungsrückbildungsstörungen.

Monitoring

Durchgehendes Vorhofflimmern mit vereinzelten supra- und ventrikulären Extrasystolen.

Labor

| Parameter | Laborwert Pat. | Referenzbereich | Einheit |
|---|---|---|---|
| Hämoglobin | 12,2 | 12–16 | g/dl |
| Hämatokrit | 28 | 35–45 | % |
| Erythrozyten | 4,6 | 4,2–5,4 | Mio./µl |
| Leukozyten | 10,1 | 4–10 | Tsd./µl |
| Thrombozyten | 167 | 140–440 | Tsd./µl |
| PTT | 38 | 28–40 | s |
| Quick | 65 | | % |
| INR | 1,4 | | |

✓Fallbericht: Monitoring und EKG zeigen ein bekanntes Vorhofflimmern, das aktuell mit HF zwischen 90–100/min übergeleitet wird (allerdings unter bestehender Betablockertherapie). Pektanginöse Beschwerden werden nicht angegeben, Ischämiehinweise im EKG gibt es ebenfalls nicht. Im Labor findet sich kein Hinweis auf eine Anämie, die Hb-Werte entsprechen den Vorwerten, auf eine Kreuzblutabnahme wird verzichtet. Die leicht eingeschränkte Gerinnung wird als Folge der bestehenden Antikoagulation gewertet. Es erfolgt eine erneute bimanuelle Kompression mit entsprechender Positionierung des Patienten, um eine weitere endonasale Diagnostik vorzubereiten.

**KERNAUSSAGEN**

- Extensive Zusatzdiagnostik hat keinen Wert in der Behandlung der Epistaxis.
- Routinemäßige Blutentnahmen und EKG/Monitoring werden nur für Risikopatienten benötigt und sollten ebenfalls kein Automatismus sein.

## 98.4 Therapie

Eine **sistierte Epistaxis** ist einer weiteren endonasalen Untersuchung unmittelbar zugänglich.

Bei einer **anhaltenden Blutung** sollte zunächst (erneut) ein therapeutischer Versuch der manuellen Kompression zur Blutstillung unternommen werden (➤ Kap. 98.3), um so verbesserte Untersuchungsbedingungen zu schaffen bzw. die Untersuchung entsprechend vorzubereiten. Ziel ist, zwischen anteriorer und posteriorer Blutung zu unterscheiden.

Grundsätzlich kann eine Epistaxis ihren Ursprung in allen Bereichen der Nasenhöhle finden und (sehr theoretisch) auch aus den Nasennebenhöhlen kommen. Die überwiegende Mehrzahl der Blutungen sind **anteriore Blutungen**, die ihren Ursprung im vorderen Anteil der Nasenhöhle, am Locus Kiesselbachii oder (seltener) in anderen Arealen der vorderen Nasenhöhle nehmen.

Nachdem der Patient sich die Nase geschneuzt hat, sollte mit Spekulum (vertikal öffnen) und guter Lichtquelle eine endonasale Untersuchung erfolgen. Koagel und sonstige Blutreste sollten entfernt werden. Hilfreich ist die Applikation von **Vasokonstriktoren** (Adrenalin oder Lidocain 4 %), um eine Blutstillung und bessere Übersicht zu erreichen. Lidocain hat hierbei den Vorteil, dass es zusätzlich lokal betäubend wirkt.

Als zweiter Schritt kann bei der anterioren Epistaxis eine **chemische oder elektrische Kauterisation** mit Silbernitraten erfolgen. Diese sollte niemals bilateral, maximal für 3–4 s und nur, wenn das blutende Gefäß gut sichtbar und lokalisierbar ist, erfolgen. Ist dies nicht möglich (fehlendes Material/Kenntnis, fehlende Lokalisation der Blutungsquelle, frustraner Therapieversuch), wird die Einlage einer **anterioren Tamponade** notwendig. Hier gibt es viele Möglichkeiten (Gaze eingelegt in Adrenalin oder Tranexamsäure, Ballontamponaden, Tamponaden aus thrombogenem Schaum/Gel). Wichtig ist, dass das Blocken der Ballontamponaden immer mit Luft und nicht mit Wasser erfolgt (sodass der Cuffballon prall-elastisch, aber nicht steinhart ist). Zur Vermeidung einer posterioren Dislokation ist immer eine gute Befestigung der Tamponade an der Wange des Patienten erforderlich.

Die deutlich seltenere **posteriore Epistaxis** nimmt ihren Ursprung meist im Bereich der Äste der A. sphenopalatina oder seltener der A. carotis und ist insofern klinisch relevant, als ihre Stillung wegen der eingeschränkten anatomischen Zugänglichkeit deutlich erschwert ist.

Hinweise auf eine posteriore Blutung können Blutspuren im Rachen, eine bilaterale Epistaxis sowie eine persistierende Blutung trotz anteriorer Tamponade sein.

Versuchsweise können **Ballontamponaden** verwendet werden, die auch für die posteriore Blutung zugelassen sind. Diese besitzen meist zwei Ballons, einen vorderen und einen hinteren. Wichtig ist, dass immer zuerst der hintere Ballon geblockt wird. Alternativen sind Blasenkatheter (z. B. Größe 14F). Bei posterioren Blutungen sind die Maßnahmen in der Notaufnahme meistens eher als überbrückend bis zur Vorstellung in einer HNO-Klinik zu anzusehen.

**Fallbericht**

**Therapie**

Als basale Maßnahme wird zunächst erneut die Kompression der Nasenflügel unterhalb des knöchernen Anteils für 10 min durchgeführt. Zudem wird bei bereits reduzierter Blutungsschwere noch Adrenalin lokal appliziert. Nach der genannten Kompressionszeit steht die Blutung größtenteils, sodass nach vorsichtiger Absaugung von Koageln das Nasenloch in Augenschein genommen werden kann. Es findet sich eine geringe noch verbliebene Sickerblutung im Bereich des Locus Kiesselbachii, woraufhin eine lokale Kompressionstamponade (z. B. Rapid Rhino™ anterior) appliziert und mit Luft gefüllt wird.

Im Verlauf ist bei einer oralen Untersuchung an der Rachenhinterwand keine Blutung zu sehen, und auch aus dem betroffenen Nasenloch fließt kein Blut mehr. Das Device wird mit Klebetape an der Wange fixiert.

## 98.5 Risikostratifikation und Disposition

Wenn eine **manuelle Kompression** zur Blutstillung ausreicht und es nicht zu einer erneuten Blutung kommt, ist eine HNO-Vorstellung auch ambulant nicht notwendig.

Patienten mit einer **anterioren Epistaxis**, die weitere Maßnahmen als eine manuelle Kompression erforderten, sollten auch nach Sistieren der Blutung für eine weitere Stunde klinisch überwacht werden. Die Antikoagulation kann bei gestoppter Blutung weiter eingenommen werden. Die Entfernung einer einliegenden vorderen Tamponade kann ambulant (innerhalb von maximal 48 h) erfolgen. Eine Bettruhe ist nicht notwendig. Bei Ballontamponaden kann nach 24 h ambulant ein vorsichtiges Entblocken (ohne Entfernung) durch den Patienten selbst erfolgen. Sollte es mit entblockter Tamponade erneut zu einer Blutung kommen, muss diese wieder geblockt werden und ggf. eine Wiedervorstellung auf der Notaufnahme stattfinden.

Bei der **posterioren Epistaxis** ist die Vorstellung in einer HNO-Klinik erforderlich. Die stationäre Aufnahmeindikation ist hier großzügiger zu stellen, da das Risiko für Hypoxie, Hypoventilation und auch Aspiration erhöht ist (insbesondere, wenn zur Anlage der Tamponade eine Sedierung notwendig war).

Hinsichtlich einer prophylaktischen **Antibiose** gibt es keine klaren Leitlinien. Empfohlen wird generell, eine Antibiose mit Amoxicillin-Clavulansäure bei anteriorer Blutung und einliegender Tamponade für > 48 h sowie bei der posterioren Epistaxis bis zur endgültigen Therapie.

**Fallbericht**

**Disposition/Empfehlung weiteres Vorgehen**

Der Patient gibt an, gerne in die Häuslichkeit entlassen zu werden. Er wohne nicht weit weg, die Ehefrau sei bei ihm. Nach erfolgreicher Blutstillung mithilfe einer endonasalen Ballontamponade ist dies nach weiteren 2 Stunden Überwachung ohne Rezidivblutung möglich. Die Antikoagulation kann bei stabilem Hb und sistierter Blutung erst einmal fortgeführt werden. Dem Patienten wird eine HNO-Vorstellung am Folgetag (oder erneut in der Notaufnahme) empfohlen, eine Antibiose ist daher zunächst nicht erforderlich. Sollte es vorher zu einer sichtbaren Rezidivblutung, metallischem Geschmack im Mund oder Fieber kommen, ist eine sofortige ärztliche Vorstellung indiziert.

✓ Fallbericht: Der Patient wird entlassen und bleibt beschwerdefrei. Er stellt sich am Folgetag bei seinem HNO-Arzt vor, der die Tamponade entfernt. Eine weitere Therapie ist nicht erforderlich.



## Was wäre, wenn …

- … der Patient eine doppelte Thrombozytenaggregationshemmung eingenommen hätte?
  - In der Akutsituation ändert das Absetzen einer doppelten Thrombozytenaggregationshemmung aufgrund der langen Halbwertszeit wenig. Bei relevanter Blutung/hämorrhagischem Schock müsste die Gabe von TKs/Desmopressin/EKs erfolgen. NSAR sollten für 3–4 Tage abgesetzt werden.
- … es sich um eine posteriore Epistaxis gehandelt hätte?
  - Die seltenere posteriore Epistaxis ist wesentlich schwieriger zu behandeln. Zwar gibt es auch hierfür Kompressionsdevices wie den RapidRhino™ posterior; ihre Applikation ist aber in der Regel komplizierter und ohne zumindest leichte Sedierung meist nur schwer durchführbar. Eine HNO-Vorstellung wäre selbst bei sistierter Blutung und einliegender posteriorer Tamponade notwendig gewesen.
- … es sich um eine traumatische Epistaxis gehandelt hätte?
  - Bei einer einfachen traumatischen Epistaxis (z. B. im Rahmen eines Faustschlags auf die Nase) ist vor blinder Applikation eines Devices immer eine Gesichtsschädelfraktur auszuschließen. Sofern eine solche ausgeschlossen wurde, kann eine anteriore Ballontamponade außer zur Blutstillung auch zur inneren Schienung einer gebrochenen Nase dienen.
- … die Blutdruckwerte bei 240 mmHg gelegen und begleitend starke Kopfschmerzen bestanden hätten?
  - Exzessiv erhöhte Blutdruckwerte führen zwar nicht selbst zur Blutung, können sie jedoch verstärken bzw. die Blutungszeit verlängern. Pragmatisch gesehen sollten Blutdruckwerte < 200 mmHg systolisch nicht primär gesenkt werden; bei initialen RR-Werten > 200 mmHg mit Hinweisen auf eine hypertensive Krise ist aber eine (orale) Akuttherapie gerechtfertigt.
- … es sich bei dem Patienten um ein Kind gehandelt hätte?
  - In diesem Fall sollte man immer auch an eine Fremdkörperingestion denken! Hier kommen folgende Maßnahmen in Betracht: das Zuhalten des anderen Nasenlochs beim Naseschneuzen, das Einführen eines kleinen Foley-Katheters mit Blockung des Ballons hinter dem Gegenstand oder der sog. „parent kiss" (anderes Nasenloch zuhalten und mittels Beatmungsbeutel über dem Mund oder durch die Eltern Mund-zu-Mund erhöhten enoralen Druck erzeugen).
  - Sollte es sich um Knopfbatterien handeln, liegt ein absoluter Notfall vor (Septumperforation).
  - Bei männlichen Jugendlichen mit einseitiger (rezidivierender) Epistaxis, die nicht einfach durch Kompression zu stoppen ist, muss an juveniles nasales Angiofibrom gedacht werden (CT).

### LITERATUR


Beck R, et al. Current approaches to epistaxis treatment in primary and secondary care. Dtsch Arztebl Int 2018; 115: 12–22.

McGinnis HD. Nose and sinuses. In: Tintinalli J, et al. (eds.): Tintinalli's Emergency Medicine. A Comprehensive Study Guide. 9th ed. New York: McGraw-Hill 2020; 1572–1579.

Riviello RJ. Otolaryngologic procedures. In: Roberts RJ, et al (eds.): Roberts and Hedges' Clinical Procedures in Emergency Medicine. 7th ed. Philadelphia: Elsevier 2019; 1338–1383.

S2k-Leitlinie Fremdkörperaspiration und Fremdkörperingestion, interdisziplinäre Versorgung von Kindern. AWMF-Registernummer 001-031. Stand: 10.12.2015 (in Überarbeitung); https://register.awmf.org/de/leitlinien/detail/001-031 (letzter Zugriff: 22.1.2023).

KAPITEL

# 99 Vorbeugen im Nachhinein

Christoph Hüser

**Fallbericht**

### Eintreffen

Ein 25-jähriger Mann stellt sich am frühen Samstagnachmittag fußläufig in der Notaufnahme vor. Er habe die Nacht in einem Saunaclub gefeiert, der ein Treffpunkt für homosexuelle Männer ist. Er habe dort auch Geschlechtsverkehr mit einem Mann gehabt, den er nicht näher kenne. Beim rezeptiven Analverkehr sei das Kondom gerissen, und nun fürchte er eine HIV-Infektion. Er bittet um Beratung.

### Ersteindruck

Patient sichtlich aufgeregt, wirkt ansonsten aber nicht physisch beeinträchtigt oder psychisch alteriert.

### Vitalwerte

GCS 15; $SaO_2$ 98 %; HF 91; RR 132/70; AF 13; Sx 0/10; T 37,2

### Triagekategorie

Grün

### Anamnese

Nach rezeptivem Analverkehr mit einem nur flüchtig bekannten Mann am Vorabend sei aufgefallen, dass das verwendete Kondom geplatzt sei. Den HIV-Status des Bekannten habe er nicht eruieren können. Nun habe er Angst vor einer HIV-Infektion.

Der Patient verfügt über einen vollständigen Impfstatus inkl. einer kompletten Hepatitis-B-Impfung vor 5 Jahren in Vorbereitung auf ein Praktikum im Gesundheitsbereich mit ausreichendem immunologischem Ansprechen.

✓ Fallbericht: Im beschriebenen Fall geht es offensichtlich um eine HIV-Postexpositionsprophylaxe.

**DIAGNOSE**
HIV-Postexpositionsprophylaxe

## 99.1 Anamnese und Differenzialdiagnose

Eine Vorstellung wie im oben genannten Beispiel ist klinisch nicht selten; auch bei Nadelstichverletzungen von Kolleginnen und Kollegen wird immer wieder die Notaufnahme um Rat gefragt.

Eine **Postexpositionsprophylaxe (PEP)** kann notwendig sein, wenn ein Patient beruflich oder privat potenziell kontaminierten Gegenständen oder Körperflüssigkeiten exponiert wird. Hierbei sind im Wesentlichen zwei Situationen zu unterscheiden:

1. Exposition durch kontaminierte Flüssigkeiten (Blut, Eiter, Urin etc.) oder Gegenstände (Nadeln, Skalpelle etc.) im Rahmen meist **medizinischen beruflichen Tätigkeit** mit den relevanten Haupterregern HIV und Hepatitis B
2. Nach **Sexualkontakten**, bei denen zusätzlich zu den genannten Erregern noch Geschlechtskrankheiten eine hohe Relevanz haben (Anteil dieser Situationen an den PEP-Interventionen nimmt zu)

Der Vollständigkeit halber sei auch noch die PEP nach Tier- und Menschenbissen (Tetanus, Tollwut) und bei Verletzungen im Allgemeinen (Tetanus) erwähnt. Hier kann ähnlich wie bei der PEP nach Geschlechtsverkehr auch eine zusätzliche Antibiotikatherapie erforderlich werden.

Die Notwendigkeit einer **HIV-Postexpositionsprophylaxe** basiert auf dem Zeitpunkt und der Art des Kontakts sowie dem (mutmaßlichen) HIV-Status der Indexperson.

**KERNAUSSAGEN**

Der Begriff Postexpositionsprophylaxe beschreibt sowohl eine passive (seltener aktive) Immunisierung nach Exposition mit potenziell erregerhaltigen Materialien als auch eine prophylaktische antibiotische oder antivirale Therapie.

**Fallbericht**

**Untersuchungsbefund**

Patient wach, voll orientiert, keine augenscheinlichen Intoxikationszeichen. Hautfarbe unauffällig. Herztöne rein, bds. vesikuläres Atemgeräusch. Abdomen weich, keine geschwollenen Lymphknoten.

## 99.2 Körperliche Untersuchung

Meist ist von keinen körperlichen Auffälligkeiten bei der Untersuchung auszugehen. Sofern kein systemisches Krankheitsgefühl und keine Verletzungen vorliegen, kann theoretisch von einer Untersuchung abgesehen und stattdessen der Fokus rein auf die notwendige Beratung gelegt werden.

**RED FLAGS**

Prinzipiell können sowohl HIV als auch Hepatitis B und C im Rahmen eines Sexualkontakts übertragen werden. Die Übertragungswahrscheinlichkeit steigt mit:
- Art des sexuellen Kontakts (höher, wenn anal und/oder rezeptiv)
- Risikofaktoren des Geschlechtspartners (Risikoland, männlich-homosexuell, i.v. Drogengebrauch)
- Bei bekannt positivem HIV-Status des Geschlechtspartners: fehlende antiretrovirale Therapie und hohe Viruslast > 1.000 IE/ml

**Fallbericht**

**Erste Anordnungen und Diagnostik**

Hepatitis- und HIV-Serologie, Labor.

**Hepatitis- und HIV-Serologie**

Akut nicht verfügbar, Ergebnisse erst am nächsten Werktag zu erwarten.

**Labor**

Übliche Laborwerte für Blutbild, (PTT, Quick), Leber- (GOT, GPT, γ-GT, Bilirubin) und Nierenparameter (Kreatinin, Harnstoff), HIV-AK-Test.

## 99.3 Erste Anordnungen und Diagnostik

Die Laborabnahme wird nur dann notwendig, wenn dem Patienten aus ärztlicher Sicht eine HIV-Postexpositionsprophylaxe angeboten wird. In diesem Fall ist die Bestimmung der Laborparameter notwendig, um vor dem Beginn der Therapie mit den z. T. recht toxischen antiretroviralen Substanzen einen laborchemischen Ausgangsstatus zu erheben. In der Leitlinie 2022 wird die Erhebung von Blutbild, Leber- und Nierenwerten, HIV- und ggf. HCV-Antikörpertest und – bei Personen ohne ausreichenden Impfschutz – Hepatitis-B-Markern (HBsAg, Anti-HBc, Anti-HBs) empfohlen.

Ist aus ärztlicher Sicht keine Postexpositionsprophylaxe indiziert, dann muss streng genommen auch keine Laborabnahme erfolgen.

**KERNAUSSAGEN**

- Bei Beginn einer antiretroviralen Therapie (ART) sollte immer ein Basislabor abgenommen werden.
- Eine ausführliche Aufklärung des Patienten zu den Risiken und Nebenwirkungen einer PEP muss ebenso erfolgen wie eine Aufklärung über das Transmissionsrisiko ohne PEP.

**Fallbericht**

**Therapie**

Wegen einer potenziellen HIV-Exposition wünscht der Patient nach Abwägung der Vor- und Nachteile eine medikamentöse Postexpositionsprophylaxe mit Tenofovir-Disoproxil/Emtricitabin und Raltegravir RAL 2 × 400 mg oder 1 × 2 zu je 600 mg, die ihm inkl. Beipackzettel und Einnahmeanleitung für den Samstag und Sonntag ausgehändigt wird.

Auf eine Auffrischung der Hepatitis-B-Impfung wird wegen des glaubhaft dargestellten vollständigen Impfstatus innerhalb der letzten 10 Jahre verzichtet. Dem Patienten wird aber eine antibiotische Prophylaxe gängiger Geschlechtskrankheiten durch eine kombinierte Gabe von Azithromycin 1 g p. o. und Cefexim 400 mg p. o., jeweils als Einmalgabe, angeboten.

Der Patient wird angewiesen, sich für die weitere Rezeptierung und Besprechung der Ergebnisse von Serologie und Labor am folgenden Werktag persönlich in der infektiologischen Ambulanz der Klinik vorzustellen.

## 99.4 Therapie

Die wichtigste Therapieentscheidung ist der Entscheid **für oder gegen eine antiretrovirale HIV-PEP**. Die hierfür wichtigste, bei der AWMF publizierte, Leitlinie wurde unter Federführung der Deutschen AIDS-Gesellschaft verfasst; darin finden sich neben Empfehlungen zur hier besprochenen sexuellen Exposition auch Empfehlungen bei beruflicher Exposition.

Bei der Entscheidung zu einer PEP sollte im ersten Schritt gesichert sein, dass es zu einem ungeschützten vaginalen oder analen Geschlechtsverkehr gekommen ist. Ist dies nicht der Fall oder beschränken sich die sexuellen Handlungen auf oralen Geschlechtsverkehr, dann ist eine HIV-PEP nicht indiziert.

Hat die Kontaktperson eine bekannte HIV-Infektion, sollte bei unklarem Behandlungsstatus oder Viruslast > 1.000 Kopien/ml eine PEP empfohlen werden. Bei einer Viruslast < 50 Kopien/ml ist keine PEP indiziert; bei Werten dazwischen sollte sie angeboten werden.

Bei unklarem HIV-Status kann je nach Risikokonstellation eine PEP angeboten werden (➤ Tab. 99.1).

Besonderes Fingerspitzengefühl verlangt eine Vergewaltigungssituation. Die Evidenzlage ist hierzu wenig brauchbar. Auch wenn das Risiko einer Exposition statistisch sehr gering ist, sollte grundsätzlich eine PEP angeboten werden.

Die Entscheidung über die Durchführung einer medikamentösen Expositionsprophylaxe ist zeitkritisch. Wird die Indikation für eine PEP festgestellt, so soll sie **unverzüglich** – so bald wie möglich nach der Exposition – **begonnen** werden. Anzustreben ist ein **Beginn der PEP innerhalb von 2 h nach Exposition**. Zumindest soll die Behandlung innerhalb von 24 h – in besonderen Fällen von 72 h – begonnen werden. Sind mehr als 72 h nach der Exposition vergangen, so wird eine PEP derzeit nicht mehr empfohlen.

**CAVE**

- Die Entscheidung über eine PEP ist zeitkritisch.
- Besteht eine Indikation für eine PEP, so ist ein möglichst kurzes Intervall zwischen Exposition und PEP-Beginn wichtig.
- In Zweifelsfällen kann eine PEP in der Notaufnahme begonnen werden. Fachexpert*innen in Spezialambulanzen können die PEP später beenden, falls die Indikation doch nicht bestehen sollte.

**Tab. 99.1** Indikation zur PEP bei sexueller Exposition und unklarem HIV-Status

| Expositionsart | PEP-Indikation |
|---|---|
| Ungeschützter Analverkehr zwischen Männern | Anbieten |
| Ungeschützter heterosexueller Vaginal- oder Analverkehr mit Partner*innen,<br>• die aktiv i. v. Drogen konsumieren<br>• die aus HIV-Hochprävalenzgebieten stammen (v. a. Subsahara-Afrika)<br>• die männlich und bisexuell sind | Anbieten |
| Vergewaltigung mit ungeschütztem Vaginal- oder Analverkehr | Anbieten |
| Ungeschützter heterosexueller Vaginal- oder Analverkehr ohne o. g. Risikofaktoren (auch mit Sexarbeiter*in) | Keine PEP-Indikation |
| Oralverkehr (auch bei bekannt HIV-positiven Partner*innen), Küssen | Keine PEP-Indikation |

### Hepatitis B und C

Geringere Relevanz in der Situation der PEP nach Geschlechtsverkehr hat die Infektionsgefahr mit **Hepatitis B**. Die Indikationen zur aktiven (und ggf. auch passiven) Immunisierung basieren im Wesentlichen auf dem anamnestischen oder nachgewiesenen Impfstatuts des Patienten. Zusammenfassend lässt sich festhalten, dass nur im Rahmen der letzten 10 Jahre vollständig geimpfte Patienten mit guter Immunantwort keine PEP benötigen. Einem Großteil der Patienten wird man dagegen eine aktive Immunisierung empfehlen; eine aktiv-passive Kombinationsimpfung wird nur für dauerhafte Non-Responder oder Ungeimpfte notwendig.

Nach gegenwärtigem Wissensstand besteht keine Indikation zu einer **Hepatitis-C-PEP**.

### Geschlechtskrankheiten

Die Indikation zu einer **PEP zur Vermeidung von Geschlechtskrankheiten** ist aufgrund der unterschiedlichen Verbreitung der verschiedenen Erreger nicht streng geregelt und muss individuell entschieden werden.

## 99.5 Risikostratifikation

Der ungeschützte homosexuell-rezeptive anale Geschlechtsverkehr wird als Hochrisikosituation angesehen. Die Risikostratifizierung über die Durchführung einer HIV-PEP erfordert eine sehr sachliche, aber auch genaue Klärung des Ablaufs, die vom Patienten ein hohes Maß an Offenheit und ärztlicherseits ein hohes Maß an Professionalität erfordert (➤ Tab. 99.2).

Die Risikostratifikation für eine HIV-Übertragung durch perkutane Exposition bei beruflicher Tätigkeit hängt von mehreren Faktoren ab (➤ Tab. 99.3).

**Tab. 99.2** Risikostratifikation nach ungeschützter (kein Kondom, keine HIV-PrEP) sexueller Exposition (Deutsch-Österreichische HIV-PEP- Leitlinie, Version 2022, S2k-Leitlinie) [W951-001]

| Art des Kontakts | Risiko pro 10.000 Expositionen | 95 %-Konfidenzintervall |
|---|---|---|
| Rezeptiver Analverkehr | 138 | 102–186 |
| Insertiver Analverkehr | 11 | 4–28 |
| Rezeptiver Vaginalverkehr | 8 | 6–11 |
| Insertiver Vaginalverkehr | 4 | 1–14 |
| Oralverkehr | Einzelfälle sind beschrieben | |

**Fallbericht**

**Disposition/Empfehlung weiteres Vorgehen**

Gemäß Patientenwunsch Beginn der HIV-PEP, ambulante Anbindung an infektiologische Ambulanz zur Festlegung des weiteren Vorgehens (insbesondere Dauer und Rezeptierung der HIV-PEP)

**Tab. 99.3** Risikostratifikation nach perkutaner beruflicher Exposition (Deutsch-Österreichische HIV-PEP-Leitlinie, Version 2022, S2k-Leitlinie) [W951-001]

| Art der HIV-Exposition | Quelle | Risiko in Relation zum mittleren Risiko von 0,3 % |
|---|---|---|
| Tiefe Stich- oder Schnittverletzungen | [1, 27, 40] | 16-fach höher |
| Indexperson hat hohe Viruslast (akute HIV-Infektion, AIDS ohne ART**) | [1] | 6-fach höher |
| Sichtbare frische Blutspuren auf dem verletzenden Instrument | [1, 27, 40–42] | 5-fach höher |
| Verletzende Kanüle oder Nadel war zuvor in einer Vene oder Arterie platziert | [1, 27, 40–42] | 5-fach höher |
| Exposition von Schleimhaut | [33, 39] | 4-fach niedriger |
| Exposition von entzündlich veränderten Hautpartien | [33, 39] | 10-fach niedriger |

* Quellenangaben s. Leitlinie
** ART = antiretrovirale Therapie

## 99.6 Disposition/Empfehlung weiteres Vorgehen

Die weitere Betreuung der Patienten über die Zeit der PEP, die in der Regel 4 Wochen umfasst, und die Kontrolle der Ausgangslaborwerte hinaus sollte in den meisten Fällen in einer HIV-Schwerpunktpraxis, seltener einmal in einer entsprechenden (Hochschul-) Ambulanz erfolgen. Hier herrscht eine entsprechend große Erfahrung mit Medikation und Thematik, und es besteht die Möglichkeit zur budgetschonenden Rezeptierung der z. T. sehr teuren Medikamente.



### Was wäre, wenn …

- … der Patient erst 2 Tage später gekommen wäre?
  ndash; Eine antiretrovirale Therapie im Rahmen einer HIV-PEP wird bis zu einer Postexpositionszeit von 72 h empfohlen. Es liegt allerdings Evidenz für eine bessere Wirksamkeit bei möglichst zügigem Beginn vor.
- … der Patient nicht gegen Hepatitis B geimpft gewesen wäre?
  ndash; In diesem Falle wäre eine aktiv-passive Kombinationsimpfung indiziert gewesen.
- … der Patient anriefe und die Testergebnisse erfragen wollte?
  ndash; Eine telefonische Auskunft über derart sensible Daten ist strengstens abzulehnen. Die Ergebnisse (auch negative) sollten immer im direkten Gespräch erörtert werden, nicht zuletzt auch, um so die hiermit einhergehende Möglichkeit zu einer Präventionsberatung nicht ungenutzt verstreichen zu lassen.
- … der Patient ausschließlich Oralverkehr praktiziert hätte?
  ndash; Da eine HIV-Übertragung bei Oralverkehr sehr unwahrscheinlich ist, wird eine PEP bei ausschließlich praktiziertem Oralverkehr nicht empfohlen.

#### LITERATUR

Deutsche AIDS-Gesellschaft DAIG et al. Deutsch-Österreichische Leitlinien zur medikamentösen Postexpositionsprophylaxe (PEP) nach HIV-Infektion (Version 2022); https://register.awmf.org/assets/guidelines/055-004l_S2k_Medikamentoese-Postexpositionsprophylaxe-PEP-nach-HIV-Exposition_2022-06.pdf (letzter Zugriff: 22.1.2023).

KAPITEL

# 100 Rot, röter, Lebensgefahr

Matthias Deininger

## Fallbericht

### Eintreffen

Eine 65-jährige Patientin stellt sich mit seit 3 Tagen bestehenden grippeähnlichen Beschwerden fußläufig in der Notaufnahme vor. Seit heute Morgen bestünde nun zusätzlich ein Hautausschlag, der aktuell bereits große Teile des Körpers betreffe.

### Ersteindruck

Leicht kränklich anmutende Patientin.

### Vitalwerte

GCS 15; $SaO_2$ 96 %; HF 111; RR 120/74; AF 19; T 38,4; Sx 4/10; BZ 106

### Triagekategorie

Gelb

### Anamnese

Der Allgemeinzustand der Patientin habe sich seit 3 Tagen zunehmend verschlechtert. Neben Fieber, Übelkeit und einem diffusen Muskelschmerz bestünde seit dem Aufstehen heute Morgen ein sich rasch vom Körperstamm ausbreitendes Exanthem. Auf Nachfrage werden schmerzhafte enorale Erosionen berichtet, die am Vorabend erstmals aufgefallen seien. Weitere organspezifische Symptome bestünden nicht.

Abgesehen von einer Hyperurikämie, die vor 2 Wochen beim regelhaften hausärztlichen Check-up diagnostiziert worden sei und seither mit Allopurinol therapiert werde, bestünden keine bekannten Vorerkrankungen. Keine Auslandsaufenthalte in den letzten Monaten, keine Tierkontakte, kein verändertes Ernährungsverhalten. Monogame heterosexuelle Partnerschaft. Altersentsprechend vollständiger Impfstatus, außer Allopurinol (seit 2 Wochen) keine Hausmedikation. Familienanamnese leer.

✓ Fallbericht: Leitsymptom der Patientin ist ein generalisiertes (fieberhaftes), progredientes Hautexanthem.

## 100.1 Anamnese und Differenzialdiagnose

Es existieren zahlreiche Differenzialdiagnosen beim Vorliegen eines Exanthems. Daher empfiehlt es sich in diesem Kontext, systematisch vorzugehen. Die Anamnese ist hierbei essenziell und kann bereits zu einer deutlichen Eingrenzung der Differenzialdiagnosen beitragen. Zunächst ist es sinnvoll, das Auftreten und den **zeitlichen Verlauf** der Exanthemausbreitung zu erfragen und weitere **Begleitsymptome** wie Fieber, Juckreiz oder andere Organbeteiligungen zu eruieren. Auch bestehende hereditäre Erkrankungen in der Familie können hinweisgebend sein. Außerdem sollte ein Zusammenhang zu **potenziellen Auslösern** (z. B. Allergene, neue Medikamente) explizit herausgearbeitet werden. Besteht Letzterer, gilt es zwischen einem plötzlichen (< 6 h) und einem verzögerten (> 6 h bis mehrere Wochen) Auftreten nach Exposition zu differenzieren.

Typischerweise deutet ein plötzliches Auftreten innerhalb von Minuten auf eine anaphylaktische Reaktion hin, die häufig u. a. mit Flush, Angioödem und Urtikaria vergesellschaftet ist und einer Behandlung, wie in ➤ Kap. 96 beschrieben, bedarf.

Bei verzögertem Auftreten oder ohne Zusammenhang zu einem erinnerlichen Agens gilt es im zweiten Schritt, zwischen generalisierten und lokalisierten Hautveränderungen zu unterscheiden. In einem dritten Schritt sollten beim Vorliegen generalisierter Hautveränderungen vier Erscheinungsformen unterschieden werden. Auch eine Fotodokumentation zur Verlaufsbeurteilung ist sinnvoll.

**MERKE**

Es gibt vier wichtige Erscheinungsformen generalisierter Hautveränderungen:

- **Erythematös** (großfleckig bis flächig, **wegdrückbar, da hyperäm**, selten leicht erhaben)
- **Makulopapulös** (kleinfleckig, punktuell, oft deutlich erhaben)
- **Vesikulobullös** (kleine bis große Blasen, flüssigkeitsgefüllt)
- **Petechial-purpural** (klein- bis großfleckig, **nicht wegdrückbar, da eingeblutet**)



Selbstverständlich gibt es sowohl bei der Differenzierung generalisiert/lokalisiert als auch bei der Eingruppierung in die genannten vier Erscheinungsbilder einen fließenden Übergang sowie ein Nebeneinander unterschiedlicher Hautveränderungen.

**Fallbericht**

### Körperliche Untersuchung

Patientin in akut reduziertem AZ und normalem EZ. Herztöne tachykard ohne Herzgeräusch, Pulmo frei, Abdomen weich und ohne fokalen Druckschmerz, keine Gelenkschwellungen.

Generalisiertes, körperstammbetontes, eher flächiges unscharf begrenztes und teilweise konfluierendes makulopapulös wegdrückbares Exanthem, teilweise mit Blasenbildung. Bei tangentialer Berührung mit leichter Ablösung von Unterhaut. Betroffene Körperoberfläche mit Hautablösung gemäß Neunerregel nach Wallace: ca. 40 %. Enoral sowie skleral einzelne eher flächige Rötungen (Enantheme). Keine palpablen Lymphknoten.

✓ Fallbericht: Hier handelt es sich um ein generalisiertes makulopapulöses, teils bullöses Exanthem mit Schleimhautbeteiligung und positivem Nikolsky-Phänomen I ohne typisches Verteilungsmuster.

## 100.2 Körperliche Untersuchung

Bei der Untersuchung der Patientin sollte ein Fokus auf die genaue Beschreibung des Exanthems gelegt werden.

**MERKE**

**Untersuchungstechniken bei Exanthem**

- Zu den wichtigen spezifischen Untersuchungstechniken gehört die Untersuchung auf **Wegdrückbarkeit** eines Exanthems. Dieses unterscheidet zwischen erythematösen Hautveränderungen einerseits, deren Rötung gut wegdrückbar ist, und petechial-purpuralen Hautveränderungen, die nicht wegdrückbar sind.
- Das **Nikolsky-Phänomen I** beschreibt eine flächige Ablederung der Epidermis auf tangentialen Druck und ist ein typischer Befund u. a. des „staphylococcal scalded skin syndrome" (SSSS) und des Stevens-Johnson-Syndroms bzw. der toxischen epidermalen Nekrolyse (SJS/TEN ).
- Das **Verteilungsmuster** des Exanthems kann sowohl zentral- als auch peripher- sowie flexoren- oder extensorenbetont sein.
- Die **Schleimhautbeteiligung** des Exanthems ermöglicht eine Differenzierung zwischen SSSS, das selten eine Schleimhautbeteiligung aufweist und vorwiegend im Kindesalter vorkommt, und SJS/TEN, das eher im Erwachsenenalter auftritt und regelhaft mit einer Schleimhautbeteiligung einhergeht.
- Die Untersuchung sollte zudem die Suche nach einer sog. **Target-Läsion**, einer sich ausbreitenden, schießscheibenartigen lokalen Hautveränderung einschließen, die u. a. für ein Erythema chronicum migrans bei Borreliose oder Erythema multiforme typisch ist.

Folgende Aspekte weisen auf die Diagnose SJS/TEN hin (angepasst nach Oro et al. 2019):

- Rasche Verschlechterung des Allgemeinzustands, Fieber > 39 °C
- Schmerzen der Haut/Schleimhäute
- Schnell einsetzender Hautausschlag inkl. Schleimhautbefall mit:
  - ausgedehnten multifokalen, mukokutanen Erosionen (mindestens an 2 unterschiedlichen Lokalisationen; auch Magen-Darm-Schleimhaut, Nieren, Leber und die Atemwege können mitbetroffen sein),
  - positivem Nikolsky-Phänomen I,

- stamm-/gesichtsbetontem Exanthem mit zentraler dunkelroter Färbung (atypische Kokarden) im Verlauf konfluierend,
- kutaner Blasenbildung.

Sind 3 oder mehr Kriterien erfüllt, erscheint die Diagnose SJS/TEN wahrscheinlich. SJS/TEN ist häufig mit der Einnahme neuer Arzneimittel assoziiert und tritt mit einer Latenz von bis zu 4 Wochen auf; selten können auch Infektionen, z. B. mit *Mycoplasma pneumoniae* Auslöser sein. Im vorliegenden Fall sind mehr als 3 der genannten Kriterien erfüllt, sodass die Gesamtheit der Befunde inkl. des beschriebenen Prodromalstadiums mit Fieber und der positiven Arzneimittelanamnese mit Beginn von Allopurinol innerhalb des letzten Monats die Diagnose SJS/TEN wahrscheinlich machen (➤ Tab. 100.1).

**RED FLAGS**

Die meisten gefährlichen, mit Exanthemen einhergehenden Erkrankungen bieten weitere kritische Merkmale in Anamnese oder Patientengruppe:
- Fieber bis hin zu septischem Krankheitsbild
- Schweres Krankheitsgefühl
- Unverhältnismäßige Schmerzen
- Hohe Akuität des Krankheitsverlaufs
- Immunsuppression

Differenzialdiagnostisch gilt es u. a. blasenbildende Autoimmundermatosen (z. B. Pemphigus vulgaris) zu berücksichtigen. In diesem konkreten Fall spricht der stammbetonte Befund aber eher gegen diese mögliche Diagnose. Ohnehin ist die Akuttherapie in der ZNA für beide Diagnosen nahezu gleich. Die schlussendliche Differenzierung erfolgt mittels Hautbiopsie.

**Tab. 100.1** SJS/TEN: klinische Differenzierung nach betroffener, epidermal abgelöster Körperoberfläche (KOF)

| Anteil Körperoberfläche in % | Diagnose |
|---|---|
| < 10 % | Stevens-Johnson-Syndrom (SJS) |
| 10–30 % | SJS/TEN-Übergangsform |
| > 30 % | Toxische epidermale Nekrolyse (TEN) |

**Fallbericht**

### Erste Anordnungen und Diagnostik

Monitoring, Labor, Isolation.

#### Monitoring

Durchgehend tachykarder Sinusrhythmus von ca. 110/min, vereinzelte SVES.

#### Labor

| Parameter | Laborwert Pat. | Referenzbereich | Einheit |
|---|---|---|---|
| Hämoglobin | 13,2 | 12–16 | g/dl |
| Leukozyten | 9 | 4–10 | Tsd./µl |
| Thrombozyten | 148 | 140–440 | Tsd./µl |
| Natrium | 132 | 135–148 | mmol/l |
| Kalium | 5,0 | 3,5–4,8 | mmol/l |
| Kreatinin | 1,4 | 0,5–1,2 | mg/dl |
| Harnstoff | 42 | 10–55 | mg/dl |
| AST | 56 | 10–35 | U/l |
| ALT | 70 | 10–35 | U/l |
| Laktat | 3,2 | | mg/dl |
| Bikarbonat | 21,3 | 22–26 | mmol/l |
| Glukose | 11 | 70–110 | mg/dl |

✓ Fallbericht: Neben einer Tachykardie ergeben sich in den Laborwerten der Patientin allenfalls unspezifische Befunde wie eine milde Leberwerterhöhung, ein mäßig erhöhter Laktatwert und eine milde Hyponatriämie.

**DIAGNOSE**

Toxische epidermale Nekrolyse (TEN)

## 100.3 Erste Anordnungen und Diagnostik

Eine durchgehende Tachykardie im **Monitoring** ist hier Ausdruck des Fiebers und damit zunächst nicht besorgniserregend. Bei ausgedehnten Hautablösungen mit konsekutiven Flüssigkeitsverlusten über die Oberfläche kann auch ein Flüssigkeitsdefizit erklärend für die Tachykardie sein.

**Laborchemisch** ist bei medikamentös bedingter TEN kein spezifischer Befund zu erwarten. Häufige, aber unspezifische Parameter sind eine mäßige Leukozytose und Lymphopenie, gering erhöhte Leberenzyme, Elektrolytstörungen und eine leichte Anämie. Ein spezifischer Parameter existiert für das Erkrankungsbild nicht. Laktat gilt als unspezifischer Parameter für kritische Krankheitsschwere und kann ebenfalls erhöht sein.

Bis zur endgültigen Klärung der Krankheitsätiologie ist eine **Isolation** aller Patienten mit generalisiertem Exanthem in der Notaufnahme sinnvoll: einerseits zum Schutz der Umwelt, sollte eine infektiöse Genese vorliegen, andererseits zum Schutz des Patienten aufgrund der offenen Hautwunden, die als potenzielle Eintrittspforten für Infektionen dienen können.



Sofern verfügbar, ist die zeitnahe **Gewinnung einer Hautbiopsie** aus einem betroffenen Hautareal für die abschließende Diagnosestellung zweckmäßig.

**Fallbericht**

**Therapie**

Beendigung der Einnahme aller nicht lebenskritischen Medikamente, vor allem Allopurinol und die Substanzklassen der Antikonvulsiva, Antibiotika, SSRI und NSAR. Sterile Abdeckung der betroffenen und unmittelbar angrenzenden Körperareale, Anlage zweier großlumiger Venenverweilkanülen in nicht betroffene Hautareale und großzügige Flüssigkeitstherapie. Schweregradadaptierte Analgesie, bevorzugt mit i. v. Opioiden.

## 100.4 Therapie

Die Grundzüge der Notaufnahmeversorgung des Krankheitsbilds sind die Beendigung möglicher auslösender Medikamente, sterile Abdeckung, Flüssigkeitstherapie und Analgesie.

**MERKE**

**Therapie SJS/TEN in der Notaufnahme:**
- Absetzen möglicher auslösender Medikamente
- Sterile Abdeckung
- Flüssigkeitstherapie
- Analgesie

Die Liste der unterschiedlichen Medikamente, die ein SJS/TEN auslösen können, ist lang. **Allopurinol** ist ein häufig mit der Erkrankung in Verbindung gebrachtes Medikament, das zudem oft rezeptiert wird. Weitere **kritische Substanzklassen** sind: Antikonvulsiva (bei denen temporär ggf. auf Benzodiazepine oder andere Mitglieder der Gruppe umgestellt werden muss), Antibiotika (bei denen der Verwendungszweck kritisch hinterfragt und ggf. auf eine andere Untergruppe ausgewichen werden muss), NSAR (bei denen eine Umstellung auf Paracetamol oder schwache Opioide erfolgen sollte) und SSRI (Umstellung nach Rücksprache mit der behandelnden Klinik). Grundsätzlich sollten alle nicht kritisch lebenserhaltenden Medikamente nach Möglichkeit vorerst beendet werden.

Eine deutsche S3-Leitlinie zur Diagnostik und Therapie des SJS/TEN ist aktuell (2022) in der Entwicklung. Nachfolgende Empfehlungen basieren daher auf internationalen Empfehlungen, insbesondere der britischen Leitlinie.

Bezüglich der **Wundversorgung** ist in der Notaufnahmesituation ein steriles Abdecken mit einem trockenen, nichtadhäsiven Wundverband ausreichend. Im weiteren Verlauf kann abhängig von der Ausdehnung und Schwere ein Débridement indiziert sein, was jedoch nur durch spezialisierte (Brandverletzten-) Zentren erfolgen sollte.

Ein weiteres Element einer zielgerichteten Notaufnahmetherapie sollte eine **großzügige Flüssigkeitstherapie** sein. Auch wenn die auszugleichende Flüssigkeitsmenge tendenziell unter der einer gleich großen Verbrennung liegt, sollte großzügig Herz-Kreislauf- und urinausscheidungsadaptiert (0,5–1 ml/kg/h) physiologische Kristalloidlösung infundiert werden. Sollte die urogenitale Schleimhaut mitbetroffen sein, ist die Indikation für die **Anlage eines Blasenkatheters** großzügig zu stellen, da sonst eine schmerzbedingte Dysurie und Harnretention drohen.

Hinsichtlich einer notwendigen **Analgesie** sollte identisch zu zahlreichen anderen Krankheitsbildern vorgegangen werden. Bei leichten oder mäßigen

Schmerzen kann Paracetamol i. v. zur Anwendung kommen (auf NSAR sollte verzichtet werden, da die Gefahr einer zusätzlichen Schädigung der potenziell bereits betroffenen Magen-Darm-Schleimhaut sowie der Nieren besteht). Patienten mit starken Schmerzen sollten frühzeitig eine intravenöse Opioidtherapie erhalten.

Krankheitsspezifische Diagnoseelemente und Therapien mit nachrangiger Bedeutung für die Notaufnahme sind die Hautbiopsie, eine ophthalmologische Konsiluntersuchung, die systemische Glukokortikoid- oder Immunglobulingabe und die unterschiedlichen Konzepte zur Infektionsprävention. Angesichts eines 100-fach erhöhten Risikos für SJS/TEN bei Patienten mit AIDS kann ein HIV-Screening erwogen werden.

**Fallbericht**

**Risikostratifikation**

Hinsichtlich der demografischen Kriterien könnte die Patientin, die abgesehen von der kürzlich diagnostizierten Hyperurikämie unter keinerlei relevanten Vorerkrankungen leidet, als Niedrigrisikokandidatin angesehen werden. Die klinischen Parameter, die ausgedehnte beeinträchtigte Fläche und die anhaltende Tachykardie sind jedoch ebenso individuelle Risikoparameter wie der leicht erhöhte Harnstoffwert.

✓ Fallbericht: Mit einem Score von 3, der einer erwarteten Mortalität von ca. 35 % entspricht, befindet sich die Patientin im mittleren bis hohen Risikobereich.

## 100.5 Risikostratifikation

Anhand demografischer Kriterien, klinischer Untersuchungsparameter und laborchemischer Werte kann mit dem **SCORTEN-Score** (**S**everity-of-illness **Scor**e for **T**oxic **E**pidermal **N**ecrolysis) innerhalb der ersten 24 h nach Aufnahme eine grobe Einschätzung der Krankheitsschwere und der zu erwartenden Mortalität erfolgen (> Tab. 100.2).

Über den genannten Score hinaus können individuelle Patientencharakteristika, Sepsis-Scores oder die subjektive klinische Einschätzung zusätzliche wertvolle Kriterien in der Risikoeinschätzung darstellen.

**Tab. 100.2** SCORTEN-Score zur Einschätzung toxischer epidermaler Nekrolysen [F845-001]

| Prognostische Faktoren | Punkte |
|---|---|
| Alter ≥ 40 Jahre | 1 |
| Puls ≥ 120/min | 1 |
| Karzinom (hämatologischer Tumor) vorhanden | 1 |
| Betroffener Körperteil an Tag 1 ≥ 10 % | 1 |
| Serumharnstoff (> 10 mmol/l) | 1 |
| Serumbikarbonat (< 20 mmol/l) | 1 |
| Serumglukose (> 14 mmol/l/>250 mg/dl) | 1 |
| **SCORTEN-Punkteskala** | **Mortalitätsrate [%]** |
| 0–1 | 3,2 |
| 2 | 12,1 |
| 3 | 35,3 |
| 4 | 58,3 |
| > 4 | > 90 |

**Fallbericht**

**Disposition/Empfehlung weiteres Vorgehen**

Aufgrund der ausgedehnten Hautbeteiligung und des u. a. daraus resultierenden SCORTEN-Scores von 3 erfolgt eine intensivmedizinische Überwachung auf einer chirurgischen Intensivstation mit Erfahrungen in der Brandverletztenversorgung. Die Patientin wird notarztbegleitet sofort nach Absprache mit der aufnehmenden Stationsärztin dorthin verlegt.

## 100.6 Disposition/Empfehlung weiteres Vorgehen

In Anlehnung an den SCORTEN-Score wird eine intensivmedizinische Therapie in einer Intensiveinheit mit Brandverletztenerfahrung für alle Patienten mit ausgedehnter Hautbeteiligung (> 10 %) oder einem

100

Score von 2 oder mehr Punkten empfohlen. Da die zur Behandlung von SJS/TEN erforderlichen Ressourcen denen von Brandverletzten ähneln, sind Intensiveinheiten mit Erfahrung in der Behandlung von Verbrennungspatienten auch in diesen Fällen besonders gut geeignet.

Die Behandlung von Patienten mit SJS/TEN, die einen SCORTEN-Score von 0 oder 1 aufweisen, sollte durch eine Klinik für Dermatologie mit Erfahrung in der Behandlung dieses Krankheitsbildes erfolgen.



## Was wäre, wenn …

- … die Patientin ein unauffälliges Labor gehabt hätte?
  - Eine ausgedehnte Hautbeteiligung und eine Tachykardie allein würden bereits einen SCORTEN-Score von 2 bedingen und damit die Therapie in einer Spezialabteilung rechtfertigen. Im Zweifel sollte sowieso auf diese hochspezialisierte Ressource zurückgegriffen werden. Ein Downgrading kann zu einem späteren Zeitpunkt problemlos erfolgen.
- … bei der Patientin kein Nikolsky-Phänomen I bestanden hätte?
  - Die Diagnose SJS/TEN wäre dann sehr unwahrscheinlich gewesen. Aufgrund der klinischen Häufigkeit sollte in diesem Fall bei entsprechender zeitlicher Korrelation zunächst an eine Anaphylaxie gedacht werden.
- … keine standortnahe Brandverletztenversorgung verfügbar gewesen wäre?
  - In Anbetracht des Ausmaßes der betroffenen Hautregionen wäre möglicherweise auch eine weitere Verlegung sinnvoll gewesen, wenn eine komplexe Wundversorgung im Vordergrund steht. Das alleinige Vorhandensein mehrerer anderer Risikomarker würde auch eine Aufnahme auf einer konventionellen, bevorzugt operativen Intensivstation rechtfertigen.
- … die Patientin keine regelmäßige Dauermedikation einnähme?
  - Auch eine einmalige Gabe eines rezeptfrei erworbenen Präparats kann grundsätzlich eine schwere Arzneimittelreaktion hervorrufen. Eine dezidierte Anamnese kann hier hilfreich sein, auch wenn die Auslösestoffe längst nicht immer eruierbar sind.
- … die flächige Rötung des Exanthems nicht wegdrückbar gewesen wäre?
  - In diesem Fall hätte man ein purpurales Exanthem beschrieben, dessen gefährlichste Ursache eine Meningokokkensepsis ist.

### LITERATUR


Bastuji-Garin S, et al. SCORTEN: a severity-of-illness score for toxic epidermal necrolysis. J Invest Dermatol 2000; 115(2): 149.

Creamer D, et al. UK guidelines for the management of Stevens–Johnson syndrome/toxic epidermal necrolysis in adults 2016. J Plast Reconstr Aesthet Surg 2016; 69(6): e119–e153

Murphy-Lavoie H, et al. Emergent diagnosis of the unknown rash: an algorithmic approach. Emerg Med 2010; 42(3): 6–17.

Oro S, et al. Nécrolyse épidermique syndrome de Stevens-Johnson et syndrome de Lyell (nécrolyse épidermique toxique). Version 2019; www.orpha.net/data/patho/Emg/Int/fr/NecrolyseEpidermiqueToxique_FR_fr_EMG_ORPHA537.pdf (letzter Zugriff: 22.1.2023).

Siciliano G. Don't be RASH: Emergency physician's approach to the undifferentiated lesion; www.emdocs.net/dont-rash-emergency-physicians-approach-undifferentiated-lesion/ (letzter Zugriff: 22.1.2023).

# XV Zehn besondere Fälle

XV

KAPITEL

# 101 Da kommt eine Reanimation!

Kevin Pilarczyk und Thomas Fleischmann

**Fallbericht**

### Telefonischer Erstkontakt mit der Notärztin

Über das Schockraumtelefon meldet eine Notärztin eine laufende Reanimation. 6 min nach Alarmierung sei der RTW bei einem 65-jährigen leblosen Patienten unter Laienreanimation eingetroffen, 2 min später die Notärztin. Der initiale Rhythmus sei ein Kammerflimmern gewesen; einige Defibrillationen seien bislang erfolglos. Die Basismaßnahmen inkl. supraglottischer Atemwegssicherung, wiederholten Defibrillationen sowie Adrenalin- und Amiodarongabe seien regelrecht gelaufen, es könne jedoch kein Spontankreislauf („return of spontaneous circulation", ROSC) erzielt werden. Das großamplitudige Kammerflimmern persistiere aber, und der $etCO_2$ bleibe über 20 mmHg. Bei V. a. auf akuten Myokardinfarkt sei ASS und Heparin gegeben worden. Die Notärztin möchte mit Ihnen die Möglichkeiten einer extrakorporalen kardiopulmonalen Reanimation (eCPR) besprechen.

### Ausgangssituation

Außerklinischer Kreislaufstillstand mit laufender Reanimation.

### Triagekategorie

Rot

### Weitere Informationen und Fremdanamnese

Die Ehefrau gibt an, dass der Patient unter Diabetes mellitus Typ 2 leide und bei bekannter koronarer Herzkrankheit vor 2 Jahren einen Herzkatheter mit Stents erhalten habe. Er habe in ihrem Beisein zunächst über starke thorakale Schmerzen geklagt und sei dann zusammengebrochen. Daraufhin habe sie sofort die Rettungsleitstelle angerufen und unter telefonischer Anleitung des Leitstellendisponenten unverzüglich mit den Wiederbelebungsmaßnahmen begonnen.

✓ Fallbericht: Aus den Informationen der Notärztin und der Ehefrau geht hervor, dass es sich um einen außerklinischen beobachteten Herzstillstand mit Laienreanimation am ehesten auf dem Boden einer kardialen Ischämie handelt.

## 101.1 Präklinisches Management

**DIAGNOSE**

Therapierefraktärer außerklinischer Herz-Kreislauf-Stillstand („out-of-hospital cardiac arrest", OHCA)

Nach Etablierung von BLS und ACLS inkl. Atemwegssicherung, Etablierung eines intravenösen/intraossären Zugangs sowie Applikation von Adrenalin sowie ggf. Amiodaron und Defibrillation sollte zügig nach rasch reversiblen Ursachen des Kreislaufstillstands gesucht werden, um diese, wenn möglich, zu beheben.

In geeigneten Fällen können und sollten **erweiterte Wiederbelebungsmaßnahmen (eCPR)** erwogen werden. Da ein zu später Übergang von konventioneller Reanimation zu eCPR, also der Implantation einer **ECLS** („extracorporal life support" = pumpenbetriebene veno-arterielle Kreislaufunterstützung) unter Reanimation, die Vorteile der mechanischen Kreislaufunterstützung erheblich schmälern oder zunichtemachen kann, muss der ersteintreffende Notarzt in Zusammenschau der Befunde die eCPR möglichst in den ersten 15 min der eCPR in Betracht ziehen, damit die Etablierung des ECLS-Verfahrens möglichst innerhalb von 60 min ab Kreislaufstillstand erfolgen kann („golden hour of eCPR"). Daher sollte eine telefonische Kontaktaufnahme zu einem eCPR-Zentrum mit einer strukturierten telefonischen Übergabe erfolgen. Um diesen Entscheidungsprozess zu beschleunigen, empfiehlt sich die Einrichtung einer ECLS-Hotline der Klinik, die mittels einer standardisierten **eCPR-Checkliste** alle nötigen Informationen gewinnt. Für die Schnittstellenkommunikation mit dem Rettungsdienst müssen gültige Verfahrensanweisungen implementiert werden, die eine strukturierte Übergabe und Interventionsorte zuverlässig definieren.

Fällt der Entschluss zur innerklinischen ECLS-Anlage, dann erfolgt sofort der unmittelbare Transport des Patienten unter kontinuierlicher Reanimation in die entsprechende Klinik, in der Regel unter Zuhilfenahme eines mechanischen Kompressionssystems. Für die Übergabe des Patienten im Schockraum oder auf der Intensivstation sollte eine strukturierte Übergabe durch die Notärztin mit nachfolgender Zusammenfassung durch den Leiter des Schockraumteams nach einem kurzen Team-Time-Out (TTO) erfolgen.

**KERNAUSSAGEN**

- Notärzt*innen müssen die eCPR-Kriterien kennen, um eine eCPR frühzeitig als Option in Betracht zu ziehen.
- Die telefonische Übergabe an ein ECLS-Team sollte checklistenbasiert ablaufen.

**Fallbericht**

**Präklinisches Management**

Nach kurzer checklistenbasierter Abfrage der wichtigsten Pro- und Kontra-Kriterien erfolgt in einem gemeinsamen Entschluss der bodengebundene Transport des Patienten unter mechanischer Thoraxkompression und weiter fortlaufenden Reanimationsmaßnahmen in die Notaufnahme. Die Fahrzeit wird mit ca. 10 min eingeschätzt.

## 101.2 Indikationsstellung für eCPR

Zahlreiche Untersuchungen haben versucht, Risikofaktoren und ihre prognostische Aussagekraft im Rahmen der eCPR zu analysieren, die dem Notfall- und Intensivmediziner bei der Entscheidung für oder gegen eCPR helfen können. So sind ein initial defibrillierbarer Herzrhythmus, ein kurzes Zeitintervall vom Beginn der CPR bis zum Wiederkehren eines Kreislaufs (Low-Flow-Dauer), ein beobachteter Herz-Kreislauf-Stillstand bzw. eine kurze No-Flow-Phase, ein niedrigeres Alter, ein hoher pH-Wert und eine niedrige Serumlaktatkonzentration mit einem günstigen Ausgang nach eCPR assoziiert.

Dennoch erscheint es nicht gerechtfertigt, die eCPR für Patienten auf der Basis eines einzelnen Parameters kategorisch auszuschließen. Auch wenn z. B. Alter und Gebrechlichkeit die Überlebenswahrscheinlichkeit negativ beeinflussen, sollte das Alter nicht als absolute Kontraindikation gesehen werden.

Ähnliches gilt für Laktat- und pH-Werte: Auch wenn sich der pH-Wert und das Serumlaktat in Studien häufig als die entscheidenden Prognosefaktoren hervorgetan haben, existieren keine validierten Cut-off-Werte für den pH-Wert oder das Serumlaktat, die allein oder in Kombination für die Entscheidung einer eCPR herangezogen werden, sodass diese Laborparameter niemals isoliert, sondern stets im klinischen Kontext betrachtet werden sollten. Einmalig erhobene Ist-Werte sind auch im kardiogenen Schock mit Vorsicht zu interpretieren, während die Laktat-Clearance über die Zeit von größerer Bedeutung ist. Obwohl z. B. ein pH-Wert $< 6{,}8$ nach bisheriger Lehrbuchmeinung in der Regel nicht mehr mit dem Leben vereinbar sein soll, zeigen einige aktuelle Fallberichte auch mit einem tieferen pH-Wert ein gutes neurologisches Outcome.

Zusammenfassend existiert eine Reihe von Parametern mit prognostischer Bedeutung, wobei keiner dieser Marker im Sinne einer „No-go"-Entscheidungshilfe herangezogen werden kann. Insgesamt lässt sich auf Basis der aktuellen Datenlage derzeit somit nur ein potenzieller Entscheidungsrahmen definieren (➤ Tab. 101.1).

RED FLAGS

**Tab. 101.1** Mögliche Entscheidungskriterien bzgl. einer extrakorporalen kardiopulmonalen Reanimation (eCPR)

| Pro eCPR | Kontra eCPR |
|---|---|
| • Beobachteter Herz-Kreislauf-Stillstand<br>• Kammerflimmern oder pulslose ventrikuläre Tachykardie im initialen EKG<br>• Keine bis minimale No-Flow- und Low-Flow-Zeit<br>• Initiale hochwertige Wiederbelebungsmaßnahmen (effektive Laienreanimation)<br>• Vorhandenseines einer reversiblen Ursache des Kreislaufstillstands | • Lebensalter > 75 Jahre<br>• Unbeobachteter Kreislaufstillstand<br>• Klinische Zeichen der schweren irreversiblen Hirnschädigung bzw. zu erwartende ungünstige neurologische Prognose<br>• Inadäquate Wiederbelebungsmaßnahmen (z. B. fehlende, fragliche oder intermittierende Laienreanimation)<br>• Komorbiditäten mit stark reduzierter Lebenserwartung (z. B. onkologische Grunderkrankung mit palliativem Ansatz)<br>• Prolongierte CPR (> 120 min)<br>• Niedriger pH-Wert und hohes Laktat<br>• Ablehnung durch den Patienten (Patientenverfügung) |

CAVE

Die Indikationsstellung bleibt eine individuelle Einzelfallentscheidung im multiprofessionellen eCPR-Team unter Berücksichtigung aller zur Verfügung stehenden klinischen und laborchemischen Faktoren.

**Fallbericht**

**Eintreffen in der Notaufnahme**

Bei Ankunft des Patienten im Schockraum der Notaufnahme wartet bereits das multiprofessionelle eCPR-Team. Es erfolgt das 1. Team-Time-Out. Das großamplitudige Kammerflimmern persistiert, der $etCO_2$ liegt weiter über 20 mmHg, was für die Güte der Reanimationsmaßnahmen spricht.

In der grob orientierenden Sonografie inkl. Echokardiografie, Lungen- sowie Abdomensonografie werden keine akut reversiblen Ursachen für den OHCA eruiert. Die parallel durchgeführte arterielle BGA über eine eingebrachte Schleuse in der A. femoralis ergibt einen pH-Wert von 7,12 sowie ein Laktat von 11.3 mg/dl.

Es wird die Entscheidung zur Implantation eines ECLS-Systems getroffen.

**Befunde bei Eintreffen**

| Parameter | Wert Patient |
|---|---|
| Alter | 65 Jahre |
| Initialer Rhythmus | Kammerflimmern |
| Laktatwert | 11,3 mg/dl |
| pH-Wert | 7,12 |
| No-Flow-Zeit | nein |
| Low-Flow-Zeit | 60 min |
| $etCO_2$ | 20 mmHg |
| Reversible Ursache | V. a. Myokardinfarkt |
| Relevante Komorbiditäten | nein |

## 101.3 Ablauf einer eCPR

Die ECLS-Implantation kann in Abhängigkeit von den lokalen Gegebenheiten und der konkreten Situation vor allem in der Notaufnahme (Schockraum), auf der Intensivstation oder im Herzkatheterlabor erfolgen.

Dem Faktor Zeit kommt entscheidende Bedeutung zu. Essenziell sind daher die frühe Kontaktierung des ECLS-Teams, etwa bei Ankündigung eines prähospital reanimierten Patienten oder bei intrahospitalem Eintreten eines Herz-Kreislauf-Stillstands, sowie die Parallelisierung von Patientenevaluation und Implantationsvorbereitung (Durchführung sämtlicher vorbereitender Maßnahmen zur ECLS-Etablierung bereits während der interdisziplinären Befunderhebung und Diskussion). Die Bereitstellung eines gefüllten ECLS-Systems im Standby ist aus mikrobiologischer Sicht für die Dauer von mindestens 4 Wochen möglich und aus klinischer Sicht sinnvoll, um die Vorbereitungszeit des Systems in der Akutsituation zu sparen und Risiken, z. B. durch Luft im System, zu minimieren.

**KERNAUSSAGEN**

Das **Zeitmanagement** ist entscheidend für die Prognose des Patienten: frühzeitige Anmeldung durch den Rettungsdienst, wenn möglich „Collapse-to-start-eCPR"-Zeitintervall von < 60 min und eine „Door-to-ECLS"-Implantationszeit von < 30 min.

Nach strukturierter Übergabe sollte der Patient standardisiert analog den ILCOR-Leitlinien evaluiert werden inkl. fokussierter Echokardiografie/Sonografie (zum Ausschluss bzw. zum Nachweis reversibler Ursachen wie Pneumothorax, Rechtsherzbelastungszeichen als Hinweis auf eine Lungenarterienembolie, Perikardtamponade, linksventrikuläre Dysfunktion und Hypovolämie). Aufgrund der prognostischen Aussagekraft von pH-Wert und Laktat empfiehlt es sich ggf., initial eine arterielle Schleuse in die A. femoralis zu legen, um eine arterielle BGA zu gewinnen und später über diese Schleuse in Seldinger-Technik die arterielle Kanülierung vorzunehmen.



Bis zur Entscheidungsfindung wird die konventionelle CPR kontinuierlich und den Leitlinien entsprechend durch ein Reanimationsteam fortgeführt. Essenziell sind eine gute Raumaufteilung und eine gute Kommunikation zwischen eCPR- und ACLS-Team.

Im Anschluss an die Indikationsstellung zur eCPR erfolgt nach Desinfektion und sterilem Abdecken die sonografisch gesteuerte Gefäßpunktion der A. und V. femoralis in Seldinger-Technik, gefolgt vom Einbringen der Führungsdrähte, von sequenzieller Dilatation und Implantation der Kanülen (in der Regel 13–17 French arteriell und 19–25 French venös). Dabei sind der Vorgang der Gefäßpunktion unter laufender CPR, das Vorschieben und sichere Platzieren der langen Führungsdrähte sowie die Platzierung der großlumigen Kanülen äußerst herausfordernd und in diesem Umfeld die Hauptquelle für ernste Komplikationen.

Auch wenn die Fluoroskopie im Herzkatheterlabor oder die transösophageale Echokardiografie von Vorteil sind, ist eine Bildgebung während der Implantation nicht zwingend erforderlich. Allerdings weisen Studien auf einen Vorteil der Punktion unter Ultraschallkontrolle sowie der Verwendung von steifen Drähten hin. Zudem kann sonografisch ggf. die Lage des Führungsdrahts und ggf. der Kanüle in der V. cava inferior und A. abdominalis überprüft werden.

Verläuft der perkutane Implantationsversuch frustran, sind sekundäre Ansätze wie z. B. eine offen-chirurgische femorale Kanülierung zu erwägen. Die diesbezügliche Evaluation sollte kritisch erfolgen und insbesondere die bis zur Etablierung erwartete zusätzliche Reanimationsdauer berücksichtigen.

Während des Kanülierungsvorgangs, der dem eCPR-Team eine klare Fokussierung auf die manuellen Aufgaben abverlangt, führt das CPR-Team die ACLS-Maßnahmen leitlinienkonform fort und behält den Überblick über Zeitablauf, Monitoring, Raumordnung, Teamorganisation. Gegebenenfalls muss das CPR-Teams die Thoraxkompressionen für die Gefäßpunktion und Kanülenplatzierung jeweils kurzzeitig pausieren. Die Zusammenarbeit zwischen ECLS-Team und dem Team der Notaufnahme verlangt von allen Beteiligten ein hohes Maß an Kooperation, Vertrauen und gegenseitiger Kenntnis des Vorgehens.

Neben einer nicht erfolgreichen Kanülierung ist die Unmöglichkeit der Erzielung eines suffizienten Flusses ein Grund für das Misslingen einer eCPR. In diesen Fällen sollte eine adäquate Volumentherapie erfolgen. Lässt sich der Fluss des Systems weiterhin nicht steigern, sind differenzialdiagnostisch die der Reanimationssituation zugrunde liegende Pathologie (z. B. Aortendissektion), Reanimationstraumata, aber auch eine Kanülenfehllage oder eine Perforation zu bedenken und, wenn möglich, auszuschließen.

Nach sicherer Platzierung, Lagekontrolle und Konnektion wird die extrakorporale Zirkulation begonnen; damit werden Zirkulation und Gasaustausch sichergestellt, sodass die konventionelle CPR beendet werden kann. Nach sterilem Verband der Punktionsstellen kann die großflächige Abdeckung entfernt und unsteril weitergearbeitet werden.

## 101.4 Disposition und weiteres Vorgehen

In einem 2. Team-Time-Out wird das weitere Prozedere nach ECLS-Implantation diskutiert (➤ Kap. 101.1). Das **akute Koronarsyndrom** (ACS) ist eine häufige Ursache für einen außerklinischen Kreislaufstillstand (OHCA). Sofern nicht klar eine nichtkardiale Ursache vermutet wird, soll schnellstmöglich (innerhalb von 10 min nach ECLS-Implantation) ein 12-Kanal-EKG abgeleitet werden. Bei Vorliegen von ST-Strecken-

Hebungen ist unmittelbar eine Koronarangiografie (ggf. mit Intervention) zu veranlassen. Auch wenn prospektive, randomisierte Studien (COACT und TOMAHAWK-Studie) keinen Vorteil einer frühen Koronarangiografie bei Patienten ohne ST-Strecken-Veränderungen nach CPR zeigen, sollte aus Sicht der Autoren bei hohem Risiko für eine kardiale Ätiologie eine frühzeitige Koronarangiografie diskutiert werden.

Erscheint eine **kardiale Genese** des Kreislaufstillstands unwahrscheinlich, so ist zunächst eine cCT/Thorax-CT mit Kontrastmittel durchzuführen (Lungenembolie? Aortendissektion? Zerebrale Ischämie/Blutung?). Des Weiteren soll nach ECLS-Anlage und Koronarangiografie auch bei primär kardialer Ursache eine Ganzkörper-CT-Untersuchung (Traumaspirale) erwogen werden, um sowohl bisher nicht erkennbare Ursachen für den Kreislaufstillstand zu detektieren als auch sekundäre Verletzungen nach CPR und ECLS-bedingte Komplikationen nach Implantation zu identifizieren.

Ist eine **Lungenembolie** nach Etablierung der ECLS als Ursache des Kreislaufstillstands detektiert oder wahrscheinlich, ist aufgrund der Entlastung des rechten Ventrikels im Gegensatz zum akuten Myokardinfarkt keine unmittelbare Rekanalisationstherapie notwendig. Eine Thrombolyse sollte nach Kanülierung unter Reanimation nicht erfolgen, sodass je nach Befund idealerweise eine chirurgische Embolektomie oder ggf. eine alleinige Vollantikoagulation, in der Regel mit Heparin, infrage kommen. In retrospektiven Studien waren die Ergebnisse nach beiden Ansätzen – ECMO + Embolektomie und ECMO + Antikoagulation – signifikant besser als in historischen Vergleichskollektiven.

Nach ECLS-Anlage sollte eine nach distal gerichtete Gefäßschleuse zur antegraden Beinperfusion (primär perkutan in Seldinger-Technik unter sonografischer Kontrolle, bei frustraner Anlage chirurgisch) angelegt werden. Anschließend soll die korrekte Lage/Funktion evaluiert werden (Doppler-Gefäßsonografie oder CT-Angiografie). Auf keinen Fall sollte dadurch die initiale Diagnostik, insbesondere die Koronarangiografie, verzögert werden.

**KERNAUSSAGEN**

- Die eCPR ist nur eine Überbrückungsmaßnahme. Daher frühzeitige Diagnostik (Koronarangiografie und/oder Ganz-Körper-CT) und Definition des Therapieziels.
- Bei V.a. auf kardiale Genese sollte eine frühzeitige Koronarangiografie durchgeführt werden.
- Besteht kein V.a. eine kardiale Genese, sollte eine Ganzkörper-CT-Untersuchung erfolgen.
- Nach ECLS-Anlage sollte eine nach distal gerichtete Gefäßschleuse zur antegraden Beinperfusion implantiert werden.

**Fallbericht**

### Disposition und weiteres Vorgehen

Die ECLS-Implantation erfolgt unter kontinuierlicher Thoraxkompression, sonografisch gesteuert komplikationslos über V. und A. femoralis. Nach Etablierung der extrakorporalen Zirkulation zeigen sich im 12-Kanal-EKG ST-Strecken-Hebungen über den Ableitungen II, III, aVF. Aufgrund des hochgradigen Verdachts auf eine kardiale Ursache wird der Patient unverzüglich nach eCPR in das Herzkatheterlabor zur Koronarangiografie transportiert.

Dort zeigt sich ein akuter Verschluss der RCX sowie ein chronischer RCA-Verschluss. Das Infarktgefäß wird mittels PCI wiedereröffnet. Anschließend wird ein Ganzkörper-CT durchgeführt, in dem sich eine Rippenserienfraktur bds. sowie ein Hämatopneumothorax rechtsseitig zeigen.

Der Patient wird zur weiteren Überwachung und Therapie auf die Intensivstation gebracht. Dort erfolgt die Entlastung des Hämatopneumothorax mittels Thoraxdrainage sowie die Anlage einer distalen Beinperfusion.

Nach der Stabilisierung des Patienten kann die ECLS nach einigen Tagen beendet werden. Der Patient erwacht nach Beenden der Narkose und kann auf die kardiologische Station verlegt werden.

Nach kardiologischen Rehabilitationsmaßnahmen kann der Patient mit nur leichten kognitiven Einschränkungen (vor allem des Kurzzeitgedächtnisses) nach Hause zu seiner Familie zurückkehren.

Der Fall beruht auf realen Erlebnissen der Autoren.

## Was wäre, wenn …

- … der Patient weite lichtstarre Pupillen gehabt hätte?
  - Der Pupillenstatus wird multifaktoriell, u. a. auch durch eine Adrenalingabe, beeinflusst und korreliert nur eingeschränkt mit dem neurologischen Outcome. Daher wäre die ECLS-Implantation weiterhin indiziert gewesen.
- … die Punktion/perkutane Implantation frustran verlaufen wäre?
  - Verläuft der perkutane Implantationsversuch frustran, sind sekundäre Ansätze wie z. B. eine offen-chirurgische femorale Kanülierung in Betracht zu ziehen. Die diesbezügliche Evaluation sollte kritisch erfolgen und insbesondere die bis zur Etablierung erwartete zusätzliche Reanimationsdauer berücksichtigen.
- … das Serumkalium in der initialen arteriellen BGA 2,1 mol/l betragen hätte?
  - Akute reversible Ursachen eines Kreislaufstillstands (z. B. Hypokaliämie) sollten vor ECLS-Implantation behoben werden. Daher wäre eine zügige i. v. Kaliumsubstitution indiziert gewesen. Die Vorbereitung zur ECLS-Implantation sollte weiter erfolgen, um bei fehlendem Therapieerfolg zügig eine eCPR durchführen zu können.



### LITERATUR

Damjanovic D, et al. eCPR bei prähospitalem therapierefraktärem Herz-Kreislauf-Stillstand. Praktische Umsetzung im Rettungsdienst und Wissenswertes für Nicht-ECMOlogen. Notfall Rettungsmed 2019; 22: 124.

Haake N, et al. Extrakorporale kardiopulmonale Reanimation, eCPR. In: Kluge S, Heringlake M, Janssens, Böttiger U (Hrsg.): DIVI Jahrbuch 2019/2020 Interdisziplinäre Intensivmedizin und Notfallmedizin. Berlin: Medizinisch Wissenschaftliche Verlagsgesellschaft 2020; 121–130.

Michels G, et al. Empfehlungen zur extrakorporalen kardiopulmonalen Reanimation (eCPR): Konsensuspapier der DGIIN, DGK, DGTHG, DGfK, DGNI, DGAI, DIVI und GRC. Med Klin Intensivmed Notfmed 2018; 113(6): 478–486.

Pilarczyk K, et al. Extrakorporale kardiopulmonale Reanimation (eCPR). Med Klin Intensivmed Notfmed 7/2022; https://doi.org/10.1007/s00063-021-00796-2.

Richardson ASC, et al. Extracorporeal cardiopulmonary resuscitation in adults. Interim Guideline Consensus Statement from the Extracorporeal Life Support Organization. ASAIO J 2021; 67(3): 221–228.

KAPITEL

# 102 Kein Puls, kein Blutdruck … aber wach

Kevin Pilarczyk

## Fallbericht

### Eintreffen

Eine 65 Jahre alte Patientin wird vom Rettungsdienst in die Notaufnahme gebracht, da sie zu Hause in der Wohnung plötzlich kollabiert ist. Beim Eintreffen des Rettungsdienstes war die Patientin wach und voll orientiert. Puls und Blutdruck sind weder an der oberen noch an der unteren Extremität messbar; die Pulsoxymetrie zeigt keine Werte an.

### Ersteindruck

Patientin mit Kollaps, aktuell neurologisch unauffällig, keine Kreislaufparameter erhebbar.

### Vitalwerte

GCS 15; $SaO_2$ nicht ableitbar; Puls nicht tastbar; HF im EKG 88 (SR); RR nicht messbar; AF 18; Sx 0/10; T 36,8; BZ 127

### Triagekategorie

Rot, da kein Kreislauf, oder Gelb, da Synkope/Kollaps?

### Anamnese

Die Patientin gibt an, dass sie vor 3 Jahren ein „Kunstherz" erhalten habe und regelmäßig in der Nachsorge sei. Zuletzt seien vor 1 Woche die Blutwerte beim Hausarzt kontrolliert worden. Aus Medikationsliste, die sie mit sich führt, ist ersichtlich, dass sie neben ihrer Herzinsuffizienz-Medikation Marcumar und Clopidogrel einnimmt.

✓ Fallbericht: Aus der Anamnese geht hervor, dass es sich um eine Patientin mit permanentem Herzunterstützungssystem handelt.

**DIAGNOSE**
Notfall bei Patientin mit permanentem Herzunterstützungssystem

## 102.1 Anamnese und Differenzialdiagnose

Sogenannte Kunstherzen („ventricular assist devices", VAD) werden in der Regel zusätzlich zum eigenen Herzen intrathorakal als reine Linksherzunterstützung („left ventricular assist devices", LVAD) eingebaut, sodass der rechte Ventrikel weiterhin Blut über die Lungenstrombahn in das linke Herz pumpen muss (➤ Abb. 102.1). Nichtpulsatile VADs generieren einen kontinuierlichen Blutfluss während des gesam-

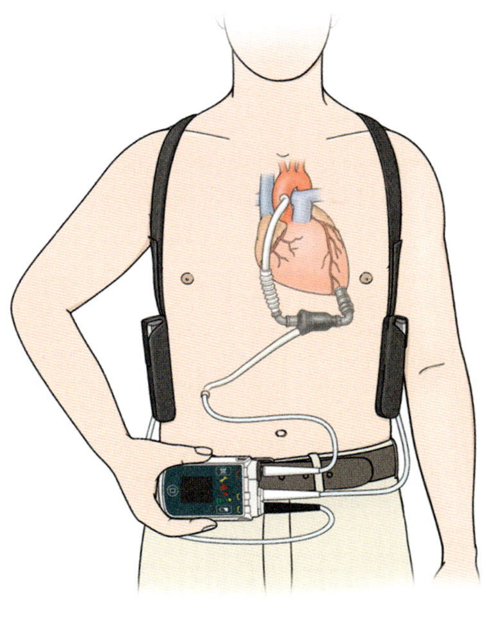

**Abb. 102.1** Komponenten eines LVAD-Systems [E521-002]

ten Herzzyklus. Dadurch nähert sich abhängig von der eigenen mechanischen Herzaktion der diastolische Blutdruck dem systolischen, sodass die Blutdruckamplitude reduziert ist. Die Drehzahl der Pumpe ist fest eingestellt und adaptiert nicht bei Veränderungen der individuellen Kreislaufsituation. Der Blutfluss hängt neben der Drehzahl auch von der Vor- und Nachlast ab (z. B. Volumenstatus). Es besteht eine Verbindung der intrathorakalen Pumpe mit einer Steuereinheit (Controller) via Stromkabel (Driveline), die subkutan nach zumeist epigastrisch getunnelt ist. Die kontinuierliche Stromversorgung erfolgt über zwei Batterien (Akkus, ca. 4–6 h), ein Netzteil oder einen 12-Volt-Autoanschluss.

Im Rahmen der initialen Notfallversorgung von Patienten mit LVAD durch nicht speziell geschulte Ärzt*innen sollte unverzüglich Kontakt mit einer Fachabteilung für Herzchirurgie und/oder Kardiologie, idealerweise der implantierenden Klinik, aufgenommen werden. In der Regel tragen Patienten mit LVAD eine Notfallkarte bzw. einen Implantatnachweis bei sich, auf der bzw. in dem die zuständige herzchirurgische Fachabteilung und die Notfall-Hotline des Herstellers vermerkt sind. Zudem kann der unmittelbare Kontakt zu Angehörigen, die in der Regel gut geschult sind, wertvolle unterstützende Informationen zum strukturierten Vorgehen in der Notfallsituation liefern.



**MERKE**

**Wichtige Aspekte bei der Anamnese** sind insbesondere:
- Implantiertes System?
- Implantationsdatum?
- Implantierende Fachabteilung und Kontaktadresse?
- Akkus und anderes Equipment dabei?

**CAVE**

- Aufgrund steigender Implantationszahlen und der zunehmenden Lebenserwartung von Patienten mit LVAD sollte jeder Notfallmediziner Grundkenntnisse der Funktionsweise von LVAD-Systemen und der Notfallversorgung von LVAD-Patienten besitzen.
- Immer frühzeitig Kontakt zum LVAD-Koordinator bzw. zur Herstellerfirma aufnehmen und geschulte Angehörige einbeziehen!

**KERNAUSSAGEN**

- VAD („ventricular assist device") = mechanische Pumpe zur teilweisen oder kompletten Unterstützung des Kreislaufs bei Patienten mit schwerer Herzinsuffizienz, zusätzlich zum nativen Herzen intrathorakal implantiert.
- In den meisten Fällen als LVAD-Unterstützung des linken Ventrikels.
- Verbindung der Pumpe mit Steuereinheit (Controller) via Stromkabel (Driveline, subkutan nach zumeist epigastrisch getunnelt).
- LVADs haben einen kontinuierlichen Fluss → RR-Messung und Pulspalpation sind nicht valide.

**Fallbericht**

**Anamnese**

Die Patientin gibt Ihnen die Notfallkarte aus ihrer LVAD-Tasche, woraufhin Sie die implantierende Klinik telefonisch kontaktieren. Zusätzlich gibt sie Teerstuhl und Bluterbrechen seit 3 Tagen an.

✓ Fallbericht: Nach Auskunft der implantierenden Klinik haben sich bei den letzten Routineuntersuchungen keine Auffälligkeiten des LVADs gefunden. Allerdings gab es in der Vergangenheit bereits Episoden gastrointestinaler Blutungen bei der Patientin.

## 102.2 Körperliche Untersuchung

Machen der Patient oder seine Angehörigen keine entsprechenden Angaben, so ist es für die erstversorgenden Ärzt*innen aufgrund der heutzutage komplett intrakorporalen Systemimplantation und der sehr kleinen Steuereinheit zunächst nicht zwangsläufig ersichtlich, dass es sich bei dem Patienten um einen LVAD-Träger handelt.

LVADs werden in der Regel über eine mediane Sternotomie, seltener über eine linkslaterale Thorakotomie implantiert, sodass Narben erkennbar sind. Des Weiteren wird das Stromkabel als Verbindung des intrathorakal platzierten Systems mit der externen Steuereinheit meist im Bereich des Oberbauchs ausgeleitet und kann in der Notfallsituation primär auch z. B. für eine Ernährungssonde (PEG) gehalten werden.

Die körperliche Untersuchung des LVAD-Patienten unterscheidet sich in einigen Punkten von der Untersuchung bei Nicht-LVAD-Patienten.

**CAVE**

Bei der Entkleidung mit der Rettungsschere ist darauf zu achten, dass Driveline und andere Verbindungen nicht beschädigt werden!

- Auskultation: Über der Herzspitze kann je nach Gerät ein spezifisches Maschinengeräusch gehört werden, die Herztöne sind in der Regel nicht davon abzugrenzen.
- Nichtpulsatile LVADs → nichtpulsatiler Blutfluss → in der Regel kein Puls tastbar.
- Palpatorische RR-Messung nur bei ca. 3 % möglich, automatische NIBP-Messung in ca. 50 % der Fälle korrekt.
- Alternativ dopplersonografische oder invasive Messung.
- Da die Beurteilung der Kreislaufsituation (RR-Messung, Puls) häufig erschwert ist, ist die indirekte Beurteilung einer suffizienten Perfusion wichtig: mentaler Status, Rekapillarisierungszeit, Hautfarbe, Hauttemperatur, Mottling, Diurese.
- Aufgrund der hohen Inzidenz von ischämischen Schlaganfällen und zerebralen Blutungen ist eine orientierende neurologische Untersuchung essenziell.
- Es ist auf klinische Zeichen einer Rechtsherzinsuffizienz (z. B. gestaute Halsvenen oder Unterschenkelödeme) zu achten.

**KERNAUSSAGEN**

Nichtinvasive Messungen von Blutdruck, Puls und Sauerstoffsättigung sind bei LVAD-Patienten erschwert und häufig nicht valide.

## 102.3 Erste Anordnungen und Diagnostik

Die Beurteilung der Kreislauffunktion bei LVAD-Patienten sorgt häufig für Verunsicherung. Hilfestellung bietet eine nationale Handlungsempfehlung (Pilarczyk et al. 2020).

Die Evaluation des LVAD-Patienten erfolgt nach den in der Notfallmedizin gebräuchlichen **ABCDE-Regeln**: Dabei wird zunächst der Patient (Airway = Atemweg, Breathing = Beatmung, Circulation = Kreislauf, Disability = Defizit, Environment = Umfeld; ➤ Kap. 102.3.1) und anschließend die Funktion des LVAD beurteilt (➤ Kap. 102.3.2). **Auch die Evaluation des LVADs folgt einem angepassten ABCDE-Schema.**

**KERNAUSSAGEN**

- Neben dem Patienten muss zusätzlich das LVAD evaluiert werden: Immer erst den Patienten, dann den LVAD untersuchen.
- LVAD-assoziierte Notfälle (Dysfunktion, technische Probleme) sind sehr selten.
- Zu den häufigsten Nicht-LVAD-assoziierten Notfällen zählen Blutungskomplikationen (v. a. zerebral, gastrointestinal), neurologische Notfälle (ischämischer Schlaganfall, Hirnblutung) sowie Infektionen/Sepsis.

**CAVE**

Ein häufiger Fokus bei Sepsis ist die Driveline-Infektion. Daher immer die Eintrittsstelle der Driveline am Oberbauch inspizieren.

### 102.3.1 Evaluation des Patienten

**Bewusstseinsstatus und Atemfunktion** können beim LVAD-Patienten entsprechend den gängigen Algorithmen evaluiert werden. Das Bewusstsein gibt auch Aufschluss über den Kreislauf: Ein wacher und ansprechbarer Patient hat entweder ein funktionierendes LVAD-System oder einen suffizienten Eigenkreislauf, der zumindest akut die LVAD-Dysfunktion kompensieren kann. Ist der Patient bewusstlos, muss überprüft werden, ob eine ausreichende Perfusion durch das LVAD und/oder Eigenkontraktilität des Herzens besteht und somit andere, nicht hämodynamische Ursachen für seine Bewusstlosigkeit verantwortlich sind (z. B. Schlaganfall oder Hypoglykämie) oder eine schwere LVAD-Störung vorliegt. Da häufig aufgrund der fehlenden Pulsatilität bei nicht ansprechbaren Patienten insbesondere keine verlässliche Kontrolle des Blutdrucks, des Pulses und der peripheren Sauerstoffsättigung möglich ist, ist die Beurteilung der **Kreislauffunktion** bei bewusstlosen LVAD-Patienten erschwert.

**MERKE**

Bei einem Patienten mit LVAD ist keine verlässliche Messung von Puls, Blutdruck und Sauerstoffsättigung möglich. Die Beurteilung der Kreislauffunktion ist dadurch erschwert.

Die **Pulsoxymetrie** zeigt häufig aufgrund der fehlenden Pulsatilität keine validen Werte. Somit sind niedrige Werte nicht zwangsläufig als sicheres Zeichen einer Hypoxämie zu werten, normalhohe Werte mit gutem Signal jedoch können in der Regel als korrekt angesehen werden.

Bei guter Eigenkontraktilität kann, muss aber nicht zwingend ein **peripherer Puls** tastbar sein. Bei nichtpulsatilem Fluss durch das LVAD und geringer eigener Herzleistung ist trotz suffizienter Kreislauffunktion kein Puls tastbar.

Eine palpatorische **Blutdruckmessung** ist nur bei ca. 3 % der Patienten möglich, die automatische nichtinvasive Blutdruckmessung ist in ca. 50 % der Fälle korrekt. Der Blutdruck sollte daher initial dopplersonografisch, im weiteren Verlauf ggf. invasiv ermittelt werden. Die arterielle Punktion kann aufgrund der fehlenden Pulsatilität und des nicht-tastbaren Pulses erschwert sein, weswegen die sonografisch-gestützte Punktion zu empfehlen ist. Die arterielle Blutdruckkurve zeigt in den meisten Fällen eine geringe Pulsatilität.

102

Ein **12-Kanal-EKG** kann und sollte in Abhängigkeit von der Akutsituation bei LVAD-Patienten durchgeführt werden. Es gibt keine spezifischen EKG-Veränderungen bei LVAD-Patienten, allerdings weisen viele Patienten EKG-Pathologika aufgrund ihrer Grunderkrankung auf. Trotz der teilweise bestehenden elektromechanischen Entkopplung kann das EKG auch beim LVAD-Patienten Hinweise auf die Ursache einer Kreislaufinsuffizienz liefern, wie etwa ventrikuläre Tachykardien oder Kammerflimmern oder Zeichen einer (rechts-)myokardialen Ischämie.

**Kapnometrie/Kapnografie:** $etCO_2 > 20$ mmHg = suffizienter Kreislauf.

Beurteilung des Kreislaufs mit **Surrogatparametern:** Hautfarbe, Hauttemperatur, mentaler Status, Kapillarfüllungszeit.

**Körperliche Untersuchung:** Füllung der Halsvenen, Beinödeme (Volumenstatus, Rechtsherzfunktion?)

**CAVE**

Vor der spezifischen Prüfung der LVAD-Funktion erfolgt die primäre Evaluation von Bewusstsein, Atmung und Kreislauffunktion.

### 102.3.2 Evaluation der LVAD-Funktion

Auch die Evaluation des LVADs folgt dem **angepassten ABCDE-Schema**:

- **A – Alarme:** Im Falle einer LVAD-Dysfunktion erfolgt ein akustischer und optischer Alarm auf dem Display, ggf. mit einer Handlungsempfehlung/-anweisung. Alarmzustände werden nach hoher, mittlerer und niedriger Dringlichkeit (rot, gelb oder grün blinkend) unterschieden.
- **B – Batterie:** Es sollten immer zwei Batterien an das LVAD angeschlossen sein. Daher sollten der Ladezustand und die Verbindungen zum Controller überprüft werden.
- **C – Controller**: Die Funktion des LVAD kann am Controller im Display abgelesen werden. Dort sind neben der Drehzahl (Umdrehungen pro Minute, fest eingestellt), die direkt gemessen wird, auch die notwendige Leistung (in Watt) und der Pumpenfluss (indirekte Berechnung auch Drehzahl und Leistung, variabel in Abhängigkeit von Vor- und Nachlast) zu sehen. Bei einem Blutfluss des permanenten Herzunterstützungssystems von > 1,5 l/min am Controller ohne Alarm sollte ebenfalls von einer suffizienten Perfusion ausgegangen werden. Ist der Blutfluss < 1,5 l/min, liegt eine schwerwiegende Funktionsstörung des Systems vor, die umgehend behoben werden sollte.
- **D – Driveline**: Neben einer Diskonnektion an den vorgesehenen Anschlussstellen am Controller kann auch eine akzidentelle oder suizidal-absichtliche Durchtrennung der Driveline vorliegen.
- **E – Expertise/Echokardiografie:** Ziehen Sie erfahrene Angehörige hinzu oder kontaktieren die Hersteller-Hotline bzw. das implantierende Zentrum und führen Sie eine orientierende Echokardiografie durch.

**KERNAUSSAGEN**

- Wenn kein Alarm vorliegt, alle Verbindungen und die Driveline intakt sind und Sie am Controller einen Pumpenfluss > 1,5 l/min sehen, liegt keine schwerwiegende LVAD-Störung vor.
- Häufigstes Problem bei einer LVAD-Störung ist eine Diskonnektion bzw. ein niedriger Akkustand → Immer alle Verbindungen und Akkuladezustand/Stromverbindung überprüfen.

**Fallbericht**

**Evaluation des LVADs**

Unter telefonischer Anleitung durch das implantierende Herzzentrum evaluieren Sie die LVAD-Funktion: Es besteht weder ein akustischer noch ein visueller Alarm. Alle Steckverbindungen sind intakt. Die Umdrehungszahl beträgt 2.800/min, der Pumpenfluss 3,3 l/min.

✓ Fallbericht: Es bestehen keine Auffälligkeiten des LVAD, sodass von einer suffizienten Funktion auszugehen ist.

## 102.3.3 Labor

Es ist unverzichtbar, eine ausgiebige Laboranalytik inkl. Blutbild, Gerinnung, Nieren- und Leberfunktion durchzuführen.

**Fallbericht**

**Labor**

| Parameter | Laborwert Pat. | Referenzbereich | Einheit |
|---|---|---|---|
| Hämoglobin | 4,7 | 12–16 | g/dl |
| Hämatokrit | 14 | 35–45 | % |
| Erythrozyten | 1,9 | 3,6–5,5 | Mio./µl |
| Leukozyten | 5,5 | 4–10 | Tsd./µl |
| Thrombozyten | 127 | 140–440 | Tsd./µl |
| INR | 3,83 | Zielbereich: 2,0–3,0 | – |

✓ Fallbericht: In Zusammenschau mit der Klinik ist am ehesten von einer Blutungsanämie bei erhöhtem INR auszugehen.

## 102.3.4 Apparative Diagnostik

Bei LVAD-Patienten mit hämodynamischer Instabilität und/oder Hinweisen auf eine LVAD-Dysfunktion soll schnellstmöglich eine **standardisierte transthorakale Echokardiografie** durchgeführt werden (Volumenstatus? LV/RV-Funktion? Aortenklappeninsuffizienz?):

- Schmaler rechter Ventrikel + niedriger LVAD-Flow → Volumenmangel
- Großer rechter und schmaler linker Ventrikel + niedriger LVAD-Flow (durch Ansaugen des LVAD) → Volumenmangel
- Großer rechter und großer linker Ventrikel + High-Flow → V. a. Pumpenthrombose

Bei neurologischen Symptomen sollte aufgrund der hohen Inzidenz von Hirnblutungen die Indikation zur kranialen Bildgebung (cCT) großzügig gestellt werden.

Bei GI-Blutungen erfolgt analog zu Nicht-LVAD-Patienten die Endoskopie.

**CAVE**

- LVADs sind NICHT MRT-fähig!
- Ursache von GI-Blutungen sind häufig Angiodysplasien im Dünndarm (nur durch Kapselendoskopie zu diagnostizieren).

**KERNAUSSAGEN**

- Bei LVAD-Patienten mit hämodynamischer Instabilität und/oder Hinweisen auf eine LVAD-Dysfunktion soll schnellstmöglich eine standardisierte Echokardiografie durchgeführt werden.
- Bei neurologischen Symptomen sollte großzügig die Indikation zur cCT-Untersuchung gestellt werden.

**Fallbericht**

**Apparative Diagnostik**

- In der orientierenden Echokardiografie sieht man einen normal dimensionierten LV und RV.
- In der Gastroskopie findet man ein Forest-Ib-Magenulkus, das geklippt wird.

✓ Fallbericht: Bei unauffälliger Echokardiografie und suffizientem LVAD-Fluss ist nicht von einer Problematik mit dem LVAD auszugehen.

Bei V. a. auf GI-Blutung zeigt die Endoskopie die Ursache der Blutungsanämie.

## 102.4 Therapie

Die Therapie ausgewählter Notfälle bei LVAD-Patienten wird im Folgenden kurz dargestellt.

### 102.4.1 Blutungen

- Transfusionsbedürftige Blutungen sind sehr häufig, v. a. gastrointestinale Blutungen, Epistaxis und intrakranielle Blutungen.
- Die Therapie von GI-Blutungen bei Patienten mit LVAD unterscheidet sich nicht wesentlich von der bei anderen Patientenkollektiven und beinhaltet vor allem Volumengabe, Schutzintubation bei Aspirationsgefahr, Pausierung der Antikoagulation, hoch dosierte Protonenpumpenhemmer-Gabe (z. B. Pantozol 2 × 80 mg i. v.) sowie die Gabe von Somatostatin (z. B. 50 µg i. v.-Bolus, danach Somatostatin über Perfusor 50 µg/h für mindestens 3 Tage)
- V. a. eine intrakranielle Blutung → frühzeitige Kontaktaufnahme zu einem Zentrum mit Neurochirurgie und Expertise mit VAD-Patienten

102

**CAVE**

Auch bei akuten Blutungen sollte aufgrund der Gefahr einer Pumpenthrombose keine Therapie mit Gerinnungspräparaten ohne Rücksprache mit der implantierenden Klinik erfolgen.

### 102.4.2 Herzrhythmusstörungen

- Ventrikuläre Herzrhythmusstörungen sind bei VAD-Patienten häufig.
- Aufgrund des kontinuierlichen LVAD-Flusses können ventrikuläre Tachykardien/Kammerflimmern von LVAD-Patienten gut und teilweise asymptomatisch toleriert werden
- Über eine Verschlechterung der RV-Funktion und konsekutiv verminderte LVAD-Vorlast kann es zu einer hämodynamischen Beeinträchtigung bis hin zum LVAD-Stillstand kommen.
- So sollten grundsätzlich hämodynamisch relevante Herzrhythmusstörungen umgehend nach allgemeinen Grundsätzen behandelt werden
- Mittel der ersten Wahl ist in der Regel Amiodaron.

### 102.4.3 Niedriger Pumpenfluss

Ein niedriger Pumpenfluss kann eine Vielzahl von sowohl LVAD-assoziierten als auch allgemeinen Ursachen (z. B. Spannungspneu) haben (➤ Tab. 102.1). Die Echokardiografie und ein Blick auf den Controller können bei der Differenzialdiagnose und -therapie helfen.

Der arterielle Mitteldruck soll bei Patienten mit LVAD bei 60 mmHg liegen. Bei hypertensiver Kreislauflage muss der Blutdruck intravenös gesenkt werden.

**KERNAUSSAGEN**

**Häufige Ursachen für niedrige Flussraten:**

- Herzbeuteltamponade
- Hypovolämie
- Ansaugphänomen
- Rechtsherzversagen
- Kanülenfehllage/-migration
- Spannungspneumothorax
- Ventrikuläre Rhythmusstörungen
- Kanülenobstruktion (z. B. Thrombus, Papillarmuskel)
- Zu hohe Nachlast/MAP stark erhöht

**CAVE**

- Bei Einleitung einer Narkose/Analgosedierung bei LVAD-Patienten (z. B. zur Kardioversion) sollen die eingesetzten Substanzen sehr vorsichtig nach klinischer Wirkung titriert werden, um eine hämodynamische Verschlechterung zu vermeiden.

**Tab. 102.1** Differenzialdiagnose des niedrigen Pumpenflusses

| Echobefund | Controller | Diagnose | Therapie |
|---|---|---|---|
| Kleiner LV, Septumshift R → L | Leistung ↓<br>Umdrehungen ↓ | Ansaugphänomen bei Hypovolämie | Anti-Trendelenburg-Lagerung, Volumengabe i. v. |
| LV klein und RV groß | Leistung ↑ | RV-Versagen | Inotropika, RV-Nachlastsenkung |
| LV und RV klein | | Hypovolämie | Volumengabe i. v. |

- Bei der Anlage einer linksseitigen Thoraxdrainage ist zu beachten, dass teils ausgeprägte postoperative Adhäsionen die Gefahr einer Lungenverletzung oder einer Perforation der Ventrikelwand deutlich erhöhen können.

## 102.5 Risikostratifikation

Die Risikostratifikation bei Patienten mit LVAD ist komplex und sollte von Ärzt*innen durchgeführt werden, die über große Erfahrung mit diesen Devices verfügen.

**Fallbericht**

**Disposition/Empfehlung weiteres Vorgehen**

Da bei der Patientin ein nicht-LVAD-assoziierter Notfall vorlag, erfolgt in Absprache mit der LVAD-implantierenden Klinik die initiale Behandlung in der Primärklinik. Nach Stabilisierung soll die Patientin zur Anpassung der Antikoagulation in das betreuende LVAD-Zentrum verlegt werden.

✓ Fallbericht: Nach endoskopischer Blutstillung erfolgt die Verlegung ins LVAD-Zentrum.

## 102.6 Disposition/Empfehlung weiteres Vorgehen

Handelt es sich um einen **VAD-assoziierten Notfall**, sollte nach unverzüglicher Kontaktaufnahme mit dem zuständigen VAD-Koordinator die **primäre Einweisung bzw. zügige Verlegung in VAD-Zentrum** angestrebt werden.

Bei lebensbedrohlichen, primär **nicht-VAD-assoziierten Notfällen** (Blutung, neurologischer Notfall) können der schnelle Transport in das **nächstgelegene geeignete Krankenhaus** und die sekundäre **Kontaktaufnahme mit dem VAD-Zentrum** vorteilhafter sein. Da es keine Interferenz des LVAD mit der Flugelektronik gibt, besteht keine Kontraindikation für einen luftgebundenen Transport.

Grundsätzlich sollte beim Transport des LVAD-Patienten in die Klinik sämtliches Zubehör des LVAD (Akkus, Ladegerät, Ersatzcontroller, Netzkabel etc.) mitgeführt werden. Da in der Regel auch nahe Angehörige eine Einweisung in das LVAD-System und das Management von Störungen erhalten haben, ist die Begleitung des Patienten durch einen Angehörigen zu erwägen. Bei der Entkleidung und Umlagerung des Patienten ist darauf zu achten, dass die Stromkabel und andere Verbindungen nicht beschädigt (abgeknickt oder abgeklemmt) werden.

**KERNAUSSAGEN**

- LVAD-assoziierter Notfall → schnellstmöglicher Transport in das nächstgelegene LVAD-Zentrum
- Nicht-LVAD-assoziierter Notfall → Primärversorgung, Kontaktaufnahme mit LVAD-Zentrum
- Immer sämtliches Zubehör des LVAD (Akkus, Ladegerät, Ersatzcontroller, Netzkabel etc.) mitnehmen

## Was wäre, wenn …

- … die wache, ansprechbare Patientin Kammerflimmern gehabt hätte?
  - Kammerflimmern wird von LVAD-Patienten häufig gut und teilweise asymptomatisch toleriert, kann aber über eine Verschlechterung der RV-Funktion (LVAD-Vorlast ↓) zu einer hämodynamischen Beeinträchtigung bis hin zum LVAD-Stillstand führen. Ansprechbare Patienten haben einen suffizienten Kreislauf und sollten nicht notfallmäßig defibrilliert werden. LVAD-Patienten mit Kammerflimmern/ventrikulärer Tachykardie und Zeichen einer insuffizienten Kreislaufsituation (LVAD-Fluss < 1,5 l/min, Puls nicht palpabel, MAP messbar < 50 mmHg, $etCO_2$ < 20 mmHg) sollen unverzüglich defibrilliert werden.
- … ein Stillstand des LVADs vorgelegen hätte?
  - Beim Stillstand eines permanenten Herzunterstützungssystems sollen sofort alle Verbindungen sowie der Batteriestatus überprüft werden (Driveline-Systemcontroller, Systemcontroller-Batterien, Netzwerkkabel) sowie nach einer Beschädigung/Durchtrennung der Driveline gesucht werden. Ein Neustart des LVAD nach einem Pumpenstopp > 5 min sollte aufgrund der Gefahr einer Thrombenbildung nur nach vorheriger Rücksprache mit einer Fachabteilung für Herzchirurgie und/oder Kardiologie, idealerweise der implantierenden Klinik erfolgen. Zudem muss versucht werden, durch Inotropikagabe ein ausreichendes Herzzeitvolumen medikamentös aufzubauen.
- … bei der Patientin keine Kreislauffunktion (weder durch LVAD noch durch das native Herz) vorgelegen hätte?
  - Bei nicht ansprechbaren LVAD-Patienten mit fehlenden Zeichen einer Kreislauffunktion und nicht suffizientem LVAD-Fluss sollen Reanimationsmaßnahmen nach ERC-Leitlinie inkl. Defibrillation, mechanischer Herzdruckmassage und Adrenalingabe erfolgen.

102

### LITERATUR


Beckendorf J, et al. Notfallmedizinische Versorgung von Patienten mit Kunstherz. Notfall Rettungsmed 2019; 22: 471–478.

Pilarczyk K. Notfallmanagement des LVAD-Patienten. In: Boeken U, et al. (Hrsg.): Mechanische Herz-Kreislauf-Unterstützung: Indikationen, Systeme, Implantationstechniken. 2. A. Berlin, Heidelberg: Springer 2019; 243–252.

Pilarczyk K, Haake N. Der LVAD-Patient im Rettungsdienst. In: Kluge S et al. (Hrsg.): DIVI Jahrbuch 2016/2017: Fortbildung und Wissenschaft in der interdisziplinären Intensivmedizin und Notfallmedizin. Berlin: Medizinisch Wissenschaftliche Verlagsgesellschaft 2016; 163–176.

Pilarczyk K, et al. Recommendations for emergency management of patients with permanent mechanical circulatory support: consensus statement of DGTHG, DIVI, DGIIN, DGAI, DGINA, DGfK and DGK. Med Klin Intensivmed Notfmed 2020; 115(4): 320–333.

KAPITEL

# 103 Rock'n Roll

Alexander Strauss

## Fallbericht

### Eintreffen

Der Club befindet sich zwar weit draußen, gleich neben dem Autobahnkreuz, aber als ringsum angesagteste Adresse in aller Munde. Die letzten 200 m zum Großraumparkplatz waren nur im Schritttempo und Stoßstange an Stoßstange zu bewältigen. Von Rettungsgasse keine Spur. Kollaps und heftige abdominale Schmerzen bei einer 22-Jährigen hatte es von der Leitstelle geheißen. Um 02:13 Uhr erreicht das Rettungsteam nach einigem Suchen auf dem weitläufigen Gelände die an eine Gebäudewand gelehnte Patientin. „Wir haben sie an die frische Luft gebracht", heißt es aus der Gruppe von Gleichaltrigen, die sich um die junge Frau geschart haben. „Hat aber nix gebracht", lautet darüber hinaus die Einschätzung der nächststehenden Freundin der jungen Frau.

### Ersteindruck

Dem Notfallsanitäter fällt schon beim Auspacken das schmerzverzerrte Gesicht der sich krümmenden jungen Frau auf. Sie ist zwar ansprechbar und vollständig orientiert, wirkt aber ausgesprochen blass und kaltschweißig und presst sich beide Hände auf den Unterleib.

### Vitalwerte

Blutdruckmanschette und Pulsoxymeter sind schnell angelegt: RR 94/65; HF 111; AF 23 (flach); GCS 15; $SaO_2$ 98 %; T 36,9; Schmerz 8/10

### Triagekategorie

Orange

### Anamnese

Auf Befragung gibt die Patientin an, dass sie mit ihrer Clique Geburtstag feiere und sich seit 4½ h zur ausgelassenen Tanzparty hier im Club aufhalte. Vor ca. 1½ h sei ihr auf der Tanzfläche plötzlich ein messerscharfer Schmerz in den rechten Unterbauch „eingeschossen". Zunächst habe sie sich nichts weiter dabei gedacht und weitergefeiert. Aber in den letzten 30 min seien die Schmerzen wiedergekommen und so heftig geworden, dass sie sich habe übergeben müssen. Ihre Begleitung habe daraufhin die Rettung alarmiert.

Sie habe zwar mehrere Cocktails getrunken, Medikamente nehme sie aber, abgesehen von der Pille, keine. Ihre Menses seien unregelmäßig, und momentan könne sie sich an den Zeitpunkt der letzten Regelblutung gerade gar nicht sicher erinnern. Sie seien aber nie mit derartigen Schmerzen verbunden gewesen wie heute.

## 103.1 Anamnese und Differenzialdiagnose

Bei der vorliegenden klinischen wie anamnestischen Konstellation ist die Torsion eines Ovars oder der Adnexe eine der naheliegenden Differenzialdiagnosen.

Unter der Torsion des Ovars/der Adnexe ist die Torquierung eines Eierstocks und ggf. des Eileiters um seine gefäßführenden Haltestrukturen mit der Folge einer kritischen Drosselung der Organdurchblutung zu verstehen (**vierthäufigster gynäkologischer Notfall**). Prädilektionsalter dieses Akutereignisses sind die reproduktiven Jahre. Dabei ist in 15–25 % der Fälle ein Zusammenhang mit einer Schwangerschaft und in 0,1 % mit einer reproduktionsmedizinischen Stimulationsbehandlung gegeben (Scholz 2009). Daneben findet sich das Krankheitsbild mitunter auch in einem Alter < 20 Jahren (4,9/100.000) und zeichnet so für 2,7 % aller Zustandsbilder eines akuten Abdomens im Kindes- und Jugendlichenalter verantwortlich, da die in der Regel normal großen Ovarien im (vor-)pubertären Alter (noch) eine besonders hohe Beweglichkeit und im Verhältnis elongierte Ligamente aufweisen (Karaman et al. 2017). Im Erwachsenenalter spielen dagegen das Ausmaß einer zystischen oder soliden Eierstockvergrößerung (> 50 mm) und zusätzlich das Gewicht dieser Ovarialtumoren (z. B. Teratom) als pathogenetische Risikofaktoren die entscheidende Rolle (Huang et al. 2017). Die Torsionswahrscheinlichkeit nimmt erst wieder ab, sobald das exzessiv vergrößerte Ovar (> 100) seine Beweglichkeit im Kleinen Becken verliert (Einkeilen). Daneben sind – wenig üblich – auch familiäre Häufungen beschrieben.

**RED FLAGS**

**Akute gynäkologische Unterbauchbeschwerden – ein operationswürdiger Notfall**

- Extrauteringravidität (64 %)
- Ovarialzystenruptur (14 %)
- Tuboovarialabszess (9 %)
- Ovarialtorsion (3 %)

103

In der Vorgeschichte der Torquierung der Adnexe wird typischerweise eine Episode exogener Beschleunigungsenergie, die auf den Körper wirkt, berichtet. Diese sorgt dafür, dass die (mobile) Adnexe durch ihre Massenträgheit im organzugehörigen Halteapparat stranguliert wird.

**MERKE**

**„Wie ein Ball an einer Schnur"**

Der Eierstock ist an seinen beiden Enden über Ligamenta mit den umgebenden Organen/Strukturen verbunden.

**Differenzialdiagnosen:**

- Alternative Komplikationen von Eierstockzysten:
  - Einblutung
  - Ruptur
  - Infektion/Tuboovarialabszess
- Tubargravidität
- Dysmenorrhö
- Myomnekrose
- Endometriose
- Divertikulitis (links)
- Akute Appendizitis (rechts)
- Ileitis terminalis (rechts)
- Inkarzerierte Leistenhernie
- Nephrolithiasis
- Infektion des ableitenden Harnwegsystems
- Akuter Harnverhalt

**Fallbericht**

**Klinischer Eindruck**

Im Rahmen der klinischen Exploration durch den Notarzt lassen sich scharfe Schmerzen im rechten Unterbauchbereich lokalisieren. Die dort ausgeprägte Druckdolenz weist ein p. m. in Höhe des Lanz-Punktes auf. Im Bereich des berührungsempfindlichen unteren Abdomens fällt zudem einseitige Abwehrspannung der Bauchdecken auf. Das Phänomen „Loslassschmerz" lässt sich schmerzbedingt nicht suffizient prüfen.

## 103.2 Körperliche Untersuchung

Die Symptome eines torquierten Eierstocks treten plötzlich und heftig auf (Stauber et al. 2001).

**Klinik** (Houry et al. 2001):

- Starke, einseitige, stechende (70 %) und plötzlich einsetzende (59 %) Unterbauchschmerzen, die wellenhaft exazerbieren und in Flanke/Rücken (51 %) ausstrahlen können
- Übelkeit/Erbrechen (70 %)
- Akutes Abdomen/Abwehrspannung (30–40 %)
- Ggf. subfebrile Temperaturen/Fieber bzw. Leukozytose als Zeichen eines nekrotisierenden (Komplikations-)Prozesses (< 2 %)

**CAVE**

Die strangulierende Kompromittierung der Blutversorgung des Eierstocks führt über stauungsbedingte Hyperämie zur schmerzhaften Adnexvergrößerung und unbehandelt zur **hämorrhagischen Nekrose des Ovars mit der Konsequenz des Organverlusts.**

**Fallbericht**

**Erste Anordnungen**

Der Notarzt entscheidet sich für einen unverzüglichen Transport der durch eine inzwischen etablierte schmerztitrierte Opioidanalgesie nun deutlich weniger geplagten Patientin in die nächstgelegene Klinik. Nach Einlieferung geht alles ganz schnell.

## 103.3 Erste Anordnungen und Diagnostik

- **Klinische Tastuntersuchung:** unilateral tastbare, massiv druckdolente (in Abhängigkeit einer verabreichten Analgesie ggf. nur eingeschränkt/nicht mehr verwertbar), teigig weiche Resistenz im Adnexbereich
- **Laborchemische (Notfall-)Bestimmungen:**
  - Schwangerschaftstest (β-HCG quantitativ)
  - Hb, Hkt
  - Leukozyten
  - Laktat
  - Thrombozyten/plasmatische Gerinnungsparameter
  - Urinstatus/Urinsediment
- **Ultraschall:**
  - Ovar:
    - Deutlich vergrößert (hämorrhagische Infarzierung, Ödem).
    - Unregelmäßige, mitunter unscharfe Organbegrenzung.
    - Inhomogene, echoarme, teils echoreiche Echobinnenstruktur, Follikel an die Peripherie verdrängt, „Whirlpool Sign".
    - Farb- und spektraldopplersonografisch fehlende/reduzierte Darstellung venöser Rückflüsse aus dem wolkig, inhomogen vergrößerten Ovarialtumor. Arterielle Flusscharakteristika sind dabei im Akutstadium (wenn auch in vermindertem Ausmaß) nachweisbar und versiegen erst im Nekrosestadium.
  - Freie Flüssigkeit (häufig).

**CAVE**

Die dopplersonografische Darstellung regelrechter intraovarieller Blutflüsse schließt eine Ovarialtorsion nicht aus!

- **Laparoskopie:** frühzeitige intraabdominale Diagnosesicherung

Die pathogenetisch akut auslösenden, meist abrupten Körperbewegungen/sportliche Aktivitäten (z. B. Tennisspiel, Tanzen) können in Abhängigkeit von Ausmaß und Auftretenszeitpunkt zur Ursachenabklärung des multiformen klinischen Erscheinungsbildes – Unterbauchbeschwerden/akutes Abdomen/peritoneale Reizsymptome – wegweisend beitragen (Robertson et al. 2017).

**MERKE**

Vor dem Hintergrund der häufig nicht zweifelsfrei spezifischen Symptomatik und der mehrdeutigen Befunde der nichtinvasiven Diagnostik kann die Anamnese (Trägheitsmoment bei Schleuderbewegung) wertvolle Hinweise geben. Im Zweifel erfolgt die Klassifikation des Befunds nach dem Ausschlussdiagnosekonzept.

Auch bei Ausschöpfen aller diagnostischen Möglichkeiten ist eine hinlänglich sichere präoperative Diagnose lediglich in 38 % aller Fälle zu erreichen (Argenta et al. 2000).

Jeder signifikante Verdacht auf eine Ovarialtorsion begründet aufgrund seines gynäkologischen Notfallcharakters eine unmittelbare chirurgische Eingriffsindikation. Nur durch zeitnahe Detorquierung kann eine reguläre Blutversorgung des Eierstocks wiederhergestellt und das Organ und seine Funktionalität erhalten werden.

Für den Fall einer (zu) lange dauernden hämorrhagischen Infarzierungsperiode (Diagnose- und/oder Therapieverzögerung) lässt sich die Entfernung des nekrotisch gewordenen Eierstocks dagegen nicht (mehr) vermeiden.

**MERKE**

**Verzögerungslos eingreifen**

Nur die rechtzeitige Operation eröffnet gute Chancen auf Organerholung und -erhalt.

**Fallbericht**

**Therapie**

Bereits die initiale Sonografie des Unterbauchs offenbart die Schmerzursache: eine 66 × 87 mm große, wolkig-inhomogene, echoarme und nur unzureichend von den umgebenden Darmschlingen abzugrenzende Raumforderung im rechten Adnexbereich. Ein Ovar ist von dem Befund nicht abzugrenzen. Farbkodiert (Color Flow Mapping) lässt sich im Tumor keine Vaskularisation nachweisen.

Die Patientin wird nach notfallgerechter kurzer Aufklärung in den Operationssaal verbracht und dort einer laparoskopischen Detorquierung der zweifach „verdrehten Adnexe" auf der rechten Seite unterzogen.

## 103.4 Therapie



Die chirurgische Detorquierung des Eierstocks ist in der Behandlung einer Adnextorsion alternativlos (3 % aller gynäkologischer Notfalleingriffe). Intraoperativ zeigt sich dabei das Ovar vergrößert, hämorrhagisch infarziert und dunkel verfärbt. Nach zeitnaher Wiederherstellung regulärer Durchblutungsverhältnisse ist die Erholung die Regel. Auch bei makroskopisch „desaströs nekrotischem" Ersteindruck ist das Reperfusionspotenzial des Eierstocks nach Beseitigung der Gefäßstrangulation der Vasa ovarica und des Ramus ovaricus der A. uterina hoch.

**MERKE**

**Organerhalt ist meist möglich**

Auch bei ausgeprägtem Befund ist ein Versuch des Organerhalts zu rechtfertigen und ggf. über mehrzeitige Endoskopie zu überwachen/behandeln.

Gegebenenfalls vorhandene Ovarialtumoren sind aus eigenständigen Gründen und zur Prophylaxe einer neuerlichen Torsion zu entfernen. Operationstechnisch ist der laparoskopische Zugang die Regel (Scholz 2022).

## 103.5 Risikostratifikation

Die Torsion von Eierstock oder Adnexe stellt eine bedrohliche Komplikation von Ovarialzysten dar. Neben den kurzfristigen Gefahren eines akuten Abdomens bzw. peritonealen Schockgeschehens drohen langfristig Organverlust und/oder Fertilitätseinschränkung.

**Fallbericht**

**Disposition**

Am folgenden Tag bespricht die Chefärztin der Abteilung die Ereignisse der letzten 24 Stunden mit ihrer jungen Patientin. „Nur, weil alles so schnell gegangen ist, war es möglich, Ihren Eierstock zu erhalten. Glück gehabt! Hier, schauen Sie mal!" Die Patientin staunt nicht schlecht über die intraoperativen Fotografien mit der Darstellung des vollständig schwarzen und quallenartig in einem See bräunlicher Flüssigkeit schwimmenden Tennisballs in ihrem Bauch. „Heute sieht's da drinnen aber schon wieder viel besser aus", versichert ihr die Ärztin und vereinbart mit ihr – bei weiterer Stabilisierung ihres Gesundheitszustands – die Entlassung für den kommenden Tag.

## 103.6 Disposition/Empfehlung weiteres Vorgehen

Postoperative Beschwerdefreiheit im Rahmen einer Mindestnachbeobachtungszeit von mindestens 24 h und fehlende Infektionszeichen (klinisch, laborchemisch) erlauben die frühzeitige ambulante Nachsorge. Nur bei Verdacht auf Ersttherapieversagen (postoperativ fehlende Besserung/Verschlechterung der Unterbauchbefunde) ist die zeitnahe laparoskopische Reevaluation und ggf. Entfernung der in einem solchen Fall nicht ausreichend reperfundierten Adnexe geboten.

Wenngleich Rezidive selten vorkommen und der langfristige reproduktive und endokrine Funktionserhalt durch rechtzeitige Detorquierung der Adnexe

(Vermeidung von Reperfusionsschäden = Funktion des Zeitintervalls der Strangulation – im Tierversuch bis 36 h) regelhaft erreicht wird, sind gynäkologische Ultraschallkontrollen nach 4–6 Wochen zur Morphologie- und Funktionskontrolle angezeigt (Scholz 2009). In Abweichung von dieser Einschätzung ist ein gesteigertes kontralaterales Ereignisrisiko bei betroffenen Kindern und Jugendlichen < 15 Jahren (ätiologisch unzureichender Halteapparat) zu beachten/zu beraten.

## Was wäre, wenn …

- … die Patientin erst nach langdauernder Symptomatik in zielgerichtete ärztliche Behandlung gekommen wäre (Diagnoseverzug)?
  - Dann wäre zu erwarten gewesen, dass der Eierstock bereits irreversibel nekrotisch und damit die Möglichkeit zum Organerhalt nicht mehr gegeben gewesen wäre.
- … die Patientin zusätzlich Fieber gehabt hätte?
  - Dann wäre eine primäre oder sekundäre Infektion des Adnextumors zu erwarten gewesen und die Patientin durch Systematisierung des infektiösen Geschehens nicht nur in Gefahr, eine Adnexe zu verlieren.
- … eine laparoskopische Therapie z. B. aufgrund von Voroperationen oder wegen des Gesundheitszustands der Patientin nicht möglich gewesen wäre oder operationstechnisch nicht zum Ziel geführt hätte?
  - Dann wäre eine primäre oder nach Umstellung sekundäre Laparotomie erforderlich geworden.

### LITERATUR


Argenta PA, et al. Torsion of the uterine adnexa. Pathologic correlations and current management trends. J Reprod Med 2000; 45(10): 831–816.

Houry D, Abbott JT. Ovarian torsion: a fifteen-year review. Ann Emerg Med 2001; 38(2): 156–159.

Huang C, Hong MK, Ding DC. A review of ovary torsion. TZU CHI Medical Journal 2017; 29(3): 143–147.

Karaman E, et al. Ovarian torsion in the normal ovary: a diagnostic challenge in postmenarchal adolescent girls in the emergency department. Med Sci Monit 2017; 23: 1312–1316.

Robertson JJ, Long B, Koyfman A. Myths in the evaluation and management of ovarian torsion. J Emerg Med 2017; 52: 449–456.

Scholz C. Ovarialtorsion. In: Strauss A, Janni W, Maass N (Hrsg.): Klinikmanual Gynäkologie und Geburtshilfe. Heidelberg: Springer 2009; 9–10.

Scholz C. Ovarialtorsion. In: Janni W, et al. (Hrsg.): Facharztwissen Gynäkologie 3. A. München: Elsevier Urban & Fischer 2022; 567–572.

Stauber M, Weyerstahl T. Gynäkologie und Geburtshilfe. Stuttgart: Thieme 2001.

KAPITEL

# 104 Sturz zu Hause

Dorothea Hempel

## Fallbericht

### Eintreffen

Eine 83 Jahre alte Patientin wird vom Rettungsdienst in die Notaufnahme gebracht, da sie zu Hause im Bad über einen Vorleger gestolpert und dabei auf die linke Seite gestürzt sei. Sie habe dabei nie das Bewusstsein verloren. Auf dem Boden liegend habe sie ihren Notfallknopf aktiviert. Sie beklagt Schmerzen im Bereich der linken Hüfte und hat eine kleine Platzwunde im Bereich der linken Schläfe. Das linke Bein ist außenrotiert und kann nicht abgehoben werden. Bei Eintreffen in der ZNA ist sie orientiert, die Vitalwerte sind unauffällig.

### Ersteindruck

Patientin wach, voll orientiert, Schmerzen VAS 6/10 im Bereich der Hüfte links.

### Vitalwerte

GCS 15; $SaO_2$ 97 %; HF 100; RR 154/94; AF 18; T 36,8; Sx 6/10; BZ 167

### Triagekategorie

Orange

### Anamnese

Die Patientin berichtet, dass sie im letzten Jahr schon zweimal gestürzt sei – ohne Verletzungsfolgen. Wegen der Stürze habe sie Angst, das Haus zu verlassen, und bewege sich nur noch in ihrer Wohnung. Essen würde ihr gebracht. Vorerkrankungen: Diabetes mellitus, arterieller Hypertonus, Vorhofflimmern, Z. n. Radiusfraktur, diabetische Nephropathie mit chronischer Niereninsuffizienz Stadium III, Polyneuropathie der Beine, Presbyakusis.

Eine Medikamentenliste (auf der 6 Medikamente stehen) hat der Rettungsdienst mitgebracht. Die Patientin lebt allein zu Hause; ihre beiden Kinder wohnen in einer anderen Stadt. Sie trägt eine Brille und Hörgeräte. 1 ×/Woche komme der Pflegedienst, um die Medikation zu stellen.

✓ Fallbericht: Aus der Anamnese geht hervor, dass es sich um einen Sturz im Rahmen eines geriatrischen Sturzsyndroms handelt. Zudem besteht der Verdacht auf eine Schenkelhalsfraktur links.

## 104.1 Anamnese und Differenzialdiagnose

**DIAGNOSE**

Sturzsyndrom, Schenkelhalsfraktur links

Ein Sturz ist definiert als „*ein Ereignis, in dessen Folge die Person unbeabsichtigt auf dem Boden oder einer tiefer liegenden Ebene zu liegen kommt*“ (Skelton und Todd 2004). Stürze sind dabei nicht als Erkrankung, sondern als Ereignisse bzw. Unfälle aufzufassen.

Stürze sind eines der dominierenden Probleme alter und hochaltriger Menschen: Im Gegensatz zu Stürzen bei Jüngeren ist die Ursache eines Sturzes bei alten Menschen nur selten eine äußere Gewalteinwirkung. In der Geriatrie spricht man von einem **Sturzsyndrom**, da der Sturz eben nicht eine definierte Erkrankung ist, sondern eine komplexe Konstellation, die Aspekte physiologischer Alterungsprozesse und

Krankheiten verschiedener Organsysteme, z. B. Hypotension, Polyneuropathie, vestibuläre und visuelle Probleme, Dehydratation, Polypharmazie u. v. m. umfasst, die über das Spektrum einer einzelnen Fachrichtung hinausgehen.

**KERNAUSSAGEN**

- Das Sturzsyndrom ist ein geriatrischer Riese – es ist sehr häufig.
- Nichtsynkopale Stürze bei alten Menschen sind mit einer hohen Morbidität und Mortalität assoziiert!

Um weiteren Stürze vorzubeugen und die Sturzursachen zu ermitteln, ist eine ausführliche Anamnese im Hinblick auf mögliche Risikofaktoren notwendig.

**MERKE**

**Risikofaktoren für Stürze (nach Becker und Rapp 2010):**

**Intrinsische Faktoren:**
- Afferenzstörungen
- Motorische Störungen
- Iktale Erkrankungen
- Demenzielle Erkrankungen
- Kardiopulmonale Erkrankungen
- Orthopädische Erkrankungen
- Gangstörungen
- Inkontinenz
- Angst vor Stürzen

**Extrinsische Faktoren:**
- Wohnumgebung
- Schuhe und Kleidung
- Hilfsmittel
- Medikamente

**CAVE**

Die wichtigsten Risikofaktoren sind ein vorheriges Sturzereignis, eine Kraftminderung, eine Gleichgewichtsstörung und die Einnahme von Medikamenten.

Die Einnahme von Medikamenten ist ein komplexer Risikofaktor, da zum einen bestimmte Erkrankungen wie Depression oder Herzinsuffizient das Sturzrisiko erhöhen, aber auch die Medikamente, die zur Therapie dieser Erkrankungen zur Anwendung kommen.

**MERKE**

Mehr als 4 Medikamente sind mit einem hohen Sturzrisiko assoziiert! Jedes weitere Medikament erhöht das Risiko um 14–18 % (Mangin et al. 2018).

Nicht nur die Polypharmazie, sondern auch bestimmte Substanzklassen sind mit einem erhöhten Sturzrisiko assoziiert:
- Sedativa
- Antidepressiva
- Benzodiazepine
- Antihypertensiva
- Opioide
- Antiepileptika

**MERKE**

Immer eine genaue Medikamentenanamnese erheben!

Etwa 20–50 % der gestürzten Patienten leiden in der Folge unter der sog. **Sturzangst**. Diese löst häufig eine Abwärtsspirale aus: Verlust von Selbstvertrauen, verminderte Aktivität, weiterer muskulärer Abbau, sozialer Rückzug, Verlust von Selbstständigkeit, vermehrtes Auftreten von Depressionen, vermehrte Stürze. Daher sollte jeder Patient nach Angst vor weiteren Stürzen gefragt werden.

**KERNAUSSAGEN**

**Wichtige anamnestische Fragen nach einem Sturz**

- Erster Sturz?
- Akute Verletzungsfolgen?
- Ursachen für den Sturz? Abgrenzung synkopale vs. nichtsynkopale Stürze
- Risikofaktoren für weitere Stürze?
- Angst vor Stürzen?

## Fallbericht

### Körperliche Untersuchung

Patientin wach, voll orientiert. Hautfarbe unauffällig. Herztöne rein. Bds. vesikuläres Atemgeräusch. Abdomen weich, kein Druckschmerz. Keine Unterschenkelödeme. Es finden sich ein ca. 3 × 2 cm messendes Hämatom an der Stirn und ein 3 × 4 cm messendes Hämatom an der linken Hüfte mit Klopfschmerz. Das linke Bein ist in typischer Position außenrotiert und kann nicht abgehoben werden. Die Fußpulse sind bds. gut tastbar.

✓ Fallbericht: Bei der Untersuchung zeigen sich Traumafolgen im Bereich des Schädels und der linken Hüfte.

## 104.2 Körperliche Untersuchung

Etwa die Hälfte aller Stürze verlaufen ohne Verletzungsfolgen, in ca. 10 % kommt es jedoch zu einer schweren Verletzung wie einer intrakraniellen Blutung, einer offenen Wunde oder einer Fraktur. Ca. 5 % der Gestürzten erleiden eine Fraktur, wobei Frauen häufiger betroffen sind als Männer.

**MERKE**
Stürze sind die häufigste traumabedingte Todesursache bei alten Menschen!

Die häufigsten Frakturen nach Sturz sind:
- Schenkelhalsfraktur
- Frakturen der oberen Extremität
- Wirbelkörperfrakturen
- Rippenfrakturen

**MERKE**
Immer eine gute körperliche Untersuchung durchführen, um Sturzfolgen zu erkennen!

Intrakranielle Blutungen sind die zweithäufigste Sturzfolge. Bei Traumazeichen im Bereich des Kopfes muss daher *immer* an eine intrakranielle Blutung gedacht werden, unabhängig von der Einnahme einer Antikoagulation.

Aufgrund der Häufigkeit von intrakraniellen Blutungen sollte die Schwelle zur Durchführung eines cCT bei älteren Patienten niedrig angesetzt werden – unabhängig von einer Antikoagulation. Die Antikoagulation beeinflusst vor allem die Mortalität!

**CAVE**
- Viele gängige Entscheidungsregeln bzgl. eines cCT und eines CT der HWS (z. B. Canadian C-Spine/Head CT Rule) schließen ältere Menschen aus!
- Bei Traumazeichen im Bereich des Kopfes muss bei älteren Menschen immer an eine intrakranielle Blutung gedacht werden – nicht nur, wenn sie antikoaguliert sind.

Neben der Suche nach den unmittelbaren Verletzungsfolgen sollte zur Prävention weiterer Stürze auch ein orientierendes Mobilitätsscreening erfolgen, z. B. mit einem der folgenden Tests:
- Timed „Up and Go"-Test: Aufstehen, 3 m laufen, zurück, wieder hinsetzen. Gehhilfen sind erlaubt.
  - > 20 s → weitere Abklärung
- Sit-to-Stand-Test bzw. 5-Chair-Rise-Test
- Modifizierter Romberg-Test

Auffälligkeiten sollten ein umfassenderes Assessment nach sich ziehen, ggf. eine Anbindung an eine Geriatrie.

Zu einer Untersuchung nach Sturz gehört ebenso:
- Orientierender neurologischer Status, Hinweise auf eine Polyneuropathie?
- Grobe Muskelkraft
- Grobe Visusbeurteilung
- Füße ansehen/Schuhversorgung
- Kardiologischer Status

**KERNAUSSAGEN**
Stürze sind meist multifaktoriell, daher immer:
- Kardiopulmonaler Status
- Neurologischer Status
- Untersuchung der Füße und des Schuhwerks
- Mobilitätstestung

**Fallbericht**

### Erste Anordnungen und Diagnostik

12-Kanal-EKG, Röntgen der Hüfte, cCT und CT der HWS.

#### EKG

Normofrequentes Vorhofflimmern, Indifferenztyp, unauffällige ST-Strecken.

#### Röntgen der Hüfte

Schenkelhalsfraktur links.

#### cCT und CT der HWS

cCT und CT HWS sind altersentsprechend. Es finden sich keine Zeichen für eine intrakranielle Blutung oder Fraktur.

✓ Fallbericht: Labor, EKG und Monitor, cCT und CT HWS sind unauffällig. Die Schenkelhalsfraktur ist in dieser Altersgruppe jedoch eine schwere Verletzung.

## 104.3 Erste Anordnungen und Diagnostik

Die Diagnostik nach einem Sturz ist primär darauf ausgerichtet, die unmittelbaren Sturzfolgen zu erkennen und richtet sich daher nach der klinischen Verdachtsdiagnose bzw. den relevanten Differenzialdiagnosen.

### 104.3.1 EKG

Ein 12-Kanal-EKG sollte geschrieben werden, wenn ein synkopaler Sturz in Betracht gezogen wird oder eine kardiologische Ursache als mitursächlich für das Sturzsyndrom angesehen wird.

### 104.3.2 cCT und CT HWS

Viele der bekannten Entscheidungsregeln (NEXUS, Canadian Head CT Rule, New Orleans Criteria) schließen ältere Patienten aus bzw. empfehlen ab einem Alter von 65 Jahren generell ein cCT. Da die Rate an intrakraniellen Blutungen bei älteren Patienten mit bis zu 5 % sehr hoch ist, sollte eine niedrige Schwelle zur Durchführung eines cCT angesetzt werden.

**MERKE**

**Risikofaktoren für eine ICB bei älteren Patienten (Probst et al. 2020)**

- Abschürfungen/Platzwunden am Kopf
- Auffällige neurologische Untersuchung
- Chronische Niereninsuffizienz
- Reduzierter GCS im Vergleich zur Baseline



Die Einnahme einer oralen Antikoagulation hat dabei keinen relevanten Einfluss auf die Häufigkeit einer Blutung, jedoch auf ihre Schwere und Ausdehnung.

### 104.3.3 Labor

Laborparameter sollten abhängig von weiteren Symptomen oder Gefahrenzeichen, z. B. Brustschmerzen oder Atemnot, bestimmt werden. Elektrolytentgleisungen, Hypoglykämien, Anämien, metabolische Entgleisungen tragen zu Sturzereignissen bei und können in einer venösen BGA rasch erkannt werden.

### 104.3.4 Weitere Bildgebung

Eine röntgenologische und sonografische Bildgebung sollte den Befunden entsprechend niederschwellig durchgeführt werden.

### 104.3.5 Weitere Diagnostik

Patienten mit einem Sturzsyndrom profitieren bei pathologischem Mobilitätsscreening von einer geriatrischen Mitbeurteilung sowie von einer physiotherapeutischen Visite. Eine physiotherapeutische Visite und Beratung in der ZNA konnten die Wiedervorstellungsrate um 30 % (nach 30 und 60 Tagen) senken (Gettel et al. 2020).

**KERNAUSSAGEN**

- Ein cCT sollte niederschwellig durchgeführt werden.
- Weitere radiologische Diagnostik ist abhängig von den klinischen Befunden.
- Laboruntersuchungen sollen dazu dienen, Faktoren zu identifizieren, die zum Sturz beigetragen haben.

**Fallbericht**

**Therapie**

In der ZNA wurde ein Femoraliskatheter zur opioidsparenden Analgesie bei Schenkelhalsfraktur gelegt. Die Patientin wurde von den Unfallchirurg*innen operativ versorgt und anschließend geriatrisch weiterbetreut.

✓ Fallbericht: Operative Versorgung der Schenkelhalsfraktur mit anschließender geriatrischer Rehabilitation.

## 104.4 Therapie

Die Behandlung erfolgt entsprechend den festgestellten Verletzungen.

Bei schweren Sturzverletzungen wie einer intrakraniellen Blutung oder einer Fraktur müssen die weiterbetreuenden Fachrichtungen wie Neurochirurgie/Neurologie oder Unfallchirurgie hinzugezogen werden. Die Hinzuziehung von Geriater*innen kann die Behandlung und den weiteren Weg der Patienten von Anfang an unterstützen.

Die Behandlung einer Sturzangst und Maßnahmen zur Sturzprophylaxe sind wichtige Bestandteile der Therapie.

**Fallbericht**

**Risikostratifikation**

- Die Patientin hat sowohl in der Klinik als auch nach der Entlassung ein hohes Risiko, erneut zu stürzen.
- Das Risiko zur Entwicklung einer Sturzangst ist groß.
- Nach schwerer Sturzverletzung besteht ein hohes Risiko, psychosoziale Folgen zu erleiden.

## 104.5 Risikostratifikation

Das Sturzrisiko steigt mit dem Alter an (Rapp et al. 2012):

- 30 % in der Altersgruppe der über 65-Jährigen stürzt 1 ×/Jahr, 20 % stürzen mehrmals pro Jahr.
- Mehr als 50 % der über 80-Jährigen stürzen 1 ×/Jahr.
- 40 % der Frauen und 30 % der Männer zwischen 65 und 90 Jahren sind in den letzten 12 Monaten gestürzt.

Stürze in Pflegeeinrichtungen sind noch häufiger:

- Pro Bewohner treten ca. 2 Stürze pro Jahr auf.
- In einer Einrichtung mit 90 Bewohnern kommt es also jeden 2. Tag zu einem Sturz.
- Dabei ist das Risiko in den ersten Wochen nach der Aufnahme deutlich erhöht.

Im Krankenhaus sind Stürze der häufigste Zwischenfall! 2–7 % der Patienten in einem Akutkrankenhaus stürzen während des Aufenthalts.

**MERKE**

**Sturzrisiko Krankenhaus**

Patienten, die im Krankenhaus gestürzt sind, haben unabhängig von ihrem Alter ein deutlich erhöhtes Risiko, nach der Entlassung erneut zu stürzen. Dies gilt insbesondere in den ersten 4 Wochen nach der Entlassung!

In der Folge von Stürzen und Sturzverletzungen treten viele psychosoziale Einschränkungen auf:

- Wer stürzt, hat unabhängig von der unmittelbaren Sturzfolge ein 3-fach erhöhtes Risiko, in einer Pflegeeinrichtung untergebracht zu werden.
- 20–50 % leiden an Sturzangst.
- Nach einer Schenkelhalsfraktur können sich 50 % der Betagten auch 1 Jahr nach dem Ereignis nicht mehr selbstständig auf die Toilette setzen, aufstehen oder kürzere Spaziergänge bewältigen.
- 20 % der Betroffenen müssen anschließend in eine Pflegeeinrichtung umziehen, und 25 % versterben innerhalb von 12 Monaten.

**KERNAUSSAGEN**

- Das Sturzsyndrom hat viele psychosoziale Folgen, die in der Notaufnahme häufig unterschätzt werden.
- Eine Sensibilisierung des Umfelds für die Gefahren nach einem Sturz und sturzbedingten Verletzungen kann zur Prävention beitragen.

**Fallbericht**

**Disposition/Empfehlung weiteres Vorgehen**

Stationäre Aufnahme zur operativen Versorgung.

✓ Fallbericht: Da die Patientin eine schwere Sturzverletzung erlitten hat, muss sie stationär aufgenommen werden. Eine geriatrische Weiterbehandlung nach der Operation wird bereits in der Notaufnahme angebahnt.

## 104.6 Disposition/Empfehlung weiteres Vorgehen

Das weitere Vorgehen wird durch die Art und Schwere der Verletzungen bestimmt.

Bei einem Patienten, der nach einem Sturz keine schweren Verletzungen aufweist, kann eine Entlassung nach Hause stattfinden. Es ist jedoch wichtig, zuvor die Risikofaktoren zu identifizieren, die zum Sturz beigetragen haben, um weitere Stürze zu verhindern!

Die Prävention von Stürzen umfasst vielfältige Maßnahmen, die nicht allein aus der ZNA heraus organisiert werden können. Daher sollten Hausärzt*innen, Physiotherapeut*innen und Sozialdienste in die Versorgung eingebunden werden.

Evidenzbasierte Maßnahmen zur Reduktion von Sturzrisiko und Sturzrate sind (Cameron et al. 2018):

- Überprüfen und Anpassen der Medikation
- Bewegungs- und Gleichgewichtstraining
- Tai-Chi
- Umbauten in der Häuslichkeit
- Anpassung des Schuhwerks

Umstritten sind Maßnahmen wie eine Vitamin-D-Supplementation, technische Vorrichtungen wie Bettenalarmsysteme oder Niedrigflurbetten.

Um die Überprüfung der Medikation bei alten Patienten zu erleichtern, bieten sich Hilfsmittel wie z. B. die PRISCUS-Liste an: Potenziell inadäquate Medikamente für ältere Menschen (Mann et al. 2020).

## Was wäre, wenn ...

- ... die Patientin keine Verletzungen aufgewiesen hätte?
  - Dann hätte sie nach einem Mobilitätsscreening entlassen werden können, jedoch mit der Empfehlung, eine geriatrische Beurteilung einzuholen.
- ... die Patientin keine Verletzungen am Kopf aufgewiesen hätte?
  - Dann hätte aufgrund der hohen Prävalenz von intrakraniellen Blutungen bei alten Patienten dennoch die Indikation zur Durchführung eines cCT bestanden.
- ... die Patientin mehr als 10 Medikamente einnehmen würde?
  - Dann hätte sie ein noch höheres Sturzrisiko, und die Medikation sollte unbedingt überprüft werden.

### LITERATUR

Becker C, Rapp K. Fall prevention in nursing homes. Clin Geriatr Med 2010; 26(4): 693–704.

Cameron ID, et al. Interventions for preventing falls in older people in care facilities and hospitals. Cochrane Database o Syst Rev 2018; 9(9):CD005465.

Gettel CJ, Pertsch N, Goldberg EM. A systematic review of interventions to improve nursing home to emergency department care transitions. Ann Longterm Care 2020; 28(2): e12–e19.

Mangin D, et al. International Group for Reducing Inappropriate Medication Use & Polypharmacy (IGRIMUP): position statement and 10 recommendations for action. Drugs Aging 2018; 35(7): 575–587.

Mann NK, et al. Updating the PRISCUS list of potentially inappropriate medications for the elderly – Asking the right questions to consult the oracle(s) of Delphi. European Drug Utilisation Research Group Conference (EuroDURG); 2020 March 04–07; Szeged, Hungary.

Probst MA, et al. Prevalence of intracranial injury in adult patients with blunt head trauma with and without anticoagulant or antiplatelet use. Ann Emerg Med 2020; 75(3): 354–364.

Rapp K, et al. Epidemiology of falls in residential aged care: analysis of more than 70,000 falls from residents of Bavarian nursing homes. J Am Med Dir Assoc 2012; 13: 187.e1–6.

Skelton D, Todd C. What are the main risk factors for falls amongst older people and what are the most effective interventions to prevent these falls? WHO Regional Office for Europe (Health Evidence Network report). Copenhagen: WHO 2004; https://apps.who.int/iris/handle/10665/363812 (letzter Zugriff: 22.1.2023).

KAPITEL

# 105 Nach der Geburt Kopfschmerzen

Lars Kummer

## Fallbericht

### Eintreffen

Eine 25-jährige Patientin wird von der Notärztin nach beobachtetem generalisiertem Krampfanfall in der Notaufnahme vorgestellt. Sie ist 12 Tage postpartal nach Zwillingsgeburt und suchte bereits 3 Tage zuvor den Notdienst wegen neu aufgetretener Kopfschmerzen auf (Diagnose dort: V. a. Spannungskopfschmerz).

### Ersteindruck

Die Patientin ist verwirrt, schläfrig, aber erweckbar.

### Vitalwerte

GCS 12; $SaO_2$ 97 %; HF 102; RR 184/102; (MAP 129); AF 22; T 36,8; BZ 225 (12,5)

### Triagekategorie

Orange

### Anamnese

Die Eigenanamnese zum Ereignis ist wegen Amnesie erschwert. Die Patientin ist verwirrt, sie gibt aber mehrmals Sehstörungen an. Allergien lägen nicht vor, Medikamente würden bis auf eine Vitamin- und Mineralstofftablette mit Omega-3-Fettsäuren nicht eingenommen. Vorerkrankungen lägen nicht vor. Sie sei Erstgebärende von gesunden Zwillingen und die Schwangerschaft bis auf einen leichtgradigen Schwangerschaftsdiabetes unauffällig verlaufen. Die Spontangeburt sei vor 12 Tagen unter PDA erfolgt. Die Kopfschmerzen bestünden bereits seit 3 Tagen.

✓ Fallbericht: Aus dem Ersteindruck und der Fremdanamnese geht hervor, dass es sich um einen Krampfanfall handelte. Kopfschmerzen und der Z. n. Geburt stellen in diesem Kontext eine **Red Flag** dar.

**RED FLAGS**

Dem zeitnahen Auftreten von Kopfschmerzen, Krampfanfall, Sehstörungen und Z. n. Geburt können sehr schwere Erkrankungen zugrunde liegen.

## 105.1 Anamnese und Differenzialdiagnose

Die Differenzialdiagnose bei der Präsentation von erstmaligem Krampfanfall, vorher bestehenden Kopfschmerzen, Sehstörungen und kurz zurückliegender Geburt umfasst mehrere und teils sehr schwere Krankheiten.

**MERKE**

Beim Akronym „**postpartal**er Kopfschmerz" ergeben sich die wichtigen Differenzialdiagnosen:

**Post**punktionskopfschmerz
**P**räeklampsie
**A**poplex (zerebrovaskulärer Insult)
**R**eversible zerebrale Ursachen:
- PRES (posteriores reversibles Enzephalopathiesyndrom)
- RCVS (reversibles zerebrales Vasokonstriktionssyndrom)

**T**hrombose (Sinusvenen)
**A**rterielle Blutung (SAB)
**L**iquorentzündung (Meningitis/Enzephalitis)

Eine der Differenzialdiagnosen bei dieser Konstellation von Kopfschmerzen, Krampfanfall, anhaltender Verwirrtheit, Sehstörungen und Hypertonie ist das

**posteriore reversible Enzephalopathiesyndrom (PRES).**

Das PRES ist ein seltenes Erkrankungsbild mit heterogener klinischer Präsentation, das mit einem vasogenen zerebralen Hirnödem einhergeht. Das Haupterkrankungsalter liegt im Median bei 36 Lebensjahren. Frauen sind häufiger betroffen als Männer, Kinder extrem selten. 80 % der Patienten haben vorbestehende Begleiterkrankungen. Auch COVID-19 kann mit einem PRES assoziiert sein.

Obwohl die Ätiologie beim PRES sehr unterschiedlich beschrieben wird, ist das beidseitige Ödem parietookzipital pathognomonisch. Selten können die Veränderungen frontal und im Hirnstamm auftreten. Es entsteht entweder auf dem Boden einer Hypertension oder einer endothelialen Dysfunktion (durch endogene oder exogene Toxine). Begleitend können intrazerebrale Blutungen und SABs auftreten.

Bei der **Hypertension** ist nicht der Absolutwert entscheidend, sondern das Delta zum vorbestehenden Ausgangswert sowie die Anstiegsgeschwindigkeit der Fluktuation. Die Blutdruckerhöhung übersteigt die Kapazität der zerebralen Autoregulation, insbesondere im wenig sympathisch innervierten posterioren Stromgebiet, und führt somit zur Kapillarleckage und zum Hirnödem.

Die **endotheliale Dysfunktion** mit Steigerung der Gefäßpermeabilität und Ödembildung entsteht durch:

- Exogene Trigger: zytotoxische Substanzen, Chemotherapie, immunsuppressive Therapie
- Endogene Trigger: Präeklampsie/Eklampsie, Sepsis, Autoimmunerkrankung, Niereninsuffizienz

Vor allem Calcineurininhibitoren (z. B. Tacrolimus und Ciclosporin A) und eine Hochdosis-Kortisontherapie sind mit dem Auftreten von PRES assoziiert. Bei den Autoimmunerkrankungen besteht für den systemischen Lupus erythematodes, den Morbus Crohn, die Sklerodermie und die thrombotische Mikroangiopathie ein erhöhtes Risiko für PRES.

Patienten mit Nierenfunktionsstörungen, insbesondere Dialysepatienten, haben durch begleitenden Bluthochdruck, Blutdruckschwankungen und endotheliale Dysfunktion mehrere potenzielle Risikofaktoren für ein PRES.

105

**KERNAUSSAGEN**

- PRES umschreibt einen Symptomkomplex, der aufgrund eines vasogenen Hirnödems vorzugsweise in der posterioren Strombahn entsteht.
- Hypertension und endotheliale Dysfunktion sind die wesentlichen Ursachen für die Entwicklung eines PRES.
- In der Anamnese muss gezielt nach Risikofaktoren gefragt werden:
  - Bluthochdruck
  - Präeklampsie/Eklampsie
  - Einnahme zytotoxischer Substanzen wie Chemotherapeutika oder Immunsuppressiva
  - Nierenfunktionsstörungen oder Autoimmunerkrankungen

Die neurologischen Einzelsymptome bei Vorliegen eines PRES sind verwirrend und ermöglichen keine klare Zuordnung zum PRES oder zu alternativen Verdachtsdiagnosen wie einer Sinusvenenthrombose, einem ischämischen Schlaganfall, einem RCVS, einer hypertensiven Enzephalopathie oder zu einer Subarachnoidalblutung (SAB).

**MERKE**

Trotz ähnlicher Befundkonstellation ist eine frühe Differenzialdiagnostik nötig, da sich das weitere Management in der Notaufnahme unterscheidet.

**CAVE**

Bei Kopfschmerzen in Kombination mit Krampfanfällen oder neurologischen Defiziten muss man ein PRES in die Differenzialdiagnostik einbeziehen.

## Posteriores reversibles Enzephalopathiesyndrom (PRES) vs. reversibles zerebrales Vasokonstriktionssyndrom (RCVS)

Klinisch präsentiert sich das **RCVS** (reversibles zerebrales Vasokonstriktionssyndrom) fast identisch dem **PRES.** Folgendes hilft bei der Differenzierung:

- Wie das PRES tritt es häufig bei Schwangerschaft, aber ohne begleitende Eklampsie auf. Die Kopfschmerzen beim RCVS treten eher „**donnerschlagartig**", also mit **perakutem Beginn,** auf. Neurochirurgische Operationen und SHT sind Risikofaktoren für RCVS. Vaskulopathie und Ödemmorphologie im cMRT sind stets ähnlich und helfen nicht zu diskriminieren.

- Beim RCVS sind Triptane und SSRI mögliche Triggersubstanzen und sollten abgesetzt werden.
- Die Behandlung des RCVS erfolgt vorzugsweise mit Magnesium und Kalziumkanalblockern (Nifedipin).

**KERNAUSSAGEN**

- PRES tritt auch außerhalb der Schwangerschaft auf.
- Wenn Sie an ein PRES denken, sollten Sie zunächst mindestes fünf andere Differenzialdiagnosen ausschließen.
- Klinisch ist die Abgrenzung gegenüber Schlaganfall, Sinusvenenthrombose, Meningitis, intrakranieller Blutung und RCVS oft sehr unscharf.

**Fallbericht**

**Untersuchungsbefund**

Die Patientin ist schläfrig, aber erweckbar und nur zur Person orientiert. Die Pupillen sind bds. mittelweit mit direkter und indirekter Lichtreaktion. Kein Zungenbiss. Keine Paresen der Hirn- oder der peripheren Nerven. Kein Meningismus. Die Kopfschmerzen sind okzipital betont und nach vorne ziehend bds. Keine Unterschenkelödeme. Sie gibt weiterhin Sehstörungen an.

✓ Fallbericht: Es kommen weiterhin mehrere Differenzialdiagnosen in Betracht, und die Abklärung bleibt aufwendig und dringlich.

## 105.2 Körperliche Untersuchung

Es gibt keine spezifischen klinischen Untersuchungsbefunde für das PRES. Werden Sie aufmerksam bei einem Komplex aus verschiedenen neurologischen Symptomen, die akut oder subakut (Stunden bis Tage) aufgetreten sind:

- Krampfanfälle (meist generalisiert tonisch-klonisch): 81 %
- Kopfschmerzen (dumpf drückend, permanent): 51 %
- Sehstörungen (Visusminderung, Gesichtsfeldausfälle): 36 %
- Enzephalopathie (Bewusstseinsstörungen, Verwirrtheit): 28 %
- Fokalneurologische Defizite (Hemiparese, Dysarthrie): 19 %

Häufig (aber nicht immer!) sind die Symptome mit arteriellem Bluthochdruck assoziiert.

**KERNAUSSAGEN**

- Kopfschmerzen, Sehstörungen und Krampfanfälle sind typische Symptome für ein PRES, aber nicht spezifisch.

30 % aller Patienten mit PRES haben normotensive Blutdruckwerte.

**Fallbericht**

**Erste Anordnungen und Diagnostik**

Monitor, Blutabnahme, cMRT; bei V. a. Eklampsie Urinuntersuchung auf Proteine.

Labor

| Parameter | Laborwert Pat. | Referenzbereich | Einheit |
|---|---|---|---|
| Natrium | 142 | 136–145 | mmol/l |
| Kalium | 4,2 | 3,5–5,1 | mmol/l |
| Magnesium | 0,6 | 0,78–1,03 | mmol/l |
| GFR | 38 | > 75 | |
| Kreatinin | 123 | 44–88 | µmol/l |
| CRP | 10 | < 5 | mg/l |
| Leukozyten | 12 | 4,4–11,3 | Gpt/l |
| Thrombozyten | 143 | 140–440 | Gpt/l |
| Urin | Normalbefund, keine Proteinurie | | |

Monitorüberwachung

$SaO_2$ 97 % bei Raumluft, Sinusrhythmus 95/min, RR 163/100 mmHg.

✓ Fallbericht: Es zeigen sich ein erniedrigter Magnesiumspiegel und eine eingeschränkte Nierenfunktion KDIGO-Stadium 3. Im cMRT findet sich ein parietookzipitales Hirnödem, das nicht typisch für eine Eklampsie ist.

**DIAGNOSE**

Posteriores reversibles Enzephalopathiesyndrom (PRES)

## 105.3 Erste Anordnungen und Diagnostik

Hinter dem unspezifischen klinischen Erscheinungsbild verbirgt sich eine Reihe von Differenzialdiagnosen, deren notfallmedizinisches Management sich grundlegend unterscheidet. Daher ist ein gewisser Abklärungsaufwand in der Notaufnahme unumgänglich.

### 105.3.1 EKG

Es gibt keine spezifischen EKG-Veränderungen.

### 105.3.2 Monitor

Ein kontinuierliches Monitoring ist zur Blutdrucküberwachung und Vigilanzbeurteilung wichtig.

### 105.3.3 Labor

Typische Laborwertveränderungen gibt es beim PRES nicht. Häufig finden sich ein niedriger Magnesium- und Albuminspiegel im Serum. Da die Nierenfunktionsstörung ein starker Prädiktor für das PRES ist, sollte außerdem die GFR bestimmt werden. Weitere Laborparameter dienen vornehmlich der Abklärung von Differenzialdiagnosen. Blutbild, CRP-Bestimmung und Elektrolyte sollten ebenso zur Primärdiagnostik gehören wie – falls im Rettungsdienst noch nicht geschehen – eine Blutzuckerbestimmung. Eine BGA hilft bei der Abklärung von metabolischen Ursachen oder Intoxikationen.

Sollte bei komplexer klinischer Präsentation eine Liquorpunktion erwogen werden, zeigt sich beim PRES eine leichte Albuminerhöhung mit milder zytoalbuminärer Dissoziation.

**CAVE**

Über 50 % aller Patienten mit einem PRES haben begleitend eine Störung der Nierenfunktion.

### 105.3.4 Apparative Diagnostik

**PRES ist ein klinisch-radiologisches Erkrankungsbild,** das sich ohne zerebrale Bildgebung nicht diagnostizieren lässt. Im cMRT zeigen sich beidseits parietookzipitale Ödeme, die in der T2-Wichtung und FLAIR-Sequenz hyperintens und in der T1-Wichtung hypointens imponieren. Weniger sensitiv sind die Läsionen auch im cCT hypodens erkennbar.

In der **Angiografie** ist eine Gefäßverengung analog zum RCVS darstellbar.

Im **EEG** zeigen sich unspezifische Verlangsamungen von Delta- und Thetawellen. Weiterhin ist es bei der Diagnostik von Krampfanfällen (insbesondere dem nonkonvulsiven Status) wegweisend.

**KERNAUSSAGEN**

- Risikopatienten in Konstellation mit Risikosymptomen (akute neurologische Symptome, Blutdruckschwankungen) und verdächtigen cMRT-Zeichen (vasogenes Ödem parietookzipital) führen nach Ausschluss von Differenzialdiagnosen zur Diagnose PRES.
- Wichtigste apparative Untersuchung zur Bestätigung eines PRES ist das cCT oder noch sensitiver das cMRT.
- Im cMRT zeigen sich in der T2w hyperintense Veränderungen vor allem parietookzipital bihemisphäriell und meist asymmetrisch.

**CAVE**

Klinische Symptomatik und radiologische Zeichen sind im Einzelfall unspezifisch. Zur Diagnosesicherung müssen andere Differenzialdiagnosen ausgeschlossen werden.

**Fallbericht**

**Therapie**

Antihypertensive Therapie und Magnesiumsulfat, Blutzuckernormalisierung.

✓ Fallbericht: Die Patientin erhält 10 mg Urapidil i. v. und 4 g Magnesiumsulfat als Kurzinfusion über 20 min sowie 8 IE Actrapid s. c.

105

## 105.4 Therapie

Bei hypertensiver Genese ist die frühe und aggressive Therapie prognoseentscheidend. Empfohlen werden eine Reduktion des Blutdrucks um 25 % des Ausgangswertes und das Vermeiden von starken Blutdruckschwankungen. Hierfür ist oft eine kontinuierliche Überwachung notwendig.

Weiterhin müssen Triggerfaktoren behoben bzw. muss eine auslösende Grunderkrankung behandelt werden. Chemotherapeutika oder Immunsuppressiva sollten abgesetzt oder in der Dosis reduziert werden. Für Calcineurininhibitoren erscheint ein Substanzwechsel vorteilhaft, da der toxische Effekt eher kein Klasseneffekt ist.

Bei Schwangeren mit Präeklampsie/Eklampsie wird eine schnelle Geburt empfohlen.

Komplikationen wie Ischämien, Krampfanfälle oder intrakranielle Blutungen sollten symptomatisch behandelt werden. 71 % der Patienten benötigen eine temporäre mechanische Beatmung.

Neben anzustrebender Normoglykämie sollte der Magnesiumspiegel ausgeglichen werden.

**KERNAUSSAGEN**

Die Therapie des PRES basiert auf drei Säulen:

- Wichtigster Aspekt ist die konsequente Blutdrucksenkung.
- Zusätzlich müssen potenzielle Auslöser behandelt werden.
- Symptomatische und supportive Therapie von Krampfanfällen, Enzephalopathie und Blutungen.

**Fallbericht**

**Risikostratifikation**

Mit der Präeklampsie/Eklampsie und dem erhöhten Blutzucker liegen zwei Risikofaktoren für einen schweren Verlauf vor.

## 105.5 Risikostratifikation

Bei einem verdächtigen Symptomkomplex beginnt die Risikostratifizierung bereits mit der zerebralen Bildgebung. Sie ist der wesentlichste apparative Diagnosebaustein und kann neben anderen Differenzialdiagnosen gleichzeitig prognoseentscheidende Komplikationen wie eine Hämorrhagie oder einen Schlaganfall aufdecken. Im Einzelfall kann eine Computerangiografie zur Darstellung einer Gefäßokklusion notwendig sein. Diese Komplikationen bestimmen die Mortalität und die Langzeitprognose beim sonst meist benigne verlaufenden PRES.

Unabhängige Prädiktoren für ein schlechtes funktionelles Outcome sind Präeklampsie/Eklampsie, initial hohe Blutzuckerwerte und ein verzögerter Beginn der Therapie kausaler Faktoren.

**KERNAUSSAGEN**

- Nicht das für die Pathologie typische Hirnödem, sondern die sekundären Komplikationen (Schlaganfall, Status epilepticus, Blutung) bestimmen den Langzeitverlauf beim PRES.
Um eine Hochrisikosituation und Komplikationen zu vermeiden, benötigen alle Patienten mit einem PRES eine unmittelbare Behandlung der auslösenden Variablen.

**Fallbericht**

**Disposition/Empfehlung weiteres Vorgehen**

Stationäre Aufnahme auf eine IMC-Station für Monitoring und Fortführung der antihypertensiven und antikonvulsiven Therapiemaßnahmen.

✓ Fallbericht: Die Patientin hat ein erhöhtes Risiko für einen schlechten Verlauf und bedarf daher besonderer Überwachung. Der Bluthochdruck bietet einen Behandlungsansatz und sollte umgehend kontrolliert gesenkt werden. Supportive Therapieziele sind in diesem Fall eine Normoglykämie und ein Ausgleich des Magnesiumspiegels.

## 105.6 Disposition/Empfehlung weiteres Vorgehen

Patienten mit einem PRES sollten initial intensivmedizinisch überwacht werden. Ein besonderer Fokus liegt auf der kontinuierlichen Blutdrucküberwachung und dem Management von Komplikationen (Krampfanfall, Hirnblutung, neurologische Ausfälle, Hirndruckanstieg, Ischämien). Viele Patienten mit einem PRES müssen mechanisch beatmet werden. Bei adäquatem und schnellem Therapiebeginn bilden sich das Hirnödem und die Symptomatik in den nächsten Tagen bis Wochen zu 90 % vollständig zurück. Bleibende Schäden sind vor allem durch Komplikationen möglich (Status epilepticus, schwere Enzephalopathie).

## Was wäre, wenn …

- … die Patientin Fieber und Meningismus gezeigt hätte?
  - Dann wäre die Abarbeitungsschwelle für eine Meningitis ist erreicht. Diese erfordert eine Liquorpunktion und die Einleitung einer Antibiose ohne Zeitverzug.
- … die Patientin 2 Tage nach der Liquorpunktion über einen lageabhängigen Kopfschmerz mit Besserung im Liegen geklagt hätte?
  - Dann hätte es sich wahrscheinlich um einen postpunktionellen Kopfschmerz gehandelt.
- … die Patientin zwar einen persistierenden lageunabhängigen Kopfschmerz, aber keinen Krampfanfall gehabt hätte?
  - In diesem Fall bleiben die Differenzialdiagnosen ebenso wie die Notwendigkeit einer frühen zerebralen Bildgebung bestehen.

### LITERATUR

Gewirtz AN, et al. Posterior reversible encephalopathy syndrome. Curr Pain Headache Rep 2021; 25(3): 19.

Fischer M, Schmutzhard E. Posterior reversible encephalopathy syndrome. J Neurol 2017; 264(8): 1608–1616.

Legriel S, et al. Determinants of recovery from severe posterior reversible encephalopathy syndrome. PloS One 2012; 7(9): e44534.

Pilato F, et al. Posterior reversible encephalopathy syndrome and reversible cerebral vasoconstriction syndrome: clinical and radiological considerations. Front Neurol 2020; 11: 34.

KAPITEL

# 106 Kleiner Stich, große Folgen

Matthias Deininger

## Fallbericht

### Eintreffen

Ein 34-jähriger Patient mit bekanntem intravenösem Substanzabusus erscheint fußläufig in der Notaufnahme. Er berichtet über seit dem Morgen bestehende starke Schmerzen in der Leistenregion.

### Ersteindruck

Kachektischer Patient mit reduziertem AZ und EZ, deutlich schmerzgeplagt.

### Vitalwerte

GCS 15; $SaO_2$ 95 %; HF 108; RR 110/65; AF 18; T 38,6; Sx 8/10; BZ 142

### Triagekategorie

Gelb

### Anamnese

Der Patient berichtet über eine Hautrötung und -schwellung sowie stärkste Schmerzen seit dem Morgen im Bereich der linken Leiste, des Genitals und des linken Oberschenkels. Tags zuvor sei erstmalig eine kleine Hautrötung im Bereich der Leiste aufgefallen. Seit dem Aufwachen heute Morgen habe er Fieber. Auf Nachfrage ergab sich, dass der Patient regelmäßig Heroin intravenös, teilweise auch femoral injiziert. Angesichts einer progredienten Schwellung und Verhärtung sowie stärkster Schmerzen habe er sich entschieden, die Notaufnahme aufzusuchen. Es bestehe reiner Heroinabusus seit ca. 10 Jahren, nur unregelmäßig Alkoholkonsum sowie aktiver Nikotinabusus mit 30 Pack-Years. Allergien sowie Vorerkrankungen seien nicht bekannt. Keine Einnahme von Hausmedikation. Der Patient sei wohnungslos. Keine Fernreisen in den letzten Monaten, kein Kontakt zu Tieren.

✓ Fallbericht: Leitsymptom des Patienten ist eine fieberhafte erythematöse Schwellung der Genital-Leisten-Oberschenkel-Region linksseitig.

## 106.1 Anamnese und Differenzialdiagnose

Anamnestisch beschreibt der Patient die Kardinalsymptome (Rubor, Tumor, Calor, Dolor, Functio laesa) für eine Infektion. Grundsätzlich lassen sich zahlreiche verschiedene Entitäten bei Haut- und Weichteilinfektionen unterscheiden.

Eine erste Differenzierung lässt sich anhand von purulenten und nichtpurulenten Haut- und Weichteilinfektionen vornehmen:

- Zu den **purulenten** (eitrigen) Entitäten zählen z. B. neben Furunkel und Karbunkel verschiedene Abszessformen, deren Haupterreger *Staphylococcus aureus* ist. Charakteristisch imponieren purulente Effloreszenzen durch ein schmerzhaftes, gespanntes, häufig prallelastisches Erythem teilweise mit makroskopisch sichtbarem zentralem eitrigem Porus. Bei Verdacht auf einen Abszess kann die Diagnostik im Zweifelsfall mittels Weichteilsonografie durch Visualisierung eines lokalisierten, gekapselten echoarmen bis echofreien Sekretverhalts ergänzt und die Ausdehnung quantifiziert werden. Bei einem unkomplizierten Abszess sind in der Regel eine Abszessspaltung und Drainage („*Ubi pus, ibi evacua*“) ausreichend. In Ausnahmefällen kann, insbesondere bei Vorliegen von systemischen Infektionszeichen, eine additive antibiotische Therapie erwogen werden. Grundsätzlich gilt es hierbei zu bedenken, dass Antibiotika aufgrund des abszesstypischen lokalisierten, abgekapselten Befunds nur eingeschränkt auf den Primärbefund einwirken.

- Bei den **nichtpurulenten** Haut- und Weichteilinfektionen lassen sich als wichtige Formen u. a. Erysipel, Phlegmone und nekrotisierende Infektionen differenzieren. Zur Abgrenzung ist neben der körperlichen Untersuchung auch die Anamnese von großer Bedeutung.

Zunächst sollte in der Anamneseerhebung nach **potenziellen Eintrittspforten** für Keime gefragt werden. Neben kürzlich zurückliegenden operativen Eingriffen können Bagatelltraumata wie Schnitt-, (Insekten)stich-, Bisswunden oder andere offene Wunden als Eintrittspforten für Keime dienen. Nicht in allen Fällen ist jedoch ein entsprechendes Ereignis erinnerlich. Auch Reiseanamnese, Sozialanamnese und Fragen zu Tierkontakten können wertvolle Hinweise zur potenziellen Ursache geben. Ergänzt werden diese durch Fragen zu Vorerkrankungen, insbesondere zu potenziellen Risikofaktoren für eine schwere Haut- oder Weichteilinfektion (➤ Box 106.1).

**BOX 106.1**

**Risikofaktoren für schweren Verlauf oder nekrotisierende Infektion (Auswahl)**

- Alter (> 65 Jahre)
- Adipositas (> 30 kg/m$^2$)
- Diabetes mellitus
- Periphere arterielle Verschlusskrankheit (pAVK)
- Leber-/Niereninsuffizienz
- Malignom
- Immunsuppression
- Nikotinabusus
- Alkoholabusus
- Intravenöser Drogenabusus

**Entstehung, Ausbreitung** und **zeitlicher Verlauf** der Haut- und Weichteilveränderung sind ergänzend von großer Bedeutung. Aber auch die Schmerzanamnese (z. B. nach dem OPQRST-Schema, ➤ Box 106.2) kann bei der Risikostratifizierung hilfreich sein.

**BOX 106.2**

**Schmerzanamnese nach OPQRST-Schema**

- **O**nset – Beginn
- **P**rovocation/**P**alliation – Provokation/Linderung
- **Q**uality – Charakter
- **R**adiation – Lokalisation/Ausstrahlung
- **S**everity – Stärke
- **T**ime – zeitlicher Verlauf

**KERNAUSSAGEN**

Wichtige anamnestische Angaben bei V. a. Haut- und Weichteilinfektionen sind:

- Beginn, Ausbreitung und Veränderung des Hautbefunds
- Identifikation potenzieller Keimeintrittspforten
- Evaluation von Risikofaktoren (➤ Box 106.1)

**Fallbericht**

**Körperliche Untersuchung**

Patient in akut reduziertem AZ und eingeschränktem EZ. Herztöne tachykard ohne Herzgeräusch, Pulmo frei, Abdomen weich und ohne fokalen Druckschmerz.

Lokalisiertes, unscharf begrenztes livide imponierendes Erythem des Genitals inkl. Hoden, linksseitiger Leistenregion mit Hinweis auf multiple Einstiche bei bekanntem i. v. Drogenabusus, kein Hinweis auf Verhalt oder zentraleitrigen Porus. Oberschenkel zu einem Drittel ebenfalls betroffen. Der Hautbefund imponiert inspektorisch mit vereinzelten serösen Vesikeln, palpatorisch durch eine Überwärmung und teigige Schwellung, jedoch ohne Hinweis auf prall-elastischen Fokus im Sinne einer Abszesshöhle. Kein Hinweis auf Krepitationen. Die Untersuchung wird vom Patienten bereits bei leichter Berührung als deutlich schmerzhaft beschrieben. Lymphknoten lumbal links leicht vergrößert.

✓ Fallbericht: Hier handelt es sich um ein rasch-progredientes, umschriebenes, unscharf begrenztes livides Erythem der Genital-Leisten-Oberschenkel-Region mit deutlicher Hyperästhesie und vereinzelten Vesikeln.

## 106.2 Körperliche Untersuchung

Die Untersuchung ergänzt die anamnestischen Erhebungen und ermöglicht neben der Differenzierung purulent/nichtpurulent eine weitergehende exakte Beschreibung des vorliegenden klinischen Befunds. In der Zusammenschau lässt sich dadurch die Verdachtsdiagnose ermitteln.

**MERKE**

**Untersuchung bei Haut- und Weichteilinfektionen**

- **Begrenzung:** Die Begrenzung kann scharf oder unscharf sein. Eine scharfe Begrenzung liegt typischerweise bei einem Erysipel (Epidermis und Dermis betroffen, häufigster Erreger: β-hämolysierende Streptokokken) vor. Eine unscharfe Begrenzung zeigt sich typischerweise, wenn neben der Dermis auch tiefere Hautschichten wie etwa die Subkutis betroffen sind, wie dies bei der Phlegmone (häufige Erreger: *Staphylococcus aureus* und/oder β-hämolysierende Streptokokken) regelhaft der Fall ist.
- **Kolorierung:** Ein eher hellrotes Erythem ist typischerweise beim Erysipel vorzufinden, wohin gehen ein dunkelrot-livides eher bei Phlegmone aufritt.
- **Eiternachweis:** Neben den klassischen purulenten Entitäten (z. B. Abszess, ➤ Kap. 106.1) kann insbesondere bei der schweren Phlegmone der Nachweis von Eiter erfolgen. Die schwere Phlegmone ist durch eine tiefe Ausbreitung teilweise bis zur Muskulatur gekennzeichnet und geht regelhaft mit einem systemisch schweren Verlauf einher, sodass eine chirurgische Therapie erforderlich ist. Abzugrenzen davon ist die begrenzte Phlegmone, die in der Regel nur eine Infektion von Dermis und Subkutis umfasst, keinen Nachweis von Eiter bietet und meist ohne chirurgische Intervention durch antibiotische Therapie zur Abheilung gebracht werden kann.

Im Rahmen der körperlichen Untersuchung sollten die Ränder des Hautbefunds markiert werden, sodass die Entwicklung über die Zeit beurteilbar ist. Zusätzlich kann eine Fotodokumentation erfolgen.

**KERNAUSSAGEN**

- Differenzierung und Diagnosestellung der Haut- und Weichteilinfektionen erfolgen primär klinisch in Zusammenschau von Anamnese und körperlicher Untersuchung.
- Einfache purulente Weichteilinfektionen, z. B. unkomplizierte Abszesse, lassen sich meist durch Inzision und Drainage zur Abheilung bringen.
- Erysipel und begrenzte Phlegmone können durch kalkulierte antiinfektive Therapie behandelt werden. Ein Keimnachweis ist beim Erysipel meist nicht wegweisend.
- Eine schwere Phlegmone sollte stationär mittels chirurgischer und antibiotischer Therapie behandelt werden, ein Keimnachweis mittels Gewebebiopsie und Blutkultur sollte erfolgen.

**Nekrotisierende Infektionen** stellen eine seltene, aber **lebensbedrohliche Differenzialdiagnose zu Erysipel und Phlegmone** dar. Herausfordernd ist die Diagnosestellung insbesondere in der Frühphase, da hier in der klinischen Untersuchung eindeutige Merkmale wie z. B. kutan imponierende Zeichen der Nekrose und systemische Zeichen einer Sepsis fehlen. Angesichts des häufig foudroyanten, ohne Therapie häufig letalen Verlaufs ist eine umgehende Diagnosestellung für den Therapieverlauf und -erfolg entscheidend. Auch bei zeitnah eingeleiteter Therapie besteht eine Krankenhausmortalität von ungefähr 20–30 % (Sartelli et al. 2022).

Deshalb ist es essenziell, die klinischen Merkmale nekrotisierender Haut- und Weichteilinfektionen zu berücksichtigen und im Zweifelsfall auch an diese Differenzialdiagnose zu denken. Unterscheiden lassen sich lokale (➤ Tab. 106.1) und systemische (Fieber, Tachykardie, Hypotension) Symptome, die isoliert betrachtet eher unspezifisch sind, bei koinzidentem Auftreten jedoch an die Diagnose einer nekrotisierenden Haut- und Weichteilinfektion denken lassen sollten. Dabei sind meist nicht alle Symptome vorhanden.

**RED FLAGS**

Beim Vorliegen der **Trias aus starken, unverhältnismäßig erscheinenden Schmerzen, Schwellung und Rötung** sollte an eine nekrotisierende Haut- und Weichteilinfektion gedacht werden!

Ursächlich für die scheinbar unverhältnismäßigen Schmerzen sind u. a. die Hypoxie und die Nekrose des

**Tab. 106.1** Lokale Symptome einer nekrotisierenden Haut- und Weichteilinfektion (Auswahl modifiziert nach Goh et al. 2014)

| Symptom | Relative Häufigkeit [%] |
|---|---|
| Starke, unverhältnismäßige („**out of proportion**") Schmerzen mit Progredienz (**Crescendo-Schmerz**) und Druckempfindlichkeit (**Hyperästhesie**) | 79 |
| **Schwellung** | 81 |
| **Erythem** | 71 |
| Ödem | 80 |
| Kutane Krepitation (bei Gasbildung) | 20 |
| Kutane Blasenbildung oder kutane Nekrosen (späte Stadien) | 26/24 |

Gewebes, die angesichts des perakuten Verlaufs dem initial eher begrenzten klinischen Untersuchungsbefund entgegensteht und dadurch u. U. zur Fehldiagnose eines Erysipels oder einer Phlegmone führt.

**KERNAUSSAGEN**

- Nekrotisierende Infektionen werden insbesondere in der Frühphase häufig nicht erkannt und fälschlich als leichtere Haut- und Weichteilinfektion interpretiert.
- Die Mortalität nekrotisierender Haut- und Weichteilinfektionen ist hoch. Eine schnelle Diagnose und umgehende Therapie sind entscheidend.

Zu beachten ist, dass neben der akuten Form mit Progress innerhalb von Stunden auch eine subakute Form existiert, bei der es erst Tage oder sogar Wochen nach Symptombeginn zu einer raschen Symptomaggravation kommt. Umso wichtiger ist es daher, bei Vorliegen von Red Flags eine nekrotisierende Haut- und Weichteilinfektion differenzialdiagnostisch zu berücksichtigen.



**RED FLAGS**

Nachfolgende Aspekte in Anamnese oder Patientengruppe sollten bei Haut- und Weichteilinfektionen an einen schweren Verlauf denken lassen:

- Vorliegen von Risikofaktoren (➤ Box 106.1)
- Akuter, progredienter Verlauf mit systemischer Beteiligung
- Missverhältnis zwischen Hautbefund und Schmerzen („pain out of proportion")
- Kutane Krepitation

Je nach beteiligten anatomischen Strukturen lassen sich nekrotisierende Phlegmone (Haut/Subkutis), Fasziitis (mit Faszienbeteiligung) und Myositis (mit Muskelbeteiligung) differenzieren, dies ist jedoch primär relevant für die Nomenklatur der Erkrankung, die Diagnostik und Therapie ist für alle nekrotisierenden Formen zunächst gleich. Ist bei der nekrotisierenden Fasziitis die Genital- und Perineal- oder Perianalregion mitbetroffen, spricht man von der Sonderform einer Fournier-Gangrän.

**CAVE**

Bereits beim V. a. eine nekrotisierende Haut- und Weichteilinfektion sollte umgehend eine weitergehende Diagnostik und Therapie erfolgen.

## Fallbericht

### Erste Anordnungen und Diagnostik

Monitoring, notfallmäßige Konsultation der Urologie und Chirurgie, Labor.

#### Monitoring

Durchgehend tachykarder Sinusrhythmus von ca. 110/min.

#### Urologisches und chirurgisches Konsil

V. a. nekrotisierende Infektion. Bettseitiger Fingertest positiv.

#### Labor

| Parameter | Laborwert Pat. | Referenzbereich | Einheit |
|---|---|---|---|
| Hämoglobin | 15,4 | 12–16 | g/dl |
| Leukozyten | 17 | 4–10 | Tsd./µl |
| CRP | 85,8 | < 5 | mg/l |
| PCT | 2,6 | < 0,5 | ng/ml |
| Thrombozyten | 245 | 140–440 | Tsd./µl |
| Natrium | 133 | 135–148 | mmol/l |
| Kalium | 4,6 | 3,5–4,8 | mmol/l |
| Kreatinin | 1,0 | 0,5–1,2 | mg/dl |
| LDH | 300 | < 250 | U/l |
| AST | 19 | 10–50 | U/l |

| Parameter | Laborwert Pat. | Referenzbereich | Einheit |
|---|---|---|---|
| ALT | 14 | 10–50 | U/l |
| LAKTAT | 1,8 | | mg/dl |
| INR | 0,98 | 1 | U |
| PTT | 30,2 | 25,1–36,5 | s |

✓ Fallbericht: Neben einer geringgradigen Tachykardie ergeben sich in den Laborwerten des Patienten erhöhte Infektparameter sowie eine milde Hyponatriämie. Der Fingertest ist positiv, was die Diagnose einer nekrotisierenden Haut- und Weichteilinfektion unterstützt.

**DIAGNOSE**
Nekrotisierende Weichteilinfektion, Fournier-Gangrän

## 106.3 Erste Anordnungen und Diagnostik

Eine nachfolgende laborchemische, bildgebende sowie invasive Diagnostik kann im Zweifelsfall bei nicht eindeutigem Befund die Diagnosestellung unterstützen oder bei der operativen Planung (z. B. CT zur Abschätzung der Ausdehnung) hilfreich sein. Jedoch gilt es, den Zeitverzug durch entsprechende diagnostische Maßnahmen zu minimieren.

### 106.3.1 Erste Anordnungen

Die gezeigte Tachykardie im **Monitoring** ist mitunter Ausdruck des Fiebers und damit zunächst nicht unbedingt besorgniserregend. Unter Berücksichtigung der Verdachtsdiagnose sind Fieber und Tachykardie jedoch Frühzeichen einer beginnenden systemischen Kompromittierung, sodass eine engmaschige Überwachung und umgehende Therapie bei hämodynamischer Verschlechterung indiziert sind.

**Laborchemisch** können erhöhte Infektparameter (Leukozytose, CRP, PCT) nachgewiesen werden, dies ist jedoch ein unspezifisches Zeichen. Eindeutige prognostische laborchemische Konstellationen konnten bisher nicht identifiziert werden. Der LRINEC-Risikoscore *(Laboratory Risk Indicator for Necrotizing Fasciitis)*, der die Diagnostik der nekrotisierenden Fasziitis unterstützen soll und u. a. CRP und Leukozytose berücksichtigt (Wong et al. 2004), konnte in Metaanalysen seinen prognostischen Wert nicht bestätigen (Tarricone et al. 2022). Folglich ist er klinisch eher von untergeordneter Relevanz, weshalb hier auf die ausführliche Darstellung verzichtet wird.

### 106.3.2 Bildgebung

Das **MRT** weist zwar die höchste Sensitivität aller radiologischen Verfahren auf, ist flächendeckend jedoch kaum notfallmäßig verfügbar. Daher wird im Folgenden auf die **CT**-Merkmale bei Verdacht auf eine nekrotisierende Fasziitis eingegangen. Die Diagnose unterstützen können: Flüssigkeits- oder Gasansammlungen entlang der Faszien, streifige Fettinfiltration („fat stranding") sowie Verdickung der Faszien. Ein Fehlen der beschriebenen Merkmale sollte jedoch nicht zum diagnostischen Ausschluss genutzt werden.

Ergänzend kann auch mittels **POCUS** (Point-of-Care-Ultraschall) u. U. ein Verlust der normalen Gewebearchitektur beim Vorliegen der nekrotisierenden Fasziitis gezeigt werden. Konkret ist mit einer Pflastersteinarchitektur durch verdickte Faszien sowie hypoechogene Flüssigkeitseinlagerungen entlang der Faszien oder subkutane Lufteinschlüsse als hyperechogene Flecken mit dorsaler Schallauslöschung zu rechnen. Letzteres ist Zeichen einer fortgeschrittenen Erkrankung oder für Gasbrand (clostridiale Myonekrose).

### 106.3.3 Invasive Diagnostik

Als Mittel der invasiven Diagnostik zur Bestätigung einer nekrotisierenden Fasziitis steht der sog. **Fingertest** zur Verfügung, der mit einer Faszienbiopsie kombiniert werden kann. Beim Fingertest wird unter Lokalanästhesie eine ca. 2 cm lange Inzision bis zur tiefen Faszie gesetzt. Der Test ist positiv, wenn dabei mit minimalem Widerstand eine digitale Gewebeablösung erfolgt und es zum Austritt von übelriechendem, trüb-gräulichem Sekret („dishwater fluid") und einer reduzierten Blutung kommt oder sogar nekrotisches Gewebe visualisierbar ist.

**KERNAUSSAGEN**

- Apparative Diagnostik sollte die Therapie nicht verzögern, dient jedoch als Entscheidungshilfe bei klinischer Unsicherheit.
- Laborchemisch sollten niederschwellig Infektparameter, Nieren- und Leberfunktion sowie Marker für Zelluntergang erhoben werden, da diese als Ausgangswert für den intensivmedizinischen Verlauf dienen können.
- Invasive Diagnostik sollte nur im Ausnahmefall und nur von darin Geübten durchgeführt werden.

**Fallbericht**

**Therapie**

Nach Diagnosestellung erfolgt:

- Notfallmäßiges radikales chirurgisches Débridement
- Kalkulierte i. v. Antibiotikatherapie mit Piperacillin/Tazobactam (4,5 g 3 ×/Tag) plus Clindamycin (600 mg 3 ×/Tag)
- Mikrobiologische Analyse von Blut-(und Harn-)kulturen sowie chirurgischen Gewebeproben
- Suffiziente Analgesie
- Ausreichende Flüssigkeitstherapie

✓ Fallbericht: Der Patient sollte schnellstmöglich der operativen Therapie zugeführt und präoperativ mit einer kalkulierten antiinfektiven Therapie anbehandelt werden.

## 106.4 Therapie

Entscheidend sind das schnellstmögliche radikale **chirurgische Débridement** (idealerweise innerhalb von 6 h nach Aufnahme) sowie großzügige Redébridements.

Ergänzend sollte bereits in der Notaufnahme die **Asservierung von Blut- und (Harnkulturen)** zur mikrobiologischen Erregerbestimmung erfolgen und sodann mit einer **kalkulierten antiinfektiven Therapie** mittels **Breitspektrumantibiotika** begonnen werden. Je nach erwartetem Erregerspektrum (➤ Tab. 106.2) kann gemäß S2k-Leitlinie „Kalkulierte parenterale Initialtherapie bakterieller Erkrankungen bei Erwachsenen" vorgegangen werden. Es wird dabei auch die Gabe von Clindamycin empfohlen, da es die Produktion der Exotoxine grampositiver Erreger hemmt. Im Verlauf ist nach Erregernachweis eine gezielte antibiotische Therapieumstellung sinnvoll.

Die **analgetische Therapie** sollte gemäß WHO-Stufenschema erfolgen, wobei aufgrund der meist ausgeprägten Schmerzen eher großzügig mit einer titrierten i. v. Opioidtherapie begonnen werden sollte.

Bereits in der Notaufnahme sollte eine eher **großzügige, kristalloide Flüssigkeitssubstitution** begonnen werden, insbesondere wenn es klinische Anzeichen für eine (beginnende) Sepsis oder einen septischen Schock (u. a. Tachykardie, Hypotension) gibt.

Nachrangig für die Notaufnahme kann im intensivmedizinischen Verlauf befundabhängig eine **HBO-Therapie** oder im Einzelfall die Applikation

**Tab. 106.2** Klassifikation der nekrotisierenden Fasziitis nach Erregernachweis (modifiziert nach von Glinski et al. 2021)

| Klasse | Keimspektrum | Häufige Lokalisation/Entität | Inzidenz [%] |
|---|---|---|---|
| **Typ 1** | Polymikrobiell, häufig Kombination aus Aerobiern, Anaerobiern, fakultativen Anaerobiern | Körperstamm, Perineum, Abdomen Fournier-Gangrän | 70–80 |
| **Typ 2** | Monomikrobiell, meist: β-hämolysierende Streptokokken der Gruppe A | Extremitäten | 20–30 |
| **Typ 3** | Vorwiegend mit Salzwasser assoziierte Erreger, wie *Vibrio* spp. | Nach Meeresfrüchteverzehr: Körperstamm, Abdomen<br>Nach Verletzung im Wasser: Extremitäten | < 5 |
| **Typ 4** | Pilze wie *Candida* spp. | Bei Immunsuppression | < 1 |

106

von Immunglobulinen als ergänzende Therapie durchgeführt werden.

**Fallbericht**

**Disposition/Empfehlung weiteres Vorgehen**

Nach dem notfallmäßigen Débridement erfolgt die umgehende Verlegung in die hausinterne Brandverletzen-Intensivstation, wo neben der intensivmedizinischen Sepsistherapie, der regelmäßigen Wundkontrolle und dem Redébridement im Verlauf auch die plastische Rekonstruktion bestmöglich erfolgen kann.

## 106.5 Disposition/Empfehlung weiteres Vorgehen

Angesichts des foudroyanten Verlaufs, bei dem auch nach erstem chirurgischem Débridement die Gefahr einer weiteren Verschlechterung bis hin zum Vollbild eines fulminanten septischen Schocks mit Organfunktionseinschränkungen besteht, ist eine **intensivmedizinische Behandlung obligat**. Neben der üblichen intensivmedizinischen Therapie stehen vor allem eine regelmäßige Wundkontrolle und das großzügige Redébridement im Fokus. Aufgrund der großen Wundflächen kann eine Behandlung in einem Brandverletztenzentrum von Vorteil sein, da hier neben der primären urologisch-chirurgischen auch die sekundäre plastisch-rekonstruktive Behandlung erfolgen kann.

**Was wäre, wenn …**

- … es sich um einen Patienten ohne i. v. Drogenabusus gehandelt hätte?
  - Sofern keine Eintrittspforte/Ursache für die nekrotisierende Fasziitis identifiziert werden kann, das klinische Bild sich jedoch unverändert zeigen würde, wäre die Diagnose weiterhin wahrscheinlich. Die Klinik führt!
- … der Patient berichtet hätte, dass das Erythem über Tage oder sogar Wochen entstanden wäre?
  - Typisch für die nekrotisierende Fasziitis ist ein rascher Progress, sehr selten kann auch ein subakuter Verlauf vorkommen; wahrscheinlicher sind in diesem Fall jedoch Erysipel oder Phlegmone. Bei zentrifugaler Ausbreitung sollte z. B. auch ein Erythema chronicum migrans in Betracht gezogen werden.
- … das Erythem schmerzlos gewesen wäre?
  - Schmerzlose Erytheme sprechen eher gegen die Diagnose einer nekrotisierenden Fasziitis, die typischerweise durch einen unverhältnismäßig starken Schmerz charakterisiert ist. Hier sollte eher an andere Diagnosen gedacht werden, z. B. das Erythema chronicum migrans.
- … der Patient eine Penicillinallergie angegeben hätte?
  - In diesem Fall sollte statt Piperacillin/Tazobactam (4,5 g 3 ×/Tag) mit intravenösem Meropenem (1 g 3 ×/Tag) als kalkulierte antiinfektive Therapie begonnen werden. In beiden Fällen sollte zusätzlich Clindamycin i. v. (3 × 600 mg/Tag) appliziert werden. Grundsätzlich empfiehlt es sich bei dieser seltenen und foudroyanten Pathologie, die antiinfektive Therapie im Verlauf engmaschig mit infektiologischer Expertise abzustimmen.

## LITERATUR

Goh T, et al. Early diagnosis of necrotizing fasciitis. Br J Surg 2014; 101: e119–e125.

Rongisch R, Fabri M. Weichgewebeinfektionen. Hautarzt 2022; 73(3): 223–233.

S2k-Leitlinie Kalkulierte parenterale Initialtherapie bakterieller Erkrankungen bei Erwachsenen. 2. akt. Version. AWMF-Registernummer 082-006. Stand: 25.7.2019 (in Überarbeitung); https://register.awmf.org/de/leitlinien/detail/082-006 (letzter Zugriff: 22.1.2023).

Sartelli M, et al. WSES/GAIS/WSIS/SIS-E/AAST global clinical pathways for patients with skin and soft tissue infections. World J Emerg Surg 2022; 17(1): 3.

Stevens DL, et al. Practice guidelines for the diagnosis and management of skin and soft tissue infections: 2014 update by the infectious diseases society of America. Clin Infect Dis 2014; 59(2): 147–159.

Tarricone A, et al. A systematic review and meta-analysis of the effectiveness of LRINEC score for predicting upper and lower extremity necrotizing fasciitis. J Foot Ankle Surg 2022; 61(2): 384–389.

von Glinski M, et al. Die nekrotisierende Fasziitis. Handchir Mikrochir Plast Chir 2021; 53(3): 312–319.

Wong CH, et al. The LRINEC (Laboratory Risk Indicator for Necrotizing Fasciitis) score: a tool for distinguishing necrotizing fasciitis from other soft tissue infections. Crit Care Med 2004; 32(7): 1535–1541.

KAPITEL

# 107 Kurzschlusshandlung

Christoph Hüser

## Fallbericht

### Eintreffen

Eine 23-jährige Patientin stellt sich fußläufig in der Notaufnahme vor. Sie habe einen Nervenzusammenbruch gehabt und eine Überdosis Paracetamol eingenommen.

### Ersteindruck

Patientin wach, vollorientiert, stabil.

### Vitalwerte

GCS 15; $SaO_2$ 99 %; HF 112; RR 156/97; AF 18; T 36,4; BZ 120

### Triagekategorie

Orange

### Anamnese

Die Patientin berichtet aufgelöst, dass sie vor etwa 3 h einen heftigen Streit mit ihrem Freund gehabt habe, der eine Trennung angekündigt habe. Daraufhin habe sie sich im Bad eingeschlossen und die dort noch vorhandenen 3 Blister Paracetamol (3 × 10 Tbl. à 500 mg) eingenommen. Nun bereue sie dies jedoch und hoffe, dass sie noch rechtzeitig komme. Sie habe wirklich nur die 30 Tbl. Paracetamol eingenommen; mehr habe sie im Bad nicht finden können, was im Nachhinein vielleicht ein Glück gewesen sei. Denn sie hätte auch weitere Substanzen genommen, wenn diese greifbar gewesen wären. Ihr sei nur übel. Keine Medikation, Allergien, Vorerkrankungen. Gewicht 50 kg.

**DIAGNOSE**
Paracetamolintoxikation

## 107.1 Anamnese

Vergiftungen mit frei verkäuflichen Medikamenten entstehen häufig in einer Kurzschlusshandlung. Meist werden Medikamente eingenommen, die gerade zu Hause verfügbar sind. Klassiker sind Ibuprofen und Paracetamol, teils werden auch frei verkäufliche Schlaftabletten oder verordnungspflichtige noch vorhandene Antidepressiva oder Schlaftabletten eingenommen.

Aufgrund seiner Hepatotoxizität gehört Paracetamol zu den gefährlichsten frei verkäuflichen Substanzen.

Gemeinsam ist allen Vergiftungen durch Kurzschlusshandlungen, dass diese häufig glimpflich ablaufen, da nach Abklingen des Impulses nicht selten eine rasche Vorstellung in der Notaufnahme erfolgt und meist keine exorbitanten Tablettenmengen eingenommen wurden.

**KERNAUSSAGEN**

Um die potenzielle Toxizität besser einschätzen zu können, sollten bei allen Vergiftungen immer folgende Parameter erhoben werden:

- Substanzname, Menge + Wirkstärke → Gesamtdosis
- Einnahmezeitpunkt und -form (meist oral)
- Gewicht des Patienten

Meist kann den Angaben der Betroffenen dabei Glauben geschenkt werden. Bei bis zu 20 % aller Vergiftungen kommt es jedoch zu klinisch relevanten Diskrepanzen zwischen berichteten und tatsächlich eingenommenen Substanzen und Dosierungen. Daher sollte die Plausibilität der Angaben stets hinterfragt und im Gesamtkontext eingeordnet werden.

## 107.2 Körperliche Untersuchung

Die Paracetamolvergiftung verläuft typischerweise dreiphasig:

1. In der gastrointestinalen Phase etwa 2–14 h nach der Einnahme kommt es zu Übelkeit, Erbrechen und Bauchschmerzen; diese können aber auch ausbleiben.
2. In einer anschließenden symptomfreien Phase entwickelt sich ein zunehmender Leberschaden mit steigenden Transaminasen, der jedoch erst in der hepatischen Phase nach etwa 72–96 h klinisch apparent wird (z. B. rechtsseitige Oberbauchschmerzen, Zeichen des Leberversagens wie Ikterus oder hepatische Enzephalopathie).
3. In der dritten Phase kommt es entweder zum fulminanten Leberversagen oder (viel häufiger) zur Erholung der Leberfunktion.

Auffällige Befunde sind in der Untersuchung kurz nach der Ingestion also noch nicht zu erwarten.

**Fallbericht**

**Körperliche Untersuchung**

Patientin wach, vollorientiert. Haut rosig, Pupillen isokor, bds. direkt/indirekt lichtreagibel. Herztöne rein, rhythmisch; vesikuläres seitengleiches Atemgeräusch. Abdomen weich, kein Druckschmerz, keine Resistenzen, regelrechte Peristaltik.

## 107.3 Erste Anordnungen und Diagnostik

Insbesondere, wenn Vergiftungen in selbstschädigender Absicht entstanden sind, ist initial eine großzügige Monitorüberwachung sinnvoll. In der Kürze des Erstkontakts kann eine weiterhin bestehende Suizidalität oft nicht sicher genug ausgeschlossen werden, sodass zumindest eine vorübergehende Basisüberwachung und Unterbringung in einem geschützten Raum (verschlossene Fenster, keine frei zugänglichen Medikamente) erfolgen sollte.

In einem ersten Schritt sollte geklärt werden, ob überhaupt eine möglicherweise toxische Menge eingenommen wurde. Eine deutsche oder international gültige Leitlinie zur Paracetamolvergiftung gibt es zwar nicht, die potenziell toxische Dosis ist jedoch in der Regel bei Einnahme von mindestens 150 mg/kg KG Paracetamol erreicht. Bei Patienten mit Lebererkrankung oder Neugeborenen wird die Grenze meist etwas niedriger bei 100 mg/kg KG gesetzt.

Wurde die toxische Schwelle erreicht, kann innerhalb von 1–2 h nach Tabletteneinnahme die Gabe von Aktivkohle die Resorption vieler Substanzen aus dem GI-Trakt hemmen und somit häufig das Auftreten einer symptomatischen Vergiftung verhindern. Da die Wirkung umso besser ist, je kürzer die Einnahme der Substanzen zurückliegt, ist die Gabe zeitkritisch und sollte bereits im Rahmen der ersten Anordnungen bedacht werden. Sie ist eine Einzelfallentscheidung, die bei kooperativen Patienten mit sicherem (oder gesichertem) Atemweg nebenwirkungsarm ist.

**KERNAUSSAGEN**

- Die Gabe von Aktivkohle ist bei vielen Vergiftungen eine häufige Maßnahme.
- Die Dosierung beträgt 0,5–1 g/kg KG oder als Faustregel 50 g Suspension beim Erwachsenen.
- Die Gabe sollte frühzeitig, in der Regel ≤ 1 h, ggf. auch ≤ 2 h nach Einnahme erfolgen.
- Kohle ist nicht ausreichend wirksam gegen Alkohole oder Metalle und bei Säuren/Laugen kontraindiziert.
- Weitere Kontraindikationen sind fehlende Schutzreflexe, ein unkooperativer Patient und ein Darmverschluss.

### 107.3.1 Labor

Bei Patienten mit Paracetamolvergiftung muss die Abnahme eines Labors (z. B. Elektrolyte, Transaminasen, γ-GT, AP und Bilirubin sowie Kreatinin, Harnstoff, Harnsäure und kleines Blutbild) erfolgen und der Paracetamolspiegel bestimmt werden. Dieser kann bei Abnahme frühestens 4 und spätestens 24 h nach der Einnahme von Paracetamol auf das Rumack-Matthew-Nomogramm (➤ Abb. 107.1) aufgetragen und damit festgestellt werden, ob ein toxischer Blutspiegel vorliegt und eine Antidottherapie indiziert ist.

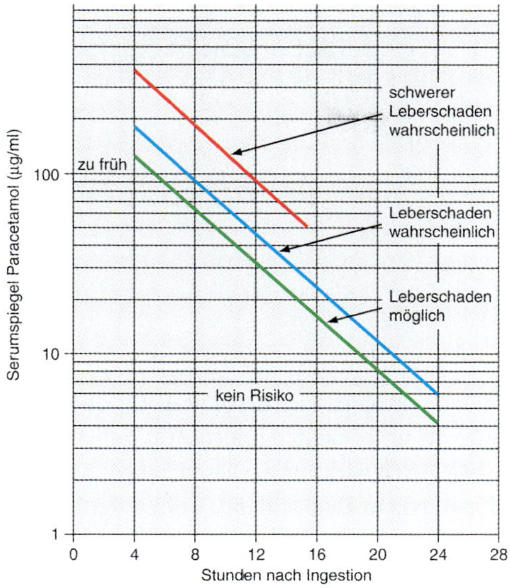


**Abb. 107.1** Paracetamolvergiftung: Nomogramm nach Rumack und Matthew zur Abschätzung der Lebertoxizität anhand der Paracetamolkonzentration im Serum und der nach der mutmaßlichen Aufnahme verstrichenen Zeit (mit freundlicher Genehmigung des GIZ-Nord, Göttingen) [L253]

## 107.3.2 EKG

Bei Auffälligkeiten sollte großzügig ein EKG geschrieben werden. Höhergradige Tachykardien oder z. B. verbreiterte QRS-Komplexe können Hinweise auf weitere Intoxikationen sein.

## 107.3.3 Giftnotruf

Die Kontaktaufnahme mit einem Giftnotruf sollte niederschwellig erfolgen. Bei einer Intoxikation im toxischen Bereich, bei Unsicherheit, in atypischen Situationen wie z. B. bei protrahierter Einnahme von Paracetamol oder Mischintoxikationen ist der Anruf bei einer Giftnotrufzentrale ebenso wichtig wie hilfreich, um ungünstige Verläufe, wenn irgend möglich, abzuwenden oder zu mildern.

**MERKE**

Die Kontaktaufnahme zu einem Giftnotruf sollte niederschwellig und frühzeitig erfolgen.

**Fallbericht**

### Erste Anordnungen und Diagnostik

Bei dieser Patientin beträgt die eingenommene Dosis Paracetamol:

$30 \times 500$ mg/50 kg = **300 mg/kg KG**

Dies liegt im deutlich toxischen Bereich. Bei Einnahme vor mehr als 3 h und Übelkeit wird jedoch auf eine Kohlegabe verzichtet.

Mit der Abnahme des Labors wird bis zu 4 h nach der Einnahme gewartet, um gleichzeitig auch den Paracetamolspiegel mitbestimmen zu können.

### EKG

Zur Sicherheit erfolgt der Anschluss an einen Monitor und aufgrund der Tachykardie die Ableitung eines EKG.

EKG: Sinusrhythmus, 102/min, Steiltyp, Zeiten in der Norm, keine Erregungsrückbildungsstörungen.

### Labor

| Parameter | Laborwert Pat. | Referenzbereich | Einheit |
|---|---|---|---|
| Hämoglobin | 13 | 12–16 | g/dl |
| Thrombozyten | 175 | 140–440 | Tsd./µl |
| Leukozyten | 7,6 | 4–10 | Tsd./µl |
| Natrium | 139 | 135–148 | mmol/l |
| Kalium | 3,8 | 3,5–4,8 | mmol/l |
| Kreatinin | 1,0 | 0,5–1,2 | mg/dl |
| Harnstoff | 20 | 10–50 | mg/dl |
| GOT | 31 | 10–35 | U/l |
| GPT | 32 | 10–35 | U/l |
| γ-GT | 14 | 5–39 | U/l |
| AP | 44 | 35–104 | U/l |
| Bilirubin | 0,4 | 0,2–1,0 | mg/dl |
| Paracetamolspiegel | **250** | siehe Nomogramm | mg/l |

✓ Fallbericht: Der Paracetamolspiegel liegt im toxischen Bereich. Zeichen einer Leberschädigung zeigen sich zu diesem Zeitpunkt (noch) nicht.

## 107.4 Therapie

Für die Paracetamolvergiftung steht mit N-Acetylcystein (ACC) ein gut verträgliches und – bei Beginn in den ersten 8 h nach Einnahme – auch gut wirksames Antidot zur Verfügung. Die Gabe erfolgt in einer Nutzen-Schaden-Abwägung, für die **Rücksprache mit einer Giftinformationszentrale** sinnvoll ist. Zur groben Orientierung kann das folgende Schema herangezogen werden:

- Wurde die toxische Menge (150 mg/kg bzw. 100 mg/kg) nicht erreicht und sind die Angaben glaubhaft, sind prinzipiell auch keine weiteren internistischen Maßnahmen erforderlich, und es kann direkt die Vorstellung in der Psychiatrie erfolgen.
- Ist die toxische Mindestmenge erreicht, kann innerhalb der ersten 1–2 h nach Einnahme die Gabe von **Aktivkohle** erfolgen.

Anschließend sollte die Indikationsstellung zur **Antidotgabe in Abhängigkeit des Einnahmezeitpunkts, der eingenommenen Menge und des Paracetamolspiegels** erfolgen:

- Bei Vorstellung < 4 h nach Einnahme sollte bis zu 4 h nach Einnahme gewartet und dann der Paracetamolspiegel (meist zusammen mit dem restlichen Labor) abgenommen werden. Liegt dieser unter der Behandlungslinie im Rumack-Matthew-Nomogramm bedarf es keiner weiteren Therapie; liegt dieser über dem Behandlungsbereich, erfolgt die Gabe von ACC.
- Bei Vorstellung innerhalb von > 4 h nach Einnahme kann der Spiegel sofort abgenommen werden. Eine Antidottherapie wird gestartet, wenn der Spiegel auf dem Nomogramm über der Behandlungslinie liegt.
- Bei Einnahme vor mehr als 8 h oder erst > 8 h nach Einnahme verfügbarem Paracetamolspiegel sollte die Antidotgabe sofort gestartet werden, da mit einer geringeren Wirksamkeit zu rechnen ist.

Vereinfachte ACC-Schemata und neue Antidote werden zurzeit intensiv beforscht, sind aber noch nicht reif für den klinischen Alltag.

**MERKE**

Ein aktuell übliches **ACC-Schema** sieht wie folgt aus:

- ACC 150 mg/kg KG in 200 ml G 5 % i.v. über 1 h, dann
- 50 mg/kg KG in 500 ml G 5 % i.v. über 4 h (12,5 mg/kg/h), dann
- 100 mg/kg KG in 1.000 ml G 5 % i.v. über 16 h (6,25 mg/kg/h).
- Je nach Dosis und individuellem Risiko werden anschließend erneut 150 mg/kg ACC i.v. über 24 h verabreicht (6,25 mg/kg/h).

Während prinzipiell auch die orale ACC-Gabe möglich ist und die untersuchten oralen ACC-Schemata sich als etwa gleich wirksam erwiesen haben, haben sich in der Praxis in Deutschland, wohl aufgrund einer fraglich besseren Wirksamkeit, vor allem aber wegen einer höheren Praktikabilität bei Patienten mit Übelkeit und Erbrechen intravenöse Therapieschemata durchgesetzt.

Die ACC-Gabe ist dabei sehr sicher, recht häufig kommt es jedoch besonders während der Gabe der Initialdosis in der ersten Stunde zu **anaphylaktoiden Reaktionen** mit Flush oder Urtikaria und seltener einmal Bronchospasmen. Diese scheinen häufiger bei zwar potenziell toxischen, aber noch recht niedrigen Paracetamoldosen und zu rascher Infusionsgeschwindigkeit aufzutreten. Da es sich hier nicht um allergische Reaktionen im eigentlichen Sinne handelt, reicht insbesondere beim Flush fast immer die Reduktion der Infusionsgeschwindigkeit, ggf. noch mit kurzer Unterbrechung der Infusion (z. B. 5-minütige Pause). Bei Urtikaria oder Bronchospasmus wird häufig noch eine symptomatische Therapie mit Antihistaminika oder inhalativen Beta-2-Sympathomimetika notwendig. Eine Beendigung der ACC-Therapie ist nur im Ausnahmefall nötig.

**Fallbericht**

**Therapie**

Da der Paracetamolspiegel mit 250 mg/l 4 h nach Einnahme deutlich über der Behandlungslinie liegt, wird ein ACC-Schema gestartet.

## 107.5 Risikostratifikation

Die Wahrscheinlichkeit (und das Ausmaß) eines Leberschadens steigt mit eingenommener Paracetamoldosis und Höhe des Spiegels. Während bei Dosen von 200 mg/kg auch ohne Therapie manchmal weder ein klinisch noch ein laborchemisch nachweisbarer Leberschaden vorliegt, entwickeln fast alle Patienten mit einer Dosis von 350 mg/kg einen Leberschaden. Wird ACC > 8 h nach Einnahme gestartet, kann dies einen Leberschaden oft nicht gänzlich verhindern, da die Glutathionreserven der Leber nach etwa 8 h erschöpft sind und ein Leberschaden dann schon teilweise gesetzt ist.

**Fallbericht**

**Disposition**

Zur weiteren Gabe des ACC-Schemas und Überwachung erfolgt die Verlegung auf die IMC-Station. Dort erfolgt auch die psychiatrische Evaluation.

## 107.6 Disposition

Liegt die Indikation zur Antidotgabe vor, muss meist die Aufnahme auf eine IMC-Station erfolgen, da viele Normalstationen die ACC-Gabe und engmaschige Patientenüberwachung personell nicht leisten können. Ferner sollte die psychiatrische Mitbeurteilung erfolgen.

**Was wäre, wenn …**

- … die Patientin sich mit Erbrechen und Übelkeit vorgestellt hätte, nachdem sie über 2 Tage wegen Zahnschmerzen alle 3 h 1 g Paracetamol eingenommen hätte?
  - Dann hätte mit der Einnahme einer supratherapeutischen Dosis über mehr als 24 h und Symptomatik eine Hochrisikosituation vorgelegen und umgehend ein ACC-Schema gestartet sowie Rücksprache mit einer Giftnotrufzentrale gehalten werden müssen.
- … die Patientin nicht drei Blister, sondern drei Packungen (= 60 Tbl./30 g) Paracetamol eingenommen hätte?
  - Dann hätte die Kohlegabe auch bis zu 4 h nach Einnahme erfolgen dürfen. Eine Studie zeigt, dass bei solch extrem hohen Dosierungen auch bei verzögerter Kohlegabe die maximale Höhe der Leberwerte gesenkt werden kann.
- … die Patientin auch noch 30 Tabletten à 400 mg (12 g) Ibuprofen eingenommen hätte?
  - Ibuprofen ist eine sehr gering toxische Substanz, die nur selten zu schweren Vergiftungen führt. Bei Einnahme von 240 mg/kg (12 g/50 kg) sind nur leichte Symptome wie Übelkeit und Erbrechen oder Müdigkeit zu erwarten. Schwere Vergiftungen mit Azidose, Schock und Krampfanfällen bzw. Koma sind erst ab Dosierungen von etwa 400 mg/kg möglich, typisch jedoch erst ab Dosen von etwa 800 mg/kg oder mehr.
- … die Patientin sich ½ h nach der Einnahme vorgestellt hätte?
  - Dann hätte die Gabe von 50 g Aktivkohle-Suspension im Einverständnis mit der Patientin erfolgen können. Oft kann bei Einnahme mäßig hoher Dosen dann genug Paracetamol im GI-Trakt gebunden werden, um einen toxischen Spiegel und die dann notwendige ACC-Gabe gänzlich zu vermeiden.
- … die Patientin nach Beginn des ACC-Schemas einen Hautausschlag entwickelt hätte?

- Dann hätte die Infusionsgeschwindigkeit reduziert oder ACC zur Not auch wenige Minuten pausiert werden müssen. Eine anaphylaktoide (nicht anaphylaktische!) Reaktion im Sinne eines Flushs, selten einer Urtikaria oder eines Asthmas ist eine häufige Nebenwirkung des ACC-Schemas. Die Verlangsamung der Infusionsgeschwindigkeit ist therapeutisch fast immer ausreichend. Schwere Nebenwirkungen sind eine absolute Rarität.

## LITERATUR

Hendrickson RG, McKeown NJ. Acetaminophen. In: Goldfrank LR (ed.): Goldfranks Toxicologic Emergencies. New York: McGraw-Hill 2019; 472–491.

Tox Docs. Alles rund um Intoxikationen; http://toxdocs.de/2018/pcm-1/ (letzter Zugriff: 22.1.2023).

KAPITEL

# 108 Stressbedingte Magenverstimmung?

Steffen Herdtle

## Fallbericht

### Eintreffen

Freitag um die Mittagszeit: Eine 55-jährige Patientin wird von ihrer Hausärztin per Einweisung (unklarer Bauch mit der Bitte um eine Abdomen-CT) geschickt. Die Hausärztin hatte die Patientin bereits am Telefon angekündigt: Sie berichtete, dass die Patientin schon seit ca. 1½ Wochen mit unklaren Bauchbeschwerden bei ihr in Behandlung sei –eine Klinikeinweisung wegen „schlechter Erfahrungen" bisher jedoch abgelehnt habe. Die Patientin schiebe eher alles dem Stress zu, den sie aktuell in ihrem Beruf als Altenpflegerin habe. Stuhlgang sei zwar eher obstipationsneigend, aber noch vorhanden. Trotz ambulanter abführender Maßnahmen verschlechtere sich aber der Patientenzustand zunehmend. Im eingeschränkten Praxis-Sono sehe man aufgeblähte Darmschlingen. Ein Strickleiterphänomen oder eine Pendelperistaltik sei nicht zu erkennen. Da sie ambulant kein CT in der kurzen Zeit erwirken könne, müsse das jetzt über die Notaufnahme gehen. Irgendwie habe sie hier ein schlechtes Bauchgefühl, bei der Patientin bis Montag abzuwarten.

### Ersteindruck

Patientin wach, voll orientiert, in reduziertem AZ. Auffällig ist die abdominale Schonhaltung und ein Bauchumfang wie im 8. Monat einer Schwangerschaft.

### Vitalwerte

GCS 15; $SaO_2$ 97 %; HF 88; RR 135/85; AF 15; T 36,8; Sx 2/10; BZ 109 mg/dl

### Triagekategorie

Gelb

### Anamnese

Die Patientin gibt an, dass ihr während der letzten Woche immer wieder der Bauch weh getan habe. Zudem sei der Stuhl auffällig hart, das kenne sie aber von früheren Episoden. Der Bauchschmerz sei „überall" verteilt. Am auffälligsten ist der große geblähte Bauch. Sie habe viel Stress in der Arbeit und glaube, dass dies die Ursache sei. Auf Drängen ihrer Hausärztin sei sie aber nun in die Notaufnahme gekommen, wohl wissend, dass sie kein schlimmer Fall sei. Auf Nachfragen gibt die Patientin an, dass sie regelmäßig ihre Frauenärztin aufsuche, die ihr erst letzten Monat „keine Probleme" bescheinigt habe. Vor wenigen Jahren habe sie sich wegen ihres starken Übergewichts einer bariatrische OP unterzogen. Dauermedikamente nehme sie nicht ein – Pantoprazol aktuell.

✓ Fallbericht: Die Anamnese ist schwierig. Diffuse Bauchschmerzen mit unscharfen Abgrenzungssymptomen machen die Liste der Differenzialdiagnosen sehr lang. Hinzu kommt das Herunterspielen der Patientin. Und dann ist es noch Freitagmittag – eine Zeit, zu der die Notaufnahme normalerweise brechend voll ist. Um in dieser Situation keine Fehler zu begehen, sind sehr viel Professionalität und starre Standardalgorithmen gefragt …

## 108.1 Anamnese und Differenzialdiagnose

Der unklare diffuse Bauchschmerz ist ein interdisziplinäres Krankheitsbild. Zunächst müssen High-Risk-Diagnosen (**Red Flags**) möglichst rasch und sicher erkannt werden, um die Patientin zur weiteren Behandlung der geeigneten Fachdisziplin zuzuführen. Dazu bedarf es einer zügigen Einschätzung sowie der geeigneten Diagnostik und Therapie.

**RED FLAGS**

Red-Flag-Diagnosen bei unklarem diffusem Bauchschmerz (Auswahl):

- Perforation/Ruptur
- Ileus
- Gefäßnotfälle (Aortensyndrom, Ischämien, Blutungen)
- ACS
- Lungenarterienembolie
- Intoxikationen
- Hodentorsion
- Gynäkologische Ursachen: EUG, Adnextorsion (vor allem prämenopausale Frauen), Geburtswehen

**CAVE**

Die häufigste (und gefährlichste) **Fehldiagnose** ist die **Gastroenteritis**.

Die Ursachen sind vielfältig und reichen von Ileus, Ovarialtorsion, Appendizitis, Schwangerschaft, eingeklemmter Hernie, Hodentorsion bis hin zur Kleinhirnblutung.

**Daher nie „Gastroenteritis" diagnostizieren, ohne vorher nochmals darüber nachzudenken, ob nicht etwas anderes dahinterstecken könnte!**

Seltene Ursachen („Dran denken!"): Porphyrie (**cave** bei Hyponatriämie und Bauchschmerz), Sichelzellanämie (Herkunft, Reiseanamnese), „Lebensmittel"-Intoxikationen (Pilzverzehr?)

Bei der **Anamnese** sollte das Hauptaugenmerk auf folgenden Punkten liegen:

- Alter
- Fieber
- Plötzlicher Beginn/schmerzfreies Intervall
- Immunsuppression
- **Vor-OPs**
- Gefäßerkrankungen
- Dauermedikation, vor allem Antikoagulanzien (auch das Fehlen kann ein Risikofaktor sein)
- Schwangerschaft (letzte Periode)
- Übelkeit/Erbrechen
- Stuhlfrequenz

**KERNAUSSAGEN**

- Bauchschmerzen sind ein gefährliches Leitsymptom: Oft „harmlos", ernste Diagnosen können aber schnell übersehen werden.
- Bei „Gastroenteritis" immer nochmals nachdenken, ob diese Diagnose auch stimmen kann.
- Die Anamnese muss Vor-OPs und Risikofaktoren beinhalten.

**Fallbericht**

**Untersuchungsbefund**

Patientin wach, voll orientiert. Keine Instabilitätskriterien. Hautfarbe unauffällig. Herztöne rein. Vesikuläres Atemgeräusch bds. Abdomen stark gebläht mit Druckschmerz im Epigastrium, aber auch periumbilikal. Reizlose, kaum erkennbare Laparoskopienarben. Eine Abwehrspannung lässt sich nicht tasten. Spärliche Darmgeräusche. DRU: Ampulle leer, kein Penetrationsschmerz, Schleimhaut verschieblich, keine Resistenzen, kein Blut. Extremitäten ohne Ödeme.

✓ Fallbericht: Der geblähte Bauch und die diffusen Druckschmerzen erfordern eine weiterführende Diagnostik: Sonografie und Labor.

## 108.2 Körperliche Untersuchung

Die körperliche Untersuchung erfolgt nach Standard. Das Abdomen sollte im Hinblick auf Peritonismus, Abwehrspannung, Druckschmerzpunkte und fehlende Darmgeräusche untersucht werden.

**Fallbericht**

**Erste Anordnungen und Diagnostik**

EKG, Labor, Abdomensonografie.

**EKG**

Normofrequenter Sinusrhythmus, Indifferenztyp, alle Zeiten im Limit, unauffällige ST-Strecken.

Labor

| Parameter | Laborwert Pat. | Referenzbereich | Einheit |
|---|---|---|---|
| Hämoglobin | 13,1 | 12–16 | g/dl |
| Hämatokrit | 38 | 35–45 | % |
| Erythrozyten | 4,4 | 3,6–5,5 | Mio./µl |
| Leukozyten | 5,4 | 4–10 | Tsd./µl |
| Thrombozyten | 296 | 140–440 | Tsd./µl |
| CRP | 0,24 | < 0,5 | mg/dl |
| Natrium i. S. | 140 | 136–145 | mmol/l |
| Kalium i. S. | 2,86 | 3,7–5,5 | mmol/l |
| GOT (ASAT) | 0,37 | < 0,52 | µkat/l |
| GPT (ALAT) | 0,32 | < 0,57 (> 19 Jahre) | µkat/l |
| γ-GT | 0,27 | < 0,67 | µkat/l |
| AP | 41 | 35–104 | U/l |
| Bilirubin gesamt | 0,37 | < 1,00 | mg/dl |
| Troponin T hs | 10,9 | < 14 | pg/ml |
| Kreatinin | 0,81 | 0,60–1,13 | mg/dl |
| GFR (kalk.) | 100 | 90–150 | |
| Lipase | 22 | < 60 | U/l |
| Laktat | negativ | negativ | mmol/l |
| TSH basal | 1,87 | 0,27–4,20 | µU/ml |

Abdomensonografie

Abdomen gut schallbar. Keine freie Flüssigkeit an typischen Stellen (Morison-, Koller-, Douglas-Pouch). Leberparenchym homogen, Gallenblase ohne Wandverdickung, keine Konkremente. DHC nicht erweitert. Pankreas homogen, keine Ödeme. Milz normalgroß, homogen. Deutlich dilatierte Darmschlingen, kein Strickleiterphänomen, kein Pendelperistaltik erkennbar.

✓ Fallbericht: EKG ist unauffällig. Das Labor zeigt eine Hypokaliämie, und im Sono erkennt man dilatierte Darmschlingen.

## 108.3 Erste Anordnungen und Diagnostik

Patienten, die mit unklarem Bauchschmerz eine Notaufnahme aufsuchen, haben eine andere Prävalenz von kritischen Erkrankungen als die Patienten, die eine Hausarztpraxis betreten. Sie benötigen daher eine umfangreichere Abklärungsdiagnostik. Bei unklaren Oberbauchbeschwerden gehören dazu z. B. auch zwingend ein EKG und bei entsprechendem Verdacht Herzenzyme sowie ein Ultraschall des Abdomens. Zudem wird man häufig ein „größeres" Labor anfordern.

### 108.3.1 EKG

Bei Oberbauchbeschwerden, vor allem bei weiblichen Patienten, darf das EKG nicht vergessen werden. Dabei sollte besonders auf **Ischämiezeichen** geachtet werden: → z. B. Herzinfarkt.

### 108.3.2 Labor

Das „Abdomenlabor" inkl. Herzenzymen bei Oberbauchschmerzen ist (nach dem Polytraumalabor) das wohl umfangreichste Labor, das in der Notaufnahme zur Abklärung angefordert wird. Meist ist diese umfangreiche Diagnostik notwendig, um zu klären, ob der Patient ambulant versorgt werden kann. So sind die Leber- und Cholestasewerte ebenso wichtig wie das Laktat und die Lipase.

### 108.3.3 Sonografie

Die Indikation zur Sonografie sollte sehr großzügig gestellt werden; bei unklaren Bauchschmerzen gehört sie so gut wie Immer zur Standarddiagnostik. Nichts gibt schneller und klarer Auskunft als eine Bedside-Untersuchung mit dem Schallkopf – vorausgesetzt, man weiß, was man erkennen soll. Daher ist diese Untersuchung (leider) immer untersucherabhängig. Allen Notfallmediziner*innen kann daher nur dringendst empfohlen werden, ihre Expertise auf dem Gebiet der Ultraschalldiagnostik zu maximieren. Selbst freie Luft lässt sich durch den Geübten im Ultraschall feststellen.

**KERNAUSSAGEN**

- Beim unklaren Oberbauchschmerz gehören EKG und Herzenzyme immer dazu.
- Das Labor fällt in der Regel umfangreich aus, ist aber meist notwendig.
- Die Abdomensonografie muss bei allen abdominalen Notfallpatienten immer Standarduntersuchung sein. Die eigene Expertise ist entscheidend und stets kritisch zu hinterfragen.

### 108.3.4 Röntgen – Abdomenübersicht

Die Abdomenübersicht ist eine immer noch oft durchgeführte Aufnahme mit mehr oder weniger aussagekräftigem Charakter. Bei erfahrenen Untersucher*innen und guten Sonografiekenntnissen (Klinik und Sono) ist sie in der Regel aber entbehrlich. Manchmal wird sie auch zu Dokumentationszwecken oder aus Tradition veranlasst, vor allem zur Abklärung der Fragestellungen „Subileus/Ileus/Koprostase/freie Luft". Entscheidend ist, dass der Patient zuvor mindestens 10 min auf der linken Seite lag. Die freie Luft lässt sich im stehend aufgenommen Röntgen-Thorax an sich deutlich besser beurteilen. Bei Hinweisen auf eine Lithiumintoxikation kann das Röntgenbild die verbleibenden Tabletten zeigen (Lithium ist röntgendicht).

### 108.3.5 CT

Nach auffälliger körperlicher Untersuchung und/oder Sonografie wird das Abdomen-CT oft standardmäßig durchgeführt, wobei erfahrenen Chirurg*innen die o. g. Punkte für die Entscheidung zur operativen Intervention mitunter schon reichen. Ein Patient mit sicheren Appendizitis-Zeichen wird seltener eine CT erhalten als ein Patient mit unklarem Bauch und abdominalen Vor-OPs. Dies ist dann meist eine „klassische oberärztliche Entscheidung" – auch hinsichtlich der Frage: mit oder ohne Kontrastmittel?

### 108.3.6 Gynäkologisches Konsil

Gerade bei jungen Frauen im gebärfähigen Alter muss ggf. eine gynäkologische Ursache in Betracht gezogen werden: extrauterine Gravidität (EUG), Ruptur, Tuboovarialabszess, Adnexitis, Stieldrehung, febriler/septischer Abort. Einer der wichtigsten Laborparameter bei Patientinnen vor allem mit Unterbauchbeschwerden ist der Schwangerschaftstest, der selbst dann durchgeführt werden sollte, wenn die Patientin eine Schwangerschaft für „unwahrscheinlich" erachtet. Sie werden überrascht sein (und die Patientin auch …), wie oft dieser Test ein „unwahrscheinlich" positives Ergebnis zeigt. Ob nun jede junge Patientin zu den gynäkologischen Kolleg*innen geschickt werden muss, bevor man sich auf eine Appendizitis festlegt, hängt auch von den jeweiligen Operateur*innen und deren Entscheidungsfreudigkeit ab. Wenn jedoch Symptome nicht klar sind oder eine gynäkologische Differenzialdiagnose in Betracht kommt, ist die Vorstellung in der Frauenheilkunde obligat (sofern verfügbar).

**KERNAUSSAGEN**

- Das Röntgen des Abdomens hat eine ähnliche Aussagekraft wie die Kombination aus körperlicher Untersuchung und Sonografie.
- Röntgen des Abdomens nur noch bei gezielten Fragestellungen.
- CT-Abdomen nach Abwägung.
- Gyn-Konsil bei Patientinnen mit unklarem Unterbauchschmerz. Wichtigster Laborparameter: β-HCG (Schwangerschaftstest).

**Fallbericht**

**Diagnostik**

Die Laborwerte sind bis auf die Hypokaliämie unauffällig (vor allem die Entzündungswerte), dennoch passt hier etwas nicht. Die Klinik der Patientin muss führend sein. Deshalb wird angesichts der diffusen Beschwerden, des sonografischen Befunds und der bariatrischen Vor-OP ein CT-Abdomen initiiert.

✓ Fallbericht: Im CT zeigt sich eine Treitz-Hernie.

**DIAGNOSE**
Innere Hernie nach Adipositaschirurgie

Hernien lassen sich nach Genese, Lokalisation oder Lage der Bruchpforte einteilen. Letzteres beinhaltet Hernien nach außen (äußere Hernie, z. B. Bauchwandhernie) und nicht sichtbar nach innen (daher innere Hernien). Die häufigste davon ist die Hiatushernie (Zwerchfellhernie oder Zwerchfellbruch – angeboren wie erworben) mit vielen Unterformen wie paraösophageale Hernie, Morgagni-Hernie, Larrey-Hernie, Richter-Hernie. Zudem gibt es seltene innere Hernien wie z. B. die Treitz-Hernie.

Als **Treitz-Hernie** bezeichnet man die Herniation beweglicher Dünndarmanteile am Übergang des Duodenum zum Jejunum durch das Treitz-Band (➤ Box 108.1). Unter bestimmten Umständen können sich flexible Dünndarmschlingen um das Treitz-Band wickeln und somit nach dorsal durch die Aorta eingeklemmt werden. Dies kann zu einem **mechanischem (Sub-)Ileus** führen.

**BOX 108.1**

**Anatomischer Exkurs**

Das Lig. suspensorium duodeni (**Treitz-Band**) ist ein Aufhängeband des Duodenums, das von der A. mesenterica superior zum Übergang vom Duodenum ins Jejunum (Flexura duodenojejunalis) zieht. Es enthält glatte Muskulatur (M. suspensorius duodeni, Treitz-Muskel), die zusammen mit der schlingenförmigen Struktur des Bandes den Übergang von Duodenum zu Jejunum im Sinne eines Schließmuskels verengen kann. Das Treitz-Band gilt als Grenze zwischen oberem und unterem Teil des Gastrointestinaltrakts.

Im Allgemeinen äußern sich innere Hernien mit akutem Bauchschmerz und heftigem Erbrechen. Bei zu später Erkennung kommt es zur Nekrose des betroffenen Darmabschnitts. Innere Hernien treten gehäuft nach abdominalen Eingriffen auf. Besonders häufig sind innere Hernien nach bariatrischen OPs, und zwar gleichgültig, ob diese offen oder laparoskopisch durchgeführt wurden. Sie können auch noch Jahre nach der OP auftreten und gehören zu den häufigsten Langzeitkomplikationen der Adipositaschirurgie.

Die Erkennung von inneren Hernien ist schwierig und oft nur durch eine Abdomen-CT möglich, deren Indikationsstellung ein gewisses Maß an Erfahrung, dass im vorliegenden Fall „etwas nicht stimmt“, verlangt. Nach bariatrischen Eingriffen und unklaren Bauchschmerzen sollte eine innere Hernie als Differenzialdiagnose bedacht und niederschwellig ein CT erwogen werden.

**KERNAUSSAGEN**

- Einteilung u. a. in äußere und innere Hernien (innere Hernien gehen nach innen und sind von außen nicht sichtbar, daher der Name).
- Am häufigsten ist die Zwerchfellhernie – angeboren wie erworben.
- Eine seltene Form ist die Treitz-Hernie.
- Das Treitz-Band unterteilt den GI-Trakt in eine obere und untere Hälfte (vgl. GI-Blutung).

**Fallbericht**

**Therapie**

Die Patientin wird viszeralchirurgisch vorgestellt und noch am gleichen Tag operiert. Daraufhin guter Genesungsverlauf mit Entlassung nach 5 Tagen. Der Operateur informiert die Hausärztin über den Verlauf und das Prozedere und gratuliert ihr zu ihrem guten „Bauchgefühl“...

✓ Fallbericht: Operative Therapie.

## 108.4 Therapie

Die Therapie einer inneren Hernie besteht in der offenen oder laparoskopischen Hernienrevision.

## 108.5 Risikostratifikation

Patienten mit inneren Hernien sind Hochrisikopatienten. Die Erkennung einer inneren Hernie ist schwierig und kann bei späterer Erkennung zu Ileus und Darmnekrose führen.

## 108.6 Disposition/Empfehlung weiteres Vorgehen

Patienten mit einer inneren Hernie benötigen eine stationäre Aufnahme in einer viszeralchirurgischen Abteilung.

**Was wäre, wenn …**

- … die Patientin eine abdominale Vor-OP, aber keine Adipositaschirurgie gehabt hätte?
  - Dann wäre die Wahrscheinlichkeit einer inneren Hernie höher gewesen als ohne Vor-OP, aber niedriger als nach einer bariatrischen OP.
- … eine Patientin nach einer vor Jahren erfolgten bariatrischen OP jetzt im letzten Schwangerschaftsdrittel wäre und nun ein akutes Abdomen hätte?
  - Auch in diesem Fall wäre eine innere Hernie möglich.
- … die Patientin keine Vor-OP gehabt hätte?
  - Dann wäre eine innere Hernie nicht unmöglich, aber unwahrscheinlich.

**LITERATUR**

Karcz W, et al. Innere Hernien nach bariatrischer Chirurgie. Chirurg 2015; 86: 855–860.

Laessle C, et al. Innere Hernien nach laparoskopischem Roux-Y-Magenbypass – eine Herausforderung nicht nur für den Allgemeinchirurgen. Zentralblatt für Chirurgie 2017; 142(1): 20–22.

Nett PC. Innere Hernien nach bariatrischer und metabolischer Chirurgie. Therapeutische Umschau 2019; 76(10): 591–595.

KAPITEL

# 109 Ich seh' nichts mehr

Tobias Becker

## Fallbericht

### Eintreffen

Eine 63 Jahre alte Patientin kommt wegen eines akuten Sehverlustes auf dem rechten Auge in Begleitung ihres Ehemanns in die Notaufnahme.

### Ersteindruck

Patientin wach, voll orientiert, Sehverlust rechtes Auge als einziges Symptom.

### Vitalwerte

GCS 15; $SaO_2$ 98 %; HF 78; RR 135/81; AF 14; T 36,7; Sx 0/10; BZ 83

### Triagekategorie

Orange

### Anamnese

Die Patientin gibt an, auf dem Arbeitsweg eine plötzliche Erblindung des rechten Auges bemerkt zu haben. Sie verneint Schmerzen im Auge oder Kopf, Lichtblitze im Sehfeld, Übelkeit, Erbrechen und fokalneurologische Ausfälle wie motorische Schwäche oder eine Sprachstörung. An Vorerkrankungen sei eine arterielle Hypertonie bekannt, wofür ein ACE-Hemmer und ein Diuretikum eingenommen werden. Die Patientin benutzt eine Lesebrille.

## 109.1 Anamnese und Differenzialdiagnose

Beim Leitsymptom des akuten Sehverlustes sollte zunächst differenziert werden, ob es sich um ein zentralnervöses oder ein primär das Auge betreffendes Problem handelt. Besteht ein **monokularer Sehverlust** (das Sehfeld eines Auges betreffend), ist das ein starker Hinweis für eine Ursache direkt im betroffenen Auge oder ipsilateralen N. opticus vor dem Chiasma opticum. Sind beide Augen betroffen (**binokularer Sehverlust**), z. B. bei einer homonymen Hemianopsie, spricht das für ein weiter zentral gelegenes Problem, also der nachfolgenden Sehbahn. Weitere Hinweise für eine zentrale Ursache sind andere fokalneurologische Defizite. Im Folgenden soll näher auf den monokularen Sehverlust eingegangen werden.

Beim schweren akuten monokularen Sehverlust sollte zwischen **schmerzhaft oder schmerzlos** unterschieden werden (➤ Box 109.1). Schmerz als Co-Symptom verändert die relevanten Differenzialdiagnosen signifikant.

**BOX 109.1**

**Wesentliche Differenzialdiagnosen des akuten monokularen Sehverlustes**

- **Schmerzhafter akuter monokularer Sehverlust:**
  - Akutes Glaukom
  - Optikusneuritis
  - Riesenzellarteriitis
- **Schmerzloser akuter monokularer Sehverlust:**
  - Zentralarterienverschluss
  - Zentralvenenverschluss
  - Netzhautablösung
  - Glaskörpereinblutung
  - Ischämische Optikusneuropathie

**MERKE**

Besonders beim schmerzhaften Sehverlust können mehrere zeitkritisch zu behandelnde Ursachen vorliegen, aber auch der schmerzlose Sehverlust ist zeitkritisch.

Die Patienten selbst nehmen einen schmerzlosen Sehverlust häufig nicht als Notfall wahr, obgleich dieser als das **Schlaganfalläquivalent des Auges** gelten kann. Auch der **transiente Sehverlust** eines Auges sollte als Notfall betrachtet werden, der als TIA-Äquivalent des Auges die Chance zur Vermeidung nachfolgender Schlaganfälle bietet.

Ist der Sehverlust durch Lichtblitze oder helles Flimmern begleitet, ist das ein Hinweis für eine Netzhautablösung. Der Sehfeldverlust wird dann häufig als dunkler Vorhang beschrieben.

Weitere wichtige Punkte in der Anamnese beim monokularen Sehverlust sind vorausgegangene Operationen, Nutzung von Kontaktlinsen oder Traumata. Letztere können u. a. auf eine korneale Erosion, Keratitis, Fremdkörper, Hyphäma (Blut in der vorderen Augenkammer), perforierende Bulbusverletzung oder ein orbitales Kompartmentsyndrom hindeuten.

**KERNAUSSAGEN**

- Monokularer Sehverlust spricht für ein primäres Augenproblem oder eine Ursache im Bereich des Sehnervs vor der Sehnervenkreuzung.
- Ein akuter Sehverlust, der die Sehfelder beider Augen betrifft, hat häufig eine zentrale Ursache.

**Fallbericht**

**Untersuchungsbefund**

Patientin wach, voll orientiert. Keine Verletzungszeichen an Kopf oder Hals. Neurologisch bis auf Sehminderung rechts unauffällig. Visus ohne Korrektur links 0,8; rechts kann nur hell/dunkel differenziert werden. Fingerperimetrisch links normales Gesichtsfeld und rechts nicht untersuchbar. Die Augen sind nicht gerötet, Kornea sowie vordere Augenkammer bds. klar. Die Pupillen sind isochor und lichtreagibel. Allerdings zeigt sich beim wechselseitigen Beleuchten der Augen (**Swinging Flashlight Test**), dass beide Pupillen weiter sind, wenn das rechte Auge beleuchtet wird, und enger, wenn das linke Auge beleuchtet wird. Das entspricht einem **afferenten Pupillendefekt**. Die Inspektion der vorderen Augenabschnitte zeigt einen Normalbefund. Der Augeninnendruck ist palpatorisch seitengleich normal. Die Notfallsonografie des Augenhintergrunds ist unauffällig. Die Temporalarterien sind nicht druckdolent oder verbreitert.

✓ Fallbericht: Es liegt eine schwerer Visusverlust rechts und ein afferenter Pupillendefekt vor.

## 109.2 Körperliche Untersuchung

Aus pragmatischen Gründen wird zunächst eine **fokussierte neurologische Untersuchung** empfohlen. Diese dient zur Erkennung eines evtl. vorhandenen fokalneurologischen Defizits als Leitbefund für einen akuten Schlaganfall, der dann zielgerichtet behandelt werden kann. Zeigt sich jedoch kein solches Defizit und liegt eine Konstellation vereinbar mit einem primären Augenproblem vor (monokularer Visusverlust), sollte eine fokussierte Augenuntersuchung erfolgen. Ein Vorschlag hierfür wird in ➤ Tab. 109.1 vorgestellt.

Bei Einhaltung dieser Struktur können viele akutmedizinisch relevante Augenprobleme mit einiger Übung sicher erkannt werden. Die Spaltlampe dient dabei zur vergrößerten Beurteilung der vorderen Augenabschnitte. Die Funduskopie als Goldstandard der Augenhintergrundbeurteilung ist im Notaufnahmesetting häufig schwierig zu erlernen, weshalb der Ersatz durch die Sonografie empfohlen wird.

Beim schmerzlosen akuten schweren monokularen Sehverlust wie im Patientenfall könnten sonografisch z. B. Netzhautablösungen, Glaskörpereinblutungen oder Retinablutungen als Ursachen im hinteren Augenbereich bestätigt werden. Zeigt sich jedoch kein wegweisender Befund in der Sonografie, so wie bei der Patientin im Fallbericht, bleiben die zeitkritischen Differenzialdiagnosen des Zentralarterien- und Zentralvenenverschlusses bestehen und müssen weiterverfolgt werden. Zur Diagnosestellung sollte dann eine augenärztliche Funduskopie baldmöglichst erfolgen.

**Tab. 109.1** Vorschlag für eine fokussierte Augenuntersuchung und mögliche Befunde bzw. Differenzialdiagnosen (Lehrprogramm Klinische Akut- und Notfallmedizin LKAN-F, Klinik für Notfallmedizin, Universitätsklinikum Jena)

| Untersuchungsschritt | Mögliche Befunde bzw. Differenzialdiagnosen |
|---|---|
| **Visus** | • Quantifizierung der Sehminderung |
| **Pupillen** | • Relativer afferenter Pupillendefekt als Hinweis auf eine Schädigung der Afferenz eines Auges<br>• Miosis mit Ptose kann auf ein Horner-Syndrom bei Karotisdissektion (mögliche Emboliequelle) hindeuten |
| **Okulomotorik** | • Augenbewegungsstörung eines Auges in eine Richtung haben eher eine periphere Ursache (z. B. bei Augenmuskelparesen)<br>• Blickparesen (beide Augen betroffen) sind eher zentraler Ursache (z. B. Hirnstammläsionen) |
| **Gesichtsfeld** | • Einseitiger partieller Defekt, z. B. bei Netzhautablösung/Glaskörpereinblutung<br>• Homonyme Hemianopsie bei Läsionen der Sehbahn hinter der Sehnervenkreuzung |
| **Inspektion** | • Rötung der Konjunktiven und mögliche Trübung der Kornea bei Glaukomanfall<br>• Ektropionieren der Augenlider, um Fremdkörper auszuschließen |
| **Augeninnendruck** (normal bis ca. 20 mmHg) | • Palpatorische Bestimmung unzuverlässig<br>• Ausschluss Glaukomanfall mit einfach bedienbarem Handtonometer möglich |
| **Spaltlampenuntersuchung** zur Beurteilung der **vorderen Augenabschnitte** | • Korneale Fremdkörper oder Abrasio<br>• Hyphäma nach Trauma |
| **Funduskopie** oder **Sonografie** zur Beurteilung der **hinteren Augenabschnitte** | • Netzhautablösung<br>• Glaskörpereinblutung<br>• Subretinale Blutungen<br>• Nur Funduskopie: retinales Ödem, kirschroter Fleck bei Zentralarterienverschluss |

Bei einem **Zentralarterienverschluss** könnten Kopfschmerzen, Kauschmerzen, Autoimmunerkrankungen oder eine druckschmerzhaft verbreitert tastbare A. temporalis auf eine Riesenzellarteriitis als Ursache hinweisen.

Ipsilaterale Halsschmerzen mit Horner-Syndrom oder kontralaterale Hemisymptomatik könne auf eine **Karotisdissektion** als Emboliequelle hinweisen.

Wurde beim akuten schmerzlosen monokularen Sehverlust in der notfallmedizinisch fokussierten und evtl. sonografisch gestützten Untersuchung keine Ursache identifiziert, sollte der Patient rasch einer qualifizierten Funduskopie zugeführt werden. Hier könnte, wie im Beispielfall, ein Zentralarterienverschluss diagnostiziert werden.

Sehverlust durch retinale Minderdurchblutung kann transient (Amaurosis fugax) oder permanent sein. Ist nicht die Zentralarterie, sondern ein peripherer Gefäßast betroffen, ist das Gesichtsfeld nur partiell eingeschränkt.

Ein Zentralarterienverschluss ist das augenärztliche Äquivalent zu einem Stroke. Die häufigste Ursache ist eine Thrombembolie, z. B. aufgrund atherosklerotischer Veränderungen der A. carotis. Seltenere Ursachen sind Hyperkoagulabilität oder Hypotension. Nach der seltenen Ursache einer Riesenzellarteriitis sollte jedoch gezielt gefahndet werden, da die spezifische Therapie dieser Vaskulitis mit einer deutlich besseren Prognose einhergeht als beim thrombembolischen Verschluss.

## 109.3 Erste Anordnungen und Diagnostik

**Fallbericht**

### Erste Anordnungen und Diagnostik

Okulare Sonografie, Fundoskopie, Labor.

Obwohl nicht von definitiv diagnostischem Nutzen, sollten Entzündungsparameter mit Hinblick auf eine mögliche Riesenzellarteriitis bestimmt werden.

Die Sonografie des rechten Auges zeigt keine Auffälligkeiten.

Bei der Funduskopie findet sich zentral ein grau verfärbter ödematöser Retinaabschnitt mit dünnen, blassen Arterien. Die Makula ist kirschrot sichtbar.

✓ Fallbericht: Aufgrund von Klinik und Funduskopie besteht der hochgradige V. a. einen Zentralarterienverschluss.

**DIAGNOSE**
Zentralarterienverschluss rechtes Auge

## 109.4 Therapie

Der Zentralarterienverschluss ist ein augenärztlicher Notfall, da die ischämische Schädigung der Retina binnen weniger Stunden irreversibel ist. Durch Variation des Augeninnendrucks mittels Augenmassage, Medikation oder Punktion kann versucht werden, eine Thrombusdislokation herbeizuführen. Eine systemische oder intraarterielle Thrombolyse kann ebenfalls angewendet werden. Bisher konnte für keine Therapiemethode ein klarer Wirksamkeitsbeleg erbracht werden. Langfristig wird eine thrombozytenaggregationshemmende Therapie empfohlen.

In den seltenen Fällen einer durch Riesenzellarteriitis verursachten retinalen Ischämie sind hoch dosierte Kortikosteroide indiziert.

## 109.5 Risikostratifikation

Insgesamt ist die Prognose für den Visus des betroffenen Auges beim Zentralarterienverschluss eher schlecht und eine fortbestehende schwere Sehminderung häufig persistent.

Da ein Zentralarterienverschluss häufig thrombembolisch verursacht wird, sollte dieser auch als Gelegenheit zur Vermeidung von nachfolgenden Schlaganfällen gesehen werden. Deshalb wird ähnlich wie nach einer TIA zeitnah eine Bildgebung der hirnzuführenden Gefäße und eine kardiale Evaluation durchgeführt.

**Fallbericht**

**Disposition/Empfehlung weiteres Vorgehen**

Da ein hochgradiger V. a. auf einen akuten retinalen Zentralarterienverschluss mit einer Symptomatik von nur wenigen Stunden besteht, wird die Patientin in die nahegelegene universitäre Augenklinik transportiert. Die Funduskopie bestätigte die Diagnose Zentralarterienverschluss. Die Patientin wurde in eine Studie zur Evaluation der systemischen Thrombolyse eingeschlossen.

## 109.6 Disposition/Empfehlung weiteres Vorgehen

Bei Verdacht auf einen Zentralarterienverschluss ist insbesondere in der Frühphase der Symptomatik bei möglicherweise noch nicht manifestem ischämischem Retinaschaden eine notfallmäßige augenärztliche Vorstellung zur Diagnosesicherung und Therapieeinleitung indiziert.

## Was wäre, wenn …

- … die Patientin einen monokularen Sehverlust und starke frontale Kopfschmerzen, Übelkeit mit Erbrechen angegeben hätte und in der Untersuchung ein gerötetes Auge sowie eine trübe Kornea mit Visusminderung aufgefallen wären?
  - Dann hätte der starke Verdacht auf einen akuten Glaukomanfall bestanden und eine rasche Bestimmung des intraokularen Drucks erfolgen sollen, mindestens mittels Augapfelpalpation (eher orientierend), besser aber mit einem einfach zu bedienenden Tonometer.
- … die Patientin über einen monokularen Sehverlust mit seit Wochen bestehenden wechselnden Kopfschmerzen und Schmerzen beim Kauen berichtet sowie eine Polymyalgia rheumatica als Vorerkrankung angegeben hätte?
  - Dann wäre eine Riesenzellarteriitis als Ursache für den Sehverlust möglich und niedrigschwellig eine Glukokortikoidtherapie indiziert gewesen.
- … die Patientin einen Gesichtsfeldausfall nach links angeben würde und in der Untersuchung das linke Gesichtsfeld beider Augen betroffen gewesen wäre?
  - Dann wäre man von einer zentralen Ursache ausgegangen und hätte klinisch nach einem weiteren fokalneurologischen Defizit gesucht. Das Management entspricht dem eines akuten Schlaganfalls.
- … wenn die Patientin über einen 15 min lang bestehenden monokularen Sehverlust ohne Schmerzen berichtet hätte, zum Zeitpunkt der Vorstellung aber beschwerdefrei gewesen und in der Untersuchung kein pathologischer Befund erhoben worden wäre?
  - Dann wäre die Diagnose einer Amaurosis fugax gestellt worden, die analog zu einer transitorischen ischämischen Attacke (TIA) behandelt werden sollte. Ziel ist es, mittels zeitnaher Diagnostik behandelbare Ursachen für einen möglicherweise nachfolgenden Schlaganfall zu identifizieren.

### LITERATUR


Deutsche Ophthalmologische Gesellschaft (DOG) et al. Leitlinie von DOG, RG und BVA: Retinale arterielle Verschlüsse (RAV). Klin Monatsbl Augenheilkd 2017; 234(3): 370–382.

Mac Grory B, et al. Thrombolytic therapy for acute central retinal artery occlusion. Stroke 2020; 51(2): 687–695.

Mac Grory B, et al. Management of central retinal artery occlusion: a scientific statement from the American Heart Association. Stroke 2021; 52(6): e282–e294.

NSW Department of Health. Eye Emergency Manual. 2nd ed. 2009; https://aci.health.nsw.gov.au/networks/ophthalmology/about/eem (letzter Zugriff: 22.1.2023).

Strupp M, et al. Central oculomotor disturbances and nystagmus: a window into the brainstem and cerebellum. Dtsch Arztebl Int 2011; 108(12): 197–204.

KAPITEL

# 110 Husten, Halsschmerz, Atemnot

Dorothea Hempel

**Fallbericht**

### Eintreffen

Ein 56-jähriger Patient stellt sich in der Notaufnahme mit Husten und Dyspnoe vor. Seine Frau habe vor 3 Tagen einen positiven SARS-CoV-2-PCR-Befund erhalten. Er berichtet außerdem, dass seit gestern das Essen nicht mehr schmecken würde.

### Ersteindruck

Patient wach, voll orientiert, deutliche Atemnot und Einsatz der Atemhilfsmuskulatur.

### Vitalwerte

GCS 15; $SaO_2$ 82 %; HF 115; RR 100/64; AF 34; T 37,8; Sx 0/10; BZ 89

### Triagekategorie

Rot

### Anamnese

Der Patient berichtet, dass er bereits seit einigen Tagen Gliederschmerzen und Schwäche sowie Halsschmerzen verspürt habe. Seit gestern habe sich die Atemnot jedoch deutlich verschlechtert. Er sei nicht gegen COVID-19 geimpft.

Es liegen ein arterieller Hypertonus und eine Depression vor.

✓ Fallbericht: Aufgrund der Anamnese ist eine SARS-CoV-2-Infektion sehr wahrscheinlich.

## 110.1 Anamnese und Differenzialdiagnose

**DIAGNOSE**
COVID-19

Folgende **Symptome** sind typisch im Rahmen einer COVID-19-Erkrankung:
- Fieber (40–90 %)
- Husten (60–86 %)
- Luftnot (53–80 %)
- Verlust des Geruchs- und Geschmackssinns (ca. 20 %)
- Thrombosen (Lungenembolien, Sinusvenenthrombosen)
- Neurologische Veränderungen (Schlaganfall, Enzephalopathie, Fatigue)
- Übelkeit, Erbrechen, Bauchschmerzen
- Akutes Nierenversagen (ca. 6 % mit Dialysepflicht, 27 % bei Intensivpatienten)
- Myokardiale Schädigung (Troponinerhöhung, Myokarditis, eingeschränkte linksventrikuläre Funktion)

Bei der **Omikron-Variante** sind die häufigsten Symptome Kopfschmerzen, Husten, Halsschmerzen und Schnupfen, sodass eine Erkrankung anamnestisch nur schwer von anderen Viruserkrankungen zu unterscheiden ist.

Je nach Virusvariante und Impfstatus verläuft die Erkrankung meist mild bis moderat. Bei schwereren Verlaufsformen tritt typischerweise nach 7–10 Tagen eine Symptomverschlechterung mit Dyspnoe und Hypoxämie auf. Häufig ist eine „stille Hypoxämie", die von den Patienten subjektiv kaum bemerkt wird. Auch die Notwendigkeit einer intensivmedizinischen Therapie tritt meist erst nach 7–10 Tagen ein und betrifft ca. 15 % der hospitalisierten Patienten.

**KERNAUSSAGEN**

- Typische Symptome sind Husten, Fieber, Luftnot und Verlust von Geschmacks- und Geruchssinn.
- Das klinische Spektrum reicht von asymptomatisch bis hin zu intensivpflichtigen Verläufen.

**RED FLAGS**

Bei COVID-19 treten häufig „stille Hypoxien" auf, bei denen die Patienten selbst niedrige Sauerstoffsättigungen kaum bemerken.

Die vorhandenen Impfungen sind hocheffektiv, um schwere Verläufe zu vermeiden, und werden daher uneingeschränkt empfohlen.

**CAVE**

Angesichts der dynamischen Entwicklung der Pandemie, des Auftretens neuer Virusvarianten und der Entwicklung/Zulassung neuer Therapien müssen alle Empfehlungen auf ihre Aktualität überprüft werden. Die Informationen des Robert Koch-Instituts (RKI) werden regelmäßig aktualisiert.

Wichtige Aspekte bei der **Anamnese** sind insbesondere:

- Vorerkrankungen
- Impfstatus: Datum und Anzahl der Impfungen sowie Impfstoff
- Schwangerschaft

**Schwangerschaft ist ein Risikofaktor für einen schweren Verlauf und muss daher immer erfragt werden.**

**MERKE**

Bei jeglichem Kontakt mit möglicherweise infizierten Patienten muss auf eine persönliche Schutzausrüstung geachtet werden:

- Schutzkittel
- Mund-Nasen-Schutz; FFP-2-Maske; N95-Maske
- Brille bzw. Gesichtsschutz
- Handschuhe

**Risikofaktoren für einen schweren Krankheitsverlauf:**

- Alter > 50 Jahre
- Arterieller Hypertonus
- Diabetes mellitus
- Adipositas, BMI > 40
- Kardiopulmonale Erkrankungen

Die **Differenzialdiagnosen** einer COVID-19-Erkrankung umfassen:

- Saisonale Influenza, andere saisonale Virusinfektionen, bakterielle Pneumonie, Pilzinfektionen, Herzinsuffizienz, Asthma, COPD.
- Abhängig von der Symptomatik sind selbstverständlich auch Erkrankungen wie Meningitis (Vigilanzminderung/Fieber), Lungenarterienembolie (Dyspnoe, Tachykardie) und andere zu beachten!

**Fallbericht**

**Untersuchungsbefund**

Patient wach, voll orientiert. Hautfarbe blass. Herztöne rein, rhythmisch, tachykard. Bds. basal feinblasige Rasselgeräusche, Tachypnoe. Abdomen weich, kein Druckschmerz, keine peripheren Ödeme. Die Haut ist feucht und warm.

✓ Fallbericht: Bei der Untersuchung zeigt sich ein auffälliger Auskultationsbefund.

## 110.2 Körperliche Untersuchung

Die körperliche Untersuchung ergibt – wie bei anderen Virusinfektionen auch – häufig unspezifische Befunde. Neben Fieber und einer Tachypnoe finden sich seltener Befunde wie Vigilanzminderung, Rötung und Schwellung im Rachenbereich sowie pathologische Hautbefunde (➤ Tab. 110.1).

**KERNAUSSAGEN**

Die körperliche Untersuchung kann nicht zwischen verschiedenen viralen Erkrankungen differenzieren.

**Fallbericht**

**Erste Anordnungen und Diagnostik**

Monitor, i.v. Zugang, Sauerstoffgabe via Reservoirmaske, EKG, Blutentnahme, PCR-Abstrich auf SARS-CoV-2, Lungensonografie (➤ Abb. 110.1), Röntgen-Thorax.

**Tab. 110.1** Typische Hautbefunde bei einer COVID-19-Erkrankung

| Bezeichnung | Beschreibung |
|---|---|
| **COVID-Zehen** | Frostbeulenähnlich, stark juckende oder schmerzende Läsionen im Bereich der Zehen |
| **Palmarerythem** | Rötung der Handflächen |
| **Akrozyanose** | Blässe und bläuliche Verfärbung der Akren |
| **Livedo reticularis** | Netzartige „Kältemarmorierung" durch Minderperfusion |
| **Vesikuläre Läsionen** | Ähnlich den Zoster-Bläschen, jedoch nicht auf ein Dermatom bezogen |
| **Makulopapulöser Ausschlag** | Knotig-fleckige Rötungen |

### EKG

Tachykarder Sinusrhythmus, Indifferenztyp, alle Zeiten im Limit, unauffällige ST-Strecken.

### Labor

| Parameter | Laborwert Pat. | Referenzbereich | Einheit |
|---|---|---|---|
| Hämoglobin | 11,0 | 12–16 | g/dl |
| Leukozyten | 12 | 4–10 | Tsd./µl |
| Thrombozyten | 90 | 140–440 | Tsd./µl |
| LDH | 230 | 135–225 | U/l |
| Ferritin | 1.200 | 10–500 | ng/ml |
| D-Dimer | 800 | < 500 | ng/ml |
| CRP | 98 | < 5 | mg/l |
| ASAT | 89 | 10–50 | U/l |

### Monitorüberwachung

Durchgehend tachykarder Sinusrhythmus um 120/min, RR um 100/60 mmHg, $SaO_2$ unter 15 l $O_2$ 93 %, Atemfrequenz 24/min.

✓Fallbericht: Der Patient zeigt weiterhin instabile Kreislaufverhältnisse, eine eingeschränkte Oxygenierung und auffällige Laborwerte.

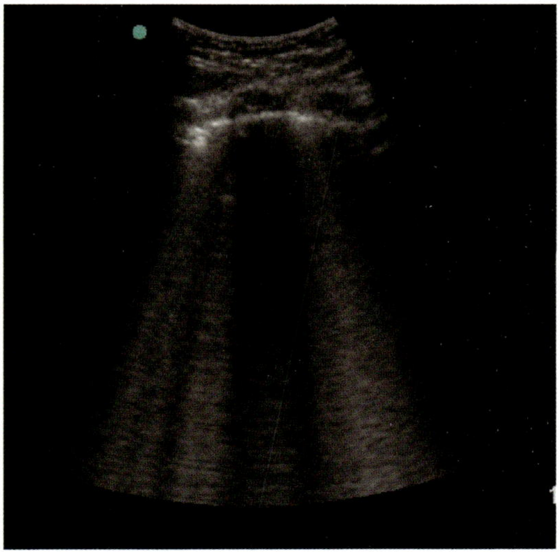

**Abb. 110.1** Lungensonografisches Bild des Patienten am Aufnahmetag. Es zeigen sich eine unregelmäßige Pleuralinie sowie B-Linien [P678]

## 110.3 Erste Anordnungen und Diagnostik

Die Schwere der COVID-19-Erkrankungen ist extrem variabel. Entsprechend reicht die notwendige Diagnostik von einem alleinigen PCR-Abstrich zur Diagnostik bis hin zum CT-Thorax und muss an den Patienten und die Krankheitsschwere angepasst werden.

### 110.3.1 Labor

Die S3-Leitlinie empfiehlt für alle stationär aufgenommenen Patienten mit COVID-19, folgende Laborparameter initial zu bestimmen und bedarfsgerecht zu kontrollieren: „*CRP, LDH, AST, Differential-BB und D-Dimer*" (DGIIN 2022). Selbstverständlich können weitere Parameter abhängig von der klinischen Situation sinnvoll sein. Procalcitonin ist meist normwertig, die Höhe korreliert mit der Schwere der Erkrankung.

Folgende Laborwerte korrelieren mit der Erkrankungsschwere:

- Erhöhte Neutrophile
- Erniedrigte Lymphozyten
- Erhöhtes CRP
- Erhöhtes Troponin

- Erhöhtes D-Dimer
- Erhöhtes Ferritin



### 110.3.2 Monitor

Eine kontinuierliche Monitorüberwachung sollte bei hämodynamischer Instabilität oder eingeschränkter Sättigung erfolgen. Bei stabilen Patienten ist eine wiederholte Erhebung der Vitalparameter ausreichend.

### 110.3.3 EKG

Ein EKG sollte zur Abklärung relevanter Differenzialdiagnosen durchgeführt werden.

### 110.3.4 Bildgebende Diagnostik

#### Point-of-Care-Ultraschall (POCUS)

Eine POCUS-Untersuchung sollte zum Ausschluss von Differenzialdiagnosen erfolgen (➤ Tab. 110.2).

Ähnlich wie bei anderen viralen Pneumonien finden sich folgende Zeichen (➤ Abb. 110.2):

- Verdickte und/oder unregelmäßige Pleuralinie
- Diffus verteilte B-Linien oder sog. „Light-beam"-Artefakte

Aufgrund des deutlich (über 3-fach) erhöhten Thromboserisikos bei COVID-19-Erkrankten sollte niederschwellig eine Kompressionssonografie erfolgen, wenn der Verdacht auf eine TVT besteht.

**Tab. 110.2** Differenzialdiagnosen bei Dyspnoe, Husten, Tachypnoe und deren Befund in der POCUS

| Differenzialdiagnose | POCUS-Befund |
|---|---|
| **Lungenarterienembolie** | Rechtsherzbelastung: RV > LV, D-Sign |
| **Pleuraerguss** | Echoarmer bis echofreier Erguss |
| **Perikarderguss** | Echoarmer bis echofreier Erguss |
| **Myokardinfarkt** | Regionale Wandbewegungsstörungen |
| **Pneumothorax** | Fehlendes Lungengleiten |

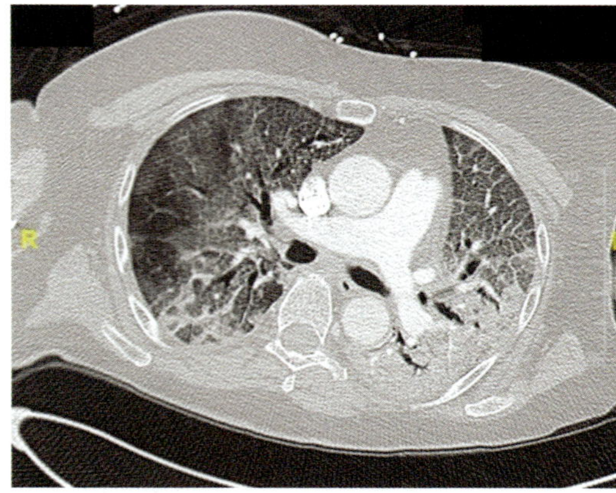


**Abb. 110.2** Beispiel für ein CT-Bild bei ausgeprägter COVID-Pneumonie bei ARDS mit V. a. bakterielle Superinfektion [P678]

#### Röntgen-Thorax

Bei schweren Verlaufsformen finden sich im konventionellen Röntgenbild häufig bilaterale Veränderungen. Die Sensitivität ist jedoch mäßig.

#### CT-Thorax

Ein CT des Thorax wird in der deutschen Leitlinie empfohlen, wenn Unsicherheit bzgl. gefährlicher Differenzialdiagnosen wie z. B. einer Lungenarterienembolie besteht. Für die Erkennung von COVID-19 würde ein CT ohne Kontrastmittel ausreichen, das mit einer deutlich niedrigeren Strahlenbelastung verbunden ist als ein CT mit Kontrastmittel. Sollen aber z. B. Lungenembolien erkannt werden, die bei COVID-19 nicht selten sind, so muss ein CT mit Kontrastmittelgabe erfolgen.

Ein CT kann die Diagnose frühzeitig schützen, sollte jedoch immer eine therapeutische Konsequenz haben.

### 110.3.5 PCR-Abstrich

Der Goldstandard zur Diagnose einer SARS-CoV-2-Infektion ist der Nachweis von SARS-CoV-2-RNA mittels PCR aus dem Nasen-/Rachenabstrich.

**KERNAUSSAGEN**

- Der PCR-Abstrich ist der diagnostische Goldstandard.
- Laborparameter korrelieren mit Erkrankungsschwere und -prognose.
- Bildgebende Verfahren zeigen meist unspezifische Befunde der viralen Pneumonie.

**Fallbericht**

**Therapie**

Aufgrund einer persistierenden Hypoxie wird eine High-Flow-Sauerstofftherapie begonnen; zudem bekommt der Patient 500 ml Jonosteril bei Hypotonie. In der ZNA erhält der Patient 6 mg Dexamethason p. o.

## 110.4 Therapie

**MERKE**

Die Evidenz bzgl. der Therapie einer COVID-19-Erkrankung unterliegt einem ständigen Wandel. Daher muss immer überprüft werden, ob die folgenden Empfehlungen noch aktuell sind!

### 110.4.1 Antikoagulation

Für alle stationär aufgenommenen Patienten ist eine Antikoagulation in prophylaktischer Dosis empfohlen (niedermolekulares Heparin).

Eine therapeutische Antikoagulation wird empfohlen für:

- Patienten mit erhöhtem Thromboserisiko (VTE in der Vergangenheit, Adipositas, Thrombophilie, stark erhöhten D-Dimeren [> 2 mg/l])
- Alle intensivpflichtigen Patienten

Eine vorbestehende Antikoagulation mit einem DOAK sollte bei intensivpflichtigen Patienten auf Heparine umgestellt werden.

### 110.4.2 Kortikosteroide

Empfohlen wird Dexamethason 6 mg p. o. oder i. v. bei Patienten mit $O_2$-Pflichtigkeit ab 12 Jahren.

### 110.4.3 Antivirale Therapie

- **Nirmatrelvir/Ritonavir (Paxlovid®):** Paxlovid® ist zugelassen für Erwachsene ohne Sauerstofftherapie mit erhöhtem Risiko für schwere Verläufe innerhalb der ersten 5 Tage nach Symptombeginn bzw. nach vermutetem Infektionszeitpunkt und nur nach sorgfältiger Prüfung der Komedikation.
- **Remdesivir (Veklury®):** In Europa ist Remdesivir zur Behandlung von COVID-19 zugelassen ab 12 Jahren und bei $O_2$-Pflichtigkeit oder bei hohem Risiko für schwere Verläufe. Die Verträglichkeit ist gut, die Therapiekosten sind allerdings hoch. Eine individuelle Nutzen-Risiko-Abwägung (im Rahmen einer klinischen Studie) kann eine Gabe von 200 mg i. v. an Tag 1, gefolgt von 100 mg für 5 Tage erwogen werden.

### 110.4.4 Weitere Medikamente

Anakinra, neutralisierende Antikörper wie Sotrovimab, Casivirimab, Tixagevimad/Cilgavimab sind unter bestimmten Voraussetzungen ebenfalls zugelassen.

## 110.5 Risikostratifikation

Die Risikostratifizierung bei Patienten mit COVID-19 ist komplex, da sehr viele unterschiedliche Faktoren berücksichtigt werden müssen, z. B. klinische Krankheitsschwere, Alter, Impfstatus oder vorbestehende Erkrankungen. In den bisherigen Wellen wurden schwere Verläufe gemäß der S3-Leitlinie Empfehlungen zur stationären Therapie von Patienten mit COVID-19 (Version Februar 2022) u. a. vor allem bei folgenden Risikofaktoren beobachtet: Alter ab etwa 50–60 Jahre, Adipositas (insb. BMI > 30), Schwangere, Personen mit Down-Syndrom, Herz-Kreislauf-Erkrankungen, chronischen Lungenerkrankungen, chronischen Leber- und Nierenerkrankungen, Diabetes mellitus, onkologischen Erkrankungen oder geschwächtem Immunsystem.

Die Risikoabschätzung ist schwierig, und nicht selten treten unerwartete Verschlechterungen ebenso wie auf Besserungen. Zudem ändern sich sowohl die

Infektiosität als auch die Gefährlichkeit des jeweils dominierenden Coronavirus von Welle zu Welle. Die Risikostratifizierung von COVID-19 sollte daher von erfahrenen Ärzt*innen vorgenommen werden.

**Fallbericht**

**Disposition**

Der Patient wird mit High-Flow-Sauerstoff auf die Intensivstation aufgenommen.

## 110.6 Disposition/Empfehlung weiteres Vorgehen

### 110.6.1 Indikation zur stationären Aufnahme

Die Indikation zur stationären Aufnahme erfolgt individuell und nach klinischen Kriterien: Alter, Komorbiditäten, Atemfrequenz und Sauerstoffsättigung sollten beachtet werden.

### 110.6.2 Indikation zur Aufnahme auf die Intensivstation

Eine Aufnahme auf die Intensivstation sollte erfolgen, wenn

- trotz Gabe von 2–4 l Sauerstoff eine Hypoxämie mit einem $SaO_2 < 90\,\%$ und Dyspnoe
- oder eine Atemfrequenz > 25–30/min vorliegt.

### 110.6.3 Infektionsprävention

Das Tragen einer PSA ist im Umgang mit COVID-19-Erkrankten bzw. vermutlich Infizierten für das medizinische Personal enorm wichtig. Beim An- und vor allem beim Ablegen der PSA ist größte Sorgfalt geboten.

Infizierte Patienten sollten in Einzelzimmern isoliert werden, wenn möglich mit Unterdruck oder Partikelfiltern. Die Dauer der Isolation unterliegt fortlaufenden Änderungen, sodass hier keine Empfehlung ausgesprochen wird.

**Was wäre, wenn …**

- … der Patient intubationspflichtig gewesen wäre?
  - Die Indikation ist streng zu stellen. Ist eine Intubation notwendig, dann erfolgt sie immer mit kompletter Schutzausrüstung und vorzugsweise mit Videolaryngoskop.
- … der Patient eine normale Sauerstoffsättigung gehabt hätte?
  - Dann hätte die Indikation zur stationären Aufnahme anhand weiterer Risikofaktoren und des klinischen Gesamteindrucks überprüft werden müssen.
- … der Patient nicht geimpft gewesen wäre?
  - Dann wäre eine Therapie mit Paxlovid® möglich gewesen.

**LITERATUR**

Robert Koch-Institut; www.rki.de/DE/Content/InfAZ/N/Neuartiges_Coronavirus/nCoV.html (letzter Zugriff: 22.1.2023).

S3-Leitlinie Empfehlungen zur stationären Therapie von Patienten mit COVID-19 – Living Guideline. AWMF-Registernummer 113-001LG. Stand: 12.9.2022 (in Überarbeitung); https://register.awmf.org/de/leitlinien/detail/113-001LG (letzter Zugriff: 22.1.2023).

# XVI Pädiatrische Notfälle

XVI

KAPITEL

# 111

Natja Liebers

# Mein Kind hat Fieber!

## Fallbericht

### Eintreffen

Ein 5-jähriger Junge wird von seinen besorgten Eltern am Freitagnachmittag in der ZNA vorgestellt. Seit mehreren Tagen fiebert er hoch, ist schlapp und klagt über Kopfschmerzen.

### Ersteindruck

5-jähriger Junge in reduziertem Allgemein-, gutem Pflege- und altersgerechtem Entwicklungszustand, ausreichend wach, orientiert.

### Vitalwerte

AVPU: Alert; $SaO_2$ 94 %; HF 120; RR 80/55; Rekapillarisierungszeit < 2 s; AF 35; T 39,5; Gewicht 18 kg

### Triagekategorie

Grün

### Anamnese

Seit 3 Tagen habe Jonas Fieber bis 39,8 °C. Das Ansprechen auf Paracetamol oral sei gut. Nach der Medikamentengabe gehe es Jonas ca. 4 h gut. Anfangs habe er sogar den Kindergarten besuchen können. Er habe leichten Schnupfen und zeitweise über Hals-, Glieder- und Kopfschmerzen geklagt. Der Appetit sei eingeschränkt, Trinken sei unproblematisch. Stuhlgang und Wasserlassen würden ohne Probleme funktionieren.

Jonas sei immer ein gesundes und fröhliches Kind gewesen, sei gemäß STIKO geimpft, Geburt und frühkindliche Entwicklung seien unauffällig verlaufen. Er nehme keine Medikamente. Bisher seien keine Allergien bekannt. Die Familie sei ebenfalls gesund.

✓ Fallbericht: Es handelt sich um ein hoch fieberndes Kleinkind in stabilem AZ.

## 111.1 Anamnese und Differenzialdiagnose

**KERNAUSSAGEN**

Fieber im Kleinkindes- und Säuglingsalter ist häufig durch virale Infekte der oberen Atemwege bedingt.

Bei der Anamnese sollten Beginn und Verlauf des Fiebers genau erfragt und ausführlich nach möglichen Begleitsymptomen wie Husten, Durchfall, Erbrechen und Schmerzen (Kopf-, Glieder-, Gelenk-, Bauchschmerzen) gefragt werden.

Bei Neugeborenen sollte nach Trinkschwäche und möglicherweise Berührungsempfindlichkeit (Hyperexzitabilität) gefragt werden. Ferner sind Vorerkrankungen, Medikamenteneinnahmen, kürzliche Auslandsaufenthalte und aktuelle Umgebungserkrankungen in Familie, Kindergarten und Schule zu eruieren, um mögliche Differenzialdiagnosen eingrenzen zu können (➤ Tab. 111.1).

## 111.2 Körperliche Untersuchung

Bei der pädiatrischen Untersuchung, egal in welcher Altersgruppe, sollte eine angenehme Atmosphäre geschaffen werden. Die Anwesenheit der Eltern ist bei kleineren Kindern besonders wichtig. Lassen Sie das Kind auf dem Schoß der Eltern sitzen und verschaffen Sie sich zunächst einen Gesamteindruck. Ist das Kind adäquat, schläfrig, schlecht erweckbar oder schreit/

**Tab. 111.1** Differenzialdiagnose Fieber im Kindesalter (Auswahl)

| Fieberursache | Bemerkung |
|---|---|
| Häufig bzw. dringend | |
| Oberer Atemwegsinfekt | häufigste Fieberursache bei Kindern |
| Harnwegsinfekt | vor allem Kleinkinder, öfter bei Mädchen |
| Bronchitis/Pneumonie | weitere Abklärung notwendig |
| Otitis media | bei Säuglingen Gefahr der Untertherapie |
| Enteritis | Fieber in Abhängigkeit von Erreger und Hydrationszustand |
| Sinusitis | selten vor 5. Lj., oft wenig Lokalsymptome |
| Exanthema subitum „Dreitagefieber" | vor allem Kleinkinder, flüchtiges Exanthem nach Entfieberung |
| Sepsis | vor allem bei Neugeborenen oder Säuglingen, Immundefekt/-suppression, aber auch bei Jugendlichen als Toxic-Shock-Syndrom |
| Meningitis | auch bei Verdacht, sofortiger Therapiebeginn |
| Enzephalitis | sofortige Ursachenabklärung |
| EBV-Infektion | häufig bei Schulkindern |
| PIMS (pediatric inflammatory multisystem syndrome) | mehrere Wochen nach meist asymptomatischer SARS-CoV-2-Infektion |
| „Dran denken" | |
| Rheumatische bzw. Autoimmunerkrankungen | im Kindesalter nur z. T. mit Gelenkbeteiligung, bei langen Fieberverläufen |
| Tuberkulose | Risikogebiete, Familienanamnese |
| Vaskulitiden | variable Ausprägung |
| Leukämie/Malignome | Fieber nicht selten erstes Symptom! |
| Mykoplasmeninfektion | auch ohne Pneumonie, meist hohe BSG und hohes Fieber |
| Borreliose | Spätform, ähnlich rheumatoider Arthritis, häufig Fazialisparese |
| CMV-Infektion | vor allem bei Säuglingen |
| Chlamydieninfektion | vor allem bei Früh- und Neugeborenen |
| Intoxikation | Anticholinergika, Atropin, Kokain, Opioide, Neuroleptika |
| Artefakt | unter Aufsicht nachmessen |
| Physikalisch | z. B. Säugling im Sommer im Auto |
| Impfreaktion | anamnestisch erfragen |
| Dehydratation | vor allem bei Säuglingen Fieber häufiges Begleitsymptom |

weint es und lässt sich auch von den Eltern nicht beruhigen. Wie sind Atmung und Hautkolorit einzuschätzen (**Ersteindruck - Pädiatrisches Dreieck**). Versuchen Sie dann Kontakt mit dem Kind aufzunehmen. Beginnen Sie mit den Untersuchungen, die meist gut toleriert werden. Auskultieren Sie Lunge, Herz und achten auf Einziehungen, Atemfrequenz, Atemgeräusche. Palpieren Sie den Bauch und inspizieren ausführlich die Haut. Erst dann sollten Untersuchungen des Ohr- und Rachenbefundes erfolgen, sowie meningitische Zeichen eruiert werden. Meningitische Zeichen beim Säugling sind nicht immer eindeutig. Achten Sie bei der Untersuchung auch auf die Fontanelle. Diese ist im 1. Lebensjahr bei den meisten Kindern gut zu tasten und kann im Rahmen einer Meningitis prall werden und hervortreten. Bei Unsicherheiten holen Sie sich frühzeitig den Pädiater hinzu.

**MERKE**

Durch körperliche Untersuchung und Urintestung lassen sich ca. 90 % der Fieberursachen ermitteln.

## Fallbericht

### Untersuchungsbefund

Pädiatrisches Dreieck

- Bewusstsein: unbeeinträchtigt
- Atmung: unbeeinträchtigt
- Hautkolorit: etwas blass

ABCDE

- **A** – Atemwege: frei und sicher
- **B** – Atmung: AF mit 35/min minimal erhöht, Sättigung 94 %, keine Einziehungen, keine Nebengeräusche
- **C** – Kreislauf: Pulse zentral und peripher gut tastbar; kapilläre Füllungszeit 3 s, HF 120/min, RR 80/55 mmHg, minimale Kreislaufschere, keine Vorlastzeichen
- **D** – Bewusstsein: reagiert adäquat
- **E** – Temperatur 39,5 °C

Körperliche Untersuchung

Männliches Kleinkind in gutem Pflege- und altersgerechtem Entwicklungszustand; adäquat wach, körperlich etwas schlapp. Kein Exanthem, keine Ödeme, Wangen gerötet; Rachenring und Tonsillen minimal gerötet ohne Beläge; Trommelfelle bds. spiegelnd und reizlos; zervikale Lymphknotenschwellungen (2 cm, verschieblich, druckdolent). Pulmo bds. belüftet, keine pathologischen Geräusche, keine Spastik. Cor: Herztöne rein, rhythmisch, tachykard. Abdomen palpatorisch weich, Darmgeräusche über allen Quadranten. Leber 1 cm unter Rippenbogen palpabel. Milz nicht tastbar. Kein Nierenlagerklopfschmerz. Keine meningitischen Zeichen (Kniekuss möglich, keine Nackensteife).

✓ Fallbericht: In Zusammenschau am ehesten Infekt der oberen Atemwege. Aktuell ist der Zustand nicht als kritisch einzuschätzen.

Definition Fieber: Eine Erhöhung der Körpertemperatur über 38,5 °C bei Kindern bzw. über 38,0 °C bei Neugeborenen wird als Fieber definiert.

Fieber wird traditionell bei Kindern meist rektal gemessen. Die Verwendung von Ohrthermometern ist weitverbreitet und etwas fehleranfälliger als die rektale Messung.

**RED FLAGS**

Bei der körperlichen Untersuchung sollten Sie die folgenden Krankheitsbilder ausschließen können:

**Bakterielle Infektionen im Kindesalter, die Sie keinesfalls übersehen dürfen:**

**Merkhilfe OMPAP**

**O** – Otitis media; Osteomyelitis
**M** – Meningitis
**P** – Pneumonie
**A** – Angina tonsillaris
**P** – Pyelonephritis

**DIAGNOSE**

Hoch fieberhafter Infekt, am ehesten viraler Genese

**Fallbericht**

**Untersuchungsbefund**

Jonas fiebert seit 3 Tagen. In der klinischen Untersuchung konnten Otitis media, Meningitis, bakterielle Angina tonsillaris, Pneumonie und Pyelonephritis ausgeschlossen werden. Der gerötete Rachenring und die zervikalen Lymphknotenschwellungen deuten am ehesten auf einen Infekt der oberen Atemwege hin. Eine weitere Diagnostik ist aktuell nicht notwendig.

## 111.3 Erste Anordnungen und Diagnostik

Aufgrund der erhobenen Anamnese und der ausführlichen Untersuchung sollte im nächsten Arbeitsschritt eine sinnvolle Diagnostik geplant werden. Bei Fieber unklarer Genese sollte folgende Diagnostik symptomorientiert erfolgen.

### 111.3.1 Labor

- Urinstatus (Säuberungsurin, ggf. Katheterurin)
- Blutbild mit Differenzialblutbild (Leukozytose oder Leukopenie; Linksverschiebung)
- CRP, PCT, IL-6
- BGA
- Rachenabstrich (z. B. Streptokokken-Schnelltest)
- Blutkulturen bei V. a. Sepsis
- Lumbalpunktion bei V. a. Meningitis

### 111.3.2 Apparative Diagnostik

- Sonografie (Abdomen z. B. bei V. a. Appendizitis, Nieren bei V. a. Glomerulonephritis)
- Röntgen-Thorax/Lungensonografie: V. a. Pneumonie

## 111.4 Therapie

Die Therapie kann in symptomatische und medikamentöse Therapie unterteilt werden:

- **Symptomatische Therapie:**
  - Ausreichende Flüssigkeitszufuhr
  - Körperoberfläche wenig bedecken, Waden-Leistenwickel (**cave:** kühle Akren bei Zentralisation)
- **Medikamentöse Therapie:**
  - **Ibuprofen: 7–10 mg/kg KG** (oral/rektal) bis zu 3 ×/d (wirkt sehr gut antipyretisch (vorteilhafte therapeutische Breite)
  - **Paracetamol**: **10–15 mg/kg KG** (oral/rektal/i. v.) bis zu 4 ×/d (Achtung: geringere therapeutische Breite); < 3 kg KG off-label

Für die Überlegenheit einer kombinierten oder alternierenden Gabe beider Wirkstoffe gibt es bei Fieber keine ausreichende Evidenz.

- **Metamizol** (Reservemedikament): 10–15 mg/kg KG (oral/rektal/i. v.) bis zu 3–4 ×/d (nur einsetzen, wenn durch o. g. Medikamente keine ausreichende Fiebersenkung erreicht werden kann, vorher ausführliche Anamnese (Medikamentenunverträglichkeiten/-zwischenfälle, auch in der Familie) und Aufklärung Agranulozytose; i. v. stets als Kurzinfusion (**cave**: arterielle Hypotonie)



## 111.5 Risikostratifikation

Die meisten Kinder mit Fieber jenseits des Säuglingsalters sind keine Hochrisikopatienten, wenn die o. g. bakteriellen Infektionen im Kindesalter (OMPAP), die keinesfalls übersehen werden dürfen, ausgeschlossen wurden und keine weiteren Risikozeichen vorliegen. Bestehen Hinweise auf gefährliche Erkrankungen, andere Gefahrenzeichen oder Zweifel, dann sollte die Risikobeurteilung durch einen Pädiater oder eine Pädiaterin erfolgen.

**MERKE**

- Bei Kindern mit Fieber in den ersten 3 Lebensmonaten ist die Gefahr einer bakteriellen Infektion und eines schweren Krankheitsverlaufs deutlich erhöht.
- Kinder mit Fieber in den ersten 3 Lebensmonaten sollten in der Notaufnahme immer als Hochrisikopatienten betrachtet und von einem Pädiater behandelt werden.

**Fallbericht**

**Disposition**

Jonas kann wieder mit nach Hause. Eine stationäre Einweisung ist aktuell nicht notwendig. Eine regelmäßige Fiebersenkung mit Paracetamol alle 6 h oder Ibuprofen alle 8 h ist zu empfehlen. Jonas soll ausreichend trinken und sich ausruhen.

Die Eltern werden aufgeklärt, dass sie ihren Sohn bei klinischer Verschlechterung (Zunahme der Schläfrigkeit, zusätzlicher Symptomatik (z. B. Erbrechen, Durchfall, Lichtscheu etc.) oder einer Fieberpersistenz über 5 Tage sofort erneut ärztlich vorstellen sollen.

## 111.6 Disposition/Empfehlung weiteres Vorgehen

Die meisten Kinder mit Fieber können ambulant weiter abgeklärt und behandelt werden, wenn gefährliche Erkrankungen ausgeschlossen wurden und keine anderen Gefahrenzeichen vorliegen. In allen Zweifelsfällen ist ein Pädiater hinzuzuziehen. Bei Entlassung ist eine Vorstellung bei der Kinderärztin, bei der das Kind in Behandlung ist, zu empfehlen. Wichtig ist, die Eltern ausdrücklich darüber aufzuklären, dass sie sich bei klinischer Verschlechterung sofort wieder vorstellen sollen.

Schwerkranke Kinder sollten selbstverständlich in einer Kinderklinik abgeklärt und behandelt werden.

**KERNAUSSAGEN**

Ist eine ausreichende Flüssigkeitszufuhr nur durch Infusion möglich, so ist eine stationäre Behandlung erforderlich.

**Was wäre, wenn …**

- … das Kind < 3 Monate alt wäre und fiebern würde?
  - Dann müsste zwingend eine sofortige stationäre Einweisung und Abklärung bei V. a. bakterielle Infektion erfolgen.
- … das Kind länger als 5 Tage fiebern würde?
  - Dann sollte eine Pädiaterin oder ein Pädiater hinzugezogen und eine erweiterte/ausführliche Diagnostik durchgeführt werden.
- … das Kind künstliche Materialien in sich trüge (z. B. ventrikuloperitonealer Shunt, Klappenersatz etc.)?
  - Dann sollte in Rücksprache mit dem Spezialisten bzw. der Spezialistin oder lt. mitgeführtem Materialausweis eine kalkulierte Antibiotikatherapie eingeleitet werden.



**LITERATUR**

BfArM – Bundesinstitut für Arzneimittel und Medizinprodukte, Sachverständigen-Ausschuss für Verschreibungspflicht. Ibuprofen zur oralen Anwendung in flüssigen Zubereitungen für Erwachsene und Kinder ab 3 Monaten. Stand: 2019; https://www.bfarm.de/SharedDocs/Downloads/DE/Arzneimittel/Pharmakovigilanz/Gremien/Verschreibungspflicht/81Sitzung/anlage9.pdf (letzter Zugriff: 22.1.2023).

Claßen M, Sommerburg O. Klinikleitfaden Pädiatrie. 11. A. München: Elsevier Urban & Fischer 2020.

Deutsche Gesellschaft für Kinder- und Jugendmedizin e.V. Mein Kind hat Fieber. Elterninformationen der DGKL. Stand: 2018; www.dgkj.de/eltern/dgkj-elterninformationen/elterninfo-fieber (letzter Zugriff: 22.1.2023).

Marek K, et al. Fieber: Physiologie, Pathophysiologie, klinische Zeichen und Therapie. Monatsschr Kinderheilkd 2021; 169: 403–425.

S1-Leitlinie Fieberkrämpfe im Kindesalter. AWMF-Registernummer 022-005. Stand 31.5.2021, gültig bis 30.5.2026; https://register.awmf.org/de/leitlinien/detail/022-005 (letzter Zugriff: 22.1.2023).

S2k-Leitlinie Diagnostik und Therapie der Venenthrombose und der Lungenembolie. AWMF-Registernummer 065-002. Stand: 10.10.2015 (in Überarbeitung); https://register.awmf.org/de/leitlinien/detail/065-002 (letzter Zugriff: 22.1.2023).

KAPITEL

# 112 Fieber mit Folgen

Isabel Lück

## Fallbericht

### Eintreffen

Der 3-jährige Tom wird vom Rettungsdienst in die Notaufnahme gebracht, da er in der KITA einen erstmaligen generalisierten Krampfanfall gehabt hatte. Die Erzieherin hatte den Rettungsdienst informiert, nachdem der Junge zuckend auf dem Boden zusammengesunken war. Bei Eintreffen der Notärztin lag Tom schläfrig in stabiler Seitenlage, reagierte aber auf Ansprache. Die Vitalwerte waren unauffällig bis auf eine Körpertemperatur von 38,8 °C. Der Blutzucker war normwertig. Die Notärztin hatte bereits ein Paracetamol-Zäpfchen (125 mg) verabreicht. Die Eltern sind durch die KITA informiert und bereits auf dem Weg in die Notaufnahme.

### Ersteindruck

Der Patient ist noch schläfrig, öffnet aber die Augen auf Ansprache und antwortet adäquat auf Fragen. Das Hautkolorit ist gut, die Rekapillarisierungszeit nicht verlängert; Zeichen von vermehrter Atemarbeit wie thorakale Einziehungen sind nicht ersichtlich. Es werden Bauchschmerzen angegeben ohne Peritonismuszeichen.

### Vitalwerte

GCS 14; $SaO_2$ 97 %; HF 94; RR 84/54; AF 24; T 38,4 °C; Sx 3/10; BZ 89

### Triagekategorie

Grün

### Anamnese

Die Eltern sind inzwischen eingetroffen. Ihr Sohn sei an sich vollkommen gesund und heute wie immer in die KITA gegangen. Sein Bruder (5 Jahre) sei mit Erkältungssymptomen und Fieber zu Hause geblieben, Tom habe bis zum Morgen keine Symptome gezeigt. Er habe keine Vorerkrankungen und nehme keine Medikamente regelmäßig ein. Fieberkrämpfe seien bei den Eltern nicht bekannt, Toms Bruder sei aber im Jahr zuvor mit einem Fieberkrampf vorstellig gewesen. Ein Sturz ist nicht erinnerlich in den letzten Wochen.

Nach Angaben der Erzieherin, die telefonisch kontaktiert wird, habe Tom an allen vier Extremitäten regelmäßig und symmetrisch gezuckt. Die Augen seien geöffnet gewesen. Er sei auf dem Teppich gelandet. Der Anfall habe 3–4 min gedauert, eine blaue Gesichtsfarbe sei nicht aufgefallen. Ein Video gibt es leider nicht.

✓ Fallbericht: Anhand der Anamnese und Fremdanamnese wird vermutet, dass es sich um einen Fieberkrampf handelte.

**DIAGNOSE**
Fieberkrampf

## 112.1 Anamnese und Differenzialdiagnose

Ein Fieberkrampf ist definiert als altersabhängiger epileptischer Anfall unter Fieber ohne gleichzeitige Infektion des ZNS und ohne vorherige afebrile Anfälle.

Es ist eine der häufigsten pädiatrischen Notfallvorstellungen. 25 % der Status epileptici im Kindesalter sind durch einen Fieberkrampf bedingt.

Es handelt sich hierbei definitionsgemäß nicht um eine „klassische" Epilepsie, sondern um eine altersabhängige Antwort des noch unreifen ZNS, das wegen erhöhter neuronaler Exzitabilität bei entsprechendem genetischem Hintergrund auf Fieber mit einem Fieberkrampf reagiert.

**Ursächlich** ist nicht das Fieber selbst, sondern die Fieberhöhe und/oder die Geschwindigkeit des Fieberanstiegs. Es kann sogar sein, dass das Fieber so schnell ansteigt, dass es vorher noch nicht detektiert wurde und der Fieberkrampf das erste Anzeichen ist. Sehr selten nur tritt der Fieberkrampf vor dem Fieber oder nach der Entfieberung auf.



Ein **typisches Alter** für einen Krampfanfall ist der 6. Lebensmonat bis 6. Lebensjahr (Häufigkeitsmaximum im 2. Lj.), es sind eher Jungen als Mädchen betroffen. Gehäuft treten die Fieberkrämpfe in den Abendstunden (zwischen 18 und 22 Uhr) und in den Wintermonaten (aufgrund der vermehrten fieberhaften Infekte) auf.

85 % der Fieberkrämpfe sind generalisiert tonisch-klonisch (bei Säuglingen kann die tonische Phase fehlen).

**KERNAUSSAGEN**

Der typische Fieberkrampf
- ist in 85 % der Fälle **generalisiert**,
- trifft häufiger **Jungen** als Mädchen,
- tritt zwischen dem **6. Lebensmonat und dem 6. Lebensjahr**
- und in den **Abendstunden** (18–22 Uhr)
- bzw. vermehrt in den **Wintermonaten** („Infekt-saison") auf.

Sowohl bei febrilen als auch bei afebrilen Krampfanfällen ist die **(Fremd-)Anamnese** sowie die **Klinik** des Kindes nach dem Krampfanfall entscheidend. Die Anamnese sollte sich auf die bisherige Entwicklung des Kindes und speziell auf den Krampfanfall an sich beziehen (➤ Tab. 112.1).

Die **Differenzialdiagnosen** des Fieberkrampfs können aufgeteilt werden in epileptische und nichtepileptische Differenzialdiagnosen (➤ Tab. 112.2). Die nichtepileptischen Differenzialdiagnosen sind in der Notaufnahme, in der das Kind sich häufig komplett

**Tab. 112.1** Anamnese

| Allgemein | Krampfanfall |
|---|---|
| **Alter/Geburt/Entwicklung** (Frühgeburt mit erhöhtem Risiko für Hirnblutungen, Infekte) | **Trigger** (Fieber, Schlafentzug, Schädel-Hirn-Trauma, Intoxikation, Fremdkörperingestion) |
| **Stoffwechselscreening** | **Infektzeichen/Begleitsymptome** (Fieber, Erbrechen, Durchfall, Verhaltensänderungen, Apathie, neue Zähne?) |
| **Impfungen** nach STIKO | **Erstereignis oder Rezidiv** (bei bekannter Epilepsie: Therapieadhärenz/Compliance?) |
| **Familienanamnese** (für Epilepsie und Fieberkrämpfe) | **Semiologie** des Krampfanfalls: Dauer (Zeiten der Eltern immer hinterfragen, ggf. Leitstelle um Alarmierungszeiten bitten); Aktivität (Myoklonien an allen vier Extremitäten? Wandernd?) Augen offen (wichtiges Merkmal für generalisierten Krampfanfall) oder geschlossen? |
| **Begleitsymptome/Infektfokus**? | **Postiktale Phase**: Wie schnell war das Kind wieder wach, hat es alle Extremitäten wieder bewegt? (Todd-Parese spricht für fokalen Krampfanfall) |
| Sonstige **Vorerkrankungen/ Medikamente** (Antibiose?) | Ist das Kind jetzt so, **„wie die Eltern es kennen"?** |

**Tab. 112.2** Differenzialdiagnosen Fieberkrampf

| Nichtepileptisch | Epileptisch |
|---|---|
| „Schüttelfrost" | Epilepsiesyndrom mit Fieberkrämpfen (Daver-Syndrom) |
| Fieberdelir (Halluzinationen, Träume mit offenen Augen) | Anfälle unter Fieber bei bekannter Epilepsie |
| Febrile Synkope (Kreislaufdysregulation bei Fieber) | Infektion des ZNS (Meningitis, Enzephalitis) |
| Zyanotischer Affektkrampf | |
| Blasser Affektkrampf | |

beschwerdefrei vorstellt, oft nur schwer abzugrenzen. Zudem kann auch bei allen Epilepsien und Epilepsiesyndromen Fieber Krampfanfälle auslösen.

Eine gefährliche Differenzialdiagnose ist die **Infektion des ZNS**, die das Fieber und auch den Krampfanfall verursachen kann. Hinweise auf eine zerebrale Infektion sind fokale Defizite sowie ein fehlendes schnelles Aufklaren (im Median 2 h erst nach dem Krampfanfall bei Meningitis). Säuglinge (insb. < 6. Lebensmonat) haben häufig nur sehr unspezifische und nur selten klassische Meningitiszeichen bei einer Infektion des ZNS, sodass hier besondere Vorsicht geboten ist. Ein erhöhtes Risiko liegt auch bei ungeimpften Kindern sowie antibiotisch vorbehandelten Kindern vor.

**RED FLAGS**
- Alter < 6. Lebensmonat
- Verzögertes Aufklaren
- Postiktales fokales Defizit
- Ungeimpfte Kinder
- Vorbehandlung mit Antibiose
- Komplizierter/prolongierte Fieberkrampf (Status epilepticus)

## 112.2 Körperliche Untersuchung

Die initiale Beurteilung sollte auch hier anhand der drei Parameter des pädiatrischen Dreiecks für die **Ersteinschätzung** erfolgen, um akut-kritisch kranke Kinder schnell zu erkennen.
- **V**igilanz
- **H**autkolorit
- **A**temfrequenz

Wenn hier kein kritischer Befund vorliegt, kann eine genauere Untersuchung erfolgen. Neben der Anamnese ist die körperliche Untersuchung bzw. die Klinik des Kindes handlungsentscheidend nach einem Fieberkrampf.

In der körperlichen Untersuchung sollte auf die **drei Säulen** „internistisch", „neurologisch" und „traumatologisch" geachtet werden (➤ Tab. 112.3).

**Tab. 112.3** Körperliche Untersuchung

| „Internistisch" | „Neurologisch" | „Traumatologisch" |
|---|---|---|
| **Infektfokus?** LUCAS | **Vigilanz** (APVU oder pGCS) | **Akute Sturzfolgen?** |
| **Haut?** (Hinweis auf neurokutane Erkrankungen) | **Neurologisches Defizit?** | **Alte Prellmarken** nach SHT? |
| **Dysmorphien/ Entwicklungsverzögerung** | **Meningismuszeichen?** | **Kindesmisshandlung?** |

Ursächlich sind in den häufigsten Fällen virale Infektionen (Drei-Tage-Fieber durch Herpes-simplex-Virus Typ 6, Pharyngitis mit begleitender Otitis media, Bronchitis, Bronchiolitis). Auftreten kann auslösendes Fieber, aber auch ein „Zahnkrampf" beim Zahnen von Kindern. Der Infekt wird häufig über andere Kinder in der KITA bzw. in der Schule oder durch kranke Geschwisterkinder übertragen. Kinder geben häufig begleitende Ohr- und Bauchschmerzen an, auch wenn der Infektfokus andernorts liegt.

Bei der Suche nach einem **Infektfokus** kann das Akronym **LUCAS*** helfen:
- **L**unge (respiratorischer Infekt)
- **U**rogenitaltrakt
- **C**NS (Meningitis, Enzephalitis)
- **A**bdomen
- **S**kin (Haut)

Die **Vigilanz** ist bei Kindern, vor allem bei Säuglingen, teilweise sehr schwierig zu beurteilen. Wichtig ist auf die Eltern zu hören und ihre Angaben ernst zu nehmen.

**MERKE**
Man sollte es immer ernst nehmen, wenn die Eltern sagen, dass Kind sei „anders als sonst"!

Für die Beurteilung der Vigilanz kann vereinfacht das **AVPU-Schema** herangezogen werden:
- **A**lert (wach)
- **V**oice (Reaktion auf Ansprache)
- **P**ain (Reaktion auf Schmerzreiz)
- **U**nresponsive (keine Reaktion)

Alternativ kann die etwas kompliziertere **pGCS** benutzt werden.

Wichtig ist vor allem die **postiktale Phase**, sprich: wie schnell die Kinder nach dem Krampfanfall wie-

* Bei Erwachsenen ergänzt sich das Akronym zu LUCCAASS (C = Endokarditis, A = Arthritis, S = Spine).

der aufklaren. Die Beurteilung von Reflexen ist bei Kindern häufig schwierig. Der Babinski-Reflex kann, ohne pathologisch zu sein, bis Ende des 12. Lebensmonats noch vorliegen. Häufig besser beurteilbar ist der Muskeltonus (bds. symmetrisch oder liegt eine Seitendifferenz vor?). Geachtet werden sollte auch auf Zeichen einer aufgetretenen Inkontinenz bzw. eines Zungenbisses.

**Hinweise auf eine zerebrale Infektion** sind persistierende fokale Defizite sowie ein verzögertes Aufklaren (im Median 2 h bei Meningitis). Bei Kindern < 12 Monaten sind die Symptome einer Meningitis häufig sehr unspezifisch. Hier sollte die Fontanelle untersucht werden (gespannt, vorgewölbt?), nach Trinkschwäche, schrillem Schreien und neuer Irritabilität gefragt und eine Ganzkörperuntersuchung (inkl. Windelbereich) zum Ausschluss von Petechien durchgeführt werden.



Wie bei Erwachsenen sollte zudem immer nach **Sturzfolgen** gesucht werden. Bei auffälligen Verletzungsmustern oder alten Prellmarken sollte zudem auch an eine Kindesmisshandlung bzw. ein Schütteltrauma gedacht werden.

**Fallbericht**

**Körperliche Untersuchung**

Tom ist inzwischen wach, voll orientiert, die Pupillen sind isokor und bds. in-/direkt lichtreagibel. Das Hautkolorit ist rosig, die Rekapillarisierungszeit beträgt < 2 s, Petechien oder ein Exanthem sind nicht erkennbar. Es liegt keine Tachypnoe vor, keine Zeichen einer vermehrten Atemarbeit (Nasenflügeln, thorakale Einziehungen, anstoßende Atmung). Die Mundschleimhäute sind feucht, ein Zungenbiss ist nicht sichtbar. Cor, Pulmo sind unauffällig, das Abdomen ist weich, es wird aber ein leichter Druckschmerz bei Palpitation angegeben ohne Abwehrspannung, Meningismuszeichen liegen nicht vor. Die Trommelfelle bds. sind gerötet, aber intakt, der Rachenring ist ebenfalls gerötet. im Bodycheck liegen keine Verletzungen an Kopf und Körper vor.

✓ Fallbericht: Bei der Untersuchung stellt sich der Verdacht auf eine Pharyngitis mit begleitender Otitis. Der AZ ist insgesamt gut, der Patient trinkt und gibt Hunger an.

**Tab. 112.4** Einteilung Fieberkrampf

| Einfacher Fieberkrampf (72 %) | Komplizierter Fieberkrampf (28 %) |
|---|---|
| Primär generalisiert | Fokal |
| Dauer < 15 min (< 5 min*) | Dauer > 15 min (> 15 min*) |
| Kein Wiederauftreten innerhalb von 24 h | Und/oder wiederholtes Auftreten innerhalb von 24 h |
| Alter: 6. Lebensmonat bis 6. Lebensjahr | Alter < 6. Lebensmonat oder > 6. Lebensjahr |
| Schnelle neurologische vollständige Erholung (im Median 0,3 h) | Lähmung (Todd-Parese) oder Sprachstörung nach dem Krampfanfall |

* Lebensnahe Praxis ist, dass Anfälle, die mehr als 5 Minuten dauern nicht mehr spontan sistieren, sodass die Empfehlung auch in der Leitlinie ist, bereits ab >5 Minuten von einem komplexen FK zu sprechen

### Einfacher oder komplizierter Fieberkrampf

Anhand von Anamnese und Klinik werden einfache und komplizierte (teilweise als komplex bezeichnet) Fieberkrämpfe unterschieden (➤ Tab. 112.4).

## 112.3 Erste Anordnungen und Diagnostik

Alle Krampfanfälle werden unabhängig von der Ursache erst einmal gleichbehandelt. Sollte das Kind im **Status epilepticus** eintreffen, gilt das Stufenschema zur Behandlung des Krampfanfalls: Sauerstoffgabe, Benzodiazepine wie Midazolam intranasal 0,2 mg/kg KG oder bukkal 0,5 mg/kg KG. Nach frustraner zweiter Dosis Levetiracetam (20–40 mg/kg KG) oder bei Neugeborenen Phenobarbital (20–30 mg/kg KG). Wenn weiter frustran: Notfallnarkose und Intubation.

Bei **sistiertem Krampfanfall** sind folgende Erstmaßnahmen die nächsten Schritte.

- Point of Care (BZ, insb. bei Neugeborenen venöse BGA)
- Monitoring mit Herzfrequenz und $SaO_2$
- Kind ausmessen (Größe, Gewicht)
- Antiepileptische Bedarfsmedikation ansetzen

- Antipyrese (auch als Bedarfsmedikation ansetzen

Eine **Blutzuckermessung** gehört bei jedem Krampfanfall als Point-of-Care-Diagnostik dazu. Bei einer Hypoglykämie sollte diese umgehend ausgeglichen werden (wenn möglich oral, sonst intravenös Glukose 20 %; 2 ml/kg KG). Eine **venöse BGA** ist vor allem bei Neugeborenen notwendig (hohe Rate an symptomatischen Krampfanfällen). Bei stabilen und wachen Kindern > 12. Lebensmonaten ist ein initialer Blutzucker erst einmal ausreichend.

Solange das Kind nicht gründlich untersucht ist, ist ein basales **Monitoring** mit EKG und $SaO_2$-Messung sinnvoll, ein Blutdruckmonitoring ist nicht zwingend notwendig (häufig sind die Werte insbesondere bei Säuglingen auch nicht gut verwertbar).

Anhand von **Größe bzw. Gewicht** lassen sich **Bedarfsmedikamente** ansetzen (➤ Tab. 112.5). Dies ist hilfreich, falls es erneut zu einem Krampfanfall kommt, da das Kopfrechnen in der stressigen Akutsituation entfällt und ggf. die Bedarfsmedikation bereits aufgezogen griffbereit ist. Ein Zugang ist nicht zwingend notwendig (intranasale und bukkale sowie rektale Gaben sind möglich). Sollte aber ein Zugang gelegt worden sein, ist die intravenöse Gabe zu bevorzugen.

Wenn noch Fieber besteht, sollte eine **Antipyrese** gegeben. Ein senkbares Fieber ist ein gutes Zeichen. Der AZ des Kindes bessert sich häufig schnell, wenn das Fieber fällt. Weitere Effekte (wie die Verhinderung eines erneuten Fieberkrampfs) neben der Besserung des kindlichen Wohlbefindens hat die antipyretische Therapie allerdings nicht.

**Tab. 112.5** (Bedarfs-)Medikation

| Antipyretisch | Antiepileptisch |
|---|---|
| **Ibuprofen**<br>10 mg/kg/6 h<br>(max. Tagesdosis 40 mg/kg) | **Midazolam** (ohne Zugang)<br>• bukkal 0,5 mg/kg<br>• nasal 0,3 mg/kg (aufgeteilt auf beide Nasenlöcher) |
| **Paracetamol**<br>10–15 mg/kg/8 h<br>(max. Tagesdosis 60 mg/kg) | **Diazepam** (ohne Zugang)<br>• < 15 kg: 5 mg<br>• > 15 kg: 10 mg |
| **Novalgin**<br>10 mg/kg/6–8 h p.o./i.v.<br>(max. Tagesdosis 75 mg/kg) | **Midazolam** mit Zugang<br>Midazolam 0,1 mg/kg i.v. |

Auch wenn kein Fieber mehr besteht, sollte die notwendige Dosis von Ibuprofen oder Paracetamol ausgerechnet und als Bedarf angesetzt werden, damit umgehend bei einem erneuten Fieberanstieg gehandelt werden kann.

**MERKE**

Antipyrese-Faustregel: Ibuprofen/Paracetamol/Novalgin **10 mg/kg** als Einzeldosis.

## 112.3.1 Weitere Diagnostik

Die Anamnese und die Klinik sowie die Art des Fieberkrampfs sind handlungsentscheidend.

Eine Labordiagnostik ist nicht zwingend notwendig, wenn folgende Fragen mit „Ja“ beantwortet werden können:

- Einfacher Fieberkrampf?
- Fokus gefunden? (Warum hat das Kind Fieber?)
- Kein Hinweis auf eine ZNS-Infektion/neurologisch unauffälliger Befund?
- Keine weiteren Auffälligkeiten zusätzlich zum Fieberkrampf (Entwicklungsverzögerung, Dysmorphien)?

Eine großzügigere Diagnostik (sowohl Blutentnahme als auch Lumbalpunktion) sollte selbst bei unauffälliger Klinik in folgenden Fällen durchgeführt werden:

- Säugling (1.–12. Lebensmonat)
- Komplizierter/prolongierter Fieberkrampf
- Ungeimpftes Kind
- Antibiotisch vorbehandeltes Kind

## 112.3.2 Labor

**MERKE**

Die Blutentnahme sollte folgende Parameter beinhalten: BZ, Laktat, Natrium, Kalium, Kalzium, Magnesium, CK, Entzündungszeichen mit CRP (bei Säuglingen IL-6 oder IL-8).

Bei jeder Blutentnahme sollte vorsorglich eine **Blutkultur** (aerob, 1 ml ausreichend) abgenommen werden. Je nach Labor und weiteren Befunden kann diese entweder verworfen oder weggeschickt werden.

Bei älteren Kindern/Jugendlichen mit unvollständiger Vigilanz kann auch an ein **Drogenscreening** erfolgen.

Bei bekannter Epilepsie ist die **Spiegelbestimmung** der Medikamente sinnvoll (Therapieadhärenz? Nebenwirkung bestehender Medikation wie Hyponatriämie bei Oxcarbazepin?).

Weitere Diagnostik (Stoffwechseldiagnostik, genetische Diagnostik, Autoimmunenzephalitis-Diagnostik) ist Teil der Abklärung afebriler Krampfanfälle, hat aber in der Akutsituation nach einem Fieberkrampf keine Relevanz.

Wenn eine Laboruntersuchung erfolgt, kann gleichzeitig auch der **Eisenstatus** mitbestimmt werden. Bei Eisenmangel kann eine Substitution von Eisen die Symptome bei Affektkrämpfen oder bei Restless-Legs-Syndromen abmildern bzw. Beschwerdefreiheit bewirken.



**MERKE**

Wenn Blutentnahme (BZ, Elektrolyte, Entzündungszeichen), dann mit Blutkultur!

### 112.3.3 Liquorpunktion

Eine Lumbalpunktion ist bei einfachen Fieberkrämpfen ohne Hinweis auf eine Infektion des ZNS nicht routinemäßig erforderlich.

Die Indikation leitet sich aus den klinischen Befunden ab; sie wird jedoch großzügiger gestellt bei kompliziertem oder prolongiertem Fieberkrampf sowie bei Kindern < 12 Monaten (bei Kindern > 12 Monaten sind in 95 % der Meningitisfälle auch klinische Symptome vorhanden). Bei Kindern < 6 Monaten sollte eine Lumbalpunktion immer durchgeführt werden. Eine Pleozytose bedarf weiterer Diagnostik und darf nicht einfach als anfallsbedingt eingestuft werden. Auch hier sollte eine Liquorkultur immer mit beimpft werden.

### 112.3.4 Weitere Fokussuche

**Urinstatus:** Wenn die Fieberursache in der körperlichen Untersuchung klinisch nicht klar erkennbar ist, sollte der Urin aufgrund der hohen Rate an Urogenitalinfektionen als Fokus bei Kindern immer untersucht werden. Wie bei der Blutentnahme gilt auch hier: Wenn eine Abnahme erfolgt, sollte immer auch eine Urinkultur mitgewonnen werden, die dann bei auffälligem Urinstatus verschickt werden kann.

**Sono Abdomen/Sono (Röntgen-) Thorax**: je nach Klinik/klinischem V. a. einen Infektfokus.

### 112.3.5 EEG, cMRT

Bei einem unkompliziertem Fieberkrampf ist ein **EEG** nicht erforderlich. Der Zeitpunkt des EEG bei einem Fieberkrampf (in der Akutphase oder innerhalb von 2 Wochen) spielt für die Erfassung pathologischer Befunde keine Rolle, kann aber eine nicht unerhebliche Bedeutung für die besorgten Eltern haben. Bei afebrilen Krampfanfällen ist ein EEG innerhalb von 24 h sinnvoll, da hier die höchste Wahrscheinlichkeit besteht, entsprechende Potenziale im EEG nachzuweisen.

Der Vorteil eines Termins nach 2 Wochen, wenn indiziert, ist die Möglichkeit für die Eltern, die bis dahin aufgetretenen Fragen in Ruhe zu besprechen.

Eine Indikation für ein Notfall-**cMRT** nach einem Fieberkrampf ist ebenfalls sehr selten. Bei Säuglingen ist eine initiale Schädelsonografie mit im Verlauf geplantem cMRT vertretbar.

Gründe für ein **EEG und/oder cMRT in der Akutphase** sind:

- Neurologische Vorerkrankungen
- Prolongierter Fieberkrampf (Status epilepticus)
- Bei fokalen Defiziten (Todd-Parese)
- Ungewöhnlich lange postiktale Bewusstlosigkeit
- cMRT zusätzlich: bei fokalen Veränderungen im Akut-EEG

**KERNAUSSAGEN**

Bei einem einfachen Fieberkrampf sind die klinische Untersuchung und die Fokussuche mit einer Point-of-Care-Blutzuckerbestimmung prinzipiell ausreichend.

Bei komplizierten (und/oder prolongierten) Fieberkrämpfen, Säuglingen < 12 Monaten (insb. bei ungeimpften), bei fokalen Defiziten oder verzögertem Aufklaren ist eine breitere Diagnostik (Labor, Lumbalpunktion, ggf. EEG und cMRT) gerechtfertigt.

**Fallbericht**

**Erste Anordnungen, Diagnostik und Therapie**

Bei Tom liegt anamnestisch ein einfacher Fieberkrampf vor. Ein Fokus, der das Fieber erklärt, ist mit dem geröteten Rachenring und Trommelfellen bds. gefunden. Das ebenfalls erkrankte Geschwisterkind unterstützt am ehesten die Diagnose eines viralen Infekts. Neurologisch ist Tom wieder „wie sonst", das Aufklaren erfolgte zügig.

Der Blutzucker ist normwertig. In der initialen Überwachung sind die Vitalparameter altersentsprechend, das Fieber zeigt sich nach der präklinischen Applikation von Paracetamol gut senkbar. Auf eine weitere Diagnostik wird daher verzichtet.

Tom wiegt 14,5 kg, daher wird eine Bedarfsmedikation mit Ibuprofen-Saft 140 mg (max. alle 6 h) sowie Midazolam bukkal 7 mg angeordnet.

## 112.4 Therapie

Die **Therapie des Infekts** ist gleichzeitig Therapie des Fieberkrampfs.

Häufig liegen lediglich virale Infekte vor, die symptomatisch mit **Antipyrese/Analgesie** therapiert werden. Auf eine ausreichende Trinkmenge muss geachtet werden.

Bei einem prolongierten oder komplizierten Krampfanfall sollte eine **Akutmedikation** (z. B. Diazepam Rektiole) für zu Hause mitgegeben werden. Bei sehr besorgten und verunsicherten Eltern kann dies auch nach einem einfachen Fieberkrampf erwogen werden, da es die Eltern beruhigen kann.

Eine **antiepileptische Dauermedikation** ist allerdings nicht indiziert.

## 112.5 Risikostratifikation

Der Fieberkrampf ist an sich benigne. Die Mortalität ist nach einem einfachen Fieberkrampf nicht erhöht, auch die kognitive Entwicklung ist nicht beeinträchtigt. Das Epilepsierisiko ist leicht erhöht (2,7 % statt 0,5 %), aber ohne Evidenz für eine prophylaktische antiepileptische Dauertherapie. Auch das Risiko, eine ADHS zu entwickeln, scheint nur leicht erhöht zu sein.

Relevante **Komplikationen** des Fieberkrampfs sind der Status epilepticus und das Rezidiv (➤ Tab. 112.6). Generell haben ca. ein Drittel der Kinder ein Rezidiv, 50 % davon in den ersten 6 Monaten.

**Fallbericht**

**Disposition/Empfehlung weiteres Vorgehen**

Tom ist in der Notaufnahme weiter fieberfrei und klinisch unauffällig. Seine Eltern kennen Fieberkrämpfe von Toms Bruder. Es wird eine Entlassung nach Hause besprochen. Ibuprofen-Saft ist zu Hause vorhanden, die Dosierung mit 140 mg max. alle 6 h wird erläutert. Es wird betont, dass eine Antipyrese einen Fieberkrampf nicht verhindert, um die Eltern von (Selbst-)Vorwürfen, sie hätten das Fieber zu spät gesenkt, zu entlasten. Zudem wird eine Rektiole mitgegeben. Bei einem Körpergewicht von

**Tab. 112.6** Rezidivrisiko

| Risikofaktor | Bemerkung |
|---|---|
| Alter | Je jünger das Kind, desto wahrscheinlicher |
| Temperatur | Je niedriger beim Fieberkrampf, desto wahrscheinlicher:<br>• 38,3 °C: 42 %<br>• 39,4 °C: 29 %<br>• 40,6 °C: 12 % |
| Abstand Fieberauftreten – Fieberkrampf | Je kürzer desto wahrscheinlicher<br>• < 1 h: 46 %<br>• 1–24 h: 25 %<br>• > 24 h: 15 % |
| Familiäre Belastung | |
| Niedriger sozialer Status | |
| Tagesbetreuung (KITA) | |
| Entwicklungsverzögerung | |
| Komplizierter oder prolongierter Fieberkrampf | Dann auch erhöhtes Risiko für einen erneuten komplizierten/prolongierten Fieberkrampf |

112

14,5 kg entscheidet man sich zu einer Diazepam Rektiole mit 10 mg. Die Anwendung (Gesäßbacken nach Applikation zusammendrücken für einige Sekunden, damit der Wirkstoff aufgenommen wird) ist bekannt. Die Erzieherinnen sollten durch die Eltern aufgeklärt werden. Die Indikationen einer erneuten Vorstellung (erneuter Fieberkrampf in den nächsten 24 h, AZ-Verschlechterung/-Veränderung, Trinkschwäche, nicht senkbares Fieber, „unpassende" Müdigkeit) werden besprochen.



## 112.6 Disposition/Weiteres Vorgehen

**Kein zwingender Aufnahmegrund** besteht in folgenden Situationen:
- Einfacher Fieberkrampf
- Alter > 12 Lebensmonate
- Klinisch unauffälliger Befund
- Nicht verunsicherte Eltern

Sehr beunruhigte Eltern können aber ein Aufnahmegrund sein! Hier steht dann mehr Zeit zur Verfügung, um zu beraten und über die Gutartigkeit des Fieberkrampfs aufzuklären, das Rezidivrisiko zu besprechen und den Umgang mit einem erneuten Fieberkrampf zu schulen.

**MERKE**

**Empfehlungen für die Eltern**
- Bei erneutem Krampfanfall immer auf die Uhr schauen.
- Krampfanfall ggf. filmen.
- Kind niemals schütteln oder mit Wasser bespritzen.
- Bedarfsmedikation, wenn mitgegeben, gut erklären!
- Aufklären über benigne Erkrankung!

Die Deutsche Gesellschaft für Kinder und Jugendmedizin hat Elterninformationen veröffentlicht, die den Eltern mitgegeben werden können (DGKJ 2018).

### Was wäre, wenn …

- … der Patient am Vortag geimpft worden wäre?
  - Impfungen können Fieberkrämpfe durch die endogene Fieberinduktion auslösen, NICHT durch den Impfstoff selbst. Bei Totimpfstoffen treten Fieberkrämpfe häufig in den ersten 2 Tagen, bei attenuierten Impfstoffen innerhalb von 3–7 Tagen nach der Impfung auf. Geplante Impfungen sollten nach dem STIKO-Kalender weiter durchgeführt werden, ein Fieberkrampf nach einer Impfung ist keine Kontraindikation und kein Hindernis! Der Nutzen einer Impfung überwiegt das Risiko eines Fieberkrampfs um ein Vielfaches!
- … das Fieber nicht senkbar gewesen wäre?
  - Nicht senkbares Fieber ist immer ein Red Flag. Hier sollte eine großzügige Diagnostik erfolgen und der Patient weiter stationär überwacht werden, um einen bakteriellen Fokus nicht zu übersehen (Blutentnahme, Urinstatus, Sono Abdomen, bei weiter unklarem Fokus Liquorpunktion).
- … ein Fokus klinisch vorliegt (gerötete Trommelfelle), der Patient aber weiter vigilanzgemindert wäre?
  - So wie auch Bauchschmerzen begleitend zu jeglichem Infekt bei Kindern beschrieben werden, können auch gerötete Trommelfelle im Rahmen von anderen Infekten begleitend auftreten. Wenn der klinische Verdacht auf eine Meningitis aufgrund eines verzögerten Aufklarens besteht, sollte man sich nicht auf die geröteten Trommelfelle als Fokus verlassen, sondern eine Lumbalpunktion anordnen.
- … der Patient noch krampfend in die Notaufnahme gebracht worden wäre?
  - Auch ein Fieberkrampf kann einen Status auslösen, er ist sogar in ca. ¼ der Fälle Ursache des Status epilepticus. Die Komplikationen ab einer Dauer von 5 min sowie die Erstmaßnahmen und Therapie sind unabhängig davon, ob ein febriler oder ein afebriler Status epilepticus vorliegt. Die notwendige Diagnostik ist aufgrund der hohen Rate an Meningitisfällen als Ursache des Fiebers beim Status epilepticus (bis 12 % der Fälle!) großzügig zu wählen.

## LITERATUR

DGKJ – Deutsche Gesellschaft für Kinder- und Jugendmedizin. „Mein Kind hatte einen Fieberkrampf". DGKJ-Elterninformationen 2018; www.dgkj.de/eltern/dgkj-elterninformationen/elterninfo-fieberkrampf (letzter Zugriff: 22.1.2023).

Holsti M. Seizures in infants und children. In: Tintinalli JE, et al. (eds.). Tintinalli's Emergency Medicine. A Comprehensive Study Guide. 9th ed. New York: McGraw-Hill 2020; 888–896.

Müller M, Eppinger M. Pädiatrie für Studium und Praxis. 5. A. Breisach: Medizinische Verlags- und Informationsdienste 2021/2022.

S1-Leitlinie Diagnostische Prinzipien bei Epilepsien des Kindesalters. AWMF-Registernummer 022-007. Stand: 18.12.2017 (in Überarbeitung); https://register.awmf.org/de/leitlinien/detail/022-007 (letzter Zugriff: 22.1.2023).

S1-Leitlinie Fieberkrämpfe im Kindesalter. AWMF-Registernummer 022-005. Stand: 31.5.2021, gültig bis 30.5.2026; https://register.awmf.org/de/leitlinien/detail/022-005 (letzter Zugriff: 22.1.2023).

Winkler S, Brenner S. Die intensivmedizinische Erstversorgung des Kindes. Anasth Intensivmed 2018; 59: 68–87.

KAPITEL

# 113 The Crashing Neonate

Isabel Lück

## Fallbericht

### Eintreffen

Eine Mutter stellt sich auf Anraten der Hebamme mit ihrem 3 Tage alten Neugeborenen wegen Trinkschwäche in der Notaufnahme vor. Mia sei schlapp und würde zudem viel schlafen. Auf Berührungen reagiere sie mit Schreien.

### Ersteindruck

Es zeigt sich ein blasses, grau marmoriertes Neugeborenes mit einer verlängerten Rekapillarisierungszeit von > 4 s. Die Atemfrequenz ist erhöht, es zeigen sich deutliche thorakale und juguläre Einziehungen, die Atmung wirkt anstoßend. Das Kind hat die Augen geschlossen, bei Berührung fängt es schrill zu schreien an. Die Mutter scheint sehr besorgt.

### Vitalwerte

APVU: Reaktion auf Schmerzreiz, $SaO_2$ 92 %, HF 220; R 60/30; AF 80; T 38,5, Sx ?/10, BZ 150

### Triagekategorie

Rot

### Anamnese

Mia war als Reifgeborenes (38+5, 3.400 g) vor 3 Tagen im Krankenhaus vaginal entbunden worden. Die U2 sei nicht mehr im Krankenhaus erfolgt, das die Mutter zügig mit dem Säugling verlassen habe. In der Nacht habe Mia viel geschlafen und sich weniger zum Stillen gemeldet. Heute habe die Hebamme sie mit Mia aufgrund ihres schlechten AZ und eines Gewichtsverlustes sowie der Anamnese einer reduzierten Trinkmenge zum Kinderarzt geschickt. Die Praxis sei aber geschlossen gewesen, weshalb die Vorstellung im Krankenhaus erfolgt.

✓ Fallbericht: Unklare AZ-Verschlechterung mit Fieber und Trinkschwäche: immer High-Risk-Situation bei Neugeborenen und Säuglingen! Hier liegt zudem eine instabile Kreislaufsituation vor.

**RED FLAGS**

Unklare AZ-Verschlechterung mit Fieber und Trinkschwäche sind bei Neugeborenen und Säuglingen immer High-Risk-Situationen!

## 113.1 Anamnese und Differenzialdiagnose

Das instabile Neugeborene in der Notaufnahme erfordert eine umgehende Versorgung. Nach den Sofortmaßnahmen zur Stabilisierung (➤ Kap. 113.3.1) ist die Anamnese, sowohl des Neugeborenen als auch der Mutter, für die weitere gezielte Versorgung des Neugeborenen extrem relevant (➤ Tab. 113.1). Das Risiko für eine Infektion sowie für die unterschiedlichen Erreger ist von diesen anamnestischen Daten abhängig.

Vorgeschriebene Standarduntersuchungen (Abstriche der Mutter in der Schwangerschaft, U-Untersuchungen, Stoffwechselscreening sowie Konakiongaben) sollten ebenfalls gezielt erfragt werden (➤ Tab. 113.2).

**MERKE**

**Definitionen**

- Frühgeborenes: < 37. SSW
- Frühes Frühgeborenes: < 1.500 g
- Neugeborenes: 0–28. Lebenstag
- Säugling: 1.–12. Lebensmonat

**Tab. 113.1** Anamnese

| Topic | Frage nach … | Anmerkung |
|---|---|---|
| **Schwangerschaft** | • Risikoschwangerschaft?<br>• Mehrlingsschwangerschaft?<br>• Gestationsdiabetes, sonstige Komplikationen? | Mutterpass zeigen lassen |
| | Geschwister? | Vorherige Geburt mit B-Streptokokken-pos. Kind ist ein Risikofaktor |
| | Mütterliche Medikamenten-/Drogeneinnahme? | Entzug des Neugeborenen möglich |
| **Geburt** | Infektion (Antibiose) der Mutter vor/während der Geburt? | • Streptokokken B im Abstrich? Wenn ja, peripartale Antibiose erhalten (Penicillin > 4 h vor Geburt, nicht zwingend notwendig bei elektiver Sectio)<br>• Nachweis von mütterlichem Fieber bei der Geburt >38 °C? |
| | Vaginale Entbindung/Sectio/Fruchtwasser? | • Dringliche Sectio/Notfallsectio?<br>• Vorzeitiger Blasensprung > 18 h?<br>• Auffälligkeiten des Fruchtwassers? |
| | Geburtssetting (ambulant oder im Krankenhaus) | Dokumente über die Geburt verfügbar? |
| | Neo-ITS-Aufenthalt? Ist eine Sedierung erfolgt? | Antibiotische Vorbehandlung/Keimspektrum/Entzugssymptome/Ergebnisse von Hautabstrichen von dort? |
| | Anpassungsstörung nach der Geburt (Atemhilfe?) | Bronchopulmonale Dysplasien, tracheale Drucknekrosen, Engstellen |
| | Frühgeburt? | Erhöhtes Risiko für:<br>hypoxischen Myokardschaden, nekrotisierende Enterokolitis, Leistenhernien, Ösophagusatresien, Anämie (durch häufige Blutentnahmen), Temperaturregulationsstörungen |
| **Ernährung** | Stillen | Zelluläre Immunantwort ist bei der Geburt entwickelt, die humorale braucht noch einige Monate, bis dahin reicht der IgG-Schutz der Mutter. Über die Muttermilch erhält das Neugeborene zusätzliches IgA.<br>Probleme beim Anlegen? |
| | Pre-Milch? | Zubereitungsfehler? (Zufüttern mit bzw. Brei erst ab 5.–6. Lebensmonat) |
| | Trinkmenge? | • Meldet es sich selbstständig?<br>• Sind die Windeln noch feucht?<br>• Weint das Kind mit Tränen? |
| **Sonstige Entwicklung** | Mekoniumabgang | • Normal < 48 h nach Geburt<br>• > 48 h V.a. Morbus Hirschsprung |
| | Anbindung (Kinderarzt, Hebamme), Gedeihstörung (Perzentilenkreuzen?) | U-Heft zeigen lassen: Sind Hebamme und Kinderarzt „zufrieden"? |
| | Trauma/Sturz? | Hinweise auf Kindesmisshandlung? |

**Tab. 113.2** Standarduntersuchungen/Maßnahmen bei Neugeborenen

| | |
|---|---|
| **Abstrich der Mutter** | Abstrich Introitus vaginae und Anorektum zwischen 35+0 und 37+0 SSW (Doku im Mutterpass):<br>• Wenn positiv auf B-Streptokokken: Antibioseprophylaxe > 4 h vor Geburt mit Penicillin (nicht bei geplanter Sectio)<br>• Wenn positiv auf *Gardnerella vaginalis*: erhöhtes Risiko für Anaerobier-Infektion |
| **U1** | Direkt nach der Geburt |
| **U2** | Zwischen 3.–10. Lebenstag |
| **Stoffwechselscreening** | Erfolgt? (Eltern können dies ablehnen, es wird dann als „abgelehnt" dokumentiert)<br>Abnahme zwischen der 36.–72. Lebensstunde<br>Auffälliges Ergebnis? |
| **Vitamin-K-Gaben** | Normalerweise 2 mg p.o. bei der U1, U2 und nach 4–6 Wochen |
| **Fluorid-/Vitamin-D-Prophylaxe** | Normale Prophylaxe bei Säuglingen ab 8. Lebenstag (bis die ersten Zähne da sind) |

## Fallbericht

### Anamnese

Mia (erstes Kind) wurde in einem anderen Krankenhaus am Termin als eutrophes reifes Neugeborenes spontan entbunden. Die Schwangerschaft sei komplikationslos verlaufen, Medikamente oder Drogen seien nicht eingenommen worden. Es lag keine Risikoschwangerschaft vor, der Mutterpass bestätigt dies. Ein Abstrich auf Streptokokken hatte Typ-B-Streptokokken nachgewiesen. Ob als Prophylaxe eine intrapartale Antibiose verabreicht wurde, weiß Mias Mutter nicht. Fieber habe bei ihr nicht bestanden.

Es sei zu keiner Anpassungsstörung gekommen, eine Atemunterstützung sei nicht notwendig gewesen, sodass Mia direkt mit der Mutter auf die Wochenbettstation verlegt worden sei. Die U1 sei noch im Krankenhaus erfolgt (inkl. Konakiongabe; Dokumentation liegt vor). Das Stoffwechselscreening sei vor der Entlassung im Krankenhaus zwar abgenommen worden, das Ergebnis habe die Mutter aber noch nicht erfahren. Die U2 habe nicht stationär stattgefunden, weil Mias Mutter nach Hause gewollt habe. Der U2-Termin sei für den Folgetag ambulant beim Kinderarzt geplant gewesen; eine Hebamme hatte die häuslichen Besuche zugesagt.

Der Mekoniumabgang nach der Geburt sei innerhalb von 24 h erfolgt. Probleme beim Anlegen zum Stillen habe es bis zum Aufnahmetag nicht gegeben. Mia habe sich davor alle 2–3 h gemeldet, in der Nacht sei dies trotz mehrfachen Anbietens weniger geworden. Die letzte feuchte Windel habe Mia in der Nacht um 2 Uhr gehabt. Sie sei merkwürdig schläfrig und schlapp gewesen und habe immer wieder angefangen, untröstlich zu schreien. Erbrochen habe Mia nicht. Fieber sei zu Hause nicht gemessen worden. Ein vermehrtes gelbliches Hautkolorit sei weder ihr noch der Hebamme aufgefallen. Mia würde komplett gestillt. Zu einem Sturz sei es nicht gekommen.

✓ Fallbericht: Reifes Neugeborenes mit Risiko für eine Early-Onset-Sepsis bei Nachweis von B-Streptokokken bei der Mutter.

## 113.2 Körperliche Untersuchung

Die **initiale Einschätzung** von Neugeborenen erfolgt über das Notfalldreieck mit den relevanten Punkten:
- Vigilanz (APVU, differenzierte Beurteilung mittels pädiatrischem GCS)
- Atemarbeit (AF, Einziehungen, Nasenflügeln)
- Hautkolorit (Rekapillarisierungszeit, Petechien, ikterisch?)

Eine Hypotonie ist ein Spätsymptom eines septischen Schocks beim Kind. Bei Reifgeborenen dominieren bei Sepsis Störungen der Atmung (Tachypnoe, Apnoen, Desaturierungen), sodass bei jedem reifen Neugeborenen mit einer Störung der Atmung an eine Infektion gedacht werden muss. Bei Frühgeborenen treten ähnliche Symptome auf, häufig aber noch dezenter.

Bei Neugeborenen und Säuglingen sind neben der Erhebung der **Vitalparameter** Temperatur, Herzfrequenz, Atemfrequenz und Blutdruck eine $SaO_2$-Ableitung an allen vier Extremitäten (zur Detektion von Vitien) sowie die Dokumentation eines **Somatogramms** (Kopfumfang, Körperlänge und Körpergewicht) erforderlich. Normal für Neugeborene (0.–28. Lebenstag) sind eine Größe von ca. 50 cm, ein Gewicht von 3,5 kg und ein Kopfumfang von 35–37 cm.

**RED FLAGS**

**Vitalparameter**

- HF > 180 oder HF < 100 (fast immer hypoxämisch bedingt)
- $RR_{syst}$ < 60 oder Rekapillarisierungszeit > 2 s
- AF < 25 oder > 60
- Temperatur < 36,5 °C oder > 38 °C



Die **körperliche Untersuchung** bei (schreienden) Neugeborenen und Säuglingen ist eine Herausforderung. Das Abdomen ist beim Schreien angespannt und häufig nur im Schlaf gut beurteilbar (entspannt, oder peritonitisch?). Der Klopfschall ist häufig tympan, da beim Schreien Luft mitgeschluckt wird.

Die Windel sollte immer entfernt werden, um auch die Anogenitalregion untersuchen zu können (Dysmorphien, Fehlbildungen, Verletzungen, Hyperpigmentierungen, Petechien?).

Bei der Untersuchung der Haut am ganzen Körper insgesamt sollte auf folgende Punkte geachtet werden: Prellmarken/Hämatome; Bläschen (Herpes), Petechien.

Bei unklarer Ursache gehört auch immer ein Trauma-Check zur Untersuchung (Hinweise auf Kindesmisshandlung, Prellmarken, Hämatome?).

Im Vergleich zur Standarduntersuchung des Erwachsenen ist bei Neugeborenen zusätzlich das Abtasten der Fontanelle (gespannt, vorgewölbt, eingefallen?) unverzichtbar. Ein evtl. noch vorhandener Nabelschnurrest muss ebenfalls sorgfältig auf Anzeichen eines Infekts mitbeurteilt werden (Omphalitis: übelriechend, gerötet, eitriges Sekret, schnell progredient). Zudem sollte auch die Interaktion zwischen Eltern und Säuglingen beobachtet werden.

**KERNAUSSAGEN**

Schwierigkeiten bei Neugeborenen/Säuglingen (im Vergleich zu Kindern/Erwachsenen):

- Die Symptome sind häufig unspezifisch.
- Eine eindeutige Eintrittspforte der Erreger wird häufig nicht gefunden.
- Rasche Progredienz bis zum septischen Schock innerhalb von wenigen Stunden ist möglich.
- Bei verzögertem Therapiebeginn: hohes Risiko für die Entwicklung einer Meningitis unabhängig vom Primärfokus.

## Fallbericht

### Untersuchungsbefund

Mia ist ein **eutrophes Neugeborenes** mit 3,2 kg, 53 cm Körperlänge und einem Kopfumfang von 37 cm.

Aus der Anamnese und dem ersten **klinischen Eindruck** (Notfalldreieck Vigilanz/Atemarbeit/Hautkolorit) geht hervor, dass Mia kardiopulmonal instabil ist und unabhängig von der Ursache umgehend versorgt werden muss. Die **Vitalparameter** zeigen eine Tachykardie, Tachypnoe, Hypotonie mit Minderperfusion bei zusätzlichem Fieber und eine Hyperglykämie.

Die **körperliche Untersuchung** ergibt isokore Pupillen, die Fontanelle ist eingesunken, die Mundschleimhäute sind trocken, der Rachen ist reizlos, die Trommelfelle können nicht beurteilt werden (häufig bei Neugeborenen), der äußere Gehörgang ist aber nicht gerötet, keine Petechien. Cor: tachykard ohne auskultierbares Vitium. Das Abdomen ist, wenn sie nicht schreit, weich. Pulmo bds. belüftet. Es stellt sich der V. a. Rasselgeräusche bds. Genital unauffällig, die Windeln sind auch hier trocken. Keine Prellmarken oder Hämatome oder Petechien/Exantheme.

✓ Fallbericht: Mia ist kardiopulmonal instabil mit Zeichen einer Exsikkose ohne Hinweise auf ein Trauma. Der Fokus ist möglicherweise pulmonal bei Rasselgeräuschen bds.

**DIAGNOSE**

Crashing Neonate bei Sepsis

Das kardiopulmonal instabile Neugeborene bzw. das „Crashing Neonate“ kann viele Ursachen als Auslöser haben; die Symptome sind häufig sehr unspezifisch.

Als Akronym für die möglichen Ursachen bietet sich **THE MISFITS** an (➤ Tab. 113.3).

**Tab. 113.3** THE MISFITS: Ursachen für das „Crashing Neonate“

| | |
|---|---|
| **Trauma** | Immer an Kindesmisshandlung denken (insb. bei Subduralhämatom in der Bildgebung)<br>• Symptome entwickeln sich langsam (offene Fontanelle ermöglicht Volumenzunahme)<br>• Ein hämorrhagischer Schock durch intrakranielle Blutung ist möglich bei Neugeborenen! (Wärmeerhalt bei Neugeborenen wichtig, aber schwierig zu erreichen!) |
| **Heart disease (kardiovaskulär)** | Warnhinweis immer: „Es schwitzt beim Stillen.“<br>Erworben:<br>• Herzrhythmusstörungen (meist supraventrikulär/benigne, selten strukturelles Problem)<br>• Myokarditis<br>Angeboren (Ductus schließt sich in der 2.–3. Lebenswoche)<br>• Herzfehler mit duktusabhängiger systemischer Perfusion (bei Verschluss Schock, kann sich wie ein septischer Schock präsentieren): „left-sided obstructive lesions“<br>• Herzfehler mit duktusabhängiger pulmonaler Perfusion (bei Verschluss: Zyanose; präsentieren sich wie mit kardiogenem Schock/Herzinsuffizienz): „right-sided obstructive lesions“<br>Therapie: Prostaglandin |
| **Endocrine emergencies** | Daran denken, wenn Antibiose und Volumen nicht helfen!<br>• Adrenogenitales Syndrom („congenital adrenal hyperplasia“ – CAH), symptomatisch meistens 10.–14. Lebenstag), Teil des Neugeborenenscreenings (falsch negatives Ergebnis ist aber möglich), auffälliger Genitalbefund (Hyperpigmentierung), refraktärer Schock, Hypoglykämie, Hyponatriämie, Hyperkaliämie, Therapie: Hydrocortison 25 mg iv.<br>• Seltener: Hypo- oder Hyperthyreose des Neugeborenen |
| **Metabolic emergencies** | • Hypoglykämie! Therapie bei BZ > 40 mg/dl: 2 ml/kg G20 % i. v.<br>• Hypokalzämie (DiGeorge-Syndrom, Thymusaplasie, Therapie: Kalziumglukonat) |
| **Inborn errors of metabolism** | Daran denken, wenn Antibiose und Volumen nicht helfen!<br>Häufig neurologische und gastrointestinale Symptome, metabolische Azidose mit vergrößerter Anionenlücke, erhöhtem Laktat und Ammoniak, Ketone im Urin, ggf. vergrößerte Leber<br>Therapie: Volumen, Glukose! |
| **Sepsis** | Häufigste Ursache des Akronyms, daher immer mit Antibiose beginnen, solange keine der anderen Diagnosen klar erkennbar ist!<br>Unspezifische Symptome, häufig kein klarer Fokus erkennbar. Therapie: ➤ Kap. 113.4 |
| **Formula mishaps** | Fehlerhafte Zubereitung von Pre-Milch (zu viel Wasser hinzugegeben: Hyponatriämie), meist kein Fieber, kann Status epilepticus auslösen<br>Therapie: vorsichtige Volumengabe, ggf. 3–5 ml/kg hochprozentiges NaCl |
| **Intestinal catastrophies** | • Nekrotisierende Enterokolitis (in 90 % betrifft dies Frühgeborene)<br>• Toxisches Megakolon bei Morbus Hirschsprung (Mekoniumabgang > 48 h nach Geburt)<br>• Volvulus mit Ischämie, in 50 % der Fälle im ersten Lebensmonat<br>• Blut in der Windel/ausladendes Abdomen/biliäres Erbrechen?<br>Sono + Chirurgie! |
| **Toxine** | Über die Muttermilch, selten finden im Neugeborenenalter Ingestionen statt, bei Kleinkindern häufiger<br>Therapie: meistens symptomatisch |
| **Seizure** | Krampfanfälle bei Neugeborenen können sich sehr unspezifisch präsentieren, keine klassischen Myoklonien, teilweise nur „Schmatzen“ und Tonusverlust<br>Therapie: 1. Stufe Benzodiazepine |

**Fallbericht**

**Untersuchungsbefund**

Hinweise auf ein Trauma bei Mia gibt es nicht, die Konakiongabe ist als an Tag 1 erfolgt dokumentiert. Die $SaO_2$-Messungen an allen vier Extremitäten ergeben keine Differenz (kein Hinweis auf eine kardiale Ursache); die Auskultation ist (bei Tachykardie eingeschränkt aber) unauffällig. Das Stoffwechselscreening wurde abgenommen, das Ergebnis ist noch ausstehend. Eine Hypoglykämie liegt nicht vor im BZ-Stick. Eine Hyperpigmentierung im Genitalbereich ist nicht zu sehen. Mia wird gestillt und erhält keine Pre-Milch. Gastrointestinale Symptome wie Erbrechen, Durchfall sind nicht aufgetreten, das Abdomen ist weich in der klinischen Untersuchung. Die Mutter nimmt keine Medikamente oder Drogen ein. Hinweise auf einen Status epilepticus gibt es ebenfalls nicht.

113

✓ Fallbericht: Es können nicht alle Differenzialdiagnosen ausgeschlossen werden, eine Neugeboreneninfektion ist aber am wahrscheinlichsten, und die Sofortmaßnahmen sollten entsprechend erfolgen.

Bei Verdacht auf eine Sepsis bestimmen der Zeitpunkt des Auftretens postpartal sowie der perinatalen Begleitumstände das weitere Prozedere. Bei Neugeborenen werden wird **Early- und Late-Onset-Sepsis** unterschieden (➤ Tab. 113.4). Aufgrund des unterschiedlichen Infektionsweges und Erregerspektrums ist auch die kalkulierte Antibiose eine andere (➤ Kap. 113.4).

## 113.3 Erste Anordnungen und Diagnostik

### 113.3.1 Sofortmaßnahmen

➤ Tab. 113.5.

- Es sollte immer eine **Zugangsanlage** forciert werden. Wenn dies peripher nicht gelingt, muss ein intraossärer Zugang angelegt werden (bis auf Adenosin kann hierüber alles verabreicht werden, auch Blutprodukte).

**Tab. 113.5** Sofortmaßnahmen

| | |
|---|---|
| **Zugang** | Peripher, ggf. intraossär |
| **PoC-Diagnostik** | Venöse BGA (Laktat, Elektrolyte, BZ) und Keton |
| **Blutentnahme** | Immer bei geringstem Verdacht, immer mit Extra-Serumröhrchen |
| **Blutkultur** | 1 ml, aerob |
| **Sauerstoffgabe** | Nasenbrille/vorgehaltene Maske, Ziel-$SaO_2$ > 94 % |
| **Volumenbolus** | Isotone Vollelektrolytlösung (Jonosteril) 20 ml/kg (bis 60 ml/kg) |
| **Ausgleich PoC-Diagnostik** | Hypoglykämie (BZ < 40 mg/dl: 2 ml/kg KG Glukose 20 %)<br>(Hyper-)/Hyponatriämie<br>(Hypo-)/Hyperkaliämie<br>(Hyper-)/Hypokalzämie |
| **Monitoring** | HF und $SaO_2$ ausreichend, RR häufig nicht verwertbar |
| **Antipyrese/ Analgesie** | Ibuprofen/Paracetamol/Novalgin: jeweils 10 mg/kg als ED |
| **Kalkulierte Antibiose** | Early-Onset: Ampicillin und Gentamicin (➤ Kap. 113.4)<br>Late-Onset: Unacid und Gentamicin (➤ Kap. 113.4) |

**Tab. 113.4** Zeitliche Einteilung

| Early-Onset | Late-Onset | Nosokomiale Sepsis |
|---|---|---|
| Innerhalb von 72 h nach Geburt (bei Streptokokken B Nachweis innerhalb der ersten 7 Tage) | Nach 72 h (bzw. bei Streptokokken B Nachweis nach 7 Tagen) | Nach 72 h stationärer Betreuung |
| Symptomatisch meistens in den ersten 24 h (80 % in den ersten 6 h)<br>Meist Sepsis/Pneumonie, seltener Meningitis oder Harnwegsinfekt als Fokus | Spätere Infektion, häufig mit hämatogener Aussaat | Patienteneigene Flora, Angehörige oder Hospitalkeime der Klinik<br>Healthcare-assoziiert: zum Zeitpunkt der Infektion Tubus, Venenkatheter |

- Im Rahmen der Zugangsanlage sollte neben der **Point-of-Care-Diagnostik** auch eine **Routineblut- und Blutkulturentnahme** erfolgen (➤ Kap. 113.3.2). Hierbei ist es sinnvoll, immer ein Serumröhrchen mehr abzunehmen und zurückzustellen, um später weitere Diagnostik zu ermöglichen, wenn sich der Verdacht auf eine Sepsis nicht bestätigt.
- Die $SaO_2$-Messung sollte mittels **Sauerstoffgabe** bei > 94 % gehalten werden.
- Kalkuliert sollte zudem eine **Volumenbolusgabe** mit 20 ml/kg i. v. erfolgen.
- Das **Monitoring** sollte mindestens ein 3-Kanal-EKG sowie eine $SaO_2$-Messung beinhalten.
- Bei Fieber oder dem Verdacht auf Schmerzen kann kalkuliert eine **Analgesie/Antipyrese** verabreicht werden.

**MERKE**
Keiner der Laborwerte ist so verlässlich wie die Klinik.

Die Klinik ist daher bei einem Sepsisverdacht führend, sodass selbst bei negativem Labor, aber klinischem Verdacht nicht auf eine Therapie (**kalkulierte Antibiose**) verzichtet werden sollte. Die Differenzialdiagnosen sind deutlich seltener als die Sepsis. Beim Nachweis einer anderen Ursache im Verlauf kann die Antibiose auch wieder beendet werden. Wichtig bei Neugeborenen: kein Ceftriaxon geben (es kann einen Kernikterus auslösen).

**CAVE**
„Never trust a neonate! You can trust them as far as you can throw them."

## 113.3.2 Labordiagnostik

Die **Laborentnahme** ist bei geringstem Verdacht indiziert (➤ Tab. 113.6). Je unreifer das Neugeborene/der Säugling desto großzügiger sollte die Diagnostik erfolgen (bei entsprechenden Risikofaktoren wird das Blut bereits direkt nach der Geburt aus der Nabelschnur gewonnen, ggf. hat die Infektion selbst die Frühgeburt ausgelöst).

Es sollte immer die Abnahme von **Blutkulturen** erfolgen. Bei Kindern reicht eine aerobe Blutkultur (Mindestmenge ca. 1 ml bei speziellen pädiatrischen Blutkulturflaschen) aus. Eine anaerobe Blutkultur sollte bei möglicher anaerober Infektion mitbeimpft werden (abdominaler Fokus, bei V. a. Early-Onset mit übelriechendem Fruchtwasser und/oder prolongiertem Blasensprung, bei Nachweis von *Gardnerella vaginalis* im Vaginalabstrich der Mutter). Hier werden meist auch Blutvolumina von 1 ml verwendet, auch wenn im Beipackzettel ein Blutvolumen von > 3 ml gefordert wird (da die anaeroben Flaschen nicht für Blutvolumina < 3 ml vorgesehen sind).

**Tab. 113.6** Labor

| | |
|---|---|
| **Blutbild** | • **Leukozyten**: sind bei Neugeborenen abhängig von Gestationsalter, pränataler Kortikoidexposition (Lungenreife), Geburtsmodus und postnatalem Alter. Bei Frühgeborenen unterliegt der Wert der Neutrophilen ebenfalls erheblichen Schwankungen.<br>• **I/T-Quotient**: Verhältnis von unreifen neutrophilen Granulozyten zur Anzahl der reifen Granulozyten; Quotient < 0,25 spricht gegen eine Infektion. |
| **Entzündungszeichen** | • **CRP:** steigt erst nach 24–48 h an, kann initial negativ sein; kann daher nur dazu dienen, den Infektionsverdacht zu erhärten. Ein wiederholt negatives CRP nach 24–48 h kann aber eine Infektion mit großer Sicherheit ausschließen.<br>• **Procalcitonin**: wird in den Leitlinien eher nicht empfohlen. PCT ist in den ersten 72 h Lebensstunden stark schwankend, steigt später an als IL-6 oder IL-8 und fällt früher ab als CRP. Steigt zudem erst 2 h nach Fieberbeginn an.<br>• **IL-6 oder IL-8:** steigen früher an als CRP, daher höhere Wertigkeit in den ersten 24 h, für den Verlauf aber schlechter geeignet. |
| **Gerinnung** | Quick/INR, PTT, D-Dimere |
| **Sonstiges** | BGA, Retentionsparameter, Transaminasen, Bilirubin direkt und gesamt (wenn erhöht: direkter Coombs-Test bei möglichem Icterus neonatorum) |

**KERNAUSSAGEN**

**Klinische Sepsissymptome bei Neugeborenen sind unspezifisch (und entsprechen den SIRS-Kriterien):**

- Körpertemperatur (< 36,5 °C oder > 38 °C und/oder Temperaturinstabilität)
- HF (Tachykardien > 180/min und/oder Bradykardien < 80/min)
- Rekapillarisierungszeit > 2 s
- Neues/vermehrtes Auftreten von Apnoe(n) > 20 s
- Unerklärte metabolische Azidose (BE < 10 mmol/l)
- Neu aufgetretene Hyperglykämie > 140 mg/dl; Hypoglykämie
- Ein anderes Sepsiszeichen:
  - Blass, grau marmoriertes Hautkolorit (wenn Rekapillarisierungszeit nicht verwendet wird)
  - Laborchemisch erhöhte Entzündungszeichen (CRP, IL-6 oder IL-8)
  - IT-Quotient > 0,2
  - Zentral-periphere Temperaturdifferenz > 2,0 °C



Die **Fokussuche** bei V. a. Sepsis hat zwei wesentliche Komponenten:

- Bei Late-Onset-Sepsis und/oder Verdacht auf einen Harnwegsinfekt ist der Goldstandard für die Gewinnung von **Urinstatus und Urinkultur** die Blasenpunktion (oder die Gewinnung von Katheterurin). Die **Blasenpunktion** ist (insb. bei Jungen) weniger anatomisch traumatisch. Bei Säuglingen erfolgt die Punktion sonografisch gesteuert in Rückenlage; die Beine werden in Froschposition festgehalten. Komplikationen sind selten. Während der Punktion sollte ein Helfer mit einem sterilen Gefäß in Bereitschaft am Fußende stehen, da Neugeborene/Säuglinge durch die Kälte beim Ultraschall oder den Schmerzreiz der Punktion ihre Harnblase stressbedingt entleeren und so ggf. auch ein sog. Clean Catch (frischer Spontanurin) möglich ist. Nur bei stabilen Kindern ist ein Beutelurin zum Ausschluss eines Harnweginfekts verwendbar. Sollte der Beutelurin auffällig sein, muss trotzdem ein Punktions- oder Katheterurin gewonnen werden.
- Die **Liquorpunktion** sollte bei jedem klinischen Meningitisverdacht erfolgen. Bei instabilen Kindern ist es aber vertretbar, erst kreislaufstabilisierende Maßnahmen zu treffen (inkl. Gabe der Antibiose), um eine Gefährdung des Kindes durch die notwendige Lagerung (und bei Kleinkindern die für die Liquorpunktion notwendige Sedierung) zu vermeiden. Eine Liquorpunktion kann dann im Verlauf nachgeholt werden. Meningitiserreger sind in der Hälfte der Fälle auch in der Blutkultur zu finden. Gleichzeitig zur Liquorpunktion sollte auch eine Blutbild- und Blutzuckerkontrolle erfolgen. Eine Kultur sollte immer mitbeimpft und ein Nativröhrchen zurückgestellt werden (Herpes-simplex-PCR, Enteroviren-AK können bei V. a. virale Meningitis hieraus noch bestimmt werden). Die Zellzahl sollte bei Neugeborenen < 10/µl liegen.

## 113.3.3 Bildgebung

Je nach Klinik gehören zur Fokus- und Ursachensuche auch **bildgebende Untersuchungen** wie Abdomen- und Thoraxsonografie, Röntgen-Thorax oder Schädelsonografie.

**Fallbericht**

**Therapie**

Die Patientin erhält einen peripheren Zugang und umgehend einen Volumenbolus von 20 ml/kg. Die PoC-Diagnostik zeigt einen negativen BE von –12 mmol/l, ein erhöhtes Laktat von 28 mg/dl sowie eine metabolische Azidose; die Elektrolyte sind normwertig. Es erfolgt eine Routine-Blutentnahme, und es wird eine Blutkultur abgenommen.

Nach einem zweiten und dritten Volumenbolus sinkt die Herzfrequenz langsam auf 160/min und das Hautkolorit bessert sich zögerlich. Bei schwankenden Sättigungen zwischen 93 und 96 % erfolgt die Gabe von Sauerstoff über eine Nasenbrille, worunter sich die Sättigungswerte am Monitor stabilisieren. Aufgrund des V. a. Early-Onset-Neugeborenensepsis (3. Lebenstag, Nachweis Strept. B im Abstrich der Mutter) wird zudem eine kalkulierte Antibiose begonnen.

Angesichts der respiratorischen Insuffizienz und der Rasselgeräusche bds. erfolgt ein Röntgen-Thorax. Hier zeigen sich Infiltrate bds.

Sonografisch stellt sich die Harnblase leer dar, sodass erst einmal nur ein Beutel geklebt wird. Auf eine Liquorpunktion wird bei instabiler Kreislaufsituation zunächst ebenfalls verzichtet.

✓ Fallbericht: Mia wird mit dem Verdacht auf eine Early-Onset-Neugeborenensepsis, am ehesten bedingt durch Streptokokken B, mit einer beidseitigen Pneumonie behandelt.

## 113.4 Therapie

Die **Antibiose** ist abhängig vom Auftretenszeitpunkt der Sepsis (Early-Onset, Late-Onset) und von anamnestischen Risikofaktoren (Risiko für gramnegative oder anaerobe Keime, stationärer Aufenthalt in den letzten 72 h etc.) (➤ Tab. 113.7).

Nach den initialen Bolusgaben ist eine weitere Erhaltungsinfusion notwendig. Die Bolusgaben erfolgen mit einer isotonen Vollelektrolytlösung wie Jonosteril 1/1. Zur **Infusionstherapie für den Grundbedarf** bei reifen Neugeborenen ab dem 2. Lebenstag wird jedoch eine Infusion mit geringerem Elektrolytgehalt verwendet (1/4-isotone Lösung mit 5 g/l Glukose, „Pädiatrische Elektrolytlösung 1“).

Nach dem 28. Lebenstag wird entweder eine isotone Vollelektrolytlösung wie Jonosteril 1/1 oder (bei mangelnder Nahrungsaufnahme, Nüchternheit > 12 h) eine isotone glukosehaltige Vollelektrolytlösung (E-153, sprich: eine balancierte Vollelektrolytlösung wie Jonosteril 1/1 mit 5 g/l Glukose) verwendet.

Bei deutlichen Exsikkosezeichen sollte zudem das **Flüssigkeitsdefizit** berechnet und substituiert werden



**Tab. 113.7** Kalkulierte Antibiose

| Indikation | Risikofaktoren/Erreger | Antibiose |
|---|---|---|
| **Early-Onset-Sepsis** | Vaginalflora der Mutter<br>Aszendierende Infektion des Fruchtwassers<br>B-Streptokokken (Reifgeborene), *E. coli* (Frühgeborene), Listerien, Enterokokken | Ampicillin *plus* Gentamicin |
| **Late-Onset-Sepsis oder frustrane Primärtherapie** (stark divergierende Empfehlungen → eigene Klinik fragen!) | Besiedelung durch pathogene Keime von Material (Gefäßkatheter, Tubus) oder Umwelt (nosokomiale Keimflora)<br>Koagulasenegative Staphylokokken, *Staph. aureus,* Enterobakterien | Abhängig vom Keimspektrum<br>Leitlinie empfiehlt Stufenschema:<br>1. Uncaid *plus* Gentamicin<br>2. Piperacillin/Tazobactam<br>3. Vancomycin *plus* Meropenem |
| **V.a. Herpes-Infektion** | Fokales Defizit, Nachweis im Liquor, vaginale Herpes-Infektion der Mutter | Aciclovir |
| **ZVK-/katheterassoziiert** | Nosokomiales Spektrum, Hautflora, koagulasenegative Staphylokokken, *Staph. aureus,* Enterobakterien | Ergänzung der Antibiose mit Vancomycin/Teicoplanin |
| **V.a. gramnegative Sepsis** | Frühgeborene mit antibiotisch präpartal vorbehandelter Mutter (> 2 Tage) | Teicoplanin/Vancomycin *plus*<br>• Metronidazol *oder*<br>• Meropenem (offiziell nicht zugelassen bei Säuglingen < 3 Monate) |
| **V.a. Anaerobier** | Nachweis von *Gardnerella vaginalis* im Vaginalabstrich (Surrogatmarker für eine Anaerobierbesiedelung mit *Bacteroides* spp.), abdominaler Fokus, übelriechendes Fruchtwasser, Geburt nach prolongiertem Blasensprung | *plus* Metronidazol |
| **V.a. Pilzinfektion** | Schwere Immunsuppression, Nachweis in Blutkultur | Amphotericin B |
| **Sonstiges** | Bei ungeimpften Kindern mit V.a. Meningitis *(Haemophilus* B) | Dexamethason vor oder mit der ersten Gabe der Antibiose, kann ggf. Hörverlust vermeiden |

(➤ Tab. 113.8). Das Defizit kann entweder klinisch (meist zwischen 0 und 10 %) oder anhand des Körpergewichts abgeschätzt werden. Ein Gewicht von 22 kg bei einem vorherigen Gewicht von 24 kg entspricht einem Defizit von 10 %.

**Tab. 113.8** Volumentherapie

| Reife Neugeborene | Jenseits der Neonatalperiode (> 28. Lebenstag) |
|---|---|
| **Bolus:**<br>20 ml/kg<br>Isotone Vollelektrolytlösung (Jonosteril) | **Bolus:**<br>20 ml/kg<br>Isotone Vollelektrolytlösung (Jonosteril) |
| **Grundbedarf:**<br>Bei 0–10 kg KG: 100 ml/kg/24 h<br>1/4-isotone Lösung mit 5 g/l Glukose (Pädiatrische Elektrolytlösung 1) | **Grundbedarf:**<br>Bei 0–10 kg KG: 100 ml/kg/24 h<br>Isotone Vollelektrolytlösung (Jonosteril) *oder*<br>Isotone glukosehaltige Vollelektrolytlösung (E153) bei mangelnder Nahrungsaufnahme |
| **Flüssigkeitsdefizit**<br>Für 24 h: 1.000 ml × kg × (Dehydratation in Prozent/100)<br>1/4-isotone Lösung mit 5 g/l Glukose, (Pädiatrische Elektrolytlösung 1) | **Flüssigkeitsdefizit**<br>Für 24 h: 1.000 ml × kg × (Dehydratation in Prozent/100)<br>Isotone Vollelektrolytlösung (Jonosteril) *oder*<br>Isotone glukosehaltige Vollelektrolytlösung (E153) bei mangelnder Nahrungsaufnahme |

Sollte die Volumensubstitution nicht ausreichend sein, ist eine **Katecholamintherapie** indiziert (➤ Tab. 113.9). **Hydrocortison** kann bei katecholaminrefraktärem Verlauf erwogen werden.

Bei persistierender Kreislaufinsuffizienz muss zudem eine frühzeitige Intubation erwogen werden. Bei Blutungszeichen 0 negative, bei Frühgeborenen sollten bestrahlte EKs (10–20 ml/kg) sowie FFP (10–20 ml/kg) bereitgehalten werden.

**Fallbericht**

**Therapie und weiteres Vorgehen**

Mia erhält kalkuliert eine Antibiose mit Ampicillin und Gentamicin. Aufgrund einer angenommenen Exsikkose von 10 % erfolgt nach der dritten Bolusgabe ein Ausgleich des berechneten Grundbedarfs und Flüssigkeitsdefizit mit einer Paed-1 Lösung. Unter der Volumengabe normalisieren sich die metabolische Azidose und die Hyperglykämie.

Der gewonnene Beutelurin kann nach Einsetzen der Miktion unter der Volumentherapie einen Harnwegsinfekt ausschließen, sodass eine Harnblasenpunktion im Verlauf nicht mehr notwendig ist. Die Lumbalpunktion wird auf Intensivstation nach Erhalt der Gerinnungsparameter/Thrombozytenwerte und im stabilisierten Zustand durchgeführt. Eine Pleozytose liegt hier nicht vor, auch die im Verlauf in der Blutkultur nachweisbaren B-Streptokokken sind in der Liquorkultur nicht nachweisbar.

**Tab. 113.9** Katecholamintherapie

| Katecholamine | Aufziehanleitung | Dosierung |
|---|---|---|
| Noradrenalin (1 mg/1 ml) | 1 mg (ml) ad 50 ml NaCl 0,9 %<br>*oder*<br>0,15 ml/kg (= 150 µg/kg) ad 24 ml mit NaCl 0,9 % auffüllen | Perfusor-Startdosis Körpergewicht/3 in ml/h (= 0,1 µg/kg/min)<br>*oder*<br>Startdosis 1 ml/h (= 0,1 µg/kg/min) |
| Adrenalin (1 mg/ml der 1:1000Lösung) | s. Noradrenalin | s. Noradrenalin |
| Dobutamin (250 mg/50 ml) | 2,9 ml/kg (= 14,5 mg/kg) ad 24 ml mit NaCl 0,9 % auffüllen | Perfusor Startdosis: 0,5 ml/h (entspricht 5 µg/kg/min) |
| **Hydrocortison** | | 1 mg/kg alle 6 h i.v. |

## 113.5 Risikostratifikation

Neugeborene und Säuglinge mit Sepsis sind in der Notaufnahme stets als High-Risk-Patienten zu betrachten. Die Beurteilung und die Behandlung sollten durch erfahrene Pädiater*innen erfolgen.

## 113.6 Disposition/Empfehlung weiteres Vorgehen

Bei Verdacht auf eine Neugeborenensepsis sollte – selbst bei unauffälligem Labor und unauffälliger Klinik – immer eine stationäre Überwachung erfolgen. Hier ist eine weitere klinische Beobachtung, auch der Mutter-Kind-Interaktion möglich (ggf. ist eine Interaktionsstörung Ursache der reduzierten Trinkmenge).

### Was wäre, wenn …

- … das Neugeborene nur einen peripheren Zugang hätte, aber Katecholamine bräuchte? Muss umgehend ein ZVK gelegt werden?
  - Nein, auch bei Neugeborenen/Kindern sind wie bei Erwachsenen initial periphere Gaben von Katecholaminen möglich.
- … die Herzfrequenz schnell abfiele, z. B. von 200/min auf 90/min nach der ersten Volumenbolusgabe? Ist dies ein gutes Zeichen im Sinne einer raschen Stabilisierung?
  - Nein, ein schneller Abfall der Herzfrequenz bzw. die Entwicklung einer Bradykardie ist kein Zeichen einer raschen Stabilisierung, sondern vielmehr ein Warnzeichen für einen sich abzeichnenden Kreislaufkollaps und eine folgende Reanimationssituation.
- … Blutkulturen abgenommen werden sollten: Wie viele sollten das sein?
  - Dies richtet sich nach Alter/Blutvolumen. Bei Kindern < 1 Jahr sollte eher nur eine Blutkultur abgenommen werden. Umso wichtiger sind hier die korrekte sterile Abnahme und eine ausreichende Menge (> 1 ml). Bei Kindern > 1 Jahr sind mehrere möglich.
- … das Kind periphere Ödeme aufwiese? Müsste die Volumenzufuhr dann beendet werden?
  - Periphere Ödeme sind bei Kindern kein Grund, eine Infusionstherapie sofort zu stoppen. Man sollte nach Zeichen einer zu hohen Vorlast suchen (z. B. vergrößerte Leber, B-Linien im Thorax Sono/feuchte Rasselgeräusche in der Auskultation) und eine Echokardiografie durchführen.

**LITERATUR**

Doan QH, Manhas DS. Neonatal Emergencies and Common Neonatal Problems. In: Tintinalli JE, et al. (eds.). Tintinalli's Emergency Medicine. A Comprehensive Study Guide. 9th ed. New York: McGraw-Hill 2019; 731–739.

Müller M, Eppinger M. Pädiatrie für Studium und Praxis. 5. A. Breisach: Medizinische Verlags- und Informationsdienste 2021/2022.

S2k-Leitlinie Bakterielle Infektionen bei Neugeborenen. AWMF-Registernummer 024-008. Stand: 30.4.2018 (in Überarbeitung); https://register.awmf.org/de/leitlinien/detail/024-008 (letzter Zugriff: 22.1.2023).

S2k-Leitlinie Sepsis bei Kindern jenseits der Neonatalperiode. AWMF-Registernummer 024-025. Stand: 31.12.2015 (in Überarbeitung); https://register.awmf.org/de/leitlinien/detail/024-025 (letzter Zugriff: 22.1.2023).

S2k-Leitlinie Sepsis bei Neugeborenen – frühe Form – durch Streptokokken der Gruppe B, Prophylaxe. AWMF-Registernummer 024-020. Stand: 9.3.2016 (in Überarbeitung); https://register.awmf.org/de/leitlinien/detail/024-020 (letzter Zugriff: 22.1.2023).

Winkler S, Brenner S: Die intensivmedizinische Erstversorgung des Kindes. Anaesth Intensivmed 2018; 59: 68–87.

113

KAPITEL

# 114 Stridor nachts um 1 Uhr

Isabel Lück

## Fallbericht

### Eintreffen

Ein 3-jähriges Mädchen wird vom Rettungsdienst zusammen mit der Mutter in die Notaufnahme gebracht. Die Alarmierung erfolgte mit akuter Luftnot. Beim Eintreffen des Rettungsdienstes zeigte sich neben der aufgeregten Mutter ein tachypnoisches Kind mit deutlichen thorakalen Einziehungen und einem Distanzstridor. Die Temperatur lag bei 38,2 °C, die Sauerstoffsättigung beim Transport in die Klinik durchgängig bei 98 % bei einer Atemfrequenz von 40. Bei 3-minütiger Fahrzeit war noch keine Inhalation erfolgt.

### Ersteindruck

Persistierender inspiratorischer Distanzstridor. Bellender Husten. Atemarbeit erhöht, Hautkolorit und Vigilanz gut.

### Vitalwerte

pGCS 15; $SaO_2$ 98 %; AF 42/min; HF 120/min; RR 96/42 mmHg; T 38,0 °C; Sx 10; BZ nicht erhoben

### Triagekategorie

Gelb

### Anamnese

Die Mutter berichtet, dass Paula am Abend ganz normal schlafen gegangen und dabei gesund und fit gewesen sei. Gegen Mitternacht sei sie dann mit bellendem Husten erwacht, habe geweint und schlecht Luft bekommen. Die Mutter würde das so nicht kennen. Keine Vorerkrankungen.

✓ Fallbericht: Die Anamnese und das klinische Bild sprechen für eine klassische subglottische Laryngitis („Pseudokrupp").

## 114.1 Anamnese und Differenzialdiagnose

Bei jedem Kind sollte, wie bei Erwachsenen, nach Vorerkrankungen, Allergien oder Vormedikationen gefragt werden. Wichtig ist bei Kindern zudem immer, ob das Kind eine Frühgeburt war (mit Anpassungsstörung, Aufenthalt auf der Neo-ITS?) und ob alle Impfungen gemäß STIKO-Empfehlungen vorliegen (➤ Tab. 114.1). Dies ist insbesondere bei Luftnot/Stridor wichtig, da viele Differenzialdiagnosen bei vorliegendem Impfschutz sehr unwahrscheinlich werden.

**MERKE**

**Allgemeine Anamnese:**
- Vorerkrankungen (rezidivierende Atemwegsinfekte? Asthmas bronchiale)?
- Vormedikation (Antibiose, Dauermedikation wie mit Fluticason)?
- Allergien?
- Frühgeburt?
- Impfungen nach STIKO?

Zudem sollten die **Beschwerden** genauer eruiert werden: Traten die Symptome akut nachts auf, oder tagsüber beim Spielen mit begleitender Husten- oder Würgeattacke auf? Wurde sogar eine Fremdkörperingestion beobachtet? Wie war der AZ des Kindes vorher (Erkältungssymptome, Schnupfen), oder gibt es er-

**Tab. 114.1** Impfungen

| Zeitraum | |
|---|---|
| 1. Lj.<br>(2. + 4. + 11. Lebensmonat*) | • 6-fach-Impfung: **Tetanus, Diphtherie, Pertussis, *Haemophilus influenzae* Typ B**, inaktivierte Poliomyelitis-Vakzine, Hepatitis-B-Virus<br>• **Pneumokokken**<br>• Rotaviren mit 6 Wochen und im 3. Lebensmonat |
| 2. Lj.<br>(meist 11. Lebensmonat, 2. Impfung bis Ende des 2. Lj.) | • Mumps, Masern, Röteln<br>• (Meningokokken C ab 12. Lebensmonat) |

krankte Geschwisterkinder? Wie hoch war das Fieber, wenn erhöhte Temperaturen bemerkt wurden? Wie war der Husten? Ist das Kind akut mit den Beschwerden wach geworden? Wie haben sich die Symptome auf der Fahrt/an der frischen Luft entwickelt?



**MERKE**

**Typische Anamnese für eine subglottische Laryngitis:**
- Wintermonate (Infektsaison)
- Nachtstunden
- Alter < 6 Jahre
- Erkältungssymptome/leichter Infekt in den Tagen zuvor
- Temperatur nur leicht erhöht
- Akuter Beginn
- Besserung draußen an der kalten Luft (Transport ins Krankenhaus)

Anhand des Alters und der Anamnese können unterschiedliche **Differenzialdiagnosen** bestimmt werden (➤ Tab. 114.2).

**Vor dem 6. Lebensmonat** sind es meist angeborene Ursachen, die auch eine Bildgebung (meist fiberoptische Laryngoskopie) erforderlich machen. Hier liegen keine Infektsymptome oder Fieber vor. An eine permanente (angeborene) Stenose oder Raumforderung sollte spätestens bei fehlender Besserung unter der begonnenen Therapie gedacht werden. Bei Säuglingen und Kindern, die **älter als 6 Monate** sind, liegen eher erworbene Ursachen vor.

**Fallbericht**

**Anamnese**

Paula war ein eutrophes Neugeborenes ohne Anpassungsstörung, sie ist vollständig geimpft. Keine Allergien und Vorerkrankungen; keine Vormedikation. Sie hat keine Geschwister, die Eltern sind beide gesund, in der KITA sind aber viele Kinder erkältet. Paula hat am Vortag Halsschmerzen angegeben, der AZ war aber gut, sie hat normal gegessen und getrunken. Eine Fremdkörperingestion wurde nicht beobachtet, die Sprache ist normal. Ein Sturz sei ebenfalls nicht beobachtet worden, zu einer Rauchgasinhalation sei es nicht gekommen. Erbrechen, Durchfall, übelriechender Urin oder sonstige Infektzeichen wurden nicht beobachtet, die Vigilanz war immer gut, keine vermehrte Müdigkeit.

✓ Fallbericht: Die Anamnese spricht weiterhin für eine subglottische Laryngitis und gegen die aufgeführten Differenzialdiagnosen.

## 114.2 Körperliche Untersuchung

Neben der Erhebung eines **Somatogramms** (Größe, Körpergewicht, je nach Situation inkl. Kopfumfang) und der **Vitalparameter** sollte ein kontinuierliches **Monitoring** erfolgen (➤ Tab. 114.3). Initial genügt eine $SaO_2$-Messung, worüber sowohl die Sättigung als auch die Herzfrequenz abgeleitet werden kann.

Bei der **klinischen Untersuchung** ist dringlich auf **Stressvermeidung** zu achten, um die Symptome nicht zu aggravieren. Beispielsweise kann die Untersuchung (beim wachen Kind) auf dem Schoß der Eltern erfolgen. Die Lagerung des Kindes, die es selbstständig einnimmt, sollte belassen werden.

- Anhand des **pädiatrischen Notfalldreiecks** sollten Vigilanz, Hautkolorit und Atmung beurteilt werden. Hinweise auf eine erhöhte **Atemarbeit** sind thorakale Einziehungen, Nasenflügeln, eine Tachypnoe sowie eine anstoßende Atmung. Die Atemfrequenz kann aus einer gewissen Distanz beobachtet und ausgezählt werden.

**Tab. 114.2** Differenzialdiagnosen

| Vor dem 6. Lebensmonat (eher angeboren) | Nach dem 6. Lebensmonat (eher erworben) |
|---|---|
| **Laryngotracheomalazie:**<br>• Stridor wird beim Weinen, Schreien schlimmer und in Bauchlage besser<br>• Angeboren: Beginn häufig direkt nach der Geburt<br>Risikofaktoren: angeborene Ösophagusatresien bzw. tracheoösophageale Fisteln<br>• Erworben: längere Beatmungszeit<br>Risikofaktoren: Frühgeburtlichkeit, Anpassungsstörung | **Subglottische Laryngitis:**<br>• Häufigste Ursache, meist viral (Rhino-, Parainfluenzaviren), Erkältungsanamnese 1–3 Tage vorher<br>• Infektsaison (Herbst-/Wintermonate)<br>• Begleitsymptome: leicht erhöhte Temperaturen, Infektzeichen |
| **Stimmbandparese:**<br>• Erworben oder angeboren<br>• Eher uni- als bilateral<br>• Begleitsymptome: Stillprobleme, Atmungsstörungen/Zyanosen | **Epiglottitis:**<br>• Infektiös: früher *Haemophilus influenzae* Typ B, inzwischen eher Streptokokken oder Staphylokokken (ggf. *Candida* bei Immunsuppression)<br>Begleitsymptome: hohes Fieber, Speicheln, eher kein bellender Husten<br>• Nichtinfektiös: Rauchgasinhalation; thermische Verletzungen können eine Schwellung und die Symptome verursachen |
| **Subglottische Stenose:**<br>• Eher erworben als angeboren (Neugeborene nach Beatmung/Intubation)<br>• Meist permanenter inspiratorischer Stridor | **Bakterielle Tracheitis:**<br>• Selten, meistens Superinfektion (durch *Staph. aureus)* nach einem Virusinfekt<br>• Erneut schlechter AZ nach initialer Besserung, erneuter Fieberanstieg<br>• Häufig dann Bronchoskopie und Trachealsekretgewinnung notwendig |
| **Hämangiom** der Atemwege:<br>• Angeboren, gutartige Tumoren, meistens in den ersten Lebensjahren auffällig<br>• Sichtbare Hämangiome am Körper sowie eine positive Anamnese der Mutter bzgl. einer HPV-Infektion sind hilfreich | **Fremdkörperingestion:**<br>• Alter 1–3 Jahre alt, (< 6 Monate durch Geschwisterkind?)<br>• Klinik: plötzlicher Husten, Würgen, eher tagsüber als nachts (beim Spielen oder Essen), keine Infektzeichen. Ggf. abgeschwächtes Atemgeräusch einseitige/lagerungsabhängige Veränderungen des Stridors<br>• Röntgen kann bestätigen, aber nicht ausschließen → Bronchoskopie notwendig |
| **Vaskuläre Engstelle:**<br>• Angeboren<br>• Kompression der Trachea, Ösophagus durch Aortenbogen, Pulmonalarterien | • **Retropharyngealabszess:** Entwicklung über Tage, Dysphagie, Bolte's Sign<br>• **Peritonsillarabszess**: uni- > bilateral, Halsschmerzen, Deviation der Uvula, Fieber und Infektsymptome<br>• **Ludwig-Angina:** Zahninfektion<br>Maßnahmen: Röntgen Nacken/Sono |
| | **Diphtherie:** Pseudomembranen, Mundgeruch |
| | **Trauma:**<br>• 2.–4. Lj.: Sturz mit Spielzeug im Mund oder Stift in der Hand<br>• Stridor entweder durch die Verletzung selbst oder ein Hämatom<br>• Meistens CT notwendig |
| | **Anaphylaxie:**<br>Auslöser? Urtikaria, keine Infektzeichen |

**Tab. 114.3** Auffällige Vitalzeichen

| Alter | Tachykardie [/min] | Hypotonie [$RR_{syst}$ mmHg] | Tachypnoe [/min] |
|---|---|---|---|
| **30. Lebenstag bis 1. Lj.** | > 180 | < 65 | > 50 |
| **1.–6. Lj.** | > 140 | < (70 + 2 × Alter) | > 40 |
| **6.–12. Lj.** | > 130 | < 83 | > 20 |

- Die **Haut** sollte ebenfalls begutachtet werden (Urtikaria, virales Exanthem, Petechien, Hämangiome?).
- In der **Auskultation** sollte auf den Stridor geachtet werden (inspiratorisch, exspiratorisch, biphasisch). Bestehen zusätzlich Giemen bzw. eine Obstruktion oder Rasselgeräusche? Ist die Lunge bds. belüftet, oder ist das Atemgeräusch einseitig abgeschwächt?

**RED FLAGS**

- Bewusstseinsstörungen/Vigilanzminderung
- Verlängerte Rekapillarisierungszeit > 2 s, Petechien, gräulich-marmoriertes Hautkolorit
- Zeichen von Atemarbeit (oder Bradypnoe), Hypoxämie
- Hohes Fieber
- Biphasischer Stridor (Zeichen einer gefährlichen Verlegung), Speichelfluss, kloßige Sprache
- Bolte's Sign (eingeschränkte Beweglichkeit des Kopfes beim Blick nach oben)
- Andauernde Hustenattacke/ineffektiver Hustenstoß
- Fehlende Besserung unter der begonnenen Therapie
- Ungeimpftes Kind



Die subglottische Laryngitis ist eine klinische Diagnose und die häufigste Ursache für einen inspiratorischen Stridor.

**MERKE**

**Typische Klinik für eine subglottische Laryngitis:**

- Bellender Husten
- Inspiratorischer Stridor
- Guter AZ
- Vollständiger Impfstatus

**Fallbericht**

**Untersuchungsbefund**

Auf dem Schoß der Mutter zeigt Paula weiterhin eine vermehrte Atemarbeit mit einer erhöhten Atemfrequenz, jedoch ohne Sauerstoffbedarf/ begleitende Tachykardie oder Hypotonie. Die Rekapillarisierungszeit ist normal, Hautkolorit und Vigilanz sind weiterhin gut. Die Körpertemperatur ist leicht erhöht. Auskultatorisch ist bds. ein vesikuläres Atemgeräusch zu hören, der Stridor ist nicht lageabhängig und lediglich inspiratorisch vorhanden. Der Kopf ist frei beweglich (Blick in den Himmel und Kinn auf die Brust sind gut möglich). Die Sprache ist normal. Ein Exanthem oder Petechien sind nicht nachweisbar. Die Trommelfelle bds. lassen sich auf dem Schoß der Mutter untersuchen; sie sind deutlich gerötet, auf eine Racheninspektion wird verzichtet. Im Rahmen der Untersuchung tritt ein bellender Husten auf.

✓ Fallbericht: Klinisch zeigt sich die klassische Klinik einer subglottischen Laryngitis bei einem am ehesten viralen Infekt.

**DIAGNOSE**

Subglottische Laryngitis (Pseudokrupp)

## 114.3 Erste Anordnungen und Diagnostik

Bei **wachen Kindern mit rosigem Hautkolorit** genügt initial eine **Überwachung** mittels $SaO_2$ auf dem Schoß der Eltern.

Häufig helfen schon **konservative Maßnahmen** wie beruhigendes Zureden. Je nach Räumlichkeiten kann das Kind mit dem Elternteil im Zimmer (präklinisch im Badezimmer mit laufender Dusche) vor das offene Fenster gesetzt werden (kühle, feuchte Luft). Wichtig: Kind im Winter warm einpacken, Mütze aufsetzen!

Bei einer $SaO_2$ < 94 % kann **Sauerstoff** appliziert werden; die Maske kann auch von den Eltern vorgehalten werden.

Die subglottische Laryngitis ist eine **klinische Diagnose** und bedarf bei klassischer Anamnese und Präsentation neben der Erhebung der Vitalparameter und einer klinischen Untersuchung keiner weiteren Diagnostik. Blutentnahme oder Zugangsanlage sowie Bildgebung (Röntgen Thorax) sind nicht erforderlich und gefährden ggf. das Kind sogar eher durch Stress/ Aufregung.

Ab einem **Schweregrad III** (➤ Kap. 114.5) oder **Sauerstoffbedarf** kann eine Zugangsanlage mit einer venösen BGA erwogen werden.

Eine weitere Diagnostik außer der Erhebung von Anamnese und Vitalparameter sowie der körperlichen Untersuchung sollte nur **bei fehlendem Therapieansprechen oder Vorliegen von Red Flags** durchgeführt werden. Dann sollten eine Zugangsanlage sowie eine Blutentnahme (inkl. Entzündungsparametern) sowie eine Thoraxsonografie bzw. ein Röntgen Nacken/Thorax erfolgen.

**Fallbericht**

**Erste Anordnungen und Diagnostik**

Die Mutter verabreicht Paula ein Rektodelt Zäpfchen (100 mg) und setzt sich mit dem warm eingepackten Kind vor das geöffnete Fenster. Zudem erhält Paula Ibuprofen-Saft (150 mg bei einem Körpergewicht von 15 kg).

Auf eine Zugangsanlage oder BGA sowie auf ein weiteres Monitoring wird bei fehlendem Sauerstoffbedarf verzichtet.

## 114.4 Therapie

### Supraglottische Laryngitis

Bei erhöhten Temperaturen ist eine **Antipyrese** indiziert (Paracetamol-Zäpfchen mit 15 mg/kg KG rektal oder Ibuprofen-Saft mit 10 mg/kg KG p. o.).

Bei klassischer Anamnese und Symptomatik kann ein **Steroid** gegeben werden: als Zäpfchen, als Saft oder, wenn ein Zugang vorhanden ist, intravenös (➤ Tab. 114.4). Der Effekt des Steroids kann meist nach 1 h beobachtet werden.

Bei moderaten bis schweren Symptomen, einem ausgeprägten Stridor in Ruhe (Steroideffekt meist erst nach 1 h sichtbar) und/oder fehlender Besserung nach Rektodelt-Gabe kann eine **Inhalation mit Adrenalin** unter kontinuierlichem Monitoring der Herzfrequenz erfolgen. Der Effekt des Adrenalins ist häufig bereits nach 10 min sichtbar. Um ein Rebound zu vermeiden, sollte unabhängig von der Schwere begleitend immer ein Steroid gegeben werden. Als weitere Eskalation ist das Vernebeln eines Steroids (z. B. **Budesonid**) möglich.

**Tab. 114.4** Steroidgabe

| Steroid | Dosierung |
|---|---|
| Prednisolon (Rektodelt-Zäpfchen) | 100 mg rektal |
| Dexamethason-Saft (2 mg/5 ml) | 0,4 mg/kg p. o. |
| Prednisolon-Injektion | 1 mg/kg i. v. |
| Dexamethason-Injektion | 0,15–0,6 mg/kg i. v. (max. 10 mg) |

**KERNAUSSAGEN**

**Medikamentöse Stufentherapie**

- Stufe 1: Steroid (z. B. Prednisolon rektal 100 mg)
- Stufe 2: Adrenalin-Inhalation (0,5 ml/kg; max. 5 ml)
- Stufe 3: Budesonid-Inhalation (2 mg)

### Therapie der Differenzialdiagnosen

➤ Tab. 114.5.

- Bei Hinweisen auf eine **Obstruktion** kann eine Inhalation mit Salbutamol helfen. Bei kleinen Kindern und Säuglingen kann dies aber auch die Symptome verschlechtern bzw. nicht ansprechen. Auch eine Inhalation mit Adrenalin kann in diesen Fällen versucht werden. Bei ausgeprägter Obstruktion ohne Besserung nach der Inhalation kann Ipratropiumbromid ergänzt oder ein Prednisolon-Stoß verabreicht werden. Im Status asthmaticus ist zudem Magnesium zugelassen.
- Bei V. a. **Epiglottitis** sollte eine Antibiose begonnen werden, die *Haemophilus influenzae* Typ B sowie Staphylokokken und Streptokokken abdeckt.
- Bei V. a. **Anaphylaxie** sollte umgehend die Gabe von Adrenalin i. m. (und/oder von Prednisolon i. v.) erfolgen.
- Wird ein **Fremdkörper** als Ursache des Stridors vermutet, sollte bei effektivem Hustenstoß das Kind zum Husten ermutigt werden. Bei ineffektivem Hustenstoß sollten beim wachen Kind in Kopftieflagerung 3–5 Rückenschläge erfolgen. Wenn der Fremdkörper hierdurch nicht entfernt werden kann, schließen sich im Algorithmus bei Säuglingen < 1 Jahr 5 Thoraxkompressionen an, bei Kindern > 1 Jahr das Heimlich-Manöver.
- Eine vermutete **Pneumonie** muss kalkuliert antibiotisch therapiert werden.
- Bei fehlendem Impfschutz und typischen Belägen sowie süßlichem Mundgeruch muss das Antiserum gegen **Diphtherie** bestellt (Landesapotheke) und eine Antibiose kalkuliert begonnen werden.

114

**Tab. 114.5** Therapie der Differenzialdiagnosen

| | |
|---|---|
| **Obstruktion/ Asthma** | • Salbutamol 2–5 mg + 2 ml NaCl 0,9 % (oder 2–4 Hübe zu 100 µg) inhalativ<br>• Ipratropiumbromid 250 µg inhalativ<br>• Adrenalin (0,5 ml/kg) inhalativ<br>• Prednisolon 2 mg/kg iv.<br>• Magnesium (10 %) 0,5 ml/kg i. v. (**cave:** Bradykardie) |
| **Epiglottitis** | • Sofortiges Monitoring<br>• Antibiose mit Cefotaxim 100 mg/kg/Tag in 3 ED für mindestens 7 Tage |
| **Anaphylaxie** | • Adrenalin 10 µg/kg i. m.<br>• Prednisolon 5 mg/kg i. v.<br>• Dimetinden (Fenistil) 0,1 mg/kg i. v. |
| **Fremdkörper-ingestion** | Informationen → S2k-Leitlinie (AWMF 2015) |
| **Pneumonie** | • Ambulant: Amoxicillin 50 (–90) mg/kg/Tag in 2–3 ED p. o. oder Ampicillin 100 (–200) mg/kg/Tag in 3 ED i. v.<br>• Nosokomial: je nach Keimflora z. B. Ceftazidim 150 mg/kg in 3 ED + Gentamicin 5 mg/kg/Tag in 1 ED i. v. |
| **Abszesse (peritonsillär, retropharyn-geal) Ludwig-Angina** | • Ggf. entlasten<br>• Antibiose mit Clindamycin 15 mg/kg/8 h i. v. |
| **Diphtherie** | • Isolation!<br>• Antiserum (Notfalldepot der Landesapothekenkammern), Antibiose mit Penicillin G 0,1–0,5 Mio. IE/kg/Tag in 4–6 ED (14 Tage) i. v.<br>• Direkte Kontaktpersonen: Abstrich, Auffrischimpfung, 7 Tage Antibiose |

## 114.5 Risikostratifikation

Die **Schwere der subglottischen Laryngitis** korreliert mit dem Schweregrad des Ödems und der Entzündung (➤ Tab. 114.6). Die Einteilung erfolgt anhand von Klinik und Vitalparametern und bedarf keiner weiteren Diagnostik (Laborwerte etc.).

**Tab. 114.6** Schweregrade der subglottischen Laryngitis

| Schweregrad | Symptome |
|---|---|
| I | Bellender Husten, Heiserkeit, leiser Stridor bei Aufregung |
| II | Ruhestridor, beginnende Dyspnoe, leichte juguläre Einziehungen |
| III | Ruhedyspnoe, ausgeprägte thorakale Einziehungen, Blässe, Tachykardie |
| IV | Hochgradige Dyspnoe mit zunehmender Ateminsuffizienz, Zeichen einer Zyanose, Bradykardie, Somnolenz |

**Fallbericht**

**Disposition**

Paulas Stridor ist nach 60 min an der kühlen Luft vollständig verschwunden. Eine Adrenalin-Inhalation war nicht notwendig. Fieber liegt nicht mehr vor. Sie gibt Durst und Hunger an. Auskultatorisch liegt weiterhin ein blander Befund vor, die Sauerstoffsättigung liegt weiterhin bei 98 %. Nach Aufklärung der Mutter über das Krankheitsbild werden ihr ein weiteres Rektodelt Zäpfchen sowie ein Rezept für Ibuprofen-Saft mitgegeben.

✓ Fallbericht: Paula und ihre Mutter gehen wieder nach Hause.

## 114.6 Disposition/Empfehlung weiteres Vorgehen

Eine Überwachung von ca. 1 h ist fast immer notwendig, um den Effekt des Steroids abzuwarten. Wurde mehrmals mit Adrenalin inhaliert, ist eine **Überwachung von 3–4 h** empfohlen, um einen möglichen Rebound zu sehen.

Eine **Entlassung** ist möglich, wenn die Eltern solche Episoden z. B. von Geschwisterkindern gut kennen, der AZ gut ist und keine Red Flags bestehen. Es sollte darüber aufgeklärt werden, dass ein erneuter Anfall am kommenden Abend möglich ist. Hierfür sollte ein Rektodelt-Zäpfchen mitgegeben und über die Indikationen einer erneuten Vorstellung in der Klinik aufgeklärt werden.

**KERNAUSSAGEN**

**Entlassung oder Aufnahme**

**Entlassung**, wenn:
- Kein Stridor in Ruhe
- Hautkolorit, $SaO_2$ und Vigilanz gut
- Trinken ohne Probleme möglich
- Eltern sind aufgeklärt und wachsam

**Stationäre Aufnahme**, wenn:
- Persistierende Tachypnoe/Einziehungen/Stridor in Ruhe
- Hypoxie
- Mehr als eine Adrenalin-Inhalation notwendig war

## Was wäre, wenn …

- … es dem Kind gut ginge, die Mutter aber überfordert wirken würde und es mitten in der Nacht wäre?
  - Die klinische Präsentation mit Luftnot und Stridor beim Kind kann die Eltern stark beunruhigen und verunsichern, sodass dies auch eine Aufnahmeindikation sein kann.
- … es dem Kind nach Salbutamol schlechter ginge?
  - Eine Inhalation mit Salbutamol kann bei Kindern auch kontraproduktiv sein und paradox die Symptome verschlechtern. Neugeborene und Säuglinge haben noch wenig Beta-2-Rezeptoren exprimiert, sodass hier teilweise lediglich die Nebenwirkungen (Tachykardien) auftreten. Zudem kann durch die beta-agonistische Wirkung zusätzlich zu einer Vasodilatation eine zunehmende Schwellung auftreten. Sollte unter Beta-2-Mimetika keine Besserung (oder eine Verschlechterung) eintreten, sollte die Inhalation auf Adrenalin gewechselt werden.
- … das Kind eine **deutliche Hypoxie** bei therapieresistentem Stridor zeigen würde?
  - Nasaler High Flow (HFNC) ist eine häufig genutzte zusätzliche Eskalationsstufe bei Hypoxämie und bedarf meist keiner Sedierung (im Gegensatz zu einer NIV-Beatmung). Als Überbrückung, bis Hilfe da ist, können bei HFNC als erste Einstellungen Flussraten von 1–3 l/min/kg (Säuglinge 8–15 l/min, Kinder 14–45L/min) benutzt werden.
- … das Kind einen **gesicherten Atemweg** bräuchte? Könnte eine supraglottische Atemwegshilfe genutzt werden?
  - Wenn das Kind einen gesicherten Atemweg aufgrund einer Hypoxämie mit Stridor benötigt, sollte auf supraglottische Devices verzichtet und das Kind endotracheal intubiert werden. Der Tubus sollte 0,5–1 Nummern kleiner als üblich gewählt werden. Diese Intubation ist eine Hochrisikoprozedur und sollte unter den entsprechenden Bedingungen und mit der notwendigen Expertise durchgeführt werden.
  - Primäre Beatmungseinstellung nach Intubation: $P_{max}$ 20 mmHg, PEEP 5 mmHg, AF entsprechend dem Alter, Ziel-Tidalvolumen 6 ml/kg.

**LITERATUR**


Müller M, Eppinger M. Pädiatrie für Studium und Praxis. 5. A. Breisach: Medizinische Verlags- und Informationsdienste 2021/2022.

Parikh RR, Huang CJ. Stridor and drooling in infants and children. In: Tintinalli JE, et al. (eds.). Tintinalli's Emergency Medicine. A Comprehensive Study Guide. 9th ed. New York: McGraw-Hill 2019; 789–798.

S2k-Leitlinie. Fremdkörperaspiration und Fremdkörperingestion, interdisziplinäre Versorgung von Kindern. AWMF-Registernummer 001-003. Stand: 10.12.2015 (in Überarbeitung); https://register.awmf.org/de/leitlinien/detail/001-031 (letzter Zugriff: 22.1.2023).

S2k-Leitlinie Management der ambulant erworbenen Pneumonie bei Kindern und Jugendlichen (pCAP). AWMF-Registernummer 048-013. Stand: 31.3.2017 (in Überarbeitung); https://register.awmf.org/de/leitlinien/detail/048-013 (letzter Zugriff: 22.1.2023).

Winkler S, Brenner S: Die intensivmedizinische Erstversorgung des Kindes. Anaesth Intensivmed 2018; 59: 68–87.

KAPITEL

# 115 Säugling mit Atemnot

Richard Biedermann

**Fallbericht**

### Eintreffen

Mit dem Rettungswagen wird im Dezember ein 8 Monate alter Säugling in die Notaufnahme eingeliefert. Der Alarmierungsgrund war eine Atemstörung. Das Kind sitzt auf dem Arm der Mutter.

### Ersteindruck

Der Säugling klammert sich ängstlich an die Mutter. Er hat eine Lippenzyanose und Nasenflügeln.

### Vitalwerte

AVPU: Alert; $SaO_2$ 82 %; HF 180; RR nicht messbar bei Abwehr; AF 62; T 38,5; Gewicht 9 kg

### Triagekategorie

Rot

### Anamnese

Die Mutter berichtet, der Säugling habe seit etwa 4 Tagen einen Infekt der oberen Atemwege mit Schnupfen und Husten. Seit 1 Tag bestehe Fieber bis 39 °C, das sich mit Ibuprofen-Saft gut senken lasse. Seit den Morgenstunden habe sie eine zunehmend angestrengte Atmung bemerkt. Er wolle nicht mehr trinken und keine Nahrung zu sich nehmen. Schwangerschaft und Geburt seien unauffällig gewesen. Es bestünden keine vorausgegangenen Erkrankungen und keine Krankenhausaufenthalte. Impfungen seien gemäß STIKO-Empfehlung erfolgt.

## 115.1 Anamnese und Differenzialdiagnose

Es handelt sich um einen Säugling mit einer schwerwiegenden respiratorischen Erkrankung. Alter und Präsentation lassen am ehesten auf eine Bronchiolitis schließen. Es müssen allerdings weitere Untersuchungen folgen, um wichtige Differenzialdiagnosen auszuschließen.

**Fallbericht**

### Untersuchungsbefund

Ausgeprägte klare Rhinorrhö, verlegte Nasenatmung, moderate Lymphknotenschwellung im Halsbereich, Rachenring gerötet und Rachenmandeln geschwollen, ausgeprägt unsauberes Atemgeräusch bds., milde Dehydratationszeichen mit halonierten Augen und betonter kapillärer Füllungszeit.

## 115.2 Körperliche Untersuchung

Die körperliche Untersuchung sollte darauf fokussieren, zum einen den Schweregrad der respiratorischen Störung einzuordnen und zum anderen die wesentlichen Differenzialdiagnosen abzugrenzen. Sie folgt dem klassischen Schema der pädiatrischen Untersuchung: **Pädiatrisches Dreieck, ABCDE, körperliche Untersuchung**.

Wesentliche Faktoren zur Beurteilung des **Schweregrads** sind: Atemfrequenz, Einziehungen, Nasenflügeln, Giemen, Allgemeinzustand/Bewusstsein und Sauerstoffsättigung (➤ Tab. 115.1).

Grundbaustein der **Differenzialdiagnostik** ist die Auskultation. Klassische Befunde für die Differenzialdiagnosen sind:

- RSV-Bronchiolitis: klassisches Alter, ausgeprägte Rhinitis mit Sekretion, ubiquitär feinblasige Rasselgeräusche

**Tab. 115.1** Schweregradeinteilung der Atemstörung

| Schweregrad | AF [/min] | Einziehungen | Nasenflügeln | Giemen | Bewusstsein | $SaO_2$ | Trinkverhalten |
|---|---|---|---|---|---|---|---|
| 0 | < 30 | keine oder nur subkostal | kein | kein | normal | > 95 % | normal, Windeln nass |
| 1 | 30–45 | sub-/interkostal | intermittierend bei Belastung | exspiratorisch auskultierbar | unruhig | >95 % | normal, Windeln nass |
| 2 | 45–60 | sub-/interkostal und jugulär | Ruhenasenflügeln | in-/exspiratorisch auskultierbar | panisch, anhaltend schreiend | ≥92 % | reduziert, Windeln nass |
| 3 | > 60 | Schaukelatmung | ausgeprägt | Distanzgiemen | Lethargie | <92 % | Trinkverweigerung, Windeln trocken |

Grad 0: ambulantes Management
Grad 1: ambulantes Management mit Wiedervorstellung
Grad 2: stationäre Aufnahme
Grad 3: Information bzw. Verlegung in Klinik mit pädiatrischer Intensivstation

- Obstruktive Bronchitis: > 1 Jahr, virales Krankheitsbild, häufig zusätzlich Symptome der oberen Atemwege, Rhinitis, mäßige Lymphknotenschwellung im Halsbereich, obstruktives Atemgeräusch mit Giemen und Brummen
- Bakterielle Pneumonie: häufig Fehlen von oberen Atemwegssymptomen, lokalisiertes Rasselgeräusch in einem Quadranten
- Pertussis: ausgeprägter Stakkatohusten, oft vergesellschaftet mit Erbrechen, häufig mehrere Erkrankte im Umfeld, fehlende Impfung (nicht beweisend)
- Epiglottitis: schwer kranke Kinder, ausgeprägte Sialorrhö, kloßige Sprache
- Asthma bronchiale: häufig afebrile Patienten ohne weitere Krankheitssymptome, auskultatorisch ausgeprägte Obstruktion (Giemen und Brummen bis „silent chest"), verlängertes Exspirium
- Pneumothorax: einseitig fehlendes Atemgeräusch

## Fallbericht

### Untersuchungsbefund

Pädiatrisches Dreieck

- Bewusstsein: unbeeinträchtigt
- Atmung: angestrengt, beeinträchtigt
- Kolorit: Zyanose

✓ Fallbericht: Kritisch krank, Sauerstoffvorlage 2 l/min.

ABCDE

- **A** – Atemwege gefährdet
- **B** – Atmung: Tachydyspnoe (AF > 60/min, Einziehungen bis jugulär); flaches Atemzugvolumen; Sättigung 82 %, unter $O_2$-Vorlage ansteigend bis 92 %
- **C** – Kreislauf: Tachykardie 180/min; Pulse zentral und peripher gut tastbar; Rekapillarisierungszeit: 3 s; RR nicht messbar bei Abwehr; keine Vorlastzeichen
- **D** – Bewusstsein: Unruhe und Agitation unter Sauerstoff besser
- **E** – Temperatur: Fieber mit 38,5 °C

✓ Fallbericht: Atemstörung Grad 2–3 → Information des pädiatrischen Notfallteams mit der Bitte um Abholung und Übernahme auf die pädiatrische Intensivstation.

**DIAGNOSE**

Bronchiolitis, hochgradiger Verdacht auf eine schwere RSV-Bronchiolitis

**Fallbericht**

**Erste Anordnungen**

Aufgrund der klaren Symptomatik entscheiden Sie sich gegen eine Bildgebung, aufgrund des kritischen Zustands des Patienten ordnen Sie aber die Anlage einer Flexüle, die Abnahme einer BGA sowie die Bestimmung von Blutbild und CRP an.

✓ Fallbericht: Sauerstoff 2 l/min, Flexüle, BGA, Labor.

## 115.3 Erste Anordnungen und Diagnostik

Erste Anordnungen: Sauerstoff 2 l/min, Flexüle, BGA, Labor.

### 115.3.1 Labor

Bei einem klaren klinischen Bild einer milden RSV-Bronchiolitis sind keine weiteren Untersuchungen notwendig.

Es ist allerdings zu beachten, dass die meisten klinischen Dyspnoezeichen Ausdruck des Versuchs einer Normoventilation sind. Der arterielle $CO_2$-Gehalt ist der hauptsächliche Stimulator für das Atemzentrum, das die Atemmuskulatur und die Atemhilfsmuskulatur vermehrt aktiviert und damit zu Tachypnoe, Einziehungen und zu einem vermehrten Einsatz der Atemhilfsmuskulatur führt. Dies wird durch eine alleinige $O_2$-Vorlage nicht behoben. Deswegen ist es wichtig, bei Kindern mit Atemstörung und Sauerstoffbedarf zumindest eine kapilläre Blutgasanalyse durchzuführen, um eine Dekompensation und Hyperkapnie nicht zu übersehen. Sonst kann eine zunehmende Beruhigung des Kindes als Therapieerfolg missinterpretiert werden, und das Kind kommt in eine zunehmende $CO_2$-Narkose, die dann erst bei Apnoen und Kreislaufdekompensation erkannt wird.

Ebenso kann bei einem schwer kranken Kind die Abnahme von Blutbild, CRP und ggf. PCT die Diagnose einer bakteriellen Superinfektion erleichtern (Florin et al. 2017).

**MERKE**

Bei Kindern mit ausgeprägter Dyspnoe immer eine BGA durchführen, um eine respiratorische Azidose nicht zu übersehen!

### 115.3.2 Bildgebung

Eine Bildgebung ist bei klarem klinischem Bild nicht indiziert, kann aber bei schweren Fällen oder uneindeutigem Bild bei der Differenzialdiagnostik ebenfalls helfen. Im Kindesalter ist die Lungensonografie aufgrund fehlender Strahlenexposition je nach Kenntnisstand und Fragestellung dem Röntgen-Thorax vorzuziehen. Allerdings sind zentrale Pneumonien häufig nicht im Ultraschall sichtbar (Florin et al. 2017).

### 115.3.3 Infektiologische Untersuchungen

Bei Verdacht auf eine Superinfektion sollte immer versucht werden, Blutkulturen zu gewinnen.

Ein RSV-Schnelltest oder eine RSV-PCR können zur Kohortierung hilfreich sein, sind allerdings nicht für die Diagnose der Bronchiolitis notwendig. Schnellteste sind aufgrund der geringen Sensitivität und Spezifität auch nicht zum Diagnoseausschluss geeignet (Allen et al. 2018).

**Fallbericht**

**Therapie**

Das Blutbild zeigt eine Lymphozytose, die BGA eine gemischte Azidose (pH 7,22; $CO_2$ 8,5 kPa; BE –5,2 mmol/l). Sie beschließen zunächst, die Nase abzusaugen. Es wird jeweils 1 Tr. Xylometazolin 0,025 % pro Nasenloch appliziert, gefolgt von einer Inhalation mit 5 ml NaCl 3 %. In der Zwischenzeit wird das High-Flow-System vorbereitet. Sie verabreichen 90 ml Vollelektrolytlösung langsam über die Flexüle und starten dann eine Infusion mit 36 ml/h.

An der HFNC beginnen Sie zunächst mit 3 l/min $FiO_2$ 1,0 und erhöhen dann den Flow zunächst langsam auf 5 l/min, woraufhin sich keine Besserung einstellt. Bei einem Flow von 10 l/min sehen Sie ein deutliches Absinken der

AF auf 40/min; die inspiratorische Sauerstoffkonzentration wird auf 50 % titriert, um eine Sättigung zwischen 92 und 97 % zu erreichen.

✓ Fallbericht: Der Säugling bessert sich klinisch deutlich. Die BGA nach 1 h ist ausgeglichen.

## 115.4 Therapie

Eine kausale Therapie der RSV-Bronchiolitis gibt es nicht. Es gibt lediglich supportive Behandlungsmöglichkeiten.

### Nasenpflege

Die Nasenpflege ist eine einfache und effiziente Therapiemöglichkeit. Säuglinge sind Nasenatmer, um gleichzeitig trinken und atmen zu können. Eine Verlegung der Nasenatmung verursacht schnell eine ausgeprägte Atemstörung. Es ist hilfreich, nasales Sekret abzusaugen; ggf. kann bei festsitzenden Borken eine Lösung mit wenigen Tropfen NaCl 0,9 % versucht werden.



Bei Schleimhautschwellung kann mit altersgerechten abschwellenden Nasentropfen eine Besserung erzielt werden (z. B. Xylometazolin 0,025 % [Säuglinge] alle 8 h).

### Inhalationen

**Die Inhalation mit hypertoner Kochsalzlösung (NaCl 3–6 %) ist die einzige Therapie mit nachgewiesenem Effekt.** Der Therapieeffekt besteht vermutlich zum einen in der Verflüssigung des Sekrets in den Atemwegen und einem erleichterten Abhusten, zum anderen in einer abschwellenden Wirkung auf die Schleimhäute (Empfehlung: 5–10 ml NaCl 3 % alle 4–6 h). Gerade bei kleineren Kindern sollte mit der niedrigeren Konzentration begonnen werden.

Für Beta-2-Mimetika (Salbutamol) konnte keine generelle Wirksamkeit nachgewiesen werden. Es kann allerdings im Einzelfall versucht werden, vor allem bei auskultatorischer Obstruktion (< 1 Jahr: Salbutamol Fertiginhalat 0,75 mg alle 4–6 h). Allerdings wird die Anwendung nur empfohlen, wenn und solange ein klinischer Effekt besteht. Für inhalative Kortikosteroide, Adrenalin und Ipratropiumbromid konnte keine Wirksamkeit nachgewiesen werden, sodass ihre Anwendung aktuell nicht empfohlen wird. Lediglich in kritischen Fällen kann ihr Einsatz versucht werden, um z. B. eine Intubation zu verhindern.

### Systemische Therapie

Kortikosteroide können bei V. a. eine atopische Grunderkrankung und ausgeprägter Obstruktion oder bei kritisch kranken Patienten angewandt werden (z. B. Prednisolon 2 mg/kg KG alle 24 h i. v.). Antibiotika sollten lediglich bei V. a. bakterielle Superinfektion nach vermutetem Keimspektrum und lokaler Resistenzlage verordnet werden.

Die ausreichende Flüssigkeitszufuhr ist eine der adjuvanten Therapiemöglichkeiten. Bei initialen Dehydratationszeichen kann ein Volumenbolus von 10 ml/kg verabreicht werden. Die weitere Volumentherapie richtet sich nach der 4-2-1-Regel (➤ Tab. 115.2). Eine Hyperhydratation sollte vermieden werden. Ribavirin kann insbesondere bei kritisch kranken Kindern mit Vorerkrankungen appliziert werden.

### Atemunterstützung

Die Atemunterstützung sollte bedarfsgerecht erfolgen.

- Bei moderater Ausprägung und fehlender Hyperkapnie ist der Beginn mit einer reinen **$O_2$-Therapie** via Nasenbrille zu empfehlen. Diese Therapie ist einfach, nebenwirkungsarm und wird von den meisten Patienten gut toleriert. Zu beachten ist,

**Tab. 115.2** 4-2-1-Regel (Erhaltungsinfusion für pädiatrische Patienten)

| Gewicht [kg] | ml/kg KG [Laufrate/h] | Max. Laufrate ml/h [gesamt] |
|---|---|---|
| ≤ 10 | 4 | 40 |
| 11–20 | + 2 | 60 |
| > 20 kg | + 1 | 100 |

dass gerade bei kleinen Patienten mit Bronchiolitis nicht mehr als 3 l/min Sauerstoff über konventionelle Systeme verabreicht werden sollten, da die fehlende Anfeuchtung und Erwärmung des Gases hier zum Verfestigen des Sekrets und zu einer Verschlechterung der pulmonalen Situation führen können. Ebenso kann eine Hyperkapnie nicht mit Sauerstoff behandelt werden.

- Die nächste Eskalationsstufe ist die **High-Flow-Nasal-Cannula-(HFNC-)Therapie**. Hierbei wird angewärmtes und angefeuchtetes Luftgemisch mit einer Flussrate über dem Atemminutenvolumen des Kindes in den Pharynx appliziert. Dieses führt zu einer Totraumauswaschung und damit zu einer effektiven $CO_2$-Auswaschung und $O_2$-Supplementation. Über einen Regler können bedarfsadaptiert 21–100 % Sauerstoff zugeführt werden. Wichtig für die Toleranz ist ein langsames Heranführen der Patienten an die Therapie. Empfehlenswert ist hier ein Beginn mit z. B. 3 l/min und 100 % Sauerstoff; dann wird langsam der Flow erhöht (initial bis auf 0,5 l/min/kg KG, Eskalation bis 1–2 l/min/kg) KG) und die inspiratorische Sauerstoffkonzentration entsprechend angepasst. Der Therapieerfolg lässt sich oft visuell gut ableiten, da sich die Atemfrequenz reduziert und die Dyspnoe optisch besser wird. Regelmäßige Kontrollen der BGA sind allerdings obligatorisch. Ein Vorteil der HFNC ist die meist gute Toleranz, da diese ebenfalls nur über (spezielle großlumigere) Nasenkanülen durchgeführt wird.
- **Nichtinvasive Ventilation und invasive Beatmung** sind die nächsten Eskalationsstufen, sie sollten allerdings nur mit entsprechender Expertise durchgeführt werden, weswegen hier nicht weiter darauf eingegangen wird. Auf eine Sedierung sollte, wenn möglich, verzichtet werden. Bei schwerer Agitation und fehlender Therapieadhärenz sollte auf Medikamente zurückgegriffen werden, die wenig atemdepressiv wirken (z. B. Clonidin Perfusor 0,5–2 µg/kg/h).

## 115.5 Risikostratifikation

Da mit einer Bronchiolitis ein gewisses Apnoerisiko verbunden ist, sollten Kinder mit dieser Diagnose zunächst grundsätzlich als Risikopatienten angesehen werden.

**MERKE**

Hinweise auf ein erhöhtes Risiko sind:
- Postnatales Alter < 12 Wochen
- Ehemalige Frühgeborene, Kinder mit Fehlbildungen
- Kritischer Ersteindruck bei Pädiatrischem Dreieck
- $SaO_2$ unter 95 % bei Raumluft
- Tachypnoe > 60/min
- Atelektasen im Rö-Thorax, falls angefertigt
- Durch die Eltern beobachtete Apnoen

Bei Notwendigkeit einer HFNC-Therapie sollten die kleinen Patienten primär auf einer Kinder-ITS/IMC-Station betreut werden.



## 115.6 Disposition/Empfehlung weiteres Vorgehen

Die Entscheidung über Entlassung oder Aufnahme auf Normalstation oder Intensivstation ist bei Kindern mit Bronchiolitis stets eine Einzelfallentscheidung, die von erfahrenen Pädiater*innen getroffen werden muss.

## Was wäre, wenn ...

- ... die Entzündungswerte deutlich erhöht gewesen wären?
  - Bei V. a. eine bakterielle Superinfektion hätte dann eine antibiotische Therapie (z. B. Amoxicillin 100 mg/kg KG/d in 3 ED) erfolgen müssen.
- ... das $CO_2$ nicht ausreichend gesunken wäre?
  - Dann hätte eine nichtinvasive oder invasive Beatmung begonnen werden müssen.
- ... keine pathologischen Geräusche zu hören gewesen wären?
  - Dann wäre auch eine Fremdkörperaspiration eine wichtige Differenzialdiagnose gewesen.
- ... der Patient zusätzlich kaltschweißig und tachykard gewesen wäre?
  - Dann wäre an einen dekompensierten Herzfehler oder eine Herzinsuffizienz (Myokarditis) zu denken gewesen, und es hätte eine Echokardiografie durchgeführt werden müssen.

### LITERATUR

Allen KE, al. Respiratory syncytial virus testing capabilities and practices among National Respiratory and Enteric Virus Surveillance System laboratories, United States, 2016. J Clin Virol 2018; 107: 48–51.

Florin TA, Plint AC, Zorc JJ. Viral bronchiolitis. Lancet 2017; 389(10065): 211–224.

Manzoni P, Figueras-Aloy J, Simoes EAF, et al. Defining the incidence and associated morbidity and mortality of severe respiratory syncytial virus infection among children with chronic diseases. Infect Dis Ther 2017; 6(3): 383–411.

National Institute for Health and Clinical Excellence. Bronchiolitis in children: diagnosis and management. NICE guideline [NG9]. Last updated: 9 August 2019; www.nice.org.uk/guidance/ng9 (letzter Zugriff: 22.1.2023).

Obando-Pacheco P, et al. Respiratory syncytial virus seasonality: a global overview. J Infect Dis 2018; 217(9): 1356–1364.

Stein RT, et al. Respiratory syncytial virus hospitalization and mortality: systematic review and meta-analysis. Pediatr Pulmonol 2017; 52(4): 556–569.

Thompson WW, et al. Mortality associated with influenza and respiratory syncytial virus in the United States. JAMA 2003; 289(2): 179–186.

KAPITEL

# 116 Baby mit Zyanose

Richard Biedermann

## Fallbericht

### Eintreffen

Eine Familie stellt sich mit ihrem 2 Tage alten Neugeborenen in der Notaufnahme vor. Die Vorstellung erfolgt auf Anraten der Hebamme aufgrund einer zunehmenden Zyanose des Säuglings. Die Schwangerschaft war hebammengeleitet, die Geburt erfolgte ambulant im Geburtshaus. Weitere Untersuchungen sind bisher nicht erfolgt.

### Ersteindruck

Neugeborenes am 2. Lebenstag mit reduzierter Aktivität und deutlicher zentraler Zyanose. Die Atmung wirkt angestrengt und beschleunigt.

### Vitalwerte

AVPU: Alert-Verbal; $SaO_2$ 70 %; HF 185; RR 50/30 (35); AF 75; T 36,0; Gewicht 3 kg

### Triagekategorie

Rot

### Anamnese

Schwangerschaft und Geburt seien nach Angabe der Mutter unauffällig verlaufen; die Vorsorgeuntersuchungen hätten sich auf die Schwangerschaftsfeststellung beschränkt. Sechs Stunden nach der Geburt habe sie das Geburtshaus verlassen. Der Milcheinschuss sei schon eingetreten, das Baby habe aber beim Trinken immer sehr geschwitzt. Seit dem Morgen seien zunächst die Lippen, dann sei das Baby zunehmend blau geworden. Es ist das dritte Kind der Familie; die Familienanamnese ist unauffällig.

✓ Fallbericht: Es handelt sich um einen kritisch kranken Neonaten, der unmittelbar behandelt werden muss. Eine klare Diagnose lässt sich aktuell noch nicht stellen.

## 116.1 Anamnese und Differenzialdiagnose

Die überwiegende Zahl der Neonaten benötigt postnatal keine medizinische Unterstützung. Jedoch ist die Neonatalperiode ein Zeitraum mit einer verhältnismäßig gesehen sehr hohen Mortalität, da sich in diesem Zeitraum eine Reihe kritischer Erkrankungen manifestieren kann. Die häufigste kritische Erkrankung ist die schwere Neugeborenensepsis (4/100.000 Lebendgeburten), gefolgt von kritischen Herzfehlern („congenital heart disease", CHD: 3/100.000) und kritischen Stoffwechseldefekten (1–2/100.000, ausschließlich transiente neonatale Hypoglykämie). Weitere auszuschließende Erkrankungen sind seltener, sollten differenzialdiagnostisch aber gerade nach Ausschluss der o. g. Erkrankungen oder bei auffälliger Präsentation mit bedacht werden (z. B. angeborene Zwerchfellhernie, Vitamin-K-Mangelblutung, Morbus haemolyticus neonatorum, Icterus gravis) (Michels et al. 2021; Baltimore 2003; Haas und Kleideter 2021).

Kardinalsymptome des kritisch kranken Neugeborenen sind die Tachykardie und die Tachypnoe. Diese sollten am ruhigen Neugeborenen ermittelt werden, da es beim Schreien ganz regulär zu Tachykardie und Tachypnoe kommt. Hier kann z. B. ein Nuckel mit 1 ml Glukose 20 % helfen. Die Untersuchungsumgebung muss angenehm gestaltet und Wärmeverlust mithilfe von Wärmestrahler oder -matten verhindert werden.

Wesentliche Untersuchungen (z. B. Auskultation) sollten unbedingt vor schmerzhaften Prozeduren durchgeführt werden.

Um die erhobenen Werte einordnen zu können, ist die Kenntnis neonataler Normwerte wichtig. Hier können z. B. längenbasierte Dosierungslineale, Apps oder Normwerttabellen helfen (➤ Tab. 116.1). Bei kritisch kranken Patienten müssen diese Werte vollständig und repetitiv erhoben werden. Wesentlich ist ein kritisches Einordnen der Werte: Ist z. B. das Neugeborene tachykard, weil es schreit, oder persistiert die Tachykardie auch in Ruhe?

Die wichtigsten Kompensationsmechanismen bei Neugeborenen auf eine vermehrte Belastung sind eine Erhöhung von Atem- und Herzfrequenz; dementsprechend sind Tachykardie und Tachypnoe häufig. Der Blutdruck (vor allem systolisch) bleibt lange Zeit stabil. Hypotension und Bradykardie müssen als schwere Dekompensationszeichen erkannt und unmittelbar behandelt werden, da sie zügig in einem kardialen Arrest münden.

Da angeborene Herzfehler eine wichtige Differenzialdiagnose sind, ist es beim kritisch kranken Neugeborenen unerlässlich, die Sättigung am rechten Arm (präduktal) und am Fuß (postduktal) zu messen, Differenzen von > 3 % sind bei guter Ableitung pathologisch und sprechen für ein kardiales Problem. Die Blutdrücke sollten an allen Extremitäten (mit passender Manschette) gemessen werden. Differenzen von ≥ 5–10 mmHg sind bei ruhigem Kind pathologisch und sprechen ebenfalls für einen Herzfehler (V. a. Aortenisthmusstenose, ISTA)



**Tab. 116.1** Normwerte Neugeborenes

| Wert | Normwert | Fall |
|---|---|---|
| **Herzfrequenz** | 100–160/min | 180/min |
| **$RR_{syst}$** | 60–90 mmHg | 50 mmHg |
| **MAD** | 40–60 mmHg | 35 mmHg |
| **Atemfrequenz** | 30–60/min | 75/min |
| **Rekapillarisierungszeit** | ≤ 3 s | 5 s |
| **Sättigung** (prä-/postduktal) > 24. Lebensstunde | > 95 % Differenz ≤ 3 % | 70/70 % |

**KERNAUSSAGEN**

- Die Neugeborenenperiode ist ein Zeitraum, in dem sich kritische Erkrankungen häufig manifestieren, auch wenn die überwiegende Anzahl an Neonaten keine medizinische Hilfe benötigt.
- Die häufigsten kritischen Erkrankungen sind: Neugeborenensepsis, kritische Herzfehler, schwerwiegende Stoffwechseldefekte.
- Die Vitalparameter müssen sorgfältig und repetitiv erhoben sowie kritisch eingeordnet werden.
- Tachykardie und Tachypnoe sind häufig, Bradykardie und Hypotension sind Peri-Arrest Zeichen.

## 116.2 Körperliche Untersuchung

Die körperliche Untersuchung fokussiert auf den Ausschluss der Differenzialdiagnosen (Michels et al. 2021; Haas und Kleideter 2021; Genzel-Boroviczeny et al. 2022). Die Auskultation sollte zuerst durchgeführt werden, da hierfür ein ruhiges Kind erforderlich ist.

Wesentliche abzuklärende Befunde sind:

- Gesamteindruck: Bewusstseinszustand, syndromale Auffälligkeiten oder sichtbare Fehlbildungen
- Kolorit: graues Kolorit bei Kreislaufdekompensation (Sepsis, Herzfehler, Stoffwechselentgleisung), zentrale Zyanose (eher Herzfehler), Ikterus, blasses Kolorit (Morbus haemolyticus neonatorum)
- Cor: Auskultation – Herzgeräusche (**cave:** kritische Herzfehler oft ohne Herzgeräusch), Herzfrequenz (V. a. supraventrikuläre Tachykardie [SVT] bei starrer Herzfrequenz > 200/min), Rekapillarisierungszeit als Marker für die Gesamtkreislaufsituation, Pulse der A. brachialis und A. femoralis im qualitativen Vergleich
- Pulmo: Atemfrequenz, Einziehungen, Nasenflügeln und Schaukelatmung als Marker für den Schweregrad der Tachydyspnoe, Knorksen als typisches Geräusch bei Versuch der Lungeneröffnung des Neugeborenen, Auskultation: z. B. ubiquitäre Rasselgeräusche bei Wet Lung (Anpassungsstörung, kardiales Ödem) oder Darmgeräusche im Thorax (Zwerchfellhernie)
- Neurologie: gespannte Fontanelle bei Hirndruckerhöhung (z. B. Meningitis, zerebrale Blutung), Anfälle (Kernikterus, Blutung)

**Fallbericht**

**Untersuchungsbefund**

Pädiatrisches Dreieck

- Bewusstsein: milde beeinträchtigt
- Atmung: Tachypnoe
- Kolorit: zentrale Zyanose

→ kritisch krank, $O_2$-Vorlage 2 l/min

ABCDE

**A:** Atemwege gefährdet
**B:** Tachydyspnoe (AF > 60/min, Einziehungen interkostal, Nasenflügeln); flaches Atemzugvolumen; Sättigung prä-/postduktal 70 %, unter $O_2$-Vorlage nicht ansteigend
**C:** Kreislauf: kein Herzgeräusch, Tachykardie 180/min; Pulse brachial und femoral schwach tastbar; Rekapillarisierungszeit 5 s; RR hypotensiv; keine Vorlastzeichen
**D:** Bewusstsein: leicht reduziert, Fontanelle eindrückbar und im Kalottenniveau, keine Anfälle
**E:** Temperatur 36,0 °C

✓ Fallbericht: Ausgeprägtes B- und C-Problem. Aufgrund der Befundkonstellation (schwere zentrale Zyanose bei nur mäßiger Tachydyspnoe) ist die Diagnose eines kongenitalen Herzfehlers (CHD) am wahrscheinlichsten.

**DIAGNOSE**
Kongenitaler Herzfehler (CHD)

# 116.3 Erste Anordnungen und Diagnostik

Ist eine Klinik für Pädiatrie vor Ort, so muss diese sofort hinzugezogen werden. Anlage einer Flexüle und Blutentnahme. Monitoring. Kontaktaufnahme zum nächstgelegenen Kinderherzzentrum.

Die Blutentnahme ist fokussiert auf den Ausschluss bzw. die Bestätigung wichtiger Differenzialdiagnosen (➤ Tab. 116.2) (Khalil 2017). Es müssen unbedingt Normwerte für Neugeborene angewendet werden.

**Tab. 116.2** Standard-Labordiagnostik beim kritisch kranken Neugeborenen

| | |
|---|---|
| **Differenzialblutbild** | Anämie bei Blutungen, Morbus haemolyticus neonatorum; Linksverschiebung und Leukozytose oder Leukopenie bei Sepsis; Thrombopenie bei Blutungen |
| **CRP und Interleukin-6/PCT** | Interleukin bei Neonaten sensitiver als PCT, Werte > 100 pg/ml hinweisend, > 1.000 pg/ml pathognomonisch für eine Neugeborenensepsis |
| **BGA (mit BZ)** | Hypoglykämie mit metabolischer Azidose und Laktaterhöhung bei Stoffwechseldefekt, nachgeordnet aber auch bei Sepsis und dekompensierter CHD |
| **Bilirubin (Ges./dir.)** | Icterus neonatorum, Normwerte s. AWMF Leitlinie Neonatale Hyperbilirubinämie (gestations- und lebensalterabhängig) – Werte > 400 µmol/l sind immer eine Notfallsituation und müssen unmittelbar behandelt werden |
| **Ammoniak** | Beachte Präanalytik! Werte > 100 µmol/l bei Stoffwechseldefekt (Notfall!), niedrigere Werte schließen Stoffwechseldefekte nicht aus |
| **Blutgruppe + Coombs Test** | Positiver Antikörperbefund z. B. bei Morbus haemolyticus neonatorum |
| **Blutkultur und Urinkultur** | Erregerdiagnostik |
| **(Liquorpunktion)** | Bei V. a. Meningitis und Neugeborenensepsis nach Ausschluss Hirndruck |

## 116.3.1 Bildgebung

Die **Sonografie** ist ein wesentlicher Baustein der Differenzialdiagnostik. Über die transfontanelläre Sonografie können große Blutungen dargestellt und der Hirndruck abgeschätzt werden. Im Lungenultraschall ist beim Zwerchfellhernie Darmgewebe im Thorax nachweisbar.

Das Röntgen des Thorax hilft ebenfalls bei der Einordnung. Hier lassen sich z. B. Darmgewebe im Thorax (Zwerchfellhernie), Pneumothorax, Atelektasen oder auffällige Lageachsen des Herzens (CHD) visualisieren.

### 116.3.2 Echokardiografie

Zur CHD-Diagnostik ist die Echokardiografie unerlässlich, da hier der Herzfehler benannt und die Behandlung gesteuert werden kann. Die Verdachtsdiagnose CHD ist aber auch ohne Echokardiografie zu stellen und rechtfertigt bei entsprechenden Befunden eine Verlegung in ein Herzzentrum. Im Rahmen einer Sepsis können echokardiografisch z. B. der Füllungsstatus und die Ventrikelfunktion abgeschätzt werden. Wichtige Punkte der Beurteilung sind:

- Abschätzung der ventrikulären Funktion (Norm: FS > 30 %, TAPSE 9 mm)
- Balance der Ventrikel erhalten (LV = RV) oder deutliche Unterschiede?
- Klappen öffnen und schließen regelhaft?
- Große Gefäße kreuzen in parasternaler Achse oder laufen parallel (Transposition der großen Arterien TGA)
- Shuntrichtung über das Vorhofseptum (normal: Links-rechts-Shunt)
- PDA offen? Shuntrichtung und -geschwindigkeit bestimmen
- Abschätzung des RV-Drucks über Trikuspidalinsuffizienz
- Visualisierung des Aortenbogens: Einengungen?

**Fallbericht**

**Laborbefund**

Die Laboruntersuchung ergibt normwertige Entzündungswerte, eine Laktatazidose bei normwertigem BZ und ein normwertiges Ammoniak. Aufgrund fehlender Expertise wird gegen die Durchführung einer Echokardiografie entschieden.

✓ Fallbericht: Die Verdachtsdiagnose lautet weiterhin CHD.

116

## 116.4 Therapie

Die kritischen Herzfehler unterscheiden sich grob in Linksherzobstruktion, Transposition der großen Arterien (TGA) und Rechtsherzobstruktion. Allen gemeinsam ist, dass eine ausreichende Versorgung eines oder beider Systeme (System- oder Pulmonalkreislauf) nur über eine Durchmischung von Blut über die fetalen Shuntverbindungen (persistierender Ductus arteriosus [PDA] oder persistierendes Foramen ovale [PFO]) möglich ist.

Eine kausale Therapie ist immer die operative Korrektur des Herzfehlers, entweder direkt (Switch-OP bei TGA) oder über verschiedene Zwischenstufen (z. B. hypoplastisches Linksherzsyndrom) (Khalil 2017).

**MERKE**

Die akut stabilisierende Therapie muss das Überleben sichern, bis die Verlegung in ein Herzzentrum erfolgen kann. Grundprinzipien sind immer eine ausreichende Sauerstoffversorgung der Organe über adäquate Sättigungen und Blutdruckwerte sowie ein ausgeglichenes Shuntverhältnis über die offenen Shuntverbindungen.

### 116.4.1 Sauerstoffgabe

**Die Sauerstoffgabe sollte nach Möglichkeit beendet werden. Sauerstoff führt zum Verschluss des Ductus arteriosus (PDA).**

Nur wenn sich mit allen anderen Maßnahmen keine ausreichende Sättigung (Ziel [70]–75–85 %) erreichen lässt, sollte Sauerstoff titriert werden.

### 116.4.2 Prostaglandine

Aufgrund abfallender Prostaglandinspiegel und Veränderung der Druckverhältnisse kommt es physiologisch zum Verschluss des PDA. An diesem Punkt beginnt häufig die Dekompensation von Neonaten mit CHD.

Mit einer Prostaglandin-Infusion kann eine Wiedereröffnung oder ein Offenhalten des PDA erreicht werden. Die Erhaltungsdosis beträgt 5–10 ng/kg/min, die Eröffnungsdosis 20 (– 100) ng/kg/min (➤ Tab. 116.3).

Nebenwirkungen sind vor allem ein **systemischer Blutdruckabfall** sowie, insbesondere in hohen Dosierungen, die Induktion **schwerwiegender Apnoen**, die eine Beatmung notwendig machen können. Es ist empfehlenswert, mit 5 ng/kg/min zu starten und bei ausbleibendem Erfolg auf 20 ng/kg/min zu eskalieren:

**Tab. 116.3** Aufziehhilfe MinProg

| MinProg (Prostaglandin-E-Ampulle) = 500 µg/ml | Startlaufrate Perfusor [ml/h] |
|---|---|
| Davon 1 ml auf 10 ml = 50 µg/ml<br>Davon 1 ml auf 50 ml = 1 µg/ml | 0,3 × kg KG = 5 ng/kg/min |

**Tab. 116.4** Aufziehhilfe Noradrenalin/Adrenalin

| Noradrenalin-Ampulle = 1.000 µg/ml | Startlaufrate (Perfusor in ml/h) |
|---|---|
| Davon 1 ml auf 50 ml = 20 µg/ml | 0,3 × kg KG = 0,1 µg/kg/min |

**Hier sollte (pädiatrisch-)intensivmedizinische Hilfe hinzugezogen werden.**

**Fallbericht**

**Therapie**

Es erfolgt die Beendigung der Sauerstoffgabe und die Applikation von 30 ml Jonosteril. Eine Dauerinfusion mit Jonosteril D5 wird begonnen, ebenso eine Prostaglandin-Infusion in oben aufgeführter Verdünnung mit 1 ml/h. Nach etwa 15 min kommt es sukzessive zum Anstieg der Sättigung bis 80 %. Die Laktatwerte fallen langsam ab.

### 116.4.3 Adjuvante Therapie

Der **Volumenstatus** sollte ausgeglichen gehalten werden, d. h., es ist sinnvoll, eine pädiatrische Infusion mit Glukose mit 4 ml/kg KG/h zu beginnen. Gerade Linksherzobstruktionen und die TGA profitieren von Volumen bei Hypotension. Eine Hyper- und Hypovolämie sollte vermieden werden.

**Katecholamine** sollten zurückhaltend eingesetzt werden, da sie den myokardialen Sauerstoffbedarf erhöhen (➤ Tab. 116.4). Blutdruckabfall durch Prostaglandin-Infusion kann manchmal eine Noradrenalin-Infusion notwendig machen (nach Ausgleich des Volumenbedarfs). **Achtung:** Bei Linksherzobstruktion kann eine Katecholamintherapie, gerade in Kombination mit Sauerstoffgabe, zu einem schweren Kreislaufversagen führen.

Bei Unkenntnis der echokardiografischen Befunde sind niedrig normale Blutdrücke, insbesondere bei rückläufigem Laktat und rückläufiger Azidose, zu tolerieren: MAP > (35–) 40 mmHg).

**Pufferung** sollte ebenfalls zurückhaltend eingesetzt werden. Bei persistierender Azidose kann vorsichtig gepuffert werden, im Falle einer Rechtsobstruktion oder TGA ist eine milde Alkalose günstig für den pulmonalen Widerstand.

**Atemunterstützung** kann unterstützend nützlich sein, wenn zusätzliche Zeichen einer pulmonalen Dekompensation vorliegen.

**CAVE**

Die Indikation zur Intubation sollte zurückhaltend gestellt werden, da sowohl die Induktionsmedikamente (Blutdruckabfall) als auch die Beatmung an sich das System destabilisieren können.

Ist eine **Beatmung** unumgänglich (respiratorisches Versagen oder schwere Apnoen), sollte vorsichtig und unter maximaler Kreislaufüberwachung sediert werden. Hypokapnie, hoher PEEP und übermäßige $O_2$-Zufuhr sind zu vermeiden.

**Fallbericht**

**Risikostratifikation**

Das Neugeborene wird als Hochrisikopatient eingeschätzt.

## 116.5 Risikostratifikation

Neonaten mit Verdacht auf einen kongenitalen Herzfehler sollten bis zur kinderkardiologischen Beurteilung als Hochrisikopatienten betrachtet werden. Dies gilt insbesondere dann, wenn vor Ort wenig Erfahrung mit kinderkardiologischen Erkrankungen besteht.

**Fallbericht**

**Disposition/Empfehlung weiteres Vorgehen**

Es erfolgt die Verlegung in das nächste Herzzentrum. Dort wird die Diagnose einer TGA gestellt, die am nächsten Tag erfolgreich operativ versorgt wird.

## 116.6 Disposition/Empfehlung weiteres Vorgehen

Befindet sich vor Ort keine pädiatrische Klinik, mit der das Vorgehen abgesprochen werden kann, dann muss das Kind mit fachkundiger Begleitung in ein kinderkardiologisches Zentrum verlegt werden.

Das weitere Vorgehen richtet sich nach dem vorliegenden Herzfehler, der bei der kinderkardiologischen Untersuchung festgestellt wird.

### Was wäre, wenn ...

- ... der Säugling 6 Monate alt gewesen wäre?
  - Mit 6 Monaten dekompensieren häufig Rezirkulationsvitien (VSD, AVSD, PDA). Diagnostik und Behandlung richten sich zunächst nach der ERC-Leitlinie „Kardiogener Schock".
- ... zusätzlich eine Temperatur von 35 °C gemessen worden wäre?
  - Hypothermie ist ein häufiges Sepsiszeichen bei Neonaten. Hier sollte unverzüglich mit einer Breitspektrumantibiose (z. B. Piperacillin/Tazobactam 300 mg/kg/Tag in 3 ED) begonnen werden.

**LITERATUR**

Baltimore RS. Neonatal sepsis: epidemiology and management. Paeditr Drugs 2003; 5(11): 723–740.

Genzel-Boroviczeny O, et al. Checkliste Neonatologie. 7. A. Stuttgart: Thieme 2022.

Haas NA, Kleideiter U. Kinderkardiologie. 3. A. Stuttgart: Thieme 2021.

Khalil M. Grundsätze der postnatalen Versorgung von Patienten mit angeborenen Herzfehlern. Monatsschr Kinderheilkd 2017 ; 165: 952–960.

Michels G, et al. ERC-Leitlinien 2021 zur kardiopulmonalen Reanimation. Herz 2022; 47(1): 4–11.

KAPITEL

# 117 Fieber und Ausschlag

Richard Biedermann

## Fallbericht

### Eintreffen

Eine Mutter wird mit ihrem 3-jährigen Sohn in der Notaufnahme vorstellig. Dieser ist deutlich abgeschlagen und hat einen Ausschlag entwickelt. Sie war vor 4 Tagen bereits wegen Fieber bei der Kinderärztin, die einen viralen Infekt diagnostiziert, Ibuprofen-Saft verordnet und eine Wiedervorstellung bei Persistenz > 3 Tage vereinbart habe.

### Ersteindruck

Der Junge wirkt matt und abgeschlagen, antwortet altersadäquat auf Fragen. Er hat Bauchschmerzen.

### Vitalwerte

AVPU: Alert; $SaO_2$ 97 %; HF 140; RR 85/45 (52); AF 45; T 40,0; Gewicht 15 kg

### Triagekategorie

Gelb

### Anamnese

Die Mutter berichtet, dass der Junge vor 5 Tagen etwas Husten und Schnupfen gehabt und zunächst leichtes Fieber entwickelt habe. Vor 4 Tagen sei eine Rötung der Augen auffällig geworden und das Fieber bis auf 40 °C angestiegen, weswegen die Vorstellung bei der Kinderärztin erfolgt sei. Heute sei zusätzlich der Ausschlag aufgefallen; ihr Sohn sei deutlich ruhiger und abgeschlagener als sonst und habe über Bauchschmerzen geklagt. Das Fieber würde nun auch trotz Ibuprofen-Saft nicht mehr unter 38 °C fallen. Schwangerschaft und Geburt seien unauffällig verlaufen, es gebe keine vorausgegangenen Erkrankungen und keine Krankenhausaufenthalte. Impfungen seien gemäß STIKO-Empfehlung erfolgt.

✓ Fallbericht: Es handelt sich um ein Kleinkind mit anhaltendem Fieber und einem Ausschlag. Die Differenzialdiagnosen sind hier mannigfaltig, sodass weitere Untersuchungen folgen müssen.

## 117.1 Anamnese und Differenzialdiagnose

Exantheme sind im Kindes- und Jugendalter häufig und stellen ein differenzialdiagnostisches Problem dar (Amboss online 2021; Shaffer und Nichols 2015; GKJR et al. 2020). Es gilt, häufige und unspezifische Virusexantheme von schwerwiegenden Erkrankungen (z. B. Masern, Toxic-Shock-Syndrom) abzugrenzen (Auswahl ➤ Tab. 117.1). Hierbei müssen sowohl Anamnese als auch Untersuchung und ggf. weiterführende Diagnostik in Betracht gezogen werden.

Wichtig ist die **Impfanamnese**. Gegen Masern, Röteln und Varizellen wird in der Regel im 11. und 15. Lebensmonat geimpft, was diese Differenzialdiagnose bei vollständiger Impfung unwahrscheinlicher macht. Vorausgehende Erkrankungen grenzen wichtige Differenzialdiagnosen ein (z. B. Paronychie und TSS, Halsschmerzen und EBV).

Die Untersuchung liefert weitere Hinweise. Masern breiten sich meist kraniokaudal vom Gesicht/retroaurikulären Bereich aus (tiefrot); Scharlach ist in den Beugefalten (vor allem Leisten) am ausgeprägtesten (hellrot); Ringelröteln präsentieren sich typischerweise girlandenförmig am Stamm und an den Extremitäten. Varizellen sind klassischerweise

**Tab. 117.1** Differenzialdiagnosen (Auswahl)

| Eher harmlos | Eher bedrohlich |
|---|---|
| Unspezifisches Virusexanthem | Masern |
| Ringelröteln | Röteln |
| Exanthema subitum (HHV6/7) | Varizellen |
| Hand-Fuß-Mund-Exanthem (Coxsackie-Virus) | Scharlach |
| Arzneimittelexanthem | Toxic-Shock-Syndrom (TSS) Staphylococcal Scalded Skin Syndrome (SSSS) |
| EBV | Kawasaki-Syndrom |

mit Vesikeln vergesellschaftet; die meisten anderen Exanthemerkrankungen sind eher makulopapulös. **Nicht verkannt werden dürfen Petechien** (z. B. Meningokokkensepsis, Thrombopenie).

**RED FLAGS**

Petechien können bei Kindern ein Hinweis auf eine Hochrisikoerkrankung sein, z. B. Meningokokkensepsis oder Thrombopenie.

Eine Untersuchung der **Schleimhäute** gehört ebenfalls zur klinischen Untersuchung. Hier können sich die pathognomonischen Koplik-Flecken (Kalkspritzer) bei Masern finden, oder es kann eine Himbeerzunge (Scharlach, Kawasaki-Syndrom) auftreten.

Das **Allgemeinbefinden** ist ebenfalls wichtig. So gehen viele der schwerwiegenden Differenzialdiagnosen (z. B. Masern, TSS, SSSS) auch mit einer erheblichen Einschränkung einher. Begleiterscheinungen wie Konjunktivitis (Masern, Kawasaki-Syndrom, Adenovirusinfektion), Lymphadenopathie, Ikterus oder virale Symptomatik (Gastroenteritis, Husten, Schnupfen) helfen ebenfalls bei der Eingrenzung.



**KERNAUSSAGEN**

- Exantheme sind häufig im Kindes- und Jugendalter.
- Exantheme sind oft benigne. Potenziell bedrohliche Differenzialdiagnosen müssen aber ausgeschlossen werden.
- Die Anamnese (Impfung, Erkrankungen), eine genaue Inspektion der Haut und Schleimhäute sowie alle Begleiterscheinungen grenzen die Krankheitsbilder meist hinreichend ein.

**MERKE**

**Fieber beim Kleinkind**

| Green Flags | Red Flags |
|---|---|
| Zirkadiane Rhythmik (Fieber steigt und sinkt von selbst) | Anhaltendes Fieber |
| Kind im Intervall normal | Bewusstseinsstörung |
| Dauer < 3–(5) Tage | Dauer > 5 Tage |
| Alter > 1 Jahr | Alter < 3–6 Monate |
| Keine Aussage: Höhe des Fiebers, Ansprechen auf Antipyretika | |

(Horeczko 2021)

## Fallbericht

### Untersuchungsbefund

Pädiatrisches Dreieck

- Bewusstsein: lethargisch, aber ansprechbar
- Atmung: beschleunigt, keine Dyspnoe
- Kolorit: blass

ABCDE

- A – Atemwege frei
- B – Atmung: Tachypnoe (AF > 45/min, keine Einziehungen); normales Atemzugvolumen; Sättigung 97 %
- C – Kreislauf: Tachykardie 140/min; Pulse zentral und peripher gut tastbar Rekapillarisierungszeit < 1 s; RR 85/45 (52) mmHg; keine Vorlastzeichen
- D – Bewusstsein: lethargisch, möchte in Ruhe gelassen werden
- E – Temperatur 40,0 °C

Körperliche Untersuchung

Stammbetontes makulopapulöses Exanthem; ausgeprägte zervikale Lymphadenopathie; trockene Lippen, rote, geschwollene Zunge, keine Koplik-Flecken; bds. Palmarerythem; Cor: unauffällige Auskultation; Pulmo: unauffällige Auskultation; Abdomen: rege Darmgeräusche, keine Abwehrspannung, ubiquitärer Druckschmerz.

✓ Fallbericht: Kritisch krankes Kind, beeinträchtigter Patient mit kompensiertem C-Problem.

## 117.2 Körperliche Untersuchung

Die körperliche Untersuchung wird, wie oben beschrieben, zum Eingrenzen wichtiger Differenzialdiagnosen benötigt. Darüber hinaus ist aber auch das Erkennen des kritisch kranken Kindes wichtig, da durch eine reine Fokussierung auf exanthematöse Erkrankungen z. B. eine Staphylokokkensepsis verkannt und verspätet therapiert wird. Daher wird das klassische Schema der pädiatrischen Untersuchung angewendet: **Pädiatrisches Dreieck, ABCDE, körperliche Untersuchung**.

Beim Untersuchen des **Exanthems** ist eine exakte Beschreibung notwendig. Größe, Ausprägung/Befallsmuster (Ort der stärksten Ausbreitung), Farbe, Qualität (makulös, papulös, makulopapulös, Vesikel), Schuppung, Juckreiz.

**DIAGNOSE**

Kawasaki-Syndrom

**Fallbericht**

**Erste Anordnungen**

Sie ordnen eine Flexüle sowie eine Blutentnahme an. EKG, Monitoring, Echo.

## 117.3 Erste Anordnungen und Diagnostik

**KERNAUSSAGEN**

**Klinische Diagnosekriterien für das Kawasaki-Syndrom**

(Symptome können zeitversetzt auftreten)

**Fieber über 5 Tage und zusätzlich 4 der folgenden 5 Kriterien:**

1. Bilaterale konjunktivale Injektion ohne Exsudation (Frühstadium)
2. Veränderungen der Schleimhäute im Oropharynx, Lacklippen, trockene rissige Lippen, Erdbeerzunge
3. Veränderungen an peripheren Extremitäten
   Akut: Ödeme oder Erythem von Händen und Füßen
   Chronisch: Hautschuppungen, meist an Fingern und Zehen, beginnend in der 2.–3. Woche
4. Exanthem, meist am Stamm, polymorph, nicht vesikulär
5. Zervikale Lymphadenopathie > 1,5 cm, meist unilateral

Das Kawasaki-Syndrom bezeichnet einen Symptomkomplex, der aus einer Vaskulitis der kleinen bis mittleren Gefäße, vor allem der aortanahen Gefäße resultiert (GKJR et al. 2020). Es gibt mehrere Theorien für die Entstehung des Kawasaki-Syndroms, aber bisher keinen bewiesenen Mechanismus. 80 % der betroffenen Kinder sind unter 5 Jahre alt; die Inzidenz liegt in Deutschland bei 7,2/100.000. Maßgeblich für die Mortalität und Morbidität ist die **kardiale Beteiligung**, die klassisch zu **Koronaraneurysmen** und in der Folge zu **Koronarstenosen** und **Myokardinfarkten** führen kann. Aneurysmen anderer Gefäße sind selten. Darüber hinaus kann das Herz im Sinne einer **Pankarditis** (eingeschränkte Funktion, Perikarderguss, Mitralinsuffizienz) betroffen sein.

**MERKE**

Die Diagnose Kawasaki-Syndrom wird klinisch gestellt; es gibt keinen beweisenden Laborparameter.

Maßgeblich für das Outcome ist eine **frühe Diagnosestellung und Einleitung einer Behandlung**. Erschwerend kommt hinzu, dass manche Patienten, vor allem Säuglinge, oft nicht alle vier der fünf Kawasaki-Diagnosekriterien erfüllen. Dies wird als **inkomplettes Kawasaki-Syndrom** bezeichnet, das durch Laboruntersuchungen und Echokardiografie diagnostiziert werden kann. Auch bei älteren Patienten können bis zur Ausbildung des Vollbilds mehrere Tage vergehen. Hier sollte beim Verdacht auf ein Kawasaki-Syndrom nicht abgewartet werden, bis die klinischen Kriterien vollständig erfüllt sind, sondern über Laborwerte ein inkomplettes Kawasaki-Syndrom diagnostiziert und frühzeitig behandelt werden, um der Ausbildung von Koronaraneurysmen vorzubeugen (➤ Tab. 117.2).



### 117.3.1 Labor

Zu den Standarduntersuchungen beim Kawasaki-Syndrom gehören:

- Differenzialblutbild (typisch: Linksverschiebung, Anämie und Thrombozytose; Thrombopenie uncharakteristisch, eher für DIC und Sepsis sprechend)
- CRP/BSG (typisch: deutliche Erhöhung, CRP kann zum Therapiemonitoring verwendet werden)

**Tab. 117.2** Kriterien inkomplettes Kawasaki Syndrom (anzuwenden bei Fieberdauer ≥ 5 Tage und mind. 2 klinischen Kriterien)

| CRP > **30 mg/dl oder BSG > 40 mm/h** UND | |
|---|---|
| **Mindestens 3 Laborkriterien** | • Anämie<br>• Leukozytose > 15 Gpt/l<br>• Thrombozytose > 450 Gpt/l<br>• Hypalbuminämie < 3 g/dl<br>• ASAT-Erhöhung<br>• Leukozyturie > 10/µl |
| *oder*<br>**< 3 Laborkriterien**<br>**+**<br>**positive Echokardiografie** | **Koronaraneurysmen** ODER ≥ 3:<br>• Perikoronare Echogenitätsanhebung<br>• Mitralklappeninsuffizienz<br>• Perikarderguss<br>• Myokardiale Funktionseinschränkung |

- Leberwerte (typisch: ASAT-/ALAT-Erhöhung, Bilirubinanstieg manchmal ebenfalls nachweisbar)
- Albumin (typisch: Hypalbuminämie)
- Kardiale Marker (typisch: Erhöhung aller Marker, eine Troponinerhöhung ist nicht gleichbedeutend mit Ischämie)
- Elektrolyte (typisch: keine Veränderungen, Hyponatriämie ist mit Riesenaneurysmen vergesellschaftet)
- Urinstatus (typisch: sterile Leukozyturie, wichtig für Differenzialdiagnose)
- Blutkultur (typisch: kein Nachweis, wichtig für Differenzialdiagnose)
- Liquorpunktion (bei begleitender meningealer Reizung z. A. Meningitis, typisch: sterile Liquorpleozytose)



### 117.3.2 Echokardiografie

Die Echokardiografie kann wegweisend für die Diagnose sein (s. inkomplettes Kawasaki-Syndrom), sollte jedoch seriell auch während der Behandlung und Ausheilung durchgeführt werden, um sich entwickelnde Aneurysmen nicht zu übersehen. Nach Möglichkeit sollte die Untersuchung durch einen pädiatrisch erfahrenen Untersucher oder eine pädiatrisch erfahrene Untersucherin durchgeführt werden.
Wichtig ist u. a. die Beurteilung folgender Punkte:

- **Koronararterien:** Oftmals geht der Entwicklung von Aneurysmen eine Echogenitätsanhebung um die Koronararterie voraus. Aneurysmen finden sich häufig proximal (RCA/LCA/RIVA/LAD). Die Weiten der Koronararterien sollten mit etablierten Normwerten verglichen werden (Z-Score).
- **Herzklappen:** Vor allem die Mitralklappe zeigt im Rahmen der Erkrankung häufig eine Insuffizienz.
- **Myokard:** Häufig zeigen sich im Rahmen der Pankarditis fleckige Echogenitätsanhebungen; die Funktion beider Ventrikel kann in unterschiedlichem Ausmaß reduziert sein.
- **Perikard-/Pleuraerguss:** häufig begleitend, selten hämodynamisch relevant.

### 117.3.3 EKG

Das EKG ist wichtig zur Therapieüberwachung. Häufig sind im Rahmen der Karditis Rückbildungsstörungen (diskordante T-Wellen in den Extremitäten, abgeflachte bzw. negative T-Wellen in den Brustwandableitungen). Die Auswertung des EKG muss unter Berücksichtigung pädiatrischer Besonderheiten im EKG erfolgen.

### 117.3.4 CT/MRT/Koronarangiografie

Weitergehende bildgebende Verfahren sind regulär nicht notwendig, können bei unklaren Befunden aber manchmal angezeigt sein. Sollte es Hinweise auf eine Koronarstenose/-thrombose geben, muss eine Koronarangiografie erfolgen.

**Fallbericht**

**Diagnostik**

Die Laborwerte zeigen klassische Veränderungen:

- Leukozyten 25 Gpt/l
- Hkt 25 %
- Thrombozyten 650 Gpt/l
- Albumin 2 g/dl
- ASAT 6 µmol/l*s

Die Echokardiografie weist eine eingeschränkte linksventrikuläre Funktion (EF 50 %, FS 25 %) bei normaler rechtsventrikulärer Funktion (TAPSE 20) nach, eine kleine Mitralinsuffizienz sowie einen minimalen Perikarderguss (diastolisch 3 mm). Koronarauffälligkeiten sind sich darstellbar.

## 117.4 Therapie

Eine kausale Therapie existiert nicht (GKJR et al. 2020). Ziel der Behandlung ist die Reduktion der Inflammation und Verhinderung einer Thrombozytenaggregation. Mittel der Wahl sind:

- **Immunglobuline** (2 g/kg KG über 12 h i. v.) sofort nach Diagnosestellung, Wiederholung bei Persistenz des Fiebers > 36 h nach Gabe
- + **ASS** (30–50 mg/kg KG/d – max. 3 g/d in 3 ED) ab Diagnosestellung, Reduktion nach 48–72 h Fieberfreiheit auf 3–5 mg/kg KG/d (max. 100 mg)
- + ggf. **adjuvante Steroidtherapie** (Prednisolon 2 mg/kg KG/d in 3 ED) risikoadaptiert:

*Begonnen werden soll bei*:
  - Koronarerweiterung zum Therapiebeginn (> 2 z)
  - Alter ≤ 1 Jahr
  - Schwerer Krankheitsverlauf (Schock, Makrophagenaktivierungssyndrom)

*Begonnen werden kann bei*:
  - Alter ≥ 7 Jahre
  - Männliches Geschlecht
  - Deutlich pathologische Laborwerte
  - Krankheitsdauer ≤ 4 Tage oder ≥ 14 Tage

## 117.5 Risikostratifikation

Kinder mit Kawasaki-Syndrom oder Verdacht auf Kawasaki-Syndrom sollten in der Notaufnahme als Risikopatienten eingestuft werden.

## 117.6 Disposition/Empfehlung weiteres Vorgehen

Die Patienten sollten in der Kinderklinik (Normalstation) aufgenommen werden.

Es sollten serielle Echokardiografien sowie Blutuntersuchungen erfolgen. Die Entlassung kann bei gebessertem AZ und Fieberfreiheit für mindestens 3 Tage erfolgen. Weitere Kontrollen und die Dauer der ASS-Therapie richten sich nach den erhobenen Befunden.

### Was wäre, wenn …

- … die Mutter Ihnen berichtet hätte, dass der Junge vor 2 Monaten eine COVID-19-Infektion durchgemacht hat?
  - Etwa 2–4(–8) Wochen nach einer SARS-CoV-2-Infektion kann es zur Ausbildung eines Hyperinflammationssyndroms (PIMS/MISC) kommen. Häufige Manifestationen sind ausgeprägte Bauchschmerzen und Leistungseinschränkung. Diese können als Appendizitis fehlgedeutet werden. Oftmals besteht eine ausgeprägte kardiale Funktionseinschränkung, die intensivmedizinisch behandelt werden muss.
  - Die Diagnosekriterien des PIMS ändern sich aktuell noch regelmäßig, umfassen aber zumeist Fieber > 48 h, Nachweis von mindestens zwei Organfunktionseinschränkungen (z. B. Herz, Lunge, Leber, Gerinnung) sowie den Nachweis erhöhter Entzündungsparameter. Auch die Behandlungsregime sind derzeit noch im Wandel begriffen. Aktuell werden je nach Schweregrad Immunglobuline (2 g/kg KG); Prednisolon (2 mg/kg KG/d) oder Methylprednisolon (10–30 mg/kg KG); ASS (3–5 mg/kg KG) ± prophylaktische Antikoagulation empfohlen. Wichtig ist, bei unklarer Symptomatik, vor allem bei Bauchschmerzen und AZ-Verschlechterung, daran zu denken. Die aktuelle deutsche Leitlinie findet sich auf der Homepage der DGPI (www.dgpi.de).

## LITERATUR

Amboss online. Exantheme im Kindesalter; Stand: 19.10.2021; www.amboss.com/de/wissen/Exantheme_im_Kindesalter/ (letzter Zugriff: 22.1.2023).

Deutsche Gesellschaft für Pädiatrische Infektiologie et al. Stellungnahme der DGPI, API, DGKJ, DGPK, GPOH, GKJR, GPP und STAKOB zur Klinik, Diagnostik und Therapie von Kindern mit COVID-19 – Update Februar 2022; https://dgpi.de/wp-content/uploads/2022/02/COVID-19-Klinik-Diagnostik-Therapie-Stellungnahme-2022-02_Final2.pdf) (letzter Zugriff: 22.1.2023).

Horeczko T. Pediatric Vital Signs – What are we missing? Stand: 12/2021; https://pemplaybook.libsyn.com/pediatric-vital-signs-what-are-we-missing (letzter Zugriff: 22.1.2023).

S2k-Leitlinie Kawasaki-Syndrom. AWMF-Registernummer 185-003. Stand: 16.12.2020, gültig bis 15.12.2025; https://register.awmf.org/de/leitlinien/detail/185-003 (letzter Zugriff: 22.1.2023).

Shaffer D, Nichols DG. Rogers' Textbook of Pediatric Intensive Care. 5th ed. Philadelphia: Lippincott Williams & Wilkins 2015.

KAPITEL

# 118 Kein normaler Bauchschmerz

Natja Liebers

**Fallbericht**

### Eintreffen

Ein 7-jähriger Junge wird mit dem Krankenwagen aus einer Kinderarztpraxis mit Bauchschmerzen und Erbrechen in die Notaufnahme gebracht.

### Ersteindruck

Der Junge ist wach und erbricht immer wieder kleinere Mengen galliges Sekret. Er ist blass, gibt massive Bauchschmerzen an und schläft zwischenzeitlich immer wieder ein.

### Vitalwerte

AVPU: Alert-Voice; $SaO_2$ 95 %; HF 120; RR: 120/80; AF 40; T 38,5; Gewicht 25 kg

### Triagekategorie

Orange

### Anamnese

Matteo sei seit 2 Tagen krank, berichtet die Mutter. Anfangs habe er über Oberbauchschmerzen geklagt und etwas erhöhte Temperaturen gehabt. Sie habe ihn noch am selben Tag bei der ambulanten Kinderärztin vorgestellt. Diese habe bei V. a. akute Gastroenteritis eine Fiebersenkung mit Paracetamol empfohlen. Matteo solle ausreichend trinken und sich bei Verschlechterung erneut vorstellen. Auch habe sie vorhergesagt, dass er sicherlich noch Durchfall bekommen würde. Und so sei es dann auch gewesen. Am nächsten Tag seien die Bauchschmerzen in den Unterbauch gewandert, Matteo habe gekrümmt im Bett gelegen, dann habe der Durchfall eingesetzt und die Schmerzen seien besser geworden.

Seit 3 Stunden jedoch gefalle ihr der Junge gar nicht mehr. Die Schmerzen hätten akut zugenommen, jetzt schmerze der gesamte Bauch. Matteo sei nicht mehr aus dem Bett zu bekommen und erbräche immer wieder. Sie hätten es kaum noch in die Kinderarztpraxis geschafft. Dann sei alles ganz schnell gegangen. Frau Doktor habe sofort einen Krankenwagen bestellt und sie hierher ins Krankenhaus geschickt.

Bisher sei Matteo nicht ernsthaft krank gewesen. Keine Operationen, keine Unfälle; Impfungen lt. STIKO. Schwangerschaft, Geburt und bisherige Entwicklung seien komplikationslos verlaufen. Matteo besuche die 2. Klasse und sei ein guter Schüler. Allergien seien nicht bekannt. Keine regelmäßigen Medikamenteneinnahmen.

✓ Fallbericht: Es handelt sich um ein Schulkind im deutlich beeinträchtigten AZ mit stärksten Bauchschmerzen und dem dringendem V. a. ein akutes Abdomen.

## 118.1 Anamnese und Differenzialdiagnose

Akute und subakute Bauchschmerzen müssen unverzüglich abgeklärt werden. 25–40 % der Kinder, die mit akuten Bauchschmerzen vorgestellt werden, leiden an einer akuten Appendizitis. Schulkinder sind etwas häufiger betroffen als Kleinkinder. Eine Perforation ist vor allem bei den jüngeren Kindern häufig in den ersten 24–36 h nach Symptombeginn möglich. Typisch hierfür sind eine kurzzeitige Besserung des Bauchschmerzes und einsetzende Durchfälle.

**MERKE**

**Wichtige Fragen bei Kindern mit Bauchschmerzen**

Fragen Sie gezielt nach Schmerzqualität und Schmerzmigration (Wanderung des Schmerzes vom Oberbauch in den rechten Unterbauch) sowie nach Fieber, Durchfall und Erbrechen.

Eine Reihe von **Differenzialdiagnosen** sollten Sie zwingend bei akuten und subakuten Bauchschmerzen im Kindesalter im Blick behalten (➤ Tab. 118.1).

## 118.2 Körperliche Untersuchung

Bei der körperlichen Untersuchung muss Ihr Fokus zunächst auf dem Erkennen des kritisch kranken Kindes liegen. Dazu sollten Sie sich einen Eindruck über Bewusstsein, Atmung und Atemarbeit und Hautkolorit verschaffen (**Pädiatrisches Dreieck**). Beurteilen Sie im Anschluss **ABCDE** und gehen Sie dann zur ausführlichen **körperlichen Untersuchung** über.

**Tab. 118.1** Wichtige Differenzialdiagnosen (DD) bei akuten und subakuten Bauchschmerzen (nach Lacher und Hoffmann 2020) [E1187]

| DD | Symptome |
|---|---|
| **Akute infektiöse Gastroenteritis** (AGE) | Beginn oftmals mit Erbrechen, Oberbauchschmerzen eher sekundär |
| **Lymphadenitis mesenterialis** | Vor allem nach viralen Infekten, ubiquitäre Bauchschmerzen über mehrere Tage, sonografisch mesenteriale Lymphknotenschwellungen. **Cave:** Gefahr der Invagination |
| **Hodentorsion** | Vor allem präpubertär und Neugeborene, oftmals akuter Beginn mit Erbrechen; Skrotum einseitig gerötet, geschwollen, druckschmerzhaft |
| **Ovarialtorsion** | Vor allem präpubertär, akute Schmerzen im Unterbauch mit Erbrechen, häufig nachts |
| **Inkarzerierte Leistenhernie** | Nichtreponible Vorwölbung im Bereich der Leiste, stärkste Schmerzen |
| **Koprostase** | Krampfartige Schmerzen vor allem im linken Mittel- und Unterbauch, oftmals Stuhlwalze palpabel |
| **Basale Pneumonie** | Zusätzlich Tachydyspnoe, Fieber, Hypoxie |
| **HWI, Pyelonephritis** | Flankenschmerz, Fieber, Miktionsbeschwerden |

### Fallbericht

**Untersuchungsbefund**

Pädiatrisches Dreieck

- Bewusstsein: beginnend lethargisch, ansprechbar
- Atmung: beschleunigt, keine Dyspnoe
- Kolorit: sehr blass

✓ Fallbericht: Kritisch krankes Kind.

ABCDE

- **A** – Atemwege: frei
- **B** – Atmung: Tachypnoe (AF > 40/min); keine Einziehungen; normales Atemzugvolumen; Sättigung 95 %
- **C** – Kreislauf: Tachykardie 120/min; Pulse zentral und peripher gut tastbar; Rekapillarisierungszeit 3 s; RR: 120/80 mmHg; keine Vorlastzeichen
- **D** – Bewusstsein: lethargisch, möchte in Ruhe gelassen werden
- **E** – Temperatur: 38,5 °C

✓ Fallbericht: Beeinträchtigter Patient mit kompensiertem C-Problem.

Körperliche Untersuchung

7-jähriger Junge in deutlich beeinträchtigtem AZ und gutem Pflegezustand, liegt gekrümmt mit angezogenen Beinen auf der Untersuchungsliege; auffällig blasses Hautkolorit, blasses Nase-Mund-Dreieck mit blassen Lippen, Schleimhäute noch feucht, Rachenring reizlos, Zunge belegt, Cor: rhythmisch, rein, tachykard; Pulmo seitengleich belüftet, keine Nebengeräusche. Schon bei der Auskultation der Lunge ängstlich abwehrend, mit der Bitte, nicht den Bauch anzufassen. Abdomen wirkt gespannt und fest, keinerlei Peristaltik auskultierbar. Ubiquitärer Schmerz bei leichter Berührung, weitere Untersuchungen des Bauches werden vom Patienten nicht toleriert. Genital männlich infantil, Hodendeszensus bds.; grobneurologisch unauffällig, kein Exanthem.

✓ Fallbericht: In Zusammenschau akutes Abdomen, Peritonitis, V. a. perforierte Appendizitis.

**DIAGNOSE**

Akutes Abdomen und Peritonitis bei V. a. perforierte Appendizitis

Zur klinischen Untersuchung bei akuten Bauchschmerzen gehören neben der Palpation und Auskultation des Abdomens weitere spezifische Untersuchungsschritte. Am einfachsten ist der **Erschütterungsschmerz** durch spielerisches Hüpfen von der Untersuchungsliege zu eruieren.

Der **Druckschmerz im rechten Unterbauch** gibt erste Hinweise auf eine Appendizitis und kann durch den **lateralen Loslassschmerz** und das **positive Psoas-Zeichen** (Schmerzen im rechten Unterbauch beim Heben des gestreckten rechten Beines gegen den Widerstand der eigenen Hand) bekräftigt werden.

Von manchen Kindern werden diese spezifischen Untersuchungsschritte aufgrund massivster Schmerzen kaum oder gar nicht toleriert und sollten dann auch nicht erzwungen werden.

Auch das Abklopfen der Nierenlager und die Untersuchung der Leisten und des Genitales gehören zur vollständigen Untersuchung bei Bauchschmerzen.

**Fallbericht**

**Erste Anordnungen und Diagnostik**

Sie ordnen die Anlage einer Flexüle sowie eine Blutentnahme (BGA, Chemogramm, Blutbild, Entzündungswerte) und eine Abdomensonografie an.

## 118.3 Erste Anordnungen und Diagnostik

- **Venöser Zugang und Labor:** Eine zügige Labordiagnostik (BGA, Blutbild mit Differenzierung, CRP, PCT) sollte mit der Anlage eines venösen Zuganges kombiniert werden.
- **Sonografie:** Die Abdomensonografie (Sensitivität 95 %, Spezifität 96 % bei darstellbarer Appendix) ist mittlerweile bei V. a. Appendizitis im Kindesalter unabdingbar. Zusätzlich lassen sich oftmals Umgebungsreaktionen und freie Flüssigkeit als mögliches Zeichen einer Perforation darstellen.
- **Röntgen Abdomen (ggf. Linksseitenlage):** Bei V. a. Ileus können stehende Darmschlingen und Spiegelbildungen nachgewiesen werden, evtl. bei Koprostase aufgeweitete Darmschlingen. Nach Perforation ist freie Luft im Abdomen nachweisbar.

**MERKE**

Bei Bauchschmerzen unklarer Genese und zwingend bei V. a. eine akute Appendizitis sollte unverzüglich eine chirurgische bzw. (wenn möglich) eine kinderchirurgische Vorstellung erfolgen.

## 118.4 Therapie

### 118.4.1 Antibiotikatherapie

Bei V. a. eine perforierte Appendizitis sollte unverzüglich mit einer **kalkulierten antibiotischen Therapie** (z. B. Cefuroxim/Metronidazol oder Piperacillin/Tazobactam) begonnen werden. Häufig findet sich in den intraoperativen Abstrichen eine **polymikrobielle Infektion inkl. Anaerobiern**. Bei nachgewiesener Perforation sollte die antibiotische Therapie mindestens 5 Tage i. v. erfolgen.

### 118.4.2 Flüssigkeitstherapie

Anhaltende Verluste sollen zusätzlich ersetzt werden: pro Erbrechen oder wässrigem Stuhl mit 10 ml/kg KG und pro 1 °C Temperaturerhöhung über 37,0 °C mit 10 ml/kg KG/24 h.

Bei anhaltendem Durchfall kann alternativ das Windelgewicht ermittelt und in die Berechnung des Flüssigkeitsbedarfs eingerechnet werden.

Bei **Schock** sollen 10 ml/kg KG isotone Vollelektrolytlösung (z. B. Ringer-Laktat) über 15–30 min verabreicht werden.

### 118.4.3 Schmerztherapie

**MERKE**

Neben einer **balancierten Flüssigkeitstherapie (Basisbedarf + anhaltende Verluste)** sollte auf eine **bedarfsgerechte Schmerztherapie** geachtet werden.

Oftmals reichen Schmerzmittel aus der Gruppe der Nichtopioid-Analgetika nicht aus. Dann ist im ersten Schritt eine Kombination von Paracetamol und Metamizol möglich; bei schwersten Bauchschmerzen ist eine Opioidgabe indiziert (z. B. Piritramid). Diese Opioidgabe sollte unter kontinuierlichem Monitoring (HF, RR, Sättigung) erfolgen.

- **Paracetamol: 10–15 mg/kg KG** (i. v.) bis zu 4 ×/d (Achtung: geringe therapeutische Breite); < 3 kg KG off-label
- **Metamizol** (Reservemedikament): 10–15 mg/kg KG (i. v.) bis zu 3–4 ×/d (nur einsetzen, wenn durch Paracetamol keine ausreichende Analgesie erreicht werden kann), vorher ausführliche Anamnese (Medikamentenunverträglichkeiten/-zwischenfälle, auch in der Familie) und Aufklärung Agranulozytose; i. v. stets als Kurzinfusion (**cave:** arterielle Hypotonie)
- **Piritramid:** 0,05–0,1 mg/kg KG langsam i. v. (**cave**: Hypotension, Apnoe)

**Fallbericht**

**Risikostratifikation**

Der Patient sollte umgehend kinderchirurgisch vorgestellt und eine operative Intervention eingeleitet werden; ggf. werden intensivmedizinische Maßnahmen notwendig.

## 118.5 Risikostratifikation

Kinder mit akutem Abdomen oder auffälligen Bauchbefunden sind in der Notaufnahme als Hochrisikopatienten zu betrachten. Die Risikostratifikation sollte eine erfahrene Kollegin oder ein erfahrener Kollege oder aus der Pädiatrie oder Kinderchirurgie vornehmen.

**Fallbericht**

**Disposition**

Sie bitten um ein kinderchirurgisches Notfallkonsil und informieren die Kinderintensivstation.

## 118.6 Disposition/Empfehlung weiteres Vorgehen

Postoperativ sollte eine Überwachung auf einer Kinderintensivstation angestrebt werden. Ist dies nicht möglich, sind ein lückenloses Herz-Kreislauf-Monitoring, eine regelmäßige Bilanzierung, Laborkontrollen und eine bedarfsgerechte Analgesie zu gewährleisten.

## Was wäre, wenn …

- … der Patient mit ähnlicher klinischer Symptomatik vorgestellt würde, jedoch bereits vor 2 Jahren appendektomiert wurde?
  - Dann wären bei einem akuten Abdomen weitere kinderchirurgische Krankheitsbilder (➤ Tab. 118.1) abzuklären. Auch ein postoperativer Bridenileus wäre differenzialdiagnostisch auszuschließen.
- … der Patient bei Vorstellung hypotensiv gewesen wäre?
  - Dann hätte die initiale Stabilisierung nach der ERC-Leitlinie Septischer Schock, eine großzügige Flüssigkeitsgabe und ggf. eine Katecholamintherapie erfolgen müssen. In diesem Fall sollte trotzdem zeitnah eine Fokussanierung angestrebt werden.

### LITERATUR

Deutsche Gesellschaft für Pädiatrische Infektiologie e. V. (Hrsg.). Handbuch – Infektionen bei Kindern und Jugendlichen. 7. A. Stuttgart: Thieme 2018.

Lacher M, Hoffmann F. Kinderchirurgie für Pädiater. Berlin, Heidelberg: Springer 2020.

Nicolai Th et al. Pädiatrische Notfall- und Intensivmedizin. 6. A. Berlin, Heidelberg: Springer 2021.

S1-Leitlinie Bauchschmerz bei Kindern – Bildgebende Diagnostik. AWMF-Registernummer 064-016. Stand: 24.4.2020, gültig bis 30.4.2023; https://register.awmf.org/de/leitlinien/detail/064-016 (letzter Zugriff: 22.1.2023).

KAPITEL

# 119 Nachts mit Durchfall

Natja Liebers

## Fallbericht

Sie werden als ZNA-Ärztin um 2.00 Uhr nachts ans Telefon gebeten. Ein besorgter Vater ruft an und bittet um Rat. Sein 14 Monate alter Sohn habe seit 2 Tagen Fieber und wasserdünnen Durchfall und erbreche jede Nahrung. Er fragt, ob eine Vorstellung jetzt sinnvoll sei.

### Anruf und Eintreffen

Als junge Assistenzärztin sind Sie noch relativ neu im Geschäft, und vor kranken Kindern haben Sie großen Respekt, vor allem vor den „Kleinen". Sie empfehlen eine zeitnahe Vorstellung des Säuglings. Gegen 3:00 Uhr treffen Vater und Sohn in der ZNA ein.

**Tipp:** Wenn Sie unsicher sind, bestehen Sie immer auf eine zeitnahe Vorstellung. Säuglinge haben nur wenige Reserven. Ein Verfall des Kindes in den nächsten Stunden ist nicht auszuschließen.

### Ersteindruck

15 Monate alter Säugling im deutlich reduziertem AZ, wimmernd auf laute Ansprache und Berührung. Kühle Akren, halonierte Augen, trockene Schleimhäute.

### Vitalwerte

AVPU: Voice; $SaO_2$ 94 %; HF 170; RR 50/20; Rekapillarisierungszeit 4 s, AF 45; T 38,7; kühle Akren; Gewicht 10,3 kg

### Triagekategorie

Orange

### Anamnese

Der Vater berichtet, dass alles vor 2 Tagen mit Temperaturen um 38 °C begonnen habe, dann sei wasserdünner, übelriechender Durchfall (2-stündlich) hinzugekommen. Am Anfang habe der Kleine noch jede Flasche mit Appetit getrunken, dann habe er sämtliche Nahrung, auch Tee erbrochen.

Schwangerschaft und Geburt seien problemlos verlaufen. Spontangeburt in der 39. SSW, keine Anpassungsstörungen, bisher nie krank gewesen, Impfungen gemäß STIKO, Vitamin D auf Empfehlung der Kinderärztin.

Sein 4-jähriger gesunder Bruder gehe in die Kindertagesstätte; vor 1 Woche habe er auch kurzzeitig Durchfall ohne Fieber gehabt.

✓ Fallbericht: Es handelt sich um ein Kleinkind mit subakuter Gastroenteritis, deutlichen Exsikkosezeichen, beginnender Kreislaufdekompensation und Fieber.

## 119.1 Anamnese und Differenzialdiagnose

Zu den häufigsten pädiatrischen Krankheitsbildern gehört die akute infektiöse Gastroenteritis (AGE), die durch Erbrechen, erhöhte Stuhlfrequenz und verminderte Stuhlkonsistenz definiert ist. Die meisten Fälle von AGE werden durch Viren verursacht und gehen oftmals mit Erbrechen und Fieber einher. Mit 0,5–2 AGE-Episoden im Jahr sind vor allem Säuglinge und Kleinkinder die am häufigsten betroffene Altersgruppe.

**RED FLAGS**

Eine stationäre Krankenhausaufnahme ist bei mangelnder Flüssigkeitsaufnahme, Elektrolytentgleisung oder zunehmender, spätestens ab mittelschwerer Dehydratation indiziert.

**Differenzialdiagnostisch** sollte eine **hypertrophe Pylorusstenose** ausgeschlossen werden. Sie tritt typischerweise beim jungen Säugling (3–8. Lebenswoche) auf und betrifft Knaben viermal häufiger als Mädchen. Infolge einer Hypertrophie der Ringmuskulatur am Pylorus kommt es zu **schwallartigem Erbrechen kurz nach der Nahrungsaufnahme**.

Die **diabetische Ketoazidose** als Manifestation eines Diabetes mellitus Typ 1 ist vor allem im Schulkindes- und Adoleszentenalter eine wichtige Differenzialdiagnose bei Exsikkose. Häufig dekompensieren die Patienten nach einem kurzen Intervall (wenige Tage) mit Polydipsie, Polyurie, Gewichtsabnahme und Leistungsknick. Die Inzidenz des Typ-1-Diabetes im Kindes- und Jugendalter steigt kontinuierlich an und liegt zurzeit bei jährlich 22,9/100.000 Kindern unter 15 Jahren.

Zwingend auszuschließen sind **Vernachlässigung** und/oder Folgen körperlicher oder seelischer Misshandlung, die zur Exsikkose des Säuglings oder Kindes führen. Häufig treten diese in Kombination mit einem unzureichenden oder schlechten Pflegezustand (ausgeprägte Windeldermatitis, schmutzige Fingernägel und Hautfalten) und Spuren körperlicher Gewalt (z. B. Hämatome unterschiedlichen Alters, eingerissene Lippen, Ohrläppchen) auf. In diesen Fällen ist unverzüglich die Kinderschutzgruppe zu informieren, um weitere Schritte zeitgerecht einleiten zu können. Eine stationäre Aufnahme des Kindes ist dann zwingend erforderlich.

Weitere Differenzialdiagnosen, die man vor allem im Säuglingsalter im Blick behalten sollte, sind **Stoffwechseldefekte**, **schwere Infektion**, **Sepsis** sowie **Darmobstruktion** und **Volvulus**.

**Fallbericht**

**Körperliche Untersuchung und Untersuchungsbefund**

**Pädiatrisches Dreieck:**
- Bewusstsein: lethargisch, aber ansprechbar
- Atmung: beschleunigt, keine Dyspnoe
- Hautkolorit: blass

→ **kritisch krank**

**ABCDE-Schema:**
- **A** – Atemwege frei
- **B** – Atmung: Tachypnoe (AF > 45/min), keine Einziehungen; normales Atemzugvolumen; Sättigung 94 %
- **C** – Kreislauf: Tachykardie 170/min; Pulse zentral gut, peripher schwach tastbar; Rekapillarisierungszeit 4 s; RR 50/20 mmHg; keine Vorlastzeichen
- **D** – Bewusstsein: lethargisch, wimmernd auf Berührung und Ansprache
- **E** – Fieber bei T 38,7 °C

→ **beeinträchtigter Patient mit noch kompensiertem C-Problem**

**Körperlicher Befund:**
Männlicher Säugling in gutem Pflegezustand und deutlich reduziertem AZ, wimmernd auf laute Ansprache und Berührung. Kühle Akren, halonierte Augen, trockene Schleimhäute. Stehende Bauchhautfalten, eingefallene Fontanelle, Herzaktion rhythmisch, rein, tachykard, Vesikuläratmen über beiden Lungen, Abdomen eingefallen, palpatorisch weich, keine Abwehrspannung, Peristaltik über allen Quadranten, Windelbereich gerötet.

✓ Fallbericht: Kritisch kranker, exsikkierter Säugling, am ehesten durch virale Gastroenteritis.

## 119.2 Körperliche Untersuchung

Die körperliche Untersuchung von Kindern im Notfalldienst sollte zeitnah, gründlich und in möglichst angenehmer Atmosphäre erfolgen. Primär ist das Er-

119

kennen eines kritisch kranken Kindes unabdingbar. Hierzu ist das **pädiatrische Dreieck** ein geeignetes Hilfsmittel. Die ausführliche körperliche Untersuchung am unbegleiteten Kind schließt sich direkt an und dient der Eingrenzung von Differenzialdiagnosen und Planung notwendiger apparativer Diagnostik.

**KERNAUSSAGEN**

**Schnelle Erstbeurteilung durch das pädiatrische Dreieck**

- Bewusstsein
- Atmung
- Hautkolorit

Etwa 75 % aller Enteritiden im Säuglings- und Kleinkindalter sind viral bedingt. Rotaviren, Noroviren und Adenoviren sind die am häufigsten anzutreffenden Erreger. Mit Einführung der Rotavirenimpfung 2008 nahm die Anzahl der stationären Einweisungen um 20 % ab. Bakterielle Infektionen sind deutlich seltener, sind aber vor allem bei blutigem Stuhl und reduziertem Allgemeinzustand nach Rehydratation eine wichtige Differenzialdiagnose.

**DIAGNOSE**

Exsikkose bei Säugling, V. a. virale Gastroenteritis

**Fallbericht**

**Erste Anordnungen und Diagnostik**

Die Abnahme einer Blutgasanalyse sowie die Bestimmung von Blutbild und CRP werden angeordnet; gleichzeitig wird die Anlage einer Flexüle vorbereitet.

## 119.3 Erste Anordnungen und Diagnostik

Im Vordergrund stehen aber die Anamnese und klinische Untersuchung (inkl. Gewicht, Temperatur, Kreislaufparameter) des Kindes.

Für die Einordnung des Schweregrades der Dehydratation bietet sich ➤ Tab. 119.1 an.

Aktuelle/kurzfristig erhobene Körpermaße können dem „Gelben Heft“ entnommen werden. Für Säuglinge gibt es oftmals minutiös dokumentierte Gewichte durch die betreuende Hebamme. So lässt sich der aktuelle Gewichtsverlust zügig abschätzen.

Die Dehydratationsform (hypoton, isoton, hyperton) lässt sich durch die Bestimmung der Serumnatriumkonzentration im Rahmen einer BGA ermitteln.

**Tab. 119.1** Dehydratation in Abhängigkeit vom Schweregrad (S2k-Leitlinie 2019)

| | leicht | mittel | schwer |
|---|---|---|---|
| **Gewichtsverlust** | | | |
| • Säugling | < 5 % | 5–10 % | > 10 % |
| • Kleinkind | < 3 % | 3–6 % | > 6 % |
| **Allgemeinbefinden, Bewusstsein** | gut, wach | unruhig, irritabel, schlapp | apathisch, lethargisch |
| **Atmung** | normal | vertieft | tiefe Azidoseatmung |
| Hautturgor | – | – – | – – – |
| Hautkolorit | blass | blass-grau | marmoriert |
| **Schleimhäute/Zunge** | noch feucht | klebrig | trocken-brüchig |
| **Blutdruck** | normal | beginnend hypoton | hypoton |
| **Puls** | normal | normal - tachykard | tachykard |
| **Rekapillarisierungszeit** | < 2 s | **verlängert** | **deutlich verlängert** |
| **Tränen** | vorhanden | **wenig** | **keine** |
| **Diurese** | ausreichend (3–4 ×/Tag) | vermindert | **minimal-keine** |
| **Fontanelle (bis 1. Lj.)** | im Niveau | **leicht eingesunken** | **eingesunken** |

Dies ist ab einer mittelschweren Dehydratation obligatorisch. Die häufigste Exsikkoseform ist die **isotone Dehydratation** (70 % im Kindesalter). Über den Blutzucker kann mittels BGA auch eine diabetische Ketoazidose erkannt werden.

**CAVE**

Bei der diabetische Ketoazidose liegt häufig – trotz erniedrigter Serumnatriumkonzentration – eine hypertone Dehydratation durch die hohe Blutzuckerkonzentration (100 mg Glukose/dl = 5,5 mosmol/l) vor.

Bei Kindern mit i. v. Rehydratationsbedarf soll die Bestimmung von Natrium, Kalium, Kreatinin, Harnstoff, BGA (kapillär oder venös), Blutzucker und Blutbild erfolgen.

Mikrobiologische Stuhluntersuchungen sind für die allermeisten Fälle einer akuten Gastroenteritis nicht erforderlich, da die Ergebnisse keine Bedeutung für die Behandlung haben. Die meisten Verläufe sind selbstlimitierend, und die diagnostische Ausbeute ist bei umfangreichem Erregerspektrum eingeschränkt. Ausnahme sind Ausbrüche in Kindereinrichtungen, Flüchtlingsheimen etc. Dort ist eine zeitnahe Erregerdiagnostik für gezielte Hygiene- und Präventionsmaßnahmen sinnvoll. Beim Vorliegen blutiger Stühle oder schwerer AZ-Beeinträchtigung ist die Erregerdiagnostik auf pathogene Darmkeime und EHEC obligat.

**Fallbericht**

**Untersuchungsbefund**

Bei Aufnahme wiegt der Patient 10,3 kg. Dem „Gelben Heft" entnehmen Sie, dass der Patient vor 1 Monat zur U6 beim Kinderarzt bereits 11 kg gewogen hat. Somit ist ein Gewichtsverlust von ca. 7 % zu verzeichnen. Zusätzlich können Sie mithilfe von ➤ Tab. 119.1 eine mittelgradige Dehydratation abschätzen.

119

## 119.4 Therapie

Bei leichter Dehydratation ist eine orale Rehydratationstherapie anzustreben. Hierbei sind handelsübliche Rehydratationsprodukte (z. B. Oralpädon) sinnvoll.

Die orale Rehydratation kann mit einer Glukose-Elektrolytlösung (Natrium 60 mmol/l, Glukose 74–111 mmol/l) oder einer polymerbasierten Elektrolytlösung rasch begonnen werden.

**Praktischer Tipp für Notärzt*innen:** Sie werden Freitagnacht zu einem kreislaufstabilen, leicht dehydrierten Kleinkind mit Gastroenteritis gerufen. Die Eltern wirken auf Sie verlässlich und fürsorglich. Mit folgendem einfachem Rezept lässt sich eine „wohlschmeckende" balancierte Lösung herstellen:

- 1 Liter Tee kochen und abkühlen lassen
- 200 ml Apfelsaft
- 2 Esslöffel Traubenzucker oder Zucker
- 2 Messerspitzen Salz

Die Eltern sollen ihrem Kind alle 5–10 min 1–2 Teelöffel dieser Lösung anbieten. Erbricht es unter dieser Maßnahme nicht, kann die Menge (nach ca. 2 h) zügig gesteigert werden. Bei weiterem Erbrechen muss kurzfristig eine ärztliche Reevaluation erfolgen.

**MERKE**

Eine intravenöse Rehydratation ist notwendig:
- bei Scheitern einer oralen oder nasogastralen Rehydratation,
- bei Schockzustand,
- bei schwerer Dehydratation > 9 % KG (insb. bei Vorliegen von neurologischen Symptomen oder schwerer Azidose (pH < 7,25; BE < –15 mmol/l) oder Hypo- oder Hypernatriämie),
- bei Symptomen eines Ileus (z. B. galliges Erbrechen).

**KERNAUSSAGEN**

Berechnung des Flüssigkeitsbedarfs aus:
- Basisbedarf
- Defizit
- Anhaltende Verluste

Hierfür ist etwas Rechenarbeit notwendig.

**Tab. 119.2** Flüssigkeitsbedarf (Basisbedarf) in Abhängigkeit von Alter und Körpergewicht (S2k-Leitlinie 2019)

| Alter | Gewicht [kg] | Flüssigkeitsbedarf [ml/kg KG/Tag] |
|---|---|---|
| **Neugeborenes** | 3 | 80–120 |
| **Säugling** | 3–10 | 90–140 |
| **Kleinkind** | 14 | 90–110 |
| **Schulkind (10 Jahre)** | 30 | 60–80 |

### 119.4.1 Basisbedarf

Der Basisbedarf kann ➤ Tab. 119.2 entnommen werden.

### 119.4.2 Defizit

Das zu berechnende Defizit entspricht idealerweise dem „Verlust“ an Körpergewicht. Es kann errechnet oder mithilfe von ➤ Tab. 119.1 abgeschätzt werden. Das Defizit sollte über 24 h ausgeglichen werden (= auf Tageslaufrate aufrechnen). Bei schwerer Dehydratation sollte der Verlust zügiger (4–6 h) ausgeglichen werden (in Rücksprache mit dem Pädiater).

### 119.4.3 Anhaltende Verluste

Anhaltende Verluste sollen zusätzlich ersetzt werden: pro Erbrechen oder wässrigem Stuhl mit 10 ml/kg KG und pro 1 °C Temperaturerhöhung über 37,0 °C mit 10 ml/kg KG/24 h.

Bei anhaltendem Durchfall kann alternativ das Windelgewicht ermittelt und in die Berechnung des Flüssigkeitsbedarfs eingerechnet werden.

Bei **Schock** sollen 10 ml/kg KG isotone Vollelektrolytlösung (z. B. Ringer-Laktat) über 15–30 min verabreicht werden. Sollte sich der Zustand nicht wesentlich bessern, kann die Gabe wiederholt werden (bis max. 40–60 ml/kg KG).

## 119.5 Risikostratifikation

Wichtige Kriterien für die Risikostratifikation sind ➤ Tab. 119.1 zu entnehmen.

**Fallbericht**

**Disposition/Empfehlung weiteres Vorgehen**

Es handelt sich um ein 14 Monate altes Kleinkind. Eine stationäre Aufnahme bei mittelgradiger Dehydratation ist empfehlenswert. Hier sollte zunächst eine orale Hydratation, ggf. über nasogastrale Sonde versucht werden.

## 119.6 Disposition/Empfehlung weiteres Vorgehen

Die Disposition und das weitere Vorgehen richten sich nach dem Schweregrad der Exsikkose und weiteren Faktoren, z. B. Beurteilungsvermögen der Eltern und Erreichbarkeit der Klinik.

Wird ein Kind wieder entlassen, dann sollte am Folgetag eine kinderärztliche Kontrolle erfolgen. Die Eltern sollten auch eindringlich darauf hingewiesen werden, das Kind umgehend wiedervorzustellen, wenn eine Verschlechterung eintritt oder ein Therapieversagen vorliegt.

Mindestens ab einer mittleren Exsikkose (➤ Tab. 119.1) oder bei rascher Krankheitsentwicklung sollte eine stationäre Aufnahme erfolgen. Dies gilt ganz besonders, wenn es Zeichen einer Überforderung der Eltern oder Zeichen einer Vernachlässigung gibt.

## Was wäre, wenn …

- … das Kind auch blutige Durchfälle hätte?
  - In diesem Fall ist an eine bakterielle Ursache zu denken und eine erweiterte Diagnostik (Entzündungslabor, Erregerdiagnostik u. a.) und kalkulierte Therapie einzuleiten.
- … das Kind exsikkiert und im schlecht gepflegten AZ ohne Durchfall und/oder Erbrechen vorgestellt würde?
  - Dann sollte eine Vernachlässigung ausgeschlossen werden.
- … ein exsikkiertes Kind mit kurzzeitig bestehender Polyurie, Polydypsie und Kußmaul-Atmung vorgestellt würde?
  - In dieser Situation sollte an die Erstmanifestation eines Typ-1-Diabetes mit metabolischer Ketoazidose gedacht werden.

### LITERATUR

S1-Leitlinie Hypertrophe Pylorusstenose. AWMF-Registernummer 006-056. Stand: 30.4.2020, gültig bis 31.12.2025; https://register.awmf.org/de/leitlinien/detail/006-056 (letzter Zugriff: 22.1.2023).

S2k-Leitlinie Akute infektiöse Gastroenteritis im Säuglings-, Kindes- und Jugendalter. AWMF-Registernummer 068-003. Stand: 31.3.2019, gültig bis 31.5.2023; https://register.awmf.org/de/leitlinien/detail/068-003 (letzter Zugriff: 22.1.2023).

S3-Leitlinie Diagnostik, Therapie und Verlaufskontrolle des Diabetes mellitus im Kindes- und Jugendalter. AWMF-Registernummer 057-016. Stand: 23.10.2015 (in Überarbeitung); https://register.awmf.org/de/leitlinien/detail/057-016 (letzter Zugriff: 22.1.2023).

Ziegler R, Neu A. Diabetes mellitus im Kindes- und Jugendalter – leitliniengerechte Diagnostik, Therapie und Langzeitbetreuung. Dtsch Arztebl Int 2018; 115: 146–156.

KAPITEL

# 120 Auto gegen Kind

Steffen Herdtle

**Fallbericht**

**Der Anruf**

Das rote Telefon in der Notaufnahme klingelt: Die Hotline der Leitstelle für die Schockraumanmeldung. Eine Kollegin geht ran und notiert an der Schreibtafel: VU, 5 Jahre, männlich, als Fußgänger von Pkw erfasst, nicht intubiert, V. a. SHT, Thorax, Abdomen, Becken, Extremitäten. Neurologisch verlangsamt, aktuell kreislaufstabil. Mit Notarzt in ca. 20 Minuten eintreffend.

✓ Fallbericht: Relativ eindeutig: Polytrauma – Kind.

**DIAGNOSE**
Polytrauma – Kind

## 120.1 Be prepared: Die Vorbereitungen

Der Vorteil bei einem angemeldeten Patienten liegt in der **Vorbereitungszeit**, bis der Patient eintrifft. Diese Zeit gilt es zu nutzen. Der Nachteil: Die geschätzten Eintreffzeiten können stimmen, müssen es aber nicht. Manchmal ist der Patient schneller da und die Vorbereitungen sind noch nicht abgeschlossen, und manchmal dauert es deutlich länger, und das Team (neben den Ressourcen) wartet und wartet und wartet … In dieser Zeit hätte man noch kurz das Sono für Patient Müller, den Arztbrief für Patient Maier und den Gips für Patientin Schmidt schaffen können. Und die Pflegekraft könnte bei einem Patienten noch schnell Blut abnehmen. Was also tun?

**MERKE**
Ganz klar: Der Schockraum muss organisiert werden und zwar sofort. Die Zeit bis zum Eintreffen kann gar nicht lang genug sein, insbesondere bei verletzten Kindern.

Zunächst gilt es, das **Schockraumteam** zu versammeln, das je nach Klinikorganisation aus mehr oder weniger Teammitgliedern besteht. Durch den Teamleader bzw. die Teamleaderin erfolgt ein kurzes **Briefing** („Was liegt an?“); anschließend kümmert sich jeder um die Vorbereitungen in dem ihr/ihm jeweils zugeteilten Bereich. Dabei kann man sich am **cABCDE**-Schema orientieren (➤ Tab. 120.1).

Bei Kindern ist es absolut wichtig, sich auf das mutmaßliche Alter einzustellen. Daher sollte in jedem Fall nach dem **Alter des Kindes** gefragt werden: Zwischen einem 2-Jährigen und einem 17-Jährigen besteht ein großer Unterschied!

**Tab. 120.1** Vorbereitungen – allgemeiner Teil

| | To Dos (Beispiele) |
|---|---|
| c | Tourniquets? Beckenschlinge? Woundpacks? |
| A | Intubationsmöglichkeiten? Volle Batterie im Laryngoskop? Absaugung? Videolaryngoskop? Alternativer Atemweg? Tubussicherung? Konnektionssicherung? HWS-Stabilisierung – Kindergröße vorhanden? |
| B | Beatmungsbeutel funktionsfähig? Sauerstoffversorgung? Kapnografie? Beatmungsgerät funktionsfähig/getestet? Stethoskop? |
| C | Monitoring? Infusionen? Perfusoren? Infusions- und Perfusorleitungen (doppelt?), Drei-Wege-Hähne? Zugänge (PVK, ZVK, Sheldon, Arterie) „Kathetertisch"? |
| D | • Disability: Pupillenleuchte?<br>• Drugs: Medikamente zur Narkoseführung, zur Kreislaufstabilisierung, fürs Gerinnungsmanagement |
| E | Thermometer? Wärmemanagement (Kind! Gerinnung!)? Schienenmaterial? |

Es gilt, sich im Vorfeld zu überlegen (egal, ob eine Kinderärztin oder ein Kinderarzt mit im Schockraum sein kann oder nicht), welche **Normalwerte**, **Beatmungsparameter**, **Medikamentendosierungen**, **Tubengrößen**, **Infusionsvolumina** etc. für das zu erwartende Kind passen. Für deren Berechnung ist die Kenntnis des Körpergewichts hilfreich. Da man Körpergewicht aber oft nicht kennt, das Alter aber schon, hilft folgende Faustformel:

**(Alter + 4) × 2 = Kilogramm Körpergewicht**

Haben alle ihre persönliche Schutzausrüstung an? Handschuhe, Mund-Nase-Maske, Haube, Plastikschürze, ggf. Röntgenschürze? Steriler Kittel nötig bzw. in Reichweite?

**KERNAUSSAGEN**

- Nutzen der Zeit von der Anmeldung bis zum Eintreffen des Patienten für das Teambriefing und die Vorbereitungen im Schockraum
- Systematische Vorbereitung anhand des cABCDE-Schemas
- Spezielle Überlegungen im Vorfeld für das zu erwartende Kind (Normalwerte, Beatmungsparameter, Tubusgröße, Medikamentendosierung, Infusionsvolumina)
- Schätzen des Kindesgewichts anhand der Faustformel „(Alter + 4) × 2"

**Fallbericht**

### Die Vorbereitungen

Nachdem sich alle versammelt haben, informiert die Teamleaderin die Schockraummitglieder über die Anmeldung eines 5-jährigen Patienten, die ungefähre Eintreffzeit, das ungefähre Verletzungsmuster und den aktuellen Patientenzustand. Anschließend teilt sie das große Team in kleinere Teams ein: A/B-Team, C-Team, D/E-Team und eine/einen Untersuchenden. Zudem bittet sie den Studenten an der Schreibtafel im Schockraum, alles zu protokollieren, was passieren wird: Übergabe, Medikamentengaben, Interventionen, jeweils mit Uhrzeit. Die Schockraumuhr wird auf „Null" gestellt und ist für den Start beim Eintreffen des Patienten bereit.

### Der Tafelanschrieb

Ebenso auf die Tafel kommen für alle sichtbar die **Berechnungen** für die Medikamentendosierungen, welche die Teamleaderin errechnet hat: Ein 5-Jähriger wird etwa (5 + 4) × 2 = 18 kg wiegen.

Zur Berechnung der wichtigsten „Zahlen" kann man sich die Angaben in ➤ Tab. 120.2 merken. Der Tafelanschrieb für den 5-Jährigen sieht demnach, um einige Angaben ergänzt, wie in ➤ Box 120.1 aus.

**BOX 120.1**

**Tafelanschrieb für den 5-jährigen Patienten**

| | | | | | | | |
|---|---|---|---|---|---|---|---|
| **Alter:** | 5 Jahre | **Gewicht:** | 18 kg | **$RR_{syst}$:** | 100 | **HF:** | 80–130 |
| **Tubus:** | 5,0 mit Cuff | **Beatmung:** | AF 25/min, AZV 150 ml | | | | |
| **Esketamin:** | Narkose | 18 mg | Analgesie | 9 mg | | | |
| **Fentanyl:** | Narkose | 100 µg | Analgesie | 50 µg | | | |
| **Sufentanil:** | Narkose | 10 µg | Analgesie | 5 µg | | | |
| **Midazolam:** | Narkose | 3 mg | Sedierung | 1 mg | | | |
| **Propofol:** | Narkose | 100 mg | Sedierung | 20 mg | | | |
| **Lorazepam:** | 1,8 mg | | | | | | |
| **Infusion:** | 180-ml-Boli im Schock | | | | | | |
| **Adrenalin:** | 200-µg-Boli bei Reanimation | | | | | | |
| **Atropin:** | 400 µg | | | | | | |
| **Defibrillation:** | 80 J | | | | | | |
| **Amoxi./Clav.:** | 1 g | | | | | | |

**Tab. 120.2** WETFLAG (gilt für ein Alter zwischen 1 und 10 Jahren)

| | |
|---|---|
| **W**eight | (Alter + 4) × 2 |
| **E**nergy | 4 Joule/kg KG |
| **T**ube | (Alter ÷ 4) + 4 = Durchmesser in mm |
| **F**luid | 20 ml/kg Bolus |
| **L**orazepam | 0,1 mg/kg |
| **A**drenalin | 0,1 ml/kg (1 : 10.000) = 0,01 mg/kg = 10 µg/kg |
| **G**lucose | 2–4 ml/kg (10-prozentige Glukoselösung) |

Alternativ gibt es, soweit in der ZNA vorhanden, kommerzielle Unterstützung für kindliche Dosierungen:

- **Maßbänder:** Das Maßband wird längs an das Kind gelegt und die Größe gemessen. Man kann direkt ablesen, welche Normalwerte, Dosierungen und welches Material verwendet werden sollte. Beispiele: Broselow-Kindernotfallband®, Kindersicher-Maßband®, Pädiatrisches Notfalllineal® etc.
- **Notfallkarten:** Übersichtlich gestaltete Zusammenstellungen für die Kitteltasche, den Notfallkoffer oder die Schranktür. Beispiele: Kindernotfallkarten von nerdfallmedizin®, Klinikum auf der Bult®, BWK Ulm® etc.
- **Notfall-Apps:** Softwareanwendungen für Smartphones, intuitiv gestaltet. Beispiel: PediHelp®

## 120.2 Übergabe

Bei der Schockraumübergabe sind alle Teammitglieder anwesend. Die **Teamleaderin** bzw. der Teamleader ist zur besseren Erkennbarkeit **gekennzeichnet** (z. B. durch eine farbige Weste o. Ä.).

Wenn der Notarzt eintrifft, stellt sich die Teamleaderin kurz vor, und dann hat nur noch einer das Wort: der Notarzt bzw. die oder der Verantwortliche des Rettungsteams. Er wird eine **strukturierte Übergabe** machen (systematisch anhand eines der diversen Schemata wie z. B. ATMIST, ISBAR oder SOAP; exemplarisch: ➤ Tab. 120.3). In dieser Zeit hören alle zu, und keiner berührt den Patienten – auch nicht der Rettungsdienst durch z. B. Lösen der Gurtschnallen. Ausnahmen gibt es immer, etwa eine laufende Reanimation oder Beutelbeatmung. Aber ansonsten herrscht Stille. Die Teamleaderin wird die eine oder andere Nachfrage stellen, ggf. kommen Nachfragen aus dem Team. Dann wird, auf Kommando, umgelagert.

Bezüglich Anamnese, Vorerkrankungen, Medikamenten etc. wird oft das **SAMPLER-Schema** herangezogen:

- **S***igns and symptoms* (detailliertere Angaben zu den subjektiven Beschwerden des Patienten)
- **A***llergies* (Allergien und Unverträglichkeiten)
- **M***edication* (Dauermedikament, vor allem Antikoagulanzien)
- **P***ast medical history* (Vorerkrankungen etc.)
- **L***ast meal* (letzte Mahlzeit → Nüchternheit: Mahlzeit bis Traumazeitpunkt)
- **E***vents prior incident* (Ereignis direkt vor dem Trauma, z. B. Thoraxschmerz?)
- **R***isk factors* (Schwangerschaft, Alkoholabusus, Intoxikation, Diabetes, Blutungsneigung etc.)

**KERNAUSSAGEN**

- Die Übergabe erfolgt an alle Teammitglieder.
- Bei der Übergabe herrschen absolute Ruhe und Konzentration.
- Die Übergabe sollte systematisch nach einem Schema (z. B. ATMIST) erfolgen.

**Tab. 120.3** (AT)MIST-Schema

| | |
|---|---|
| Age of Patient | Alter des Patienten? |
| Time of Injury | Unfallzeitpunkt? Rettungszeit: Wie lange war der Patient eingeklemmt? |
| Mechanism of injury | Unfallmechanismus, Kinematik? |
| Injuries found or suspected | Welche Verletzungen sind diagnostiziert worden oder werden vermutet? |
| Signs and Symptoms | Zustand des Patienten. Hier empfiehlt sich die Übergabe nach dem cABCDE-Schema |
| Treatment given | Durchgeführte Therapie. Nicht vergessen: Atemwegsprobleme? Kreislaufstabilisierung (welche Infusionsmenge)? |

**Fallbericht**

### Die Übergabe

Das Rettungsteam kommt mit dem auf einer Vakuummatratze fixierten Patienten in den Schockraum. Die mit einer grünen Weste gekennzeichnete Leiterin des Schockraumteams befiehlt: „Ruhe bitte" und begrüßt den Notarzt mit „Guten Tag, mein Name ist Schneider. Ich übernehme die Behandlung des Patienten". Der Notarzt antwortet: „Guten Tag zusammen, mein Name ist Müller, ich bin der Notarzt und bringe hier den 5-jährigen Alexander, der vor ca. 40 Minuten auf einem Schulausflug als Fußgänger innerorts von einem Auto mit ca. 30 km/h erfasst wurde. Dabei wurde er über die Motorhaube geschleudert und auf die Straße geworfen. Laut Passanten war er für ca. 2 Minuten bewusstlos, danach aber wieder ansprechbar. Es zeigen sich Prellmarken an Kopf, Thorax und Abdomen sowie am rechten Oberschenkel. Kein A-, kein B-, kein C-Problem. D: etwas schläfrig bei initialer Bewusstlosigkeit, E: Temperatur 36,3 °C, diverse Schürfwunden. Soweit eruierbar: keine Allergien, keine Vorerkrankungen, keine Dauermedikamente; letzte Mahlzeit war das Frühstück. Ich habe ihm einen rosa Zugang am rechten Arm gelegt und 500 ml Jonosteril angehängt sowie 50 µg Fentanyl gegeben. HWS-Krause ist angelegt, und der Patient wurde mittels Schaufeltrage/Vakuummatratze immobilisiert. Die Eltern wurden durch die Polizei und die Schule informiert und sind wohl auf dem Weg hierher. Fragen?"

## 120.3 Primary Survey: Ersteinschätzung

Im Primary Survey geht es um die erste Einschätzung des Patienten. Es sind **lebensbedrohliche Ereignisse** festzustellen und auch unverzüglich zu beheben. Eine spritzende Blutung muss sofort gestillt, ein verlegter Atemweg freigemacht werden etc.

**MERKE**

**OMG Sign**

**Der erste Eindruck braucht keine Werte.** Oft ist es so, dass man auf den „ersten Blick" erkennt, ob es sich um einen kritischen Patienten handelt. Im angloamerikanischen Sprachraum spricht man von **OMG-positiv** oder **OMG-negativ** (OMG: „Oh, my God!"). Sprich: Wenn man den Patienten sieht und denkt „Oh, mein Gott!", kann man das auch dem Team mitteilen: „Liebes Team: Wir haben einen kritischen Patienten!" Damit steigert man automatisch die Aufmerksamkeit aller Anwesenden.

Nach der Umlagerung von der Rettungsdiensttrage auf die Schockraumtrage wird systematisch nach **cABCDE** einschließlich **EFAST** vorgegangen. Die Teams arbeiten parallel. Der Patient muss ausgezogen, „umgekabelt" und entsprechend betreut werden. Diese „Betreuung" sollte das Teammitglied am Kopf übernehmen. Er/Sie ist Ansprechpartner für den Patienten und sollte auch erklären, was gerade vor sich geht. Zudem gilt es die Schmerztherapie im Auge zu behalten (➤ Box 120.2). Hinzu kommt die Durchführung einer BGA.

**BOX 120.2**

**Schmerztherapie bei Polytraumatisierten**

Es gibt drei Patientengruppen, bei denen sich oft eine Untertherapie der Schmerzen findet (bei Narkoseführung auch die sog. Awareness, also intraoperative Wachheit): **Schwangere, Kinder, Polytraumatisierte**.

Warum? Entweder weil man aus Sorge vor den Folgen einer möglichen Überdosierung zurückhaltend vorgeht oder weil der Fokus auf objektiven Gegebenheiten (Atemweg, Kreislauf, Blutung etc.) und weniger auf den subjektiven Beschwerden des Patienten (Schmerz, Angst, Frieren etc.) liegt. Dabei ist gerade Letzteres so wichtig für das Gesamt-Outcome! Die Teamleaderin bzw. der Teamleader ist darauf angewiesen, dass er/sie diese Informationen über den Patienten mitgeteilt bekommt. Und das ist die Aufgabe des Teammitglieds am Kopf.

Nach Durchgang des Primary Survey gilt es festzulegen: „Beam first" oder „Beam fast".

- **Beam first**: Wenn ein Patient stabil ist und aktuell keine sofortigen Interventionen benötigt, soll so schnell wie möglich eine Bildgebung (in diesem Fall Polytrauma-Spirale) durchgeführt werden.
- **Beam fast**: Sollte ein Patient eine akute Intervention benötigen (z. B. die Thoraxdrainage bei

Spannungspneu), ist dennoch darauf zu achten, dass die Bildgebung so bald wie möglich erfolgt. „Lebensrettende Sofortmaßnahmen" haben aber immer Vorrang.

**„CT und Kind"?** Der Nutzen der Strahlung hat immer vor der Schädigung durch die Strahlung zu stehen. Bei einem polytraumatisierten Patienten (egal, ob auch Kind oder Schwangere) ist die Bildgebung durchzuführen, wenn die Indikation dafür gegeben ist.

**KERNAUSSAGEN**

- Der erste Eindruck braucht keine Werte (OMG-positiv/-negativ?).
- Primary Survey beinhaltet cABCDE.
- Auf adäquate Schmerztherapie achten.
- Beam first oder Beam fast?

**Fallbericht**

### Umlagerung und Primary Survey

Nachdem die Übergabe durch den Notarzt erfolgt ist und keine weiteren Fragen mehr bestehen, gibt die Teamleaderin das Kommando: „Umlagerung mit Vakuummatratze, Kopf gibt an." Das Teammitglied am Kopf zählt 1, 2, 3, und der Patient wird von der Rettungsdiensttrage auf die Schockraumliege umgelagert.

Die Teamleaderin hat den Eindruck „OMG-negativ". Daraufhin spricht das Teammitglied am Kopf den Jungen an und erklärt ihm: „Du brauchst keine Angst zu haben; alle hier wollen sich um dich kümmern. Man zieht dir jetzt die Kleidung aus und schaut, wo es dir wehtut, um dir besser helfen zu können. Die Frage „Hast du Schmerzen?" wird vom Patienten verneint.

Die Luft wird in die Vakuummatratze gelassen und der Patient mit vielen Händen angehoben. Die Vakuummatratze wird entfernt und der Patient sanft auf die vorgewärmte Schockraumliege gelegt (➤ Box 120.3). Dann kommen allmählich die Rückmeldungen aus dem Team an die Teamleaderin:

- „Kein A-, kein B-Problem. Lunge ist seitengleich, Sättigung 99 %."
- „C: Blutdruck ist bei 110 zu 70, Puls bei 100, EFAST unauffällig."
- „D: Pupillen seitengleich, reagieren prompt, GCS 15, spürt alles."
- „E: Temperatur bei 36,1 °C. Verdacht auf Oberschenkelfraktur rechts sowie diverse Prellmarken am Kopf und am gesamten Körper."
- „BGA unauffällig, Hb 15,4 mg/dl."

Der Student schreibt das alles pflichtbewusst an der Tafel mit. Die laufende Infusion wird durch eine gewärmte ersetzt und das Kind mit vorgewärmten OP-Tüchern zugedeckt.

„OK, dann jetzt CT", entscheidet die Teamleaderin.

✓ Fallbericht: Bei der CT-Untersuchung zeigt sich eine Femurschaftfraktur rechts, sonst keine Auffälligkeiten.

**BOX 120.3**

#### Entfernung der Vakuummatratze im Schockraum/CT?

Die Vakuummatratze dient der Ganzkörperimmobilisierung. Dabei soll sie den vor allem beim Transport des Patienten entstehenden Scherkräften entgegenwirken, um weitere Verletzungen bzw. eine Verschlechterung zu vermeiden. Das trifft vor allem für den Transport im Rettungswagen zu (Bremsen, Anfahren, Kurvenfahrten etc.). In einer Notaufnahme auf einer Trage entstehen solche Kräfte nicht, wenn man „normal" mit dem Patienten umgeht. Daher kann die Matratze auch entfernt werden. Und ja: Die Radiologie-Bilder werden aussagekräftiger.

#### HWS-Immobilisierung ja oder nein, wann?

Das Dogma der HWS-Immobilisierung, das bis vor ein paar Jahren noch vorherrschte, wird heute zunehmend differenzierter bewertet. So hat die Anwendung auch Nachteile: Druckstellen, Discomfort beim wachen Patienten, ggf. Einschränkung des venösen Rückstroms bei SHT-Patienten. (Es gab *eine* Studie, in der bei Intensivpatienten mit SHT herausgefunden wurde, dass der venöse Rückstrom eingeschränkt werden *könnte* ...) Hinzu kommt die nur vermeintliche Sicherheit der Immobilisierung. Letzteres meint, dass durch die handelsüblichen HWS-Orthesen vor allem die HWK1 bis HWK5 stabilisiert werden. Dabei ist der Begriff „Immobilisation" eher irreführend; korrekter wäre es, von „Bewegungseinschränkung" zu sprechen. Bei dringendem Verdacht auf eine HWS-Verletzung muss die *gesamte Wirbelsäule* ruhiggestellt werden! Das Bild vom Patienten, der mit Stifneck® im Wartezimmer sitzt, sollte in keiner Notaufnahme mehr existieren.

**Wann sollte die HWS-Immobilisierung angelegt werden?**

In der Praxis haben sich zwei Algorithmen durchgesetzt: die NEXUS Rule und die Canadian C-Spine Rule. Während NEXUS für das Röntgen der HWS validiert ist, kann die Canadian C-Spine Rule für die Bildgebung im Allgemeinen (Rö oder CT) angewendet werden. Letztlich lassen sich aber beide für die Anlage einer HWS-Immobilisierung heranziehen.

Als Beispiel soll hier die NEXUS Rule dargestellt werden (Canadian C-Spine Rule, s. Internet):

Bei einem Traumapatienten ist mit Erfüllung einer der folgenden fünf Punkte die Bildgebung/HWS-Immobilisierung indiziert:

- Zeichen einer Bewusstseinsstörung
- Klinische Zeichen einer Intoxikation (nicht testen, klinischer Eindruck zählt)
- Sensomotorische Ausfallserscheinungen
- Mittelliniendruckschmerz HWS
- Ablenkbare Verletzung

Während der gesamten Schockraumprozedur ist unbedingt auf das **Wärmemanagement** zu achten. Dies ist neben der mangelnden Betreuung und einer nicht ausreichenden Schmerztherapie der dritte oft vernachlässigte, aber sehr wichtig Aspekt. Nicht zuletzt aufgrund der **Blutgerinnung** ist der Wärmeerhalt oder die Wärmezufuhr essenziell. Gerade bei **Kindern** spielt das eine sehr große Rolle. Daher ist auch in der Vorbereitung an die Bereitstellung von Wärmelampen, Wärmematten oder gewärmten Decken und Infusionen zu denken. Achtung: Wärmelampen können Verbrennungen verursachen!

## 120.4 Secondary Survey

**MERKE**

**Wann beginne ich den Secondary Survey?**

- Wenn der Primary Survey erledigt ist,
- die Polytrauma-Spirale durchgeführt wurde und
- der Patient stabil genug ist.

**Woraus besteht der Secondary Survey?**

- Reevaluation
- Genaue Anamnese
- Körperliche Untersuchung
- Weitere Bildgebung
- Weitere Interventionen wie Blasenkatheter, Schienung der Extremitäten

Im Rahmen des Secondary Survey wird der Patient nochmals „in Ruhe" von **Kopf bis Fuß** auf all die kleinen Kratzer, Schürfungen, Prellmarken untersucht, denen man bisher keine besondere Aufmerksamkeit geschenkt hat. Dazu gehört der Blick ans Trommelfell mittels Otoskop ebenso wie der Blick in die Augen mit Schwerpunkt: Kontaktlinsen? (Diese können, wenn nicht erkannt und entfernt, gerade bei narkotisierten Patienten im Verlauf ziemliche Probleme bereiten). Platzwunden im behaarten Kopfbereich? Nasenbluten? Zahnverlust? Was ist mit den Händen? Kleine Frakturen oder Luxationsverletzungen bei den Handknöchelchen? Sind noch weitere gezielte Röntgenbilder nötig?

Alle diese Verletzungen werden gern übersehen, verursachen im Verlauf aber, was die Lebensqualität des Patienten betrifft, erhebliche Probleme, die vermeidbar gewesen wären.

Sehr wichtig ist das **Log-Roll-Manöver** (das Inline-Seitwärtsdrehen des Patienten) zur Untersuchung der Wirbelsäule, des Rektums und der Vagina auf Blutungen, Lazerationen und sonstige Verletzungen.

Es gilt zu überlegen: **Tetanusschutz** aktuell? **Antibiose** bei offenen Verletzungen? Welche?

Und – für Häuser ohne Maximalversorgungsauftrag: Muss der Patient verlegt werden? Optionen hinsichtlich **Zielkrankenhaus** und **Transportmöglichkeiten** (RTH, NAW, RTH) sind zu prüfen.

**KERNAUSSAGEN**

- Der Secondary Survey vervollständigt die Anamnese und körperliche Untersuchung nach der Polytrauma-Spirale.
- Vor allem „kleinere" (unscheinbarere) Verletzungen werden gern übersehen. Diese gilt es zu finden.
- Verlegungsnotwendigkeit und -optionen frühzeitig diskutieren (Zeit für Organisation inkl. Transport bedenken).

**Fallbericht**

### Secondary Survey

Nachdem der Junge vom CT zurückgebracht wurde und die ersten vorläufigen Auswertungen bisher nur eine Oberschenkelfraktur rechts ergeben haben, beginnt das Team mit dem Secondary Survey.

Dazu geht man nochmals die Komponenten A–E durch, wobei keine kritische Änderung zu erkennen ist. Auch die Schmerztherapie wird noch einmal überprüft. Der Unfallchirurg fängt an, den Patienten am Kopf, Gesicht, Nacken zu untersuchen. Arme und Hände werden dezidiert untersucht, ebenso die unteren Extremitäten einschließlich der Füße und Zehen. Es folgt das Log-Roll-Manöver; dabei wird der Patient „im Block“ auf die Seite gedreht, damit der Untersucher den Rücken und die Wirbelsäule befunden und auch einen kurzen Blick auf Perineum und Anus werfen kann: keine weiteren Verletzungen erkennbar.

Der Junge wird mit warmen Decken zugedeckt und zu seinen Vorerkrankungen, Allergien und Tetanusschutz befragt. Er kann dazu aber keine Angaben machen. Hinsichtlich des Tetanusschutzes überlegt die Teamleaderin, dass ein 5-jähiger Junge gegen Tetanus geimpft sein sollte. Außerdem kann damit auch noch gewartet werden, bis die Eltern eintreffen. Der Oberschenkel rechts wird ruhig in einer Schiene gelagert, und die Laboruntersuchungen werden um ein Abdomenlabor (Verletzung innerer Organe wie z. B. Pankreaskontusion) erweitert.

Damit endet die Schockraumversorgung, und der Patient wird für den OP vorbereitet. Da die Dringlichkeitseinschätzung ergibt, dass man für Aufklärung und Einwilligung auf die Eltern warten kann, wird der junge Patient so lange auf der Überwachungsstation (ITS/IMC o. Ä.) überwacht.

✓ Fallbericht: Labor ist unauffällig.
Diagnosen: SHT leicht, Oberschenkelschaftfraktur rechts, diverse Prellungen.

## 120.5 Disposition/Empfehlung weiteres Vorgehen

Je nach Verletzungsmuster und zur Verfügung stehenden Ressourcen muss man auf Grundlage der Bildgebungsbefunde nun entscheiden, wie das weitere Prozedere zu gestalten ist. Dabei werden folgende Kategorien unterschieden:

- Intervention im **Schockraum**: z. B. Thoraxdrainage bei Pneumothorax (> 2 cm), vor allem bei beatmeten Patienten (Gefahr des Spannungspneumothorax)
- Sofortige **OP** (sog. Damage-Control-OP): z. B. lebensbedrohliche Blutungen, die chirurgisch gestillt werden müssen. Dazu gehört sowohl die Blutung von Organen als auch die Open-Book-Beckenverletzung.
- OP im Verlauf, Aufnahme auf eine **Überwachungsstation** (wie in unserem Fall): Überwachung, Schmerztherapie und geordnete OP-Vorbereitung wie das Einholen der Einwilligung, Eingliederung in das OP-Programm etc.
- **Stationäre Aufnahme:** Sollte der Patient weder eine überwachungspflichtige Verletzung aufweisen noch eine Zustandsverschlechterung im Verlauf erwarten lassen, so kann eine Aufnahme auf Normalstation erwogen werden.
- Eine **ambulante Entlassung** ist nach einem solchen Trauma nicht zu empfehlen. Ein Patient, der nach Hause möchte, muss entsprechend aufgeklärt werden („therapeutische Sicherungsaufklärung“).

## Was wäre, wenn …

- … das Kind mit einem GCS von 7 bewusstlos geblieben und so eingeliefert worden wäre?
  - Bei einem GCS < 8 nach Trauma gilt es, eine Atemwegssicherung im Sinne einer Intubation durchzuführen. Neben dem Aspirationsschutz bei reduzierten Schutzreflexen ist die kontrollierte Beatmung wichtig für das neurologische Outcome: Entlastung des Hirndrucks über Stressminimierung und Kontrolle der vasoregulatorischen Carboxämie. Hohe $CO_2$-Werte führen zur Vasodilatation und somit zum Hirndruckanstieg, zu niedrige $CO_2$-Werte führen über eine verstärkte Vasokonstriktion zur Perfusionsstörung. Daher strebt man (niedrig-)normale $CO_2$-Werte an.
- … das Kind hypoton, tachykard und schweißig eingeliefert worden wäre?
  - Das Kind hätte sich dann klinisch in einem Schockzustand befunden. Dann müssen zwei Ziele parallel verfolgt werden: 1. Schockzustand therapieren (Flüssigkeitsgabe, ggf. Blutbestandteile, Vasopressoren); 2. Schockursache finden (freie Flüssigkeit im FAST → sofort OP, keine weitere Bildgebung; Blutung nach außen → Anlage Tourniquet, Abdrücken, Woundpacking etc.).
- … sich im EFAST ein großer Pneumothorax gezeigt hätte?
  - Bei Zeichen eines Spannungspneumothorax (erhöhte Gefahr bei beatmeten Patienten) muss die Thoraxdrainage vor der erweiterten Bildgebung erfolgen. Bei Spontanatmung und ausreichender Oxygenierung kann zunächst die Bildgebung vervollständigt werden.
- … das Kind kreislaufstabil wäre, sich in der Polytrauma-Spirale aber ein kleines intrakapsuläres Hämatom ohne freie Flüssigkeit im Abdomen gezeigt hätte?
  - Dann sind zunächst Abwarten, Monitoring und engmaschige Überwachung mit Sonografie möglich, um die Chance des Erhalts der Milz zu nutzen. In manchen Kliniken wird die Intensität der Überwachung an die Einteilung der intrakapsulären Hämatome geknüpft (z. B. nach Moore für die Leber).
- … die Femurschaftfraktur offen gewesen wäre?
  - Eine offene Oberschenkelfraktur ist ein potenziell vital bedrohlicher Notfall, der ein höheres Blutungsrisiko und eine Infektionsgefahr birgt. Daher muss die Therapie in der Notaufnahme sowohl um die Kontrolle einer Blutung als auch um einen sterilen Verband und die Gabe einer Antibiose ergänzt werden (z. B. Amoxicillin/Sulbactam). Eventuell muss das Kind schnell in den OP verbracht werden – in manchen Fälle auch ohne Einwilligung der Eltern. Hier kommt es auf sensomotorische Schäden wie auf Durchblutungsstörungen an. Eine Grenze von über 2 Stunden sollte aber nicht überschritten werden.

### LITERATUR


Davies G, et al. The effect of a rigid collar on intracranial pressure. Injury 1996; 27(9): 647–649.

Davis JW, et al. The etiology of missed cervical spine injuries. J Trauma 1991; 31: 1622–1626.

Hoffman JR, et al. Validity of a set of clinical criteria to rule out injury to the cervical spine in patients with blunt trauma. New Engl J Med 2000; 343: 94–99.

Jöhr M. Kinderanästhesie. 9. A. München: Elsevier Urban & Fischer 2019.

Reichmann E. Reichman's Emergency Medicine Procedures. 3rd ed. New York: McGraw-Hill 2018.

S3-Leitlinie Polytrauma/Schwerverletzten-Behandlung. AWMF-Registernummer 187-023. Stand: 1.7.2016 (in Überarbeitung); https://register.awmf.org/de/leitlinien/detail/012-019 (letzter Zugriff: 22.1.2023).

Stiell IG, et al. The Canadian C-spine rule for radiography in alert and stable trauma patients. JAMA 2001; 286: 1841–1848.

Tintinalli J, et al. Tintinallís Emergency Medicine. 9th ed. New York: McGraw-Hill 2019.

von Laer L. Frakturen und Luxationen im Wachstumsalter. 7. A. Stuttgart: Thieme 2020.

# Verzeichnis der Diagnosen

| Diagnosen | Leitsymptom oder Leitbefund | Kapitel |
|---|---|---|
| **Intrazerebrale Blutung** | Kollaps, Hemisymptomatik, Sprachstörung, Vigilanzminderung | ➤ Kap. 58 |
| **Kawasaki-Syndrom** | Kind, Fieber, Hautausschlag, Bauchschmerzen, Lymphknotenschwellung | ➤ Kap. 117 |
| **Linksherzunterstützungssystem** | Pulslosigkeit, LVAD | ➤ Kap. 102 |
| **LWS-Syndrom** | Rückenschmerz | ➤ Kap. 2 |
| **Lungenembolie** | Thoraxschmerzen | ➤ Kap. 16 |
| **Magenperforation** | Oberbauchschmerzen, Fieber | ➤ Kap. 29 |
| **Meningitis** | Gangunsicherheit, Gleichgewichtsstörung, Kopfschmerzen | ➤ Kap. 62 |
| **Mesenterialinfarkt** | Bauchschmerzen, Erbrechen | ➤ Kap. 30 |
| **Nekrotisierende Weichteilinfektion** | Extremitätenschmerzen, Schwellung, Hautrötung | ➤ Kap. 106 |
| **Neutropenes Fieber** | Fieber, Chemotherapie | ➤ Kap. 39 |
| **Nierenkolik** | Flankenschmerzen | ➤ Kap. 42 |
| Akutes **Nierenversagen** | Anurie, Exsikkose, Übelkeit | ➤ Kap. 43 |
| **NSTE-ACS** | Schwäche, Luftnot | ➤ Kap. 13 |
| **Okulärer Zentralarterienverschluss** | Sehstörung, Sehverlust | ➤ Kap. 109 |
| **Opioidtoxidrom** | Somnolenz, Heroin | ➤ Kap. 76 |
| **OSG-Distorsion** | Schwellung Außenknöchel, Umknicken des Fußes | ➤ Kap. 90 |
| **Ovarialtorsion** | Unterbauchschmerz, akutes Abdomen, Gynäkologie | ➤ Kap. 103 |
| **Pankreatitis** | Bauchschmerzen, Erbrechen | ➤ Kap. 25 |
| **Paracetamol-Intoxikation** | Intoxikation, Suizidversuch, Tabletten | ➤ Kap. 107 |
| **Parkinson-Syndrom** | Malnutrition, Exsikkose, Schwäche | ➤ Kap. 66 |
| **Perforierte Appendizitis, Peritonitis** | Kind, Bauchschmerzen, Fieber, Erbrechen | ➤ Kap. 118 |
| **Perikarditis** | Thoraxschmerzen | ➤ Kap. 17 |
| **Pleuraerguss** | Belastungsdyspnoe | ➤ Kap. 21 |
| **Pneumonie** | Schwächegefühl, Fieber | ➤ Kap. 19 |
| **Pneumothorax** | Thoraxschmerz, Dyspnoe | ➤ Kap. 22 |
| **Polytrauma** | Sturz aus größer Höhe | ➤ Kap. 80 |
| **Polytrauma beim Kind** | Kind, Trauma, Verkehrsunfall, Schockraum | ➤ Kap. 120 |
| **Posteriores reversibles Vasokonstriktionssyndrom** | Kopfschmerzen, Krampfanfall, Sehstörungen, Z. n. Geburt | ➤ Kap. 105 |
| **Pseudokrupp** (subglottische Laryngitis) | Kind, Atemnot, Stridor, Fieber | ➤ Kap. 114 |
| Akute **Psychose** | Agitiertheit, Wahnvorstellungen | ➤ Kap. 71 |
| Distale **Radiusfraktur** | Schmerzen im Handgelenk, Sturz | ➤ Kap. 87 |
| **SARS-CoV-2-Infektion** | Husten, Halsschmerzen, Atemnot | ➤ Kap. 110 |
| **Schädel-Hirn-Trauma** | Unruhe, Desorientiertheit, Bewusstlosigkeit, Kopfschmerzen, Sturz auf den Kopf | ➤ Kap. 81 |
| **Schenkelhalsfraktur** bei Sturzsyndrom | Sturzneigung, Geriatrie | ➤ Kap. 104 |
| **Schlaganfall** | Hemiparese, Sprachstörung | ➤ Kap. 57 |
| **Schulterluxation** | Schmerzen im Schultergelenk, Sturz | ➤ Kap. 86 |

# Register

## B

## N

## O